第 3 版

现代神经病学
诊 断 与 治 疗

[美] 约翰 · C. M. 布鲁斯特（JOHN C. M. BRUST） 著

孟 强 主译

Third Edition

Current Diagnosis & Treatment
Neurology

清華大學出版社
北 京

北京市版权局著作权合同登记号 图字：01-2019-6521

JOHN C.M. BRUST
CURRENT Diagnosis & Treatment：Neurology, 3rd Edition
ISBN: 978-1259835315

图书在版编目（CIP）数据

现代神经病学诊断与治疗：第 3 版 /（美）约翰 · C. M. 布鲁斯特（John C. M. Brust）著；孟强主译．—北京：清华大学出版社，2021.1
书名原文：Current Diagnosis & Treatment: Neurology, Third Edition
ISBN 978-7-302-56360-0

Ⅰ. ①现… Ⅱ. ①约…②孟… Ⅲ. ①神经系统疾病—诊疗 Ⅳ. ① R741

中国版本图书馆 CIP 数据核字 (2020) 第 167192 号

责任编辑： 孙　宇
封面设计： 吴　晋
责任校对： 李建庄
责任印制： 沈　露

出版发行： 清华大学出版社
网　　址： http：//www.tup.com.cn，http：//www.wqbook.com
地　　址： 北京清华大学学研大厦 A 座　**邮　　编：** 100084
社 总 机： 010-62770175　**邮　　购：** 010-62786544
投稿与读者服务： 010-62776969，c-service@tup.tsinghua.edu.cn
质量反馈： 010-62772015，zhiliang@tup.tsinghua.edu.cn
印 装 者： 三河市龙大印装有限公司
经　　销： 全国新华书店
开　　本： 185mm × 260mm　**印　　张：** 42.75　**插　页：** 4　**字　数：** 992 千字
版　　次： 2021 年 1 月第 1 版　**印　　次：** 2021 年 1 月第 1 次印刷
定　　价： 198.00 元

产品编号：085359-01

译 者 名 单

主　译　孟　强

副主译　陈文利　张昆林　杨景辉　张　蕾

梅　茸　唐　浩

译　者　（按姓氏拼音排序）

陈文利　笪宇威　符　浩　高　源

黄文皎　刘　达　刘　惠　刘玲春

毛雪晔　梅　茸　孟　强　唐　浩

唐　宁　王全玉　闫　翀　杨景辉

杨瑞晗　杨　莹　张包静子　张家堂

张昆林　张　蕾　张明智　张运周

赵　忠　周　帅

译 者 序

正如 John C.M. Brust 介绍的，现代医学已取得了巨大进步，进入了精准医学时代，许多疾病都可从基因的角度进行诊断，甚至可尝试基因治疗。然而，临床难题依然存在，我们仍然不清楚偏头痛、帕金森病、运动神经元病等疾病明确的发病机制，也不能有效治疗遗传性腓骨肌萎缩症和老年性痴呆等疾病。当前，大部分神经系统疾病的诊断与治疗仍需依靠临床医生用常规的方法进行。

《现代神经病学诊断与治疗》（Current Diagnosis & Treatment: Neurology）（第三版）是一本注重实用性和可操作性的神经病学专著。全书共 36 章，包括两部分：第一部分涉及神经病学的常规检查；第二部分具体介绍昏迷、失语等症状和体征，以及各种疾病，如脑血管病、中枢神经系统肿瘤、外伤、多发性硬化和线粒体病等。介绍疾病的各章遵循的标准格式为：从“诊断要点”（帮助临床医生作出正确判断）开始，然后依次是“症状和体征”“辅助检查”“鉴别诊断”“治疗”和“预后”。本书采用了大量图片和表格，并总结了最新的治疗方案及用药，为忙碌的临床医生评估儿童与成年人中最常见的神经病学疾病提供了实用、方便查阅的途径。

在该版中，作者还重点介绍了各种具体技术细节及意义：如在中枢神经系统中，脑脊液乳酸水平是细菌性感染的一个敏感指标；脑脊液培养时，因留取的第一管脑脊液易于被污染，需用第二管进行培养；心脏骤停后，如何进行低温治疗以减轻缺氧缺血性脑损伤；对梅毒检查中各种抗体所代表的意义进行了详细地解读；前臂缺血实验的操作步骤；当细菌性脑膜炎还不能确定，患者病情又极为危重时，应给予抗疱疹病毒药等。

《现代神经病学诊断与治疗》（第三版）内容丰富，不仅涵盖了神经科大部分的疾病类型，而且言词简明扼要，加之采用大量最新的临床实践知识，无疑是一本经典的神经病学教科书。本书的读者对象为初级保健医生、急诊内科医生、全科医生，神经内、外科医生。对上述专业的硕士、博士研究生而言，也是一本难得的教材。

在本书的翻译过程中，我们力求做到能充分理解原著，并尽可能准确表达，但不足或错误之处在所难免，希望同行不吝批评指正。

孟 强

云南省第一人民医院

2020 年 5 月 31 日

前　言

在本书第二版出版七年后，我们进入了精准医学时代。假设任何基因突变都有潜在致病的可能，那么可以预测未来的一本医学综合教科书将至少有 20 000 个章节，每个章节对应一个编码基因（按照现有的趋势，这本书将仅限于电子版）。

与此同时，临床医生继续使用更平淡无奇的方法来治疗神经系统疾病。临床难题依然存在，而治疗很少提及 RNA 剪辑或组蛋白乙酰化。实际上，尽管科学取得了惊人的进展，但大多数的临床决策都是在不了解疾病根本原因的情况下作出的。降钙素基因相关肽拮抗剂可能为偏头痛的病理生理机制提供一些线索，但目前仍无法就偏头痛的发病机制达成共识。

与以前的版本相同，本书的重点是实用性，主要针对的读者对象是初级保健医生。也欢迎专家（包括神经病学专家）、外科医生、护士和医生助理阅读。介绍性章节讲述特定的症状和诊断流程。随后的章节则介绍具体的疾病并遵循的标准格式为：从“诊断要点”（帮助临床医生作出正确判断）开始，然后依次是“症状和体征”“辅助检查”“治疗”和“预后”。更新了大量表格和参考文献。如果你希望从众多可用于治疗多发性硬化的药物中选择一种药物时获得指导，你可以在本书中找到。但如果你想知道白介素 –2 信号转导在脱髓鞘疾病中的作用，你需要参考其他图书。

据估计，美国社区医院超过 20% 的住院患者都有神经系统症状与体征，且大多的非神经科医生在诊治这些患者时觉得困难。本书旨在深入浅出地灌输临床信心，以期对患者的诊疗有所改善。

John C.M. Brust, MD

前言

在本书第三版出版七年后，我们进入了精准医学时代。假设任何基因突变都有潜在致病的可能，那么可以预测未来的一本医学综合教科书将至少有 20 000 个章节，每个章节对应一个编码基因（按照现有的趋势，这本书将仅限于电子版）。

与此同时，临床医生[illegible]

[illegible]

与以前的版本相同，本书的重点在于实用性，主要针对的读者对象是[illegible]、进修医生、[illegible]专家（包括神经病学专家）、外科医生、护士和医生助理等。介绍性章节[illegible]的症状和诊断流程，随后的章节则[illegible]

[illegible]

[illegible]你可以在本书中找到，但如果[illegible]需要参考其他图书。

据估计，美国社区医院超过 20% 的住院患者都有神经系统症状与体征，且大多数非神经科医生在诊治这些患者时觉得困难。本书旨在深入浅出地精确描述临床信息，以期对患者的诊疗有所改善。

John C.M. Brust, MD

目　录

第一部分：神经系统检查

第二部分：神经系统疾病

第一部分　神经系统检查

脑电图

Tina Shih, MD

◎ 概述

脑电图（electroencephalo graphy, EEG）作为一个世纪前发明的诊断方法，今天仍广泛应用于评估发作性神经系统疾病，如痫性发作和癫痫。尽管与环境噪声（以伏特计）相比，脑电活动的电压很低（以微伏计），但 EEG 使用差异性放大技术来消除噪声并增加感兴趣波形幅度。EEG 通过比较大脑两个不同区域所记录的电压，绘制出随时间变化的结果。记录的方法是在患者头皮上放置标准的金属电极阵列，在 30 分钟内，同时记录从大脑皮质不同区域采集的脑电活动信号。因此，EEG 可以提供有关大脑活动的时空信息。

过去，EET 记录在纸上，电活动以静态方式显示。现在，该活动被数字化记录，记录完成后允许以多种方式显示。EEG 记录使用标准的导联方式，它可以比较来自相邻或远处不同电极的记录（图 1-1）。导联方式提供了用组织化方式看待数据，一些导联方式增强了局灶性发现，而另一些导联方式突出了全面性或弥散性发现。

对于常规的门诊 EEG，理想的记录环境应是安静的，可以让患者放松，保持清醒和入睡（图 1-2）。在 EEG 记录过程中，还应进行过度换气（患者反复深呼气 180 秒）和闪光刺激（频闪灯每次闪烁 10 秒，频率为 1 ~ 25Hz）诱发试验，因为这两种技术可以在某些患者中诱发异常的 EEG 活动。

◎ 检查时机

EEG 有多种临床应用。它可以用来确认痫性发作或癫痫的诊断，要么通过发作间期（痫性发作之间）显示的癫痫样脑电活动，要么通过偶然直接记录到痫性发作。EEG 在癫痫和癫痫综合征的诊断分类中也很重要，它可以发现以往未知的结构、功能或代谢异常，即使在影像正常的情况下也是如此。EEG 还可用于诊断非惊厥性癫痫持续状态（持续地癫痫发作，期间患者出现不明原因的昏迷），揭示间歇性癫痫活动是不能解释的昏迷的潜在因素，确认脑电活动静息（即所谓的脑死亡，见第 4 章关于更可靠地检查来确认脑电静息的讨论），诊断一些神经综合征（如克 - 雅病、亚急性硬化性全脑炎），以及在颈动脉内膜切除术中监测脑灌注。

◎ 表现

EEG 报告一般包括以下几点。

1. 对患者的年龄和状态（清醒或睡眠）而言，背景活动正常与否？频率的混合是否适当？波形是否有正常的形态？正常成年人清醒状态下的 EEG 以 β 频率范围（13 ~ 25Hz 或周 / 秒）和 α 频率范围（8 ~ 12Hz）的混合波为特征，而在困倦或睡眠时观察到较慢的 θ 频率（4 ~ 7Hz）

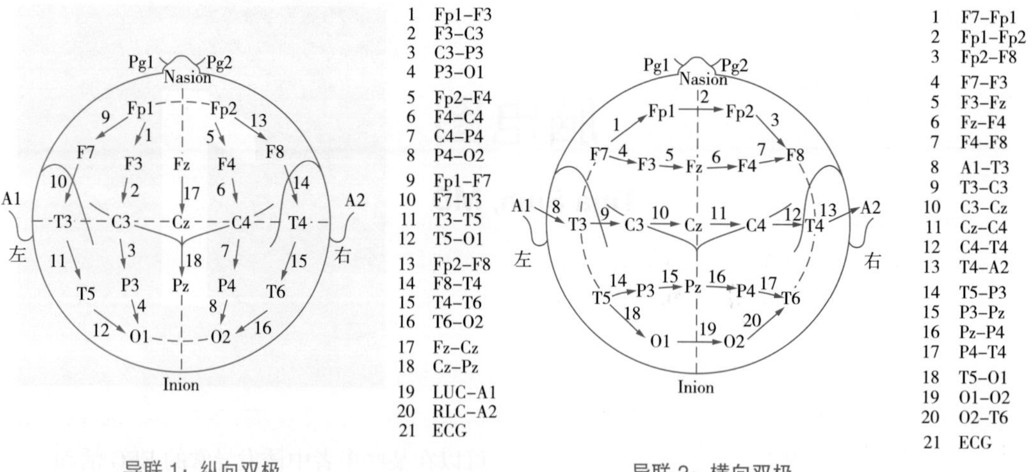

图 1-1 两个常用的脑电图导联方式：纵向双极和横向双极（C= 中央；F= 额叶；FP= 额极；O= 枕叶；P= 顶叶；T= 颞叶。奇数表示“左侧半球电极”，偶数表示“右侧半球电极”）

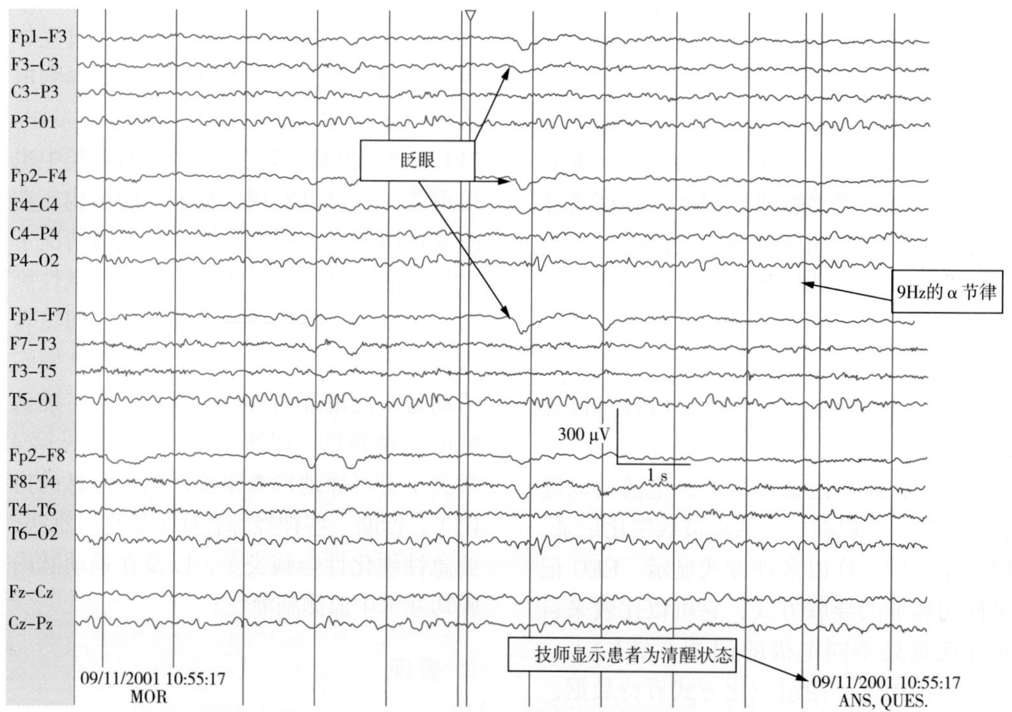

图 1-2 正常 7 岁儿童清醒脑电图（纵向双极导联）。11 秒的界面是纵向双极导联方式，前四个导联代表左侧矢状电极，5 ~ 8 导联代表右侧矢状电极。9 ~ 12 导联是左颞电极；13 ~ 16 导联是右颞电极；17 和 18 导联位于头顶部中线。另外，注意双额的波幅变化是继发于眨眼的伪差，而枕叶导联的节律波形是 9Hz 的“α”节律

和 δ 频率（＜ 4Hz）。

2. 有任何局灶性特征吗（仅在一个区域发现），大脑两个半球的电活动是否对称。

3. 是否有癫痫样放电（亦称为棘波或尖波）。

4. 是否有睡眠波形？睡眠结构是否正常。

5. 过度换气或闪光刺激是否会引起异

常脑电反应。

EEG 报告提示脑电图是否正常以及异常表现和临床表现是否相关。

重要的是要意识到，尽管 EEG 应用在某些临床现象中，但结果往往是非特异性的。所谓的弥漫性慢波背景和节律紊乱异常表现可能是由代谢紊乱、中毒或涉及两个半球的大脑结构异常引起（如头部创伤、卒中、脑积水、多发性硬化或阿尔兹海默痴呆）。即使面对临床明显异常，EEG 也可能缺乏相应的敏感性。伴有明显记忆障碍、语言障碍及注意力和专注力下降的轻中度阿尔兹海默痴呆患者，其 EEG 可能正常。持续 EEG 监测正常并不能排除潜在癫痫的可能性。

◎ 长程脑电图监测

在 30 分钟的记录过程中很少会发生痫性发作，因此长程 EEG 监测（包括或不包括同步视频监测）已被开发用于记录和描述痫性发作和其他阵发性发作。在医院的专科护理单元或移动式门诊记录，长程 EEG 监测运用已经越来越普遍。视频和 EEG 同步监测被认为是诊断痫性发作、癫痫和心因性非痫性发作的“金标准”，并可将其他阵发性发作（如晕厥、低血糖或屏气发作）与痫性发作区分开来。连续视频 EEG 监测的另一个主要应用是癫痫术前评估——确定患者是否适合行局灶性脑切除手术。

长程监测也越来越多地被用于重症监护领域，最常见的是癫痫持续状态患者中，但也适用于开颅手术、卒中或颅脑创伤患者。长程 EEG 记录为持续监测患者的神经状态提供了另一种手段，尤其是在床边神经系统检查受限的情况下（昏迷）。

Fisch B. *Fisch and Spehlmann's EEG Primer: Basic Principles of Digital and Analog EEG*. 3rd ed. Amsterdam, The Netherlands: Elsevier BV; 1999.

Rowan AJ, Tolunsky E. *Primer of EEG: With a Mini-Atlas.* Philadelphia, PA: Butterworth-Heinemann; 2003.

梅 苇 译 孟 强 校

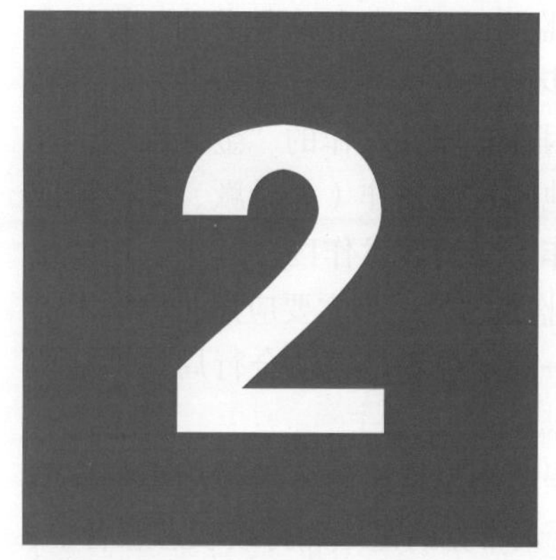

肌电图、神经传导检查和诱发电位

Dora Leung, MD

肌电图和神经传导检查

神经传导和针电极肌电图（electromyography, EMG）检查为周围神经及肌肉的生理功能提供了客观地评价。这两部分检查依序进行，当一个患者被送到 EMG 检查室时，则理解为电诊断的评估将包括神经传导和针电极肌电图检查。当临床有提示时，在特定患者中需要进行特殊检查。

神经传导检查

1. 常规检查

◎ 概述

神经传导检查应用于运动神经和感觉神经，但在神经传导检查中只能评估大的有髓纤维（图 2-1）。因为容易操、便捷，所以大多数检查采用表面记录电极。

◎ 检查技术

在进行运动神经传导检查时，根据解剖标志定位，在已知一条周围神经上方的皮肤给予一个电刺激，并在该神经所支配的肌肉上记录其运动反应（表 2-1）。例如，正中神经可以在腕部刺激，然后在更近端的肘部刺激，记录电极置于手掌鱼际隆起处的拇短展肌上。由电刺激获得的诱发反应称为复合运动动作电位（compound motor action potential，CMAP）（图 2-2 和图 2-3）。通过测量两个刺激点之间的距离和两个动作电位之间的潜伏期的差值，检查者可以计算出该神经段的运动传导速度。

感觉神经传导检查通过记录刺激部位近端或远端的一个感觉神经动作电位（sensory nerve action potential，SNAP），直接评估感觉轴突（图 2-4 和表 2-1）。如果刺激点在远端，记录电极在近端，冲动向脊髓方向传导（正向性检查）；如果刺激点在近端，记录电极在远端，那么冲动是背离脊髓的传导（逆向性检查）。SNAP 反应的波幅通常很小，为微伏级（与运动反应的毫伏相比），需要对多个反应进行平均，以将背景噪声与所需波形分离。

◎ 电诊断数据

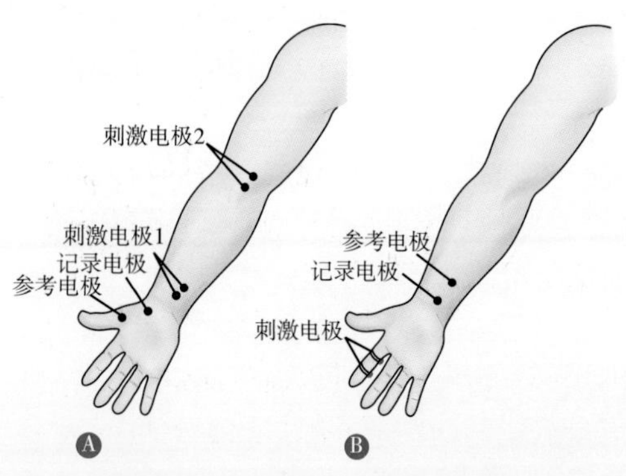

图 2-1　**神经传导检查技术。正中神经运动（A）和感觉（B）传导检查的电极位置**

表 2-1　常见的神经传导检查

部位	神经
常规检查	
手臂	正中神经（感觉和运动） 尺神经（感觉和在小指展肌记录的运动）
腿	胫神经（运动） 腓神经（在伸趾短肌记录的运动） 腓肠神经（感觉）
非常规检查	
运动	尺神经（在第 I 骨间肌记录）桡神经 肌皮神经 腋神经 腓神经（在胫骨前肌记录） 股神经
感觉	桡神经 手背尺侧皮神经 前臂外侧皮神经 腓浅神经 腓深神经 隐神经

神经传导检查的评估指标包括远端潜伏期、传导速度、波幅和时程。

A. 远端潜伏期

远端潜伏期以（distal latency）毫秒计量，是指开始刺激到产生动作电位之间的时间。

运动神经远端潜伏期与正常值相比，如果延长则提示远端神经有脱髓鞘病变。然而，由于这个传导时间包括了神经冲动通过神经－肌肉接头处及产生 CMAP 反应所需的传导时间，所以远端潜伏期不能单独用来计算运动神经传导速度。运动神经传导速度的获得还需要在神经近端给予另外一个刺激。通过测量两个刺激点之间的距离除以两个运动诱发电位远端潜伏期的差值就可计算出传导速度（图 2-3）。

对于感觉神经，由于不存在神经－肌肉接头，传导速度可以通过测量刺激点和记录点之间的距离并除以感觉电位的远端潜伏期而计算出来（图 2-4）。

B. 传导速度

传导速度（conduction velocity）检查测定的是被检神经中最大和最快纤维的脉冲传导速度，因此不能测定较小的感觉纤维的异常。

C. 波幅

波幅（amplitude）是诱发反应的高度，在运动神经反应中以毫伏计量，而在感觉神经反应中以微伏计量。在一个 CMAP 中，波幅既反映了产生动作电位的神经纤维的数量，也反映了神经－肌肉传递的效率。CMAP 的波幅通常与患者的临床症状相关；由大纤维周围神经病变引起的力弱和感觉丧失可能出现低波幅的 CMAP 和 SNAP。在晚期周围神经病中，感觉和（或）运动神经反应可能缺失。

D. 时程

时程（duration）是指诱发反应总的持

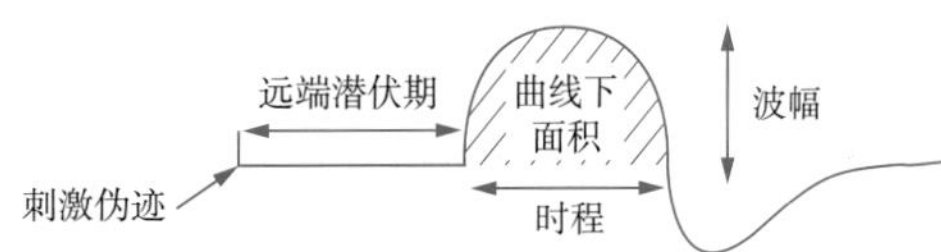

图 2-2　**复合动作电位的组成**

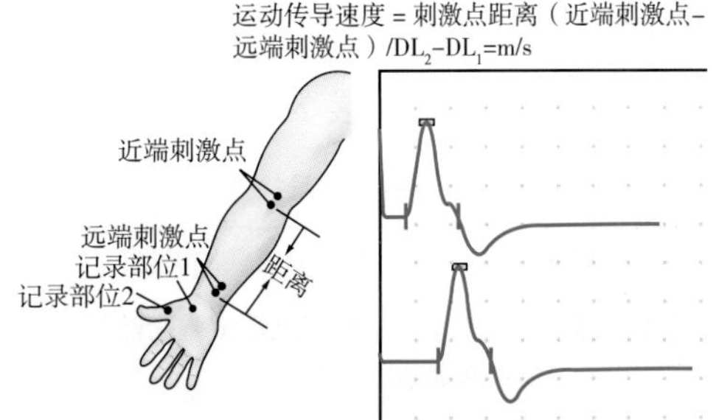

图 2-3　**正中神经运动传导检查**

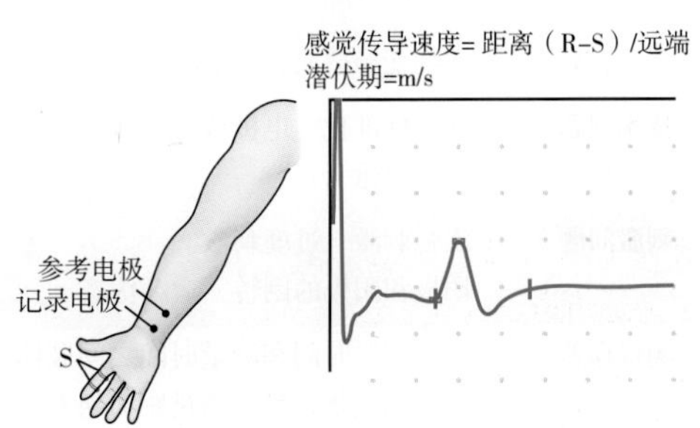

图 2-4　**正中神经感觉传导检查**

续时间，以毫秒计算。它体现了神经中不同传导速度轴突的冲动并共同参与了诱发反应。参与一个运动反应起始部分的是传导最快的轴突。在一条神经之内的轴突，如果传导速度差异范围增加，反应的时程也会增加，由于时间离散和位相抵消，相应的波幅也会下降。然而，反应的面积（CMAP 或 SNAP）是时程和波幅的乘积，以毫伏－毫秒（mV・ms）或微伏－毫秒（μV・ms）计量，它反映了被激活的轴突的数量，应保持不变或只有略微降低。

◎ 优势

感觉神经传导检查特别有用，因为在大多数周围神经病中，感觉神经比运动神经受损早。感觉神经传导检查也有助于鉴别后根神经节近端和远端的病变，如果是后根神经节近端病变，感觉神经反应正常。因此，即便是创伤所致的神经根撕脱并存在相应皮节区的感觉缺失，只要后根神经节完整，感觉神经反应也是正常的。

◎ 劣势

感觉神经传导检查的局限性在于其结果易受其他生理因素的影响，如年龄、肢体温度或肢体水肿等（表 2-2）。此外，由于检测技术的限制，它检查评估的是感觉神经更近端的部分，而不是最远端的节段。例如，由正中神经支配的指神经的感觉神经传导检查评估的是手指而不是指尖的反应。

表 2-2 影响神经传导检查的因素

影响因素	变化或错误的类型
肢体温度	过低的肢体温度造成人为的传导速度减慢
患者年龄	神经传导波幅和速度随年龄增长出现轻度下降
神经变异	解剖变异造成解读错误
技术问题	缺乏标准化 电极放置错误 电极间距变化
刺激问题	次强刺激 过度刺激 阴极和阳极的倒转 运动伪迹
测量误差	由于刺激时间和测量时间之间肢体位置的变化，导致测量距离误差，造成传导速度计算不准确

在有局灶性或单侧病变的患者中，常以对侧肢体作为自身对照，如果 CMAP 或 SNAP 的波幅小于对侧的 50%，可考虑为异常。因此，通常需要进行双侧检测。

◎ 何时检查

运动和感觉神经传导检查可用于确定局灶损伤的部位，可将周围神经病与肌病及运动神经元病区分开。它们还可以检测亚临床病变（如 Charcot-Marie-Tooth 病、腕管综合征等），并能区分是遗传性还是获得性、轴突性还是脱髓鞘性多发性神经病。

◎ 表现

1. 轴索性神经病—在轴索性神经病（axonal neuropathy）中，运动和感觉神经动作电位表现为低波幅，同时传导速度保持正常或只是稍微减慢。如果是神经断伤，在最初 2 天远端运动和感觉神经的反应可以正常，但是随着瓦勒变性的进展，反应的波幅随时间推移而降低，并在损伤后 7 ~ 10 天消失。

2. 脱髓鞘性神经病—在脱髓鞘性神经病（demyelinating neuropathy）中，远端刺激的 CMAP 和 SNAP 波幅可以正常。如果出现局灶性脱髓鞘，由于通过脱髓鞘节段的传导故障，在近端刺激可出现 CMAP 波幅显著降低。脱髓鞘也可以引起传导减慢，而无严重完全性传导故障或阻滞；神经内过度的时间离散，导致 CMAP 的波幅降低时程比正常的延长。但是，负峰下的面积较波幅的影响要小得多，表明波幅降低是传导离散的结果，而不是轴索的丧失。

2. 晚反应

常规的神经传导检查仅能评估神经的

远端。在腿部，传导检查只能评估上至膝盖的腓神经和胫神经，因此，晚反应如F波和H-反射等被用来评估较少评价的神经近端部分。

A. F波

F波（F waves）是在运动神经传导检查时，由少量的运动神经元逆向兴奋诱发的低波幅反应。因为神经的作用就像一根电缆，刺激不仅形成远端肌肉的CMAP反应，而且冲动也向近端传递到脊髓，运动神经元的一小部分（占该水平总神经元的2% ~ 3%）随后可以被激活，并沿着这条神经将一个运动冲动回返传到记录的肌肉。由此产生的诱发反应，可以看作是“回返放电”（backfiring），其波幅比CMAP小很多。由于每一次电刺激兴奋的是运动神经元中的不同部分，连续记录的F波其潜伏期、波幅和时程变化不一。F波潜伏期是从刺激到F波发生之间的时间，而最短F波潜伏期是最常用的记录参数。当远端神经传导正常时，F波潜伏期延长或消失可反映近端的病变。如果怀疑存在近端段的脱髓鞘性神经病，F波检查尤其有用。在吉兰-巴雷（Guillain-Barré）综合征中，F波异常或缺失可能是神经传导检测中最早的发现。如果运动神经传导检查因潜在的周围神经病变或卡压性神经病出现远端减慢，那么F波潜伏期也会延长。

B. H-反射

H-反射（H-reflex）等同于电生理学的跟腱反射。在儿童早期，它只存在于腓肠肌、比目鱼肌和桡侧腕屈肌。它是由刺激周围神经的感觉纤维引起的一个运动诱发反应，经常采用胫神经。用一个长时程（1毫秒）、低强度的刺激，在低于运动纤维激活阈值的强度下激活大直径、快速传导的感觉纤维，之后动作电位传导到背根神经节，然后进入脊髓后角，通过单突触途径激活前角细胞，依次激活相应的肌肉（比目鱼肌）。由于H-反射主要通过S_1神经根介导，两侧潜伏期的不对称常被用来支持S_1神经根病或胫神经近端损伤的诊断。但是，在正常人中也可能出现双侧H-反射缺失。

3. 重复电刺激

当怀疑存在神经-肌肉接头疾病，如重症肌无力时，有行运动神经重复电刺激（repetitive stimulation）的指征（图2-5）。正常情况下，持续予频率低于5Hz的刺激可使乙酰胆碱囊泡向突触间隙的释放呈进行性下降。一般来说，与受体数量相比，因为存在大量过剩的囊泡和神经递质，这种下降并不会导致被激活的肌肉纤维数量减少。在重症肌无力患者中，功能性乙酰胆碱受体数量的减少导致了在重复电刺激时神经-肌肉的传递障碍。随后，被激活的肌纤维越少，导致CMAP波幅越小，这就是所谓的重复电刺激递减反应。

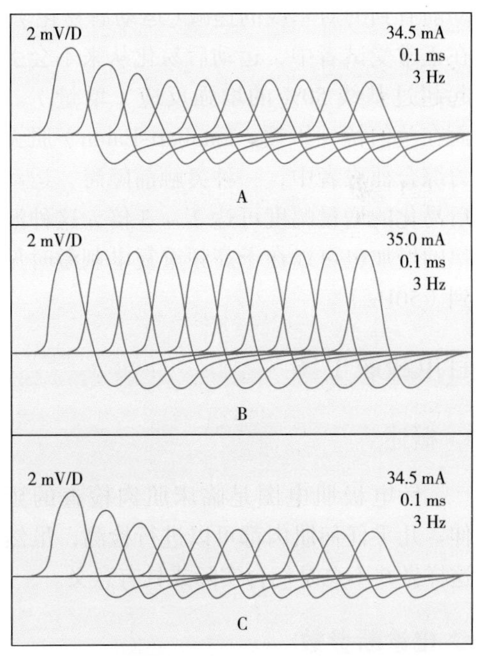

图2-5　重复电刺激检查步骤。此处描述的是重症肌无力患者的检查

A. 基线重复电刺激：固定好肢体，并获得远端神经-肌肉（如正中大鱼际或尺侧小鱼际）可耐受疼痛的最大反应；在3Hz下给予10次超阈值刺激；

计算第一个和第四个电位之间减量的百分比（图示为 30% 的减量）。B. 运动后易化：被检测肌肉以最大力量自主收缩持续 15 秒；运动后立即予 3Hz 的 10 次刺激；计算减量百分比（图示为 2%）并观察有否增量。C. 运动后疲劳：用最大力量运动 1 分钟；运动后分别在 1，2，3，4 分钟重复进行 3Hz 电刺激；计算减量百分比（图示为 45%），如果没有出现减量，可在近端系统（斜方肌或面 – 鼻肌）进行重复检测。

在重症肌无力中，波幅下降是从第一次到第四次反应逐渐递减，这通常也是最低点的反应，波幅的下降超过 10% 被认为是异常的。随后的反应可能会显示波幅略有恢复。通常一个 2 ～ 3Hz 频率的刺激足以产生最大的递减。被检测肌肉持续的最大激活反应类似于高频重复电刺激，也可以导致递减反应，并在运动后 3 ～ 4 分钟可见最大衰减（运动后疲劳）。在短时间（15 秒）最大用力运动后立即进行重复电刺激会产生相反的结果，并逆转了运动前看到的对基线的递减（运动后易化）。在正常受试者中，运动后易化从来不会引起超过基线 50% 的增强反应（增量）。而在兰伯特 – 伊顿（Lambert-Eaton）肌无力综合征患者中，一种突触前障碍，运动后易化的增量幅度可达 2 ～ 3 倍。这种波幅的增加也可以在予高频重复电刺激时见到（50Hz）。

针电极肌电图

◎ 概述

针电极肌电图是临床肌肉检查的延伸。几乎任何肌肉都可以进行检测，虽然这样做并不总是切合实际或具有意义。

◎ 电诊断参数

针电极肌电图（needle electromyography）包括自发活动的评价，肌肉运动单位电位的波幅、时程、形态及募集型式的评估。

A. 自发活动

休息时，正常肌肉组织处于电静息状态，神经 – 肌肉接头区域除外，而在这个区域，自发的终板电位来自含有乙酰胆碱的囊泡连续自发释放。肌肉中可见的异常自发活动包括纤颤波、正锐波和束颤电位（图 2-6）。

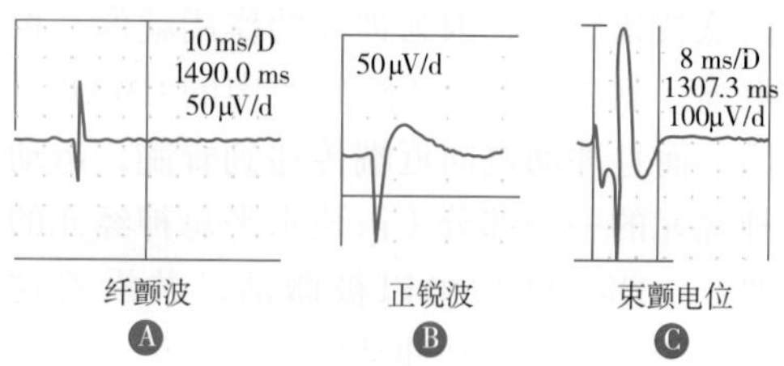

图 2-6　**异常自发电位**

纤颤波（fibrillation wave）和正锐波（positive sharp wave）是单个肌肉纤维的自发放电，具有特征性形态。在神经源性失神经支配和肌源性疾病中均会出现，并且具有相似的病理意义。神经损伤后 2 周左右可见纤颤波和正锐波，提示肌肉失神经支配。在慢性神经源性疾病中，如周围神经病或运动神经元病，这些电位可以持久存在。纤颤波和正锐波也见于肌病，尤其是炎性肌病及肌营养不良，这些情况下坏死肌肉可将剩余的肌肉纤维与其神经轴突分开，从而有效地失去神经支配。因此，这些异常的自发电位本身并不能区分神经源性和肌源性，而来自神经传导检查及运动单位和募集分析的信息才是诊断的关键。

束颤电位是单个运动单位异常的、大的、自发放电。它们发放的模式缓慢且不规则，虽然其形态可能与一个被激活的运动单位完全相同，但它们不受自主控制。一个束颤电位代表一个运动单位（由一个运动神经元支配的所有肌纤维）。因此，它的形态在波幅上比一个纤颤波或正锐波大，也复杂得多。束颤常在皮肤表面可见到，表现为小肌肉运动，不足以引起关节移动，是运动神经元病的特征，如肌萎缩侧索硬化症。它们也可能发生在慢性神经源性疾病，如周围神经病或神经根病，但在小的足部肌肉和良性束颤综合征患者中也可以是正常的。

除了记录异常自发活动的存在之外，记录这些活动的频率和密集度也很重要。肌电图上纤颤波和正锐波的密集度与失神经 / 肌肉病变过程的严重程度相对应。

其他异常自发电活动也发生在某些疾病中。肌强直放电（myotonic discharge）是高频重复放电，其波幅渐增和渐减，引起一种类似于摩托车发动机启动时的声音。强直性肌营养不良、先天性强直、副肌强直、家族性周期性瘫痪和酸性麦芽糖酶缺乏症中可见肌强直电位。复合重复放电（complex repetitive discharge）是突发、突止的高频放电，没有肌强直放电那样的波幅渐增和渐减的特点。在肌肉和神经疾病中都可以看到。肌纤维颤搐（myokymia）是以半节律方式成组发放，被周期性的电静默分隔。与肌肉中的连续蠕动或颤动相一致，它们常见于面部肌肉中，尤其是在多发性硬化、脑干肿瘤、低钙血症或放射治疗后的患者中。痛性痉挛（craps）是伴疼痛的非自主肌肉收缩，EMG 上见运动单位电位高频发放。痛性痉挛可以是良性的（如夜间的或运动后痉挛），但也与神经病性和代谢性异常有关。

B. 运动单位电位

在评估插入和自发电位后，评估运动单位电位（motor unit potential, MUP）（图 2-7）。正常细胞外记录的 MUP 是时限为 5 ~ 15 毫秒的三相波。其波幅随运动单位的大小与记录针极的远近不同而变化。每个运动单位中的纤维数量各不相同，从需要精确控制非常少的肌纤维（如眼肌等）到大肌肉的数百个纤维，如小腿腓肠肌。每个运动单位支配的区域直径范围为 5 ~ 10mm，而且许多运动单位支配区相互

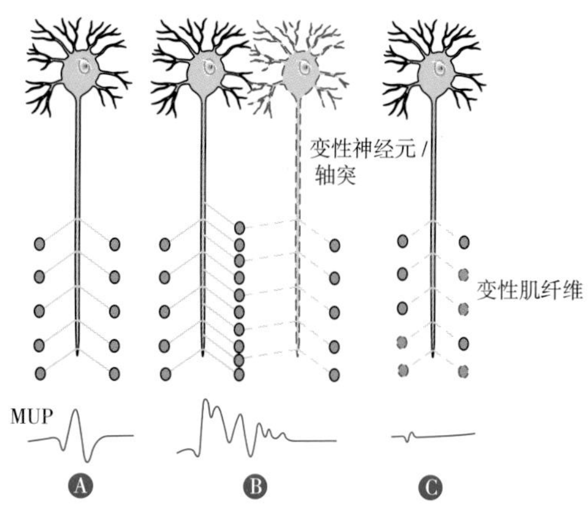

图 2-7　A、B 和 C 的比较正常的肌纤维及运动单位电位（A）与神经源性（B）和肌源性（C）的变化的比较

重叠。当一个神经冲动沿着一条运动轴突向下传递时，该运动单位里的所有肌纤维几乎同时被激活，产生具有特征性的三相波。在最初的小力自主收缩时，小的运动单位首先被激活，随着发放频率的加快，开始增加收缩的力量。然而，当需要更大的收缩力量时，这种发放频率的增加是不够的，更强的收缩力需要激活更大的运动单位电位。

为确定一块肌肉是否正常或是否反映出肌源性的或神经源性疾病，需要定量肌电图（quantitative EMG, QEMG）检测。在 QEMG 中，至少收集一块肌肉的 20 个 MUP 并分析，将其数值与正常值进行比较。较短的平均时程和较低的波幅提示运动单位中的运动纤维丧失，见于肌源性疾病中。在神经源性疾病，由于神经再支配和 MUP 范围的扩大，表现为波幅和时程的增大。多相 MUP 是由于运动单位中的单个肌纤维间的时间离散导致，在肌源性和神经源性疾病中均可见到。

C. 募集模式

募集模式是在次大或最大收缩时被激活的 MUP 的电总和（图 2-8），用最大力量时，从一块肌肉上的针记录显示出一个密集的运动单位带，完全掩盖了基线（募

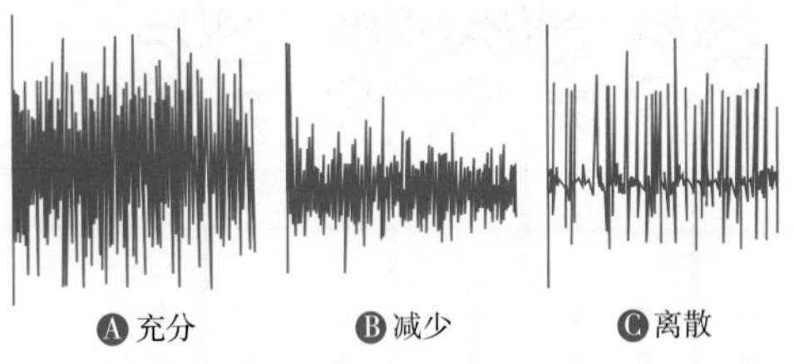

图 2-8 募集横式

集充分模式; 图 2-8A）。募集模式的波幅（所谓的包络）在 2 ~ 4mV 正常范围内。

在肌病中，运动单位的数量不变，但每个运动单位内的肌纤维数量减少，因此募集模式的密度不变，但最大力收缩时包络的波幅是低的。此外，因为肌病时运动单位很小，很小力的收缩时也需要更多的运动单位参与，从而形成一种早募集模式。

在神经源性疾病中，一个运动单位中的肌纤维数量可以是正常的，也可以是增多的，这取决于是否发生了芽生和神经再支配。然而，因在受累肌肉中运动单位较少，最大用力时由 EMG 记录的 MUP 也较少了。神经源性疾病时的募集横式通常不那么密集，或者是“减少的”（图 2-8B）。在严重的神经源性疾病中，肌肉中可能只剩下很少的运动单位，而肌肉力量的增加取决于发放频率的增加。在极严重的情况下，募集模式可能只显示一个或两个运动单位以高频率（高达 40Hz）发放，导致产生“离散”横式（图 2-8C）。

◎ 表现

1. 急性轴索损害　在急性轴索损害（acute axonal loss）中，沃勒变性发生在第一周，随着受损的运动单位肌纤维失神经支配而出现纤颤波和正锐波（表 2-3）。数周或数月后，幸存的轴索芽生出侧支纤维，肌纤维神经再支配，其结果是 MUP 表现出纤维数量增加，导致一个波幅、时程和多向波的增加；然而，由于运动单位的丧失使募集模式减少了。

2. 脱髓鞘神经病　在脱髓鞘性神经病

表 2-3 神经肌肉病的肌电图诊断标准

	神经源性疾病	肌源性疾病
自发电位	+	+
多相波	增多	增多
MUP 波幅	增大	减小（非多相波）
平均 MUP 时程	> 120% 正常值	< 80% 正常值
募集 / 最大力收缩	减少 / 离散	早募集 / 充分
包络波幅（正常 = 2 ~ 4mV）	正常或增大	正常或减小

（demyelinating neuropathy）中，内部的轴索是完整的。因此，在针电极肌电图检查时没有看到失神经或神经再支配。运动单位的波幅、时程和形态正常，除非由于传导阻滞发生轴索传导故障，否则募集模式应该是充分的。

3. 急性肌病　在急性肌病（acute myopathy）中，可能会出现纤颤波和正锐波，因为每个运动单位只剩下较少的肌纤维。MUP 显示低波幅和短时程。募集型式可显示为早募集，对每级力量都通过激活更多的运动单位以补偿减少的运动纤维。

4. 慢性肌病　在慢性肌病（chronic myopathy）中，如多发性肌炎和肌营养不良，当肌肉纤维再生时，其他运动轴突可能发生神经再支配，而 MUP 的波幅和时程可能比预期的更大，以及出现多向波。然而，临床上一块力弱的肌肉，仍然可以有充分的募集横式。在终末期肌病，随着所有肌纤维的严重损害，可能有整个运动单位的丧失，临床上力弱的肌肉随之出现小的、短时程的 MUP，且募集减少。

单纤维肌电图

一个常规的 EMG 检查可以诊断许多神经肌肉疾病，如周围神经病、神经根病和肌病。单纤维 EMG（single fiber EMG, SFEMG）被用来评估神经 – 肌肉接头传递障碍疾病；重症肌无力患者最常见的表现为肌无力，易疲劳。通常，通过临床病史和体格检查可以诊断，抗体滴度（抗-AChR或抗-MuSK抗体）阳性可以提供支持。发现重复神经电刺激CMAP反应异常递减也支持该诊断。然而，尽管重复神经电刺激对于诊断全身型重症肌无力的敏感性可高达75%～80%，但在眼肌型重症肌无力检测的敏感性却低得多（约50%）。眼肌型重症肌无力患者抗体滴度阳性率也常较低，因此SFEMG可能是唯一支持诊断的异常发现。

SFEMG利用的原理是由同一个运动单位支配的所有运动纤维当受到刺激时被一一激活。因此，来自同一运动单位的两个肌纤维通常同步放电，如同被锁定一样，只有很小差异。如果神经-肌肉接头存在传递障碍，那么一个运动单位中的一些纤维可能需要更长时间才能到达动作电位阈值并被激活，而导致了延迟。当采集到成对的反应后以光栅样方式表现，这种同一个运动单位内两个运动纤维之间激活起始时间的差异被称为颤抖（jitter）。在SFEMG中，识别来自同一运动单位成对的运动纤维，采集并分析它们之间的激活起始时间差异（称之为平均连续波间期差）。SFEMG通常在额肌或指总伸肌中进行，已建立了这些肌肉平均连续波间期差正常值。一次SFEMG检测，目标要检测20对运动纤维，每对纤维收集100次的放电。如果检测的电位对中有超过10%的平均连续波间期差高于已建立的正常对照的上限值，则为异常，并可诊断神经-肌肉接头障碍。如果神经-肌肉传递功能障碍足够严重，以致两对中的一个纤维未能达到动作电位阈值而激活，则该结果称为阻滞。如果检测的纤维对超过10%出现了阻滞，视为异常，具有诊断价值。

虽然SFEMG检测异常的结果对神经-肌肉接头病变具有高度的敏感性，但无特异性。在临床其他疾病如运动神经元病、严重的周围神经病和多发性肌炎等也可能异常。但是在一个临床上有肌无力而SFEMG结果正常的患者，可排除神经-肌肉接头病的诊断。

诱发电位

诱发电位（evoked potential）是神经系统对运动或感觉刺激的电反应。经典的临床上诱发反应检测涉及视觉、听觉及躯体感觉系统的感觉通路。临床检查室中运用的感觉刺激包括对特定感觉神经的电刺激，闪光或棋盘格翻转模式，以及短声刺激。记录来自放置于四肢、脊髓和头皮上的表面电极。与持续发放的皮层自发电活动相比，诱发反应记录到的电位波幅是非常低的。只有通过数百或数千次有时间锁定关系的刺激—反应实验的总和，皮层和皮层下的反应才能被记录到。神经损伤的结果导致诱发电位的变化，反映出相应通路的传导延迟，由此表现于反应的潜伏期。当波形成分不清或缺失时，可提示通路中存在传导阻滞。

诱发电位在检测脊髓和大脑损伤时最为敏感，包括临床表现不明显的病变。过去其主要用于检测可疑的多发性硬化患者静止性病变。随着磁共振成像的出现，多发性硬化的诊断已经很少需要诱发电位了。诱发电位临床上用来监测脊柱和某些脑外科手术中神经系统的完整性，也用于颈动脉内膜剥脱术，并有助于评估昏迷患者的预后。

视觉诱发电位

视觉诱发电位（visual evoked potential，VEP）的检测，是在一个被检者前面给予棋盘格翻转模式的刺激，每只眼睛分别测试。这种快速模式翻转会在刺激起始后约100毫秒时，在枕部产生一个可记录到的阳性信号，称为P100。P100的显著不对称强烈提示视神经的异常，双侧反应延迟的特异性较低，可见于双侧视神经疾病、广泛的脑部疾病或视交叉异常。

VEP 对检测视神经脱髓鞘病变非常敏感，但在青光眼、白内障、视网膜病变、屈光不正、视神经压迫性或视神经缺血性病变等患者中也可出现异常。

脑干听觉诱发电位

脑干听觉诱发电位（brainstem auditory evoked potential, BAEP）是听神经和脑干对一个刺激所产生的反应，通常为短声刺激。BAEP 具有临床意义的是三个波形成分：Ⅰ波来自外周听觉神经，Ⅲ波产生于脑桥尾部，Ⅴ波产生于下丘区域（图 2-9）。

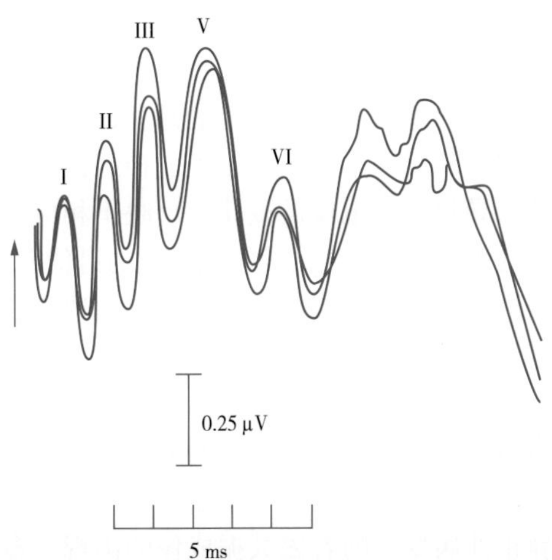

图 2-9 **脑干听觉诱发电位（BAEP）的波形成分。BAEP 波Ⅰ～Ⅵ发生源：外周听觉（第八）脑神经（Ⅰ）、耳蜗核（Ⅱ）、上橄榄复合体（Ⅲ）、上部脑桥、中脑下部（外侧丘系和下丘）（Ⅳ和Ⅴ）**

异常的 BAEP 几乎总是与发生于脑干部位的异常病变有关。BAEP 在检测听神经瘤及其他和（或）脑桥角肿瘤的存在，以及在监测该解剖区域肿瘤剥离手术中脑干完整性方面尤其敏感。与 VEP 一样，BAEP 异常可发现脑干临床静止性脱髓鞘病变。

体感诱发电位

体感诱发电位（somatosensory evoked potential, SSEP）是通过对手臂和腿部神经的电刺激获得的，并反映了后索感觉通路的依序激活。对于手臂 SSEP，在手腕处给予刺激，并在锁骨（Erb 点）、颈部和顶叶头皮用电极同时记录这个刺激，反映了产生于臂丛神经、上颈髓（N13）、低位脑干（P14）、丘脑（N18）和初级感觉皮层（N20）的活动。

由于体感通路比其他诱发电位在躯体上更为广泛，因此 SSEP 对许多不同的损伤都很敏感。与其他诱发电位类似，SSEP 可以检测出多发性硬化患者的亚临床病变。目前，SSEP 用于神经外科和骨科手术中脊髓的术中监测。SSEP 也可用于缺氧性损伤昏迷患者，帮助评估预后。研究表明，缺氧后皮层 SSEP（N20）反应缺失的患者，其神经系统预后一般较差。

Bouwes A, et al. Somatosensory evoked potentials during mild hypothermia after cardiopulmonary resuscitation. *Neurology* 2009;73:1457-1461. [PMID: 19884573]

Chiou-Tan FY, Gilchrist JM. Repetitive nerve stimulation and single-fiber electromyography in the evaluation of patients with suspected myasthenia gravis or Lambert-Eaton myasthenic syndrome: Review of recent literature. *Muscle Nerve* 2015;52(3):455-462. [PMID: 26109387]

Fisher MA. H reflexes and F waves. Fundamentals, normal and abnormal patterns. *Neurol Clin North Am* 2002;20:339-360. [PMID: 12152439]

Katirji B. The clinical electromyography examination. An overview. *Neurol Clin North Am* 2002;20:291-303. [PMID: 12152437]

Kothbauer KF, Novak K. Intraoperative monitoring for tethered cord injury: An update. *Neurosurg Focus* 2004;16:E8. [PMID: 15209491]

Preston DC, Shapiro BE. Needle

electromyography. Fundamentals, normal and abnormal patterns. *Neurol Clin North Am* 2002; 20:361-396. [PMID: 12152440]

Strike SA, et al. Intraoperative neuromonitoring in pediatric and adult spine deformity surgery. *Clin Spine Surg* 2017; 30(9):E1174-E1181. [PMID: 27231831]

Wang JT, Young GB, Connolly JF. Prognostic value of evoked responses and event-related brain potentials in coma. *Can J Neurol Sci* 2004;31:438-450. [PMID: 15595246]

Wilbourn AJ. Nerve conduction studies. The components, abnormalities and value in localization. *Neurol Clin North Am* 2002; 20:305-338. [PMID: 12152438]

Young GB, Wang JT, Connolly JF. Prognostic determination in anoxic ischemic and traumatic encephalopathies. *J Clin Neurophysiol* 2004;21:379-390. [PMID: 15592010]

张昆林 **译** 孟 强 **校**

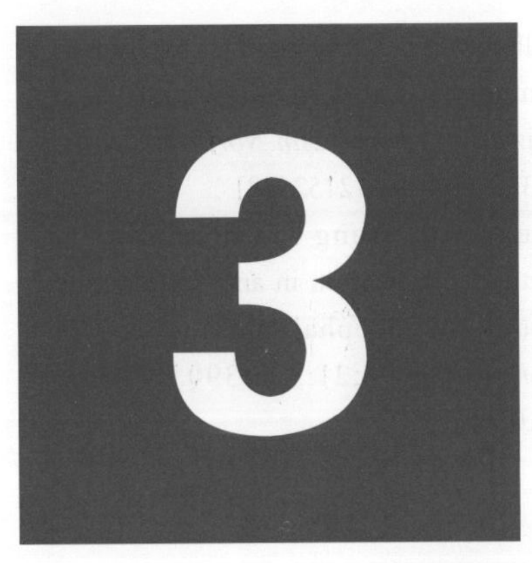

3 神经影像

Maria J. Borja, MD John P. Loh, MD

中枢神经系统成像的基本方法有平片、计算机断层扫描（CT）、磁共振成像（MRI）、脊髓造影和 CT 脊髓造影、导管造影、超声和核医学技术。以下讨论包括了每种方法的优缺点及关于开具“正确”检查的指导原则。

平　片

◎ 概述

平片检查尽管在很大程度上被 CT 和 MRI 取代，但在多种临床情况下，对头骨和脊柱仍用于筛查目的（图 3-1）。

平片一词在数字时代变得越来越不合时宜，X 线平片更为准确。

◎ 优势

平片价格较低，易于获得。便携式 X 线机可以移动到患者的床旁和手术室，可以快速检查整个脊柱。普通平片可以清晰地提供良好的骨骼解剖细节。

◎ 劣势

重叠的结构掩盖了病变，使影像解释变得复杂。随着普通平片被 CT 和 MRI 所取代，对其解释的专业知识正在消失。普通平片实质上不提供软组织信息。

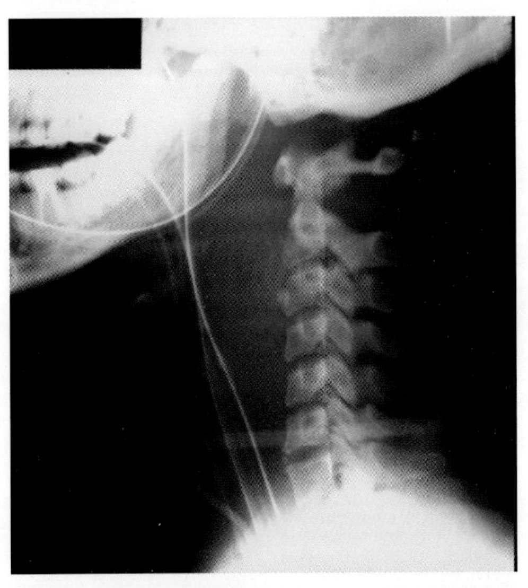

图 3-1　颈椎侧位片显示外伤性枕颈分离，枕髁从寰椎（C1）分离，椎前软组织肿胀明显

◎ 何时使用

1. 异物　平片可以识别和定位颅骨或脊柱内的金属异物。在 MRI 检查前，它们经常被用于筛查怀疑是否有金属异物临近重要结构的患者。

2. 脊柱排列和稳定性　平片用于评估脊柱创伤、风湿性关节炎和脊柱侧弯患者的脊柱排列。对曲、伸位平片的比较是确定脊柱稳定性的良好方法。

3. 脊柱骨折、感染和转移　平片有时用于怀疑患者脊柱骨折、感染、转移的初步评估。

4. 脊柱畸形　平片也可被用来识别先天性脊柱畸形，如分节异常、半椎体、脊柱裂。

5. 退行性椎间盘疾病　许多医生使用平片作为慢性背痛或颈痛患者退行性改变的低成本检查。

6. 骨骼病变　平片仍然是颅骨和脊柱局灶性原发性骨骼病变诊断的主要依据。

7. 脑室－腹腔分流　分流系列，由颅骨、颈部、胸部和腹部的平片组成，通常被用来初步评估引流手术的完整性。

CT

◎ 概述

CT 的软组织对比分辨率可实现大脑和脊柱直接横断面成像。X 射线管围绕感兴趣区发射出薄层、准直的 X 射线。X 射线探测器在患者的另一侧依次旋转，测量在不同位置的 X 射线管的 X 射线衰减情况。每一个体积单元（称为体素）的相对衰减系数被计算出来，在患者中，它与组织阻挡 X 射线的能力直接相关；反过来，与组织的电子密度直接相关。这个系数在灰度标尺上被赋予一个阴影，由此一层大脑或脊柱的图像被创建。

为了减少扫描时间，当患者在 X 线中移动时，对其进行连续扫描（即螺旋扫描）。现代扫描仪有多排 X 线探测器。根据扫描仪的配置，X 线管可以在一次旋转中创建 64，128，256，甚至 320 幅图片。层厚可薄至 0.5mm。大量的高质量数据可以用来创建矢状面、斜面和冠状面重建及三维（3D）容积重建图像。新的双能量 CT 扫描仪使用两个而不是一个 X 线管，每个发射不同的能量，可以区分骨骼、血液和对比材料，可以进行去骨 CT 血管造影，同时扫描时间更短。

◎ 使用对比剂

碘化非离子水溶性材料作为 CT 扫描的主要对比剂，被认为是相当安全的。造影剂经静脉给药。它在体内被迅速传输，进入除中枢神经系统以外的任何细胞间隙。在中枢神经系统，它被血脑屏障限制在血管系统中。

静脉给予含碘对比剂后，许多病灶在 CT 扫描上表现为强化，变得比周围组织更亮、更明显。这种强化大大增加了检查的灵敏度。

病灶发生对比增强有两种机制。首先，血管内对比强化了正常和异常血管。这是动脉瘤、血管畸形和一些富血管肿瘤强化的机制。其次，如果血脑屏障被破坏，血管内对比剂就会渗漏到病变部位，前者在各种临床情况下都会发生，包括脱髓鞘疾病、梗死、脓肿和肿瘤。增强的时机和模式可以为诊断提供重要线索，增加检查的特异性。

现代扫描仪器的高速扫描允许当一次推注造影剂通过血管系统时可以成像，并创建血管系统的三维图像（即 CT 血管造影术）。现代扫描仪器可以在大脑同一位置快速重复成像，为每个体素生成时间衰减曲线，从而生成 CT 灌注血容量、血流量、达峰时间密度和平均通过时间图。当对比剂到达体素时，测量曲线的上升斜率得出血流的近似值。曲线下的面积与血容量成正比。平均通过时间是血容量除以血流量。达峰时间是注入时点与最大值或峰值衰减时点之间的时段。

造影剂会产生不良反应。最常见的反应类型是特异性的，包括脸红、恶心和呕吐；包括荨麻疹在内的皮疹；包括支气管痉挛、低血压、心律失常、晕厥和死亡在内的过敏性反应。目前还无可靠方法来预测某个患者是否会出现不良的特异反应。即使曾有造影剂严重反应史的患者，给予造影剂也可能平安无事；相反，那些从未接触过造影剂或曾经顺利接受过造影剂的患者也可能会发生严重反应。任何病史提示可能会出现严重的造影剂反应的患者，预防性使用皮质类固醇是一个很好的方法；有严重过敏史、支气管痉挛或喉头痉挛者须提前用药。广泛应用的提前给药方案是检查前 13 小时、7 小时和 1 小时口服泼尼松 50mg。另外在静脉注射造影剂前 1 小时，口服、肌内注射或静脉注射 50mg 苯海拉明（Benadryl®）。

第二种主要的不良反应是肾毒性。风险患者包括患有肾功能异常、糖尿病、充血性心力衰竭、脱水或多发性骨髓瘤。需要特别注意的是，应使这些患者充分水化，并使用最低剂量的对比剂。肾功能衰竭，表现为血清肌酐水平升高和少尿，通常是短暂的。如果已知患者有急性肾损伤，严重的慢性肾脏疾病［估计肾小球滤过率 $< 30\text{mL}(\text{min}/1.73\text{m}^2)$］，或正在进行可能导致肾动脉栓塞的动脉导管检查，应停止使用二甲双胍——一种治疗糖尿病的口服药物，直到注射造影剂后 48 小时内才重新服用，因为可能会发生罕见的急性乳酸酸中毒，死亡率接近 50%。

◎ 优势

与 MRI 相比，CT 费用低，并且使用广泛，在几秒内可完成头部或脊柱或两者检查。因为扫描时间非常短，急诊患者很容易被排上流程。患者可以携带全套重症监护设备或与急诊科工作人员一起安全地进入 CT 室，不用筛查除外金属异物，后者在 MRI 检查中是须要排除的。该项检查相对容易解释。

◎ 劣势

CT 扫描仪使用电离辐射。其辐射剂量相对较高，尤其是对腰椎的评估。颅骨厚度的变化，特别是在与岩锥相邻的后颅窝，导致 X 线吸收不均匀。这种现象被称为*射束硬化*，它会导致一些条纹伪影，掩盖细节。在大脑中，某些白质病变显示不清，尤其是脱髓鞘病变。在下颈椎和胸椎，椎管内容物获得的空间与软组织分辨率较差。

◎ 何时使用

1. 头部外伤　在头部外伤中，头颅 CT 扫描的效能得到了很好的证实，易发现硬膜外血肿、硬膜下血肿、蛛网膜下腔血肿、实质血肿和挫裂伤（图 3-2）。

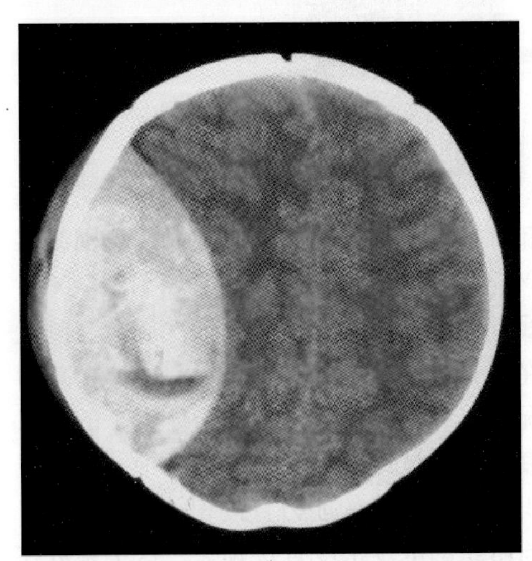

图 3-2　头部非增强轴位 CT 扫描显示一个大的、双凸、高密度硬膜外血肿压迫相邻的大脑半球

2. 急性头痛　可选择 CT 诊断急性颅内出血，特别是蛛网膜下腔出血（图 3-3）。其对蛛网膜下腔出血的灵敏度极高，在出血的第一天超过 95%，之后迅速下降。如果怀疑有蛛网膜下腔出血，若最初的影像学检查阴性，则需要行腰椎穿刺检查。

3. 急性脑梗死　许多卒中中心遵循的卒中系列或卒中方案包括以下内容。在使用组织纤溶酶原激活因子之前，获得非增强 CT 以排除颅内出血（插图 1A）。进行 CT 灌注以确定围绕在梗死组织核心区的周围存在潜在的可挽救的缺血半暗带及其大小。通过测量血容量来确定梗死核心区（插

图 1B）。通过测量血流量、平均通过时间来确定缺血半暗带，较少采用达峰时间（插图 1C、D）。采用 CT 血管造影术以确定颅内血管闭塞的准确位置（图 3-4）并评估颈动脉（插图 2）。当存在面积较大的缺血半暗带和可到达的血管闭塞时，如大脑中动脉近端，CT 灌注和 CT 血管造影结果可促进侵袭性神经介入手术的实施。

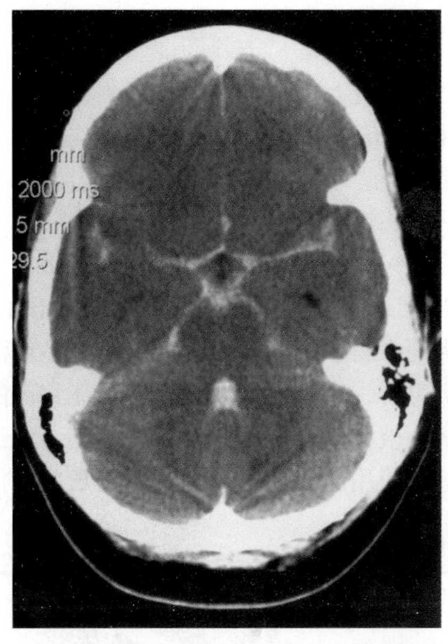

图 3-3 头部非增强轴位 CT 扫描显示在鞍上池中存在高密度成分，符合蛛网膜下腔出血。后续脑血管造影发现右侧后交通动脉动脉瘤

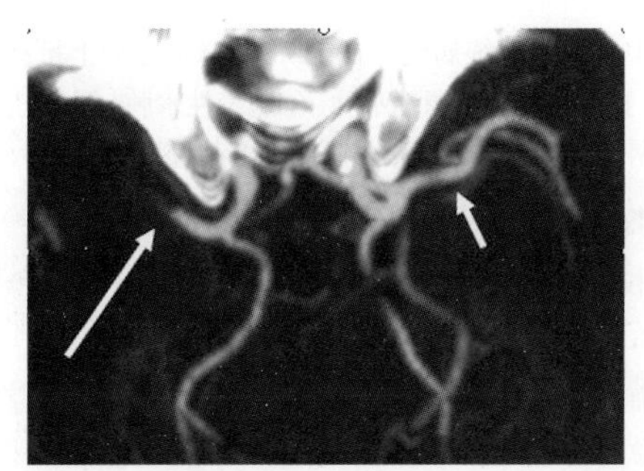

图 3-4 Willis 环最大密度投影（MIP）轴位图像显示右侧大脑中动脉近端闭塞（长箭头所示），左侧大脑中动脉正常（短箭头所示）

4. 慢性头痛、疑有高颅压、疑有颅内占位 怀疑脑膜炎或假脑瘤的患者，腰椎穿刺前须行 CT 扫描。在急诊科，CT 可用于分拣疑似颅内占位的患者。阳性扫描可能要求立即入院和行急诊 MRI，阴性扫描可以允许门诊随访和行选择性 MRI 检查。

5. 颅内钙化 发现病变中的钙化灶通常可以提高诊断的准确性。MRI 对钙化灶漏诊率很高。

6. 骨骼病变 CT 扫描的高空间分辨率提供了骨骼病变的精细细节，提高了这些病变的诊断准确性，即使是被其他方式，如平片、MRI 或核医学扫描检测到时。

7. 颞骨病变 CT 可检测颞先天性畸形、溶骨性改变或密度增加、炎性疾病如乳突炎和胆脂瘤、骨折和听骨链脱位。感音神经性耳聋首选 MRI，以排除听神经瘤和其他内听道或桥小脑角池病变。

8. 脊柱损伤 在严重脊柱损伤的初步评估中，CT 可以显示骨折和排列异常；在许多情况下，CT 可显示椎管内血肿和椎间盘突出。

9. 脊柱术后 在术后患者中，CT 可准确评估脊柱排列和外科器械的位置，如椎弓根螺钉、钛笼和骨移植物。使用非常薄的薄层扫描可以大大减少金属器件产生的条纹伪影。

10. 退行性脊柱疾病 CT 可以识别椎间盘突出和膨出，特别是在腰椎，它可以比 MRI 更准确地显示骨化或钙化异常，如骨赘或前后纵韧带骨化。

11. 无法进行 M122 检查 对于那些

MRI 检查禁忌的患者（如存在起搏器或颅内铁磁性动脉瘤夹）或不能忍受 MRI 的患者（如，幽闭恐怖症者）或在 MRI 不可用的情况下，CT 检查可能是适当的代替品。

12. CT 血管造影 虽然导管血管造影仍是“金标准”，但现代扫描仪可以产生非常高质量的血管造影图像。与导管造影相比，CT 血管造影的安全性和广泛可及性使其成为许多临床条件下的初步检查，包括蛛网膜下腔出血和卒中（插图 3）。图像质量通常较高以至于避免行导管血管造影。CT 血管造影不受湍流相关伪影的影响，而它会影响磁共振血管造影。

MRI

◎ 概述

MRI 可以提供更好的软组织分辨率。患者进入强磁场后，其体内的氢质子与磁场的方向平行。射频脉冲激发这些质子发射射频信号。这种信号或回波由于局部分子环境的差异，在强度、频率和相位上有所不同。利用射频接收器，这些信号或回声的强度和位置被映射到称为体素的组织体积矩阵上。信号强度以灰度显示，并生成图像。激发射频脉冲、次级射频脉冲和外加梯度磁场整个组合构成了脉冲序列。

回波信号的强度取决于被检查组织的许多内在因素。这些因素包括质子密度、布朗运动、流动、磁化率和时间常数，称为 T1 和 T2。T1 与受激发的质子返回到与磁场平行的静息状态所需的时间相关。T2 与信号失相位所需的时间有关。

通过调整脉冲序列的各个成分，可以增强或减弱这些不同因素对回波信号强度的相对影响（表 3-1）。这些不同的脉冲序列，每一个通过不同的机制实现组织对比，导致了 MRI 的复杂性和多功能性。

◎ 使用对比剂

螯合钆，是一种顺磁性材料，可缩短 T1 和 T2 值，在 MRI 检查中被用作静脉注射造影剂。在 T1 加权脉冲序列上，钆增强后的病灶呈现明亮或高信号（图 3-5）。螯合钆可能是放射学中最安全的造影剂。其不良反应范围从轻微到严重，但相比 CT 造影剂少得多。肾衰竭患者，尤其是血液透析患者，有发生潜在严重、可能致命的疾病，被称为肾源性系统性硬化症。仔细筛选和使用新的造影剂并减少剂量可降低

表 3-1　磁共振脉冲序列

脉冲序列	组织对比度的基础上的差异	注释
T1 加权	时间常数 T1	良好的解剖显示 用于对比增强检查 在 T1 加权脉冲序列上，脂肪、高铁血红蛋白、造影剂和含有蛋白质的液体呈高信号
T2 加权	时间常数 T2	许多中枢神经系统病变，在 T2 加权脉冲序列上呈高信号，这些包括血管源性水肿、细胞毒性水肿（梗死）、脱髓鞘斑块、囊肿、坏死、亚急性出血和脑软化灶
自旋密度加权	“自旋”或质子密度	T1 加权与 T2 加权脉冲系列间的平衡
液体衰减反转恢复序列（FLAIR）	时间常数 T2	T2 加权脉冲序列同时脑脊液信号消失 T2 高信号病变比常规 T2 加权脉冲序列更明显
磁化率（梯度回波）	组织在扫描器磁场中被磁化的灵敏度	脱氧血红蛋白、高铁血红蛋白和含铁血黄素（分别存在于急性、亚急性和慢性血肿中）特别容易被磁化；这会扭曲局部磁场，造成明显的信号损失
弥散加权	水分子扩散的能力	急性或亚急性梗死中弥散受限会产生非常亮的信号；这一发现通过计算表观扩散系数（ADC）得到了证实，ADC 是对每个体素的扩散系数的定量测量，然后将其显示在 ADC 图上
飞时和相位对比	血流速度	用作磁共振血管造影和静脉造影

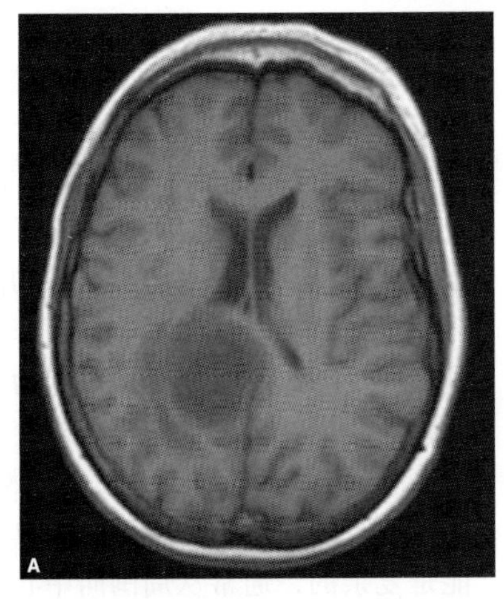

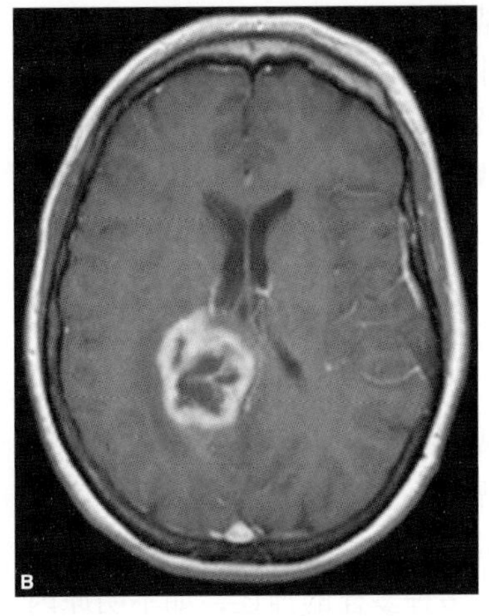

图 3-5 A. 大脑非增强 MRI 显示右侧顶叶深部 T1 低信号肿块；B. 大脑增强 MRI 显示病灶明显强化，中心部位无强化提示坏死。病变经手术证实为胶质母细胞瘤

这种并发症的发生率。

螯合钆不适用于孕妇，因为它可在羊水积蓄并有致畸的风险。螯合钆被认为对于哺乳期妇女是安全的，因为只有极少量会进入乳汁，随母乳喂养被婴儿吸收。

与 CT 一样，MR 造影剂可增强正常和异常的血管结构，但由于脉动血流中氢质子的翻滚运动导致不可预测的信号变化，这种血管增强有点不一致和不可预测。异常增强最常见的机制是血脑屏障破坏，可使造影剂渗漏到组织间隙。与 CT 一样，这种机制在许多种情况下都可以见到，增强模式有助于对病变的诊断。

与 CT 一样，当注入的螯合钆通过大脑时，在同一位置通过快速重复扫描，可以获得相对血流量、相对血容量、平均通过时间和达峰时间的磁共振灌注指标。不同于生成时间衰减曲线，从灌注指标中生成一个时间信号强度曲线，灌注指标生成的方式类似于 CT 灌注。

◎ 安全性

MRI 所要求的强磁场是其主要危害，地板清洗机、抢救车、装满 BB 弹丸的“沙袋”和氧气罐进入扫描仪，有可能会导致致命的后果。商业上可以买到与 MRI 兼容的担架、氧气罐、托盘、脚凳、静脉注射杆、背板、呼吸机、监护设备和灭火器。在进入 MRI 扫描仪附近之前，必须将装在医务人员口袋中的剪刀、夹子和其他手术器械取下或固定好。

患者在接受 MRI 检查之前，必须对是否存在金属异物进行筛选。这些异物包括铁磁性动脉瘤夹、心脏起搏器、植入式心脏除颤器、耳蜗植入物和神经刺激系统。平片或 CT 扫描有助于识别和定位异物。*www. MRIsafety. com* 等在线参考服务有助于确定异物或设备的安全性。

◎ 优势

大量的脉冲序列，每一个都通过不同的机制产生对比，极大地提高了灵敏度和特异性。

常规通过操控磁场梯度可获得矢状位和冠状位图像，而无须改变患者位置。

磁共振扫描不涉及电离辐射，这对儿童和孕妇来说尤其重要。

螯合钆比 CT 检查使用的造影剂更安全。

在评估大脑和脊髓时具有良好的软组织分辨率。在 CT 上颅底附近的脑组织经常因条纹伪影而模糊不清，但在 MRI 扫描上却可以清楚地看到。可确定脊髓中央灰质和发现小的脊髓病变。MRI 对骨髓异常也非常灵敏，包括转移和骨水肿。

对一些特殊问题，某些脉冲序列优于 CT 的灵敏度。例如，在液体衰减反转恢复序列（FLAIR）中，T2 高信号白质病变，包括血管源性水肿、浸润性肿瘤和脱髓鞘斑块，比 CT 更为明显（图 3-6）。

MRI 常检测到 CT 未能发现的非特异性白质病变。这些高信号病变，使用 FLAIR 看得最清楚，与占位效应或异常增强无关，有多种多样的描述，如不明原因的亮斑、白质疏松区域、微血管病或慢性缺血。它们最常见于老年人、糖尿病和高血压患者。

弥散加权成像（diffusion-weighted imaging, DWI）可以在症状出现后几分钟内检测到脑梗死。

可在无造影剂情况下获得磁共振血管造影（插图 4）和静脉造影。

虽然 CT 是目前检测急性出血的首选成像方法，但 MRI 也可能有助于评价颅内出血。包括出血的时间或血肿的阶段，可以通过分析 MRI 上的信号强度来阐明（特别是在 T1 和 T2 加权像），因为血液的成像特征随血红蛋白的化学状态变化而变化（表 3-2 和图 3-7）。注意，虽然表 3-2 可以作为“经验法则”使用，但单个血肿可能是复杂的，通常从周围向中心演变，伴随血红蛋白降解的不同阶段。

磁敏感梯度回波脉冲序列在检测急性、亚急性、慢性脑或脊髓出血方面非常灵敏。慢性出血的低信号是由含铁血黄素引起的，并持续存在。

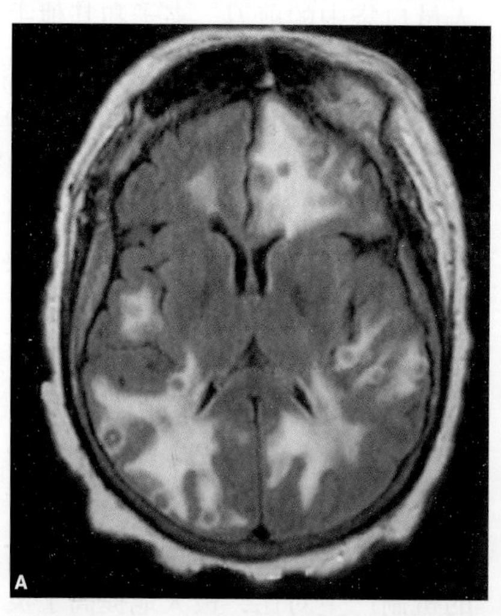

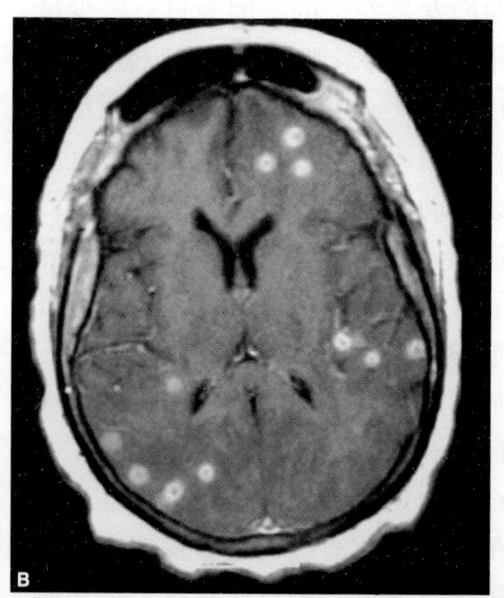

图 3-6　A. 大脑轴位 FLAIR MRI 扫描显示多部位血管源性水肿；B. 大脑轴位 T1 加权增强图像显示多个大小的环形强化病变，随后被手术证实为结核瘤

表 3-2　颅内出血的磁共振表现

出血期	血色素	时间	T1	T2
超急性期	氧合血红蛋白	＜ 12 ~ 24 小时	等信号	高信号
急性期	脱氧血红蛋白	1 ~ 3 天	等信号	低信号
亚急性早期	细胞外高铁血红蛋白	3 ~ 7 天	高信号	低信号
亚急性晚期	细胞外高铁血红蛋白	＞ 7 天	高信号	高信号
慢性期	含铁血黄素	＞ 30 天	低信号	低信号

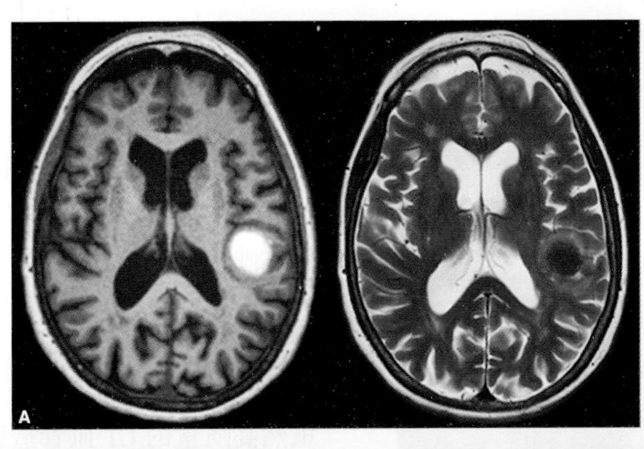

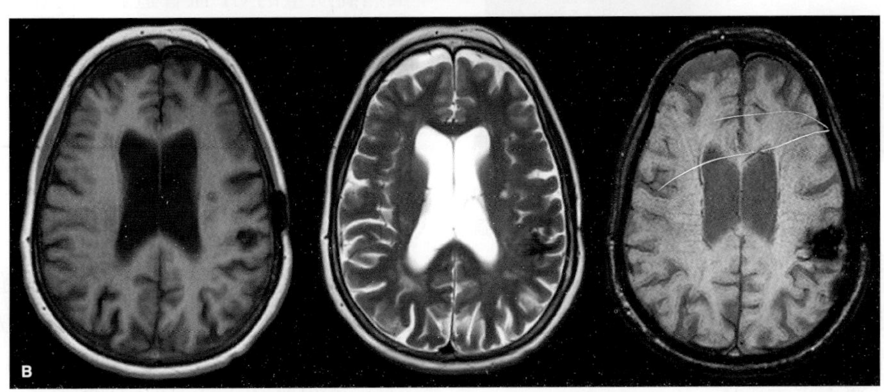

图 3-7 A. 轴位 T1 和 T2 加权像显示左侧顶叶圆形病变，T1 加权像呈高信号，T2 加权像呈低信号，与亚急性血肿相一致，由于海绵状血管畸形导致（未显示）；B. 轴位 T1 加权像和 T2 加权像及磁敏感梯度回波脉冲序列在左顶叶区域既往出血处显示低信号，与慢性血肿相一致，且已部分吸收

◎ 劣势

由于大量的脉冲序列现在被认为是每项检查的重要组成部分，MRI 扫描时间明显长于 CT。

许多患者在封闭的 MRI 扫描仪环境中经历过幽闭恐怖，可以通过服用镇静药克服这个问题。可以应用所谓的开放式磁共振扫描仪，但通常没有标准扫描仪使用广泛。

磁场危害是一种威胁，特别是对于那些病史不充分的患者。陪伴患者检查的医护人员也存在这种威胁。

众多类型的脉冲序列使 MRI 具有强大的功能，但同时也增加了扫描结果解释的复杂性。为此，MRI 上对病变的描述可能显得冗长："T1 加权脉冲序列上等信号、T2 加权脉冲序列上低信号，FLAIR 上低信号，梯度回波上明显低信号……"（同一患者的 CT 报告上写着："在……可见一高密度团块与急性血肿一致"）众所周知，钙化很难在 MRI 上被识别。磁共振上骨骼细节很差。

◎ 何时使用

A. 颅脑

1. 卒中　DWI 检查是一种快速和准确检测急性脑梗死的方法（图 3-8）。弥散加权图像上的信号异常在症状发生后几分钟内出现，并可持续数周。磁敏感脉冲系列和 FLAIR 序列可以检测出血并排除其他类似卒中的病变。因为检测出血速度快、可及性和灵敏度高，CT 可作为静脉注射组织纤溶酶原激活物前的首选。然而，CT 在确认急性缺血性梗死诊断方面不如 MRI 有效。在最初的 3 小时内，它可能是正常的，

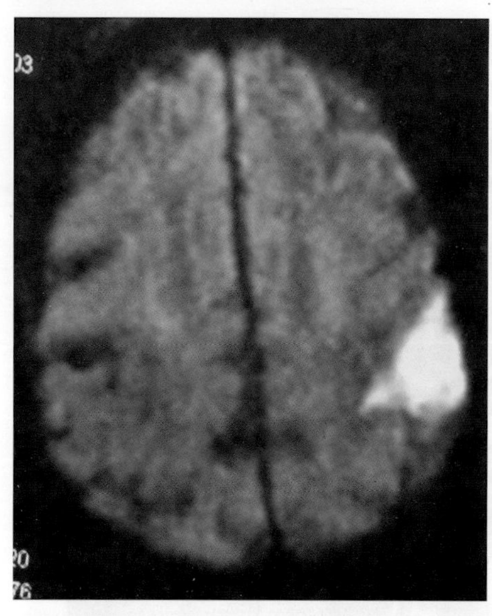

图 3-8　脑轴位弥散加权 MRI 扫描显示右侧大脑中动脉分布区明显的高信号急性梗死。同时进行的非增强 CT 扫描正常

也可能只表现出非常细微的异常。磁共振血管造影可以用来确定血管闭塞部位。磁共振灌注在后面讨论。

2. 慢性头痛　大多数头痛患者不需要行影像学检查。然而，当需要行影像学检查时，可选择 MRI 检查。在某些情况下，CT 扫描可作为初步筛查检查（如腰椎穿刺前）。如果临床怀疑假脑瘤，磁共振静脉成像可以排除硬膜窦血栓形成、狭窄或闭塞。

3. 癫痫　CT 可以快速排除出血和大的占位病变。MRI 更灵敏，尤其是在复杂部分性癫痫患者中。

4. 肿瘤　MRI 是原发病灶和转移病灶的首选检查方法。肿瘤切除后，应及时行 MRI 检查确认有无肿瘤残留（如果 MRI 延迟，术后神经胶质组织增强可能导致误诊）。

5. 感染　首选 MRI 检查；然而，CT 的速度和可用性往往使其成为急诊科急性疾病患者的首选诊断检查。

6. 创伤　CT 是首选检查。对于那些神经功能缺损的严重程度不能完全由 CT 上的发现来解释的患者，MRI 可能是有用的。尤其是弥漫性轴索损伤（diffuse axonal injury）在 MRI 上比在 CT 上能更好地显示。

7. 脱髓鞘疾病　首选 MRI 检查。通常增加矢状位 FLAIR 脉冲序列用于寻找胼胝体病变，如果发现有病灶，则高度提示多发性硬化。

8. 血管畸形　最好用 MRI 和磁共振血管造影来评估。

9. 动脉瘤　导管血管造影是“金标准”，虽然高质量的 CT 血管造影与之相当。MR 血管造影有时也可以表现出高质量，尽管少部分不一致，是因为湍流导致信号损失所致。MR 血管造影或 CT 血管造影可作为动脉瘤高危患者（如多囊肾病患者）的筛查手段，或用于评估 CT 或 MRI 平扫上不明确的发现。

10. 颅外颈动脉疾病　多普勒超声和磁共振血管造影都是很好的筛查方法，尤其是作为辅助手段时。

11. 血管炎　在罕见的情况下，磁共振血管造影可以发现病变，但导管血管造影更灵敏。

12. 颞骨　MRI 可检测脑干、桥小脑角池、第七或第八脑神经病变。清楚发现前庭耳蜗器。CT 被推荐用于评估颞骨本身的病变，如先天性异常和炎症情况，包括耳乳突炎、骨髓炎和胆脂瘤。

13. 软脑膜损伤　钆增强 MRI 可以显示脑膜转移瘤、淋巴瘤、白血病、结核和其他软脑膜炎及结节病患者软脑膜的强化。

14. 垂体占位　首选钆增强 MRI 检查。动态 MRI 扫描时，注入钆后在相同位置反复成像，通常能有效检出微腺瘤。最初，正常垂体组织增强，微腺瘤不增强。随着时间的推移，增强模式逆转：正常垂体组织中的对比剂“被洗掉”，而微腺瘤中的对比剂却积蓄。

15. 先天性畸形　首选 MRI 检查。一般不需要钆。产前 MRI 检查可以发现子宫内的先天性畸形（图 3-9）。

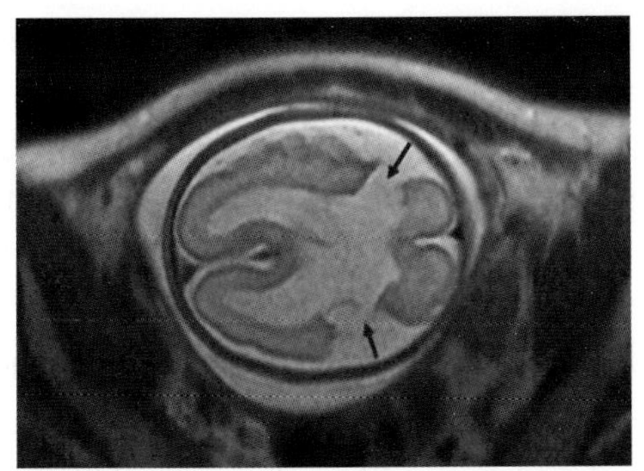

图 3-9 胎儿 MRI 显示子宫内双侧脑裂隙（箭头所示）（经 Dr. Sarah Milla 同意使用）

16. 非特异性神经病变 无钆增强 MRI 检查适于筛查。

B. 脊柱

1. 腰椎退行性脊柱疾病 如果需要影像学检查，首选非钆增强的 MRI 检查。CT 足以替代，除非症状提示脊髓圆锥病变。在脊柱术后，钆增强 MRI 可鉴别术后硬膜外纤维化和残留或复发性椎间盘突出，因为纤维化通常早期和均匀增强，而椎间盘突出则没有。

2. 颈椎退行性病 首选 MRI 检查。关于骨赘侵犯椎管和神经孔或后纵韧带和黄韧带骨化，CT 可以额外提供精确信息。

3. 感染 不管有没有增强，MRI 是确定椎间盘感染、骨髓炎和硬膜外脓肿的首选检查方法。

4. 先天性畸形和脊柱侧弯 可能首选 MRI 检查，尽管 CT 对任何骨质异常可提供更好的分辨率。MRI 可清楚显示通常与恰里畸形相关的脊髓空洞症。

5. 肿瘤 首选 MRI 平扫及钆增强检查评价脑肿瘤。在寻找脑转移瘤时使用增强扫描尤为重要。小的脑转移瘤在非增强 MRI 扫描中很容易漏诊。

6. 创伤 平片和 CT 可以作为评价骨折和对位的初步检查。MRI 可以发现脊髓压迫和损伤（图 3-10）。

7. 脱髓鞘病变 首选 MRI 检查。MRI 检出病变明显优于 CT。非增强扫描可用于检测病变，特别是在 FLAIR 脉冲序列上。增强扫描有助于细化诊断。例如，在多发性硬化中，增强 MRI 可以在皮质旁、脑室周围与后颅窝发现慢性和急性脱髓鞘病变（分别为非强化和强化病变）。这使得该项单一研究就能够识别时间和空间上的多发病变。

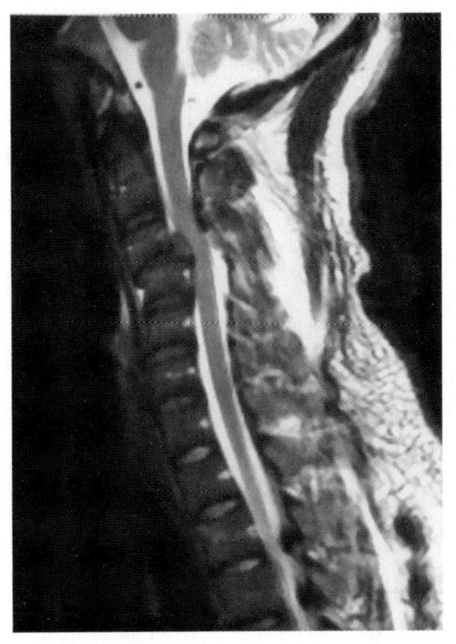

图 3-10 颈椎矢状位 T2 加权像显示 C3/C4 前半脱位，C3 ~ C4 椎间盘突出，脊髓受压

高级磁共振成像技术

高级磁共振成像技术包括磁共振灌注成像、磁共振波谱学、磁共振纤维束成像和功能磁共振成像（functional magneticr-esonance imaging, fMRI）等。现在可以使用商用扫描仪进行。

◎ 磁共振灌注成像

新的磁共振扫描仪可以快速采集图像，使得当对比剂进入和离开时，允许对大量的大脑组织随着时间的推移进行重复成像。与 CT 灌注技术类似的方式，动态磁共振灌注研究可以计算相对血流量、相对血容量、平均通过时间和达峰灌注时间。磁共振灌注可以用来确定脑缺血的区域。

在脑卒中患者中，如果缺血区域的体积大于DWI确定的脑梗死体积，被称为不匹配。如果存在这样的缺血半暗带，可以采取更积极的措施来挽救缺血组织，但不能挽救已梗死组织。

磁共振灌注也可以用来描述脑肿瘤特征。强化的原发性脑瘤与强化的转移灶的区别在于病灶周围脑区灌注值的差异。转移灶周围T2/FLAIR-高信号血管源性水肿，显示相对血容量正常或下降，而T2/FLAIR高信号浸润非强化肿瘤围绕着强化的原发肿瘤，由于相关肿瘤血管生成，显示相对血容量增加。通过灌注值可以预测原发性脑瘤的肿瘤分级。相对血容量增加表明高级别病变（插图5）。相对血容量正常或接近正常提示低级别病变。磁共振灌注可用于区分肿瘤复发与放射性坏死，前者相对血容量高，而后者相对血容量低。

◎ 磁共振波谱

磁共振波谱提供了给定体积感兴趣区内组织的生化性质信息，在许多商业购买的扫描仪上已可实现。正常脑组织的波谱包括N-乙酰天门冬氨酸的峰值，被认为是一种神经元标记；肌酸，与细胞能量代谢有关；胆碱，与细胞膜的合成有关。其他可识别的生物化学物质包括乳酸、肌醇、脂质和丙氨酸。不同的光谱模式可以提示特定的诊断（图 3-11）。

◎ 磁共振纤维束成像

大脑中水分子的扩散优先沿着与髓鞘束中轴突平行的方向进行。通过获得多个方向的 MR 扩散数据，可以描述一个反映体素内扩散强度和净方向的张量。通过合并这些数据，一个体素到下一个体素，可以得到髓鞘束的图谱。肿块引起的神经束破坏或移位可提供有用的诊断或手术相关信息（插图 6）。

◎ 功能磁共振成像

fMRI 中局部血流量增加与特殊功能任

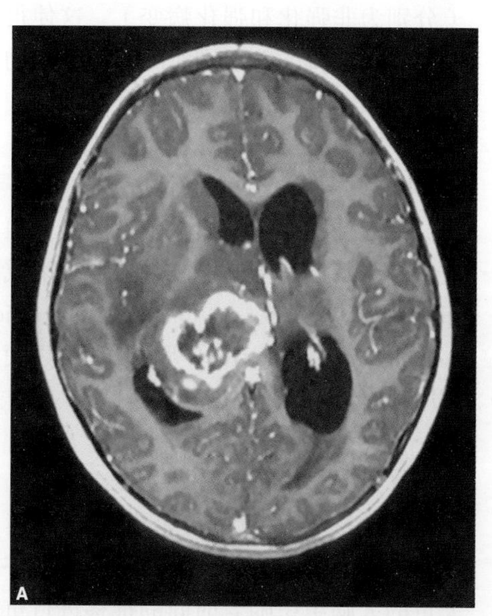

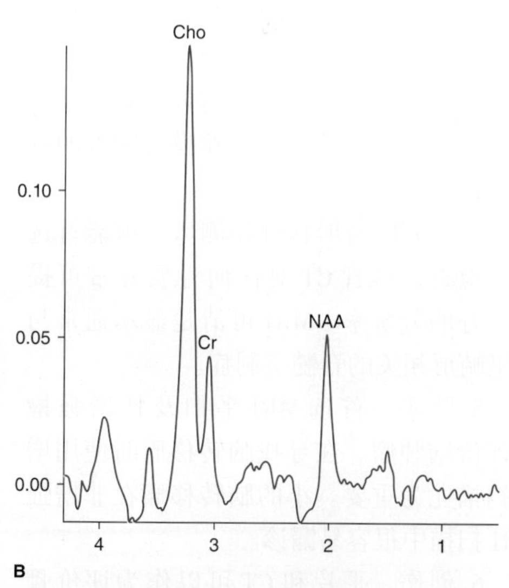

图 3-11　A. 脑轴位 T1 加权增强图像显示右侧丘脑有强化占位；B. 肿块周围组织体素 MR 波谱异常。N-乙酰天门冬氨酸（NAA）降低与神经元破坏一致。胆碱（Cho）明显增加，与膜转换一致（Cr= 肌酸；Cr2= 第二肌酸峰值）。最终诊断：Ⅲ / Ⅳ级星形细胞瘤［允许再次刊印，Law M, Hamburger M, Johnson G, et al: Differentiating surgical from non-surgical lesions using perfusion MR imaging and proton MR spectroscopic imaging, *Technol Cancer Res Treat*. 2004；3（6）:557-565.］

务有关，是一种已经建立的研究手段，然而临床应用还有限。手术切除邻近运动皮层和语言中枢的肿瘤或癫痫病灶时，fMRI可用于确定这些功能区（插图7）。

◎ 正电子发射断层扫描/磁共振成像

正电子发射断层扫描/磁共振成像（PET/MRI）是一种将PET信息与MRI信息重叠的杂交技术，结合了精细的解剖细节与功能性PET信息（插图8、9）。PET/MRI在肿瘤、痴呆和癫痫的评估中尤其有用。在癌症患者中，PET/MRI病灶定位优于PET/CT，对评估痴呆或癫痫病灶定位的灵敏度高于单独的MRI或PET。与PET/CT相比，这种模式的一个显著优点是低辐射。

脊髓造影和脊髓造影后计算机断层扫描

◎ 概述

脊髓造影是一种改良的平片技术，其中水溶性造影剂通过腰椎穿刺被注射入蛛网膜下腔，在不同的投影方向上得到多个平片。蛛网膜下腔中的脊髓和神经根在不透明脑脊液（CSF）中显示为充盈缺损。蛛网膜下腔、脊髓和神经根结构畸形可以定位病变位于三个空间的一种：硬膜外、髓内（脊髓内）和髓外硬膜内（硬膜内但脊髓外）。造影剂漏出硬脑膜外可用于确定硬脑膜撕裂部位或确定臂丛神经撕脱伤的诊断。

CT脊髓造影，通常称为脊髓-CT，是在脊髓造影后不久进行的脊柱CT扫描，此时仍有足够的造影剂使CSF不透明。轴向图像可以重建为冠状位和矢状位图像（图3-12）。神经根、脊髓、血管和其他正常结构被造影剂清晰地勾勒出来。在大多数医疗机构，每一次脊髓造影后都要进行脊髓造影后CT扫描。

对腰椎穿刺和造影剂刺激的不良反应包括头痛、恶心和呕吐。罕见的，严重的反应包括精神状态改变、癫痫和局灶性神经功能缺损。

常规的脊髓造影检查指令包括抬高头部（尽量减少造影剂到达大脑表面的速度）、喝水、避免使用吩噻嗪和其他降低癫痫发作阈值的药物（尤其是氯丙嗪，当

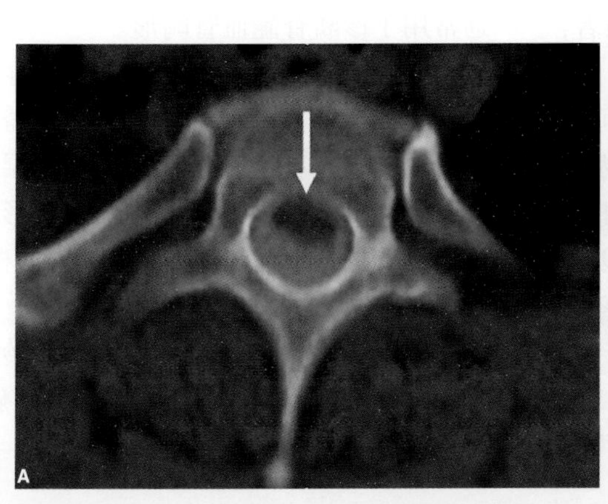

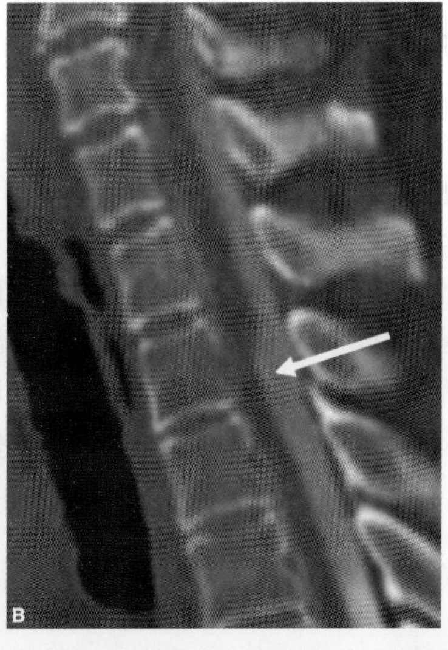

图3-12 A.颈椎CT脊髓造影的一幅轴位图像显示脊髓向前移位，并向左轻微旋转（箭头所示），蛛网膜下腔通过腰椎穿刺注入造影剂显影；B.从轴位像重建的矢状位CT造影图像显示脊髓在C6和C7处（箭头所示）的局灶性充盈缺损，最初认为是由于脊髓通过缺陷的硬膜囊膨出引起，但在手术中被证实是由于背侧硬脊膜内的蛛网膜囊肿

患者主诉恶心时可能会使用）。

◎ 优势

一些外科医生熟悉脊髓造影解剖显示，并对 CT 脊髓造影空间分辨率优于 MRI 而感到满意。

◎ 劣势

脊髓造影和CT脊髓造影是侵入性手术。造影剂具有一定神经毒性，副作用较常见，尤其是头痛、恶心和呕吐。还存在医源性感染或与腰椎穿刺相关出血的可能性。

与 MRI 相比，脊髓造影和 CT 脊髓造影对髓内病变相对不灵敏，由于脊髓内结构固有较差的分辨率，即使发现髓内病变也很难确定特征。

◎ 何时使用

1. 退行性脊柱疾病　如果最初的 CT 或 MRI 扫描结果不确定，则可对退行性脊柱疾病进行脊髓造影或 CT 脊髓造影。

2. 不能行 MRI　如果怀疑脊髓受压，但不能及时行 MRI 扫描，或患者拒绝 MRI 扫描或有禁忌证时，应安排脊髓造影或 CT 脊髓造影检查。

3. 手术伪影干扰　由于手术器材造成的伪影使 CT 或 MRI 扫描无法解释的患者，应考虑行脊髓造影。

4. 脑脊液漏　怀疑脑脊液渗漏，可以在脊髓造影或 CT 脊髓造影时发现鞘内造影剂通过硬膜囊缺口外渗来确定漏出部位。臂丛神经撕脱伤的部位和程度可以通过观察这种渗漏来确定，其发生在神经根撕脱处。

导管血管造影

◎ 概述

导管血管造影是一种有创、潜在高风险手术，操作时，一根小的导管进入脑供血动脉。通常通过股动脉穿刺进入动脉系统。在透视指导下，导管经主动脉向上进入主动脉弓，然后进入特定的动脉。接着注射造影剂，得到不同投影的多层平片。虽然这项检查在很大程度上已经被 MR 血管造影和 CT 血管造影所取代，但它仍然是评价颅内、颅外和脊髓血管病变的“金标准”（图 3-13）。

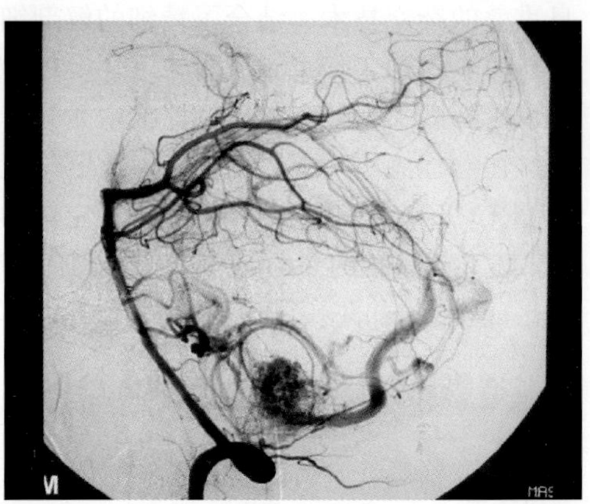

图 3-13　椎动脉造影侧位图像显示动静脉畸形，由基底动脉分支供血，引流入直窦

常规应用于蛛网膜下腔出血或不明原因的颅内出血患者。偶尔，用来评估颅内血管炎。

脊髓的血液供应可以通过导管脊髓血管造影来观察。供应脊髓的血管逐一插管，通常用于诊断脊髓血管畸形。

主要并发症包括血管损伤。在穿刺部位可能发生出血和血栓形成，有时需要手术干预。血管夹层可以发生在任何层面。导管碰掉的小斑块和导管尖端周围形成的小血栓可能发生栓塞，导致脑或脊髓梗死。总的严重并发症发生率约为 1%。

并发症的主要危险因素包括年龄、高血压、糖尿病、周围血管疾病和冠心病。

◎ 优势

导管血管造影提供了极高的空间分辨率，无论在头部、颈部还是脊柱，仍然是血管系统评价的“金标准”。

◎ 劣势

发病率、死亡率虽然较低，但确实真实存在。手术时间较长，令人不适，通常需要镇静。手术过程和术后观察期间需要在医院过夜。

◎ 使用时机

1. 蛛网膜下腔或实质出血　任何不明原因的蛛网膜下腔出血或实质出血患者都应考虑行血管造影。

2. 血管炎　有血管炎症状的患者应考虑血管造影，尽管灵敏度和特异性都不高。

3. 脊髓血管畸形　脊髓血管造影术是怀疑有脊髓血管畸形患者的决定性检查。

介入神经放射学

脑个别血管的超选择性导管插入术使几种先进的治疗技术成为可能。对于卒中，动脉内溶栓剂可以直接注入闭塞的血管，凝块可以被机械地破坏或取出。对于动脉瘤，金属弹簧圈可以用来填充动脉瘤，或可以用支架转移动脉瘤的血流（图 3-14）。两种手术都会导致动脉瘤血栓形成。对于动静脉畸形，可以使用多种药物来部分消除畸形——通常是术前操作。对于动静脉瘘，可以使用多种装置来闭合瘘管。所有这些操作都需要丰富的经验和专业知识。

椎体成形术和椎体后凸成形术是将胶水注入塌陷的椎体以稳定塌陷并减少相关疼痛的过程。

超声检查

◎ 概述

超声波成像是一种利用反射的声波来生成血管、脑和脊柱图像的成像技术。超声检查显示回声的强度和位置作为横断面图像。

移动血细胞反射声波的多普勒效应可以用来计算流速，进而可以用来计算血管狭窄的程度。严重狭窄与血流速度增加有关，很像手指放在花园软管末端时水流会增加一样。流速和方向可以显示为图形（如双功多普勒），也可以显示为叠加在横断面图像上的颜色（如彩色多普勒）。

◎ 优势

设备便宜而且易于获得。便携式机器可以带到患者床旁。只使用声波，检查安

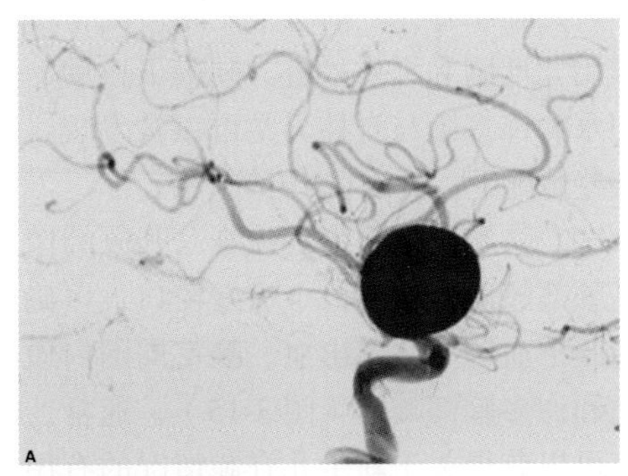

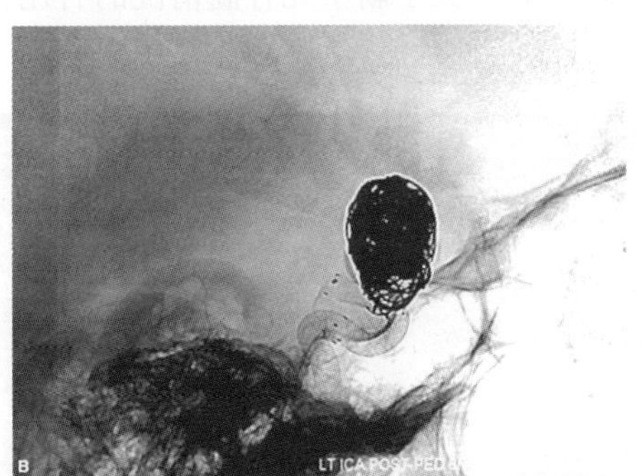

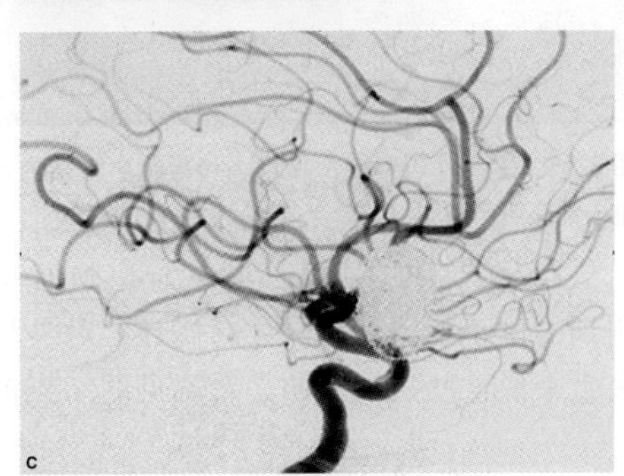

图 3-14　A. 颈内动脉导管造影侧位像显示一个大的眼动脉瘤；B. 导管血管造影术的侧位定位像显示一个大的眼动脉瘤内的栓塞线圈和邻近颈内动脉里的支架；C. 颈内动脉注射造影剂后侧位图像显示颈内动脉通畅，动脉瘤致密填塞

全。可评价子宫内中枢神经系统的结构。可以发现颅内和脊柱异常。可发现围生期颅内出血。

◎ 劣势

该技术依赖于操作员。颅骨和脊椎骨可引阻挡声波。在婴儿，这个问题可以通过从开放的囟门扫描得以解决。

◎ 何时使用

1. 脑和脊柱产前检查　超声波常规用于胎儿期脑和脊柱检查。硬膜下血肿、脑积水和许多脑与脊柱异常可以被发现，在某些情况下，可以在出生前治疗。

2. 脑和脊柱出生后检查　开放的囟门是脑部超声评估的一个极好窗口，可确定硬膜下血肿、胚层出血、脑室周围白质软化和许多脑部畸形（图 3-15）。通常，超声可以获得关于新生儿脊髓情况的有用信息。

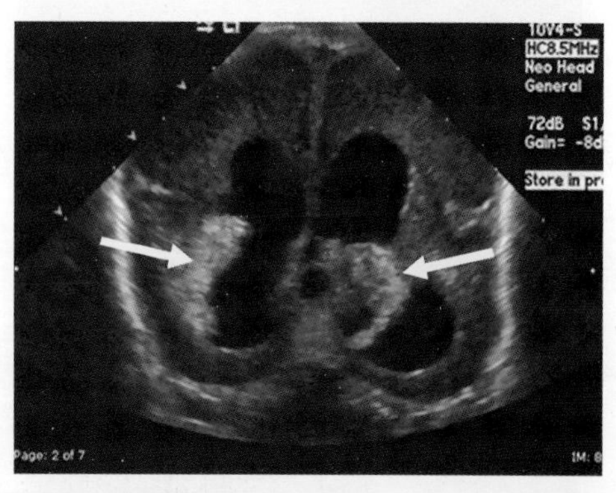

图 3-15　新生儿超声显示脑积水和高回声脑室内出血（箭头所示）

3. 术中使用　超声可用来定位 MRI 检测到的位于脑或脊髓深处的病灶，对外科医生来说这些病灶最初是看不见的。当覆盖病变的颅骨或椎骨被移除后，可使用适当的可探及病灶的超声探头。

4. 颈总动脉分叉处　颈总动脉分叉的形态和狭窄的严重程度都可以通过超声来确定。

5. 血管痉挛及血管狭窄　对于成年人，经颅多普勒超声可通过薄的颞骨鳞部来评价蛛网膜下腔出血患者的血管痉挛，并发现镰状细胞性贫血患者的颅内血管狭窄。

核医学

可以将各种放射性示踪剂注入体内，然后用闪烁照相机进行探测和成像。

静脉注射 99mTc 高锝酸盐用于确认脑死亡；脑内示踪剂蓄积缺失表明无脑血流。通过腰椎穿刺将 $^{111}I_n$-DTPA 注入蛛网膜下腔，显示脑脊液通过颅底缺损和骨折处漏出。此过程也被用于显示交通性和正常压力脑积水，其中，示踪剂在脑凸面积蓄缺乏。

PET 使用在回旋加速器中产生化学元素的正电子发射同位素。^{18}F 标记的脱氧葡萄糖用于测定葡萄糖的利用率。PET 可以区分代谢活跃的肿瘤和代谢不活跃的放射性坏死。它还可以定位在颞叶的癫痫灶。PET 和 CT 联合扫描仪现已可用；这种结合有助于克服核素成像固有的空间分辨率低的问题。

单光子发射计算机断层扫描（SPECT）使用碘化放射性示踪剂或 ^{99m}Tc 剂作为脑灌注和摄取剂。它被用于研究卒中、癫痫和痴呆。

刘　达　译　　孟　强　校

昏迷

John C.M. Brust, MD

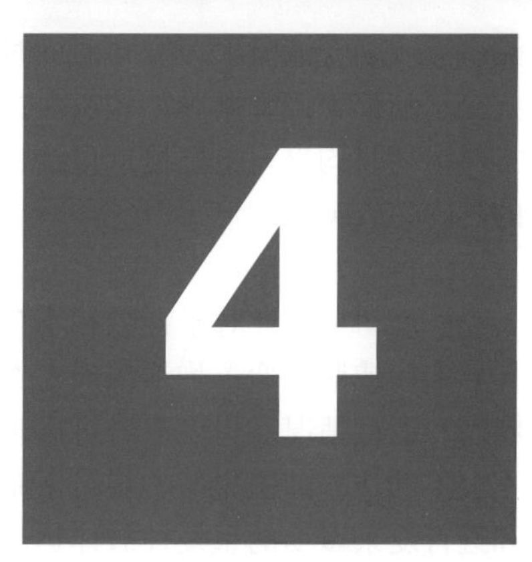

诊断要点

◎ 刺激后的异常运动反应
◎ 呼吸模式异常
◎ 瞳孔对光反射异常
◎ 眼球运动异常

◎ 概述

昏睡（stupor）和昏迷（coma）都是意识水平的下降，因持续的时间长而有别于晕厥，并因不易逆转而与睡眠不同。在临床上根据对刺激的不同反应来对它们进行定义，由于嗜睡、迟钝、昏睡和昏迷等医学术语没有严格的定义，因此检查人员应记录能引起反应的最小刺激（如声音、被动运动、疼痛）和刺激所引起反应的具体表现（如呻吟、有目的的运动、伸性姿势反射及无反应）。

谵妄（delirium）指的是严重的注意力受损，意识内容改变，有时伴有过度兴奋。谵妄可先于昏睡和昏迷，或与昏睡和昏迷交替出现。

◎ 发病机制

意识清醒需要意识水平和意识内容同时正常。任何脑干网状激活系统和（或）其投射到的大脑半球的结构性或代谢性损害均可导致昏迷。昏迷的原因通常分为幕上和幕下结构性病变与弥漫性或代谢性疾病。通过将神经系统检查重点放在对刺激后的运动反应、呼吸、瞳孔和眼球运动上，医生通常可以确定病变的类型。

◎ 临床表现

A. 初始评估和紧急干预

任何危及生命的紧急状况（如出血、气道阻塞、低血压或心律失常）均应在评估的同时进行检查和治疗。进行针刺指尖检测血糖，对疑似低血糖的患者静脉注射 50% 葡萄糖（联合维生素 B_1 和多种维生素）。给予葡萄糖同时给予维生素 B_1（和其他多种维生素）以预防韦尼克 - 科尔萨科夫综合征（Wernicke-Korsakoff syndrome）。怀疑阿片类药物过量时，给予纳洛酮。怀疑有外伤时，必须警惕内脏或颈部的损伤。

B. 一般检查

昏迷患者的评估应包括皮肤、指甲和黏膜（发绀、苍白、樱桃红、黄疸、瘀点、压疮、尿素霜、干性黏液水肿、色素减退或色素沉着、创伤征象），呼吸（丙酮气味、酒精气味），眼底（视盘水肿、高血压或糖尿病视网膜病变、罗斯斑、眼底出血）的检查。发热提示可能有感染或中暑。低体温提示可能有寒冷暴露、甲状腺功能减退、低血糖症或败血症。尿失禁或大便失禁可能预示无人目睹的痫性发作。触诊头皮以检查有无外伤，检查耳部和鼻部有无血液或脑脊液流出。被动曲颈时颈部抵抗提示脑膜炎或蛛网膜下腔出血；颈部各方向活动时均出现抵抗提示包括骨折在内的骨或关节疾病。

C. 神经系统检查

1. 运动反应　对于自主和不自主运动（如癫痫或肌阵挛）均须明确发作时肢体状态和运动情况。患者有时可出现自发的不自主动作，如做鬼脸、旋转下颌、伸舌和进行复杂多变的重复性肢体运动。肢体运动或姿势不对称提示偏瘫或局灶性癫痫。肌张力不对称提示有结构损伤，但不能确定哪一边是患侧。

对刺激的运动反应可分为适度反应、不当反应或无反应。对疼痛刺激（如摩擦胸骨、按压甲床）的适度反应包括肢体回缩、躲避、痛苦面容或呻吟。不当反应包括去皮质姿势（*decorticate posturing*）（上肢屈曲和下肢伸直）和去大脑姿势（*decerebrate posturing*）（上、下肢均伸直）。去皮质姿势和去大脑姿势中，上肢通常为内旋，无外部刺激时四肢松弛、无运动。自发性姿势异常应该考虑癫痫发作或未被识别的刺激，诸如气道阻塞或膀胱充盈。去皮质和去大脑姿势由低位脑干结构损伤导致，但大多数情况下提示高位脑干损害，尤其是继发于幕上巨大病灶的小脑幕切迹疝。然而，它们也可发生在包括肝昏迷和镇静药过量的代谢紊乱患者中。

对外界刺激无任何运动反应可简单地反映昏迷的程度，但也应考虑是否由颈部创伤、吉兰－巴雷多发性周围神经病或闭锁状态导致麻痹的可能性。

2. 呼吸模式　异常的呼吸模式包括潮式呼吸（Cheyne-Stokes respiration, CSR）、过度换气和共济失调式呼吸。在潮式呼吸中，过度换气和呼吸暂停以逐渐增强－逐渐减弱的方式交替出现。CSR 见于双侧大脑半球病变、脑干上部病变和代谢性脑病。它通常预示患者无生命危险，就其本身而言，无须给予人工通气。

持续地过度换气往往由于代谢性酸中毒、缺氧、肺淤血、肝性脑病或镇痛药物影响，被称为原发性过度换气，伴有呼吸性碱中毒，可继发于脑干上部损伤，也可见于小脑幕切迹疝。

共济失调式呼吸是指呼吸深浅、节律绝对不规则。这种形式的一个变体，称为丛集式呼吸，包括呼吸暂停阶段，但是没有 CSR 的逐渐增强－逐渐减弱的循环往复。共济失调式呼吸预示脑干下部病变，须立即进行通气支持治疗。

3. 瞳孔反射　尽管很多人双侧瞳孔直径存在微小差异，但昏迷患者双侧瞳孔不等大仍具有诊断意义。正如其他神经系统病变的不对称一样，瞳孔不等大本身并不能断定哪一边是患侧。瞳孔扩大可能提示动眼神经副交感神经功能障碍（包括小脑幕切迹疝时由颞叶内下侧压迫或由后交通/颈内动脉动脉瘤压迫）。瞳孔缩小可能提示交感神经功能障碍，可见于脑实质内（如延髓外侧梗死）或脑实质外的病变（如肺癌累及颈上交感神经节）。

瞳孔完全散大、对光反射消失或受动眼神经支配的眼外肌麻痹时，常提示动眼神经损伤。瞳孔缩小伴有霍纳综合征其他特征是交感神经损伤的证据。双侧针尖样瞳孔（但对光反射存在）见于桥脑损伤（如出血），往往是下行的交感神经通路受损所致。单侧或双侧眼球居中固定且瞳孔对光反射消失见于中脑损伤，是由于副交感神经和交感神经投射纤维同时受损所致。

双侧瞳孔对光反射是一致的，所以视网膜或视神经损伤不会引起瞳孔不等大。然而，当光线照在患眼时，双侧对光反射减弱，但是无论光线照在患眼还是健眼上，瞳孔仍等大（称为传入性瞳孔障碍）。

代谢紊乱一般不会导致瞳孔不等大或对光反射消失。缺氧－缺血性损伤后瞳孔扩大、固定提示预后不良。抗胆碱药，包括阿米替林、抗帕金森病药和曼陀罗等，可导致瞳孔对光反射消失。体温过低和严重镇静药中毒不仅会导致瞳孔对光反射消失，也会呈现类似脑死亡的一种可逆状态。癫痫发作过程及发作后可出现瞳孔对光反射消失。阿片类药物并不会导致瞳孔对光反射消失，但瞳孔缩小非常严重，以至于难以辨别对光反射情况。部分瞳孔异常是瞳孔本身损伤引起的（如外伤或粘连）。

4. 眼球运动　眼球运动异常可以是同向性或分离性的。眼球凝视偏瘫肢体对侧提示眼球注视侧的大脑半球结构性损伤，该病变影响了额叶眼区（和运动皮层）。眼球凝视偏瘫肢体同侧提示眼球注视相反方向脑桥的损伤，该病变影响了旁正中网状结构（和皮质脊髓束）。同向性眼球凝视也可反映起源于额叶眼区的癫痫。静息状态下的眼位异常提示局灶性眼外肌麻痹、核间性眼肌麻痹、先天性斜视或隐性斜视。

眼球以缓慢、平稳的速度从一侧向另一侧浮动，表明未觉醒且脑干功能完整。眼球出现跳跃性的运动则提示扫视和相对清醒。如果检查时发现眼球在两个水平方向上完全同向移动，通常无须进行进一步的测试。如果眼球的运动单侧或双侧受限，则应行头眼反射检查（称为玩偶眼征）或冷热水试验。

在一个反射弧（前庭－脑干－眼肌）完好的昏迷患者中，被动的头部转动导致双眼同时向对侧移动。与此相似，头部抬高 30°，向双侧耳道内分别注入 30 ~ 100ml 冰水，正常情况下眼球凝视刺激侧。头眼反射或冷热水试验可显示完整的眼球运动、凝视麻痹、局灶性眼外肌麻痹、核间性眼肌麻痹或无反应。广泛的脑干损伤（包括小脑幕切迹疝）或代谢性因素导致的昏迷可出现完全性眼肌麻痹，但代谢性脑病早期的眼球运动通常是正常的。眼位分离提示脑干或颅神经病变（包括高颅压导致的外展神经麻痹）。

眼球呈下视位提示延髓、中脑或丘脑损伤；可伴有瞳孔对光反射消失（帕瑞诺综合征）。眼球垂直性分离（称为分离性斜视）继发于脑干或小脑损伤。

昏迷患者很少有节律性眼球震颤，但会出现各种异常的自发眼球运动。所谓的眼球浮动是指每分钟眼球快速向下运动几次，通常反映了脑桥的病变。周期性交替注视或乒乓球注视——快速规则的同向水平运动，表明大脑或小脑的广泛损伤而脑干功能完整。

5. 与特定病变相关的症状　幕上、幕下和代谢性或弥漫性病变产生的特征性症状有助于诊断。

（1）幕上结构性病变：单侧幕上结构性损伤，如果是急性起病（从而破坏对侧大脑半球功能）或造成显著的脑组织移位时可导致昏迷。

小脑幕切迹疝时，脑组织向下移位、脑干功能障碍，网状激活系统通路中断。呼吸模式可以从潮式呼吸进展到过度换气、共济失调式呼吸，甚至呼吸暂停。

去皮层强直可进展为去脑强直，甚至无反应性。单侧动眼神经麻痹可进展为完全性眼肌麻痹和瞳孔固定。最终，出现循环衰竭、死亡。引起小脑幕切迹疝的病变包括外伤（硬膜外、硬膜下或脑实质内出血）、卒中（缺血性或出血性）、感染（包括获得性免疫缺陷综合征相关病变）和肿瘤（原发性或转移性）。

（2）幕下结构性病变：幕下结构性病变可通过枕骨大孔向下膨出，导致下疝，压迫延髓，出现呼吸暂停和循环衰竭。在昏迷患者中，原发性幕下结构性病变主要表现为双侧肢体无力或感觉消失、交叉性颅神经受损和长束征、瞳孔缩小、分离性凝视、眼肌麻痹或共济失调式呼吸。

（3）代谢性或弥漫性病变：代谢性、弥漫性或多灶性脑病早期常出现精神和呼吸异常。可出现震颤、扑翼样震颤或多灶性肌阵挛。除抗胆碱能药物中毒和弥漫性缺氧－缺血性脑损伤外，瞳孔对光反射正常。然而，局灶性癫痫和偏侧神经系统体征可以由代谢性疾病导致，尤其是在低血糖和高血糖症时。

（4）实验室检查和影像学检查：对昏迷原因不明的患者应尽快行 CT 或 MRI 检查。怀疑脑膜炎且病情恶化的患者，应立即行抗菌治疗，并在腰椎穿刺前进行影像学检查。如果影像学直接显示小脑幕切迹疝或枕骨大孔疝，则必须权衡进行腰椎穿刺风险与无脑脊液确认而治疗脑膜炎的风险。

此外，紧急实验室检查包括血糖、血钠、血钙、尿素氮或肌酐的水平；动脉血酸碱度、氧和二氧化碳分压；血液或尿液毒物检测，包括血液乙醇浓度；血液和脑脊液培养；甲状腺和肝脏功能检查。动脉血气分析对代谢性因素导致昏迷的患者有重要意义。例如，昏迷患者如果合并代谢性酸中毒可将诊断考虑范围缩小到糖尿病酮症酸中毒、乳酸性酸中毒、尿毒症，以及诸如甲醇、乙二醇、乙醇或阿司匹林等外源性毒物。基于其他线索可进行相应代谢方面的检测。

脑电图可将昏迷与心因性无反应或闭锁状态区分开来，但其主要用途是识别非惊厥性癫痫。患者可能有轻微的手指或面部局部抽动，但在脑电图上广泛存在癫痫样活动。另一方面，局灶性癫痫或缺氧后肌阵挛的患者，脑电图可仅表现为弥漫性慢波。脑电图癫痫样放电可能是间歇性的，仅能在持续监测中被发现。

◎ 鉴别诊断

A. 心因性无反应

心因性（转换）无反应（psychogenic unresponsiveness）较罕见。典型特征包括：平静呼吸或过度换气；眼睑紧闭并抵抗被动打开，或在检查者放手后，突然紧闭眼睑或睫毛颤动；眼球不是缓慢浮动，而是转来转去；冷热水试验时出现眼震，而不是缓慢偏移。

B. 闭锁状态

脑桥基底部梗死可切断下行的皮质脊髓束，同时保留被盖部感觉和呼吸通路及网状激活系统，导致后组颅神经麻痹和四肢瘫痪，而警觉和呼吸保持（闭锁状态 locked-in state）。由动眼神经控制的眼球垂直运动是正常的，有时有眼球水平运动和自主眨眼。

患者通过眨眼或眼球运动及“是－否”问题与他人交流。

C. 植物状态

昏迷患者要么死亡，要么好转，病情好转表现为拥有睡眠－觉醒周期、完整的心肺功能和对刺激的原始反应（包括脑干介导的反射和行为片段，如尖叫或甚至单字发音），但没有证据表明有内在的或外在的意识，即所谓的植物状态（vegetative state, VS）或无反应性的醒觉状态（unresponsive wokefulness）。有些患者病情进一步好转，有些则没有。

对预后的早期流行病学研究将症状持续存在至少 1 个月定义为持续植物状态（persistent vegetatice state），上述症状在创伤性损伤后持续 12 个月、非创伤性损伤（通常为缺氧－缺血性）后持续 3 个月定义为永久性植物状态（permanent vegetative state）（即无恢复可能）。然而随后的研究证实，植物状态晚期功能可改善到符合对自身和环境的最低意识（被称为最低意识状态，minimally conscious state, VS/MCS），这产生了令人担忧的可能性，即针对持续性或永久性植物状态早期预后的时间临界值可能不太恰当。探索影响 VS/MCS 预后的干预措施，不论是药理学（如唑吡坦）还是神经调控（如经颅直流电刺激或丘脑深部脑刺激）都无定论。在脑外伤后的 VS 或 MCS 患者中，金刚烷胺可促进功能改善，但并不影响总体预后。

MCS 中的一些患者能够执行指令，但无法进行互动性交流。难以区别是主动性行为还是反射性行为，从而使得 VS 和 MCS 的界限不清。在少部分植物状态或最低意识状态的患者中，功能影像已经确定了大脑的兴奋程度与一定程度的意识和认知相关。磁共振弥散张量成像比常规 MRI 能更灵敏地识别植物状态和最低意识状态的患者的脑部异常。

D. 脑死亡

脑死亡不同于 VS，其大脑和脑干功能完全丧失。唯一的自发活动是心血管系统，在高碳酸血症下仍无自主呼吸，仅保留脊髓反射（表 4-1）。在成年人中，脑死亡很少持

表 4-1　脑死亡判定

一般准则 / 推荐试验	具体表现
标准	
先决条件	
1. 急性中枢神经系统严重病变的临床或神经影像学证据与脑死亡的临床诊断相符	
2. 排除可能干扰临床评估的复杂情况（无严重电解质紊乱、酸 – 碱失衡或内分泌紊乱）	
3. 无药物过量或中毒	
4. 核心温度为 32℃（90 ℉）	
主要表现	
1. 昏迷	疼痛刺激下四肢无大脑运动反应（按压眼眶、甲床）
2. 脑干反射消失	瞳孔 · 对光反射消失 · 大小——居中（4mm）到散大（9mm） 眼球运动 · 头眼反射消失（禁用于颈椎骨折或椎体失稳者） · 双耳分别用 50ml 冷水激发无眼球偏移 （注水后观察 1 分钟，双侧检查至少间隔 5 分钟） 面部感觉和面部运动反应 · 咽拭子刺激无角膜反射 · 下颌反射消失 · 重压甲床、眶上缘或下颌关节无面部肌肉收缩 咽部和气道反应 · 压舌板刺激咽后壁无反射 · 支气管吸引时无咳嗽反射
3. 自主呼吸激发试验 **前提条件** · 核心温度为 36.5℃或 97 ℉（可使用保温毯） · 收缩压须达到 90mmHg · 血容量正常（要求：自主呼吸激发试验前 6 小时的为正平衡） · 动脉血 Po_2 压正常（要求：自主呼吸激发试验前动脉 Po_2 须达到 200mmHg）	· 如果无呼吸运动且动脉 Pco_2 达 60mmHg（或较基线正常水平上升 20mmHg）为自主呼吸激发试验阳性（即支持脑死亡诊断） · 如果呼吸运动存在提示自主呼吸激发试验阴性。如果脱机试验过程中在 $Paco_2$ 达到 60mmHg 之前出现缺氧或心律失常则须立即终止，宣告脱机失败并增加确认试验项目

一般准则 / 推荐试验	具体表现
操作流程 ·连接指脉血氧饱和度仪、断开呼吸机 ·以 100% 纯氧、6L/min 气管导管内给氧（要求：氧气管放置在隆突处） ·仔细观察有无呼吸运动（腹部或胸部运动以产生足够的潮气量） ·约 8 分钟后复查动脉 Po_2、Pco_2 和 pH 值，同时连接呼吸机（$Paco_2$ 以约 3mmHg/min 的速度上升）	
误区	
有一些情况可能会干扰脑死亡的临床诊断，因此仅凭临床判断并不能确定诊断。推荐进行确认试验	·严重面部创伤 ·既往存在瞳孔异常 ·中毒剂量的任何镇静药、氨基糖苷类、三环抗抑郁药、抗胆碱药、抗癫痫药、化疗药物或神经肌肉阻滞药 ·睡眠呼吸暂停或严重的肺部疾病导致慢性 CO_2 潴留
符合脑死亡患者可以出现的临床表现	特别表现
符合脑死亡临床诊断的患者可以出现以下活动，但不应被误解为脑干功能存在	·腱反射，腹壁浅反射，肱三头肌腱反射 ·巴宾斯基征 ·类呼吸样运动（肩部抬高和内收，背部拱起，无明显潮气量的肋间肌运动） ·肢体自发运动，而非病理性屈曲或伸直；面部抽搐、腰部弯曲、头部缓慢转动、脚趾抽动和伴随手臂弯曲的肩部内收。这些运动有时发生在自主呼吸激发试验期间，或宣布脑死亡后或在断开呼吸机后（所谓的拉撒路征） ·出汗、脸红、心动过速 ·血压正常、不需要药物维持，或血压突然升高 ·无尿崩
两次确认试验之间的时间间隔	
·成年人——一般情况下 6 小时后复查，缺氧 - 缺血性脑损伤者需要 24 小时后复查 ·儿童——2 个月以下儿童，48 小时后复查；2 个月至 1 岁儿童，24 小时后复查；1 ~ 18 岁儿童，12 小时后复查	
确认试验（可选）	
年龄小于 2 个月的儿童应进行两次确认试验；2 个月至 1 岁应进行一次确认试验。对于年龄大于 1 岁的儿童和成年人，确认试验是可选的	·常规血管造影——在颈动脉分叉或 Willis 动脉环层面无颅内血管显示，颈外动脉存在，上矢状窦充盈可能延迟 ·脑电图——至少 30 分钟无电活动 ·经颅多普勒超声检查 ——10% 的患者可能没有颞窗；因此，最初没有多普勒信号不能判定为脑死亡 ——收缩早期尖小收缩波、无舒张期血流或双向血流信号，表明血管阻力很高，与严重高颅压有关 ·^{99m}Tc 六甲基丙烯胺肟脑扫描——脑实质未摄取同位素（称为空心颅骨现象） ·体感诱发电位——双侧正中神经 N20-P22 缺失

续几天以上，几乎总是继发循环衰竭。在美国，脑死亡等同于法定死亡，无论器官是否捐献，人工呼吸和血压支持都会被适当终止。

Coleman MR, et al. Towards the routine use of brain imaging to aid the clinical diagnosis of disorders of consciousness. *Brain* 2009;132:2541-2552. [PMID: 19710182] (Describes the prognostic usefulness of functional magnetic resonance imaging in certain patients diagnosed as vegetative.)

Estraneo A, et al. Late recovery after traumatic, anoxic, or hemorrhagic long-lasting vegetative state. *Neurology* 2010;75:239-245. [PMID: 20554941 (Recovery of responsiveness and even consciousness can occur after 6 or more months in some patients diagnosed as "vegetative.")

Illman NA, Crawford S. Late recovery from "permanent" vegetative state in the context of severe traumatic brain injury: A case report exploring objective and subjective aspects of recovery and rehabilitation. *Neuropsychol Rehabil* 2017 [Epub ahead of print] [PMID: 28446065] (Describes emergence from vegetative state 19 months.)

Monti MM, et al. Willful modulation of brain activity in disorders of consciousness. *N Engl J Med* 2010;362:579-589.[PMID: 20130250] (Provides evidence consistent with awareness in a small proportion of vegetative or minimally conscious patients.)

Newcombe VF, et al. Aetiological differences in neuroanatomy of the vegetative state: Insights from diffusion tensor imaging and functional implications. *J Neurol Neurosurg Psychiatr* 2010;81:552-561. [PMID: 20460593] (Demonstrates the sensitivity of diffusion tensor imaging in identifying the extent of pathology in vegetative patients, as well as differences between those with anoxic/ischemic injury and these with traumatic brain injury.)

Schnakers C, Monti MM. Disorders of consciousness after severe brain injury: Therapeutic options. *Curr Opin Neurol* 2017 [Epub ahead of print] [PMID: 28901969] (An up-to-date review.)

Wijdicks EF. The case against confirmatory tests for determining brain death in adults. *Neurology* 2010;75:77-83. [PMID:20603486] (A persuasive argument that confirmatory tests serve no useful purpose.)

Wijdicks EF, et al. Evidence-based guideline update: Determining brain death in adults. Reports of the Quality Standards Subcommittee of the American Academy of Neurology. *Neurology* 2010;74:1911-1918 [PMID: 20530327] (Provides a detailed brain death evaluation and discusses areas of uncertainty.)

张 蕾 译 张运周 校

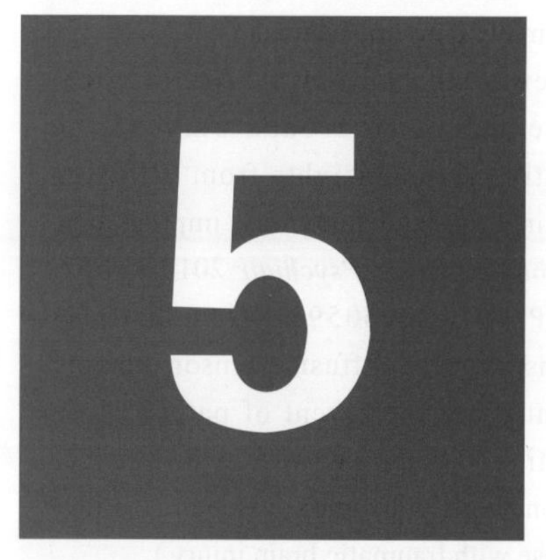

失语症、失用症和失认症

John C.M. Brust, MD

失语症

诊断要点

- ◎ 无法用构音障碍和感觉缺失来解释的语言障碍
- ◎ 可表现为口语表达、语言理解、命名、复述、书写和阅读多种能力障碍
- ◎ 存在局部或广泛脑损伤

◎ 概述

在一般人群中，约 90% 是右利手，其中 95% 的人语言中枢位于左侧大脑半球（即左脑优势）。而在另外 10% 的左利手人群中，60% 的人为左脑语言优势。失语症发生于语言优势半球的结构性病变，病变涉及对语言处理至关重要的区域——特别是额叶、顶叶、颞叶岛盖（环绕于外侧裂的脑区）。病灶可以是小面积的局限性病灶但位于重要功能脑区（如脑挫裂伤和脑梗死导致的病灶），亦或是广泛性脑损伤的一部分（如阿尔茨海默病）。

失语症并不仅限于言语表达受损，而是累及语言功能的多个方面。它不包括由发音障碍（构音障碍）及感觉缺失引起的语言障碍。

◎ 临床表现

A. 症状和体征

语言功能评价包括六方面内容：口语表达、语言理解、命名、复述、书写和阅读。

1. 口语表达　口语表达是指由患者自发产生的言语，例如在回答问题时的完整语句。在失语症患者的自发性言语中可能会检测到各种异常（表 5-1）。言语流利度可能会降低，即相应时间内语量下降。会因找词困难而在相对流利的言语过程中产生停顿；相反，布罗卡失语（详见下文）则不存在“找词困难”的情况，而是在整个自发性言语过程中都存在发音困难和停顿。韵律缺失是指语句的音质受损，包括节律、重音和音调。错语是指用词错误，一种是使用有意义但非说话者本意的词语（词意错语，如将“酒店”说成“医院”），或是词语内音素间的置换（语音错语，如将“医院”说成“医旋”）。错语可间或混杂在语句中，或整个句子都是错语，使人难以理解（杂乱语）。

表 5-1　失语症自发言语中各类异常

流利度下降	语法错乱
韵律缺失	语法缺失
错语	言语持续

即使没有错语，失语症患者的言语内容也可能难以被理解，虽有流利的韵律和看似完整的语法（语法错乱），但内容有限或空洞。相反，布罗卡失语的特点则为流利度下降和韵律缺失，语句可能仅由名词和动词组成，缺乏语法结构词（即电报语言，语法缺失）。一些失语症患者则倾向于

不断地重复单个短语或词语（言语持续）。

2. 语言理解　在评价语言理解能力时必须考虑到言语表达障碍或其他认知障碍对语言理解的影响。

例如，对一个问题的错误回答可能是由错语或记忆障碍造成的。被试者若能完成简单的指令（如："请举起你的两根手指。"），则表示指令已被理解，而不能完成指令则可能还有其他的原因（如存在躯体疼痛、抑郁症或失用症）。因此，有时可能需要一些替代策略来评价语言理解，包括令受试者指出物品（如："天花板在哪里？"）；或用"是非题"来提问（如："我是不是戴着帽子？"）；评价对语法的理解可要求受试者进行物品操控（如："请把钥匙摆放在这本书上面。"）。

3. 命名　命名能力可通过要求受试者命名物品、躯体部位、颜色来评价。命名能力受损时可出现错语替代、找词犹豫（常见于词语提取障碍，被称之为"舌尖现象"，即话到嘴边就是说不出来）、迂回描述（如不能正确命名"手表"，而用"用来看时间的东西"进行描述）。有些失语症患者虽能正确命名物品，但无法罗列出与该物品同种类的其他物品（如不同的动物及衣物）。

4. 复述　复述能力通过要求受试者重复一句话来评价（如："请重复这句话'火车晚了一个小时才进站'。"）。语法越复杂的句子，则难度越高。

5. 书写　书写能力的评价可从先让受试者写自己的名字开始。需要注意的是，对很多人而言，签名是一种"过度训练"的动作，不再依赖语言能力。让受试者听写（句子、词语或字母）或造句能更敏感地检测出语言障碍。各种类型的失语症中大部分患者都存在书写障碍，随着病情好转，失语症可得到改善，而失写症则可能成为唯一的后遗症。

6. 阅读　阅读能力的评价内容包括朗读和文字理解。可让受试者朗读句子、词语或字母。文字理解的评价方法和语言理解相同。阅读能力可出现分离现象，可表现为不能正确朗读文字但却理解其意义，反之亦然。

B. 分类

失语综合征有多种分类方法，不同的分类对语言症状的解剖特异性可存在相互矛盾的见解。表 5-2 列举的分类从语言学角度来看或许过于简单化，但对于临床工作却非常实用。大部分流利度下降和韵律缺失的布罗卡失语患者伴有中到重度偏瘫，而流利的、韵律正常的失语患者则没有。完全性失语是指重度非流利性失语和韵律缺失，同时伴有严重的语言理解障碍。这类患者的语言优势半球广泛受损（如整个大脑中动脉区的脑梗死），并且往往伴有独立于失语症而存在的认知障碍。

原发性进行性失语（primary progressive aphasia, PPA）是指由神经退行性疾病引起的获得性语言障碍。它主要分为三类。非流利性 PPA（nonfluent PPA, nfPPA）和布罗卡失语相似，与额叶岛盖萎缩相关。语义变异型 PPA（semantic variant PPA, svPPA）和感觉性失语（Wernicke 失语）相似，常伴有物体命名和识别障碍（亦被称为语义性痴呆），主要与颞叶前部、腹侧区萎缩相关。少词型进行性失语（Logopenic PPA, lpPPA）和传导性失语相似，与顶叶后部和颞叶萎缩相关。此型失语多见于阿尔茨海默症，而 nfPPA 和 svPPA 则多见于额颞叶退行性变。

◎ 治疗

长期以来，许多神经科医生都认为语言疗法对失语症有好处，主要通过充分调动患者保留的语言功能来达到治疗目的，而实际的症状改善则归功于大脑功能的自然发展。功能影像学研究提示，神经环路的可塑性实际上比以往所公认的要高得多，这也合理解释了语言疗法不仅有助于促进其他脑区的代偿功能，也有助于新神经环路的产生和神经功能改善。因此，由

表 5-2 失语症主要类型

评价内容	自发性语言	理解	命名	复述	书写	阅读	偏瘫	定位
布罗卡失语	非流利性	相对保留	障碍	障碍	障碍	有个体差异	常见	额叶岛盖
感觉性失语	流利、错语	障碍	障碍	障碍	障碍	通常有障碍	不常见	颞上回后部
传导性失语	流利、错语	相对保留	有个体差异	障碍	障碍	有个体差异	不常见	缘上回和角回（顶下小叶）
命名性失语	流利、错语	保留	障碍	保留	障碍	有个体差异	不常见	缘上回和角回
经皮质运动性失语	非流利性	相对保留	障碍	保留	障碍	有个体差异	常见	额叶凸面
经皮质感觉性失语	流利	障碍	障碍	保留	障碍	通常有障碍	不常见	顶叶凸面
完全性失语	非流利性	障碍	障碍	障碍	障碍	障碍	常见	额、顶、颞叶岛盖

于急性、自限性损伤（通常是脑外伤或脑卒中）而导致失语的患者应尽早接受语言治疗师的语言康复治疗。

与语言处理无关的脑区具有语言代偿功能，这是非侵入性颅脑刺激（经颅磁刺激、经颅直流电刺激）能辅助神经环路重塑的理论基础。然而，针对此类治疗的对照研究非常有限，因此疗效暂不确定。

失用症

诊断要点

◎ 不能用肌力减弱、肢体不协调、肌张力障碍、运动迟缓、运动障碍、痴呆、失语症或不合作来解释的运动障碍

◎ 存在局部或广泛脑损伤

◎ 概述

长期以来，用“失用症”来界定的临床现象大相径庭，而传统定义中的运动障碍并非失用症。可能导致失用症的病变也常导致失语症或痴呆，在这些患者中诊断失用症有时很困难。

◎ 临床表现

A. 症状和体征

失用症是不能用肌力减弱、肢体不协调、肌张力障碍、运动迟缓、运动障碍、痴呆、失语症或不合作来解释的运动障碍。失用并非完全无法执行指定动作，而是错误地执行指定动作。执行动作过程中某些步骤可能会被省略、出现顺序错误或空间定位错误。对失用症的评价通常使用三种类型的测试（表 5-3）。这些测试包括肢体或颊面部动作（如搭便车的手势、伸出舌头）、实物操作（如用钥匙开门、吹灭火柴）或连续性动作（如折叠一封信，把它放进信封，封好信封，并在上面贴上邮票）。

表 5-3 失用症检查方法

检查方法	举例
肢体表达	“告诉我你会怎么做……”
模仿	“看我怎么做……，然后你做”
使用实物	“这里有一个……，请展示你将如何使用它”

B. 分类

失用症一般分为几个亚型（表 5-4）。观念运动性失用症患者能够准确表述如何完成动作和描述出物品名称，却无法按照指令做出模拟动作，而如若提供实物，患者就可以正确完成指令（例如患者无法模拟出开门的动作，但却可以用钥匙正常开门）。因此，完成动作的观念和每一个具体步骤的执行能力并没有受损。概念性失

用症的患者不具有完成动作的概念，患者无法描述出他们试图做什么，有实物也无法执行指令。观念性失用症的患者不能把各分解动作按次序有机地组合成一套完整动作，将动作前后顺序弄错。肢体运动性失用症患者对动作的观念保留，执行动作的各部分肢体即使没有肌力减弱或行动迟缓，但却无法完成整个动作或某些步骤，这主要与手和手指的灵活性丧失有关。

表 5-4 **失用症主要类型**

临床类型	临床表现
观念运动性失用症	无法以手势演示或模仿既往已掌握了的、复杂的动作（包括手势动作或物品使用），但可以完成分解动作且动作的概念保留完整
概念性失用症	不具有完成动作的概念
观念性失用症	不能将各分解动作按次序正确组合
肢体运动性失用症	动作的概念保留，但无法完成整个动作或分解动作

观念运动性失用症病变多位于语言优势半球的顶叶或颞叶（因此常伴有失语症）而肢体功能障碍则可能为双侧脑功能区病变。胼胝体前部病变可导致左肢观念运动性失用，其机制可能为右侧运动皮质与左半球语言中枢失联系，或与动作观念（印迹）存储区失联系所致。

失认症

诊断要点

◎ 不能用感觉障碍或认知障碍解释的辨识能力受损

◎ 存在局部或广泛脑损伤

◎ 概述

失认症被描述为“剥夺了意义的正常感知”。患者的初级感觉（触觉、视觉、听觉）不受影响，但无法命名或识别他们所触摸、看到或听到的东西。若患者同时患有认知障碍，诊断时要求其认知障碍的严重程度不足以引起失认。

◎ 临床表现

失认症的具体表现形式与个体的感觉方式相关，可表现为对所触摸的、听到的、看到的东西不认识，相应地分为触觉失认症、听觉失认症和视觉失认症。失认症也可表现得更局限或更复杂，如同时性失认症（患者虽然可以认出物体的每个部分但无法识别完整的物体或场景）、面孔失认症（面容识别困难）、地形定向障碍（看不懂地图或找到方向困难）和病感失认症（不能识别自身的神经系统缺陷，通常指偏瘫或记忆障碍、失语症或失明）。右侧脑部病变的患者（或左侧病变，但较少见）可表现出偏侧忽视，他们可能不仅对偏瘫肢体存在病感失认，还可能有对侧肢体失认。此类患者可表现出自体部位和自身空间表象的认知障碍。偏侧忽视症状可轻可重，检查时可要求患者平分一条直线（左侧忽视症将导致中线画在右侧平分线处）或复制简单图片（左侧忽视症时图片的左侧部分将被忽略）。

Breitenstein C, et al. Intensive speech and language therapy in patients with chronic aphasia after stroke: A randomized, open-label, blinded-endpoint, controlled trial in a health-care setting. *Lancet* 2017;389:1528-1538. [PMID: 28256356] (Intensive speech therapy begun immediately following stroke was associated with better outcome compared to speech therapy delayed for 3 weeks.)

Canzano L, et al. The representation of objects in apraxia: From action execution to error awareness. *Front Human Neurosci* 2016;10:1-14. [PMID: 26903843] (A review of what constitutes apraxia and how to test for it.)

Corrow SL, Dalrymple KA, Barton JJS.

Prosopagnosia: Current perspectives. *Eye Brain* 2016;8:165-175. [PMID: 28539812](A review that emphasizes heterogeneity in the mechanisms underlying prosopagnosia.)

Dobkin BH. Clinical practice: Rehabilitation after stroke. *N Engl J Med* 2005; 352:1677-1684. [PMID: 15843670] (Persuasively argues that speech therapy makes a difference and should be started as soon as possible.)

Norise C, Hamilton RH. Noninvasive brain stimulation in the treatment of post-stroke and neurodegenerative aphasia: Parallels, differences, and lessons learned. *Front Hum Neurosci* 2017;10:1-16. [PMID: 28167904] (An up-to-date review.)

Spinelli EG, et al. Typical and atypical pathology in primary progressive aphasia variants. *Ann Neurol* 2017;81:430-443. [PMID:28133816] (A comprehensive review of primary progressive aphasia as encountered in frontotemporal lobar dementia and in Alzheimer disease.)

唐　浩　译校

耳聋和眩晕

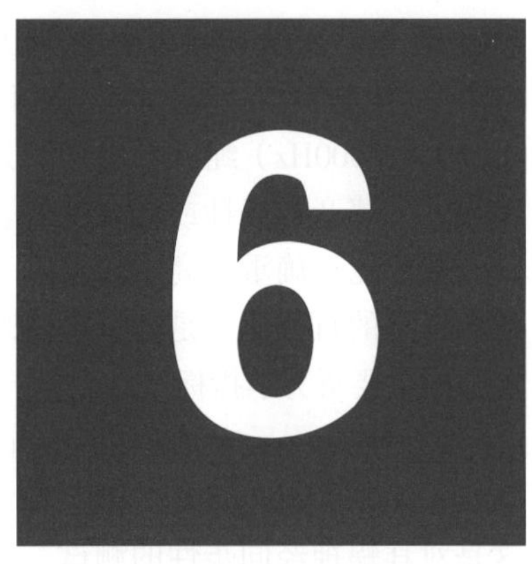

Jack J. Wazen, MD, FACS Soha N. Ghossaini, MD, FACS Benjamin J. Wycherly, MD

耳聋

诊断要点

- ◎ 症状持续时间
- ◎ 突发性耳聋
- ◎ 听力波动
- ◎ 并发的耳鸣或眩晕
- ◎ 既往耳部手术
- ◎ 耳聋家族史

◎ 概述

约 2800 万美国人经历了某种程度的耳聋。耳聋分为两种类型：传导性和感音神经性。包含有两种类型的状况被分类为混合性聋。局限于外耳道或中耳的病理会导致传导性聋。涉及耳蜗或蜗后结构［颅神经（CN）Ⅷ或中枢听觉通路］的病变会产生感音神经性聋。

◎ 临床表现

A. 症状和体征

耳聋可能是先天性的或后天性的。先天性耳聋的患者可能患有其他相关的先天性畸形。常见语音获取延迟，通常是未确诊耳聋儿童病例的当前主诉。同样，可能具有耳聋家族史。

后天性耳聋可能突然发生或隐匿性发生。如果出现耳痛，通常反映外耳或中耳的急性感染。慢性中耳感染患者经常发生耳漏。无痛、进行性耳聋，无耳部感染或手术史，可能是继发于耳硬化症或涉及内耳的病变。内耳病变的患者通常伴有耳胀、耳鸣或眩晕。突然发生的耳聋应立即进行检查，以排除是否存在感音神经性聋。

耳聋患者应进行头部和颈部全面检查。如果有嵌塞性耵聍，则应清除以便更好地观察鼓膜。外耳道红肿是急性外耳道炎的体征。鼓膜的状态反映了中耳的状态。充血、肿胀的鼓膜表明中耳急性感染。鼓膜异常并出现相关的耳漏提示可能穿孔。鼓膜无光泽的患者应该评价中耳是否有积液。无急性感染表现的鼓膜回缩可能是咽鼓管功能障碍的迹象。感音神经性聋患者的耳朵检查通常是正常的。

使用 256Hz 或 512Hz 音叉进行的音叉试验有时可以将传导性聋与感音神经性聋区分开来。听力正常或感音神经性聋的患者会觉得通过空气传导的声音比骨骼传导的响（林纳试验阳性）。相反，传导性聋的患者觉得骨传导的声音比空气传导的响（林纳试验阴性）。当将音叉放在前额中心时（韦伯试验），感音神经性聋的患者会觉得声音会偏向听觉更好的耳朵，而对于传导性聋的患者会感觉声音偏向受影响的耳朵。

B. 诊断检查

1. 听力检查　所有耳聋，耳鸣或眩晕

患者都需要在隔音间内进行听力检查。空气传导和骨传导所提交的不同频率（250 ~ 8000Hz）纯音可以辨别是否存在传导性、感音神经性或混合性聋。单词识别分数（能正确重复高于阈值水平所发出的单音字的百分比）是衡量患者理解语音能力的重要听力学指标。

2. 听觉脑干反应测听（auditory brainstem response audiometry, ABR 或 BSER） 这是对耳蜗神经同步性的测试。所测波的潜伏期异常或两耳间差异异常提示耳蜗后或脑干病变，如听神经瘤或多发性硬化。

3. 耳蜗电图（electrocochleography, ECOG） ECOG 测量内耳和耳蜗神经中产生的电位。总和电位（summating potential, SP）是由毛细胞的电流反应产生的，而动作电位（action potential, AP）是由耳蜗神经的同步放电产生的。SP/AP 比值升高与内淋巴积水和梅尼埃病有关。

4. 眼震电图（electronystagmography, ENG）或视频眼震电图（videonystagmography, VNG） 用于评估伴有眩晕、头晕或不平衡患者的内耳前庭反应。

5. 影像学检查 颞骨 CT 有助于中耳疾病患者排除胆脂瘤和骨质损坏。脑 MRI 和内耳道钆增强可以识别蜗后（CN Ⅷ或中枢神经系统）疾病，如在突发性或隐匿性非对称感音神经性聋或单侧耳鸣患者中的听神经瘤。

◎ 鉴别诊断

A. 传导性聋

传导性聋是由外耳或中耳的病变引起的，它们会干扰声音向内耳的传导。传导性聋的大多数原因都可以通过药物或手术或使用助听器进行纠正。

1. 外耳道疾病 外耳道完全性阻塞会导致传导性聋。最常见的原因是耵聍栓塞。其他原因包括异物、外生骨疣或骨瘤、外耳道炎、先天性耳道闭锁和肿瘤。

2. 中耳感染 中耳的急性感染可导致暂时性耳聋或发展为更慢性的感染形式，并伴有中耳积液、耳漏或鼓膜穿孔。咽鼓管功能障碍被认为是导致患者耳部感染复发的一个影响因素。如果治疗不当，慢性中耳感染可能会导致发展成胆脂瘤伴有骨质侵蚀和听骨间断，或鼓膜硬化伴听骨链硬化。可能需要通过手术来控制难治性中耳感染和切除胆脂瘤。一旦胆脂瘤被去除并控制了感染，就可以使用自体移植物或听骨假体进行听骨重建，以纠正听力障碍。

3. 耳硬化症 耳硬化症是听软骨囊的骨化障碍，最常涉及卵圆窗导致足板固定。临床上表现为传导性聋或混合性聋。手术治疗可采用镫骨切除术或镫骨足板造孔术，其中包括用假体替换固定的镫骨，在矫正耳聋的传导成分方面非常成功。助听器也是一种实用的选择。

B. 感音神经性聋

感音神经性聋可能是由感觉性或神经性原因引起。感觉性耳聋通常由影响耳蜗的病变引起。这些病变导致毛细胞损伤，包括继发于过度暴露于噪声，耳毒性药物，病毒或细菌感染，脑膜炎并发症，以及与年龄相关的耳蜗退行性变（老年性聋）。神经性耳聋由影响耳蜗神经、中枢神经系统通路或两者的耳蜗后病变引起。耳蜗神经病变包括肿瘤压迫，如前庭神经鞘瘤（听神经瘤），或老年性聋的神经表现。尽管听觉通路受到影响，但影响中枢神经系统的病变，如反复发生的小卒中或多发性硬化，很少会引起感音神经性聋。

要区分耳聋的感觉性和神经性原因，需要完善听力学和放射学检查。感觉性耳聋患者与神经性耳聋患者比较，相对于纯音听阈而言可以保持较好的词语识别分数，因此更可能从放大中获益。

对于感音神经性聋的患者，可以使用

助听器进行康复，其效果取决于耳聋的严重程度和保留的语音辨别能力。外科植入式助听器可以替代传统助听器。使用助听器无效的双侧严重到重度听力下降的患者，可以选择人工耳蜗手术治疗。

1. 老年性聋　老年性聋（年龄相关性耳聋）是感觉性耳聋的最常见原因之一。通常高频影响最大。耳聋通常是对称的、渐进的，并且与在嘈杂的环境中难以理解语音有关。在老年神经性耳聋形式中，语言辨别力的损失大于纯音的损失，这让使用助听器放大更具挑战性。

2. 突发的感音神经性聋　突发的感音神经性聋定义为在少于 3 天时间内，三个连续频率大于 30dB 的听力损失。发病率随着年龄的增长而增加，多数患者年龄都在 40 岁以上。该病的病因尚不明确。已提出病毒和血管病因。推荐尽早开始泼尼松（$1mg/kg \cdot d^{-1}$）治疗，治疗持续时间不定，为 10 天至 3 周。对口服类固醇无反应的患者，可以选择鼓室内类固醇注射。行内耳道 MRI 检查以排除存在前庭神经鞘瘤。

3. 前庭神经鞘瘤（听神经瘤）　前庭神经鞘瘤是由 CN Ⅷ的施万细胞鞘产生的良性肿瘤。迄今为止，它们是小脑脑桥角（cerebellopontine angle, CPA）的最常见肿瘤。患者通常表现为单侧进行性感音神经性聋和耳鸣。内耳道钆增强的 MRI 早期检查对于早期诊断及保留听力和面神经功能至关重要。

4. 其他原因　感音神经性聋的其他原因包括感染（麻疹、风疹、腮腺炎、梅毒和莱姆病），代谢性疾病（糖尿病、高脂蛋白血症、肾衰竭和甲状腺功能减退），自身免疫性疾病，血管炎，多发性硬化症和放射治疗。

◎ 治疗

伴有多种病因的持续性耳聋导致不成比例的严重听力丧失。在儿童，还会对语言学习能力产生额外影响。因此，新生儿早期听力筛查很重要。推荐使用助听器或人工耳蜗尽早进行听力康复，以减轻听力障碍及其影响。在任何年龄，早期干预都会产生更好的结局。

大多数传导性聋可通过外科手术重建或使用助听器加以治疗。许多感音神经性聋患者也可以通过使用助听器放大以获得帮助。助听器技术的进步使得设备更小、更实用。数字可编程的助听器使患者可以在不同的程序之间进行选择，以优化他们在不同环境中的听力。该领域的最新发展是引入了半植入式和完全植入式助听器。

骨锚式人工耳蜗刺激器（如 BAHA 和 Ponto Oticon 系统）适用于因耳道解剖畸形或持续性耳溢液而无法使用常规助听器的传导性聋患者。它们也用于单侧感音神经性聋患者，其程度严重以至于常规助听器无效。在这类患者中，耳蜗刺激器（植入耳聋侧）通过颅骨将声音传输至正常的对侧耳蜗。

耳蜗植入物彻底改变了那些未从助听器中获益的双侧严重耳聋患者的照护。耳蜗植入物通过插入耳蜗的电极阵列直接刺激听神经纤维，绕过受损的毛细胞。使用人工耳蜗的儿童进入正规学校成为主流，成年人也可以参加有酬工作。

Rak K, et al. Stable longitudinal performance of adult cochlear implant users for more than 10 years. *Otol Neurotol* 2017 [Epub ahead of print] [PMID: 28742633]

Stachler RJ, et al. Clinical practice guideline: Sudden hearing loss. *Otolaryngol Head Neck Surg* 2012;146(3 suppl):S1-35. [PMID:22383545]

Wolfe J, et al. 1-Year postactivation results for sequentially implanted bilateral cochlear implant users. *Otol Neurotol* 2007;28(5):589-596.

耳鸣

诊断要点

◎ 持续时间和诱发因素
◎ 单侧或双侧
◎ 搏动性或非搏动性
◎ 相关症状
◎ 对日常活动的影响

◎ 概述

耳鸣是在没有外部信号源的情况下，耳朵或头部对声音的感知。对于某些患者而言，耳鸣会带来轻微的烦恼，但对其他患者而言可能是毁灭性的，会干扰睡眠、注意力和日常活动。

◎ 发病机制

耳鸣是由从外耳道到听觉皮层听觉通路上任何地方的创伤性、感染性、肿瘤性或退行性疾病所引起。耳鸣最常见的类型是退行性耳鸣，并与年龄相关的感音神经性聋有关。为了明确诊断和确定相应的治疗方案，必须对原因进行系统地研究。

◎ 预防

避免暴露于噪声之下和耳毒性药物是预防耳鸣个人能做的很少的措施。

◎ 临床表现

A. 体征和症状

耳鸣可以是单侧或双侧，隐匿性或突发起病，性质为搏动性或非搏动性。诱发因素包括噪声、头部创伤和突然的感音神经性聋。应判断是否还有其他耳科主诉，尤其是耳聋和眩晕。单侧耳鸣可能是前庭神经鞘瘤的早期症状。检查耳朵以排除耵聍栓塞和中耳病变，如急性或慢性中耳炎，咽鼓管功能障碍或既往耳部手术史。搏动性耳鸣患者应听诊耳部和邻近的头、颈部区域。伴有头痛或视力模糊的搏动性耳鸣可能预示着假脑瘤综合征。

B. 诊断检查

全面地听力检查是耳鸣患者评估的下一步。对于有搏动性耳鸣的患者，建议用钆增强 MRI 对脑和内耳道进行检查，以排除血管异常，如血管球瘤（鼓室或颈静脉）或动静脉畸形，单侧耳鸣的患者须排除前庭神经鞘瘤。搏动性耳鸣且 MRI 结果正常的患者应考虑行磁共振血管造影或静脉造影。

◎ 鉴别诊断

A. 耳鸣

耳鸣可能是由听觉通路上不同层面的病理改变所引起。推测中枢听觉通路涉及慢性耳鸣的维持。多数情况下，耳鸣的原因仍然未知；但是，高声的噪声暴露，继发于退行性变的耳聋，和梅尼埃病是一些较常见的原因。

B. 听觉旁边结构产生的耳鸣

这种形式的耳鸣通常是由身体产生的声音被听觉系统检测到。其机制包括血管湍流；软腭、颞下颌关节或咽鼓管的运动；血流量增加。头、颈部动静脉畸形，颈动脉狭窄，颈静脉球瘤，动脉瘤，高位颈静脉球，高血压和颅内高压。

◎ 治疗

耳鸣患者的治疗取决于检测到的原因。在患有慢性特发性耳鸣的患者中，治疗取决于烦恼度水平。多数患者经认知治疗、咨询和安慰可以得到很好处理。生物反馈疗法和耳鸣再训练疗法已用于持续的令人困扰的耳鸣患者。用音乐，助听器（在听力障碍的患者中）或市面上售卖的耳鸣掩蔽器可以减轻耳鸣。Neuromonics 耳鸣治疗系统是一个用音乐掩盖耳鸣的例子。如某些研究所示，在不使用药物的情况下，该系统在耳鸣控制方面取得了良好效果。在已使用的许多药物中，阿普唑仑

（0.25 ~ 0.5mg 口服，每日最多 3 次），阿米替林（25mg 口服，每日最多 3 次）和加巴喷丁（100 ~ 300mg 口服，每日 3 次）在某些患者中有效。但是，最近的《临床实践指南：耳鸣》推荐在这些患者中不要常规使用抗抑郁药、抗惊厥药和抗焦虑药。

Bauer CA, Brozoski TJ. Effect of tinnitus retraining therapy on the loudness and annoyance of tinnitus: A controlled trial. *Ear Hear* 2011;32(2):145-155. [PMID: 20890204]

Bauer CA, Berry JL, Brozoski TJ. The effect of tinnitus retraining therapy on chronic tinnitus: A controlled trial. *Laryngoscope Investig Otolaryngol* 2017; 28;2(4):166-177. [PMID: 28894836]

Harvey RS, et al. Pulse-synchronous tinnitus and sigmoid sinus wall anomalies: Descriptive epidemiology and the idiopathic intracranial hypertension patient population. *Otol Neurotol* 2014;35(1):7-15. [PMID: 24270723]

Newman CW, Sandridge SA. A comparison of benefit and economic value between two sound therapy tinnitus management options. *J Am Acad Audiol* 2012;23(2):126-138. [PMID:22353681]

Tunkel DE, et al. Clinical practice guideline: Tinnitus. *Otolaryngol Head Neck Surg* 2014;151(2 suppl):S1-S40. [PMID: 25273878]

头晕

诊断要点

- ◎ 区分中枢与周围性前庭病变
- ◎ 区分眩晕，头重脚轻，晕厥和平衡障碍
- ◎ 偶发或经常发生
- ◎ 诱发因素
- ◎ 眩晕发作持续时间
- ◎ 伴发的恶心或呕吐
- ◎ 伴发的耳聋、耳鸣或耳闷
- ◎ 神经系统症状

◎ 概述

平衡感是由视觉、本体感受和前庭系统的信息输入到大脑并经整合而来。这些通路的病变导致不同形式和不同严重程度的头晕。头晕是一种模糊的症状，在患者的字典中可能包括眩晕，头重脚轻，平衡障碍，昏厥或晕厥。考虑为眩晕的患者，应鉴别周围性和中枢性前庭病变。

◎ 临床表现

A. 症状和体征

获取全面的病史对头晕患者的评价至关重要。通常患者难以描述其症状。因此，应该直接询问症状的性质（眩晕、头晕或平衡障碍）的情况，典型发作的持续时间，相关症状，诱发因素及当前使用的药物。

一般而言，头晕可大致分为眩晕、平衡障碍和头晕（表 6-1）。眩晕是一种真正的运动感觉，典型的为旋转感，可能由周围性或中枢性前庭系统的病变引起。然而，无眩晕并不能排除原发性前庭病变的可能性。头晕也被描述为头部的一种不清晰感觉，非特异性的头重脚轻，迷失方向或神志不清，通常继发于血管迷走神经反应、体位性低血压或继发于心血管病的中枢神经系统低灌注。头重脚轻其他少见原因包括中枢前庭病变、代偿不良的周围前庭病变或一般内科疾病。失衡或平衡障碍见于双侧前庭功能减弱，代偿不良的急性前庭损伤或进行性前庭病变。询问诱发因素有助于头晕患者的鉴别诊断（表 6-1）。包括良性阵发性位置性眩晕中的头部运动和头部位置，梅尼埃病中的压力，偏头痛中的食物摄入及创伤导致的外淋巴瘘。

反复急性发作的眩晕伴随恶心和呕吐，是周围性前庭病变的特征；中枢神经系统疾病的眩晕虽然起病可能是急性的，但更可能长时间持续存在。跌倒，闭眼行走困难或在黑暗中行走困难提示前庭功能

表 6-1　头晕的类型及其特征

类型	特点	询问[a]
眩晕	在没有刺激的情况下产生运动感觉：旋转，摇摆，倾斜	发作性——发作持续时间，随头部位置而变化，伴随的恶心和呕吐 持续性——伴随平衡障碍
平衡障碍	不稳定或不平衡，主要在站立或行走时发生，坐下或躺下时减轻	相关的神经系统症状，在黑暗中行走困难，其他类型的前庭症状
头晕低血压	晕厥前症状，头重脚轻，头昏，迷失方向	伴随心脏病，姿势（站立时出现症状），心悸，用药焦虑，换气过度

a：在病史采集时询问这些症状与状况将有助于头晕患者的鉴别诊断

下降。存在相关的耳部症状如耳鸣或听力下降通常提示外周前庭系统病变。另一方面，视野受损，复视，肢体共济失调，构音障碍，感觉异常或其他神经系统症状的出现提示中枢前庭异常。在发作性眩晕中，发作持续的时间有助于鉴别诊断（表 6-2）。

表 6-2　根据发作时间鉴别诊断眩晕

持续时间	耳聋	
	缺如	存在
秒	良性阵发性位置性眩晕	外淋巴瘘
几分钟到几小时	偏头痛	梅尼埃病
天	前庭神经元炎	迷路炎

在无中耳病变的情况下，头晕患者的基本头和颈部检查通常阴性。头晕患者体格检查的重点是颅神经，肢体共济，姿势和步态，包括走直线能力及闭眼时双脚并拢站立能力（龙伯格检查）。眼震是常见体征，在周围前庭疾病中通常是水平和旋转的。垂直性眼震倾向于中枢病变。眼震可通过注视抑制，是周围病变的特征。Fukuda 踏步试验，患者在闭眼的情况下原地踏步，有助于发现微小的前庭异常。前庭病变患者通常无法保持其位置并转向患侧。

急性严重头晕或急性前庭综合征（acute vestibular syndrome, AVS）患者既可能是周围性前庭病变或又可能是危及生命的后颅窝卒中。最初的症状可能是非常相似的。头脉冲－眼震－眼偏斜（Head-Impulse-Nystagmus-Test-of-Skew, HINTS）检查可区分 AVS 患者的周围性和中枢性病变。HINTS 检查包括一个头脉冲试验、眼震评估和一个偏斜试验（眼垂直错位）。在急性周围性前庭损伤中，头脉冲试验异常，眼震是单向的和水平的，并且没有眼偏斜。存在正常的水平性头脉冲试验，偏心注视中方向改变性眼罩或眼偏斜诊断卒中的敏感性为 100%，特异性为 96%。在 AVS48 小时内，这比 MRI 诊断卒中还敏感。

B. 诊断检查

1. 前庭检查　除了完整地听力检测外，头晕、不平衡或眩晕患者应进行前庭检查。眼震电图（electronystagmography, ENG）可测量对各种刺激的前庭眼球反应，包括凝视试验、位置试验、跟踪试验、扫视试验、视动试验和冷热试验。ENG 有助于中枢和外周病理的鉴别及检测单侧前庭病变。

旋转椅试验用于测试椅子旋转速度变化的前庭眼球反射。旋转椅的局限性在于它不能确定损伤侧。

静态和动态姿势图试验评估前庭系统与视觉和本体感受系统在维持平衡状态中的相互作用。在一个移动的计算机控制平台上，各种视觉和体感输入发生改变的条件下，测试姿势的摆动和重心的偏移。这可以用来测定各种感觉对平衡控制的贡献。它通常用于评估前庭康复治疗的改善率。

2. 影像学检查　怀疑出血、梗死或肿瘤时，需要对大脑和内耳道进行 CT 或 MRI 扫描，无论是否增强。

◎ 鉴别诊断

头晕，形式多样，可由多种疾病引起（表6-3）。处理头晕患者的主要挑战是确定头晕源于前庭性还是非前庭性。患者通常难以解释自己的症状，难以区分眩晕、头重脚轻晕、平衡障碍和其他头晕症状。传统上，眩晕被认为主要是由前庭病变和非前庭疾病引起的非眩晕的头晕。实际上，眩晕可发生在非前庭病变中，并且它的缺失并不排除原发性前庭病变的可能性。在前庭问题的背景中，头晕或头重脚轻，是前庭补偿不良的主要指标。因此，仅根据主诉性质来区分各种类型的头晕的起源是前庭和非前庭的是武断的。但是，某些疾病更常见于眩晕，而其他疾病则表现为平衡障碍或头晕（见表6-3）。

表6-3 头晕的常见原因

类型	原因
眩晕	良性阵发性位置性眩晕，梅尼埃病，迷路炎，前庭神经元炎，内耳自身免疫疾病，外淋巴瘘，偏头痛，[a]迷路震荡，[a]横向颞骨骨折，椎基底动脉缺血，延髓外侧梗死（瓦伦贝格综合征），颈椎损伤
平衡障碍	周围神经病变，听神经瘤，[a]耳毒性药物，小脑萎缩，小脑梗死，后颅窝肿瘤，衰老，多发性硬化，[a]韦尼克脑病
头晕，头昏眼花	心律失常，血管迷走反应，体位性低血压，全身性病毒或细菌感染，低血糖，高血糖，电解质紊乱，甲状腺毒症，贫血，心理生理性，[b]药物不良反应，突发视力纠正引起的眼性头晕（白内障术后，矫正处方后的改变）

[a] 也见于头晕

[b] 也见于眩晕

A. 良性阵发性位置性眩晕

良性阵发性位置性眩晕（benign paroxysmal positional vertigo, BPPV）的特征是反复发作的眩晕，持续数秒，常因头部位置变化而诱发，尤其是在颈部伸展，弯腰，患病的耳朵向下时仰卧，从床上起来，和在床上翻到患侧时。先前的外伤或迷路炎很常见。在大多数患者中，症状会在数周至数月内自动消退，在此期间避免头部诱发位置会有所帮助。但是，症状很容易复发。

对于患有BPPV的患者，认为在椭圆囊和球囊中正常发现的耳石（碳酸钙晶体）掉入了一个半规管，从而使半规管对重力敏感。结果是当将头部置于相应位置且受影响的耳朵朝下时，毛细胞会受到刺激并产生运动感觉。而后半规管最常受累及。

通过操作Dix-Hallpike试验可以重现症状。在后半规管BPPV中，经数秒潜伏期后，可引发向地性旋转性眼震。反复试验后，BPPV的症状可以缓解和消失。

可以通过多种复位操作来缓解眩晕，包括Epley，Semont和Brandt-Daroff（图6-1）。难治性症状可通过切除壶腹部后神经（单神经切除术）或经乳突后半规管阻塞来消除。

B. 梅尼埃病

梅尼埃病典型的发病形式会引起发作性眩晕、耳鸣和低频波动性耳聋。耳闷胀或压力是特征性的。患者最初可能出现眩晕而没有耳聋，或出现听力波动而没有眩晕。然而，随着情况进展，典型的三连征也随之而来。眩晕通常持续数几分钟至数小时，并经常伴有恶心和呕吐。严重的情况下可能会出冷汗，面色苍白和腹泻。运动会加剧症状。梅尼埃病的病理生理学被认为是继发于内淋巴液压力和体积增加。原因是多方面的，包括创伤、感染、免疫介导的疾病和遗传因素。该病在多数患者中是单侧。但20% ~ 30%患者双侧发病，通常发生在免疫介导的类型中。大多数患者对内科非手术治疗有效，包括限制食盐摄入、利尿药、抗组胺药、皮质类固醇和迷路抑制药，如美克洛嗪。建议限制咖啡因摄入量，减少饮酒，并控制压力。药物治疗无效的患者可接受鼓膜内类固醇或庆大霉素灌注，内淋巴分流术，迷路切除术

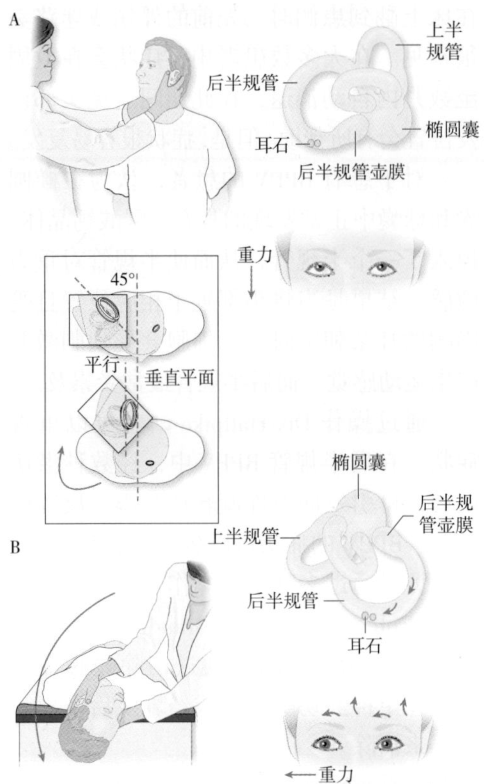

图 6-1 Epley 手法开始于坐位。A. 患者的头部和身体运动到 Dix-Hallpike 位置并患耳朝下；B. 当激发的眼震或症状缓解后，患者头部回到中位（经同意许可：RopperAH，SamuelsMA，KleinJP. Ad-ams and Victor's Principles of Neurology,10th ed. New York, NY: McGraw-Hill Education; 2014）

或前庭神经切除术治疗。

C. 前庭神经元炎

前庭神经元炎表现为突发的严重眩晕，伴有恶心和呕吐，持续数日。体格检查显示眼震和无法保持平衡。ENG 显示单侧热刺激反应减弱。听觉检查通常正常。常有病毒性疾病史。前庭神经元炎是一种自限性疾病，前庭抑制剂可用于对症治疗。急性发作后数周，患者仍会抱怨不稳感。应鼓励尽早活动以促进对单侧突然丧失的前庭功能的代偿。某些患者会反复发作。

D. 外淋巴瘘

外淋巴瘘是在充满淋巴的内耳和充满空气的中耳之间的异常连通。它可能是由各种创伤（头部外伤、气压伤）引起，或是继发于颅内压升高（咳嗽、打喷嚏、拉伸或抬举）后自发产生。外淋巴瘘通常表现为眩晕，伴有单侧感音神经性聋。应当采取卧床休息等非手术治疗。难治性患者需要手术修补瘘管。

E. 迷路震荡

迷路震荡继发于脑外伤，伴或不伴有颞骨骨折；受伤后会立即出现眩晕和平衡障碍。听力检查通常正常，但有时会显示高频感音神经性聋。症状通常在 6 个月至 1 年时间自发缓解。前庭锻炼可以加快恢复。

F. 挥鞭伤

据报道，头晕是挥鞭伤的最常见症状之一。体格检查时可观察到位置性眼震，并可通过 ENG 记录。听力检查通常正常。数周到数月自行缓解；地西泮具有前庭抑制剂和肌肉松弛剂双重作用，可以缓解症状。颈托和前庭康复有帮助作用。

G. 前庭性偏头痛

偏头痛是发作性眩晕的常见原因。眩晕发作可能先于或与头痛同时出现，也可能发生在头痛缓解期间。眩晕发作无法与梅尼埃病发作鉴别，伴有天旋地转，伴或不带有恶心、呕吐，严重时腹泻。该诊断包括在新的国际头痛病分类附录中。国际头痛学会和国际 Bárány 神经耳科学学会已就前庭性偏头痛的诊断标准达成共识。

1. 至少有 5 次发作符合标准 3 和 4。
2. 当前或既往有偏头痛史，有或无先兆。
3. 中度或重度前庭症状，持续 5 分钟至 72 小时。
4. 至少 50% 的发作伴随至少以下 3 种偏头痛症状中的一种表现。

头痛
单侧位置
搏动性质
中度或重度
日常体育活动加重
畏光和畏声

视觉先兆

5. 不能用另一国际头痛分类第 3 版（ICHD-3）诊断或另一前庭疾病更好地解释。

患者常有偏头痛的阳性家族史。前庭性偏头痛的治疗与偏头痛相同，包括生活方式和饮食结构改变，预防性药物，以及急性发作时，使用眩晕抑制药。

H. 上半规管裂

眩晕可能是由于上半规管上方的骨头裂开所致。患者经常抱怨因噪声或外耳道压力引起眩晕。其他症状可能包括自声过强（在病耳听到自己的声音很大）或中耳系统正常的传导性聋。颞骨上半规管斜位 CT 扫描通常显示骨裂。严重症状的治疗是经颞骨切开术或经乳突入路进行手术堵塞病变的半规管。

I. 肿瘤

眩晕伴颅神经麻痹、癫痫发作、共济失调或颅内压升高的体征应进一步调查以除外占位性病变。前庭神经鞘瘤（听神经瘤）和 CPA 的其他肿瘤可出现前庭症状并伴有耳聋和耳鸣。在前庭神经鞘瘤患者中，平衡障碍症状比真正的眩晕更常见。早期诊断对于维持术后听力和面神经功能至关重要。

J. 非前庭原因的头晕

没有除外在一般内科疾病中最常见的非前庭性头晕，对头晕患者的评价而言是不完整的。这些疾病包括甲状腺功能减退，贫血，体位性低血压，心律失常或心力衰竭，颈动脉窦晕厥，糖尿病，低血糖症，心理生理性疾病和药物副作用。

◎ 治疗

尽管头晕患者的确定性治疗取决于病因，但急性发作时，前庭抑制药可缓解症状。盐酸美克利嗪，25mg 口服，每日最多 3 次或在急性发作期间服用；劳拉西泮，0.5 ~ 1mg；或地西泮，5 ~ 10mg 口服可减轻眩晕程度。可能需要止吐药控制伴有的恶心和呕吐。在慢性眩晕症中，前庭康复疗法可用于增强中枢神经系统能力以修复前庭损失或减弱。

在顽固性眩晕患者中，鼓室内治疗已发展成为手术治疗的潜在替代方法。滴入中耳的药物通过圆窗吸收到内耳的外淋巴中。最常用的药物是庆大霉素，因为它具有前庭毒性作用，产生化学性迷路切除术。在合理使用下，该药物控制眩晕的成功率达到 80% ~ 90%，同时可保留听力。

手术可用于难治性眩晕患者。那些仍然有听力的患者可以通过前庭神经切断术进行治疗；内淋巴囊减压和分流术是梅尼埃病患者的另一种替代疗法。迷路切除术（切除内耳的前庭部分）是严重至重度感音神经性聋患者的治疗选择。

Baloh RW. Vestibular neuritis. *N Engl J Med* 2003;348:1027-1032.[PMID: 12637613]

Bhattacharyya N, et al. Clinical practice guideline: Benign paroxysmal positional vertigo. *Otolaryngol Head Neck Surg* 2008;139(suppl 4):S47-81. [PMID: 18973840]

Cesarani A, et al. The treatment of acute vertigo. *Neurol Sci* 2004;25(suppl 1):S26-30. [PMID: 15045617]

Chan Y. Differential diagnosis of dizziness. *Curr Opin Otolaryngol Head Neck Surg* 2009;17:200-203. [PMID: 19365263]

Chawla N, Olshaker JS. Diagnosis and management of dizziness and vertigo. *Med Clin North Am* 2006;90:291-304. [PMID:16448876]

Dieterich M, Obermann M, Celebisoy N. Vestibular migraine: the most frequent entity of episodic vertigo. *J Neurol* 2016;263(suppl 1):S82-S89. [PMID: 27083888]

Fife TD. Benign paroxysmal positional vertigo. *Semin Neurol* 2009:29:500-508. [PMID: 19834861]

Korres S, et al. Occurrence of semicircular canal involvement in benign paroxysmal positional vertigo. *Otol Neurotol*

2002;23:926-932. [PMID: 12438857]

Lee H. Isolated vascular vertigo. *J Stroke* 2014;16(3):124-130.[PMID: 25328871]

Lee H, et al. Nodulus infarction mimicking acute peripheral vestibulopathy. *Neurology* 2003;60:1700-1702. [PMID: 12771273]

Lempert T, Neuhauser H. Epidemiology of vertigo, migraine and vestibular migraine. *J Neurol* 2009;256:333-338. [PMID:19225823]

Liu YF. Renk E, Rauch SD, Xu HX. Efficacy of intratympanic gentamicin in Menière's disease with and without migraine. *Otol Neurotol* 2017;38(7):1005-1009. [PMID: 28538472]

Minor LB. Labyrinthine fistulae: Pathobiology and management. *Curr Opin Otolaryngol Head Neck Surg* 2003;11(5):340-346.[PMID: 14502064]

Neuhauser HK. Epidemiology of vertigo. *Curr Opin Neurol* 2007;20:40-46. [PMID: 17215687]

Newman-Toker DE, et al. H.I.N.T.S to diagnose *stroke* in the acute vestibular syndrome-three-step bedside oculomotor exam more sensitive than early MRI DWI. Stroke. 2009;40(11):3504-3510. [PMID: 19762709]

Pappas DG Jr. Autonomic related vertigo. *Laryngoscope* 2003;113:1658-1671. [PMID: 14520090]

Setty P, et al. Fully endoscopic retrosigmoid vestibular nerve section for refractory Meniere disease. *J Neurol Surg B Skull Base* 2016;77(4):341-349. [PMID: 27441160]

Sloane PD, et al. Dizziness: State of the science. *Ann Intern Med* 2001;134(9 pt 2):823-832. [PMID: 11346317]

Straube A. Pharmacology of vertigo/nystagmus/oscillopsia. *Curr Opin Neurol* 2005;18:11-14. [PMID: 15655396]

Strupp M, Arbusow V. Acute vestibulopathy. *Curr Opin Neurol* 2001;14:11-20. [PMID: 11176212]

Strupp M, Brandt T. Vestibular neuritis. *Semin Neurol* 2009;29:509-519. [PMID: 19834862]

刘　惠　译　孟　强　校

癫痫和癫痫发作

Tina Shih, MD

诊断要点

- ◎ 突然发生并间歇发作，一般时间短暂（持续＜5 分钟）
- ◎ 不同人群和年龄组的表现各不相同，从细微地凝视到全身抽搐和跌倒
- ◎ 发作形式刻板
- ◎ 诊断通常依靠目击者的描述
- ◎ 癫痫——定义为反复发作的无诱因痫性发作
- ◎ 癫痫持续状态——定义为持续地痫性发作（持续＞5 分钟）

◎ 发病率和发病机制

癫痫发作是继发于电活动异常的暂时性脑功能障碍发作。由于常见，约 10% 的人在一生中的某个阶段会受其影响。约 25% 的癫痫发作有一个明确的、暂时相关的原因。这些癫痫发作，标记为急性症状性癫痫发作或诱发性癫痫发作，除非潜在原因再现，否则不会有复发的倾向。

相反，癫痫被定义为两次或两次以上无诱因癫痫发作（即没有可识别的急性、直接相关的病因）。癫痫患者反复出现癫痫发作的风险显著增加。据世界卫生组织统计，癫痫是最常见的脑部原发性疾病。美国有超过 230 万人患癫痫症，并且每年估计约新增 181 000 人被诊断为该病。

在工业化国家，癫痫发病率具有年龄特异性，在儿童和老年人群中发病率最高（图 7-1）。这一发现具有重要意义。随着美国人口的老龄化，预计癫痫的发病率也会增加。这一发现也验证了癫痫明确的危险因素。发生在儿童中的疾患（如脑瘫和精神发育迟滞）和老年人的疾病（如临床检查到的卒中和阿尔兹海默症痴呆）使个人癫痫风险增加 10 倍以上（图 7-2）。

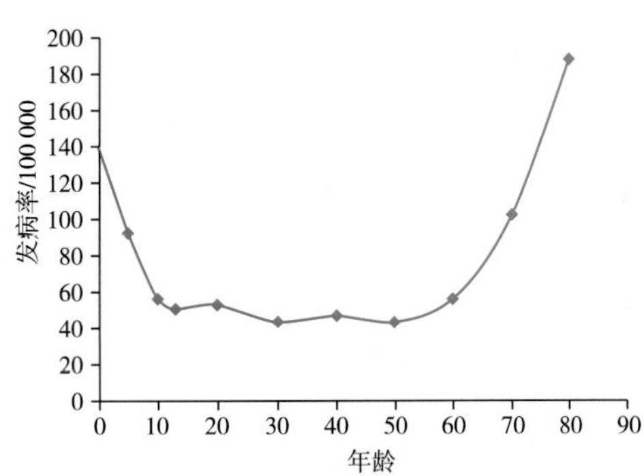

图 7-1　**癫痫的年龄特异性发病率（美国）**

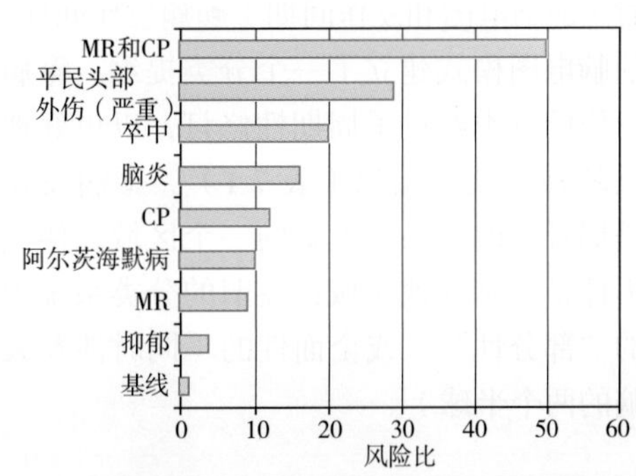

图 7-2　**癫痫的危险因素。风险比为 1（基线）表明没有增加风险（CP= 脑瘫，MR= 精神发育迟滞）**

癫痫发作是大量中枢神经系统（CNS）疾病的最终共同通路；然而，并不是所有临床明显的脑损伤患者都会发展成癫痫。使情况更复杂的是，许多无任何临床证据表明存在脑结构或功能异常的患者存在癫痫。癫痫发生，定义为大脑的一个区域随着时间的推移变得容易兴奋并具有了自发产生癫痫发作的能力，该过程还不完全被人了解。临床医生仍然没有办法阻止高危人群发生癫痫，而且近 2/3 的患者无法确定癫痫病因。

大脑的某些区域，如海马、内嗅皮层和杏仁核（构成内侧或中颞叶），似乎更容易受到致痫过程的影响。提示突触传递和神经元兴奋性异常，但癫痫的病理生理学比任何单一通路都要复杂得多。目前的研究主要集中在分子水平上，包括电压门控离子通道、神经递质、神经元蛋白和营养因子，以及神经元内基因表达的改变。

癫痫发作类型

尽管癫痫研究在遗传学、分子生物学和细胞生物学方面取得了进展，但癫痫发作的分类仍然牢牢扎根于癫痫发作的症状学。癫痫发作可以是轻微的，仅包括行为的停止或有节奏地眨眼，也可以是戏剧性的，如大喊大叫和肢体抽搐。

国际抗癫痫联盟（ILAE）于 1960 年首次根据临床表现、发作期（在癫痫发作时）的脑电图和发作间期（癫痫发作间期）的脑电图模式建立了一个分类提纲。癫痫发作的分类经过了周期性修订，以更好地反映临床观察结果（表 7-1）。癫痫发作是**局灶性**的（来自大脑的一个区域，伴或不伴扩散到其他区域；在旧的分类系统中的“部分性”）或全面性的（同时涉及大脑的两个半球）。

表 7-1 国际抗癫痫联盟（ILAE）癫痫发作分类（基础版，2017）

局灶性发作（有意识 vs 意识受损）
运动性发作：自动症、失张力、阵挛、运动功能亢进、癫痫性痉挛、肌阵挛、强直
非运动性发作：自主神经、行为停止、认知、情感、感觉
全面性发作
运动性发作：强直、强直-阵挛、阵挛、肌阵挛、肌阵挛-强直-阵挛、肌阵挛-失张力、失张力、癫痫痉挛
非运动性发作：典型失神、非典型失神、肌阵挛、眼睑肌阵挛
不明发作（运动、非运动）

（一）局灶性发作

诊断要点

◎ 特征取决于所涉及的皮质区域

◎ 临床表现不同，从患者报告主观感受改变到戏剧性的，双侧肢体抖动伴跌倒

这些癫痫发作可能影响颞叶、额叶、枕叶或顶叶。

◎ 一般特征

局灶性发作的行为表现或主观感受主要是由涉及的皮须区域决定。例如，涉及初级运动皮质的癫痫引起对侧手或脚有节奏的运动，而涉及视觉皮质的发作可使患者在其视野的一部分看到复杂的图形或颜色。在过去，局灶性发作根据患者是否有意识障碍和（或）肢体不受控制地抖动与僵硬，分为单纯部分性、复杂部分性和继发全面性癫痫。这反映了该术语在科学上的不精确和应用上的不一致，新的分类系统不再作出这样的区别；然而，从实用角度来说，这些临床表现具有迫切的安全性和社会学意义（如对驾驶能力）。目前的教学较少依赖于分类，因此对癫痫发作的实际情况需进行更详细地描述。

非专业人士仍然使用术语先兆描述在癫痫发作时他们所感受到的警告。需要重点强调的是，先兆是整个主观性症状的一个局灶性癫痫发作，依赖于所涉及的大脑面积，对其描述从烧焦气味（嗅觉皮质）到恐惧的感觉（边缘皮质）或肢体的刺痛感（初级感觉皮质），变化很大。

◎ 颞叶癫痫发作

来自录像和 EEG 监测的数据表明大多数局灶性发作起源于颞叶。这些癫痫发作通常以一种刻板的主观经验开始，从上腹部的上升性感觉（涉及投射到自主神经系统的皮质）到刻板的恐惧感（涉及杏仁核）。这样的癫痫发作临床通常是温和的或安静的。目击者描述时，可能会提到口咽自动症（咂嘴或咀嚼），手部自动症（如在衣服上反复轻挑、轻拍），或肢体细微的肌张力障碍样异常姿势（手或足持续扭曲），但经常最一致的特征是患者一段时间的无反应性。此后，患者可能描述虚弱，意识模糊，或说话和理解困难，可能持续数分钟。患者对事件本身无记忆。发作间期的 EEG 可能正常，或显示局灶性变慢和癫痫样放电（图 7-3）。发作期 EEG 经常节律性放电，在颞叶通道中表现最明显（图 7-4）。

◎ 额叶癫痫发作

第二种常见的局灶性发作是额叶癫痫发作。这些癫痫发作，与颞叶癫痫发作相反。通常是戏剧性的，并有突出的运动表现。它们通常发生在夜间，产生于睡眠中，持续时间短暂（15 ~ 45 秒）。目击者可能会描述响亮发声，肢体抖动，强迫头转向一侧，或骑自行车样动作。贾克森扩展性癫痫发作涉及异常电活动沿初级运动皮质扩展。临床上，患者可能会描述不自主地拇指抽动，接着扩展到手和手腕，最后到手臂和脸，都在身体的同一侧。如果癫痫发作涉及额叶内侧面的辅助运动皮质，患者可能会出现非对称性肌张力障碍样姿势（所谓击剑样姿势），头部转向一侧，

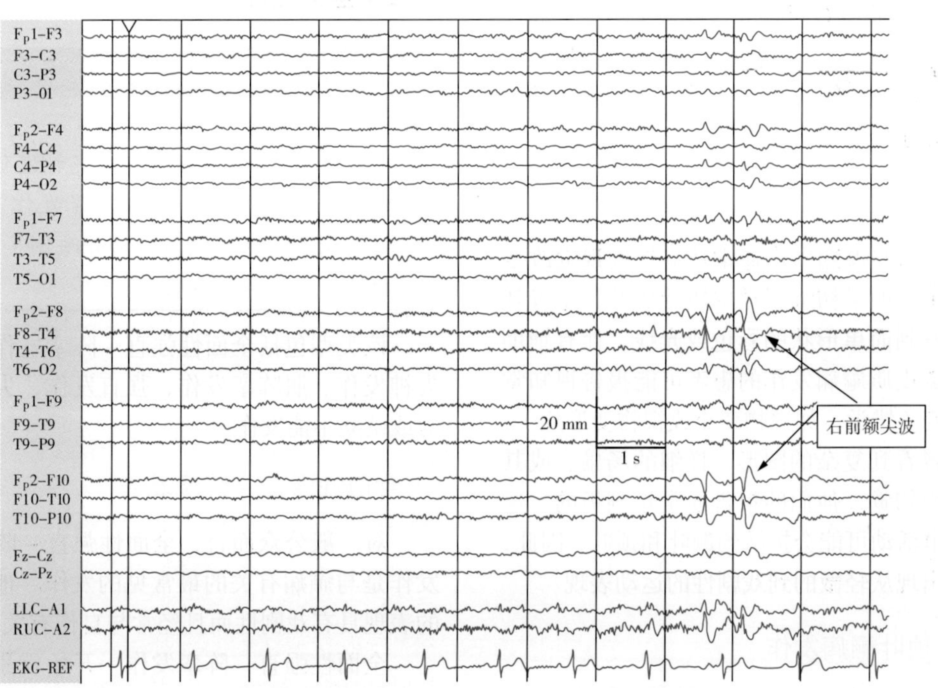

图 7-3　一名颞叶癫痫患者发作间期（癫痫发作之间）的脑电图。注意到这一时期 13 ~ 15 和 20 ~ 22 通道中约 9 秒后出现的尖波。这是典型的前颞癫痫样放电，高度提示右侧颞中叶（杏仁核和海马）的致痫性损害

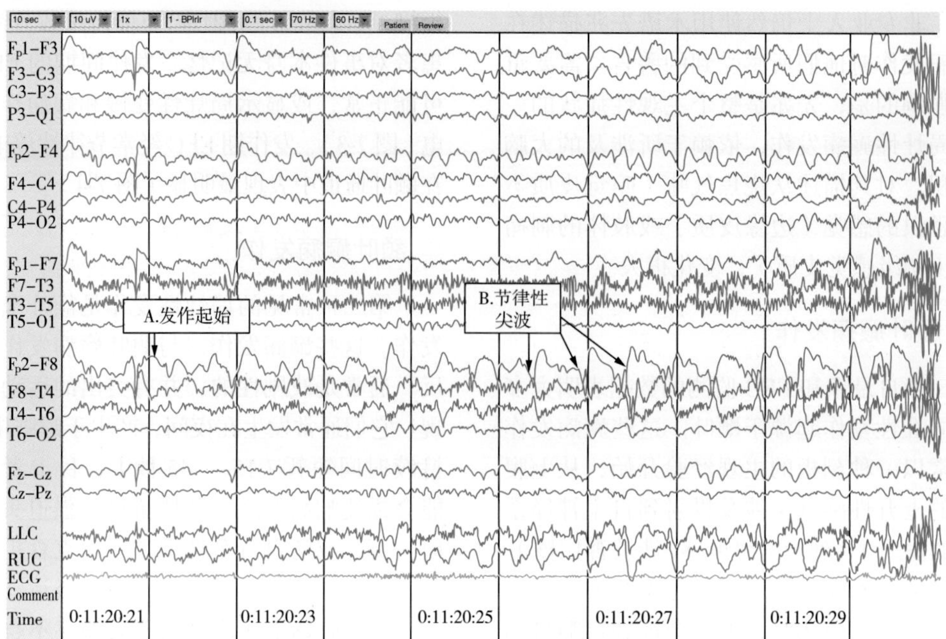

图 7-4 **发作期（癫痫发作时）脑电图显示在 13 ～ 15 通道反复和节律性活动，从 2 秒（癫痫发作）开始进入这一时期，伴随放电的幅度和节律的演变。到该时期第 6 秒时，产生于右前颞叶，明确的 2Hz 节律性放电**

一只手臂伸展，另一只手臂弯曲，髋部外展和双腿弯曲。这种类型的癫痫患者可能有双侧运动表现，然而自始至终意识清醒。发作间期 EEG 可能异常或显示中线旁局灶性变慢。通常，发作期 EEG 被肌肉伪影所掩盖，但发作后 EEG 可能表现为脑活动的局灶性减弱或弥散性背景变慢或衰减。

◎ 枕叶癫痫发作

这些癫痫发作通常从突然的视觉改变开始。如果初级视觉皮质受累及，患者就会看到简单形状的彩色或光线。伴有辅助视觉皮质癫痫发作的患者可能报告视知觉改变（错觉，如视物变小或视物变形症），或者看到复杂的图形、详细的场景、或其他视幻觉，他们的报告通常是刻板的。这种电活动可能会扩散到颞叶和顶叶，因此，可出现从轻微的到戏剧性的运动表现。

◎ 顶叶癫痫发作

这种癫痫发作很少见。它们可能与对侧肢体或身体的主观麻刺或麻木有关，伴有对侧肢体或躯体疼痛，或明显的眩晕或不能保持直立。

（二）全面性发作

诊断要点

◎ 同时累及大脑的两个半球

◎ 不同亚型，从轻微的凝视（失神发作）到短暂的闪电样抽搐（肌阵挛发作），再到剧烈的双侧肢体抖动并跌倒（全面性强直 – 阵挛发作）。

该类型包括全面性强直 – 阵挛发作、失神发作、肌阵挛发作、强直发作、失张力或站立不能发作。

◎ 全面性强直 – 阵挛发作

对一般公众而言，全面性强直 – 阵挛发作是与癫痫有关的最常见的发作。他们的表现具有戏剧性而且经常与自伤有关。

全面性强直 – 阵挛发作一开始就累及两侧半球，通常开始时无任何先兆或预警，但一些人描述了一种非特异性模糊感觉，可在发病前几分钟到几小时发生。发作时多表现为突然失去意识；一个响亮的叫声（当空气通过收缩的声带从肺部挤出时）；肢体肌强直性收缩；姿势控制丧失导致摔倒在地。强直收缩随后被肢体的节律性阵挛运动所代替，可以听到响亮的吸气声。持续时间不定，30 秒至 2 ~ 3 分钟，常有较长时间的昏迷或意识下降。癫痫发作期间，可能会出现大便或尿失禁和舌咬伤。患者对事件不能回忆。对于独居的患者来说，唯一的症状可能是口腔创伤、尿、便失禁的迹象，或清醒后不明原因的挫伤、肩关节脱臼或骨折。发作间期 EEG 可显示全面性棘波发放，发作期 EEG 会显示全面性癫痫样放电，迅速被肌肉伪影所遮挡。

◎ 失神发作

这些癫痫发作始于突然的行为停止，凝视和无反应，持续 10 ~ 20 秒。可能有节律地眨眼（眼睛颤动）或细小地点头。突然恢复正常活动，事后无意识模糊是典型的失神发作。由于他们的行为表现微细和无事后的意识模糊，这些癫痫发作经常长时间被忽视，患者主要是幼儿，有时被指责为做白日梦或不专心。在诊所或在床边，让患者过度通气 2 ~ 3 分钟可以诱发典型的失神发作。在 EEG 上，典型的失神发作与规律的、全面性 3Hz（每秒 3 周）棘慢复合波波形有关（图 7-5）。非典型的失神发作通常在患有静止性脑病或发育迟缓的儿童中观察到，更可能产生不规律的全面性 2 ~ 3Hz 棘慢复合波波形。

◎ 肌阵挛发作

肌阵挛发作在速度上是突然的、短促的和闪电般的。它们单独或重复出现，由整个身体或身体一部分的抽搐运动组成，通常患者不失去意识。如果肌阵挛涉及整

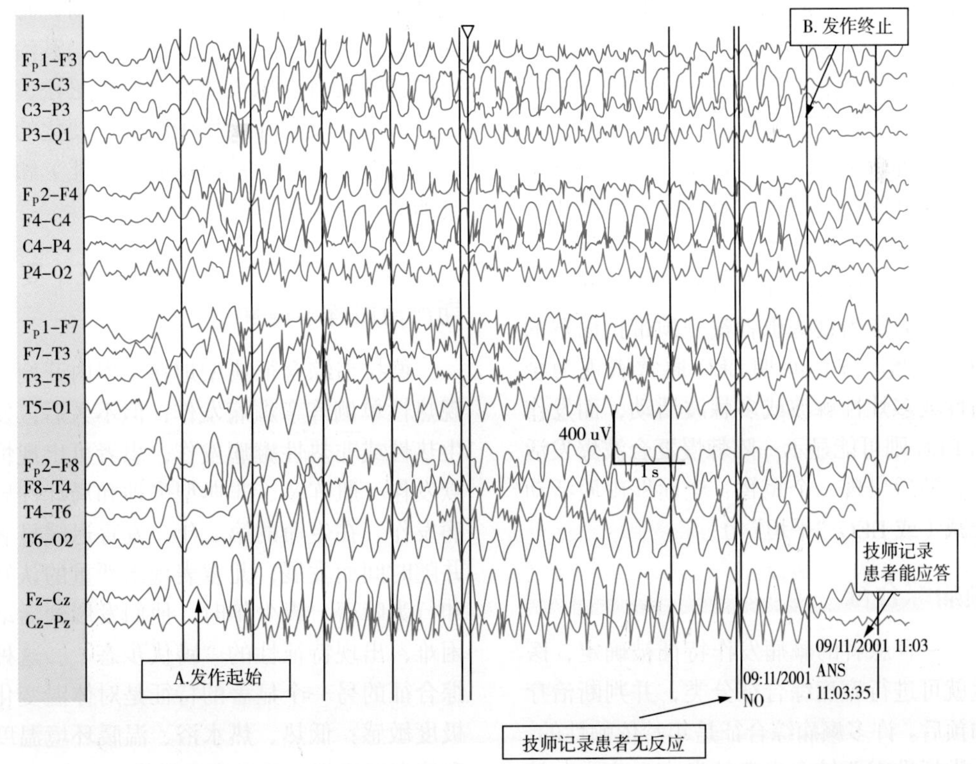

图 7-5　失神发作时记录到的脑电图。癫痫发生在该时期的前 2 秒内（A）。注意所有通道上每秒 3 周的棘慢复合波波形。注意癫痫终止（B）干净利落地返回基线

个身体，患者可能会跌倒并受到伤害。生理性肌阵挛（非癫痫性）的例子，运动的速度和节律，转化包括打嗝（膈肌肌阵挛）和睡眠抽搐（睡眠惊跳，发生在早期睡眠）。EEG 可能是区分肌阵挛发作与生理性、节段性或脊髓性肌阵挛的必要手段，而后者不起源于大脑皮质。肌阵挛发作与 EEG 上短促爆发的高振幅、全面性、不规则的棘波或多棘慢复合波活动有关。

◎ 强直发作

在这种癫痫亚型中，患者表现为突然意识丧失和全身僵硬的姿势，持续 10 ~ 20 秒。意识或感知迅速恢复。有时，头部或眼睛会偏向一边。这些癫痫发作不常见，典型的在睡眠中发生，可在夜间反复发作。它们经常出现在患有静止性脑病或精神发育迟滞的个体中，也常与其他类型的癫痫发作有关。发作期的 EEG 显示在临床事件时一个低振幅、全面性、快速（>15Hz 或 15 周 /s）放电。

◎ 失张力或站立不能发作

这些癫痫发作也不常见，典型地发生在静止性脑病或精神发育迟滞的个体中，并且经常伴有其他类型的发作。突然失去意识和姿势张力，导致戏剧性跌倒和严重自伤。通常为这些患者戴一顶带护面罩的硬壳头盔。发作间期 EEG 通常表现为全面性或多灶性棘波或多棘波活动，而发作期 EEG 则可能显示一阵棘慢复合波爆发活动，随后出现一个短暂、全面性皮质活动衰减（或 EEG“平坦”）。

癫痫综合征

一旦患者的癫痫发作特征被确定，医生就可进行癫痫综合征分类，并判断治疗和预后。许多癫痫综合征是年龄依赖性的，分类标准需要结合患者的发育和病史，神经系统检查发现，发作亚型，发作期和发作间期 EEG 和脑结构影像结果。癫痫分类已被修订（表 7-2），反映了随着神经影像学、遗传学、分子生物学和流行病学的进步而发生的知识的变化。以下内容的描述仅强调了最常见或认识更清楚的综合征，不应被认为是全面的。

（一）按起病年龄分类的电临床综合征

◎ 婴儿期：韦斯特综合征与婴儿痉挛症

婴儿痉挛症典型地发生在出生后第一年（3 个月至 1 岁之间），其特点是刻板地、短促地轴性收缩爆发（屈曲或伸展，对称或不对称发生）。通常，当婴儿醒来时，丛集性发生，然后是易激惹或哭泣。婴儿痉挛症最常与韦斯特综合征联系在一起，包括婴儿痉挛症，神经性或精神运动性迟滞，以及发作间期 EEG 高幅失律（混乱、高振幅记录，伴有多灶性棘 – 慢波发放）三联征。婴儿痉挛症通常很难诊断，需要同时通过录像和 EEG 记录以确认。其治疗方案包括促肾上腺皮质激素、泼尼松、氨己烯酸（尤其是在继发于结节性硬化的韦斯特综合征，一种神经皮肤综合征）和托吡酯。其预后取决于潜在的病因。

◎ 婴儿期：（德拉韦）综合征（婴儿期严重肌阵挛癫痫）

德拉韦综合征典型地在 1 岁内开始出现热性单侧阵挛癫痫发作，但不久后，发生热性或非热性癫痫发作，患者可出现惊厥发作、肌阵挛、非典型失神和局灶性癫痫发作。在生命的第二年，发育迟缓显著并随时间而发展，儿童表现出严重的认知和行为障碍。青少年时，他们发展到活动困难，出现特征性的“蹲伏步态”。这种综合征的另一个显著的特征是对体温变化极度敏感：低热、热水浴、温暖环境温度和体育锻炼都会诱发癫痫发作。不幸的是，发作难以控制并对抗痉挛药物耐药。溴化

表 7-2 国际抗癫痫联盟（ILAE）癫痫的分类（简写版）

按起病年龄分类的电临床综合征
新生儿
·良性家族性新生儿癫痫（BFNS）
·早期肌阵挛脑病（EME）婴儿期
婴儿期
·韦斯特综合征
·德拉韦综合征
·良性婴儿癫痫
·婴儿期肌阵挛癫痫（MEI）儿童期
·儿童期失神癫痫（CAE）
·早发良性儿童期枕叶癫痫（帕纳约托普洛斯型）
·良性癫痫伴中央颞区棘波（BECTS）
常染色体显性夜间额叶癫痫（ADNFLE）
·伴睡眠中持续性棘慢复合波的癫痫性脑病（SWS）
·癫痫性脑病伴睡眠中持续棘波（CSWS）
·伦诺克斯 – 加斯托综合征（LGS）
·伴有肌阵挛 – 失张力发作的癫痫
·伴有肌阵挛失神癫痫
青少年 – 成人
·青少年失神癫痫（JAE）
·青少年肌阵挛癫痫（JME）
·进展性肌阵挛癫痫（PME）
·伴有全面性强直 – 阵挛发作的癫痫
·具有听觉特征的常染色体显性部分性癫痫（ADPEAF）
特殊类型
·颞叶内侧癫痫伴海马硬化（MTLE 伴 HS）
·拉斯穆森综合征
·痴笑发作伴下丘脑错构瘤

物、司替戊醇、托吡酯和左乙拉西坦对该病可能有部分功效。最近，大麻衍生的药物被 FDA 批准作为这种病症的辅助疗法。

◎ 儿童期：儿童失神癫痫（childhood ab sence epilepsy, CAE）

这种癫痫综合征的发病时间为 4 ~ 8 岁，通常发生在出生和发育正常的儿童中。高达 45% 的患者有癫痫家族史。典型的失神癫痫发作，具有规律性 3Hz 全面性棘 – 慢复合波活动，是主要的癫痫发作类型，并且容易由过度换气诱发（图 7-5）。许多患者也有全面性强直 – 阵挛发作的病史。CAE 的治疗包括乙琥胺、丙戊酸和拉莫三嗪。很大比例的 CAE 患儿最终会“长大而不再有”癫痫发作；预后更好与发病年龄早和无全面性强直 – 阵挛癫痫发作有关。

◎ 儿童期：良性癫痫伴有中央颞区棘（benign epilepsy with centrotemporal spikes，BECTS）

在 BECTS 中，发病时间典型地在 4 ~ 8 岁，并且患者具有正常的出生和发育史。家族有癫痫发作倾向；高达 40% 的病例有热性惊厥发作、癫痫或癫痫样 EEG 发现的阳性家族史。癫痫发作的典型特征包括以下几方面。

1. 单侧感觉异常，涉及舌头、嘴唇、牙龈和面颊。

2. 涉及面部、嘴唇和喉部的单侧阵挛性活动，导致无法讲话。

3. 流口水。

4. 起初意识清醒，然后是继发性全面性发作。

5. 孩子入睡后不久发生。

脑电图通常具有特征性诊断价值，在思睡和轻度睡眠期间，在中央颞区上具有高度刻板的单侧或双侧棘波。大脑 MRI 总是正常的。无论是否开始药物治疗，癫痫发作和发作间期 EEG 发现通常都会在青春期缓解。如果需要进行药物治疗，合适的抗惊厥药包括加巴喷丁、奥卡西平或卡马西平。通常用低剂量药物就能良好控制癫痫发作。该综合征患者的预后通常较好。

◎ 儿童期：伦诺克斯 – 加斯托综合症（LGS）

精神发育迟滞、EEG 上慢的棘 – 慢波活动和多种发作形式（必须包括强直或失张力癫痫发作）的三联征是 LGS 的主要特征。发病年龄多在 8 岁之前，一般 3 ~ 5

岁获得诊断。这种癫痫综合征与预后差有关，其典型病史可引起频繁的、药物难治性癫痫和严重的发育迟滞。约 90% 的患者有强直发作；非典型性失神发作、失张力发作和全面性强直－阵挛发作均可在 LGS 患者中观察到。药物包括拉莫三嗪、丙戊酸、托吡酯和非氨酯。因为药物治疗一直令人失望，常考虑非药物治疗，包括迷走神经刺激、生酮饮食和胼胝体切开术。

◎ 青春期：青少年肌阵挛癫痫（juvenile myoclonic epilepsy, JME）

JME 是一种常见的癫痫综合征，占所有癫痫的 5% ～ 10%。发病通常在青少年时期，13 ～ 18 岁，但有报道称早于 8 岁和晚于 26 岁发病。约 1/3 诊断为 JME 的患者有癫痫家族史。主要发作类型是肌阵挛性发作，通常对称性地发生在手臂和肩膀，并主要发生在早晨。通常，临床医生会引出一段早晨"笨拙"的历史（如早晨喝咖啡时浑身发抖，或淋浴时掉落肥皂）。全面性强直－阵挛发作和失神性发作也常见于该综合征。15% ～ 42% 的 JME 患者对光敏感，在 EEG 记录中，可以通过频闪检测来证实。左乙拉西坦、丙戊酸、拉莫三嗪和托吡酯通常被认为是一线药物。尽管有报道称拉莫三嗪不能完全控制肌阵挛发作。唑尼沙胺、非氨酯和氯巴赞也有可能。与 CAE 患者相比，JME 患者的癫痫发作一般无缓解，终生需要抗惊厥治疗。

（二）独特的类型

◎ 颞叶内侧癫痫伴海马硬化

在高分辨率脑 MRI 获得之前，由于大脑成像上没有明显地损伤，大多数颞叶内侧癫痫被归类为"隐源性"。然而，一旦患者接受外科手术，就会发现他们患有内侧颞叶硬化，这个术语在病理学上描述了海马 CA1 区与门区神经元的丢失和神经胶质增生。

目前，MRI 可以准确判定颞叶内侧硬化。这种综合征由局灶性癫痫组成，通常以经验性警告和无反应开始，EEG 记录提示前颞叶定位。

尽管人们普遍认为热性惊厥发作与该综合征密切相关，但基于人群的研究未能证实这种相关性。对那些给予两种抗惊厥药物试验治疗，癫痫仍然持续发作的人，切除手术如今被认为是一种标准的治疗方法，其潜在发病率的风险相对较低。有报道称，通过切除异常海马和大部分杏仁核，保留外侧新皮质结构，可以使 80% ～ 90% 的患者免于致残性癫痫。最近的一项随机对照试验比较了颞叶内侧切除术和最佳药物治疗的效果，结果表明手术能显著提高癫痫发作的缓解机会。

（三）特殊情况

虽然热性癫痫和新生儿癫痫被认为是年龄特异性的急性症状性癫痫，但由于它们在癫痫预后方面的相关性及在诊断评估方面的相似性，所以被纳入本章。

◎ 热性惊厥

热性惊厥是一种年龄特异性事件，发生在 3 个月至 5 岁的儿童，非 CNS 感染（脑膜炎或脑炎）引起的高热情况下。热性惊厥一般分为两类：单纯性热性惊厥，持续时间不足 15 分钟，以全身抖动为特征，以及复杂的热性惊厥，其持续时间长，重复发生，或症状学上为局灶性（例如，迫使转头或眼睛偏移，单侧抖动或僵硬，或发作后偏侧身体无力）。在评价小儿热性惊厥患者时，重要的是要排除 CNS 感染的可能性或其他急症（创伤、中毒）。对于有正常发育史和单纯热性惊厥的儿童，癫痫发作后迅速恢复，有必要向父母强调，短暂的热性惊厥不会造成永久性的脑损伤，也不能预测未来的癫痫；然而，未来热性惊厥发作的风险增加，父母或照料者应接受癫痫急救处置方面的培训。通常不推荐抗惊厥治疗，虽然在父母严重焦虑情况下，间歇口服地西泮可以有效预防热性惊厥。另外，长时间热性惊厥持续超过10分钟时，父母可给予直肠地西泮。

◎ 新生儿癫痫发作

新生儿癫痫定义为发生在出生后的第一个月，常见，它们往往是这个年龄组神经功能障碍的唯一体征。新生儿癫痫的临床表现往往很微细，导致诊断困难。局部重复运动或肢体、面部或躯干僵硬；蹬或骑自行车样运动；眼球转动，重复吮吸或咀嚼运动是各种可能的临床表现形式中的一些。连续、同时视频和EEG记录在这个年龄段癫痫诊断中可能是至关重要的。新生儿癫痫的可能病因包括缺氧－缺血性损伤、CNS感染、颅内出血、缺血性卒中、全身代谢异常、脑先天性异常和家族性或遗传性综合征（表7-3）。其治疗具有争议，因为几乎没有证据支持实践中普遍使用的苯巴比妥或苯妥英。其预后取决于潜在的病因。

表7-3　新生儿癫痫的原因（节略）

缺氧－缺血性脑病
创伤
先天异常（皮质发育畸形）
·大田原综合征（婴儿早期癫痫性脑病）
遗传性综合征
·良性家族性新生儿癫痫（BFNS）
代谢性（低钙血症、低血糖、低钠血症、高钠血症）
先天性代谢异常
·早期肌阵挛性脑病（EME）
感染
撤药
吡哆醇依赖
毒素（胆红素、母体可卡因）

临床表现

对于各种癫痫发作类型与癫痫综合征的具体症状和体征，请参阅前面关于分类的章节。以下重点介绍临床评估和诊断检查部分，以用于确定诊断、癫痫分型和确定病因。

◎ 初次评估

首次发生癫痫的患者常到急诊科就诊。对这些人的评估和处理应依次进行。必须首先确保癫痫发作活动已经终止和得到控制，并开始寻找导致癫痫发作的潜在的、严重的CNS疾病。癫痫发作会被触发或激发，直到所有的促发因素被除外。

另一种常见的临床情景是患者在癫痫发作几天后出现在医生的办公室。在该种情况下，评估过程不同，通过病史采集、体格检查和临床检查帮助完成以下内容：

1. 确定这一事件是癫痫发作。
2. 将癫痫分类。
3. 确定病例是否符合癫痫诊断标准。
4. 癫痫综合征分类。
5. 寻找任何潜在病因。

◎ 病史

临床病史是诊断评估关键的第一步。家庭成员和朋友往往是目击癫痫发作的关键证人，可以提供信息，如对癫痫发作的描述、任何可能的促发或激发性的原因，以及任何潜在的药物或神经系统状况。

1. 提示局灶性起病的特征　是身体一侧抖动吗？是否强迫凝视或头部歪向一侧？癫痫发作后是否出现局灶性无力或讲话困难（也称为托德瘫痪）？患者发作时能互动或讲话吗？

2. 寻找急性、最接近的原因　近期有发热史、精神状态改变或头痛吗？近期是否有酒精、可卡因、甲基苯丙胺或其他药品中毒吗？是严重的创伤造成的吗？患者有糖尿病，HIV或AIDS，或肾功能衰竭吗？

◎ 体格检查和神经系统检查

生理和神经系统检查应关注以下特

征：颅骨变形或外伤体征（提示新旧创伤）；头围异常（小头畸形或巨头畸形）；先天性畸形（表明染色体缺陷）；胎记或皮肤症状（潜在神经皮肤障碍或慢性乙醇中毒的体征）；按照大小、力量、反射，或张力，肢体的非对称性。

◎ 诊断检查

病史或检查上的局灶性特点提示 CNS 结构异常，并指导临床医生寻求头颅 CT 或 MRI 早期脑部影像学。任何发热、精神状态改变或头痛的病史都会促使紧急行腰椎穿刺检查以寻找潜在的 CNS 感染。应常规进行血清钠、葡萄糖、血尿素氮和肌酐、全血计数、血液乙醇水平等血液检查，以及尿液毒品筛查。

A. 脑电图

这项检查是癫痫发作与癫痫综合征诊断和分类的重要工具（见第 1 章）。发作间期（癫痫发作之间）的表现，如局灶性变慢或癫痫样放电，和发作期（在癫痫发作时）的表现都可用于癫痫发作和癫痫的分类。EEG 也是一种重要的诊断工具。如果考虑诊断癫痫发作或癫痫，EEG 上的癫痫样电位可以帮助确认诊断。然而，正常的 EEG 并不排除癫痫和癫痫发作的可能性。如果诊断有疑问，用 EEG 记录到癫痫发作仍然是诊断的金标准。偶尔，在局灶性癫痫发作时，脑电图可能正常，因为与异常电活动有关的电活动方向和（或）脑容量不能很好地被头皮记录反映出来。

B. 结构学成像

MRI 是目前潜在的癫痫患者首选的结构学成像方法。它在揭示脑肿瘤、血管畸形、卒中、内侧颞叶硬化和发育异常方面高度灵敏，这些都是癫痫发作和癫痫的常见原因。但是，在显示某些异常方面，特定的序列优于其他序列；例如，内侧颞叶硬化最好使用冠状位 T2 和液体衰减反转恢复（FLAIR）序列，而梯度回波（GRE）图像在确定先前的出血及如果是血管畸形判断含铁血黄素沉积范围是必要的。

C. 功能学成像

发作间期 PET（在癫痫发作期间扫描）使用放射性标记的葡萄糖来研究大脑不同区域的代谢功能。在癫痫领域，代谢降低的局灶性区域可能在阐明患者癫痫发作时责任半球和脑叶上是重要的，即使结构学影像上正常。

发作期 SPECT（在癫痫发作过程中扫描）是使用放射性同位素在首次通过大脑时就与之结合的一种成像过程。其在癫痫评估中的作用是基于这样的假设：癫痫发作时血流量增加的区域对应于癫痫发作的责任脑区。发作期的 SPECT 和发作间期的 PET 主要用于评估手术切除患者的评估，尤其是如果结构学成像正常。

D. 其他检查

根据患者的临床病史、神经系统状态和体格检查，进一步地检查可能是必要的，包括咨询遗传学家进行染色体核型分析（如脆性 ×、唐氏综合征），或特定的基因测试（如某些进行性肌阵挛癫痫、神经纤维瘤病），代谢血清、尿、脑脊液检查（如发现葡萄糖转运或氨基酸或有机酸代谢异常）。全面地调查超出了本章的范围。

鉴别诊断

由于癫痫发作是阵发性的，通常导致患者意识或知觉丧失，而且很少会被检查医生目睹，因此诊断须依靠第三方的观察和对事件进行描述的能力，否则其他阵发性事件和发作可能很容易被混淆或误认为是癫痫发作。相反，如果患者出现无法解释的阵发性事件，应考虑癫痫的诊断。一般来说，癫痫与其他事件的区别在于一次发作与下一次发作相比临床表现非常相似。

◎ 晕厥

最常见的诊断错误是误将晕厥当成癫

痫发作，经典的“适合”与“微弱”的两难选择。晕厥是一种短暂的脑供血减少，导致意识丧失。为了鉴别晕厥与癫痫发作，应提出以下问题：

1. 什么带来你的发作？癫痫发作通常无诱发因素，突然发生，尽管患者可能描述在某些时期［夜间易发，与月经期（月经周期）有关，有时是因精神压力］增加，而晕厥往往与体位变化、用力及某些环境或外部因素（室内高温、疼痛、脱水，或疼痛预期）有关。

2. 在你发作时，感觉怎么样？癫痫发作患者可能会报告一个先兆（经验性警告，再次强调，这应该是刻板的）或者他们可能报告对事件完全无记忆。血管迷走性或直立性晕厥患者常感到头晕、出汗、心悸和视物变灰。

3. 你的发作是什么样子？癫痫发作，目击者可能描述患者肢体抖动，咀嚼或手部自动症，或无反应地凝视。晕厥时，患者常出现苍白和出汗，偶尔可出现一些迅速的、不规则的抽搐运动，或甚至是全身痉挛运动（所谓惊厥性晕厥）。

4. 发作能持续多久？癫痫发作一般持续 30 秒至 2 分钟，随后往往会出现一段较长时间的神志不清或睡眠。晕厥持续时间则更短，为 10 ~ 30 秒，迅速回到正常精神状态。

◎ 短暂性脑缺血发作

短暂性脑缺血发作（transient ischemic attack, TIA）是大脑某个区域短暂的灌注减少，导致局灶性、阵发性神经功能障碍。TIA 与癫痫发作的主要区别是阳性与阴性表现、意识模糊和事件的数量。

1. 阳性与阴性表现　TIA 与阴性表现（麻木、无力、部分视野缺损）有关，而癫痫发作则与阳性表现（麻刺感、抖动、部分视野中闪光或彩色、幻觉）有关。

2. 意识模糊　大多数 TIA，不应有任何意识丧失或模糊。

3. 事件的数量　大多数 TIA 的潜在病因是血管局灶性狭窄或释放的栓子进入到远端血管。对一名患者长期病史存在多次、反复、刻板事件，但脑 MRI 扫描没有证据显示脑梗死，这将是非常不寻常的。

◎ 偏头痛

区别偏头痛与癫痫发作最可靠和最显著的特征是时间过程。偏头痛的先兆往往持续几分钟而不是几秒，而经验性现象和神经功能障碍进展缓慢（在数十分钟内建立起来）。

◎ 精神源性非癫痫性发作

精神源性非癫痫性发作很容易被误认为是癫痫性发作，但与脑电活动中的任何变化无关。这些发作非常难与癫痫发作区分开来。诊断的金标准仍然是同时进行视频和 EEG 监测。病因尚不清楚，但被认为是一种转化障碍，在妇女和遭受身体或性虐待的个体中发病率较高。预后多变，尽管潜在的精神疾病诊断史通常与预后较差相关。

◎ 其他诊断

在儿童中，各种各样的发作往往被误认为是癫痫发作。最常见的包括屏气呼吸发作（2 ~ 4 岁儿童继发一些疼痛刺激的啼哭行为事件，然后屏住呼吸，导致短暂的意识丧失），胃食管反流（也称为 Sandifer 综合征，由于不适，孩子反复阵发性背拱起），抽动，或其他运动障碍。异态睡眠（如周期性肢体运动、快速眼动睡眠障碍）在鉴别诊断中也罕有被考虑。

治疗

◎ 一般管理

大多数癫痫发作和癫痫的治疗都是对症的，目的是减少癫痫复发。除了可能的脑切除手术外，没有一种有效的治疗方法被证明能改变疾病的自然病程。

A. 急性癫痫发作

对于因中毒或代谢原因引起的急性症状性癫痫发作，治疗包括避免急性诱因或使代谢紊乱正常。对于由颅内病变引起的急性症状性癫痫发作，切除病变可能会阻止癫痫发作，但并非总是如此，即使是在无进展的病变中。胶质增生或相邻组织中突触连接的变化可能形成新的致痫灶，从而导致连续癫痫发生。

B. 无诱因癫痫发作和癫痫

对无缘无故癫痫发作和癫痫的基本治疗仍然是药物。1993—2009 年，美国批准了 12 种新的抗惊厥药物；尽管有了更多可选择的药物，但药物难治性癫痫患者的比例并没有明确改变。新老抗惊厥药之间几乎没有头对头的比较。常用的、较老的药物包括卡马西平、乙琥胺、苯巴比妥、苯妥英和丙戊酸。新的药物列于此，表格中，按在美国上市的顺序：非氨酯、加巴喷丁、拉莫三嗪、托吡酯、替加滨、左乙拉西坦、奥卡西平、佐尼沙米、普瑞巴林、拉考沙胺、卢非酰胺和氨己烯酸。总的来说，治疗的目标是减少癫痫发作的频率和严重程度，并将副作用降到最低。选择一种特定的抗惊厥药物仍然基于癫痫综合征（表 7-4 和表 7-5）。目前，一般认为较新

表 7-4　基于癫痫类型抗惊厥药的疗效

	疗效			
药物	**强直 – 阵挛**	**部分性**	**失神**	**肌阵挛**
老药				
卡马西平[a]	是	是	可能加重	可能加重
氯硝西泮	是	是	是	是
氯巴占[c]	是	是	可能	是
乙琥胺[a]	否	否	是	有时
苯巴比妥[a]	是	有时	否	有时
苯妥英[a]	是	是	可能加重	可能加重
扑痫酮[a]	是	是	否	有时
丙戊酸[a]	是	是	是	是
新药				
非氨酯[a]	是	是	是	是
加巴喷丁	可能不	是	可能加重	可能加重
拉莫三嗪[b, c]	是	是	是	可能加重
托吡酯[a, c]	是	是	是	是
左乙拉西坦	是	是	是	是
奥卡西平[a]	是	是	可能加重	可能加重
唑尼沙胺	是	是	是	是
普瑞巴林	不清楚	是	不清楚	不清楚
卢非酰胺[c]	是	不清楚	是	是
拉科酰胺	是	是	不清楚	不清楚
氨己烯酸[d]	是	是	不清楚	不清楚
艾司利卡西平	是	是	不清楚	不清楚
吡仑帕奈	是	是	不清楚	不清楚

[a] 食品药品监督管理局（FDA）同意单药治疗；

[b] FDA 同意从另外的制剂转为单药治疗；

[c] FDA 同意作为 Lennox-Gastaut 综合征的添加治疗；

[d] 仅允许通过特殊限制的分布程序，FDA 同意婴儿痉挛症添加治疗

表 7-5　抗惊厥药特征

	每日常规口服次数[a]	蛋白结合率（%）	与剂量无关的副作用	其他 FDA 批准的适应证
老药				
卡马西平	2 ~ 3	60	皮疹，低钠血症，骨髓抑制，肝脏毒性	双向障碍，三叉神经痛
氯巴占	1	80	嗜睡，认知受损	
氯硝西泮	2	50	嗜睡，认知受损	焦虑
乙琥胺	2	小	皮疹，胃肠道症状，骨髓抑制	—
苯巴比妥	1	40 ~ 60	嗜睡，认知受损，胎儿畸形	—
苯妥英	1 ~ 2	90	牙龈增生，毛发增生，肝脏毒性，皮疹，骨质疏松	—
扑米酮	1 ~ 2	小	嗜睡，认知受损，胎儿畸形	—
丙戊酸	1 ~ 3	80 ~ 90	肝脏毒性，体重增加，血脂异常，不排卵，脱发，胎儿畸形	双向情感障碍，偏头痛
新药				
非氨酯	2	25	再生障碍性贫血，肝脏毒性，厌食症	—
加巴喷丁	3 ~ 4	无	体重增加，镇静	疱疹后神经痛
拉莫三嗪	1 ~ 2	55	皮疹，失眠	双向障碍Ⅱ型中的抑郁
托吡酯	2	9 ~ 17	认知受损，厌食，肾结石，胎儿畸形	偏头痛
左乙拉西坦	2	无	易激惹，失眠	—
奥卡西平	2	25	低钠血症	—
唑尼沙胺	1	40	易激惹，厌食，肾结石，不宁腿	—
普瑞巴林	2	无	体重增加，镇静	焦虑，神经病理性疼痛，糖尿病
卢非酰胺	2	35	心电图上 QT 间期缩短	
拉考沙胺	2	< 15	无症状性一度房室传导阻滞	
氨己烯酸	2	无	永久性视野障碍	
艾司利卡西平	1	< 40	皮疹	
吡仑帕奈	1	95	易激惹	

[a] 在小于 12 岁儿童中剂量更常见

的抗惊厥药物耐受性较好，副作用较少，但成本差别很大。尽管分子生物学取得进步，个体治疗选择方法时仍有不理性、不科学，尝试和错误仍然是一贯做法。

◎ 常见的治疗错误和缺陷

A. 药物 – 药物相互作用

许多抗惊厥药物在肝脏中代谢，影响细胞色素 P-450 酶的代谢。丙戊酸抑制细胞色素 P-450，可引起拉莫三嗪、苯妥英钠、卡马西平、唑尼沙胺和奥卡西平含量增加。丙戊酸可导致接受华法林治疗的患者凝血酶原时间飙升，而卡马西平和苯妥英钠可引起华法林疗效下降。红霉素因导致卡马西平药物浓度升高容易中毒而臭名昭著。一些抗惊厥药物在住院患者中选择使用，因为它们没有显示存在药物 – 药物相互作用，如左乙拉西坦和拉考沙胺。

B. 治疗根据血清水平而非患者

虽然已确定较老的药物（如丙戊酸、卡马西平和苯妥英钠）的有效血药浓度，但对耐受性、毒性和有效性，存在很大程度的个体差异。有些个体需要 130μg/ml 的丙戊酸水平才能控制癫痫发作；而另一些病例中，90μg/ml 就可出现中毒症状。药物浓度只是一个指导，在监测依从性方面最有用。对于许多较新的抗惊厥药，在血清水平与疗效或毒性之间尚未建立起有意义的临床联系。控制癫痫发作和剂量相关的神经毒性（共济失调、复视、眩晕、嗜睡）应是抗惊厥药滴定的主要终点。一般来说，由于单药治疗可降低不良事件的风险，因此，一种药物高剂量的治疗方案优于两种药物低剂量的治疗方案。

C. 高蛋白结合率药物的非结合水平

苯妥英钠和丙戊酸是高蛋白结合率药物，这些药物的活性部分是非结合成分。在低蛋白血症和肾功能衰竭的情况下，非结合形式与结合形式的比例变得难以预测，较低的总血清水平就可发现中毒。同时，重要的是，当个体同时服用苯妥英钠和丙戊酸时，丙戊酸取代苯妥英钠蛋白结合，使药物产生较高比例的活性形式。

D. 苯妥英钠的零级药代动力学

苯妥英钠具有独特的非线性药代动力学特征（图 7-6）。在较高的口服剂量下，该药物的血清水平可急剧增加，导致中毒。因此，当在常规剂量（在大多数各种身高的成年人＜ 300mg/d）或血清治疗范围（10 ～ 20μg/ml）患者中增加苯妥英钠剂量时，临床医生应少量增加（如 30mg 或 50mg）。

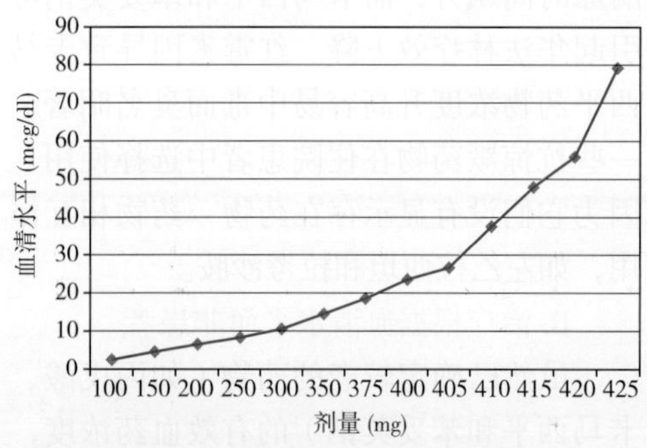

图 7-6　苯妥英的零级药代动力学

E. 患者不依从或依从变异性

众所周知，患者对慢性药物的依从性与每日所需药物的数量成反比。每天一次的药物或最多一天两次的配方可取得最大的依从性。

◎ 全面性惊厥持续状态的治疗

传统意义上，全面性惊厥持续状态（generalized convulsive status epilepticus, GCSE）被定义为 30 分钟的连续发作或 30 分钟内两次发作，且期间意识未恢复。然而，任何惊厥发作超过 5 ～ 10 分钟或任何评估时均存在的发作应被视为癫痫持续状态。

GCSE 需要立即治疗和评估，并同时进行（表 7-6）。大量证据表明，越早开始治疗，效果越好。静脉注射劳拉西泮（4mg 或 0.1mg/kg）是住院患者的一线治疗。最近的多中心随机临床试验表明，肌内注射咪达唑仑（10mg）对院前的癫痫持续状态安全、有效。二线治疗一般被认为是静脉注射磷苯妥英（20mg/kg）。如果这些药物不能终止发作，那么被认为是耐药性癫痫持续状态。需要持续静脉给予镇静药，此时，必须给予患者气管插管与机械通气。

许多医生推荐使用磷苯妥英，即使最初的癫痫持续状态已经终止，因为劳拉西泮的有效期只持续 4 ～ 24 小时，这可能会增加患者癫痫复发的风险。那些对一线和二线治疗没有反应的难治疗性癫痫持续状态，大多数癫痫专家现在提倡连续静脉给予镇静药积极治疗，而非静脉丙戊酸或静脉苯巴比妥治疗，用连续 EEG 来监测爆发性发作。如果需要静脉戊巴比妥，则需要持续 EEG 监测以确定剂量是否充足（戊巴比妥滴定至 EEG 上爆发抑制），可以迅速转运患者到四级诊疗中心治疗。

◎ 癫痫的神经外科治疗

如果患者接受了两种或两种以上传统

表 7-6 全面性惊厥持续状态治疗方案

时间	行动
0 ~ 5 分钟	诊断；吸氧；维持呼吸道通畅、呼吸、循环、严密生命体征监测；开放静脉通路； 开始 EEG 监测；抽血行 CBC、钠、血糖、镁、钙、硫酸盐、LFT、抗癫痫药物浓度、ABG 和毒物筛查。IV 给予维生素 B_1 100mg，IV 给予 50% 葡萄糖 50ml
6 ~ 10 分钟	在 2 分钟以上时间，IV 给予 4mg 劳拉西泮。如果癫痫持续，在 5 ~ 10 分钟重复。如果患者还未插管，考虑快速流程气管内插管
10 ~ 20 分钟	IV 给予磷苯妥英，20PE/kg, < 150PE/min，行血压和 ECG 监测
20 ~ 60 分钟	如果癫痫持续，给予以下措施之一（除丙戊酸外，所有药物都必须插管）： · 持续 IV(cIV)咪达唑仑——负荷量 0.2mg/kg; 每 5 分钟重复推注 0.2 ~ 0.4mg/kg 直到癫痫停止，到最大的总负荷剂量为 2mg/kg。最初 cIV 速度为 0.1mg/（kg · h）；cIV 剂量范围 0.05 ~ 2mg/（kg · h）。如果癫痫持续，戊巴比妥 · cIV 丙泊酚——负荷量 1mg/kg；每 3 ~ 5 分钟重复推注 1 ~ 2mg/kg 直至癫痫发作停止，到最大的总负荷剂量为 10mg/kg。最初 cIV 速度是 2mg/(kg · h); cIV 剂量范围为 1 ~ 15mg/(kg · h)。如果癫痫持续，戊巴比妥 · IV 丙戊酸盐——约 10 分钟给予 40mg/kg。如果癫痫持续，5 分钟以上给予 20mg/kg。如果癫痫持续，开始 cIV 咪达唑仑或丙泊酚 · IV 苯巴比妥——以 50 ~ 100mg/min 速度静脉给予 20mg/kg。如果癫痫持续，开始 cIV 咪达唑仑、丙泊酚或戊巴比妥
>60 分钟	· 给予 cIV 戊巴比妥——负荷量 5 ~ 10mg/kg 在 50mg/min 以上。重复推注 5mg/kg 直至癫痫发作停止，最初 cIV 速度是 1mg/（kg · h）；cIV 剂量范围为 0.5 ~ 10mg/（kg · h）。传统上，滴定到 EEG 爆发抑制 如果患者不能迅速清醒或要 cIV 给药治疗，需尽快开始 EEG 监测

ABG= 动脉血气；CBC= 全血细胞计数；IV= 静脉；LFT= 肝脏功能检查

的抗惊厥药物并达到中毒水平，仍持续存在频繁、致残性癫痫发作，就应考虑行癫痫手术。对那些在 MRI 扫描上显示非优势侧（非语言侧）半球颞叶内侧硬化，与发作期和发作间期 EEG 数据一致，证据表明对侧半球能够支撑记忆的患者，手术切除后癫痫缓解率可能高达 80% ~ 90%，并且致残风险低。对许多药物难治性颞叶癫痫患者而言，I 类证据现在支持手术切除（作为最佳药物治疗的反面）。一般来说，良好的手术候选人有一个单一的致痫灶，颞叶癫痫，MRI 扫描上病灶明确，并与 EEG 数据一致。

◎ 迷走神经刺激器

迷走神经刺激器开发于 20 世纪 80 年代末，至 1997 年起可作为难治性癫痫的添加治疗。规律脉冲刺激器需要行外科手术放置在左侧胸部区域，并在左侧迷走神经周围缠绕电线。原理可能为间歇性刺激迷走神经的传入纤维会导致皮质电活动去同步化，从而降低癫痫发作的频率和严重程度。虽然迷走神经刺激器从未使个体癫痫发作消失，但似乎与添加另一种抗惊厥药一样有效且副作用不同及可能有更少的副作用（声音嘶哑、间歇性咳嗽）。需要考虑使用迷走神经刺激器治疗的药物难治性候选者包括 Lennox-Gastaut 综合征患者和那些不只一个癫痫灶的患者。

◎ 反应性脑神经刺激器

这种闭环植入式的大脑装置可以长期记录皮质电图，监测癫痫发作，对癫痫灶直接提供脑刺激。美国 FDA 于 2013 年批准了反应性脑神经刺激系统，当药物难治性局灶性癫痫不能行相应的脑部手术时，它可以作为备选方案。

◎ 生酮饮食

自 20 世纪 20 年代以来，生酮饮食就被用于治疗癫痫。在 20 世纪 90 年代中期用新型抗惊厥药物治疗癫痫效果不佳后，生酮饮食被重新重视。实践中，需要严格计算卡路里需求，脂肪、蛋白质和碳水化合物的比例。一般推荐给年龄 1 ~ 15 岁，多灶性或全面性癫痫综合征，而且对抗惊厥药物没有反应的儿童。典型的一餐包括 28g 火腿，23g 苹果酱，30g 高脂浓奶油和 30g 黄油。作用机制和长期效果不明。约 1/3 的患者不再发作癫痫，另外 1/3 的患者癫痫发作频率明显降低。

◎ 特殊情形

A. 围术期（幕上颅骨切除术）

在接受开颅手术的患者中，约 5% 的人在围术期（前两周）发作癫痫。手术的种类增加了。这一时期与癫痫发作风险增加有关的手术类型包括动脉瘤（破裂伴蛛网膜下腔出血或未破裂，但在手术中须明显皮质切除）、脑膜瘤、胶质瘤、动静脉畸形、需要清除的脑出血和感染（硬膜下积脓、脑脓肿）。

围术期癫痫发作风险最高的患者，可在手术后 2 周内预防性使用苯妥英或磷苯妥英治疗。一个标准的治疗方案包括使磷苯妥英血清达负荷量［每公斤体重 15 ~ 20 个苯妥英当量（phenytoin equivalents, PE）］15 ~ 20PE/kg，继之每日口服 5PE/（kg · d），维持血清水平在 10-20mcg/ml。

B. 颅脑外伤

重型颅脑外伤（定义为颅内出血、凹陷性颅骨骨折、穿通性头部外伤和精神状态改变或昏迷 24 小时或以上）患者在受伤后即刻发作癫痫的风险增加。一般建议这些患者在头部外伤后的头 7 天接受预防性抗惊厥药物治疗，遵循幕上开颅手术后围术期患者的方案（在前面内容中描述过）。不推荐长期使用抗厥药物治疗，实际上可能会阻碍康复。

发生外伤时或轻至中度头部外伤后第一周的癫痫发作，并不预示未来会无诱因癫痫发作；然而，严重头部外伤是癫痫的一个危险因素，严重头部外伤患者发生癫痫的风险是一般人的 15 ~ 30 倍。

C. 老年人癫痫发作

老年人癫痫治疗充满潜在风险。对于 55 岁及以上人群，抗惊厥药物的药代动力学知之甚少。此外，老年人更易合并其他病情，服用多种药物，肝肾对抗惊厥药物的清除率下降和对不良反应更加敏感。数据还显示抗惊厥药物血清水平在这一人群中更容易波动。

D. 育龄妇女或孕期癫痫

有证据表明一些抗癫痫药物（奥卡西平、苯妥英、卡马西平、扑痫酮、苯巴比妥和托吡酯）可能降低口服避孕药的效果。推荐癫痫妇女服用至少含有 50μg 雌二醇的制剂，并考虑三周期方案（连续 3 个月激素治疗，中途不停药）。

癫痫女性也有更高的生育严重畸形婴儿的风险；大多数风险可归咎于抗惊厥药物。多项前瞻性观察性研究表明，丙戊酸（单独或与其他药物联合）、托吡酯和苯巴比妥与主要的出生缺陷高发率有关。数据还不足以推荐任何一种癫痫药物。还推荐在所有癫痫女性的整个生殖年龄都要补充叶酸（1 ~ 4mg/d）。在怀孕期间，抗惊厥药物依从性是至关重要的，因为全面性惊厥可能导致胎盘血流量暂时性减少和流产风险增加。有证据表明，妊娠期间抗惊厥药物血清总水平和未结合水平可能明显下降，在妊娠中期和晚期可能需要密切监测。拉莫三嗪的血清水平经常在妊娠早期结束时和妊娠中期急剧下降，需要经常调整剂量。通常推荐在孕 18 ～ 20 周时用详细的解剖学超声进行产前检查。

E. 肾功能衰竭

透析期间，一般应在透析后服用抗癫痫药物。如果患者正在服用苯妥英、卡马西平或丙戊酸，则应监测其结合水平和未结合水平。服用左乙拉西坦、加巴喷丁、唑尼沙胺、托吡酯、普瑞巴林、拉科沙胺和氨己烯酸的患者可能需要调整剂量。

F. HIV 和艾滋病

服用高效抗逆转录病毒治疗的患者，维持足够的血清水平对长期生存和预防耐药病毒株而言是非常重要的。因此，最好避免使用诱导肝细胞色素 P-450 酶的药物。

预后

药物难治性癫痫患者猝死的风险是普通人群的 24 倍。癫痫猝死（suddenunexplaineddeathinepilepsy，SUDEP）的原因不明。原因包括心律失常、窒息和呼吸衰竭。据估计，癫痫患者中 2% ～ 17% 的死亡可能是由 SUDEP 引起的。SUDEP 的危险因素包括控制不良的癫痫发作、癫痫早发和全面性强直 – 阵挛癫痫发作史。

Hernández-Díaz S, et al. Comparative safety of antiepileptic drugs during pregnancy. *Neurology* 2012;78(21):16921699. [PMID:22551726] (The only controlled observational pregnancy registry studying rates of fetal teratogenicity of anticonvulsant medications.)

Ryvlin P, et al. Incidence and mechanisms of cardiorespiratory arrests in epilepsy monitoring units (MORTEMUS): A retrospective study. *Lancet Neurol* 2013;12(10):966-977. [PMID:24012372] (Informative paper highlighting potential pathophysiology of sudden unexpected death in epilepsy by examining cases of cardiopulmonary arrest in epilepsy monitoring units worldwide.)

Silbergleit R, et al. Intramuscular versus intravenous therapy for prehospital status epilepticus. *N Engl J Med* 2012;366(7):591-600. [PMID: 22335736] (Important paper demonstrating safety and efficacy of intramuscular midazolam in treating prehospital status epilepticus.)

Wiebe S, et al. A randomized, controlled trial of surgery for temporal-lobe epilepsy. *N Engl J Med* 2001;345:311-318. [PMID:11484687] (Landmark paper definitively demonstrating that surgical treatment is superior to best medical therapy in medically refractory temporal lobe epilepsy.)

梅 苇 译 孟 强 校

头痛和面痛

Mark W. Creen, MD, FAAN
Anna Pace, MD

头痛是一种常见的疾病，超过 90% 的美国人群都曾经历。其中半数曾有严重头痛，25% 可有反复致残性头痛发作，4% 为慢性每日头痛。

头痛可继发于感染、痛敏结构刺激、血管舒张和肌肉收缩（表 8-1）。几乎所有颅内痛敏结构都受三叉神经血管神经元支配，主要是眼支。因此，很多形式的头痛都被描述为眼部或颞部的疼痛。三叉神经血管神经元是双极神经元，其胞体位于三叉神经节，其分支分别投射到脑干三叉神经脊束核尾侧亚核、硬脑膜及其血管。三叉神经脊束核也接受来自上颈段的痛觉纤维传入。上泌涎核是副交感神经核，与三叉神经脊束核有突触连接，这可能与头痛发作时常伴随的鼻塞、流泪等自主神经症状有关。

头痛患者的管理

根据临床症状和神经系统查体通常足以诊断头痛类型。对于大多数原发性头痛综合征进一步地检查并无帮助。存在以下情况的患者合并结构异常的可能性增加：头痛发作频率及严重程度的增加、主观存在的眩晕或共济失调、Valsalva 动作加重疼痛、因头痛导致睡眠觉醒、老年人的新发头痛及癌症或 HIV 感染者的新发头痛。对于头痛相关的结构异常 MRI 比 CT 更灵敏。与卒中相关的头痛中，CT 对脑出血更灵敏。对于少数存在短暂局灶性功能缺损的癫痫患者，可进行脑电图的评估，除此之外，不推荐对头痛患者常规进行脑电图检查。热成像不能提供更多有用信息。

表 8-1　头颅结构的痛觉敏感性

痛觉敏感结构	痛觉不敏感结构
静脉窦及其属支	脑实质
硬脑膜及软脑膜动脉，脑底动脉	脑室室管膜
部分软脑膜	大部分硬脑膜
颈上神经根	蛛网膜
头皮肌肉及腱膜	

原发性头痛综合征

◎ 偏头痛

诊断要点

◎ 无先兆偏头痛（80% 的患者）

至少 5 次发作

头痛发作（未经治疗或治疗无效）持续 4 ~ 72 小时

至少有下列 4 项特征中的 2 项

- 单侧性
- 搏动性
- 中或重度疼痛
- 日常活动会加重头痛或头痛导致日常活动受限

头痛过程中至少伴随下列 1 项
· 恶心和（或）呕吐
· 畏光或畏声
◎ 先兆偏头痛（15% ~ 20% 的患者）
头痛符合无先兆偏头痛的标准
视觉症状，包括阳性表现（如闪光、亮点、亮线）和（或）阴性表现（如视野缺损）
感觉异常，包括阳性表现（如针刺感）和（或）阴性表现（如麻木）
语言功能障碍
◎ 先兆症状逐渐发展的过程≥ 5 分钟，至少持续 1 小时，在先兆症状同时或在先兆发生后 1 小时内出现头痛。

◎ 概述

偏头痛是致残性头痛最重要的病因，也的原因，因其无法进入中枢神经系是因头痛到医院就诊中最常见的原因。虽然偏头痛的病因尚未明确，但具有家族聚集性，可能与基因多态性有关。18% 的女性和 6% 的男性患有偏头痛，但常被误诊为紧张性头痛或窦性头痛，只有 50% 明确诊断为偏头痛。到院就诊的育龄女性中超过 37% 患有偏头痛。偏头痛最敏感的诊断标准是日常活动会加重头痛。

◎ 发病机制

20 世纪 70 年代，所谓的血管学说占主导地位，认为偏头痛的发生与血管收缩功能障碍有关。这种观点促进了强效血管收缩剂的发展，但与目前治疗方法相比，血管收缩剂安全性低、疗效差。

偏头痛患者存在皮质细胞过度兴奋，这可能是偏头痛和抑郁症、躁狂症和焦虑症共病的基础。目前暂无证据表明先兆症状与缺血有关。脑膜血管扩张可导致血管周围神经末梢的敏化和中枢三叉神经血管系统的激活，进而引发疼痛。神经肽的释放可导致脑膜血管的神经源性炎症和三叉神经感觉纤维的进一步活化。神经肽可诱发神经源性炎症反应，如降钙素基因相关肽，针对这些神经肽的靶向药物正在研发中。后续的疼痛、炎症反应及三叉神经元的敏化，伴有中央导水管周围灰质区胶质细胞的敏化，是相对独立的过程，在这个过程中脑干头侧区域可能起重要作用。当这些中枢结构敏化时，无需外周刺激也可激活，产生疼痛错觉。这也是曲坦类药物在此阶段无效的原因，因其无法进入中枢神经系统。

偏头痛与基因密切相关，8% 偏头痛患者的一级亲属有偏头痛病史，同卵双胞胎发生偏头痛的概率是异卵双胞胎的两倍。目前仅有三个基因与偏头痛明确相关，都与较少见的家族性偏瘫型偏头痛有关。

◎ 预防

虽然偏头痛可能与基因有关，但调整患者的行为习惯可改变头痛发作的频率和严重程度。即使在周末和假期，也应保持规律睡眠，因为睡眠过多或过少都会增加头痛发作的可能性。所谓的抗偏头痛饮食偶尔有用，但如果不能严格遵守饮食要求，记录饮食日记可能有所帮助。保证充分饮水，避免任何已知的诱发因素。应指导患者避免错误膳食并尽量减少咖啡因的摄入量，且在整个星期保持摄入量基本一致。应控制压力，正确评估和治疗抑郁症、躁狂症、社交恐惧症和焦虑症等精神疾病。

◎ 临床表现

A. 症状和体征

偏头痛发作也可为双侧、非搏动性疼痛。仅凭发作严重程度并不能诊断偏头痛。颈部疼痛也可见于偏头痛，通常是单侧的，容易被误诊为紧张型头痛。偏头痛常伴随流泪和鼻塞症状，这与颅内副交感神经的激活有关。这些伴随症状常导致偏头痛误诊为窦性头痛或三叉神经自主神经性头痛。

大多数偏头痛患者表现为无先兆偏头痛（曾称为普通偏头痛）。无先兆偏头痛的发作频率和致残程度高于有先兆偏头痛。除先兆偏头痛和无先兆偏头痛外，还有几种变异类型（表 8-2）。

表 8-2　其他类型的偏头痛

偏头痛变异类型	症状
无头痛	典型先兆不伴头痛
基底型偏头痛	有构音障碍、复视，伴有双侧感觉减退的意识障碍
儿童周期性综合征	阵发性眩晕、腹型偏头痛和周期性呕吐
慢性偏头痛	在无药物过量的情况下，无先兆偏头痛每月发作至少 15 天，持续至少 2 个月
偏瘫型偏头痛	家族性，散发，先兆为完全可逆的偏瘫
视网膜型偏头痛	头痛伴随反复发作的单眼视觉障碍，包括闪光、暗点或黑矇
偏头痛持续状态	逐渐减轻的偏头痛发作持续时间超过 72 小时
前庭性偏头痛	典型头痛伴眩晕

首次以反复发作的致残性头痛为主诉就诊的患者中，偏头痛占 94%。紧张型头痛是最常见的头痛类型，但很少致残，患者常自行治疗。有致残性头痛的紧张型头痛患者，常合并有偏头痛；对于此类“紧张型头痛”，最好理解为偏头痛中的一种，并按其他形式的偏头痛进行治疗。

B. 辅助检查

神经系统检查正常、周期性发作模式固定且符合偏头痛诊断标准的患者很少能从额外的检查中获益。

◎ 鉴别诊断

“偏头痛”是一种生理状态，偏头痛患者可能会发生其他疾病（如感染、肿瘤），导致既往头痛的形式和频率发生改变。因此，如果发作形式不符合偏头痛的诊断标准，神经系统检查存在异常，或既往头痛综合征的发作频率和形式明显改变，则须行进一步检查。

◎ 并发症

部分偏头痛患者的发作频率和严重程度会逐渐增加。许多慢性偏头痛是由于药物过量使用所致。对普通偏头痛患者进行有创性治疗和预防性治疗是否会改变疾病的自然史，还有待观察。

◎ 治疗

A. 急性发作

偏头痛急性发作的治疗目标是完全终止头痛及其相关的光、声敏感和恶心症状，而不造成额外的功能障碍。最好避免镇静，从而使患者恢复正常生活状态。治疗的基本原则是早期干预。偏头痛患者的“假警报”相对少见，应指导偏头痛患者尽早识别头痛发作并积极治疗。延迟治疗常会导致疗效下降和反复给药。

1. 非甾体类抗炎药（nonsteroidal anti-inflammatory drug, NSAID）　在发作早期足量使用 NSAID 通常是有效的。NSAID 不是镇静药，也不会加重恶心症状。恶心所致的胃动力降低会使偏头痛治疗复杂化。口服药物也可能吸收不完全。此外，胃肠道出血、肝病和心血管疾病风险的增加，限制了 NSAID 的频繁使用。NSAID 的频繁使用也与心血管和脑血管疾病的风险增加有关。

2. 曲坦类药物　对于正在经历致残性发作的大多数偏头痛患者，曲坦类药物是首选治疗。曲坦类药物有多种剂型，其有效性和使用方法各不相同（表 8-3）。鼻腔喷剂（舒马普坦和佐米曲普坦）或注射剂（舒马普坦）在恶心和头痛急性发作时是优选，但胃潴留可能延缓药物吸收。与常规片剂相比，口腔崩解片（不是舌下含服片）无明显优势，但使用更方便，可用于早期干预。半衰期更长的曲坦类药物（那

表 8-3 常用的曲坦类药物

药名	半衰期	代谢途径	常用剂型
阿莫曲坦	3 小时	肝药酶 CYP3A4，肾脏，MAO	口服片剂 6.25，12.5mg
依来曲普坦	4 小时	肝药酶 CYP3A4	口服片剂 40mg
夫罗曲坦[a]	26 小时	肝药酶 CYP1A2	口服片剂 2.5mg
那拉曲坦[a]	6 小时	肾脏，肝药酶 P450	口服片剂 1，2.5mg
利扎曲普坦	2 小时	肾脏，MAO，肝脏	口服片剂 5，10mg；口腔崩解片 5，10mg
舒马普坦[b]	2 小时	肝脏，MAO，肾脏	口服片剂 25，50,100mg；鼻腔喷剂 20mg；静脉制剂 4 ~ 6mg
佐米曲普坦[a, b]	3 小时	肝药酶 CYP-450，MAO	口服片剂 2.5，5mg；口腔崩解片 2.5，5mg；鼻腔喷剂 5mg

CYP= 细胞色素酶；MAO= 单胺氧化酶。

[a] 此类药物对月经性偏头痛有效。

[b] 此类药物对儿童偏头痛有效。

拉曲坦和弗罗曲坦）终止偏头痛似乎不如其他药物有效，通常以“标签外”的形式用于短期预防可预测形式的偏头痛。

复发是指头痛缓解后 24 小时内再次出现头痛发作。许多研究表明曲坦类药物治疗复发风险高。较长的半衰期并不能确保更长的作用持续时间和更低的头痛复发风险。对于复发的患者，早期联用高剂量曲坦类药物和 NSAID 有助于减少复发。需要注意的是，如果头痛发作早期出现呕吐，会影响口服药物的吸收。如果头痛发作晚期出现呕吐，使用曲坦类药物通常是安全的，有助于缓解恶心、呕吐、畏光和畏声的头痛伴随症状。

尽管曲坦类药物实际引发心脏事件的可能性非常低，冠心病仍是曲坦类药物的禁忌证。目前尚无证据表明不同曲坦类药物的安全性存在差异。所谓的曲坦感觉（胸部、颈部的紧绷和压迫感）与心脏缺血无关，这些感觉可能是由食管收缩、肺动脉收缩或胸壁肌肉能量代谢异常引起的。脑血管病也是曲坦类药物的禁忌证。脑缺血事件常伴发头痛，有先兆的偏头痛可能会与脑卒中混淆。

在先兆期使用舒马普坦静脉制剂不会延长先兆，但对后续头痛的治疗效果欠佳。这种相关性尚未在其他剂型的舒马普坦或其他曲坦类药物中进行评估。但对于存在这种情况的患者，较合适的方案是待头痛发作开始后再进行治疗。此外，先兆后并不总是出现头痛发作。因此，尽管在先兆期进行治疗是安全的，仍建议在头痛发作后再尽早开始治疗。联用曲坦类药物和选择性 5- 羟色胺再摄取抑制剂或选择性去甲肾上腺素再摄取抑制剂应慎重，因为有报道称联合用药可导致血清素综合征，表现为体温过高、精神错乱、肌肉僵硬和出汗。然而，完整规范地记录这种情况的病例非常罕见。

3. 麦角类药物　麦角类药物对于偏头痛的疗效不及曲坦类药物。酒石酸麦角胺是一种强效的动脉收缩剂；双氢麦角胺（dihydroergotamine, DHE）收缩动脉作用较弱，但收缩静脉作用较强。与曲坦类药物相似，麦角类药物具有 5-HT_1 受体亲和力，但对其他受体也具有亲和力，且作用于其他受体主要产生的是副作用而非治疗作用。与曲坦类药物相比，它们对 5-HT_2 受体（参与冠状动脉收缩的主要受体）的高亲和力可能更容易引起冠状动脉缺血。麦角胺酒石酸盐已很少使用，但 DHE 仍是偏头痛治疗的有效药物，特别适用于偏头痛持续状态（参见后续内容）、顽固性头痛及药物相关性头痛的住院患者。DHE 可作为鼻腔喷雾剂使用，但 DHE 静脉使用并与止吐药联合给药时效果最佳（表 8-4）。

曲坦类药物和麦角类药物不能同时使用或在 24 小时内相继使用。

4. 抗精神病药物　甲氧氯普胺和丙氯拉嗪常用于治疗与偏头痛相关的恶心症状，在急性发作时使用也具有抗偏头痛的效果，与 NSAID 和曲坦类药物具有协同作用。

5. 镇痛药　含有布他比妥的镇痛药在不过量使用时通常可以达到治疗效果。尽管作用持续时间短，但布他比妥的半衰期较长，即使正常使用也会导致巴比妥的蓄积。在此类药物使用过程中容易出现复发或药物过量性头痛，长时间使用可能出现抑郁。也有报道显示突然停药后会出现惊厥发作。

6. 阿片类镇痛药　阿片类镇痛药的效果欠佳。头痛是通过三叉神经血管系统介导的，其阿片类受体相对缺乏。此外，偏头痛与神经源性炎症有关，而阿片类药物能促进炎症反应（使用后常出现瘙痒）。从大脑皮质中清除谷氨酸（一种参与偏头痛发病机制的兴奋性氨基酸）的过程可被阿片类药物阻断。阿片类药物还会导致头痛复发，增加药物过量使用的风险。因此，在处方使用阿片类药物治疗头痛和面部疼痛时，必须在权衡利弊后谨慎使用。

7. 皮质类固醇　皮质类固醇可用于发作持续时间长的偏头痛患者，可减少头痛复发，但无法即刻镇痛，且副作用较多，不适合频繁给药。皮质类固醇也可用于偏头痛持续状态。

B. 偏头痛持续状态

偏头痛持续发作（持续状态）比早期发作更难控制。如果头痛不能缓解，神经源性炎症和二级、三级三叉神经元的敏化会导致皮肤异常疼痛的发生，这是病情进展的标志。这类患者常主诉梳头是痛苦的，佩戴眼镜、首饰和穿衣服会感到不适。用于头痛急性发作的药物，延迟使用时往往只能缓解三叉神经分布区域的搏动性疼痛，而不是全头部疼痛。静脉注射皮质类固醇（如地塞米松）、丙戊酸、酮咯酸氨丁三醇、镁、双氢麦角胺或抗精神病药物（如丙氯拉嗪或甲氧氯普胺）可能对偏头痛持续状态有较好的治疗效果（表 8-4）。

C. 预防性治疗

有证据表明，偏头痛发作可导致大脑结构改变，这可能与某些患者的病情进展有关。因此，在头痛频繁发作的情况下应考虑进行预防性治疗，但启动预防性治疗的确切发作频率仍存在争议。如果每月发作次数超过 6 ~ 8 次，几乎都需要使用预防性药物治疗（表 8-5）。然而，头痛发作频率并不是唯一决定因素。有些偏头痛很少发作，但急性期药物治疗效果欠佳，在这种情况下，预防性治疗不仅可以降低头痛发作频率，而且可以增加对急性期治疗药物的敏感性。过量使用急性期治疗药

表 8-4　用于治疗严重偏头痛发作或偏头痛持续状态的静脉制剂

药物	使用剂量
地塞米松	10mg，与镇痛药、丙氯拉嗪、丙戊酸、双氢麦角胺或皮下注射舒马普坦联用，以降低偏头痛持续状态下头痛复发的风险
双氢麦角胺	1mg 加入生理盐水，使用时间＞ 5 分钟，与静脉止吐剂联用
酮咯酸氨丁三醇	30 ~ 60mg
丙氯拉嗪	10 ~ 30mg 加入生理盐水，使用时间＞ 60 分钟
甲氧氯普胺	10mg 加入生理盐水，使用时间＞ 60 分钟
硫酸镁	1000 ~ 2000mg 加入 50ml 生理盐水，使用时间＞ 10 分钟
丙戊酸	1000mg 加入 50ml 生理盐水，使用时间＞ 5 分钟
左乙拉西坦	1000mg 加入 50ml 生理盐水，使用时间＞ 5 分钟

表 8-5 偏头痛常用的预防性治疗药物

药物	剂型（mg）	常用剂量（mg）	常见不良反应
普萘洛尔	10,20,40,60,80,90；缓释剂型：60,80,120,160	40 ~ 320	疲劳、失眠、心动过缓、头晕、阳痿、哮喘
阿米替林	10,25,50,75,100	10 ~ 175, 根据血药浓度决定最大剂量	镇静、口干、食欲增加、心脏传导异常
维拉帕米	40,80,120；缓释剂型：120,180,240	120 ~ 480	便秘、恶心、液体潴留、头晕、低血压
丙戊酸	125,250,500	500 ~ 2000	恶心、震颤、脱发、食欲增加（体重增加）、血小板减少
托吡酯	25,100	75 ~ 200	感觉异常、找词困难、体重减轻、肾结石、急性闭角型青光眼
坎地沙坦	4,8,16,32	8 ~ 16	低血压，头晕
蜂斗菜属	25,50	50 ~ 125	胃肠不适，打嗝

物的患者也应进行预防性治疗，并对其进行合理用药的教育。预防性治疗通常只有部分效果，可使约 1/2 的偏头痛患者头痛频率降低 50%。

1. 药物治疗　偏头痛的共病，包括抑郁、双相情感障碍、惊恐发作、焦虑和癫痫，常促使人们选择预防性药物。三环类抗抑郁药是有效的，特别是阿米替林、去甲替林和多塞平，但在产生抗抑郁效果的剂量下患者较难耐受。选择性 5- 羟色胺再摄取抑制剂对偏头痛可能有效，但在缓解头痛发作的同时，也可能诱发头痛，尤其是在刚开始治疗时。评估偏头痛和抑郁共病的患者是否存在躁狂或低躁狂是很重要的。偏头痛患者常合并双相情感障碍，在这些患者中使用抗抑郁药会诱发急性躁狂发作。

β 受体阻滞剂，特别是普萘洛尔、纳多洛尔、美托洛尔、阿替洛尔、噻吗洛尔和奈必洛尔，可以降低偏头痛的发作频率，但可能诱发或加重抑郁，也可能导致心动过缓和晕厥发作。钙通道阻滞剂，特别是维拉帕米，可能有效，但也会诱发头痛。

部分抗癫痫药也可用于偏头痛的预防性治疗，丙戊酸和托吡酯已被美国 FDA 批准。加巴喷丁、唑尼沙胺和左乙拉西坦对预防偏头痛可能有效。

血管紧张素转换酶抑制剂和血管紧张素受体阻滞剂也可能有效，但目前的研究较少。此外，长期使用 NSAID 可能有所帮助，但常被不良反应限制。

A 型肉毒毒素前额和颈部注射已被广泛用于偏头痛的治疗，但最佳剂量、注射次数、注射部位和和注射频率仍须行进一步探讨。最近的研究显示其对慢性偏头痛（每月发作 15 天或更长时间的头痛）是有效的。A 型肉毒毒素已经被美国 FDA 批准用于治疗慢性偏头痛，并且是唯一在 2018 年 5 月之前获得批准的药物。

在 2018 年 5 月，美国 FDA 批准了 erenumab，一种针对 CGRP 受体的单克隆抗体，用于周期性和慢性偏头痛的预防性治疗。初步研究表明，使用 erenumab 能使超过 1/2 的受试者每月头痛天数减少 50% 以上。其使用方法为皮下注射，每月 1 次，研究显示受试者耐受性良好，最常见的副作用为注射部位的轻度反应和便秘。另外两种针对 CGRP 分子的单克隆抗体 galcanezumab 和 fremanezumab 已于 2018 年 9 月获得美国 FDA 批准，而第四种单克隆抗体 eptinezumab 在美国已完成临床试验。此外，A 型肉毒毒素前额和颈部注射已被广泛用于偏头痛的治疗，但最佳剂量、注射次数、注射部位和和注射频率仍需进一步探讨。最近的研究显示其对慢性偏头痛（每月头痛 15 天或更多）有效，已获美国 FDA 批准用于治疗慢性偏头痛，并且是唯一获得批准的药物。

2. 替代和补充疗法　获得一些科学支持的“天然”疗法包括高剂量核黄素、小白菊、辅酶 Q10、镁和蜂斗菜属。放松训练、生物反馈和认知行为疗法可用于治疗偏头痛，可能比单纯的预防性药物治疗获益更多。关于颈部按摩、催眠、咬合调整、经皮神经刺激和针灸治疗偏头痛的文献较少。枕大或枕小神经阻滞、神经刺激也可能有效。

3. 补充雌激素　月经周期中雌激素水平下降可诱发偏头痛，黄体期后期补充雌二醇能延缓雌激素下降，可以预防或延缓偏头痛发作。这种月经相关性偏头痛最好被理解为雌激素戒断性头痛。由于黄体晚期雌激素和黄体酮水平的降低并不相同，月经相关的偏头痛并不是雌激素戒断的准确标志。这也解释了为什么通过补充雌激素来预防月经相关性偏头痛往往会失败。

服用含雌激素的口服避孕药的偏头痛女性患者在使用“无活性片”的时间里常会出现偏头痛发作。在这种情况下，建议每 3 个月中有 2 个月使用含激素的药物替代“无活性片”。

偏头痛常因绝经而改善，但如果在绝经后使用雌激素替代疗法，仍有可能出现偏头痛发作。对于女性偏头痛患者，经皮雌二醇治疗有助于维持雌激素水平，能获得较好的疗效。

D. 偏头痛与妊娠

偏头痛常因妊娠期间雌激素持续升高而缓解，尤其在妊娠中期和晚期，但有月经性偏头痛病史的女性在妊娠期头痛缓解的可能较小。母乳喂养能减少产后期偏头痛复发。对于妊娠期出现偏头痛急性发作的患者，可以安全使用的药物很少。非药物治疗是妊娠期急性偏头痛发作的一线治疗方法，包括冰敷 / 热敷，按摩，放松，生物反馈和神经阻滞。低剂量的对乙酰氨基酚也可使用。如果患者在妊娠中期和晚期持续出现偏头痛急性发作，可谨慎使用部分阿片类药物，过度使用会导致头痛复发和新生儿阿片戒断综合征。甲氧氯普胺在妊娠中期和晚期使用可能是安全的。用于改善恶心症状的丙氯拉嗪在妊娠期使用可能是无害的。妊娠期禁用双氢麦角胺和麦角胺（X 类），妊娠期使用曲坦类药物的安全性尚未进行充分研究（C 类）。镁曾用于预防妊娠期偏头痛，但美国妇产科学院指出，孕妇连续使用较高剂量的镁会导致儿童骨脱矿。然而，偏头痛急性发作时单次静脉使用 1g 或 2g 硫酸镁是有益的。

妊娠期偏头痛的治疗注重缓解症状而不是预防性治疗，但在极少数严重的情况下，如果必须进行预防性治疗，低剂量的 β 受体阻滞剂（如普萘洛尔），或低剂量的阿米替林可能是安全的。女性在怀孕期间首次出现偏头痛发作很罕见，对于孕期首次出现偏头痛的患者，应该注意评估是否存在继发性原因（包括静脉窦血栓形成，出血，子痫，可逆性脑血管收缩综合征）。

◎ 预后

男性和女性的偏头痛患病率均在 40 岁左右达到高峰。随着年龄的增长，患者的偏头痛发作有缓解趋势。部分女性只有在绝经期后才开始出现偏头痛。对于慢性偏头痛的患者，头痛可能不会随着年龄增长而缓解。

Ashina S, Jensen R, Bendtsen L. Pain sensitivity in pericranial and extracranial regions. *Cephalalgia* 2003;23:456-462. [PMID:001280725]

Burstein R, Jakubowski M. Analgesic triptan action in an animal model of intracranial pain: A race against the development of central sensitization. *Ann Neurol* 2004;55:27-36. [PMID:0014705109]

(Reviews a current theory of why early treatment with migraine therapy is more likely to fully terminate an attack and explains the anatomic correlates of head pain as a migraine attack progresses.)

Gillman P. Triptans, serotonin agonists, and serotonin syndrome (serotonin toxicity): A review. *Headache* 2010;50:264-272.[PMID: 19925619]

Headache Classification Committee. The International Classification of Headache Disorders, 2nd edition. *Cephalalgia* 2004;24:1-160. [PMID: 0014979299] (The most recent classification of headache disorders.)

Headache Classification Committee of the International Headache Society (IHS). The International Classification of Headache Disorders, 3rd edition. *Cephalalgia* 2018;38:1-211.

Kruit MC, van Buchem MA, Hofman PA. Migraine as a risk factor for subclinical lesions. *JAMA* 2004;291:427-434. [PMID:0014747499]

Lipton RB, Pan J. Is migraine a progressive brain disease? *JAMA* 2004;291:493-494. [PMID: 0014747508]

Lipton RB, et al. Sumatriptan for the range of headaches in migraine sufferers: Results of the spectrum study. *Headache* 2000;40:783-791. [PMID: 0011135021] (Documents that the various types of head pain experienced by migraineurs are part of the spectrum of a single disorder, often with a single treatment.)

Mathew N. Antiepileptic drugs in migraine prevention. *Headache* 2001;41(Suppl 8):18-25. [PMID: 0011903536]

O'Neal, MA. Headaches complicating pregnancy and the postpartum period. *Pract Neurol* 2017;17(3):191-202.

Silberstein SD. Migraine. *Lancet* 2004;363:381-391. [PMID:15447713]

Tobin J, Flitzman S. Occipital nerve blocks: When and what to inject? *Headache* 2009;49:1521-1533. [PMID: 19674126]

紧张型头痛

诊断要点

- ◎ 平均每月发作＜1天，至少发作10次以上
- ◎ 头痛持续30分钟至7天
- ◎ 头痛至少符合下列4项中的2项
  - · 双侧头痛
  - · 性质为压迫性或紧箍样（非搏动性）
  - · 轻或中度头痛
  - · 日常活动不加重头痛
- ◎ 无恶心或呕吐
- ◎ 畏光、畏声症状中不超过1个

◎ 概述

紧张型头痛是最常见的头痛形式,35%～78%的成年人都曾经历。紧张型头痛通常不严重，使用非处方药治疗有效。出于此原因，紧张型头痛患者通常不会到医院就诊，在因反复发作的头痛首诊的患者中不到5%。紧张型头痛的发病机制尚不明确，尽管颅骨压痛很常见，但几乎没有证据支持颅骨肌肉收缩可导致紧张型头痛，且没有证据表明紧张型头痛是由身体或情绪压力引起的。当紧张型头痛表现为致残性头痛时，患者常合并有偏头痛，按偏头痛进行治疗也是有效的。对于此类紧张型头痛，最好理解为偏头痛谱系疾病的一部分。

◎ 临床表现

紧张型头痛通常被描述为“束带状”头痛，不伴随明显的自主神经症状。疼痛可被描述为“收缩性”或“非搏动性”，可能累及额叶或枕叶区域，或是全头部疼痛。头痛发作可以是短暂性或持续性的。常见的诱因包括精神紧张、疲劳、饥饿和压力。与其他形式的原发性头痛类似，随着病程进展，患者可能会出现慢性头痛，通常与药物过度使用有关。

◎ 治疗

布洛芬或萘普生等镇痛药对大多数紧张型头痛急性发作是有效的。然而，如果头痛发作频率增加，在使用 NSAID 或布他比妥类药物时须谨慎，因其可能使紧张型头痛转变为药物过量性头痛。慢性紧张型头痛很难控制，应联合使用药物治疗和非药物治疗。对于慢性头痛患者，应评估是否合并抑郁及其他继发性头痛。三环类抗抑郁药（如阿米替林或去甲替林）对合并抑郁的紧张型头痛患者有一定的疗效。文拉法辛和米氮平对慢性紧张型头痛也是有效的。中枢性肌肉松弛药（如替扎尼定）可能对部分患者有效。目前尚无明确证据支持使用 A 型肉毒毒素注射治疗紧张型头痛。理疗、生物反馈、正念疗法、针灸，以及眶上神经或枕神经阻滞，可能对部分慢性紧张型头痛患者有效。对于合并颈部和肩部肌肉压痛的患者，可考虑进行肌筋膜触发点注射治疗。

Ashina M. Neurobiology of chronic tension-type headache. *Cephalalgia* 2004;24:161-172. [PMID: 0015009009]

Bussone G. Chronic migraine and chronic tension-type headache:Different aspects of the chronic daily headache spectrum. Clinical and pathogenetic considerations. *Neurol Sci* 2002;24:S90-S93.[PMID: 0012811601]

Jensen R. Diagnosis, epidemiology, and impact of tension-type headache. *Curr Pain Headache Rep* 2003;7:455-459. [PMID:0014604504]

Kaniecki R. Migraine and tension-type headache. An assessment of challenges in diagnosis. *Neurology* 2002;58(Suppl 6):S15-S20.[PMID: 0012011269]

Torelli P, Jensen R, Olesen J. Physiotherapy for tension-type headache:A controlled study. *Cephalalgia* 2004;24:29-36. [PMID:0014687010]

三叉神经自主性头痛

（一）丛集性头痛

诊断要点

◎ 发生于单侧眼眶、眶上和（或）颞部的重度或极重度的疼痛，若不治疗疼痛可持续 15 ～ 180 分钟

◎ 头痛发作时至少符合以下特征中的 1 项

- 同侧结膜充血和（或）流泪
- 同侧鼻塞和（或）流涕
- 同侧眼睑水肿
- 同侧前额和面部出汗
- 同侧前额和面部发红
- 同侧瞳孔缩小和（或）上睑下垂
- 烦躁不安或躁动

◎ 发作频率为隔日 1 次至每天 8 次

◎ 概述

丛集性头痛是疼痛程度最剧烈的原发性头痛之一，具有明显的昼夜周期性。男性患者多见，男女比例为 4 ∶ 1，患病率约为 15 ∶ 100,000。

◎ 发病机制

正电子发射型断层显像（positron emission tomography, PET）扫描证实了丛集性头痛发作时下丘脑后部区域的激活，这与偏头痛和偏侧头痛持续状态时中脑区域的激活是不同的。考虑到丛集性头痛发作明显的周期性和下丘脑在调节昼夜节律中的作用，这一发现并不令人惊讶。

◎ 临床表现

头痛发作具有丛集性，每日头痛发作时间固定，可持续数周至数月，随后是长时间的缓解期。在丛集发作期，患者每天可出现 1 ～ 4 次头痛发作，每次持续 20 分

钟至 3 小时。丛集性头痛发作比偏头痛更快，可在数分钟内达到高峰。头痛通常是单侧的，反复发作时也常表现为单侧受累。饮酒可诱发头痛。偏头痛患者在头痛发作时偏好黑暗、安静的环境，保持平静休息状态。与此不同，丛集性头痛患者在头痛发作时通常不能平卧，而是烦躁不安、来回踱步。头痛发作在夜间常见，可使患者痛醒而导致睡眠不足。疼痛常被描述为“无聊的”和“刀割样的”。丛集性头痛发作时可伴有同侧流泪和流涕。流涕是清亮的、非感染性的。恶心和呕吐并不常见。患者也可出现不完全性 Horner 征（没有无汗症），该体征可能在头痛反复发作后持续存在。

◎ 治疗

丛集性头痛的治疗包括对症治疗和预防性治疗，非药物治疗效果欠佳。

急性发作期的对症治疗包括通过非重吸入面罩给予高流量吸氧（8 ~ 12L/min，直到头痛缓解）。注射舒马普坦 2 ~ 6mg 有效性高，但每日用量最多 12mg。与偏头痛发作相比，丛集性头痛起病更快，持续时间更短。因此，除舒马普坦外的其他曲坦类药物通常是无效的。

预防性治疗包括多种方案。高剂量的皮质类固醇是有效的，起效迅速，最适用于在其他预防性药物起效前作为桥接治疗，而不适用于长期治疗。高剂量维拉帕米 480 ~ 720mg/d 也是有效的。维拉帕米与丙戊酸、碳酸锂或托吡酯联用可能有更多获益。β 受体阻滞剂无效，甚至可能是有害的，因为丛集性头痛发作过程中可能出现副交感神经受累而引发严重的心动过缓。在药物治疗有效时，预防性治疗可能需要长期维持，病情允许时缓慢减量。在丛集发作期，患者可能出现顿挫型头痛，这是一种不完整、不典型的头痛发作。虽然这种症状持续存在，但应继续使用预防性药物。对于顽固性的丛集性头痛，下丘脑刺激、枕神经刺激和蝶腭神经节刺激有一定的疗效。

丛集性头痛患者中吸烟和饮酒的比例很高。部分丛集性头痛患者戒烟后头痛有所改善。吸烟会增加心血管疾病的风险，在使用舒马普坦或任何引起血管收缩的药物之前，应注意评估患者是否存在严重的冠状动脉疾病。饮酒也可诱发头痛，应尽量避免。

◎ 预后

与偏头痛不同，丛集性头痛不一定会随着患者年龄增长而缓解。部分患者在经历多年的反复发作后可有完全缓解。

Bahra A, May A, Goadsby P. Cluster headache: A prospective clinical study with diagnostic implications. *Neurology* 2002;58:354-361. [PMID: 0011839832]

May A, Leone M. Update on cluster headache. *Curr Opin Neurol* 2003;16:333-340. [PMID: 0012858070]

（二）慢性阵发性偏侧头痛

诊断要点

- ◎ 至少 20 次发作
- ◎ 严重的单侧眼眶、眶上和（或）颞部疼痛，持续时间为 2 ~ 30 分钟
- ◎ 至少存在下列症状中的 1 项
  - · 同侧结膜充血和（或）流泪
  - · 同侧鼻塞和（或）流涕
  - · 同侧眼睑水肿
  - · 同侧前额和面部出汗
  - · 同侧瞳孔缩小和（或）眼睑下垂
- ◎ 发作期超过 1/2 的时间头痛发作频率至少为每天 5 次
- ◎ 治疗量的吲哚美辛有特效

慢性阵发性偏侧头痛（chronic paroxysmal hemicrania, CPH）与丛集性头痛发作类似，容易混淆，但也存在显著性差

异。CPH 患者中女性多见，头痛发作持续时间短但发作频率高，吲哚美辛有特效。吲哚美辛常用剂量为每天 75 ~ 150mg，分次给药。患者可能在任何年龄出现首次头痛发作，无明确家族史。CPH 可能自发缓解或终身存在。长期使用吲哚美辛的副作用之一是消化性溃疡。对于存在胃溃疡或吲哚美辛禁忌证的患者，使用维拉帕米进行预防性治疗可能获益。

Trucco M, et al. Chronic paroxysmal hemicrania, hemicrania continua and SUNCT syndrome in association with other pathologies: A review. *Cephalalgia* 2004;24:173-184. [PMID:0015009010] (A current review of the trigeminal autonomic cephalgias.)

（三）持续性偏侧头痛

诊断要点

◎ 头痛时间超过 3 个月

◎ 头痛符合下列所有特征

· 固定单侧头痛

· 持续头痛，无明显缓解期

· 中度疼痛，可能有阵发性加重

◎ 至少出现下列症状或体征（和头痛同侧）中的 1 项：

· 结膜充血和（或）流泪

· 鼻塞和（或）流涕

· 瞳孔缩小和（或）眼睑下垂

◎ 治疗量的吲哚美辛有特效

持续性偏侧头痛是另一种具有吲哚美辛反应性地头痛综合征，女性多见。患者描述为持续性地头痛，头痛程度呈波动性，可有阵发性加重。常伴有眼部和颞部的针刺样疼痛。PET 扫描显示中脑区域的激活，证明其与丛集性头痛和偏头痛存在解剖学差异。吲哚美辛常用剂量为每天 75 ~ 150mg。此类头痛通常无法自行缓解，可能需要终身服用吲哚美辛，随时间推移可减少使用剂量。

May A. Headaches with (ipsilateral) autonomic symptoms. *J Neurol* 2002;11:1273-1278. [PMID: 0014648142]

Pareja J, et al. Dose, efficacy and tolerability of long-term indomethacin treatment of chronic paroxysmal hemicrania and hemicrania continua. *Cephalalgia* 2001;21:906-910. [PMID:0011903285]

（四）短暂单侧神经痛样头痛发作伴结膜充血及流泪综合征

诊断要点

◎ 至少 20 次头痛发作

◎ 单侧眶周、眶上、颞部的刺痛或搏动性疼痛，持续 5 秒 –4 分钟

◎ 伴有同侧结膜充血和（或）流泪

◎ 头痛发作频率为每天 3–200 次

短暂单侧神经痛样头痛发作伴结膜充血及流泪（short-lasting unilateral neuralgiform attacks with conjunctival injection and tearing, SUNCT）是一种罕见的综合征，男性多见，每天可出现多次头痛发作，每次持续数秒或数分钟。转动头部或触摸与头痛同侧的面部常会诱发头痛。疼痛常位于眶区、颞区和脸颊部，伴有同侧流泪和结膜充血。恶心和呕吐不是 SUNCT 综合征的表现。部分患者在头痛发作间期有不适感，但大多数患者在发作间期可完全缓解。垂体和后颅窝的肿瘤也可表现为 SUNCT 综合征，对于此类患者应进行 MRI 扫描。

治疗通常只能缓解患者的症状；有研究表明，拉莫三嗪、加巴喷丁和托吡酯是有效的。

Maharu MS, et al. Short-lasting unilateral neuralgiform headache with conjunctival injection and tearing syndrome: A review. *Curr Pain Headache Rep* 2003;7:308-318. [PMID: 0012828881]

其他重要的头痛综合征

药物过量性头痛

诊断要点

◎ 原发性头痛患者每月头痛发作的天数 ≥ 15 天

◎ 规律服用过量的头痛急性治疗或症状性治疗药物 3 个月以上

◎ 不能用第三版国际头痛疾病分类（International Classification of Headache Disorders 3rd edition，ICHD-3）中的其他诊断更好地解释

过度使用头痛急性发作的治疗药物可能将偶发性头痛转变为慢性头痛，最常见的是阿片类药物和含有巴比妥或咖啡因的药物。过度使用麦角胺类药物、曲坦类药物、NSAID 和其他药物也会导致慢性每日头痛。在这种情况下，患者常出现偶发性头痛与更普遍的全身性疼痛的叠加。对于药物过量性头痛，使用对症治疗的药物通常是短效或无效的，预防性治疗也没有帮助。过度使用的药物类型在停药过程中可能对患者潜在的精神病理状态有提示作用。例如，患有抑郁症或潜在睡眠障碍的患者常过量使用咖啡因。含有巴比妥的药物通常用于治疗焦虑症。躁狂症的患者可能会过量使用阿片类药物。

虽然药物过量使用不是慢性头痛的唯一病因，但却是主要病因。因此，当被询问时，既往根据需要服用药物的继发性头痛患者可能会说：①他们对药物的需求增加；②他们对增加的需求做出反应。

对于药物过量性头痛，停用药物后头痛常有明显改善，但这不是诊断的必要条件。曲坦类药物所致的药物过量性头痛可表现为严重的单侧、搏动性疼痛。其他药物所致的药物过量性头痛常表现为全头部非搏动性、轻度或中度疼痛。患者逐渐停用过度使用的药物，并开始偏头痛的预防性治疗，但这个过程取决于用药种类、剂量和合并症。头痛的改善常发生在 22 个月后，但具体时间与用药种类和剂量有关。

Lipton R, Bigal M. Chronic daily headache. Is analgesic overuse a cause or consequence? *Neurology* 2003;61:154-155. [PMID:0012874389]

Pini LA, Cicero A, Sandrini M. Long-term follow-up of patients treated for chronic headache with analgesic overuse. *Cephalalgia* 2001;21:878-883. [PMID: 0011903281]

Zwart J, et al. Analgesic overuse among subjects with headache, neck, and low-back pain. *Neurology* 2004;62:1540-1544.[PMID: 0015136678]

新发每日持续性头痛

诊断要点

◎ 头痛持续时间 > 3 个月

◎ 头痛发作后在 24 小时内变为持续、不缓解的疼痛

◎ 至少有下列特征中的 2 项

- 双侧疼痛
- 按压感或紧束感
- 轻 – 中度疼痛
- 不因日常体力活动而加重

◎ 仅有轻度的畏光、畏声或恶心

这种形式的慢性每日头痛表现为头痛突然出现后迅速变成持续、不间断的疼痛，无法缓解。病因尚不明确，可能是异质性的，也可能继发于类似流感的疾病或下呼吸道感染。患者常能准确回忆头痛发作的具体时间。此类头痛可具有偏头痛或紧张

型头痛的特征，因此，需要评估患者的既往病史，并排除慢性头痛的继发性原因，包括药物过度使用、低颅压头痛、外伤和感染。对于新发每日持续性头痛的患者，应进行颅脑 MRI 和腰椎穿刺检查，以评估是否存在继发性原因。

Goadsby PJ, Boes C. New daily persistent headache. *J Neurol Neurosurg Psychiatry* 2002;72(suppl 2):ii6-ii9. [PMID: 0012122194]

Li D, Rozen T. The clinical characteristics of new daily persistent headache. *Cephalalgia* 2002;22:66-69. [PMID: 0011993616]

继发性头痛

继发性头痛是由获得性的结构、代谢或感染性疾病引起的，在患有原发性头痛综合征的人群中更为常见，因其在遗传的基础上对头痛的阈值较低。在初级保健实践中，94% 的周期性复发性头痛是偏头痛或偏头痛性的，但也必须警惕继发性头痛的可能。

脑膜炎

脑膜炎患者的头痛常为全头部搏动性疼痛，伴有畏光和恶心，可向枕部放射，这些特点与偏头痛是类似的。但脑膜炎相关的头痛为非复发性头痛，进展迅速。随着病程进展，颈项强直成为突出表现。偏头痛也可表现为颈部疼痛，在病程早期可能难以区分这两种头痛类型。然而，脑膜炎的颈项强直在屈曲时最明显。此外，发热不是偏头痛的特征，一旦出现发热，必须进行腰椎穿刺。偏头痛与神经源性硬脑膜炎症有关，可引起脑脊液细胞数增多。因此，即使进行了腰椎穿刺，也可能无法确诊脑膜炎。

窦性头痛

所谓窦性头痛的临床诊断很常见，但几乎都没有明确证据支持。大多数有偶发性头痛和“鼻窦”症状的患者实际上正在经历偏头痛。许多偏头痛患者向前倾时会出现疼痛加重，伴有面部不适、流涕、鼻塞和流泪。急性鼻窦炎可引起头部、面部或牙齿疼痛，但明确诊断须有急性鼻窦炎的客观证据，如脓性鼻涕或异常影像学表现。慢性鼻窦疾病很少引起头痛，也不会出现类似偏头痛的阵发性头痛综合征。孤立的蝶窦炎可有类似慢性紧张型头痛的发作，但伴有不能缓解的头顶部疼痛。部分慢性窦性头痛的患者具有明确的鼻中隔接触点，在这些区域进行局部麻醉可减轻疼痛。对于这类患者，部分鼻中隔切除手术可能获益。

Blumenthal H. Headaches and sinus disease. *Headache* 2001;41:883-888. [PMID: 0011703475] (A comprehensive review of the relationship between headache and sinusitis.)

Mohebbi A, Memari F, Mobehhi S. Endonasal endoscopic management of contact point headache and diagnostic criteria. *Headache* 2010;50:242-248. [PMID: 19804393]

源于眼部疾病的头痛

源于眼部疾病的头痛，包括急性青光眼，可有“红眼”症状，表现为结膜和巩膜充血、角膜混浊和视觉障碍。眼睛的屈光不正很少引起头痛，如果出现头痛，通常与更换新眼镜有关，但可在睡醒后消失。

高血压

高血压很少导致头痛。除外血压明显升高的患者，高血压程度与头痛负担之间没有相关性。

Spierings E. Acute and chronic hypertensive headache and hypertensive encephalopathy. *Cephalalgia* 2002;22:313-316. [PMID:0012100095]

蛛网膜下腔出血

蛛网膜下腔出血引起的头痛是卒中样突发的、“霹雳”样的头痛。这种头痛常与动脉瘤破裂有关，多位于单侧，伴有恶心、呕吐、畏光、颈项强直和不同程度的脑病。蛛网膜下腔出血在 50% 的患者中是灾难性的，因此，对于头痛能自行缓解或使用药物治疗缓解的患者，也必须考虑蛛网膜下腔出血的可能。

蛛网膜下腔出血的患者对头痛的描述常为“我生命中最严重的头痛”，这是具有特征性的，因为偏头痛的严重程度远低于此。根据头痛发作的速度，而不是绝对的疼痛强度，通常可以区分蛛网膜下腔出血和偏头痛。蛛网膜下腔出血的头痛可在几秒钟内达到高峰，而偏头痛是逐渐进展的。药物治疗有效并不能确诊偏头痛，特别是曲坦类药物。有卒中样头痛发作的患者，即使治疗后头痛改善，仍须进行全面评估。蛛网膜下腔出血将在第 11 章详细讨论。

Landtblom AM, et al. Sudden onset headache: A prospective study of features, incidence and causes. *Cephalalgia* 2002;22:354-360.[PMID: 0012110111]

脑肿瘤

50% 的颅内肿瘤患者会出现头痛，脑室内肿瘤或后颅窝肿瘤患者出现头痛的比例更高。人们普遍认为，与脑肿瘤相关的头痛会使患者从睡眠中痛醒，头痛在白天可逐渐改善，但这种说法并不准确。偏头痛和丛集性头痛比脑肿瘤更容易使患者从睡眠中痛醒。

既往存在原发性头痛综合征的患者，更容易出现脑肿瘤相关的头痛，并且可导致既往存在的头痛症状加重。脑肿瘤相关的头痛会随着时间逐渐进展。头痛部位通常不在肿瘤所在区域，正如本章引言中所述，颅内主要的疼痛敏感结构都由三叉神经的第一个分支支配，因此疼痛区域常位于眼部及颞部。头痛的程度与脑水肿的程度相关，而非肿瘤的大小。其他引起颅内压升高的病变（如脑脓肿、硬膜下血肿）也会引起同一类型的头痛。脑肿瘤将在第 12 章中详细讨论。

脑静脉窦血栓形成

由脑静脉窦血栓形成（cerebral venous sinus thrombosis, CVST）引起的头痛常为全头部压力性或搏动性疼痛，可伴有恶心。CVST 常见于年轻的育龄期女性，也可见于患有凝血系统疾病的老年患者及具有潜在血栓形成倾向的患者，如风湿性疾病或炎症性疾病。吸烟且服用口服避孕药的女性 CVST 的风险增加。女性在孕期可出现 CVST，但产后发生 CVST 的风险最高。

上矢状窦最常受累，血栓形成可导致颅内压升高和视盘水肿。使用增强 CT 静脉成像或 MR 静脉成像可对脑静脉窦进行较准确地评估。CVST 的治疗主要是静脉使用肝素，后续桥接口服抗凝药物治疗。在极少数存在抗凝治疗禁忌证的情况下，可以考虑进行机械血栓切除术。CVST 的并发症包括动脉和静脉性梗死、脑实质出血、蛛网膜下腔出血和癫痫发作。对于有潜在血栓形成倾向或高凝状态的新发全头痛患者，应警惕 CVST 的可能。

Saposnik, G et al. Diagnosis and management of cerebral sinus thrombosis. A statement for healthcare professionals from the American Heart Association/American Stroke Association. *Stroke* 2011;42:1158-1192. [PMID: 0012110111]

特发性颅内压增高

特发性颅内压增高也称为大脑假瘤，所致的头痛常为间歇性、全头部的搏动性疼痛，伴有恶心，在伴有月经异常的肥胖女性中常见。特发性颅内压增高患者的神经系统检查通常没有局灶性定位体征，常表现为视盘水肿，可伴有颅鸣或耳鸣。颅内压增高还可导致神经根袖扩张，引发根性疼痛。与颅内高压增高相关的疾病及其治疗将在第 25 章进行讨论。

Binder BD, Horton JC, Lawton MT. Idiopathic intracranial hypertension. *Neurosurgery* 2004;54:538-551. [PMID: 0015028127]

Friedman DI, Rausch EA. Headache diagnoses in patients with treated idiopathic intracranial hypertension. *Neurology* 2002;58:1551-1553. [PMID: 0012034799]

Loh Y, Labutta RJ, Urban ES. Idiopathic intracranial hypertension and postlumbar puncture headache. *Headache* 2004;44:170-173.[PMID: 0014756857] (Reviews headaches of the opposite end of the spectrum: low and high intracranial pressure.)

颅内压降低

低颅压性头痛最常见的原因是腰椎穿刺，可导致硬脑膜损伤和脑脊液体积减少。剧烈运动、脊柱手术、颅骨糜烂、鼻窦病变及头部创伤也可导致硬脑膜损伤。颅内压降低的其他原因还包括严重的脱水和尿毒症。低颅压性头痛常为全头部弥漫性闷痛或搏动性疼痛，站立时可诱发，卧床休息后快速缓解。在一段时间后，这种姿势性的头痛可能消退，出现类似脑膜炎相关头痛的表现，包括颈项强直、畏光、恶心、呕吐和耳鸣。颅内压降低的治疗将在第 25 章进行讨论。姿势性直立性心动过速综合征可能与头痛和脑低灌注有关，可进行直立倾斜试验明确诊断。

巨细胞动脉炎

巨细胞动脉炎在 55 岁以下的患者中很少见，其症状包括全头部异常疼痛和头皮压痛。但头痛并不是巨细胞动脉炎的唯一症状，患者常有风湿性多肌痛、乏力、烦躁不安、低热和体重减轻。巨细胞动脉炎的影响是全身性的，中动脉受累可导致心肌梗死、肢体坏疽和内脏梗死。下颌动脉和颞动脉的阻塞可导致下颌运动障碍，舌动脉狭窄可导致舌肌运动障碍或舌坏死。巨细胞动脉炎使用皮质类固醇治疗效果较好，其治疗将在第 32 章详细讨论。

Nordborg E, Nordborg C. Giant cell arteritis: Strategies in diagnosis and treatment. *Curr Opin Rheumatol* 2004;16:25-30.[PMID: 0014673385] (Reviews the current diagnostic criteria and management of giant cell arteritis.)

劳力性头痛

劳累也可引发头痛，类似卒中样急性起病。任何突然发作的头痛都会增加蛛网膜下腔出血的风险。对抗闭合声门的运动（如 Valsalva 动作）极有可能诱发这种头痛。举重、咳嗽、打喷嚏和性高潮均可诱发劳力性头痛。劳力性头痛常呈自限性和非复发性，持续数天后可缓解。对于劳力性头痛的患者，尽管多为良性病变，也必须考虑后颅窝病变（如肿瘤和失代偿性 Chiari 畸形）的可能。

性活动相关性头痛

性高潮时最常见的头痛是爆发性疼痛，可能与良性劳力性头痛的其他原因有关。除了与性高潮相关的突发性头痛外，还可能发生低颅压性头痛。与其他类型的低压颅头痛类似，最初头痛与体位有关，随后逐渐出现类似脑膜炎相关头痛的症状，可表现为颈项强直、全头部疼痛和畏光。随着性行为的进行，也可有逐渐进展后逐渐缓解的全头部压力性疼痛。

Frese A, et al. Headache associated with sexual activity:Demography, clinical features, and comorbidity. *Neurology* 2003;61:796-800. [PMID: 0014504323]

心脏源性头痛

周期性的头痛可能是心绞痛的一种表现，疼痛常位于前额和下颌，但心绞痛可以累及肚脐以上的任何部位。这种心脏源性头痛常被剧烈运动诱发，休息后可缓解，硝酸甘油治疗有效。

Martinez HR, et al. Cardiac headache: Hemicranial cephalalgia as the sole manifestation of coronary ischemia. *Headache* 2002;42:1029-1032. [PMID: 0012453035]

源于颈动脉或椎动脉夹层、颈动脉炎的头痛

颈部外伤可导致颈动脉夹层，颈部过伸，颈部按摩，甚至吹鼻涕动作均可导致椎动脉夹层。颈动脉、椎动脉夹层也可继发于感染，最常见的是上呼吸道感染。动脉夹层发生后可出现颈部疼痛，常为突发的偏侧头痛。随着时间的进展，这种疼痛的症状可能因夹层血管同侧的大脑半球、脑干或小脑的缺血而复杂化。Horner 综合征常见于颈动脉夹层侧。颈动脉和椎动脉夹层的治疗将在第 14 章阐述。

颈动脉炎是一种炎症性的、特发性的颈动脉疾病，常伴有红细胞沉降率的升高。源于颈动脉炎的疼痛常为局限于颈动脉区域的闷痛、搏动性疼痛或持续性疼痛，可被吞咽、咳嗽、打喷嚏或打哈欠等动作诱发。皮质类固醇治疗可使头痛明显改善。反复发作的颈动脉炎相关性头痛也被称为“面型偏头痛”，发作时与包括慢性偏头痛在内的偏头痛症状类似，但伴有明显的阵发性、搏动性剧烈疼痛，以及颈动脉的明显压痛。

Buetow MP, Delano MC. Carotidynia. *AJR Am J Roentgenol* 2001;177:947. [PMID: 0011566713]

Evans RW, Mokri B. Headache in cervical artery dissections. *Headache* 2002;42:1061-1063. [PMID: 0012453042]

冷刺激头痛

冷刺激头痛常与摄入冰淇淋有关，也可被任何口腔冷刺激诱发，比如在寒冷天气进行户外活动。冷刺激头痛常发生在颞部或前额，也可位于耳部或喉咙。与其他形式的继发性头痛一样，这种头痛最常见于偏头痛患者，且与偏头痛发作时的疼痛部位类似。

Jankelowitz SK, Zagami AS. Cold-stimulus headache. *Cephalalgia* 2001;21:1002. [PMID: 0011843876]

Mattson P. Headache caused by drinking cold water is common and related to active migraine. *Cephalalgia* 2001;21:230-235. [PMID: 0011442559]

与睡眠相关的头痛

（一）睡眠性头痛

睡眠性头痛常见于老年人，多在 50 岁以后发病。睡眠性头痛常为全头部搏动性疼痛，发生在睡眠中，可使患者痛醒，醒后头痛仍持续存在。患者无明显自主神经症状，可伴有恶心。对于睡眠性头痛的患者，需要排除巨细胞动脉炎和其他类型的继发性头痛，特别是导致颅内压增高的疾病。睡前使用碳酸锂或咖啡因进行治疗是有效的。

Dodick DW, et al. Clinical, anatomical, and physiologic relationship between sleep and headache. *Headache* 2003;43:282-292.[PMID: 0012603650] (Reviews the relationship between sleep and various headache syndromes, including hypnic headaches, cluster headaches, and migraine.)

Evers S, Goadsby PJ. Hypnic headache: Clinical features, pathophysiology, and treatment. *Neurology* 2003;60:905-909. [PMID:0012654950]

（二）源于睡眠呼吸暂停的头痛

睡眠呼吸暂停综合征的患者可出现晨起头痛，这种头痛可能与二氧化碳潴留、低氧或睡眠剥夺有关。头痛常为双侧、非搏动性疼痛，无明显自主神经症状。存在其他睡眠障碍，如睡眠期周期性肢体运动的患者，也可能因睡眠紊乱而在醒来时出现头痛。对于频繁出现因头痛导致从睡眠中痛醒的患者，应进行多导睡眠监测。

Neau JP, et al. Relationship between sleep apnoea syndrome,snoring and headaches. *Cephalalgia* 2002;22:333-339. [PMID:0012110108]

Sand T, Hagen K, Schrader H. Sleep apnea and chronic headaches.*Cephalalgia* 2002;23:90-95. [PMID: 0012603364]

（三）爆炸头综合征

爆炸头综合征实际上并不属于头痛综合征，而是一种睡眠障碍。患者可被颅内很响的、类似爆炸的噪声吵醒，但无疼痛。爆炸头综合征是一种睡眠相关的感觉性异态睡眠，使用氯米帕明治疗有效。

Green M. The exploding head syndrome. *Curr Pain Headache Rep* 2001;5:279-280. [PMID: 0011309216]

缘于面、咽部、关节和耳的头痛

三叉神经痛

诊断要点

◎ 阵发性、反复发作的面部疼痛，持续数秒

◎ 突发的电击样、撕裂样、针刺样剧烈疼痛

◎ 出现在三叉神经 1 个或多个分支分布范围内

◎ 头痛可由受累侧面部良性刺激诱发（如吃饭、讲话或刷牙）

◎ 头痛发作间期无症状

◎ 概述

三叉神经痛是最常见的面部神经痛，患病率约为 3/100,000 万人，常在 40 岁以后起病。

◎ 临床表现

A. 症状和体征

三叉神经痛多为单侧疼痛，常累及三叉神经的第二和（或）第三分支，累及第一分支非常罕见。面部的活动或轻微触摸均可诱发头痛。三叉神经痛表现为反复发作的单侧、短暂性、电击样疼痛。在间歇期大部分患者是完全正常的，也有部分患者可能出现长期的伴随痛。触发点通常（但不总是）与疼痛处于相同的区域。三叉神经痛发作可持续数周至数月，能自发缓解。

B. 影像学检查

所有三叉神经痛的患者都应进行 MRI 扫描，尤其应关注脑桥和三叉神经根区域。MR 动脉成像有助于评估是否存在压迫三叉神经根入脑区域的血管。对于存在三叉神经压迫的难治性三叉神经痛，可能需要行外科手术治疗。

◎ 鉴别诊断

三叉神经痛主要须与三叉神经根入脑区域（即中枢和外周髓鞘交界区）的其他疾病进行鉴别，其中最常见的是小脑上动脉扩张形成的血管环压迫三叉神经导致的脱髓鞘病变。这种情况在40岁以下的患者中很少见，因为年轻患者出现这种扩张血管环的可能性较小。对于出现三叉神经痛的年轻患者，还应警惕多发性硬化和颅内肿瘤的可能。

◎ 治疗

A. 药物治疗

三叉神经痛的药物治疗主要为抗癫痫药，能抑制多突触反射。最常用的药物包括卡马西平或奥卡西平，苯妥英和丙戊酸。氯硝西泮、加巴喷丁、拉莫三嗪和托吡酯也能改善症状。替扎尼定和巴氯芬虽然是中枢性肌松药，但对三叉神经痛也是有效的。三叉神经痛常可自发缓解，在间歇期后可逐渐减药或停药。

B. 神经外科手术治疗

在内科药物治疗无效时，应考虑行手术治疗。其中一种手术方式是选择性地损伤三叉神经根，可通过用伽玛刀、球囊压迫、射频探针或甘油注射来完成。这种手术容易引发不同程度的面部麻木，增加麻木性疼痛的风险。三叉神经微血管减压手术的风险主要与手术本身相关（如开颅手术引起的并发症，对其他邻近神经的损伤），但手术效果明确，不会造成麻木，发生面部麻木性疼痛的风险也较低。在极少数情况下，在三叉神经V1分支区域进行手术可导致角膜感觉缺失。微血管减压手术是药物治疗无效的三叉神经痛的首选手术方法。

Merrison AF, Fuller G. Treatment options for trigeminal neuralgia. *BMJ* 2003;327:1360-1361. [PMID: 0014670852]

Rozen T. Antiepileptic drugs in the management of cluster headache and trigeminal neuralgia. *Neurology* 2001;41:25-33.[PMID: 0011903537] (Reviews the medications that are effective in the management of trigeminal neuralgia.)

舌咽神经痛

舌咽神经痛远不如三叉神经痛常见，患病率为0.5/100 000人。与三叉神经痛相似，舌咽神经痛在老年人中更常见，表现为咽喉、舌根、耳和扁桃体窝严重的短暂性、单侧刺痛，通常在吞咽时诱发，严重时可导致晕厥甚至猝死。对于存在舌咽神经痛的患者，寻找病因非常重要，可通过MRI检查评估颅内是否存在压迫舌咽神经的血管环或肿瘤，是否存在多发性硬化的证据，或扁桃体周围区域的恶性病变和感染征象。虽然与三叉神经痛的治疗药物相同，舌咽神经痛的治疗难度更大，但是外科手术包括舌咽神经的微血管减压手术。

Bruyn GW. Glossopharyngeal neuralgia. *Cephalalgia* 1983:3:143-157. [PMID: 6313200] (A classic description of the syndrome.)

与打呵欠相关的头痛

对于存在颞下颌关节功能障碍、三叉神经或舌咽神经痛的患者，打呵欠可诱发头痛。在这种情况下，疼痛主要累及相应的神经或关节区域。原发性打哈欠相关性头痛仅在打哈欠时出现耳后、下颌下或面部的剧烈疼痛，而不会被其他面部动作或皮肤刺激所诱发。与打呵欠相关的头痛是一种良性、自限性的疾病。

Jacome DE. Primary yawning headache. *Cephalalgia* 2001;21:697-699. [PMID: 0011531903]

茎突综合征

茎突综合征所致的疼痛常位于咽部，与舌咽神经痛类似，可向耳部放射。部分患者可出现咽喉异物感。茎突综合征的病因是茎突过长或茎突舌骨肌韧带的钙化，颅骨 X 线检查有助于与舌咽神经痛鉴别。茎突综合征的治疗包括给予抗惊厥药、抗抑郁药，或局部注射类固醇药物。必要时可进行手术治疗，包括茎突截短术，但可能导致颈深部感染和面神经损伤等并发症。

Restrepo S, Palacios E, Rojas R. Eagle's syndromes. *Ear Nose Throat J* 2002;81:700-701. [PMID: 0012405087]

红耳综合征

红耳综合征表现为反复发作的单侧耳部疼痛，伴有耳部变红和灼热感，可被咀嚼、饮酒、打喷嚏、高温或寒冷诱发。红耳综合征常合并偏头痛，且均为单侧受累，其发病机制可能与偏头痛类似，由三叉神经血管系统和上颈段神经元介导，进而激活耳颞神经（下颌神经的分支）导致疼痛。红耳综合征的治疗方案尚不明确，使用偏头痛相关的治疗可能有效。

Donnet A, Valade D. The red ear syndrome. *J Neurol Neurosurg Psychiatry* 2004;75:1077. [PMID: 0015201382]

Kumar N, Swanson JW. The 'red ear syndrome' revisited: Two cases and a review of literature. *Cephalalgia* 2004;24:305-308. [PMID: 0015030541]

Raieli V, et al. Red ear syndrome and migraine: Report of eight cases. *Headache* 2002;42:147-151. [PMID: 0012005292]

缘于颞下颌关节紊乱的头痛

这是一种常见的疾病，但常被过度诊断以解释更严重的头痛。该综合征常合并慢性紧张型头痛。头痛可能是颞肌和咬肌痉挛的表现，也可能与颞下颌关节的原发性疾病有关，如类风湿关节炎。在合并颞下颌关节疾病的患者中，咀嚼可诱发疼痛；在下颌运动过程中可出现关节弹响和疼痛，进而限制了下颌关节的运动。咀嚼或过度张口动作可诱发疼痛。疼痛多为自限性，使用肌肉松弛药和 NSAID 治疗可能是有效的。如果该综合征转变为慢性头痛，应进行口腔科评估。使用 A 型肉毒毒素进行咀嚼肌注射可能有效。

Graf-Radford SB, Newman AC. The role of temporomandibular disorders and cervical dysfunction in tension-type headache. *Curr Pain Headache Rep* 2002;6:387-391. [PMID: 00122007852](Addresses the interactions and distinctions between tension-type headache and temporomandibular disorder.)

Uyanik JM, Murphy E. Evaluation and management of TMDs,Part 1. History, epidemiology, classification, anatomy, and patient evaluation. *Dent Today* 2003;22:140-150. [PMID:0015011535]

原发性针刺样头痛

原发性针刺样头痛（也称为针刺和摆头综合征、眼中钉综合征或冰锥痛）并不是神经痛，通常表现为眼部或颞部的剧烈疼痛，但疼痛位置不固定，具有游走性。原发性针刺样头痛常见于偏头痛和女性患者，有时可能成为偏头痛的诱发因素。与三叉神经痛不同，原发性针刺样头痛通常累及三叉神经的第一分支区域，不会被皮肤刺激诱发，这在三叉神经痛中是很少见的。原发性针刺样头痛也会合并其他原发性头痛综合征，如偏头痛、SUNCT 综合征和丛集性头痛。原发性针刺样头痛发作时间短暂，能自行缓解或经过休息后缓解，通常不需要治疗。对于头痛频繁发作的患者，吲哚美辛或阿司匹林可能是有效的。

Fusco C, Pisani F, Faienza C. Idiopathic stabbing headache:Clinical characteristics of children and adolescents. *Brain Dev* 2002;25:237-240. [PMID: 0012767453]

硬币样头痛

硬币样头痛是头部局灶性、轻中度、连续或间歇性的疼痛。大多数病例是特发性的，但需要排除颅内、脑膜、颅骨和头皮病变。目前暂无经临床试验验证有效的药物，加巴喷丁、A 型肉毒毒素局部注射治疗可能有效。

Grosberg B, Solomon S, Lipton R. Nummular headache. *Curr Pain Headache Rep* 2007;11:310-312. [PMID: 17686396]

杨　莹　**译校**

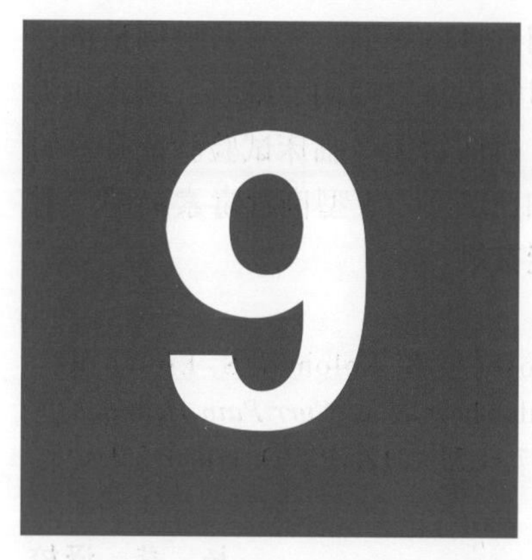

痴呆和记忆减退

Karen Marder, MD, MPH

在最为重要的痴呆症类型中，全美国约有600万人罹患阿尔茨海默病（Alzheimer disease, AD），而作为第二常见的痴呆症，路易体痴呆则包括帕金森病痴呆和路易体痴呆。其他重要的痴呆症包括：额颞叶痴呆（frontotemporal dementia, FTD）——其包含有皮质基底节变性（corticobasal degeneration, CBD）和进行性核上性麻痹（progressive supranuclear palsy, PSP），血管性认知障碍，以及正常颅压脑积水（normal pressure hydrocephalus, NPH）。轻度认知障碍用以描述那些尚无足够功能损害而不符合痴呆标准的认知障碍患者。作为一种暂时的状态，短暂性全面性遗忘症也将在本章中讨论。

传统意义上，痴呆分为皮质性痴呆和皮质下痴呆，其中AD是典型的皮质性痴呆，而PSP是皮质下痴呆的典型。实际上，皮质性痴呆和皮质下痴呆的特征往往并存，尽管皮质或皮质下特征可能更为突出（表9-1）。

表9-1　**皮质和皮质下痴呆的特征**

受累功能	皮质下痴呆[a]	皮质性痴呆[b]
认知		
注意力和专注	受损	不受累
心理过程和心智加工	减慢	正常
语言能力	相对完整，包括命名	受损
时间和地点定向	常保留	常受损
记忆（短时回忆）	提取功能受损	存储功能受损
运动		
运动速度	减慢	正常
步态	慢的	正常
平衡感	不平衡	正常
姿势	驼背	正常

[a] 皮质下痴呆主要包括进行性核上麻痹、帕金森病相关痴呆、亨廷顿病痴呆和正常压力脑积水。

[b] 皮质性痴呆主要包括阿尔茨海默病和额颞叶痴呆。

阿尔茨海默病

Lawrence S.Honig,MD, PhD, & William C. Kreisl, MD

诊断要点

◎ 隐袭起病，伴随逐渐进展的记忆丧失

◎ 一个或多个其他认知域的损害，包括语言、行为、视空间能力或执行功能

◎ 概述

阿尔茨海默病（AD）是老年人中最常见的一种痴呆类型，通常以记忆力损害最为显著。其发病率随年龄增长。在 65 岁以上的人群中，约有 5% 的人患有 AD，但 85 岁以上的人中则约有 50% 的人患有 AD。AD 的病理特征包括神经炎性淀粉样斑块，神经纤维缠结，突触和神经元丢失。该病的病因尚不清楚，但大脑中存在分子异常，包括一种肽类，β- 淀粉样蛋白在细胞外斑块中的积累，以及异常磷酸化蛋白，tau 在神经元胞体内的沉积，后者被称之为缠结。

◎ 发病机制

A. 基因因素

AD 以“散发”和常染色体显性遗传的形式发病。因 AD 不涉及单基因遗传（>99.9% 的病例），因此大多数病例被视为是散发的。然而，即使在这些零星的情况下，极大部分的 AD 风险仍然是遗传的。一个主要基因（APOE）及其他 30 多个基因的变异体对 AD 的发病风险均有影响。有三个常染色体显性遗传基因通常与早发型 AD 有关。表 9-2 列出了有关载脂蛋白 E 和这三个基因的遗传检测。

老年人中与 AD 发病风险相关的主要基因是 *APOE*，它不是一种致病基因，但对发病风险有很大影响，特别是对于

表 9-2　可用于临床检测的阿尔茨海默病相关基因

基因	AD 类型	相关风险
Pesenlin1（PSEN1）	早发型常染色体显性遗传	一旦突变则 100%
Pesenlin2（PSEN2）	早发型常染色体显性遗传	一旦突变则 95%
淀粉样蛋白前体蛋白（APP）	早发型常染色体显性遗传	一旦突变则 100%
载脂蛋白 Eε4（APOEε4）	晚发型家族性及散发性	风险随每个 ε4 拷贝增加而增加

60 ~ 80 岁的人群而言。在位于第 19 号染色体上的 *APOE* 基因出现的三个等位基因变异体中，ε3 最常见，ε2 和 ε4 则不常见。每个人都有两个等位基因，并且 ε4 杂合子（存在一个 ε4 等位基因）或纯合子（存在两个 ε4 等位基因）会增加患 AD 的风险。ε2 等位基因对 AD 有保护作用，能降低疾病发作的风险。虽然对 ε4 风险评估的变化取决于年龄，具有一个 ε4 等位基因可增加 AD 2 ~ 3 倍的风险，而具有两个 ε4 等位基因可能将此风险增到 5 ~ 15 倍。然而，仍有一些高龄且具有两个 ε 等位基因的个体未发病。在美国老年人群中，约有 33% 未患 AD 和 67% 罹患 AD 的个体至少具有一个 ε4 等位基因。因为许多具有 ε4 等位基因的个体没有 AD，而且许多没有 ε4 等位基因的人明确罹患 AD，所以，对 APOE 基因型的检测，即使可以提示风险信息，也无助于痴呆评估的诊断过程。

在更年轻时候发病的 AD 个体更倾向于是一种遗传性单基因病。对 50 岁以下的 AD 患者来说，存在明显的常染色体显性遗传单基因遗传病因。对 65 岁以下的 AD 患者来说，仅 5%~10% 具有此病的单基因遗传形式；然而，对那些 65 岁以下发病的家族性 AD 患者来说，高达 70% 的比例具有单基因常染色体显性遗传障碍。主要基因有三个：*PSEN1*（最常见），*PSEN2*，*APP*。*PSEN1*，*PSEN2*，*APP* 基因突变致病，导致 AD。这些基因中大多数突变

的外显率几乎可达 100%，这意味着如果一个人能生存足够长的时间则会发展为 AD，通常在 60 岁前出现症状。*PSEN2* 突变不甚常见，可致晚发起病，而且可能不是完全外显。所有这三个基因都参与了 β- 淀粉样蛋白的分子过程。*APP* 是 β- 淀粉样肽前体蛋白的编码基因，而 *PSEN1* 和 *PSEN2* 是编码一重要组分的基因，该基因对 APP 前体蛋白产生的 β- 淀粉样蛋白所需的 γ 分泌酶蛋白水解酶的活性很重要。

基因测试可用于早发型 AD。由于家庭成员的影响因素，强烈建议行遗传咨询，特别是症状前测试。对于那些晚发痴呆的个体，基因测试通常不是必要的。发病年龄大于 65 岁病例的病因很少是 *APP*，*PSEN1* 或 *PSEN2* 的突变。*APOE* 基因分型同样无助于 AD 的诊断，因为 APOE 基因型并非具确定意义的，且其测试并无充分而实用的敏感性和特异性。有些情况下，未受累的人想知道他们载脂蛋白 E 的基因型，目前，这些信息可通过邮购基因检测唾液而从商业公司获得且不需处方。在这样的情况下，基因咨询有助于这些个体了解他们的 APOE 基因型对于 AD 的预期风险及家庭成员的风险有何意义。

B. 危险因素

AD 已确定的危险因素包括遗传因素和年龄。女性罹患 AD 的个体多于男性，但这一现象与高寿人群中女性的高比例有关。流行病学研究调查了 AD 相关的大量环境、医学及行为危险因素，但对于是否与风险增加有关没有一致性的发现，包括头部外伤史及既往的感染。有证据表明，受教育或早期的智力活动具有保护作用。在血管病，如糖尿病等血管危险因素与 AD 之间似乎存在某些关联，这可能与 AD 和血管病理变化共同负荷引起症状的可能性增加有关。

◎ 临床表现

A. 症状和体征

AD 以逐渐进展的智能衰退为特征。典型情况下，记忆力损害是最早和最主要的特征，也会出现判断和解决问题，语言、视空间功能和执行功能的下降。较少见的表现包括以语言为主的症状群（症状上称为原发性进行性失语，尤其是失语亚型），以及皮质性视觉症状群（症状上称为后部皮质萎缩）。AD 的少见表现在更年轻的人群中更普遍。一般而言，AD 的症状可分为认知和行为的类别。

认知症状可能包括：

· 记忆改变：放错物品，错过约会，重复叙述或发问；

· 判断能力受损：隐藏金钱及财物；

· 抽象、推理受损；

· 语言受损：找词困难或命名障碍；

· 时间、地点定向差；

· 行为受损：机械装置、遥控器、电话等使用困难；

· 注意力减退。

非认知症状可能包括：

· 人格、情绪改变的阴性症状，如情感淡漠、退缩、抑郁；

· 人格改变的阳性症状，包括愤怒、易激惹，好斗、坐立不安、躁动；

· 精神病样行为，如妄想（通常是偏执狂）、幻觉；

· 精神运动或睡眠改变，包括徘徊、日落综合征、失眠和白昼嗜睡。

B. 分期

AD 的改变表现为一个连续的过程，从无症状而淀粉样蛋白沉积的症状前期开始，之后称为轻度认知障碍症状期（参见下一节），最后是功能受累的症状期，称为归因于 AD 的痴呆。临床痴呆评定量表（clinical dementia ratingo scale, CDR） 和总体衰退量表（global deterioration scale,

GDS）等标准化工具可用于AD痴呆的分期。分期有助于跟踪疾病的进展和预后。CDR是一个基于六个认知域（记忆，定向，判断和解决问题，社区事务，家庭和爱好，个人护理）表现评估的量表，分值为0（正常）~5（严重）。

轻度AD（CDR 0.5或1）可表现为工作及社会活动能力减弱，但独立生活能力保留，通常能正确做出判断，个人卫生能力不受累（CDR 0.5）。CDR 1的患者会表现出健忘，重复，找词困难，复杂任务处理困难，诸如执行指令，管理财务，遵医嘱服药，计划餐食及照菜谱做菜，购物，驾驶车辆，坚持兴趣爱好及解决问题。在轻度AD中典型的行为改变包括淡漠、退缩、抑郁，这一阶段甚至可能也出现妄想。

中度AD（CDR 2）突出表现为近事记忆、定向力、自知力的进一步受损，以至于日常生活及活动需要帮助。患者做饭、出门，以及正确接听电话都可能需要帮助。不能回忆起熟识的人。中度的行为改变可能包括徘徊、迷路、躁动和妄想。睡眠紊乱也开始出现。

重度AD（CDR 3）以显著的日常生活能力（activity of daily living, ADL）损害为特征，包括生活自理能力及个人卫生。患者在自我表达、理解指令及要求方面都存在明显的语言障碍。到了极重度（CDR 4）和终末期（CDR 5），患者缄默无语，卧床不起，合并运动障碍，有时出现吞咽困难。

C. 诊断标准

1984—2011年，美国国家沟通障碍和卒中以及阿尔茨海默病及相关疾病协会（the national institute of communicative disorders and stroke and the alzheimer's disease and related disorders association, NINCDS-ADRDA）的标准被广泛使用，这些标准将AD归类为明确的、很可能的或可能的。对那些同时具有临床症状和尸检证实AD的个体，得以确诊。很可能的诊断要求发病介于40～90岁之间，记忆减退，且存在至少1个其他认知域的损害，如判断、语言、知觉、认知和日常生活能力的损害，同时除外其他可能导致痴呆或意识改变的疾病。缺乏独立的日常生活能力和相关症状支持诊断。可能AD诊断的做出基于以下情况：患者达到了很可能的标准，但他们存在可能导致目前痴呆的次要疾病，或其表现或病程在其他方面不典型。

目前使用最多的诊断指南是美国国家衰老研究院—阿尔茨海默协会（the national institute on aging-alzheimer's association, NIA-AA）制定的标准。这些指南认为AD的开始远早于症状出现之前。包含三个阶段：

1. 临床前（症状前）AD：在该阶段，AD的生物标志物可能已出现，但没有症状。

2. AD的轻度认知损害阶段：在该阶段，存在轻度认知障碍症状，但无明显功能损害（见轻度认知损害一节）。

3. AD痴呆。

AD痴呆包括很可能的AD痴呆，可能的AD痴呆，以及具有AD病理生理过程生物标志物的很可能AD痴呆（最后一个命名主要用于研究目的）。很可能AD的标准包括至少两个认知域的认知损害，功能性损害，隐匿性起病和进行性恶化。要求没有明显伴发脑血管损伤、路易体痴呆（DLB）、行为变异性额颞叶痴呆（FTD），或其他可能引起症状的神经或非神经病变疾病的证据。

NIA-AA指南以两种主要方式扩展了NINCDS-ADRDA概述的AD标准：①没有指定年龄范围；②认识到AD可能具有遗忘，或非遗忘的表现，非遗忘的主要症状为语言损害、视空间障碍或执行功能障碍。

D. 痴呆的评估

评估包括获取一个关于认知、行为、运动和相关症状的详细病史，进行神经系统检查，以及采取实验室检查、神经影像学检查及其他所需的测试（总结在表 9-3）。

表 9-3 痴呆评估

步骤
必须
医学和神经系统病史
医学和神经病学检查（包括精神状态测评）
基本实验室检查（血细胞计数、生化、维生素 B_{12}、甲状腺功能，必要时感染测试）
脑结构影像学检查（如有可能行 MRI，否则 CT）
可选
脑脊液分析（细胞计数、感染测试、A-β42、tau、磷酸化 tau）
脑功能成像（FDG-PET, HMPAO-SPECT 或 ECD-SPECT）
淀粉样蛋白脑成像（使用阿尔茨海默病诊断药物 florbetapir、氟吡他班 flutemetamol、放射性诊断剂的 PET）
神经递质脑成像（碘氟潘 SPCET）
神经心理学测试

ECD= 乙基半胱氨酸二聚体；FDG=2- 脱氢 -2-^{18}F 氟 -D- 葡萄糖；HMPAO= 六甲基丙烯胺肟

1. 智能状态评估　简易智能状态测评（mini mental state exam, MMSE）是一个构架完备的智能状态测试，其对定向力、登记、记忆、注意力、空间逻辑、语言进行评估。得分成绩为 0 ～ 30，正常人通常在 27 ～ 30。越低的分数代表损伤越重。虽然 MMSE 的得分取决于教育，通常，轻度痴呆的个体得分 20 ～ 30，中度痴呆的个体得分 10 ～ 19，重度痴呆的个体得分 0 ~ 9。被广泛使用的蒙特利尔认知评估（the Montreal Cngnitive Assessment, MoCA），是另一个总分 30 的量表，它对执行功能和视觉空间功能障碍更敏感。

2. 实验室检查　痴呆评估的一部分是血液检查，包括血细胞计数，电解质，肝、肾功能，甲状腺功能，维生素 B_{12} 水平，排除可能影响认知功能的内科或代谢紊乱。根据情况，其他血液检测，如莱姆病、梅毒测试，红细胞沉降率、副肿瘤抗体群，或 HIV 检测也可能是必要的。

3. 腰椎穿刺术　经常行腰椎穿刺术，既能排除炎症性、感染性、肿瘤性中枢神经系统疾病，而且生物标志物可以证实或否认 AD 的临床诊断。脑脊液（CSF）β-淀粉样蛋白 42（Aβ42）水平普遍偏低，而总 tau 和磷酸化 tau 水平常有升高，即使在 AD 的超早期。这些生物标志物通常在症状前和轻度认知损害阶段表现为阳性，AD 痴呆仍为阳性。CSF 检测在非典型病例、不典型的临床表现及早发症状（$<$ 65 岁）的人群有独特价值。

4. 神经影像学检查　结构神经成像，无论使用 CT 还是 MRI，都推荐用于评价痴呆患者。这种成像可能显示卒中，肿瘤，脓肿，或脑积水的存在，这些情况可能产生认知症状。一般来说，MRI 是首选，因为它提供脑部评价的表现更灵敏。通常，不用增强，除非它被用来进一步描述肿块损害或其他发现。在过去的几十年里，解剖成像被简单地用来排除非 AD 的病理基础。然而，现在已经认识到，萎缩的模式可以帮助诊断 AD 和其他痴呆。典型的情况是，AD 患者两侧海马和顶叶萎缩，这与前额 / 颞叶萎缩更常见于 FTD，以及在路易体痴呆中相对保留的颞叶不同。

脑代谢或血流的功能成像可以评估脑区的生理功能。核医学成像过程中的 SPECT 使用放射性核素，[^{99m}Tc]- 六甲基丙烯胺肟（HMPAO；Neurolite®）或 [^{99m}Tc]- 全反式半胱氨酸聚体（ECD；Ceretec®）用以测定脑血流量。老化的脑区代谢降低，同时血流量减少。AD 患者有典型的双侧颞叶和顶叶皮质血流灌注减少，而 FTD 患者则可能有单侧或双侧额、颞叶灌注不足。DLB 患者的枕叶灌注常明显减少。PET 使用的放射性核素进行正电子衰变，并提供比 SPECT 更高的分辨率成像。PET 显像可用于 2- 脱氧 -2-^{18}F- 氟 -D- 葡萄糖（FDG）测定脑葡萄糖代谢。FDG 摄取是新陈代谢的测量手段，和低灌注模式一样，低代谢模式可用于诊断 AD 及相关痴呆。在 AD 患者中，典型的双侧颞顶叶低代谢具有对称性，整体低代谢水平能够反映疾病的严重程度。部分 AD 患者可能有 FDG 低代谢的非典型性和非对称性，包括枕顶叶和枕颞叶皮质的更大损害，这提示 AD 的临床变异型，如后部皮质萎缩和 logopenic 进行性失语。相反，FTD 的患者则典型地表现为额叶（和前颞叶）皮质的早期低代谢。

目前分子影像能以比 SPECT 或 FDG-PET 更高的特异性在患者身上显示分子病理。已经开发出可以与神经淀粉样蛋白斑块特异性结合的放射性示踪剂。美国 FDA 已经批准了 3 种 ^{18}F 标记的放射性配体，即 florbetapir（Amyvid®）、福美他他莫（Vizamyl®）和氟吡他班（Neuraceq®），以协助诊断痴呆症。在尸体解剖前做过 PET 的人行淀粉样蛋白斑负荷的研究中，这些放射性配体（图 9-1）在 PET 扫描的放射学解释和死后定量显示了很好的一致性。用淀粉样 PET 放射性配基进行的研究表明，在大多数 AD 患者中，斑块沉积先于记忆症状前数年发生。因此，淀粉样 PET 显像可用于早期诊断由 AD 引起的轻度认知障碍和其他疾病引起的认知损害。然而，在路易体痴呆患者中，PET 检测到淀粉样蛋白的存在，在高达 25% 65 岁以上的认知正常成年人中也存在。因此，在缺乏临床和（或）其他生物标志物信息的情况下，阳性扫描不能成为 AD 的临床诊断。然而，在淀粉样蛋白 PET 扫描中与皮质结合的缺乏很可能与中等或高频度出现的淀粉样斑块不一致，因此被用来排除 AD 的诊断。

如 ^{18}F-AV-1451（flortaucipir），^{18}F-MK-6240、^{18}F-GTP-1、^{18}F-PI-2620 等，正在开发新的 PET 放射性示踪剂用于 tau 的聚集显像。这些试剂能够显现一种摄取模式，这类似于尸检研究中所见的神经原纤维缠结 Braak 病理分期。其他核医学技术能检

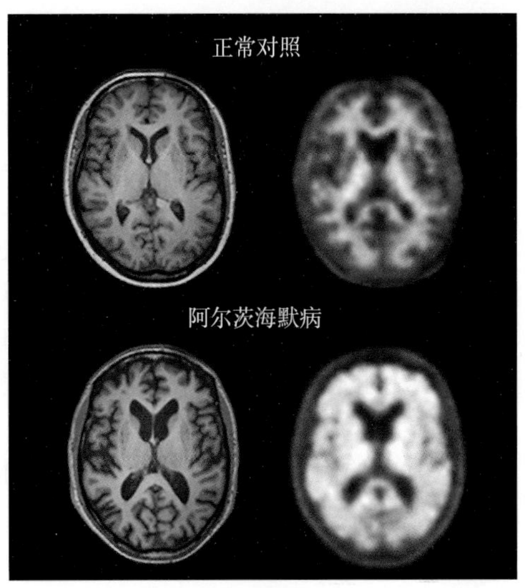

图 9-1 正常成年人（70 岁）和阿尔茨海默病患者（69 岁）的 T1 加权 MRI 扫描（左）和 ^{18}F- 氟倍他本淀粉样蛋白正电子发射断层扫描（右）图像。反映神经退行性改变的皮质体积减少在患者的 MRI 中很明显，尤其是在颞叶。在健康成年人中，氟吡他班扫描显示放射性配体的滞留只限于白质，与无滞留显示的灰质存在明显的差异。这幅图像显示了一个没有或只有稀疏神经斑存在的阴性扫描。在该 AD 患者中，整个大脑皮质都有氟吡他班滞留，以致灰质和白质差异性的缺失。此图显示阳性扫描可见大量神经炎性斑的部位

测分析神经递质或转运体，以协助诊断。^{123}I- 氟潘 -SPECT（DaT® 扫描）已被 FDA 批准用于检测突触前纹状体多巴胺转运体的减少，这与神经退行性帕金森症表现相一致。氟潘显像对支持路易体痴呆或帕金森病痴呆的诊断有独特价值。

5. 神经心理学测试　在痴呆评估中，神经心理学测试是一个可选的考虑因素。多种标准化的测评可以评估是否存在注意力、专注力、定向、记忆、语言功能、行为实践、视空间功能，以及执行、解决问题能力等。这些测试用于确定被试个体与相同年龄、性别及教育背景的人群相比，在每一认知域是处于高或低的评分。神经心理学测试在评估认知症状是否代表认知受损（见下一节轻度认知障碍）或抑郁症时特别有用。它还可以用来评估可能受损

的认知域，从而有助于痴呆症的鉴别诊断。

◎ 鉴别诊断

有些病史或检查的特点能够提供考虑非 AD 诊断的原因。真正急性或亚急性的认知和功能损害发作不是 AD，如果病史可靠，可能提示感染、炎症性或血管性疾病、克 - 雅病或路易体痴呆。同样，认知或意识水平的显著波动应引起对谵妄（急性精神紊乱状态）或路易体痴呆的考量。谵妄的常见原因是感染、药物、中毒、体液耗竭、充血性心力衰竭和其他内科状况。谵妄的表现并不排除潜在的痴呆，这确实可能是经常发生的情况。然而，在作出有效的痴呆诊断之前，处理谵妄是必要的。非 AD 痴呆，包括路易体痴呆、帕金森病痴呆和 FTD 将在本章后面讨论。

◎ 治疗

经 FDA 批准用于治疗 AD 的药物见表 9-4。

A. 胆碱酯酶抑制药

胆碱酯酶抑制药通过阻断乙酰胆碱的分解来增强胆碱能功能。美国 FDA 已批准 4 种胆碱酯酶抑制药用于治疗轻度至中度 AD。其中 3 种药物（多奈哌齐、加兰他敏、利斯的明）常用于治疗 AD，他克林已不再使用。多奈哌齐是乙酰胆碱酯酶的可逆、高选择性抑制药，主要用于肝脏清除，半衰期长，每天服用一次。多奈哌齐已被 FDA 批准用于治疗轻、中、重度 AD。在关键的双盲、安慰剂对照试验中，多奈哌齐在认知评估和临床总体量表上表现出了明显的中等度优于安慰剂的疗效。5mg/d 和 10mg/d 是有效的，有证据表明，较高剂量的效力更大，但剂量通常应该是滴定的，在增加到 10mg/d 前，需要以 5mg/d 的起始剂量至少 4 ~ 6 周。对于每天服用 10mg，持续 3 个月的中重度 AD 患者，剂量可进一步增加到 23mg/d。最常见的副作用是胃肠道反应，包括恶心、呕吐、腹泻、腹部不适、食欲减退和体重减轻，其他副作用包括腿部抽筋、梦魇、晕厥、头痛和疲劳。这种药物一般是在睡前服用，但如果出现睡眠紊乱的副作用，在早晨服用也是合适的。

加兰他敏是一种选择性、竞争性的乙酰胆碱酯酶抑制药，每日剂量为 8 ~ 24mg，一般在早晨服用。它有每天一次的缓释剂型，8，16，24mg 剂量。与多奈哌齐一样，给药开始时最低剂量为 8mg/d，继之在 4 ~ 6 周后才增加到 16mg/d。通常 24mg/d 仅用于病程的中度阶段。尽管加兰他敏可能导致更少的腿脚抽筋、噩梦、晕厥，其总体上的副作用与多奈哌齐非常类似，这可能与其更短的半衰期有关。

利斯的明是一种选择性伪不可逆性乙酰胆碱酯酶抑制药，滴定剂量为 3，6，9，12mg/d。但是，它在透皮制剂中的应用更为广泛，从 4.6mg/d 的贴剂开始，4 ~ 6 周后增加到 9.5mg/d。高剂量的 13.3mg/d 通常用于更严重的 AD 阶段。与口服制剂相比，该贴剂确实有较少的胃肠道副作用，但总体副作用与多奈哌齐和加兰他敏非常相似。这种透皮贴剂经常会在贴片给药部位引起一些皮肤发红，但通常情况下，这并不令人感到痛苦或瘙痒，而且是可控的。

B.NMDA 受体拮抗剂

美金刚是 N- 甲基 -D- 天冬氨酸（N-methyl D-aspartate, NMDA）兴奋性谷氨酸受体的非竞争性、低度至中度亲和力、活性依赖的拮抗剂。FDA 仅批准美金刚用于中重度 AD 的治疗。在中重度 AD 患者中进行的双盲、安慰剂对照试验（MMSE 评分：最高 14 分）中，从认知和功能测量上显示出明显但适度的效应。试验还表明，即使在给予乙酰胆碱酯酶抑制药的背景下（如多奈哌齐治疗），这种益处也会发生。像其他阿尔茨海默病药物，这种口服药物需要逐渐滴定增加剂量。美金刚有长半衰

表 9-4 常用于治疗阿尔茨海默病的药物

药物	种类	AD 的阶段		给药剂量	范围	每日目标剂量	副作用
多奈哌齐	胆碱酯酶抑制药	轻度至中度	口服	每天 1 次	从每天 1 次 5mg 开始，4 周后增加至每天 1 次 10mg	5–10mg	恶心、呕吐、腹泻及腹部不适、失眠、多梦
		中度至重度	口服	每天 1 次	如有必要，在每天 1 次 10mg 基础上，3 个月后增加到每天 1 次 23mg	10–23mg	
利斯的明	胆碱酯酶抑制药	轻度至中度	口服	每天 2 次随餐服	起始剂量每天 2 次，每次 1.5mg，每间隔 4 周后每次增加 1.5mg	6–12mg	恶心、呕吐、头晕、腹泻、头痛、体重减轻、厌食症
		轻度至重度	透皮贴剂	每天 1 次	每 24 小时皮贴一剂 4.6mg，如有必要，4 周后增至每 24 小时 9.5mg，对于重度患者，可增加至每 24 小时 13.3mg	4.6mg–13.3mg	
加兰他敏	胆碱酯酶抑制药	轻度至中度	口服	每天 2 次随餐服	起始剂量每天 2 次，每次 4mg，每间隔 4 周后每次增加 4mg	16–24mg	恶心、呕吐、腹泻、体重减轻、厌食症
加兰他敏缓释剂				每天 1 次	以每天 1 次 8mg 起始，4 周后增至每天 1 次 16mg；其后如有必要，可增加至每天 1 次 24mg	16–24mg	
美金刚	NMDA 受体拮抗剂	中度至重度	口服	每天 2 次	每日上午 5mg 服用 1 周；再增加至每天 2 次，每次 5mg，服用 1 周；下一周为每天上午 10mg，下午 5mg；再到每天 2 次，每次 10mg	20mg	头晕、头痛、便秘、精神错乱
美金刚缓释剂				每天 1 次	以每天 1 次 7mg 服用 1 周，接着每天 1 次 14mg 服用 1 周，其后每天 1 次 21mg 服用 1 周，之后每天一次 28mg	28mg	

NMDA：N- 甲基—D- 天冬氨酸

期的速释配方，也有缓释剂型。速释剂型从每周 5mg/d 逐渐增加到 5mg，每天 2 次，每天 5mg 和 10mg，如果可以耐受的话，增加到 10mg，每天 2 次。缓释剂型每周从 7mg/d 增加到 14mg/d，再到 21mg/d，然后再增加到 28mg/d。有些患者可能无法耐受每天全量的速释 20mg 剂量，或缓释 28mg 剂量。美金刚最常见的副作用是头晕、头痛、精神错乱和便秘。

C. 非处方药和补充剂

大量的非处方药物、营养补充剂和维生素被广泛认为在 AD 中具有潜在的益处。其中包括维生素 B、维生素 D、维生素 E、银杏、姜黄素、鱼油制剂、非甾体抗炎药和椰子油制剂。然而，基于双盲安慰剂对照研究，没有令人信服的证据表明，这些物质中的任何一种对 AD 有益。

D. 试验疗法

人们正在研究各种各样试图阻止 AD

发生或降低疾病进展速度的治疗方法。这些药物包括用于清除循环和大脑中的 β- 淀粉样蛋白的制剂，旨在减少 β- 淀粉样蛋白合成的药物，减少异常 tau 蛋白增殖的药物，以及其他干预神经退行性变过程的药物。

◎ 预后

典型情况下，AD 是一种缓慢、渐进的认知障碍，会有一个 10 ~ 20 年的临床前阶段，随后几年出现轻度认知障碍，然后为确诊 AD 痴呆阶段。从作出 AD 诊断起算，病程可长达 15 ~ 20 年。目前的证据显示，早在首发症状出现前 20 年，AD 生物标志物即可明确显示。作为指导，MMSE 测试通常每年下降 3 分，其最大值为 30 分。有些患者出现包括步态障碍的运动症状，这种症状在某些病例只与 AD 病理有关，但在其他病例则更多地与伴随的路易体病理有关（特别是伴有震颤、肌强直或缓慢）。一般来说，记忆受 AD 进程的影响最大，但视空间、执行和语言功能也会受累。最终，如果患者存活时间足够长，他们可能进展到达到缄默、卧床阶段，最终由于肺炎、皮肤压疮或尿道感染而死亡。

Cummings J, Lee G, Mortsdorf T, Ritter A, Zhong K. Alzheimer's disease drug development pipeline: 2017. *Alzheimers Dement (N Y)* 2017;3:367-384. [PMID: 29067343]

Honig LS, Boyd CD. Treatment of Alzheimer's disease: Current management and experimental therapeutics. *Curr Transl Geriatr Exp Gerontol Rep* 2013;2:174-181. [PMID: 24093080]

Lane CA, Hardy J, Schott JM. Alzheimer's disease. *Eur J Neurol* 2017. [PMID: 28872215]

Masdeu JC. Future directions in imaging neurodegeneration. *Curr Neurol Neurosci Rep* 2017;17:9. [PMID: 28210978]

McKhann GM, et al. The diagnosis of dementia due to Alzheimer's disease: Recommendations from the National Institute on Aging-Alzheimer's Association workgroups on diagnostic guidelines for Alzheimer's disease. *Alzheimers Dement* 2011;7:263-269. [PMID: 21514250]

Simonsen AH, et al. Recommendations for CSF AD biomarkers in the diagnostic evaluation of dementia. *Alzheimers Dement* 2017;13:74-284. [PMID: 28341065]

轻度认知功能障碍

Lawrence S.Honig, MD, PhD

诊断要点

◎ 主观的记忆主诉
◎ 记忆损害的客观证据
◎ 日常生活活动功能正常
◎ 一般认知功能保留

◎ 概述

轻度认知障碍（mild cognitive impairment, MCI）是一种综合征，而不是一种疾病。所有 MCI 病例都必定是某些原因的结果，无论是神经的，精神的或内科的？虽然有些人抑郁或有早期路易体痴呆，FTD，血管损伤，或其他原因，在大多数情况下，遗忘型 MCI 患者患早期 AD。纵向研究显示，MCI 患者最容易进展为 AD，为每年 10% ~ 25% 的比例。

◎ 临床表现

A. 症状和体征

遗忘型 MCI 的诊断标准是记忆力差、日常生活活动能力正常、一般认知功能无缺陷，和与相同年龄及教育背景的个体相比出现的记忆障碍。如果临床医生遇到一般认知相对保留基础上而短期记忆受损的患者，那么就应考虑是否 MCI 的诊断。

B. 特殊测试

1. 神经心理学测试　正式的认知测试有助于确定是否存在认知障碍，特别是在有明显的情绪障碍或其他精神症状的病例中。神经心理测试也有助于提供关于哪一认知域可能实际受损的信息。在记忆受影响的病例中，MCI 综合征很可能是 AD 的前驱症状。在一些语言可能受影响最大的病例中，MCI 可能是 FTD 的前驱。同样地，当执行域的损害显著时，这可能意味着 MCI 是有路易体痴呆或可能的 FTD 的前驱症状。

2. 腰椎穿刺术　正如评价痴呆患者一样，脑脊液分析可以排除炎症性或感染性疾病，测定 AD 生物标志物 Aβ42、tau 和磷酸化 tau，有助于判断 MCI 是否由早期 AD 所致。在 AD 的 MCI 期，AD 的生物标志物几乎总是阳性。

3. 神经影像学检查　正如对痴呆患者的评估一样，强烈推荐神经影像学检查。结构神经影像学可以排除肿瘤的存在如脑膜瘤或胶质母细胞瘤；炎症性疾病，如多发性硬化症；脓肿；或卒中。对于 AD 的病情进展过程，MRI 也能显示脑退化的模式；典型的情况是，顶叶和内侧颞叶萎缩有提示意义，但不能据此诊断。虽然 AD 模式的存在可能有提示意义，但 SPECT 和 FDG-PET 都不被推荐用于 MCI 的评估。如果可能，淀粉样成像有助于确定 MCI 的病因。由于缺乏放射示踪剂的摄取，使 AD 的前驱期诊断可能性大大降低；相反，在认知功能障碍，特别是遗忘的情况下，淀粉样蛋白结合放射性示踪剂的存在，使 MCI 更可能提示前驱期 AD。

◎ 治疗

目前还没有 FDA 批准的治疗 MCI 的方法。对胆碱酯酶抑制药的研究通常没有表明这些药物是有效的。然而，特别是在“晚期 MCI”，这些药物可能像对于轻度的 AD 一样，具有温和的疗效。

◎ 预后

MCI 患者通常会逐渐恶化并发展为痴呆障碍，大多数通常为 AD，但有时为 FTD、PSP、路易体痴呆或其他疾病。患者偶尔会“恢复”，变为正常，特别是那些有内科的或精神病因的病例。总体而言，MCI 向痴呆的转化率为每年 10% ~ 25%。与之相比，一般老年人群中年龄依赖性痴呆发病率为每年 1% ~ 3%。

Albert MS, et al. The diagnosis of mild cognitive impairment due to Alzheimer’s disease: Recommendations from the National Institute on Aging-Alzheimer’s Association workgroups on diagnostic guidelines for Alzheimer’s disease. *Alzheimers Dement* 2011;7:270-279. [PMID: 21514249] (NIA-AA diagnostic criteria for mild cognitive impariement.)

Herukka SK, et al. Recommendations for cerebrospinal fluid Alzheimer’s disease biomarkers in the diagnostic evaluation of mild cognitive impairment. *Alzheimers Dement* 2017;13:285-295. [PMID: 28341066] (Review of use of cerebrospinal fluid biomarkers in mild cognitive impairment.)

Petersen RC. Clinical practice. Mild cognitive impairment. *N Engl J Med* 2011;364:2227-2234. [PMID: 21651394] (A review of mild cognitive impairment.)

血管性认知障碍

Lawrence S. Honig, MD, PhD

诊断要点

◎ 皮质下，或逐步进展模式的痴呆或认知改变

◎ 临床卒中或具有放射学脑梗死证据的卒中症状

◎ 痴呆与脑卒中有关联的证据

◎ 运动功能障碍，有时包括步态障碍

◎ 排尿障碍，典型的尿失禁或尿频

◎ 概述

血管性认知障碍可定义为由脑血管疾病引起的，导致功能受损的认知下降。是血管损伤可能包括缺血性或出血性卒中，缺血性白质病变，或低血压或缺氧的后遗症。血管性痴呆的诊断一直存在争议。在20 世纪的大部分时间里，人们认为老年人的大部分痴呆通常起源于血管性，但现代尸检和神经影像学检查表明，在欧洲和北美老年人中，大多数痴呆的病例都是 AD 的病理结果。单纯血管性痴呆很少见。然而许多人确实存在部分卒中所致的认知损害，因此，血管性认知障碍这个术语正被越来越多地使用。举例来说，对于表现为突然失语或皮质盲的病例，这些损害通常是急性起病，稍有改善后即静止，但并没有将这些损害与通常称之为痴呆的稳定渐进性认知下降相混淆的倾向。然而，许多患有进行性认知衰退的老年人同时也有血管病理基础和 AD 相关的改变，从而导致痴呆。对于这些具有混合血管和 AD 病理的个体，在一生中（甚至尸检后）确定其痴呆的主要病因也往往是困难的。

各类的脑血管疾病都可能导致痴呆症，其中包括：

1. 多发性大血管梗死；

2. 关键部位的“单一”梗死（如，大脑后动脉闭塞导致双侧丘脑梗死，或大脑前动脉综合征导致双侧额叶梗死）；

3. 小血管缺血性疾病（如基底节、皮质下或侧脑室旁白质多发性腔隙）；

4. 低灌注（如源于心脏骤停或低血压症的全脑低灌注）；

5. 出血性脑血管病（如脑实质内或硬膜下血肿或蛛网膜下腔出血）；

6. 其他机制（如前列举的组合）。

前三个机制通常被分别称为多发性梗死性痴呆、关键部位脑梗死痴呆和宾斯旺格病（动脉硬化性皮质下脑病）。罕见的遗传综合征也可能导致血管性痴呆（表 9-5）。

表 9-5　血管性痴呆的遗传形式

疾病	染色体	基因
常染色体显性遗传脑动脉病合并皮质下梗死和白质脑病（CADASIL）	19	Notch3
脑淀粉样血管病（CAA）	21	β- 淀粉样蛋白前体蛋白（β-APP）
伴乳酸酸中毒与卒中样发作的线粒体脑肌病（MELAS）	线粒体（mtDNA）	MT-TL1 和其他

由于老年人患脑血管疾病的频率，诊断血管性痴呆需要下列标准：①痴呆；②卒中，临床和放射学证据；③痴呆与卒中的时间关系。但即使有了这样的标准，合并 AD 也是常见的。对于那些有明确的 AD 临床标准，但也有卒中临床或影像学证据的患者，诊断为 AD 合并脑血管疾病更为合适。

◎ 临床表现

A. 症状和体征

血管性痴呆的症状和体征包括记忆力丧失、语言障碍、视觉空间改变和缺乏自知力，类似于 AD 的症状。记忆丧失是 AD 痴呆的一个重要特征，在血管性痴呆的病例中可能不那么突出，特别是当负责记忆巩固和检索的颞叶结构受到较小程度的影响时。血管性痴呆的认知症状通常是皮质下的，这些症状包括注意力下降、健忘、惰性、思维迟钝（缓慢）、冷漠及执行功能缺陷（发起、计划和组织的能力）。在几乎所有血管性痴呆的病例中，也有运动症状和体征，包括步态异常、局灶性无力或一个或多个肢体共济失调。双侧脑功能障碍通常引起血管性痴呆，这种双脑功能障碍也可能导致情绪失控（所谓的假性延髓受累），包括强哭闹强笑和膀胱过度反射所致的尿频或大小便失禁。

倾向于血管性痴呆而不是AD的病史特征包括突然发作的痴呆、阶梯状恶化、波动性病程、抑郁、躯体不适和情绪失控，以及高血压、之前的卒中、局灶性体征或症状。

大多数血管性痴呆表现为前面列出的两个亚类别之一：多发梗死性痴呆和宾斯旺格病。多发梗死性痴呆涉及认知能力多阶段恶化的病史。有许多脑梗死的症状或体征，为突然的运动或感觉改变，影像学检查证实卒中。宾斯旺格病可能有或无多个恶化步骤的病史。痴呆伴随着步态和泌尿系统功能障碍，影像学检查证据是广泛的双侧白质异常。

B. 实验室检查与神经心理学评估

没有放射学或实验室检查能够明确证实血管性痴呆。然而，脑脊液生物标志物或淀粉样蛋白成像的应用可以证实AD的病理生理过程。卒中的诊断性评估将在第10章和第11章中讨论。神经心理学测试对血管性痴呆也是非特异性的。然而，典型的患者可能表现出明确的额叶或执行功能缺陷，包括处理速度下降和启动困难。记忆缺损的表现可能更多是皮质下的，比起识别这些信息，以及通过听觉或书面提示增强回忆，自由回忆最近学习的信息的能力损伤更重。

C. 诊断标准

现有的血管性痴呆诊断标准存在敏感性和特异性差的问题。就连尸检也不是血管性痴呆的金标准，因为：①神经病理学家确定病理上明显的脑血管损害导致痴呆是不可能的；②在MRI上观察到的白质异常可能无法通过尸体解剖进行的标准神经病理检查来检测到。然而，在极端情况下，在尸体解剖中没有AD或其他神经退行性病变的特征性病理改变，再加上脑梗死的存在，可提供相当有力的证据，表明痴呆的病因是血管疾病，而不是AD。

◎ 预防和治疗

血管性痴呆综合征是由卒中引起的。因此，预防（一级预防）或卒中二级预防治疗是预防此类认知障碍的关键。由于纯血管性痴呆相对少见，很少有研究对胆碱酯酶抑制药和美金刚在这种情况下的疗效进行研究，这些药物被证明是治疗AD痴呆的方法。然而，针对每一种药物的研究都显示出对混合AD和卒中患者的疗效。提供这种治疗给被诊断为血管性痴呆的患者是合理的，特别是鉴于缺乏诊断准确性的情况下。药物及其剂量见表9-4。

◎ 预后

血管性痴呆的预后比AD更为复杂。因为卒中是偶发的，恶化可能不会是无间断地进展。部分患者有一系列的卒中，然后可以几年无卒中发作，特别是心血管危险因素，如体重超标，高血压，糖尿病减轻或得到有效治疗。

Dichgans M, Leys D. Vascular cognitive impairment. *Circ Res* 2017;120:573-591. [PMID: 28154105] (A current review of potential mechanisms and biomarkers of vascular injury.)

Jellinger KA. The pathology of “vascular dementia”: A critical update. *J Alzheimers Dis* 2008;14:107-123. [PMID: 18525132] (Reviews several clinical series, and an autopsy series of dementia cases, discussing prevalences and typologies of cases with pure vascular etiology.)

Menon U, Kelley RE. Subcortical ischemic cerebrovascular dementia. *Int Rev Neurobiol* 2009;84:21-33. [PMID: 19501711] (Review of Binswanger disease.)

Mijajlović MD, et al. Post-stroke dementia—A comprehensive review. *BMC Med* 2017;15:11. [PMID: 28095900] (A review of poststroke dementia.)

Smith EE, et al. Therapeutic strategies and drug development for vascular cognitive impairment. *J Am Heart Assoc* 2017;6.pii: e005568. [PMID: 28476873] (Review of therapeutic considerations.)

Yassi N, Desmond PM, Masters CL. Magnetic resonance imaging of vascular contributions to cognitive impairment and dementia. *J Mol Neurosci* 2016;60:349-353. [PMID: 27437942](Review of contributions of imaging to the understanding of vascular cognitive impairment.)

额颞叶痴呆

NiLolaos Scarmeas,MD,MS

诊断要点

◎ 人格、执行功能和行为方面的显著变化[行为变异性额颞叶痴呆(behavioral frontotemporal dementia, bvFTD）]

◎ 原发性进行性失语症（primary progressive aphasia, PPA）至少有2年以上主要的语言障碍，可分为：

· 渐进－表达性，非流利性，语法失能的失语症变异体（nonfluent agrammatic primary progressive aphasia, nfaPPA）

· 感受性失语症对环境对象语义丧失的变异型失语［语义性痴呆，semantic variant，（svPPA）］

· 重复能力受损，命名错误，但理解力保留，缺乏语法错误（Logopenic 变异型，lvPPA）

◎ 某些运动综合征［CBD、PSP和运动神经元病（motor neuron disease，MND）］可能与FTD有关

◎ 在发病时，可能存在语言损害和行为缺陷的组合，但不足以明确符合特定临床亚型

◎ 额叶和颞部功能障碍（人格、语言，轻度记忆障碍）而顶叶功能的保存(视觉空间技能）

◎ 额和颞侧局限性萎缩（MRI）或低灌注低代谢（SPECT或PET）

◎ 多种潜在病理改变（主要是tau蛋白病或TDP-43蛋白病）

◎ 潜在遗传原因的多样性（更常见的是C9ORF72和颗粒蛋白前体）

◎ 概述

1892年，阿诺德·匹克描述了语言及人格改变的痴呆病例，其病理表现为严重的具有明显局限的额、颞叶萎缩。几年后对其微观病理特征进行了描述。最近的分型体系将额颞叶痴呆（FTD）作为临床上的总称术语，涵盖了涉及额颞叶［额颞叶变性（frontotemporal lobar degeneration，FTLD）］的行为性和语言退行性病变的综合征。总体而言，FTD比血管性痴呆和其他神经退行性痴呆（如AD和路易体痴呆）更少见。然而，在早发型的患者中，FTD是引起痴呆的一个非常常见的原因；在年龄小于65岁的人群中，其患病率接近于AD。它是60岁以前最常见的痴呆，通常发病年龄为45～65岁（＞60%的病例）。同时受益于诊断的严谨性，但存在推荐、转诊、偏倚的缺点，神经病理学研究报告了痴呆尸体解剖中FTD1%～12%的发生率。从英国45～64岁的人群痴呆患者的临床资料回顾得出报告，每10万人（占受影响人口的12%～16%）中FTD的患病率为15人，与AD在这一较年轻的年龄组中的患病率相似。一项试图完全查明荷兰全国范围内FTD病例的研究，估计50～60岁人群中的FTD患病率(每10万人)为2人，60～80岁者为4人。

该病没有明显的男性或女性优势。不同类型的FTD在不同报告中的相对分布

不同。一项报道中，其中 40% 为行为变异性额颞叶痴呆（behavioral frontotemporal dementia, bvFTD），20% 为进行性非流利性失语（progressive nonfluent aphasia, PNFA），40% 为语义性痴呆（semantic dementia, SD）。另一组中，76% 是 bvFTD，17% 是 PNFA，6% 是 SD。

◎ 发病机制

有几个相关的组织病理学改变可能是临床 FTD 的基础。大部分 FTD（无论 bvFTD 或 PPA）的病例可大致分为：①与 tau 蛋白相关的病理改变（一种正常结合于神经元微管的蛋白）；②与处理反应的 DNA 结合蛋白 43（the transactive response DNA-binding protein 43，TDP-43）相关的病理改变。更罕见的情况下，能发现泛素化的内含物与 CHMP2B 基因或“肉瘤融合”（fused in sarcoma, FUS）基因关联。tau 蛋白病包括其他 tau［微管相关蛋白 tau, microtubule-associated protein tau, MAPT）］突变、经典的 Pick 病（携带 Pick 体）、CBD 型神经病理改变和 PSP 型神经病理改变。TDP-43 蛋白病包括：颗粒蛋白前体（PGRN）基因突变、TDP-43 基因突变、含缬酪肽蛋白（valosin-containing protein，VCP）基因突变和 9 号染色体上非编码的六核苷酸重复序列（C9ORF72）。

最常见的病理基础疾病是 bvFTD 的 tau 蛋白病或 TDP-43 蛋白病，nfaPPA 的 tau 蛋白病，svPPA（语义性进行性失语）患者的 TDP-43 蛋白病和 lvPPA（少词性进行性失语）的 AD（从症候学及表型角度上，lvPPA 通常划归于 FTD-PPA，但从病理学基础的角度上看，它是 AD 的一个亚型）。

据报道，在 28% ~ 60% 的病例中，FTD 是家族性的（也就是说，至少有另一个患 FTD 的一级亲属存在），通常引用的频率是 40%。然而，只有 10% 遵循一种明显的常染色体显性模式。*MAPT*、*GRN* 和 *C9ORF72* 的共同突变解释了约 15% 的家族性 FTD 队列和部分散发病例，其他基因的突变，包括 *VCP*、带电多囊泡体蛋白 2G（*CHMP2B*）的突变较少见（＜1% 的病例）。最常见的伴发遗传缺陷涉及 *C9ORF*［26% 的家族性病例（伴或不伴肌萎缩侧索硬化症；amyotrophic lateral sclerosis，ALS）和 5% 的散发病例］、*MAPT*（9% ~ 43% 的家族病例和 5% 的散发病例）以及 *PGRN*（13% ~ 20% 的家族病例和 3% ~ 5% 的散发病例）。*C9ORF* 突变也是家族性 ALS 最常见的病因。

◎ 临床表现

A. 行为性 FTD

1. 症状和体征　这种紊乱以性格、行为举止、态度渐进性改变但空间能力及记忆相对保留为标志性特征。自知力受损通常包括对潜在疾病过程认知的缺乏及与个性改变相关担忧和苦恼的缺乏。症状群包括社会行为能力的下降，社会意识的缺失，显著增加或减少的性兴趣、性冲动，脱抑制行为（包括行为不得体、不恰当的幽默及个人卫生和仪容管理能力的下降）。可观察到利用行为，并对环境中的物体无限制地探究。口欲亢进、暴饮暴食及饮食习惯的改变（通常伴有对甜食的过嗜）都是常见的。FTD 的患者也会表现为心智僵化、缺乏变通、思维定势，以及包括或简或繁的重复行为流程及刻板行为的执拗（包括怪癖和固定仪式性的先入为主）。尽管情绪迟钝、漠不关心、冷漠、疏远及同理心的缺乏很常见，但抑郁很少发生。

大多数 bvFTD 患者在首次发病时并没有明显的失语，但也可能出现言语异常，包括持续的特征如回声或言语立体感。语言缺乏自发性、经济性和空洞性，言语量逐渐减少。

局灶运动、感觉或神经反射体征在疾病早期是没有的，除了非特异性存在原始反射，如握持反射和掌颌反应。如果病理基础包括与第 17 号染色体、CBD 和 PSP 相关的 FTD- 帕金森症，可能会出现锥体外系症状。一部分 FTD 患者，包括那些 bvFTD 患者，会有相关的 MND 症状和体征（FTD-ALS）。

尽管有这些明显的症状，区别 FTD 和 AD 或其他痴呆性疾病可能仍是困难的。

2. 行为评估　尽管冲动、注意力分散和缺乏合作倾于干扰测试，但患者在神经心理学评估(包括对额叶功能敏感的测试）上可能表现得出奇的好。在结构性或功能性脑成像研究显示出明显异常之前，可能会发生行为变化。比起认知测试，行为量表更关注不寻常的行为、人格的改变、社会认知（即识别讽刺、同情和理解他人观点的能力），可能对早期诊断更为敏感和有帮助。

3. 神经心理学测试　bvFTD 患者的表现不一定总是具有真正的定位价值，因为注意力不集中、检索策略效率低下、组织不良、缺乏自我监测及缺乏努力或兴趣等因素都可能会对其造成影响。

认知功能改变是额叶功能障碍的主要标志。在威斯康辛卡片分类测验、Stroop 测验、Trail making 测验中，患者表现出注意力缺陷、抽象能力差、心理定势的转移困难、执拗倾向，以及执行和计划功能障碍等。

FTD 患者通常保持方向性，经常在疾病晚期保持对最近的个人事件的良好跟踪，并且通常比 AD 患者在顺行性记忆方面的损害更小。顺行性记忆测试的表现确实存在差异，患者在基于“自由回忆”而非识别的任务上往往表现不佳。在更重级别的疾病中，显著的遗忘症与远程记忆严重丢失都可能出现。见 http://www.neurology.org/cgi/content/full/56/suppl_4/S6-R16-11134。

鉴别 FTD 和 AD 患者的最显著的神经心理学表现是在疾病早期视觉空间能力是否保持。

4. 影像学检查　通常在 CT 和 MRI 上显示额、颞部萎缩。功能成像研究中的异常通常先于结构成像模式中检测到的变化：灌注（HMPAO SPECT）和代谢（FDG-PET）研究能显示典型的额叶和颞部（通常是右半球）的血流或代谢减少。

B. 非流利性语法失能性 PPA

1. 症状及体征　在该病至少头 2 年中，当语言是唯一的显著渐进性功能障碍的受损域时，作出 nfaPPA 的临床诊断。患者表现出努力产生的音位和发音困难。其他特征包括语法错乱或语法失能（不正确的词序和误用小语法词)，忘名病(命名不能)，停顿(断续)。言语、言语简化、绕口令(赘述）、语词替换、错语症和言语失用（由元音扭曲、失真、和反复快速地发音如“毛虫”或“大炮”）所表现出的动作规划和顺序障碍。在疾病终末期，患者变得缄默。尽管理解能力通常是可以幸免的（特别是对于简单的指令），但是 nfaPPA 患者在复杂的语法（即被动语态或多重从句）方面常有困难。随着疾病的发展，nfaPPA 患者会出现更严重的理解障碍、执行功能障碍、结构缺陷和提示了其他亚型 FTD 的行为改变。然而，语言功能障碍仍然是最显著的特征；在某些病例，主要症状和体征可能局限于在语言领域达 10 ~ 14 年。

2. 神经心理测试　除了上述缺陷，nfaPPA 患者在词语流畅性测试（从一个特定字母开始产生单词的能力）也会受到损害。在视觉空间功能测试的良好表现可被很好地保存到疾病后期。

3. 影像学检查　左侧外侧裂周边尤其是前部萎缩是 CT 或 MRI 上最常见的结构学特征。功能性影像学研究表明，在外侧裂周边萎缩之前可能存在低灌注或低代谢。

C. 语义变异型 PPA

1. 症状和体征　语义记忆是指对事实、

概念和单词的认识，svPPA 患者通常会抱怨对单词失去记忆，并被发现语义性错语。他们通常有很好的日常（如事件或情景记忆）记忆和方向，但对更远的生活事件（即丧失自我记忆）的回忆减弱。换句话说，它们显示的是一种与 AD 患者身上发现的随时间而变化所相反的情形。他们讲话流利，语速韵律正常，表现出忘名或找词困难（特别是对使用不太频繁的单词）和单字理解困难（有时与相对保存理解更复杂的句子的能力相反）。可能存在表层阅读障碍或书写困难［单词拼写不规范的（如游艇 yacht）发音错误或拼错］上述的全部或部分可能反映了语义知识系统中的缺陷。行为上的改变，包括强迫症、僵化、冷漠和缺乏温暖，也可能在 svPPA 患者身上被发现。尽管语义严重丧失，受影响的患者通常在日常生活中处理得出奇的好。随着时间的推移，理解能力受损会变得更加全面，类似其他 FTD 亚型的认知缺陷和行为特征也开始显现。

2. 神经心理学测试　svPPA 患者表现出严重的图像命名缺陷和单字理解功能受损，后者是依据词图匹配等任务来作出判断的。分类流畅性亦有受损（产生属于特定语义范畴词语的能力，如动物）。与其他类型的 FTD 一样，svPPA 患者对基本视觉空间能力具有显著的保留。

3. 影像学检查　萎缩（通过 CT 或 MRI）和低灌注或低代谢在 svPPA 患者主要涉及左颞前区。右颞前区也可能受到影响，此外，行为症状在 svPPA 患者中也更为多见。

D. Logopenic 变异型 PPA

1. 症状及体征　lvPPA 的特点是言语空洞或贫乏（希腊文中为 *penic*）：患者可能会含糊地讲述一个故事，或使用极其缺乏描述性细节的词。语言产生的速度很慢，这主要是由于频繁的找词停顿（而不是 nfaPPA 中的发音困难和语音失用）。也可发现音位性、语音性错语症（使用不正确但与语音有关的词）。在长句（可能反映有限的短时记忆）中，存在明显的重复损害，错误增加。

2. 神经心理学测试　lvPPA 患者表现为重复句子能力受损和命名困难，单字检索能力受损和音位性错语。尽管语法复杂的长句可能会有挑战，语义知识和理解得以幸免。

3. 影像学检查　萎缩（通过 CT 或 MRI）和低灌注或低代谢（SPECT 或 FDG-PET 灌注）主要涉及左颞后皮质和顶叶皮质。与其他 FTD 亚型不同的是，PET 淀粉样蛋白显像研究表明，最常见的基础病理改变是 AD。

◎ FTD 相关运动综合征

有 3 种源于基础 FTD 相关病理的临床综合征：FTD 伴运动神经元病（FTD-MND 或 FTD-ALS，通常见于 bVFTD）、皮质基底节综合征和 PSP。它们不是最常见的 FTD 临床表现，在本书其他部分有更详细地描述。

◎ 预后

随着痴呆程度的增加，不同临床亚型的表型分离逐渐消失。平均病程估计为 3 ~ 17 年，平均 8 ~ 9 年。伴发运动神经元病（FTD-MND 或 FTD-ALS）患者预后更差，一般 3 ~ 5 年进展到死亡。

◎ 治疗

据目前所知，没有能影响 FTD 病程的方法。乙酰胆碱酯酶抑制药和美金刚都被证实无效。重点是针对精神行为症状的治疗，这些症状往往比认知障碍对照顾者造成更大的负担，是导致患者进入公共照料机构的常见因素。常用的药物有 5- 羟色胺能抗抑郁药、非典型抗精神病药、抗焦虑药和抗惊厥药（用于情绪控制）。非药物干预是疾病管理的一个重要部分，包括环境改变和家庭教育。

Bang J, Spina S, Miller BL. Frontotemporal dementia. *Lancet* 2015;386(10004):1672-1682.

Chare L, et al. New criteria for frontotemporal dementia syndromes:Clinical and pathological diagnostic implications.*J Neurol Neurosurg Psychiatry* 2014;85(8):865-870.

Gorno-Tempini ML, et al. Classification of primary progressive aphasia and its variants. *Neurology* 2011;76(11):1006-1014.

Olney NT, Spina S, Miller BL. Frontotemporal dementia. *Neurol Clin* 2017;35(2):339-374.

Onyike CU, Diehl-Schmid J. The epidemiology of frontotemporal dementia. *Int Rev Psychiatry* 2013;25(2):130-137.

Pottier C, Ravenscroft TA, Sanchez-Contreras M, Rademakers R.Genetics of FTLD: Overview and what else we can expect from genetic studies. *J Neurochem* 2016;138(suppl 1):32-53.

Rascovsky K, et al. Sensitivity of revised diagnostic criteria for the behavioural variant of frontotemporal dementia. *Brain* 2011;134(pt 9):2456-2477.

Rohrer JD, et al. C9orf72 expansions in frontotemporal dementia and amyotrophic lateral sclerosis. *Lancet Neurol* 2015;14(3):291-301.

Sieben A, et al. The genetics and neuropathology of frontotemporal lobar degeneration. *Acta Neuropathol* 2012;124(3):353-372.

Warren JD, Rohrer JD, Rossor MN. Clinical review. Frontotemporal dementia. *BMJ* 2013;347:f4827.

进行性核上性麻痹

Chen Zhao,MD,Edward Huey,MD,& Karen Marder,MD,MPH

诊断要点

◎ 痴呆或认知功能损害伴轴性强直，早期跌倒，以及核上性垂直凝视麻痹

◎ 保留记忆识别，但存在编码和提取缺陷

◎ 诊断依靠的是临床症状和体征而不是影像学指标

◎ 概述

进行性核上性麻痹（progressive supranuclear palsy, PSP）被归类为非典型帕金森综合征或帕金森叠加综合征。它是非典型帕金森综合征最常见的形式，患病率估计为每10万人1.39例。发病以男性居多，平均发病年龄为65岁。PSP是一种tau蛋白病。神经病理学表现包括皮质下神经元和胶质细胞的丢失，以及基底节、脑干核团和额叶中的tau阳性神经纤维缠结和丛状星形胶质细胞。

表9-6显示了FTD、PSP和皮质基底节变性的病理和临床特征的比较。

◎ 临床表现

A. 症状和体征

病史以早期跌倒和突出的轴性强直，宽基步态，和姿势反射缺乏等帕金森症状而著称。特别是在症状出现后3年之内，过早无故跌倒和步态进行性冻结是高度典型的PSP体征。典型的眼部表现包括眼睑痉挛、眼球方波反射、眼扫视变慢和核上性麻痹，最初引起随意垂直下视障碍，并进展为上视麻痹和侧视麻痹，眼球反射运动得到保留。

额叶执行障碍是在PSP患者中被发现的最常见认知损害。该症状早期出现，影响所有患者的75%。尽管简单的注意力和方向性测试通常是正常的，但计划、

表 9-6 额颞叶痴呆、进行性核上性麻痹和皮质基底节变性的病理和临床特征的比较

疾病	遗传学	病理学	临床表现	存活率
额颞叶痴呆	MAPT 突变（5% ~ 20%；tau 蛋白病病理学基础） GRN 突变（10% ~ 25%；TDP-42A 型病理） C9ORF72（10% ~ 48%；TDP-42B 型病理学） 其他更少见的（VCP、HMP2B）	· 范围包括 3R tau 蛋白病（Pick 小体），4R tau 蛋白病，TDP-43（A 或 D 型）蛋白病。基础病理改变在 Logopenic 变异型 AD 中常被观察到	· 行为变异型以进行性的人格及行为改变但空间功能和记忆保留为标志 · 原发性进行性失语细分为： a. 非流利性语法失能表现为至少疾病头 2 年的独立语言功能障碍 b. 语义性变异型主要表现为单词记忆的丢失和语义性错语。与 AD 患者相反，定向及近事情景记忆保留，但远期事件记忆受损 c. Logopenic 变异型表现为饱腹感及 Logopenia 受损 也可能合并运动神经元病	· 平均生存期 8 ~ 9 年 · 合并运动神经元病预计预后不良
皮质基底节变性	……	· 4R tau 蛋白病 · 存在 H1 等位基因 · 白质和灰质中 tau 阳性的星形细胞斑块和螺纹	· 不对称的帕金森症状，僵直，步态不稳 · 异己肢现象 · 抑郁症比 PSP 或 FTD 更常见 · 偶发的躁动、攻击行为和淡漠 · 可能出现失语症，先为表达其后为接收障碍 · 记忆存储功能保留，编码和检索受损 · 无精神病和幻觉	· 平均存活 5 ~ 7 年 · 严重或双侧的帕金森症状或明显的行为改变预测预后不良
进行性核上性麻痹	……	· 4Rtau 蛋白病 · 存在 H1 等位基因 · 在基底节、脑干核团和额叶的 tau 阳性神经纤维缠结和丛状星形胶质细胞	· 对称性运动症状及体征，包括轴性僵硬 · 垂直性核上凝视性麻痹 · 执行力显著受损 · 轻度记忆受损主诉，但认知识别保留 · 无精神病和幻觉	· 平均生存期 5 ~ 6 年 ·早期倾倒、痴呆、吞咽困难或尿失禁预测预后不良

任务转换、抽象和推理等更为复杂任务的能力被严重削弱，这导致患者无法形成有目标导向的行为。言语流畅性是床旁监测 PSP 执行功能障碍的有效手段。特别是音位流利性受到损害，而语义流利性相对保留，这是一种与早期 AD 中发现相反的模式。单用音素流畅性可区分典型的 PSP 变异型和帕金森病，其灵敏度和特异性约为 85%。存在明显的语言功能障碍，PSP 患者可表现为语法失能为主的进行性失语或进行性语言失用。

有 1/3 的患者存在记忆主诉，包括自由回忆受损和认知记忆保留，且能通过提示回忆显著改善。视觉空间损伤也可能发生。PSP 的认知缺陷发生在疾病的早期，并且随着时间的推移基本保持稳定，在诊断后的 18 个月内几乎没有下降。

人格和行为的改变可能出现在眼动和运动症状之前，最常见的表现为情感淡漠和脱抑制。患者偶尔也会表现出在 FTD 患者身上所见的典型脱抑制行为，如强迫观念、强迫症、陈规刻板或固定仪式的行为，极端饮食表现，包括摄食过量。同理心缺乏和社会认知受损逐渐被认为是 PSP 的核心特征。尚不清楚这些缺陷是源于情绪知识的丧失，还是更高等级的缺损智力理论所致。

B. 影像学检查

进行性核上性麻痹患者的结构影像学

检查多为正常；然而，MRI有时可显示中脑萎缩，尤其是背侧中脑。中脑头端及中脑尾端被盖的萎缩可能产生中脑的解剖学改变，使其轮廓在矢状中线的MRI剖面上类似蜂鸟。这就是所谓的“蜂鸟征”。也可能发生额叶萎缩。弥散张量成像显示PSP患者显著的白质损伤。然而，其对不同放射检查方法灵敏度各异，因此，常规MRI对PSP的诊断准确性目前尚不理想。迄今为止，大多数功能成像研究都是基于相对较少的临床诊断病例，与病理证实相比，这可能并不总是正确的；然而，一个小样本7例PSP患者尸体解剖队列研究显示在FDG-PET上表现出丘脑、尾状核、中脑和额叶的低代谢。DaT扫描显示纹状体和中脑的摄取减少，尽管特异性较低。Tau-PET对于检测PSP中的tau蛋白是有前景的，但还需要进一步地研究来验证早期的研究。需要做更多的工作来更好地确定结构和功能成像的诊断价值。

◎ 治疗

对于PSP相关的认知改变没有有效的疗法。一项多奈哌齐治疗试验表明，其对记忆功能仅有轻微改善，但其代价是吞咽和步态等运动功能下降，因此建议对PSP患者避免使用。大多数患者对左旋多巴治疗的反应有限，许多患者只有轻微和短暂地改善。用左旋多巴治疗不能改变生存率。苍白球毁损术或深部脑刺激没有作用。因此，目前大多数治疗方法都是支持治疗，尽管没有一种被证明是有价值的。常用的干预措施包括物理和作业疗法，可以利用负重步行器来治疗平衡障碍；言语疗法处理构音障碍、言语失用及进行定期的吞咽评估，对抑郁症给予抗抑郁药和心理咨询。

正在发展的实验性治疗聚焦于tau的异常浓集。这些包括糖原合成酶激酶抑制药（tideglusib）、细胞骨架稳定剂（davunetide）、自由基清除剂和代谢增强剂（辅酶Q_{10}）。tideglusib一项Ⅱ期试验减少枕叶萎缩，但没有显著改变临床评分。在一个300例PSP患者的大规模davunetide Ⅱb/Ⅲ试验显示没有症状改善。

◎ 预后

PSP患者的生存期比帕金森病患者短，中位数为5～6年，范围在1～13年之间。早期表现为跌倒、痴呆、吞咽困难或尿失禁是致残或死亡的不良预后因素。

Burrell JR, Hodges JR, Rowe JB. Cognition in corticobasal syndrome and progressive supranuclear palsy: A review. *Mov Disord* 2014;29:684-693.

Coughlin D, Irwin DJ. Emerging diagnostic and therapeutic strategies for tauopathies. *Curr Neurol Neurosci Rep* 2017;17:72.

Dickson DW, Radamakers R, Hutton ML. Progressive supranuclear palsy: Pathology and genetics. *Brain Pathol* 2007;17:74-82. [PMID: 17493041] (A useful review of the pathology and genetics of PSP.)

Höglinger GU, et al. Clinical diagnosis of progressive supranuclear palsy: The movement disorder society criteria. *Mov Disord* 2017;32:853-864.

Houghton DJ, Litvan I. Unraveling progressive supranuclear palsy: From the bedside back to the bench. *Parkinsonism Relat Disord* 2007;13:S341-S346. [PMID: 18267262] (Update regarding the clinical presentation of PSP, as well as the pathology and genetics.)

Magherini A, Litvan I. Cognitive and behavioral aspects of PSP since Steele, Richardson and Olszewki's description of PSP 40 years ago and Albert's delineation of the subcortical dementia 30 years ago. *Neurocase* 2005;11:250-262. [PMID: 16093225] (Reviews the cognitive and behavioral changes associated with PSP and related neurodegenerative disorders.)

McFarland NR. Diagnostic approach to atypical parkinsonian syndromes: *Contin Lifelong Learn Neurol* 2016;22:1117-1142.

Wenning GK, Litvan I, Tolosa E. Milestones in atypical and secondary Parkinsonisms. *Mov Disord* 2011;26:1083-1095.

Whitwell JL, et al. Radiological biomarkers for diagnosis in PSP: Where are we and where do we need to be? *Mov Disord* 2017;32:955-971.

皮质基底节变性

Juliana R. Dutra, MD, Edward Huey, MD, & Karen Marder, MD, MPH

诊断要点

◎ 伴有进行性、非对称性皮质、锥体外系体征的痴呆或认知障碍

◎ 认知缺陷包括皮质功能缺陷，如失用和失语伴执行功能障碍，包括计划、任务转换和记忆编码方面的缺陷

◎ 没有严重的记忆障碍是早期特点

◎ 概述

皮质基底节变性（corticobasal degeneration, CBD）是一种不典型的帕金森综合征或帕金森叠加综合征。其发病年龄为45 ~ 77.2岁（平均63.7岁），比AD早10岁以上。目前对CBD的诊断准确性相对较差。基于临床表现对CBD进行预测的敏感性为26.3% ~ 56%，这可能部分归因于临床和病理的异质性。有证据表明，这种临床与病理的低相关性导致皮质基底节综合征（corticobasal syndrome, CBS）这一术语的使用，用于那些临床诊断为皮质基底节变性而没有病理证实的病例。在本节中，CBS指的是临床综合征，而CBD则是指病理证实的疾病。

◎ 发病机制

CBS的临床表现可能反映了皮质和皮质下区的基本的潜在的病理分布，而不是特定的组织病理学。因此，CBD的诊断需要病理学诊断，具体的神经病理学标准已有详细说明。核心病理特征包括矢状窦旁区局灶性皮质神经元缺失，特别是旁中央回，并伴相关皮质脊髓束的继发改变；由于神经元丢失而使黑质苍白；皮质和纹状体区tau阳性神经元和胶质细胞斑，特别是白质和灰质中的星形胶质细胞斑和丝。虽然气球样无色神经元与皮克细胞完全相同，最初被认为是这种紊乱的特征，但由于罕有病例缺乏该病理却在其他方面具有典型表现，它们现在被认为只是一种支持性的特征。

◎ 临床表现

A. 症状和体征

CBS是一种进行性非对称性的强直性运动不能障碍，伴更高级别的皮质功能障碍，包括认知障碍、失用、异肢现象、皮质感觉丧失和行为改变。运动异常可表现为帕金森综合征、肌张力障碍、肌阵挛、反射亢进和眼球运动异常，可发生于任何组合中。运动症状将在第15章进一步讨论。

虽然认知损害曾被认为是CBD的一种罕见或晚期表现，但现在已被认为是该疾病的常见特征，发病时52%的患者出现此表现，若在整个病程中则有70%患者出现此症状。CBS患者常表现为多个认知域损害。执行功能和记忆损害是非特异性的，不能将CBS与其他神经退行性疾病如AD、FTD和PSP相区分开。然而，在语言、视觉空间能力和社会认知方面的明显缺陷可能有助于区分CBS与其他疾患。

52%的CBD患者出现失语。对患者的检查表明，随着疾病的进展，表达性、失语症恶化，有些患者出现缄默症。在疾病

早期语言理解得以保留，但随着疾病接近末期，这种情况似乎也在恶化。明显的视空间功能障碍可出现在 CBS 病例，并可能包括多种症状，如巴林特综合征（同时性视觉失认？眼失用和视觉性共济失调）。

比较 AD 和 CBD 的神经心理学基础，在 CBD 病程早期记忆相对保留。但病程中后期，故事回忆和字母流畅性都在加速下降。

失用症在 57% 的 CBD 患者中被描述。观念运动失用症（模仿手势和工具使用困难）是最常见的表现形式。患者还可能出现言语失用或口颜面失用症和睁眼失用。

30% 的 CBD 患者存在异己肢体现象。它包括干扰正常任务的复杂无意识肢体运动，以及肢体外来或可独立运动的感觉。虽然它不是该病最常见的特征之一，但其尤为特殊，它的出现有助于将 CBS 与其他神经退行性疾病区别开来。

27% 的 CBD 病例存在皮质感觉丧失。患者可能表现为体表图形觉缺失、立体/实体感觉缺失和两点辨别障碍。

另外，许多患者在发病时表现出显著的行为改变（46%），包括冷漠、脱抑制、易激动、攻击性和重复性行为。

鉴于临床特征的高度可变性，对经神经病理证实的病例进行了一项系统综述。确定 5 种常见的 CBD 亚型：CBS（37%）、PSP 综合征（23%）、FTD（14%）、类 AD 痴呆（8%）和失语（6%；典型分类为 PPA 或 nfaPPA）。临床标准也已提出，但还未得到验证。

B. 影像学检查

疾病早期的脑部 CT 和 MRI 扫描往往正常。即使病情恶化，MRI 异常地诊断准确性也很差。如果有的话，MRI 表现可能包括后额叶皮质萎缩，上顶叶皮质和胼胝体中部。在临床受累侧的对侧矢状窦旁和中央回旁萎缩更严重，伴侧脑室扩大。功能性影像学检查可用于疑诊 CBD 患者的鉴别诊断。在功能性成像研究中，最显著的表现是 SPECT 非对称性低灌注和 PET 非对称性低代谢，累及额顶皮质（尤其是中央回周围区）、基底神经节和丘脑。靶向 tau 蛋白的不同配体还处于研究阶段，这可能会给未来的病程和诊断带来新的见解。

◎ 治疗

针对 CBS 的认知障碍，目前并无已知的治疗，治疗方法仅限于针对精神和运动症状的对症治疗。运动症状可以通过物理和作业治疗来控制。肉毒杆菌毒素注射可以用来治疗肌张力障碍病例。目前还没有针对 CBS 的胆碱酯酶抑制药安慰剂对照研究。虽然没有进行正式的研究，但用于治疗帕金森病的神经外科操作一直均无效，因为它们（疗法）是在大多数其他左旋多巴抵抗的帕金森叠加综合征使用时一直均无效。

◎ 预后

该病生存期为 2 ~ 12.5 年（平均 6.6 年）。早期出现严重或双侧帕金森病或明显的行为改变可预测生存不良。跌倒和吞咽困难是发病和死亡的重要原因。

Armstrong MJ, et al. Criteria for the diagnosis of corticobasal degeneration. *Neurology* 2013;80(5):496-503. [PMID:23359374]

Burrell JR, et al. Cognition in corticobasal syndrome and progressive supranuclear palsy: A review. *Mov Disord* 2014;29(5):684-693. [PMID: 24757116]

Day GS, et al. Differentiating cognitive impairment due to corticobasal degeneration and Alzheimer disease. *Neurology* 2017;88(13):1273-1281. [PMID: 28235814]

帕金森病痴呆

James M. Noble，MD，MS

帕金森病痴呆和路易体痴呆及帕金森病本身，可以说是一个运动和认知障碍的连续统一体，与一个共同的神经病理标志α突触核蛋白有关，其被认为是组成路易体的主要聚合蛋白。因此，这些疾病被统称为路易体疾病或α突触核蛋白病。

诊断要点

- ◎ 在左旋多巴反应性帕金森病患者中发生的痴呆或认知功能障碍
- ◎ 认知缺陷包括注意力、执行功能和加工速度受损而记忆相对保存

◎ 概述

帕金森病（Parkinson disease, PD）具有肌强直、运动迟缓、震颤和姿势不稳的基本特征。帕金森病患者认知功能损害与继发性痴呆（Parkinson disease dementia, PDD）在帕金森病患者中很常见。帕金森病中痴呆的患病率为20% ~ 40%，在帕金森病诊断时，有10% ~ 15%患有痴呆。在生存20年的帕金森病患者中，80%以上的人患有痴呆症。与AD相反，潜在的可改变的危险因素，如卒中并不总与PDD风险相关。早年发生的合并长时间意识丧失的脑外伤可能是晚年帕金森病及相关疾病神经病理学证据上的一个危险因素。除年龄增长外，导致PDD发展的危险因素可能反映了潜在的帕金森病的严重程度，特别是姿势不稳、步态紊乱为主的帕金森病，语言和吞咽困难，肠系膜或泌尿系自主神经功能障碍。痴呆家族史与PDD发病风险增加有关。越来越多的文献表明，葡萄糖脑苷脂酶（glucocerebrosidase, GBA）突变在PDD中的作用。携带GBA基因突变的人患帕金森病的风险是普通人的5倍。在一项帕金森病尸检和临床队列中，已经发现GBA携带者有早期发病、更迅速的功能下降、频繁的视觉幻觉，以及较高的认知衰退或痴呆风险。

◎ 发病机制

多巴胺、去甲肾上腺素能、胆碱能和5-羟色胺能神经递质系统的破坏与PDD的发病有关。帕金森病和痴呆患者的临床病理相关性表明，患者可分为3类：路易体病理局限在皮质下区（典型的PD）、伴发的PD和AD病变，或主要在皮质的路易体。总的来说，与帕金森病相比，PDD患者有更大的AD病理负荷，没有或只有很小的认知损害。用α突触核蛋白免疫组织化学染色的研究强调了皮质路易体病理在PDD中的重要性。因此，多种潜在的病理改变可以解释帕金森病患者认知功能障碍的存在和程度。

◎ 预防

没有以PDD作为主要终点的随机对照试验。一项PD的大规模前瞻性研究表明，司来吉兰、生育酚（维生素E）或两者结合对认知测试表现没有任何益处。在一项横断面研究中，绝经后使用雌激素与降低PDD的风险相关。虽然一些研究表明，较高的基线体力活动和良好的饮食与降低帕金森病的风险有关，但没有研究表明降低了PDD的风险。

◎ 临床表现

A. 症状和体征

在帕金森病痴呆，认知障碍至少发生在帕金森病症状出现1年后。一般来说，早期和与帕金森病有关的认知损害的主要症状包括额叶执行功能损害（概念形成、问题解决、设定转移和维持、内源性线索行为困难）、注意力和专注力以及处理速度。随着疾病的进展，记忆力也会受到影响。

执行功能的严重程度可能在部分PDD患者的记忆损害表现中起着重要作用。信息处理的速度也显示出PDD和AD的区别。

B. 实验室检查

对于帕金森病进展为痴呆的患者应进行痴呆可逆性病因的常规实验室检查（本章前面已讨论）。PDD 没有额外的例行检查。

C. 影像学检查

已经有针对 PDD 患者的结构和功能成像研究在开展。研究结果，尽管有趣但必须谨慎解释，很少有研究包含神经病理学的相关性。在 PDD 的结构成像研究中，没有清晰一致的异常模式。结构成像的主要作用是排除可识别的替代原因，如卒中和硬膜下 / 外血肿。MRI 表现可从正常到典型的 AD 萎缩。功能性成像的研究显示了额叶及颞顶皮质的功能失调。支持病理学的考虑和淀粉样蛋白成像研究表明，在 PDD 患者中皮质淀粉样蛋白负荷较低。纹状体多巴胺转运体（^{123}I-FP-CIT 多巴胺转运体 – 单光子发射断层扫描 DaT）成像并不能帮助区分帕金森病和帕金森病痴呆，这两种情况都被认为是阳性扫描。

D. 特殊评估

正规神经心理学测试有助于确定帕金森病认知损害患者执行能力、注意力和专注力、信息加工速度、语言流利性、视觉空间和记忆损害。

◎ 鉴别诊断

帕金森病患者出现新的认知症状必须考虑几种诊断，包括轻度认知障碍、抑郁、药物副作用（与 PD 方案或其他药物有关），以及与代谢或全身性疾病相关的谵妄。包括对多巴胺能药物反应差等非典型特征应引起对相关疾病的疑诊，如路易体痴呆、多系统萎缩或皮质基底节变性（另作讨论）。区分 PDD 和 DLB 很困难，在病程晚期这些患者在临床及病理上均可能是一致的。PDD 和 DLB 的区别在于 DLB 患者认知和运动症状在 1 年内同时发作。PDD 和 DLB 可能存在于同一临床和病理谱系，伴各自独立的运动和认知功能障碍起病表现。

◎ 治疗

虽然没有声明能改善 PDD 的认知，但左旋多巴治疗已被报道与改善和恶化 PD 患者特定认知域功能有关。更多的最新研究表明，左旋多巴对认知的作用是微妙的，主要限于对觉醒和情绪有益的影响。对于长期左旋多巴治疗对帕金森病认知功能不利影响的担忧还未得到证实。由于胆碱能神经递质系统参与了 PDD 的发病，并且经常存在对胆碱能增强产生反应的认知障碍（即注意力和专注力），因此胆碱酯酶抑制药在 PDD 的对症治疗中可能有用。但是，从理论上讲，这种胆碱能增强也会恶化锥体外系症状。由于卡巴拉汀可以短暂减缓认知下降，因此它已被 FDA 批准用于治疗 PDD，但它与运动症状的恶化（主要是震颤）有关。至少一项关于卡巴拉汀的小型研究显示其减少了 PDD 中的幻觉。多奈哌齐对认知可能有类似的影响。没有一致的数据支持在 PDD 或 DLB 中使用美金刚。5– 羟色胺 2A 反向激动剂匹莫范色林（pimavanserin）是唯一被美国 FDA 批准用于治疗帕金森病幻觉和妄想的药物。像氯氮平、喹硫平和其他用于痴呆相关抗精神病药一样，匹莫范色林带有美国 FDA 的“黑框”警告。

◎ 预后

帕金森病痴呆患者死亡率高于无痴呆的帕金森病患者，无论年龄或疾病持续时间。PDD 与生活质量下降、养老机构的安排及照护负担的增加有关。

Aarsland D, Kurz MW. The epidemiology of dementia associated with Parkinson's disease. *Brain Pathol Sci* 2010;20:633-639. [PMID: 20522088]

Connolly BS, Lang AE. Pharmacological treatment of Parkinson disease: A review. *JAMA* 2014;311(16):1670-1683. [PMID:24756517]

Emre M, et al. Memantine for patients with Parkinson's disease dementia or dementia with Lewy bodies: A randomised, double-blind, placebo-controlled trial. *Lancet Neurol* 2010;9:969.[PMID: 20729148]

Goldman JG, Holden S. Treatment of psychosis and dementia in Parkinson's disease. *Curr Treat Options Neurol* 2014;16(3):281. [PMID: 24464490]

Hely MA, et al. The Sydney multicenter study of Parkinson's disease: The inevitability of dementia at 20 years. *Mov Disord* 2008;23:837-844. [PMID: 18307261]

Lippa CF, et al; DLB/PDD Working Group. DLB and PDD boundary issues: Diagnosis, treatment, molecular pathology, and biomarkers. *Neurology* 2007;68:812-819. [PMID: 17353469]

Lythe V, et al. GBA-associated Parkinson's disease: Progression in a deep brain stimulation cohort. *J Parkinsons Dis* 2017;7(4):635-644. [PMID: 28777757]

Mathis MV, et al. The US Food and Drug Administration's perspective on the new antipsychotic pimavanserin. *J Clin Psychiatry* 2017;78(6):e668-e673. [PMID: 28493654]

O'Regan G, et al. Glucocerebrosidase mutations in Parkinson disease. *J Parkinsons Dis* 2017;7(3):411-422. [PMID: 28598856]

Uc EY, et al. Incidence of and risk factors for cognitive impairment in an early Parkinson disease clinical trial cohort. *Neurology* 2009;73:1469-1477. [PMID: 19884574]

Wang HF, et al. Efficacy and safety of cholinesterase inhibitors and memantine in cognitive impairment in Parkinson's disease, Parkinson's disease dementia, and dementia with Lewy bodies:Systematic review with meta-analysis and trial sequential analysis. *J Neurol Neurosurg Psychiatry* 2015;86(2):135-143.[PMID: 24828899]

路易体痴呆

James M. Noble，MD，MS

诊断要点

- ◎ 痴呆或认知损伤先于或与帕金森症发病同时出现
- ◎ 注意力和警觉水平波动
- ◎ 反复出现的视幻觉；幻听和妄想
- ◎ 睡眠紊乱病史暗示梦的产生是快速眼动睡眠行为障碍的一部分

◎ 概述

路易体痴呆（dementia with Lewy bodies, DLB）以精神障碍（妄想、幻觉）、警觉和认知水平波动、睡眠障碍，以及痴呆和帕金森症状等元素为特征。在记忆门诊 5% 的痴呆病例中，DLB 患病率据估计为 5% ~ 30%，在社区老年人口中这一比率为 0.1% ~ 5%。与包括 AD 在内的其他形式痴呆相比，DLB 和 PDD 的潜在危险因素更少。男性更易患两者中任一疾病，尤其是 DLB，而且约从 70 岁开始，患病风险显著增加。相较于其他神经退行性疾病，DLB 的遗传学被认为处于婴儿期。迄今为止，仅有 APOEε4 携带者及 GBA 基因突变与该病有关。尸检中 GBA 携带者会有约 8 倍的皮质路易体风险。

◎ 发病机制

有关 DLB 的病理生理学假说集中于 α 突触核蛋白（一种与囊泡产生有关的正常突触蛋白）异常积聚成路易小体的主要成分的不溶性形式。路易小体和营养缺陷型路易神经突在尸检中被发现波及脑干、边缘系统和皮质区的色素核团。许多人已经注意到在帕金森病、DLB 和皮质路易小体的病理负荷之间有相当大的临床重叠。这两种疾病的严重程度和持续时间与病理变化并不一致，越来越多的证据表明路易神经突和神经递质缺陷在临床综合征的病因中具有重要作用。基底核是胆碱能系统的重要组成部分，常受 DLB 影响，同时，多巴胺能系统地参与导致了帕金森病程度的变化，这与其他帕金森类疾病类似。

◎ 预防

没有关于预防 DLB 的随机对照试验。

◎ 临床表现

A. 症状和体征

经典的 DLB 被视为是帕金森综合征和认知障碍的同期发病。一个“一年”规则继续被用于研究目的，但目前 DLB 已被认为具有一系列临床表现的疾病谱，包括有时先于帕金森症状出现的认知和行为症状：①波动的认知症状包括明显的注意力和警觉性降低期；②复杂的、生动的、反复出现的视觉幻觉；③快速眼动睡眠行为障碍。DLB 的波动性在临床上应与 AD 的“日落现象”及复杂部分性癫痫发作相区别，其频率在痴呆患者中随着年龄增长会增多。像 PDD 一样，DLB 患者在执行功能、注意力和处理速度等领域可能存在显著损害；视空间功能受损可能尤其明显。这种认知缺陷的特征及较轻的语言记忆损害有助于区分 DLB 和 AD。新的 DLB 标准对影像学生物标志物和多导睡眠图给予了新的强调。

DLB 中，除视觉、幻觉外的精神症状都很常见，包括妄想和非视幻觉，并可能是表现特征。锥体外系体征在诊断 DLB 时有不同表现，大多数 DLB 患者在自然病程中会出现某些帕金森症状。

快速眼动睡眠行为障碍包括具有生动梦境和梦境设定的异常睡眠，包括发声和（或）运动行为。这些症状可能先于痴呆发病，在某些病例可提前多年。DLB 患者的自主神经功能障碍很常见，包括直立性低血压、尿失禁和便秘。

B. 实验室检查

与 PDD 一样，实验室检查应在有上述症状的患者中进行，以排除可识别的全身/代谢，感染性和炎症性疾病。目前在血液、尿液或脑脊液中都没有可诊断 DLB 的特异性实验室检查项目。

C. 影像学检查

DaT 成像异常被认为是 DLB 的指征，但在区分 DLB 和 PDD 方面并无帮助。结构影像（MRI 或 CT）有助于排除肿块病变，卒中，或脑积水，神经影像有助于支持临床诊断。DLB 的皮质和海马萎缩程度在鉴别 DLB 和 AD 中常是细微和有用的。DLB 功能神经影像表现的特征是，受枕叶活动减弱的广泛低信号（扣带回岛征）或相对于楔前叶和楔状叶保留后扣带皮质。淀粉样蛋白标记的 PET 研究表明，在 DLB 中的皮质淀粉样蛋白的沉积程度比在 PDD 中的更大。

D. 特殊评估

在睡眠史不确定的情况下，多导睡眠描记图是有帮助的，在快速眼动睡眠时正常肌电图弛缓的缺失现在被认为是 DLB 的指示性生物标志物。DLB 的神经心理学测试可显示执行功能、注意和视空间功能等认知域的损害。这与 PDD 中表现相似但有助于区分 DLB 和 AD。脑电图可显示显著减慢和变化的背景节奏与短暂的颞部慢波活动。^{123}I-MIBG 心肌显像异常（低摄取）被视为是 DLB 的指示性生物标志物，但其在临床应用中仍有限。

◎ 鉴别诊断

DLB 的主要鉴别诊断考虑为阿尔茨海默病、血管性痴呆和帕金森叠加性疾病，如多系统萎缩、进行性核上性麻痹和皮质基底节变性。克–雅病可能具有一些相似的特征，包括严重帕金森症状，但大多数情况下进展迅速。由如前面的概述所提 PDD 的临床鉴别主要是基于其临床表现形式。

◎ 治疗

目前还没有针对潜在病理生理过程的

治疗方法可用。胆碱酯酶抑制药已被证实能改善该病的认知能力和精神症状，被认为是治疗 DLB 的一线药物。包括一个大规模双盲安慰剂对照研究 NMDA 拮抗剂美金刚受试者在内的一些研究表明（无论是 PDD 或 DLB），只有边际效益，并可能是 PDD 患者所驱动的效果。

这些胆碱酯酶抑制药也可以改善认知和睡眠障碍的波动，但它们也可能加剧某些 DLB 患者的自主神经功能紊乱（如体位性低血压）。类似于 PDD，这种由胆碱酯酶抑制药引起的帕金森症恶化的假设在 DLB 中并不常见。

帕金森症可通过卡比多巴 / 左旋多巴或多巴胺激动剂治疗，但有加重精神病或自主神经功能障碍的风险。一般来说，如果要使用抗帕金森病药物，治疗的目标应该是最低有效剂量。

多巴胺能 D2 受体阻滞剂（包括传统和非典型抗精神病药物）与严重的（有时是致命的）特异反应有关，包括突发性心律失常和死亡。美国 FDA 发布的“黑框”警告概述了与非典型抗精神病药物相关的心源性猝死风险。因此，在考虑低剂量使用这些药物时，应谨慎行事，并向患者的照护者充分披露。此外，这些药物可能加重帕金森综合征和体位性低血压（在 DLB 或 PDD 中均可）。

快速眼动睡眠行为障碍可以用氯硝西泮、褪黑素（或褪黑素激动剂）或非典型的精神安定剂进行治疗。氯硝西泮谨慎使用，因为低剂量治疗快速动眼动睡眠行为障碍会对 DLB 患者的认知产生不利影响。一项小型研究表明，美金刚可能改善 DLB 或 PDD 患者的睡眠模式。

◎ 预后

一般而言，DLB 患者认知能力下降的进展与 AD 类似。然而，一些 DLB 患者表现出快速的临床病程。DLB 与 AD 之间在从症状发作到死亡的生存时间上并不是一贯有显著差异。

Larsson V, et al. The effect of memantine of sleep behaviorindementia with Lewy bodies and Parkinsons disease Int J Geriatric Psychiatry 2010;25:1030-1038.[PMID: 208729297]

McKeith IG, et al. Diagnosis and management of dementia with Lewy bodies: Fourth consensus report of the DLB Consortium.*Neurology* 2017;89:88-100. (Reviews essential, sufficient, supportive,and suggestive clinical features to help the clinician best identify cases of DLB from mimickers such as PDD or AD with parkinsonism.)

Mori E, et al. Donepezil for dementia with Lewy bodies: A randomized, placebo-controlled trial. *Ann Neurol* 2012;72:41. [PMID: 22829268]

Noe E, et al. Comparison of dementia with Lewy bodies to Alzheimer's disease and Parkinson's disease with dementia. *Mov Disord* 2004;19:60-67. [PMID: 14743362]

Rolinski M, et al. Cholinesterase inhibitors for dementia with Lewy bodies, Parkinson's disease dementia and cognitive impairment in Parkinson's disease. *Cochrane Database Syst Rev* 2012;(3):CD006504. [PMID: 22419314]

Salzman C, et al. Elderly patients with dementia-related symptoms of severe agitation and aggression: Consensus statement on treatment options, clinical trials methodology, and policy.*J Clin Psychiatry* 2008;69:889-898. [PMID: 18494535] (Reviews FDA "black box" warning of antipsychotics and the implication in clinical care of psychosis among dementia patients.)

Savica R, et al. Incidence of dementia with Lewy bodies and Parkinson disease dementia. *JAMA Neurol* 2013;70(11):1396-1402. [PMID: 24042491]

Vergouw LJM, et al. An update on the genetics of dementia with Lewy bodies. *Parkinsonism Relat Disord* 2017;43:1-8. [PMID:28734699]

正常压力性脑积水

Lawrence S. Honig, MD, PhD

诊断要点

- ◎ 步态紊乱，典型的宽基，“磁性”的步态（伴冻结），和短步幅
- ◎ 小便控制困难，典型的尿失禁、尿频和尿急
- ◎ 认知改变或痴呆，典型皮质下性
- ◎ 无成比例脑沟加深的脑室扩大

◎ 概述

脑积水被定义为脑内液体过度积聚。急性脑积水是一种医学紧急情况。常由侧脑室的室间孔、第三脑室导水管及第四脑室外侧孔和正中孔等处脑脊液流出受阻所致（所谓的非交通性脑积水）。颅内压通常升高。相比之下，慢性脑积水得到了更好的代偿；压力可能在正常的较高范围（如 12 ~ 20cmH_2O），但没有明显增加，因此它被称为正常压力性。但大多数情况没有明确的梗阻证据。由于脑室扩大在各种痴呆性障碍中很常见，而且老年人也常见排尿和步态异常，因此老年人脑积水的诊断常是困难的。

◎ 发病机制

正常压力性脑积水（normal pressure hydrocephalus, NPH）通常被称为交通性脑积水，因为在大多数情况下，与所谓的非交通性脑积水相比，正常脑脊液流动通路并没有明显阻塞证据。然而，交通性脑积水必须包括脑脊液的分泌过剩（罕见），或更常见的是吸收不足（可以说是梗阻性的）。慢性脑积水也常被称为特发性，尽管在许多但非大多数病例中，脑脊液流动障碍可能与先前的手术、动脉瘤、脑膜炎，以及肿瘤或手术引起的蛛网膜下腔出血有关。NPH 有时被称为特发性，在这种情况下，推定的原因只与老化有关，尽管这本质上是有争议的。最后，以脑体积为代价的脑室扩大所致症状的确切机制也没有得到很好的理解，但被认为涉及神经系统组织的压缩。在许多病例中，脑积水伴随有神经退行性疾病的病理，无论是阿尔茨海默病还是路易体型，这使得诊断和治疗变得复杂。

◎ 临床表现

A. 症状和体征

慢性脑积水最常见的症状是步态紊乱，症状在数周、数月或数年内恶化或亚急性恶化。步态损害被经典地描述为“磁性”（伴有“冻结”和不能将脚抬离地面）和“失用”（就好像患者不知道如何移动腿来开始并继续走路）。步态具有帕金森病的特征，具有缓慢、拖曳不平衡、步长缩短等特点。与帕金森病患者不同的是，NPH 患者经常采用能提供广泛支撑的姿势，通常是腿部外旋。这种情况也通常比帕金森病更对称。

脑积水患者的泌尿症状几乎是一个必要条件。患者可能有轻微症状，如尿急和尿频增加。另外，不受抑制的膀胱收缩和随意关闭尿液流出道能力的降低：导致失禁。可能会有无羞耻尿失禁，在这种情况下，受影响的个体似乎不关心失禁。

认知症状通常发生在步态和泌尿系统功能障碍之后。认知障碍的范围从轻微到严重不等。典型的痴呆是皮质下型的，包括健忘、惰性、思维迟钝、冷漠、处理速度下降，以及决策、设置转换和执行功能的其他方面的损伤。有记忆障碍的患者通常表现出似乎学习能力差，学习材料的延迟回忆能力受损，而且对带有提示的学习材料有更好地认知；这种模式表明主要的检索缺陷，而不是学习材料的编码有缺陷（表 9-1）。在严重的病例中，思维迟钝

可能会进展为一种无症状的缄默状态。

B. 实验室检查和影像学检查

常规血液实验室检查对慢性脑积水患者是无效的。使用 CT，或最好是 MRI，是诊断病情的关键。具体来说，中央的脑室扩大与外周脑沟增大不成比例，是考虑此种障碍的必备因素（图 9-2）。通常会有脑沟消失的征象，可能是由于中央脑室容积增加而压迫脑回。放射科医生可能不同意脑室扩大是否是脑积水，或代表继发于脑萎缩的扩张（该情况脑沟扩大通常与脑室扩大是相称的）。除了脑室扩大不均外，异常的脑室周围白质证据，即 CT 显示低密度，MRI 显示的 T2 加权或 FLAIR 信号增加，提示与脑积水一致的跨室管膜流体流动。然而，脑室周围白质信号显著变化可以是非特异性的。其他诊断性较弱的结构改变包括侧脑室前角不正常扩张，颞角不成比例增宽，以及胼胝体明显弯曲变薄。若能随时间推移行多次 CT 和 MRI 检查，脑室容积逐渐增加而不伴蛛网膜下腔及脑沟成比例增宽，将有助于明确进行性脑积水的诊断。

C. 特殊检查

特殊检查有助于确定脑积水的存在及确定脑积水是否可能对脑脊液分流产生反应。最常见和方便的检查是一次大容量的腰椎穿刺，并有操作前后的录像记录。通常，该手术包括标准的腰椎穿刺，抽出 35 ~ 50ml 的脑脊液，并同步记录初、末颅内压。在腰椎穿刺后每隔一段时间再对患者进行录像，即使在正常范围内（如 14 ~ 20cmH_2O），较高的初压也可能支持脑积水的诊断，而较低的压力则不支持。阳性的测试结果包括对放出脑脊液后步态的改善。偶尔，认知或排尿也得到改善，但最常见的是，清除脑脊液立即及数小时后观察到有益的步态反应。通常改善只持续几小时，但偶尔可以持续 1 个星期。缺乏任何有益的反应被认为是阴性测试结果。

虽然明确的阳性反应有一定的特异性，但可能缺乏灵敏性。有些临床医生倾向于在 3 ~ 5 天内进行一系列多次腰椎穿刺以改善灵敏性，尤其是在慢性长期病程的患者中。更具侵袭性地，腰大池外引流管置入持续腰大池引流可以使脑脊液分流数天。在 3 ~ 5 天里以约 10ml/h 的速度清除脑脊液可能是一个更好检测减少脑脊液体积影响的方法。然而，在痴呆更严重的患者中，外部引流管的存在是中枢神经系统感染的重大风险（高达 5%）。对脑脊液分流术的客观测量是通过录像进行前后的测试来完成的。系统的神经心理学测试也可以提供信息。

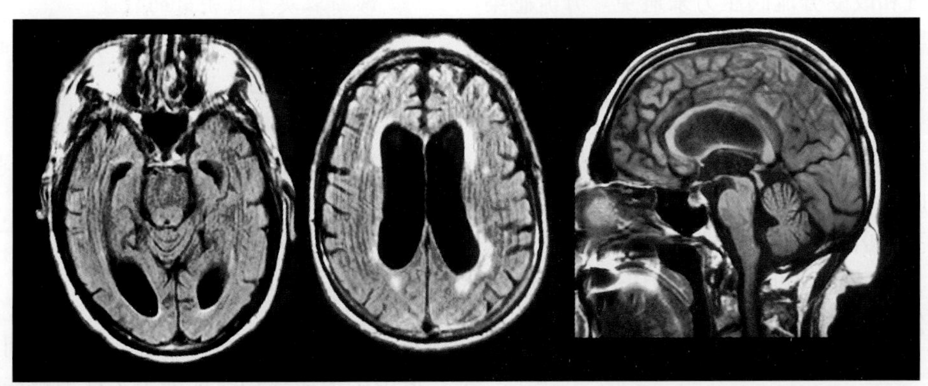

图 9-2 一名痴呆、步态障碍、尿失禁患者的头颅 MRI 扫描。该患者 3 个领域都在快速分流后显著改变。左、中图：轴位 FLAIR 序列显示明显扩张的脑室系统，包括颞角（左图）和明显的脑室周围白质明显高信号（中图），符合脑积水的脑室周流动。右图：矢状位 T1 MRI 显示扩张的脑室系统，使胼胝体弯曲变薄提高敏感性，特别是对慢性长期病程的患者

除脑脊液外的其他检查，包括放射性核素脑池造影、脑 SPECT、脑磁共振波谱和颅内压波形监测等，尚未被证明有用。在某些情况下，DaT 扫描有助于提供证据证明存在帕金森（路易体）综合征，这可能更好地解释症状。同样地，使用脑脊液生物标志物可以提供支持或反对 AD 病程的证据，这可能是一种伴随的紊乱或导致痴呆综合征的原因。

◎ 鉴别诊断

神经系统其他多个水平的损伤可引起步态紊乱和尿失禁，包括脑多发性梗死、脑白质病变、脊髓压迫，有时还有腰椎狭窄或多发神经根病。老年人还可能有泌尿（外周的）原因的尿失禁：男性前列腺增大和妇女括约肌紊乱。引起痴呆的其他原因，包括 AD，也可能导致尿失禁。

◎ 治疗

脑积水的主要治疗方法是脑脊液脑室分流。脑室腹腔分流最常用，现在几乎总是使用外用可调节阀门。在某些患者，根据体型，可以进行脑室或脑室胸膜腔分流术。分流术的并发症包括："过度分流"伴头痛、立位症状、硬膜下血肿或硬膜下积液的形成，这些问题可以通过检查瓣膜设置和改变分流阀压力来避免。分流感染是罕见的，但可能需要取出置入的器械。

◎ 预后

对于步态为初发症状、轻度认知障碍、有脑积水明确继发诱因（如脑膜炎或蛛网膜下腔出血）、脑脊液分流阳性临床反应者、可能在少数明显有颅内压升高的患者，其分流后的预后最有利。

首次出现认知症状后出现步态和泌尿系统损害的患者，以及认知症状更严重或有明显脑沟萎缩的患者，对脑脊液分流的反应较小，这可能是因为他们的症状更多地与潜在的 AD 有关。越来越多的人认识到，许多脑积水患者也可能患有神经退行性疾病，如 AD 或路易体病。

Bradley WG Jr. Magnetic resonance imaging of normal pressure hydrocephalus. *Semin Ultrasound CT MR* 2016;37:120-128. [PMID: 27063662] (A review of imaging findings.)

Espay AJ, et al. Deconstructing normal pressure hydrocephalus:Ventriculomegaly as early sign of neurodegeneration. *Ann Neurol* 2017;82:503-513. [PMID: 28892572] (A review suggesting that benefits of shunting may be overestimated.)

Graff-Radford NR. Normal pressure hydrocephalus. *Neurol Clin* 2007;25:809-832. [PMID: 17659191] (Review of the condition.)

短暂性全面性遗忘症

◎ Clinton B. Wright,MD,MPH

诊断要点

- ◎ 急性起病的顺行性遗忘症（不能形成新的短期记忆），持续少于 24 小时
- ◎ 事件之前发生的逆行性失忆症，症状发作的持续时间可变
- ◎ 诊断取决于目击者的叙述
- ◎ 没有意识的模糊，个人身份认知的丧失，或其他认知域受累
- ◎ 无其他局灶性神经症状或体征
- ◎ 近期无癫痫发作，无癫痫活动，也无近期头部损伤

◎ 概述

在短暂性全面性遗忘症发作期间，患者失去形成新记忆的能力（称为顺行性遗忘），在发作前发生的事件中，暂时记忆的损失程度不等（在某些情况下是几分钟

到几十年；称为逆行性遗忘症）。在短暂性全面性遗忘症的发作中，约有一半与情绪紧张事件或体力消耗有关。文献中报道了多种起因，包括运动、搬运重物、驾驶、性交和浸泡在热水或冷水中。短暂性全面性遗忘症相对普遍，年总体发病率为 3 ~ 10/100 000。50 岁以上老人的发病率为 24/100 000。

◎ 发病机制

短暂性全面性遗忘症的病因尚不清楚。癫痫和血管机制都没有被令人信服地证实，但流行病学证据支持在偏头痛患者中有更高的患病率。短暂性全面性遗忘症发作期间海马 CAI 区的功能紊乱，以及该区域可能特别易受到各种局部应激源影响的证据表明，这一部位可能处于关键路径上。海马功能障碍的触发因素还未确定，但许多研究表明，在短暂性全面性遗忘症患者中颈内静脉功能不全的发生率比对照组高。在进行 Valsalva 动作时，静脉淤血影响海马（造成胸腔内压增加，从而导致暂时性颅内压升高，可能引发短暂性全面性遗忘）是一种假设的病因，但一些研究支持了这一假说，另一些研究则反驳了这一假设。

◎ 临床表现

A. 症状和体征

短暂性全面性遗忘症的典型患者为中年或 40 岁以上（很少＜40 岁），准确的诊断取决于是否有发作的目击证人、是否证实有癫痫样活动、最近的头部外伤及任何诱因。在发作过程中，患者保持警觉，除了对失去记忆的焦虑外，在临时检查中似乎是正常的。程序性记忆在发作时保持完整，患者常能够在急性期进行复杂的活动，如唱歌、驾驶或演奏乐器。患者经常重复同样的问题（例如，“我们是如何来到这里的”“或我们在做什么”），这个特征应该从任何证人那里得到。在发作期，症状出现前对历史信息的记忆可能会受到显著影响。例如，患者可能记不起他们已经结婚或有了孩子。他们可能认为他们仍然住在先前的地址。

在检查方面，记忆和时间地点定向是唯一受影响的认知域，而神经病学检查则应该是正常的。短时记忆可以通过单词延迟回忆、数字或隐藏对象位置来测试。注意力应该是正常的。患者无法回忆起自己的身份，说明他或她有心因性记忆障碍。

发作一般持续约 4 小时，但可能持续长达 24 小时。一旦发作得到解除，短期回忆即恢复正常，那么随着时间的推移，发作开始前的事件记忆将恢复如常。然而，患者通常对发作前的 1 小段时间内的事和发作本身保持健忘。

B. 诊断性检查

目前的诊断性检查不能证实短暂性全面性遗忘症的诊断，但有助于排除如卒中或癫痫等其他疾病。尿液毒理学筛查可能有助于排除药物使用，如苯二氮䓬类药物中毒。如果存在血管病危险因素，或卒中应重点关注的特定患者,应进行心电图检查。

如遇后者无效，推荐脑部 CT 和 MRI。MRI 研究发现，扩散加权序列上的受试者内侧颞叶在发作时或终止后立即扫描显示高信号，症状消失后恢复正常。在 MRI 或 CT 上持续存在或进展的变化支持另一诊断。

◎ 鉴别诊断

出现提示卒中的症状或体征，如麻木，刺痛，言语不清或虚弱，特别是那些与后循环有关的症状或体征，提示卒中或短暂性脑缺血发作。值得注意的是，孤立性内侧颞叶或丘脑梗死导致的症状也仅限于遗忘症状，持续超过 24 小时的遗忘也提示卒中，脑影像可证实梗死的演变。

颞叶癫痫发作时的遗忘通常比短暂性

全面性遗忘症短得多，而且会使意识模糊。因此，如果错过了意识模糊，癫痫发作就可能被误认为是短暂性全面性遗忘症，这突显一个目睹发作的可靠目击者的必要性。在短时间内多次发作增加了癫痫发作的可能性，连续脑电图记录可能是必要的，以排除这种情况下的癫痫。约 10% 的患者在短暂性全面性遗忘症期间出现头痛，更多的患者报告有与偏头痛相符的头痛史。考虑到存在共同机制的可能，对于先前没有诊断为偏头痛的患者，应进一步询问他们头痛的特征和频率，以便诊断和进行适当的治疗。

◎ 预后和治疗

短暂性全面性遗忘症预后良好。据证实，短暂性全面性遗忘症患者与 TIA 对照进行长期随访对照研究时，其随后发作 TIA、卒中和其他血管结局的风险很低，可与正常对照相似。因此，对典型的短暂性全面性遗忘症患者开始抗血栓治疗不是必要的。研究发现，首次发作后的患者并没有增加之后癫痫的风险，使用抗癫痫药物治疗也不明确。在精神障碍的急性期，需要进行短暂的住院治疗，以便进行迅速地检查和简短地观察，以确保症状得到缓解。但是，一些已经终止的典型发作，是需要等到患者在门诊病区由医生视诊后认定能起床时才算。患者应被仔细随访，复查影像或脑电图，以确保初次检查时发现的任何异常得以解决。反复发作并不常见（5% ~ 10% 某些病例中），但推荐初次发作后随访数周。

Arena JE, Rubinstein AA. Transient global amnesia. *Mayo Clin Proc* 2015;90(2)264-272.

Arena JE, Brown RD, Mandrekar J, Rubinstein AA. Long term outcome in patients with transient global amnesia: A population based study. *Mayo Clin Proc* 2017;92(3):399-405.

Bartsch T, Deuschl, G. Transient global amnesia: Functional anatomy and clinical implications. *Lancet Neurol* 2010;9:205-214. [PMID: 20129169] (Review, emphasizing refinement of the phenotype, updated imaging findings, and pathophysiology.)

Miller JW, et al. Transient global amnesia and epilepsy. Electroencephalographic distinction. *Arch Neurol* 1987;44:629-633. [PMID: 3579680] (Prospective follow-up study of patients who underwent electroencephalography during [n = 13] or after [n = 103] an attack of transient global amnesia or epileptic amnesia.)

Pantoni L, Lamassa M, Inzitari D. Transient global amnesia: A review emphasizing pathogenic aspects. *Acta Neurol Scand* 2000;102:275-283. [PMID: 11083503]

Quinette P, et al. Working memory and executive functions in transient global amnesia. *Brain* 2003;126(pt 9):1917-1934. [PMID:12876141] (A small prospective study using detailed neuropsychological testing to examine working memory and executive function in relation to episodic memory in patients with transient global amnesia. Central executive function and working memory were not affected during attacks. The authors discuss transient global amnesia in relation to theories of memory.)

Zorzon M, et al. Transient global amnesia and transient ischemic attack. Natural history, vascular risk factors and associated conditions. *Stroke* 1995;26:1536-1542. [PMID: 7660394] (Casecontrol study of 64 patients with transient global amnesia and 64 with transient ischemic attacks, comparing the prevalence of vascular risk factors with the incidence of vascular events in the two groups.)

亨廷顿病

Juliana R.Dutra, MD, & Karen Marder, MD, MPH

◎ 概述

亨廷顿病（Huntington disease，HD）

作为一种常染色体显性遗传神经退行性疾病，其特点是运动、认知及精神缺陷，将在第 15 章进一步讨论。

与 HD 相关的 *HTT* 基因位于 4 号染色体，且在第 1 外显子中含一可变的重复扩增三核苷酸序列（CAG）。对具有 40 个及以上 CAG 重复序列的个体，如果寿命足够长（完全外显），则所有个体都将发展为 HD。少年型 HD（发病年龄＜ 20 岁）与具有大于 60 个 CAG 重复序列相关。CAG 重复长度与发病年龄成反比，并决定约 60% 变异。全基因组关联分析确定了 15 号和 8 号染色体上的潜在基因位点，这些位点可能会加速或延迟疾病的发作。

在美国，约有 3 万人患有 HD，有 15 万人因其父母一方患病而有罹患此病的风险。在具有欧洲血统的人中，HD 的患病率 4 ~ 7/100 000；中国人、日本人和非洲黑人的患病率较低。平均发病年龄为 36 ~ 45 岁；6% 的患者少年发病。

HD 包括运动、精神和认知功能损害。运动障碍与纹状体病理有关，包括舞蹈病、肌张力障碍、帕金森症状、眼球运动异常、运动保持困难和步态异常。精神病症状常见，但可变，似乎有某些家庭聚集，而另一些没有。尽管神经心理障碍的发生和严重程度不同，但额叶纹状体通路功能障碍继发的认知损害是其不变的特征。

◎ 临床表现

在处理速度、注意力、语言流利性、执行功能和视觉空间功能方面的损害已经被描述。在有症状的 HD 患者中，执行功能缺陷突出。患者计划、组织和监测行为的能力受到损害。这些功能域都与额叶和额纹状体回路密切相关。

HD 患者并不存在记忆保留的主要障碍，但似乎无法有效地获取信息或持续检索。与 AD 患者相反，HD 患者对线索回忆的反应有显著改善，类似于其他额叶疾病患者。与皮质性痴呆（如 AD）不同的是，直到疾病后期，HD 显著地影响语言。

为了解症状明显之前阶段的变化(一个扩大的 CAG 重复序列携带者，但还未达到 HD 的运动标准)，已经进行了设计良好的纵向观察研究，包括 PREDICT-HD，TRACK-HD，和 PHAROS(见本节末参考文献)。这些研究记录了与这种疾病早于预测发病年龄的 15 年的相关临床和生物学变化，在作出运动诊断之前 10 年最突出的认知功能损害即开始增加。据预测，运动发病年龄超过 12.8 年的人已经表现出明显的认知测评变化，包括符号数字模式测试(symbol digit modalities test，SDMT)，斯特鲁普效应(干扰注意力和对过度学习反应)，以及连线测验(快速注意力)和 B(快速注意力和集合转移)。SDMT 要求视觉扫描、工作记忆、良好的运动速度和集中性的协调。可能由于这个原因，在前期 HD。它是最敏感的任务，以衡量纵向下降，采用传统的神经心理学测试，40% 的前期个体符合轻度认知障碍的标准(使用低于对照组平均值的 1.5 标准差)。大部分患者为非缺血性 MCI(18%)，继之为遗忘型 MCI(占 7.5%)。

◎ 鉴别诊断

HD 痴呆的鉴别诊断包括任何伴随多动性运动障碍的痴呆过程，尤其是克 - 雅病、艾滋病痴呆（如舞蹈病）和威尔逊病。舞蹈病和认知障碍也可能发生在系统性红斑狼疮或格雷夫斯病。由于 HD 患者有跌倒的倾向，突然出现认知障碍或认知迅速恶化应提示有发生硬膜下血肿的可能性，并应立即行影像学检查。

◎ 治疗

对症治疗可用于舞蹈病和精神症状。目前，尽管针对亨廷顿蛋白和 *HTT* 基因的可能致病路径的疾病修正疗法正在进行中，但目前尚未有一种有效的治疗方法可以治疗 HD 痴呆或 MCI。

对于轻度到中度的 HD 和认知功能障碍，latrepirdine 的一项多中心三期试验在认知功能和整体功能方面均无显著改善，目前还没有明显的证据表明，在 HD 患者中使用胆碱酯酶抑制药和美金刚有效。

◎ 预后

神经心理功能障碍随着病情的进展而恶化，疾病持续时间并不能很好地预测认知功能。与运动损伤或舞蹈病相比，功能性失调与认知功能障碍密切相关，神经功能紊乱和抑郁是更重要的整体功能预测因子。

Huntington Study Group PHAROS Investigators, et al. Clinical-Genetic Associations in the Prospective Huntington at Risk Observational Study (PHAROS): Implications for Clinical Trials. *JAMA Neurol* 2016;73(1):102-10. [PMID: 26569098]

Lee JM, et al. Identification of genetic factors that modify clinical onset of Huntington's disease. *Cell* 2015;162(3):516-526.[PMID: 26232222]

Paulsen JS, et al. Clinical and biomarker changes in premanifest Huntington disease show trial feasibility: A decade of the PREDICT-HD study. *Front Aging Neurosci* 2014;6:78. [PMID:24795630]

Paulsen JS, et al. Cognitive decline in prodromal Huntington disease: Implications for clinical trials. *J Neurol Neurosurg Psychiatry* 2013;84:1233-1239. [PMID: 23911948]

Tabrizi SJ, et al. Predictors of phenotypic progression and disease onset in premanifest and early-stage Huntington's disease in the TRACK-HD study: Analysis of 36-month observational data. *Lancet Neurol* 2013;12(7):637-649. [PMID 23664844]

赵 忠 译 孟 强 校

脑血管病：缺血性卒中和短暂性脑缺血发作

Joshua Z. Willy, MD

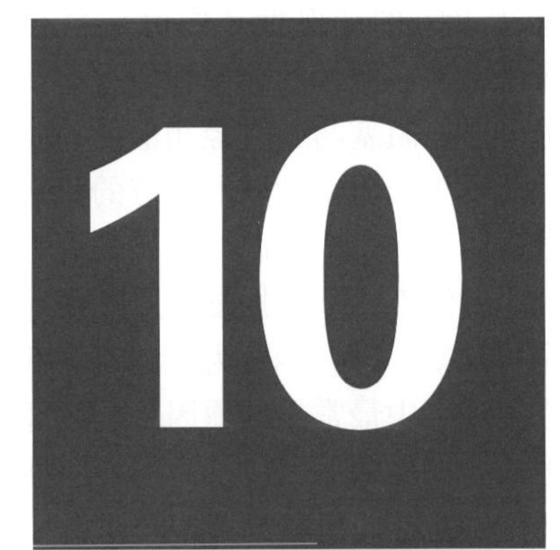

诊断要点

- ◎ 突发的局灶性神经功能缺损
- ◎ 最初的头颅 CT 排除颅内出血或占位性病变
- ◎ 头颅影像随访显示急性梗死证据
- ◎ 需要快速诊断，从而在发病 3 小时内启动溶栓治疗，24 小时内行取栓术

◎ 概述

在大多数国家，卒中是四大主要死因之一，也是成年人严重神经功能残疾的主要原因。仅在美国，每年就有超过 750 000 的新发卒中患者。卒中风险随年龄每 10 年而逐步增高，80 岁以上的人群卒中发病率最高。男性的卒中风险略高于女性，80 岁以后除外。在年轻人中，围生期卒中是一个重要的考虑因素。卒中对美国非西班牙裔黑人和东南部各州的人影响尤为严重。

世界卫生组织把卒中定义为“快速进展的局灶性（有时是全脑的）脑功能障碍的临床表现，持续时间超过 24 小时或导致死亡，除了血管因素以外没有其他的明显原因”。因此，卒中包含了 3 种主要的脑血管疾病：缺血性卒中、原发性脑出血和自发性蛛网膜下腔出血。缺血性卒中或脑梗死最常见，占所有卒中的 70% ~ 80%。脑出血和蛛网下腔出血在另一章进行讨论。

短暂性脑缺血发作（transient ischemic attack, TIA）曾被定义为 24 小时内症状完全缓解的局灶性脑缺血发作过程。然而，人们认识到大多数 TIA 会在数分钟内恢复，症状持续时间更长的患者很可能在 MRI 上已经出现梗死灶。因此，目前 TIA 的定义包括推测源于缺血的局灶性神经症状，而脑影像学无梗死灶。尽管如此，TIA 后仍存在巨大的风险，高达 15% 的患者在 90 天内发生卒中，其中大部分发生在最初的 48 小时内。由于病理生理机制和再发卒中的风险相同，TIA 和脑梗死的处理相似。

◎ 发病机制

缺血性卒中由局灶性脑缺血导致：局部脑血流的下降足以破坏神经元代谢和功能。如果缺血在关键期内未恢复，将会发生不可逆的细胞损伤，造成脑梗死。在病理上，脑梗死表现为局灶性神经元、胶质细胞和血管全面性坏死。脑血流减少的根本原因指导着急性卒中的治疗并指明了二级预防和复发的风险。因此，缺血性卒中评估的一个主要目标就是确定卒中的亚型。缺血性卒中最常用的一种分类方法是把常见的缺血性卒中分为以下的亚型：心源性栓塞、大动脉粥样硬化性、腔隙性和隐源性。罕见原因所致的脑梗死另外进行分类。

A. 心源性卒中

根据流行病学和患者年龄调查估计，

高达 30% 的缺血性卒中由来自心脏的栓子所致。心源性的栓塞物质迁移到大脑的循环中，阻塞与其直径相似的动脉。由于梗死发生于阻塞动脉所供应的整个远端区域，因此典型的心源性梗死表现为皮质梗死。心源性栓塞根据复发风险及是否需要全身抗凝，进一步分为高危组和低危组。心源性卒中最常见的原因是心房纤颤；其他需要抗凝的原因包括近期心肌梗死所致的附壁血栓、机械瓣膜或严重的风湿性二尖瓣狭窄。反常栓子指的是右向左分流的静脉栓子，通常存在卵圆孔未闭。心源性栓塞来源见表 10-1。

表 10-1　高危和低危心源性栓塞来源的比较

高危	低危
心房纤颤 / 心房扑动	卵圆孔未闭
左心室血栓	射血分数降低
二尖瓣狭窄（关键的，风湿性）	瓣膜纤维弹性瘤
心脏机械瓣	
感染性和非感染性心	
内膜炎	
心房黏液瘤	

心源性栓塞通常会再通；高达 90% 的血管闭塞 48 小时后在血管造影上未再显示。这种再通倾向可能与心源性卒中后出血转化的高发生率有关（见后文并发症管理）。

B. 大动脉粥样硬化性卒中

大动脉粥样硬化性卒中占缺血性卒中的 14% ~ 25%，因人群、危险因素和年龄不同而异。其主要病理过程是动脉粥样硬化斑块在大中动脉血流最湍急处的积聚。动脉粥样硬化最常见的部位是颈总动脉和颈内动脉（internal carotid artery, ICA）分叉处、大脑中动脉（middle cerebral artery, MCA）主干、椎动脉起始处和椎基底动脉交界处，以及基底动脉中段。总体来说，颅内和颅外的动脉粥样硬化性疾病同等引起动脉粥样硬化性脑梗死。在大动脉粥样硬化中，最常见的缺血性卒中发病机制是斑块破裂继发了动脉到动脉的栓塞；这个过程也可能闭塞了从斑块处发出的穿支动脉，引起小的皮质下梗死（分支闭塞性疾病）。当血管狭窄程度超过 90% 时，血流障碍可能成为卒中发生的机制，虽然不太常见。

C. 腔隙性卒中

腔隙性梗死或小的皮质下梗死占缺血性卒中的 15% ~ 30%。这些梗死灶直径 < 1.5cm，是由供应一个脑深部组织，如内囊、基底节、放射冠、丘脑和脑干的单个、小的穿支动脉闭塞所致。这些小动脉梗死发生在长期的高血压或糖尿病中，与脂肪玻璃样变性或微粥样硬化斑导致的管腔局部狭窄并血栓形成有关。由于其他可能病因，包括大动脉粥样硬化和栓塞，因此，腔隙性综合征需要做额外的卒中检查。常见的腔隙综合征归纳于表 10-2。

表 10-2　腔隙性综合征

综合征	解剖部位	供血动脉
纯运动性轻偏瘫	内囊或放射冠	大脑中动脉
	脑桥	基底动脉穿支
纯感觉性	丘脑	大脑后动脉
感觉运动性	丘脑、内囊	大脑中动脉和大脑后动脉穿支
共济失调性轻偏瘫	脑桥	基底动脉
	内囊	大脑中动脉
构音障碍 – 手笨拙	内囊	大脑中动脉

D. 隐源性卒中

在大多数的队列中，20% ~ 40% 的卒中原因不明，或“隐源性”。这一类梗死通常表现为栓塞所致，但尽管进行了全面地诊断评估，仍未发现栓子来源。长时间的心电监测已发现这类患者中的 30% 有阵发性心房纤颤。罕有需要经食管超声（transesophageal echocardiography, TEE）检查，除非在无其他原因的年轻患者。高凝状态，如抗磷脂抗体综合征和 V 因子 Leiden 基因突变等，可以在个案基础上考虑。

E. 其他原因所致的卒中

颈内动脉和椎动脉夹层是卒中少见的原因，但在年轻患者中是最常见的卒中原因之一。动脉夹层可能是自发性的或是创伤性的，通过动脉到动脉栓塞、局部血栓形成或低灌注而导致脑梗死。表 10-3 还列出了其他一些少见的梗死原因。

表 10-3 卒中的少见原因

分类	疾病
血管性	动脉夹层 肌纤维发育不良 烟雾病 CADASIL 综合征
血液学	镰状细胞疾病 真性红细胞增多症 特发性血小板增多症 血栓性血小板减少性紫癜 Waldenström 巨球蛋白血症 阵发性睡眠血红蛋白尿症 高凝状态： · 抗磷脂抗体综合征（狼疮抗凝物，抗心磷脂抗体） · 蛋白 C、蛋白 S 和抗凝血酶Ⅲ缺乏 · Ⅴ因子 Leiden 和凝血酶原基因突变
炎症	原发性中枢神经系统血管炎 继发于系统性疾病的血管炎： · 结节性多动脉炎，巨细胞性动脉炎，韦格纳肉芽肿，Churg-Strauss 综合征，干燥综合征，Behçet 综合征，红斑狼疮，大动脉炎，神经皮肤综合征
药物相性关	可卡因 / 块状可卡因，苯丙胺，海洛因，PCP，LSD，大麻，口服避孕药，激素替代治疗，他莫昔芬，静脉注射免疫球蛋白
感染性	心内膜炎 脑膜炎（细菌性，结核性，真菌性，阿米巴） 脑膜血管梅毒，神经莱姆病 丙型肝炎伴冷球蛋白血症 HIV
恶性	白血病（白细胞淤滞） 血管中心性淋巴瘤 恶性肿瘤相关的高凝状态（特鲁索综合征）
代谢性	高胱氨酸尿症 法布里病 MELAS 综合征
其他	偏头痛

CADASIL= 常染色体显性遗传性脑动脉病伴皮质下梗死和白质脑病；LSD= 麦角酸二乙基酰胺；MELAS= 线粒体脑肌病伴乳酸中毒及卒中样发作；PCP= 苯环己哌啶

◎ 临床表现

A. 症状和体征

通常，新发缺血性卒中症状在数秒至数分钟出现，或可能是在睡醒时发生。约 25% 的缺血性卒中患者会出现头痛，但在脑出血或蛛网膜下腔出血的患者中头痛更为常见。有的患者会恶心、呕吐，特别是脑干和小脑梗死患者。缺血性卒中最初数小时一般没有意识水平下降，除非是脑干上行激活系统受累。70% 的患者血压急性升高，但通常会在随后几天内自行恢复到基线水平。因为没有任何临床特征足以有效地排除脑出血，所以需要快速地进行神经影像检查。在临床实践中可以看到几种类似于卒中和 TIA 的发作，最常见的是偏头痛和癫痫，这些疾病往往逐渐出现一些难以定位的体征，如双侧麻刺感，意识模糊而不是失语，或警觉性下降。

B. 实验室检查

目前还没有实验室检查发现可以用于诊断脑梗死。然而，所有的患者均应接受全血细胞计数、凝血酶原时间和部分凝血活酶时间、基本代谢功能检查、指尖血糖水平和心肌酶谱的评估。除非临床怀疑有凝血障碍或患者抗凝，否则不应因为实验室检查结果延误决定是否行溶栓治疗。额外检查，如尿液毒理学检查、血清炎症指标或高凝状态检查可以在个案基础上考虑。

C. 影像学检查

需要脑实质成像鉴别缺血性或出血性卒中，以便确定急性卒中的治疗策略，也可以排除其他类似卒中的发作。影像能提供梗死体积和形状等进一步的信息，可指导二级预防和额外的诊断性检查。因其广泛的可及性，可迅速获得结果，对脑出血高度敏感，非增强头颅 CT 是首选的检查方法。在决定是否溶栓时很少需要 MRI，除非在个案基础上需要延长取栓的时间窗或是头颅 CT 不能提供需要的信息。血管和心脏评估也是卒中患者评价的关键因素，可以完善卒中分型，指导二级预防。

1. CT　在急性期，尽管大多数患者头颅 CT 正常，但非增强头颅 CT 也可以显示几个“早期梗死征象”（图 10-1）。早期非增强头颅 CT 显示的低密度可用阿尔伯塔卒中项目早期 CT 评分（Alberta stroke program early CT scoring, ASPECTS）进行定量，预测溶栓后症状性出血的风险。该评分也是筛选患者行取栓术的重要工具（图 10-2）。

2. MRI　弥散加权成像（diffusion-weighted imaging, DWI）可以检测到缺血组

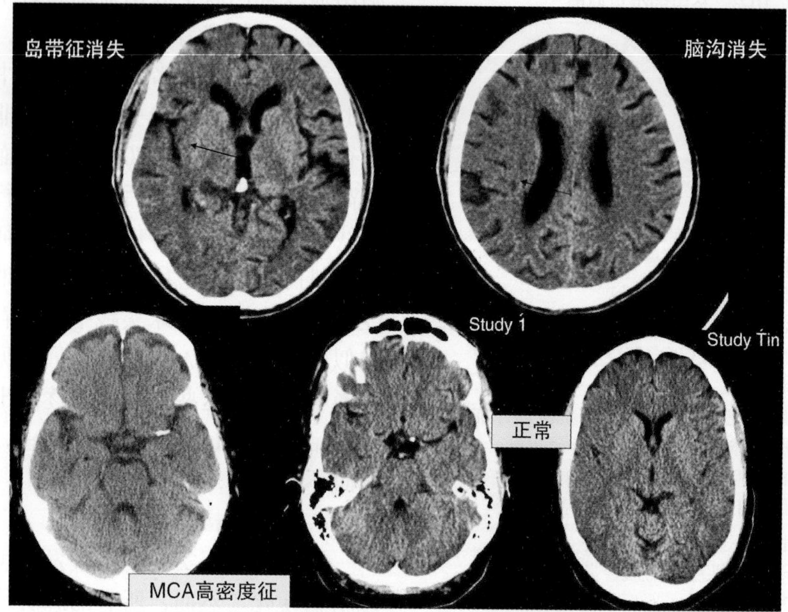

图 10-1　头颅 CT 平扫的早期梗死征象（MCA= 大脑中动脉）

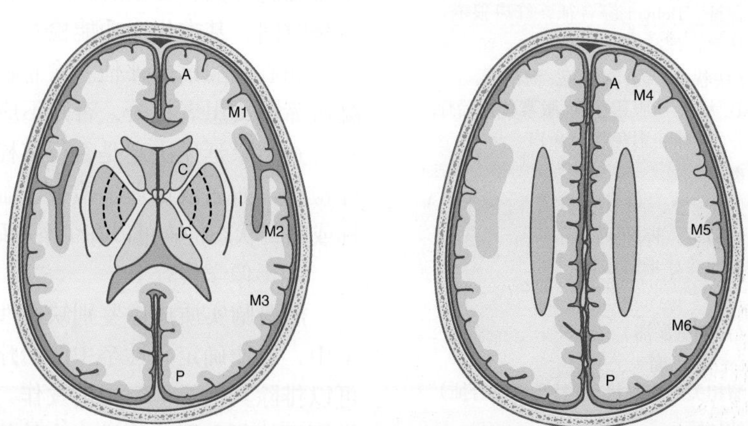

图 10-2　早期梗死评分系统（ASPECTS）。ASPECTS 研究表。皮质下结构分为 3 个区域（C，L 和 IC）。MCA 皮层分为 7 个区域（岛叶皮层、M1、M2、M3、M4、M5 和 M6）。A= 前循环；P= 后循环；C= 尾状核；L= 豆状核；IC= 内囊；I= 岛带；MCA= 大脑中动脉；M1= 大脑中动脉前皮质区；M2= 大脑中动脉岛带外侧皮质区；M3= 大脑中动脉后皮质区；M4、M5 和 M6 是 M1、M2、M3 紧邻上方的大脑中动脉前部、外侧、后部皮质区域，在基底节的头端［经 Barber PA, Demchuk AM, Zhang J,et al 授权，转载自“Validity and reliability of a quantitative computed tomography score in predicting outcome of hyperacute stroke before thrombolytic therapy. ASPECTS Study Group. Alberta Stroke Programme Early CT Score, *Lancet*. 2000;355（9216）:1670–1674.］

织中细微的水分子弥散变化，在发病后数分钟内就可以准确显示缺血区域。识别脑梗死的部位、大小和时间，MRI 比 CT 更灵敏和更特异。如果头颅 CT 已经显示了责任血管病灶，在急性住院期间就可以根据患者具体情况决定是否还需要做 MRI。

3. 血管成像　行血管成像的主要目的是：①诊断须行取栓术的大血管闭塞（large-vessel occlusion, LVO）；②评估可引起卒中的大动脉粥样硬化。可采用多种检查方法，包括超声、CT 血管成像、非增强或增强磁共振（MR）血管成像、基于导管的数字减影血管造影。颈动脉双功能多普勒超声是一种无创的检查，检测重度颈动脉狭窄的灵敏度可与其他无放射辐射的检查相媲美，而且可以很快得到结果。经颅多普勒技术能够提供关于有无颅内动脉粥样硬化疾病存在，以及颅外动脉狭窄或闭塞时侧支血流代偿程度及形式的信息，还有可能诊断出 LVO。CT 血管成像是急性缺血性卒中最常用的血管成像模式，用于诊断可能需要进行取栓术的 LVO 患者（纳入标准见下）。头颅 MR 血管成像也可用于诊断急性缺血性卒中的 LVO，只是耗时更长，而且不能广泛应用。在非急性期，MR 血管成像可以帮助诊断大动脉粥样硬化，尽管该技术往往高估狭窄程度，并对椎动脉起始处的狭窄不灵敏；增强后可以克服这些局限性。导管血管造影术很少用于缺血性卒中的诊断，大多用于计划取栓的治疗目的。

症状性 ICA 颅外段重度狭窄，是指动脉狭窄程度超过 70% 的患者，在卒中或 TIA 发作后的头 2 周内再发卒中的风险非常高（图 10-3）。非致残性卒中患者应在此期间行颈动脉手术以预防再发卒中（见 G 节）。紧急筛查所有的卒中或 TIA 患者以识别出症状性 ICA 狭窄非常必要。

4. 心脏评估　所有卒中患者都应行体表心电图评估心房纤颤和心肌缺血。大多数卒中患者在院内进行遥测心电监护，约有不到 5% 的在院患者会诊断新发心房纤颤。如前所述，延长隐源性卒中患者的门诊心电监测时间可在约 30% 的病例中发现阵发性心房纤颤。缺血性卒中后可以考虑进行心脏超声检查评估心源性栓塞的来源，虽然在没有心脏疾病病史的患者中总体检出率很低。罕有在经胸超声心动图上发现确切的血栓，不过所获得的信息可以为可能存在的心脏血栓提供间接证据，包括左心室扩大，射血分数降低，室壁局灶性运动异常，或重要的瓣膜病变。通过注射搅拌的生理盐水可以发现心内分流，最常见的是继发于卵圆孔未闭。年轻的无确切卒中来源的患者应考虑行 TEE 检查。

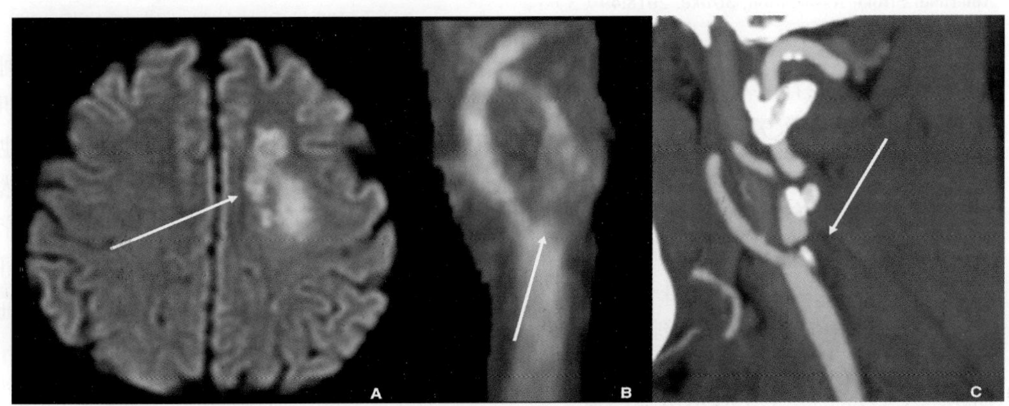

图 10-3　症状性颈内动脉狭窄。A.MRI 弥散加权（白色箭头所指为急性梗死灶）；B. 近端动脉充盈不良（白色箭头所示）；C. 充盈缺损和其他表现（白色箭头所示）

◎ 急性缺血性卒中的治疗

A. 溶栓

1996 年美国 FDA 批准使用重组组织型纤溶酶原激活物（recombinant tissue plasminogen activator, rtPA）静脉溶栓治疗发病 3 小时以内的急性缺血性卒中。自最早的临床试验以来，有几项研究和注册已经证实了溶栓强大的临床疗效和良好的安全性。通过进一步地分析，溶栓的排除标准也因此进行了修正（表 10-4）。

表 10-4 **溶栓的绝对和相对排除标准**

绝对禁忌证	潜在禁忌证
脑出血病史或影像上存在脑出血	起病时癫痫发作 不可压迫的动脉穿刺
发病时间超过 4.5 小时	近期手术
血压高于 185/110mmHg	消化道或泌尿生殖道出血
近期严重颅脑外伤或神经外科介入	多发皮质微出血（> 10）
凝血障碍（INR > 1.7，血小板减少，近期使用肝素或直接口服抗凝剂）	颅内大动脉瘤或动静脉畸形 近期发生的透壁心肌梗死
心内膜炎（感染性）	低 NIHSS 评分的非致残性卒中
主动脉夹层	

NIHSS= 美国国立卫生研究院脑卒中量表

（数据来源：Powers WJ, Rabinstein AA, Ackerson T, et al. 2018 Guidelines for the Early Management of Patients With Acute Ischemic Stroke: A Guideline for Healthcare Professionals From the American Heart Association/American Stroke Association, *Stroke*. 2018;49（3）: e46–e110.

指南包括推荐卒中小组成员应在 15 分钟内到达患者床旁，25 分钟内进行头颅 CT 扫描，到达医院 60 分钟内静脉使用 rtPA。即使是在卒中发病 4.5 小时的时间窗内，越早使用 rtPA，患者越有可能获得更好的功能预后。急性缺血性卒中应在发病 4.5 小时内静脉使用 rtPA，剂量为 0.9mg/kg（最大剂量为 90mg），首先静脉注射 10%，余下 90% 在 1 小时内输注完毕。溶栓后监测和治疗原则概见表 10-5。

表 10-5 **静脉溶栓后的监测建议**

入住重症监护病房或观察病房
如果出现症状性出血体征（恶心、呕吐、头痛、检查恶化）则复查影像
监测血压：每 15 分钟 1 次，2 小时，每 30 分钟 1 次，6 小时，然后每小时 1 次，16 小时；如果 > 180/105mmHg 予以治疗
避免不必要的操作，如放置导管
24 小时，开始抗栓治疗前行扫描排除出血

数据来源：Powers WJ, Rabinstein AA, Ackerson T, et al. 2018 Guidelines for the Early Management of Patients With Acute Ischemic Stroke: A Guideline for Healthcare Professionals From the American Heart Association/American Stroke Association, *Stroke*. 2018; 49（3）: e46–e110.

B. 机械取栓

尽管已经证实 rtPA 静脉溶栓治疗急性缺血性卒中有效，但仍有部分患者不能实现再通和再灌注，尤其是 LVO 患者。最近完成的临床试验已显示，在某些筛选的患者中使用新一代设备进行血栓切除术获益明显。最近的试验总结在下表。美国心脏协会 / 美国卒中协会（AHA/ASA）急性缺血性卒中指南推荐一些患者进行机械取栓术（表 10-6）。

最近完成的两项临床试验已经扩大了取栓术在发病 6 ~ 24 小时的时间窗的应用。这些试验有非常具体的纳入和排除标准，并要求使用专门的自动化软件来量化梗死核心和缺血半暗带。

C. 阿司匹林和其他抗血小板药物

在缺血性卒中发病 48 小时内使用阿司匹林可以适度降低早期卒中再发和长期残疾的风险。氯吡格雷、双嘧达莫及其他抗血小板药物是长期治疗的潜在选择。然而，这些药物还没有用于卒中急性期治疗的专门研究。同样，卒中急性期的“阿司匹林抵抗”也尚未被证实。对于轻型缺血性卒中（定义为 NIHSS < 5）或 TIA 患者，可以考虑在发病 12 小时内联合应用阿司匹林和氯吡格雷，不超过 21 天。在相同的患者人群中，替格瑞洛在降低卒中复发

表 10-6 成人急性缺血性卒中机械取栓术适应证

卒中发病 6 小时内穿刺完成	卒中发病 6 小时内穿刺完成（相对）	6 ~ 24 小时内穿刺完成（包括醒后卒中）
颈内动脉颅内段或大脑中动脉闭塞	大脑中动脉远端闭塞（M2 或 M3 段）	颈内动脉颅内段或大脑中动脉闭塞
NIHSS ≥ 6	NIHSS < 6	NIHSS ≥ 6
ASPECTS ≥ 6	ASPECTS < 6	ASPECTS ≥ 6
卒中前改良 Rankin 评分 0 ~ 1（独立）	卒中前改良 Rankin 评分 > 1	卒中前改良 Rankin 评分 0 ~ 1（独立）
	其他颅内动脉（基底动脉，大脑前动脉，大脑后动脉）	大的不匹配：小梗死核心和大半暗带（通过 CT 或 MRI 灌注，使用 RAPID 软件）

数据来源：Powers WJ, Rabinstein AA, Ackerson T, et al. 2018 Guidelines for the Early Management of Patients With Acute Ischemic Stroke: A Guideline for Healthcare Professionals From the American Heart Association/American Stroke Association, *Stroke*. 2018;49（3）: e46-e110.

风险方面并不优于阿司匹林。颅内动脉重度狭窄所致的缺血性卒中 /TIA 可考虑联用阿司匹林和氯吡格雷 90 天，但应平衡大面积梗死患者的出血转化风险。

抗血小板药物在大多数缺血性卒中患者中用于长期预防脑卒中和心肌梗死。氯吡格雷对卒中、心肌梗死或外周动脉疾病（peripheral arterial disease，PAD）患者的疗效稍优于阿司匹林，其作用主要来自 PAD 事件的减少。阿司匹林 - 双嘧达莫联合治疗在降低卒中再发风险方面比阿司匹林略微有效，但因为头痛而常难以耐受。在头对头的研究中，氯吡格雷和阿司匹林 - 双嘧达莫具有相似的安全性和有效性。虽然很少使用，但西洛他唑可能在一小部分卒中患者有益，出于安全性考虑，噻氯匹定不再使用；普拉格雷由于引起既往有卒中的患者过多出血，目前已经被美国 FDA 提出警告。最好能根据患者的合并症、成本和可获得性个体化选择抗血小板药物。虽然全身性抗凝是急性卒中的一种选择，但应考虑用于（下文讨论）高危的心源性栓塞亚型，如心房纤颤 / 心房扑动、心室血栓或人工金属瓣膜。

D. 肝素和其他抗凝剂

在急性卒中的所有亚型，包括心源性栓塞和非心源性栓塞中都已经对静脉或皮下应用类肝素进行了研究。在所有这些研究中，肝素类药物对于降低卒中风险都是无效的，但是与出血并发症增高有关，尤其是出血转化。心房纤颤有卒中风险的患者需要长期抗凝，往往是整年，而不是一天或一周。在短期内，特别是在急性缺血性卒中后头 2 周内很可能发生出血转化。对颅颈动脉夹层患者来说，在预防卒中方面抗凝并不优于抗血小板治疗。在高危情况下，如左心室血栓或人工金属瓣膜时，如果梗死范围小（通常小于 MCA 分布区的 1/3），CT 或 MRI 上没有出血证据，可以考虑抗凝治疗。大多数缺血性卒中患者应使用预防性而不是治疗 DVT 的肝素或低分子肝素剂量；肾衰竭患者首选每 8 小时使用肝素。华法林和直接口服抗凝剂（direct oral anticoagulant, DOAC）还没有对急性缺血性卒中进行测试。

E. 降压、血脂异常和高血糖的治疗

急性卒中时血压经常会增高，一般不需要行紧急治疗，除非显示有终末器官损害的证据，如急性心功能或肾功能衰竭。目前 AHA/ASA 的指南建议允许血压维持在 220/120mmHg 的高水平以支持缺血半暗带和防止侧支循环衰竭。但对一般的卒中患者不应该人为地升高血压，因为可能会引起心脏或其他终末器官损伤，只有在一些非常罕见的情况下，有明确血压依赖性检查的证据才考虑使用。何时启动降压存在争议，不过在一项研究中显示，卒中后头 2 天内使用坎地沙坦与神经功能恶化相关。卒中 48 ~ 72 小时后或过渡到康复阶段时开始缓慢降压，使血压长期控制在

130/80mmHg 以下。虽然对于低密度脂蛋白高于 100mg/dl 或动脉粥样硬化亚型的患者出院时推荐使用他汀，但目前还没有阳性临床试验推荐缺血性卒中开始强化他汀治疗。缺血性卒中后高血糖的强化治疗仍然是当前临床研究的主题，目前尚不清楚更积极的血糖管理（与低血糖并发症相关）与更保守的方法相比是否具有神经保护作用。

F. 综合管理

急性缺血性卒中患者存在神经科和内科并发症的风险，需要监测生命体征和进行神经系统检查。应该早期活动以预防内科并发症，如深静脉血栓和感染。严格遵守类似于那些用于预防呼吸机相关性肺炎的口腔护理操作规程也可以预防肺炎。经常翻身和使用气垫床可以帮助预防卧床患者发生压疮。严重虚弱的患者有发生挛缩的风险，因此在卒中后 48 小时内应开始被动活动锻炼。导尿管可增加尿路感染的风险，除非病情需要，否则应避免使用。

患者意识水平下降，多发梗死，脑干或大面积梗死，咽反射异常，自主咳嗽受损，发音困难，或颅神经麻痹是神经源性言语障碍的危险因素。对临床上没有明显误吸的清醒患者，应在床旁用 30ml 水行吞咽评估，并观察误吸和咳嗽情况；如果出现上述情况，应禁止经口进食，包括口服药物，直到完成正式的语言病理学评估。如果吞咽受损，应放置鼻胃管或鼻十二指肠管以保证足够的营养，并加快药物传送。然而，卒中后第一周内放置经皮内镜胃造口（percutaneous endoscopic gastrostomy, PEG）管可能与早期死亡风险增加有关。是否放置 PEG 管应取决于长期护理目标，以及吞咽功能恢复的可能性。吞咽恢复不良风险特别高的卒中综合征包括双侧岛盖梗死（Foix-Chavany-Marie）和延髓背外侧综合征。在一些部位，放置鼻胃管后，有利于患者康复。

G. 预防缺血性卒中的手术

如上所述，ICA 颅外段狭窄超过 70% 的患者再发卒中的风险很高，特别是在前 2 周内（图 10-3）。如果发现症状性狭窄，应考虑对尚未发生严重 / 致残性卒中的患者迅速进行手术干预以预防随后的事件。已经在有症状的患者中进行了治疗方式选择的研究，动脉内膜切除术与支架置入术相比，围术期发生卒中的风险较低，主要心血管事件无显著差异。颈动脉支架置入术可考虑用于全身麻醉下心血管疾病风险高的，放射线所致的血管狭窄，或曾经做过颈动脉内膜切除术的患者。与其他亚型相比，颅内动脉狭窄或椎动脉颅外段狭窄相关的卒中也与较高复发风险有关，但由于过高的并发症发生率，不建议这些情况下采用血管内支架。

H. 短暂性脑缺血发作

已经有多种预测卒中复发风险的评分系统被提出。得分低的患者有可能在 90 天内再发卒中，反之，许多得分高的患者在 90 天内没有再发卒中。如前所述，阿司匹林和氯吡格雷联用 21 天可能降低 TIA 和轻型卒中的复发风险。在 TIA 和轻型卒中后的另一项研究中，替格瑞洛在降低复发风险方面并不比阿司匹林更有效。进一步地研究分析表明，TIA 或轻型卒中后发生卒中的风险主要是由于大动脉粥样硬化的存在，特别是 ICA 颅外段。因此，在 TIA 的管理方案中强调了明确 ICA 颅外段狭窄的重要性。

I. 并发症管理

1. 出血转化　急性梗死区域内出血是一个常见现象，被称为出血转化。出血转化被认为是闭塞血管延迟开放后梗死组织再灌注的结果；在心源性栓塞亚型中最常见，36 小时达到高峰，但可以持续数天。出血转化的危险因素是大面积梗死和早期抗凝治疗。症状性脑出血（symptomatic intracerebral hemorrhage, sICH）定义为梗死灶内出血并伴有神经系统查体改变，是溶栓和血管内治疗最严重的并发症。图 10-4 显示了一种常见的基于影像的评分系统，实质血肿（parenchymal hematoma, PH）-2 与神经功能恶化关系最为密切。如果怀疑 sICH，应停止注入溶栓药物，复查影像检查。溶栓后 sICH 的最优治疗并不确定，但是输注 ε- 氨基己酸（Amicar）和冷沉淀是合理的选择。在特殊情况下可以考虑神经外科干预，如大骨瓣切除术或血肿清除术。

2. 脑水肿　临床上只有 10% ～ 20% 的缺血性卒中患者的脑水肿需要治疗，但是这部分患者在 MCA 大面积梗死后的死亡率中占了 80%。脑水肿通常在卒中后 3 ～ 5 天达到高峰，但在 1 ～ 10 天中的任何时间都可能出现症状。脑水肿相关症状主要由占位效应引起，导致组织移位及周围脑结构受压。大面积小脑梗死（整个小脑后下动脉或小脑上动脉区域）也可见占位效应，尽管与脑出血相比，支持枕下颅骨切除术的证据更少。恶性 MCA 梗死（图 10-5）患者出现嗜睡，但至少还有一个瞳孔存在反射，经手术去骨瓣减压可降低 50% 的死亡或严重并发症的绝对风险。虽然恶性 MCA 梗死在年轻患者中更有可能发生，但年龄较大的患者也可以从中获益。其他医疗措施包括使用甘露醇或高渗盐水进行脱水治疗，抬高头位，镇静和短期的过度通气。皮质类固醇不但无效，而且还有潜在害处。

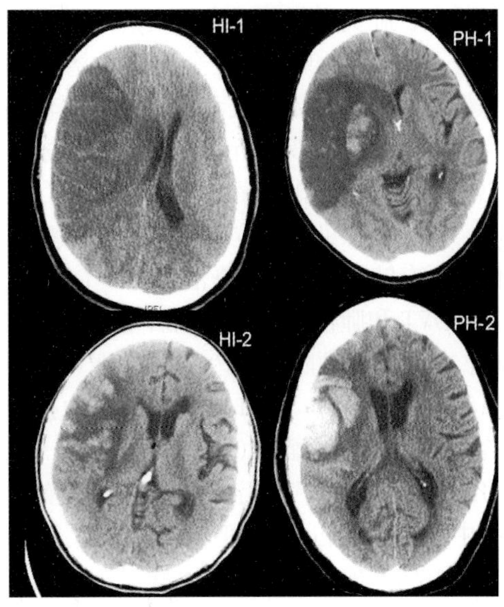

图 10-4　**出血转化分级方案（HI= 出血性梗死；PH= 实质血肿）**

3. 内科并发症　总体上，超过 50% 的卒中死亡是由并发症造成的。最常见的

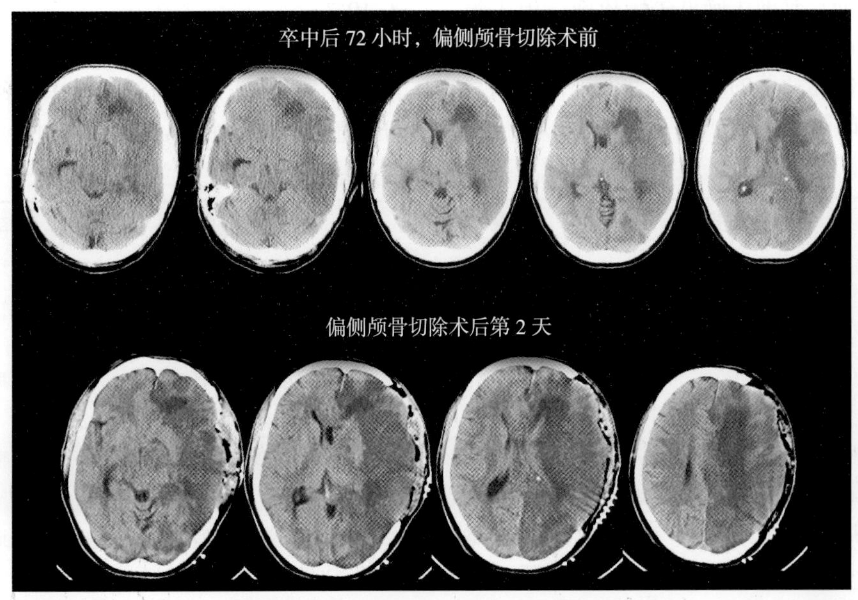

图 10-5　**恶性大脑中动脉梗死手术前后**

是感染，肺炎和尿路感染的发病率各占约5%。卒中后出现发热应全面评估潜在的感染源，包括胸部 X 线和痰培养以评估肺炎，显微镜检尿液分析和尿培养评估尿路感染，血培养以排除菌血症。当感染存在时，应根据感染的特定部位或已知的病原体进行有针对性的抗感染治疗。

DVT 和肺栓塞也是卒中后重要的并发症。如果未予预防，高达 50% 的严重卒中患者会发生 DVT。DVT 的危险因素包括高龄、活动受限、瘫痪（尤其是腿部）、心房纤颤和激素替代治疗。肺栓塞在所有的卒中患者中约占 1%，但在卒中相关死亡中占 10%。预防性皮下使用低剂量肝素可有效预防 DVT 和肺栓塞。

◎ 预防

A. 高血压

高血压是卒中最常见和最强的危险因素。AHA/ACC 最新的建议指出，大多数患者的血压目标值应低于 130/80mmHg，尤其是有卒中史的患者。对于既往有卒中或心血管疾病病史的患者，即使没有诊断高血压，降压治疗，尤其是血管紧张素转换酶抑制剂，有助于降低卒中风险。由于卒中后的高发病率，对于降压治疗效果差，特别是伴随疲劳的患者应考虑进行睡眠呼吸暂停的筛查。

B. 心脏疾病

至少有 50% 的栓塞性卒中可能是心房纤颤引起的。房颤的发生风险随年龄增长而增加，与房颤相关的卒中风险也随之增加。最近的研究发现，约有 1/3 的隐源性卒中患者在长程的心电监测中会发现潜在的房颤。是否应该使用移动式门诊心脏遥测、事件监视仪或置入式环路记录器尚不清楚。

通常在卒中后 2 ～ 4 周开始抗凝治疗，这取决于梗死的大小和出血转化的存在情况。多年来，华法林一直是房颤和卒中的主要治疗药物，但由于需要频繁的实验室监测和饮食调整而受到限制。DOAC 由于易于使用，剂量固定和良好的安全性，现在可以作为卒中预防的一种选择，应用较华法林广泛。有几种评分系统可用于计算房颤患者的年卒中风险，指导是否进行抗凝治疗。CHA_2DS_2 评分（充血性心力衰竭、高血压、年龄＞ 74、糖尿病、卒中或 TIA）最高为 6 分，然而仅是卒中就使患者处于高复发风险中，需要抗凝治疗。CHA_2DS_2 评分或更新的 CHA_2DS_2VASc 评分（用于低风险患者）主要用于卒中的一级预防。

DOAC 和华法林的剂量及其他特性见表 10-7。

抗凝不达标的主要是那些抗凝风险非常高的患者，或是脑血管淀粉样变的患者，可以通过评分（如 HAS-BLED）进行筛选。

表 10-7　直接口服抗凝药概要

药物	与华法林相比	剂量	注意事项	拮抗剂
达比加群	不劣于	150mg bid（如果肌酐清除率 15 ～ 30ml/min，则 75mg）	肾功能衰竭，与 p 糖蛋白转运体相互作用（利福平，胺碘酮，其他药物），不能压碎	可用
利伐沙班	不劣于	20mg/d（如果肌酐清除率 15 ～ 30ml/min，则用 15mg）	肾功能衰竭；可以压碎	未批准
阿哌沙班	安全性和有效性更优	5mg bid（如果肌酐清除率 15 ～ 30ml/min，则用 2.5mg）	肾功能衰竭	未批准
依度沙班	不劣于	60mg/d（如果体重低于 60kg 或肌酐清除率 15 ～ 30ml/min，则用 30mg）	肾功能衰竭或肾小球滤过率超过 95ml/（min・1.73m^2），肝功能检查异常	未批准

仅有脑微出血是否为抗凝禁忌证尚不明确。对于不能抗凝的卒中复发风险高的患者可以考虑采用左心耳封堵术。

可能是由于共同的危险因素，卒中患者5年和10年的心肌梗死与心血管疾病死亡风险均高。因此，卒中被认为是冠状动脉的等位风险，应考虑采取措施预防糖尿病和高血压。

C. 高血脂和糖尿病

在既往有卒中史的患者中，80mg阿托伐他汀在降低5年内缺血性卒中复发风险方面略优于安慰剂组，且并不增加肝毒性，出血性卒中的风险也较小。该试验包括卒中发病30天后的患者和初始低密度脂蛋白高于100mg/dl的患者。大多数卒中患者，尤其是大动脉粥样硬化者，斑块破裂是主要的病理过程，建议予以高强度、高剂量的他汀。卒中患者的糖尿病管理和其他患者一样，血糖管理可以降低微血管和大血管并发症的风险。卒中患者患糖尿病的风险很高，长期监测非常重要。在最近完成的一项吡格列酮用于非糖尿病的卒中患者的试验中，该药物与较低的卒中复发风险有关，而长期骨折的风险较高。常规使用吡格列酮用于预防卒中并没有在当前的卒中指南中得到明确的认可。

D. 生活方式的改变

再发卒中、新发糖尿病和心肌梗死的高风险也需要卒中幸存者改变生活方式。有几项研究已经证实，每周至少150分钟的中等强度运动对降低再发卒中和新发糖尿病的风险有益。虽然没有专门研究，旨在控制血管危险因素的饮食改变，如地中海饮食，可能有效。和其他心血管疾病一样，戒烟至关重要，可以通过咨询或药物治疗实现。酒精摄入应限制在中等摄入量，还应该告知患者使用非法药物（特别是可卡因、大麻）是卒中的强危险因素。

E. 颈动脉狭窄

症状性ICA狭窄的风险和管理已经在前面讨论过。每年重度无症状性狭窄所致的卒中风险为1% ~ 2%，接受他汀治疗的患者发病风险较低。目前正在招募的一项临床试验研究的就是这些患者是否应接受颈动脉手术；由于围术期的风险，在该试验完成之前不推荐常规行血管再通术。

◎ 预后和康复

缺血性卒中最初不太可能危及生命，除非并发颅内出血或蛛网膜下腔出血。然而，其30天内的死亡风险显著，主要是由于如败血症、肺栓塞或心肌梗死等内科并发症。神经功能恢复的预后仍然不佳，70%以上的患者有部分神经功能受损，卒中幸存者中有很大比例不能重返工作岗位，在家也需要协助。复发性卒中是预后不良的一个重要预测因素,因此需要重视卒中后危险因素的管理。进入卒中单元而不是普通内科病房可以减少卒中相关的残疾和死亡风险，卒中单元的重要特征是多学科的照护，包括规范的护理和相关的健康提供者策略。康复的可及性和卒中后抑郁是与卒中后恢复始终相关的其他因素。综合康复治疗计划可以改善功能预后，增加患者最终返回家庭的可能性。因为康复的效果在最初3个月最为显著，在这段时间内患者可以从积极的康复治疗中获益最多。物理治疗通常是为了最大限度地提高活动能力，重点是加强腿部和躯干，通过伸展和支撑尽可能地减轻强直和挛缩，重新训练步态和平衡。作业疗法经常处理手和手臂无力相关的残疾，侧重于改善日常生活活动的表现，如进食、穿衣、上厕所、洗澡和装扮。语言治疗师擅长于评估和治疗沟通及吞咽障碍。作为康复的一部分，缺血性卒中患者越来越多地接受外周电刺激经颅磁刺激、机器人和虚拟现实模式的治疗。然而，尽管这些模式很有前景，但它们尚未在临床试验中得到证实，通常不在保险范围内。

神经心理学测试也可能有助于发现导致整体残疾的特殊认知缺损，并据此制订恰当的认知康复计划。选择性 5- 羟色胺再摄取抑制剂（selective serotonin reuptake inhibitor, SSRI）可以有效预防和治疗卒中后抑郁，西酞普兰已经在这一人群中得到专门的研究。在同一项研究中，问题解决疗法在降低卒中后抑郁风险方面也有效，也是治疗抑郁的一种选择。独立于对抑郁的影响，SSRI 在神经恢复上可能有益；与安慰剂对比，氟西汀可以改善卒中后的运动评分，常用于急性住院治疗。其他用于治疗创伤性脑损伤的药物，如苯丙胺、溴隐亭或金刚烷胺等还没有被证明对卒中有效。卒中后痉挛可以损害神经功能，引起疼痛；在急性期和亚急性期进行主动拉伸可部分缓解，而全身治疗如巴氯芬则无效，还可能因为其镇静作用而适得其反。在某些肌群靶向注射肉毒毒素可有效减轻疼痛，促进活动。

January CT, et al. 2014 AHA/ACC/HRS guideline for the management of patients with atrial fibrillation: A report of the American College of Cardiology/American Heart Association Task Force on practice guidelines and the Heart Rhythm Society.*Circulation*. 2014;130(23):e199-e267.

Kernan WN, et al. Guidelines for the prevention of stroke in patients with stroke and transient ischemic attack: A guideline for healthcare professionals from the American Heart Association/American Stroke Association. *Stroke*. 2014;45(7):2160-2236.

Powers WJ, et al. 2018 Guidelines for the early management of patients with acute ischemic stroke: A guideline for healthcare professionals from the American Heart Association/American Stroke Association. *Stroke*. 2018;49(3):e46-e110.

Stroke Unit Trialists' Collaboration. Organised inpatient (stroke unit) care for stroke. *Cochrane Database Syst Rev*.2013;(9):CD000197.

唐 宁 译 孟 强 校

脑血管病：出血性卒中

Richard A. Bernstein, MD, PhD
Philip Chang, MD

自发性颅内出血约占所有卒中的20%，但它们经常是灾难性的，与此不成比例的是，它们占残疾与死亡卒中患者的大部。有两种类型的出血性卒中。脑出血（intraparenchymal hemorrhage, IPH）的特征是出血发生在脑内，而蛛网膜下腔出血（subarachnoid hemorrhage, SAH）的特征是在脑表面蛛网膜下腔脑脊液（CSF）里的血管破裂。IPH与SAH具有明显不同的临床表现、影像学特点、病因及治疗措施。

脑出血

诊断要点

◎ 突然发生的局灶性神经功能缺损，数秒至数分钟内恶化；常见头痛、恶心、呕吐及昏迷

◎ 病因学包括高血压、血管畸形、血管病变、凝血病及其他

◎ CT与MRI可敏感诊断急性IPH

◎ 治疗和复发预防的有赖于病因；已知尚无改善IPH预后的治疗方法

◎ 概述

A. 发病率

IPH占所有卒中的10% ~ 15%。世界范围内脑出血的发病率为10 ~ 20/100 000人，并随年龄增长而增加。男性、黑人及亚洲人更常见。黑人发病率高可能反映了该人种中高血压患病率高及初级预防保健获得不充足。在美国，每年约有45 000例IPH患者，其中38% ~ 50%死亡。大多数幸存者遗留严重神经功能残疾。未来50年，由于人口老化与人口统计种族改变，预计发病率会上升。

B. 危险因素

IPH最常见的可干预的危险因素是高血压。在年龄< 55岁，吸烟者，以及不按照医嘱服用降压药的高血压患者中，IPH的风险尤其高。IPH患者就诊时，血压通常升高。在一些病例中，可能是由于IPH本身导致的。左心室肥厚或肾功能不全可提供患者存在长期高血压的证据。降压治疗可降低约50%的IPH风险。

其他IPH可干预危险因素包括吸烟与酗酒。慢性酒精中毒可以通过引起肝硬化、血小板减少，或两者同时发生，从而增加IPH风险。血清中胆固醇水平降低可增加IPH的风险，尤其是在严重高血压患者中。高强度他汀治疗可增加有卒中史患者的IPH风险。

IPH有些遗传方面的危险因素，已显示约10%的患者有家族性倾向。重要的基因包括载脂蛋白E ε2与ε4等位基因，它们通过在皮质血管沉积淀粉样物质，增加血管病变作用，容易导致脑叶出血。携带有这些等位基因的脑叶出血患者，再出血

风险增至 3 倍。然而，迄今为止，在常规临床实践中，进行 IPH 患者遗传危险因素筛查还未明确。

◎ 病因学

IPH 可发生在脑的任何部位。最常见的部位见图 11-1，最常遇到的原因见表 11-1。血肿在白质纤维束中扩展，导致在血肿内部存在岛状分布活的脑组织。在高血压脑出血，出血起源于小的，穿支动脉的分叉部位，这些血管由于高血压持续损伤并中层变性。脑叶出血可能来源于因淀粉样物质沉积变脆的软脑膜或皮质血管（因此被称为脑淀粉样血管病）。由潜在脑部病变所致的出血，出血源对每个特定病因是有特异性的。

脑出血通常在开始后很快就停止，但极少数患者血肿持续扩大，通常发生在发病后最初的 1 小时内；超过 24 小时的血肿扩大不常见，除非是在未纠正的凝血病状况下。严重的高血压可能参与血肿扩大。早期血肿扩大预示结局更差。

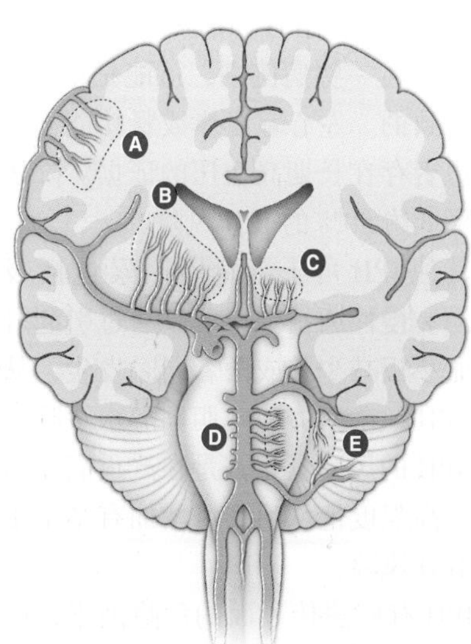

图 11-1 脑出血的常见部位。A：脑叶出血常由于脑淀粉样血管病导致；B：基底节与内囊出血；C：丘脑出血。D：脑桥出血；E：小脑出血。B ~ E 经常由于高血压导致。由肿瘤、动静脉畸形及其他原因导致的脑出血可发生在任何部位

表 11-1 颅内出血的原因

最常见原因	高血压
	脑淀粉样血管病
	血管畸形（动静脉瘘或畸形，海绵状血管瘤）
	动脉瘤破裂
	缺血性卒中出血转化
	肿瘤
少见原因	心内膜炎并细菌栓子
	凝血病
	严重血小板减少
	拟交感神经药物滥用
	抗凝或抗血小板治疗
罕见原因	单纯疱疹病毒脑炎
	脑血管炎
	可逆性脑血管收缩综合征
	脑静脉闭塞
	烟雾病

一旦血肿形成，当渗透活性血清蛋白从血肿中被释放出来时，脑水肿就在血凝块周围开始形成；凝血酶也作为神经毒素参与形成水肿。水肿高峰约在 48 小时出现，通常 5 天消退，但可持续更长时间。水肿通过引起组织移位、升高颅内压（intracranial pressure, ICP）及小脑幕疝（见后讨论）而加重神经功能损伤。当血肿被吸收及水肿消退，一个包含有含铁血黄素的裂隙样血肿腔会留下，伴有周围脑组织萎缩。

围绕血肿周围的脑组织是否因为血管结构受压而产生缺血，还存在争议。对血肿周围区域立即进行的脑血流与代谢研究倾向于脑活动的功能性抑制（神经功能联系不能）而不是缺血。这些观察在治疗上的启示是 IPH 后迅速降压不会通过加重脑缺血而引起继发性脑损伤。这与近来的观察相一致，急性降压治疗 IPH 是安全的。

A. 深部出血

高血压损害脑的小穿支动脉，包括那些供应深部结构诸如基底节、内囊、脑桥、丘脑及小脑深部核团（图 11-1）的血管。当同时存在脑淀粉样血管病时（后面讨

论），高血压会引起脑叶出血。高血压性脑出血患者面临 2% 的年出血复发风险。

B. 脑叶出血

与深部出血不同，在紧邻皮质的白质内发生的出血（被称为脑叶出血）经常是由于脑淀粉样血管病（cerebral amyloid angiopathy, CAA）导致的。CAA 发生在高龄，通常无高血压的患者。它的特点是淀粉样物质沉积在软脑膜与皮质动脉血管壁中。淀粉样出血倾向于最常发生在顶叶与枕叶。由于一些尚不清楚的原因，CAA 偶尔引起多发，相距较远脑区同时出血。CAA 的确诊需要皮质血管在偏光显微镜下有苹果绿双折射病理表现。当高龄老人存在 1 个或多个脑叶出血，常痴呆而不伴高血压须考虑 CAA，当存在 ApoE2 或 E4 等位基因时也提示 CAA。梯度回波与磁敏感加权 MRI 可以显示皮质及紧邻皮质的白质多发含铁血黄素沉积，这可能反映发生过亚临床的微出血；脑叶微出血数量是再出血风险的明显预测因子，每年再出血可能高达 15%。与 CAA 是一种广泛性脑血管病的观念一致，该病患者也经常在 MRI 上存在严重的慢性白质缺血性改变及深部微出血。控制血压或许可以帮助预防淀粉样相关的脑叶出血复发。

C. 血管畸形

IPH 可由血管畸形与血管变异导致，包括动静脉畸形（arteriovenous malformation, AVM）、动静脉瘘（arteriovenous fistula, AVF）及小血管畸形如海绵状血管瘤与所谓的微小 AVM。后两者在血管造影上不能被发现，但在 MRI 上可被发现。出血可以在脑叶或深部，并与高血压无关。

D. 拟交感神经药物

拟交感神经药物使用与 IPH 有关，包括苯丙胺、甲基苯丙胺和可卡因。根据一项大的病例对照研究，使用添加有拟交感神经药物苯丙醇胺（PPA，在美国已禁止销售）的食欲抑制药会增加 IPH 的相对风险，尽管单剂量的绝对风险非常低。几个病例也报道苯环己哌啶与 IPH 有关，可能是继发于用药后数小时至数天发生的严重高血压。拟交感神经药物可能通过引起可逆性血管收缩并再灌注出血、血管炎，或严重的、急性高血压而导致 IPH。当血压急剧升高时，它们可使既往存在的血管畸形破裂。

E. 肿瘤

原发性与转移性脑肿瘤可以出血，这些病例中约 50% 出血为脑肿瘤的首发临床表现。高级别原发性脑肿瘤如多形性胶质母细胞瘤最容易出血。在脑转移肿瘤中，黑色素瘤、支气管来源的肿瘤、肾细胞肿瘤及绒毛膜癌最常出血。在急性出血时确诊潜在肿瘤可能是困难的。在急性症状出现前，有一个亚急性的神经功能缺损病史，在最初 48 小时钆增强 MRI 上环状强化，以及少见的部位如胼胝体，所有这些提示潜在肿瘤。可疑部位的活检，或 6 周后复查 MRI，可能会在这些病例中发现存在肿瘤。

F. 抗凝治疗

医源性 IPH 最常见的原因是口服抗凝剂或胃肠外使用抗凝剂。长期使用华法林约占所有自发性 IPH 的 10%，并且每年带来 0.5% ~ 1% 风险的 IPH。在华法林诱导的脑出血病例中，80% 会残疾或死亡，通常是由于早期灾难性的血肿扩大。接受华法林的患者发生 IPH 的危险因素包括高龄、脑白质疏松、高血压、国际标准化比率大于 2 及同时使用阿司匹林。CAA 是一个主要危险因素，已明确出血由 CAA 导致的患者不应使用华法林。偶尔患者有弥漫性的微出血，但从未在临床上被确诊为出血性卒中。在这些患者中使用抗凝剂的安全性还不明确。此前因其他原因导致脑出血的患者是否能安全使用华法林，可以使用 HAS-BLED 量表进行危险分层（表 11-2）。急性缺血性卒中使用肝素或类肝素易导致 IPH，尤其是在大面积梗死和血压未控制的患者中。

表 11-2 HAS-BLED 量表

内容	评分
高血压 未控制，收缩压＞160mmHg	1
肾脏疾病 透析，移植，肌酐＞2.26mg/dl，或＞200μmol/L	1
肝脏疾病 肝硬化或胆红素升高 2 倍伴有 AST/ALT/ALP 正常值 3 倍	1
卒中史	1
先前大出血或预示大出血	1
NR 波动 不稳定 / 高 INR；治疗范围时间＜60%	1
年龄＞65 岁	1
使用促使出血的药物 抗血小板，NSAID	1
酒精或药物滥用史 ＞每周 8 个标准杯	1
总分	0 ~ 8
分值	# 大出血事件每 100 患者 - 年颅内，住院，血红蛋白下降＞2g/L，和（或）需要输血
0	1.13
1	1.02
2	1.88
3	3.74
4	8.70
超过 5	病例不够计算

ALP= 碱性磷酸酶；ALT= 丙氨酸转氨酶；AST= 天冬氨酸转氨酸；NSAID= 非甾体抗炎药

数据来源：Lip GY. Implications of the CHA（2）DS（2）-VASc and HAS-BLED Scores for thromboprophylaxis in atrial fibrillation, *Am J Med*. 2011;124（2）:111-114.

溶栓药也与 IPH 高风险有关，约 1% 用组织型纤溶酶原激活物（tissue-type plasminogen activator, tPA）治疗急性心肌梗死的患者，以及 6% ~ 10% 急性缺血性卒中给予溶栓的患者中会发生脑出血。溶栓药相关脑出血的诱发因素包括高龄、严重卒中、违背推荐的 tPA 溶栓流程与高血糖。潜在的 CAA 也可能增加 tPA 诱导的出血风险。

G. 脑静脉闭塞

尽管罕见，脑静脉闭塞性疾病是 IPH 的一个重要原因。在矢状窦血栓形成患者中，尤其当血栓扩展到皮质静脉，常见脑叶出血性梗死。最初，可能难以与原发性 IPH 鉴别，需要一些临床高度怀疑的情况。血栓事件高风险患者，包括妊娠与产褥期、肿瘤转移及胶原 - 血管或其他易于高凝状态的疾病，当发生顶叶凸面脑出血时应考虑该诊断。可能需要行脑磁共振静脉成像或导管造影术，以发现潜在的静脉血栓。

H. 过度灌注综合征

通过颈动脉内膜剥脱术或血管成形术进行脑血管再通的患者，可能发展成一个综合征，表现为头痛、意识障碍、局灶性缺损、脑水肿，严重的 IPH。这个被称为过度灌注综合征，可能是由于突然增加的脑血流进入到此前缺血的，最大程度扩张的血管床。

后部可逆性脑病综合征是一个临床影像学综合征，具有相似的表现，与高血压脑病、狼疮、尿毒症、电解质异常、使用细胞毒性与免疫抑制药物（此前已知的环孢素脑病）及子痫有关。与名称不同，在罕见情况下，它也可发生在其他新皮质。如果它被早期发现，通过降低血压及寻找潜在病因，可能逆转该综合征，而不发生 IPH。

I. 其他，罕见的原因

其他 IPH 的原因相对罕见。因感染性（细菌性）动脉瘤破裂、化脓性动脉炎或脑脓肿形成，来源于细菌性心内膜炎的感染性脑栓塞可以引起 IPH、SAH，或两者兼有。任何凝血病或严重的血小板减少都可引起 IPH。脑血管炎及可逆性脑血管收缩综合征（如 Call-Fleming 综合征）与 IPH 及缺血性卒中都有关。在烟雾病中，发现脆弱扩张的豆纹动脉可以破裂，导致

IPH。此外，脑外伤可导致脑挫裂伤，伴有少量或大量 IPH，尽管它不是一个严格意义上的出血性卒中。

◎ 临床表现

A. 症状和体征

没有单个临床表现能可靠鉴别 IPH 与缺血性卒中。IPH 中特异的局灶性表现反映了血肿部位及其对周围结构的影响（见鉴别诊断）。然而，一些基本临床特征是可识别的（表 11-3）。IPH 患者发生的局灶性缺损在数分钟内加重，通常伴随急性高血压。睡眠中发生出血少见。仅不足半数 IPH 患者出现头痛。恶心、呕吐及早期意识水平下降源于大的血肿，它可引起 ICP 升高及颅内组织移位。急性 IPH 患者由于已有出血或再出血，病情加重风险高，因此需要仔细监护。

表 11-3 常见的高血压出血部位

部位	常见症状	少见症状
壳核	对侧轻偏瘫 对侧偏身感觉丧失	偏生舞蹈 失语（当在优势半球时） 偏侧忽视 视野障碍 眼球向病侧注视 昏迷
尾状核	头痛 颈项强直 恶心与呕吐 脑积水	语言流畅性下降 淡漠与意志力下降
丘脑	对侧轻偏瘫 对侧偏身感觉丧失 眼球运动异常	淡漠 失语 昏迷
脑桥	四肢瘫 昏迷 伸性姿势 双侧面瘫眼球水平运动障碍 针尖样瞳孔反应	头痛 耳聋 孤立颅神经病
小脑	头痛 恶心与呕吐 眼震 构音障碍 同侧肢体共济失调 步态异常	无力 感觉丧失

B. 病史

以中枢神经系统（central nervous system, CNS）症状急性起病患者的病史采集应关注三个方面：①确定缺损是否由于卒中导致，如果是，需确定卒中的类型；②确定病变部位；③评价卒中危险因素及可能机制。在急性 ICH，患者或家人通常描述突然出现局灶性缺损，然后进展，有时数分钟进入昏迷。头痛、恶心与呕吐对鉴别 ICH 与缺血性卒中既不特异也不敏感。尽管短暂性症状是脑出血的一种罕见表现，一些患者的确在发病时有类似于短暂性脑缺血发作。

高血压是 IPH 的最常见原因，为此，必须仔细询问高血压病史，不论治疗与否。经常，确诊的高血压患者已中断降压治疗。患者也许有冠状动脉疾病、左心室肥厚、肾功能障碍、曾经卒中或视网膜疾病，所有的病史均提示高血压。应考虑急性高血压的原因，如使用拟交感神经药物。

在非高血压老年 ICH 患者中，既往痴呆病史或先前脑叶 IPH 提示存在 CAA。通过询问病史，很容易了解全身使用抗凝剂或溶栓剂情况。系统回顾应包括肝病与血液病以及 CNS 或全身肿瘤。癫痫病史或一个与脉搏同步的头颅杂音可能提示一个潜在的血管畸形。

C. 检查

急性卒中患者的检查从评价生命征与一般状况开始。急性且非常严重的高血压在 IPH 中常见。处理升高的血压仍有争议。应评估呼吸状态及测定动脉血氧饱和度，因为可能会在任何时间发生吸入性肺炎或化学性肺炎。心脏功能、心音、皮肤及心电图的仔细评估可能显示心脏缺血或发现提示心内膜炎的心脏杂音。心房纤颤增加了 IPH 是由抗凝剂导致的可能性。皮肤青紫、瘀点或肝脏肿大提示肝脏衰竭或凝血病。最后，知晓跌倒对发现躺在地上的患者的影响很重要，包括骨筋膜室综合征、不稳定的颈椎骨折、肌肉坏死及压疮。

神经系统检查应引出帮助定位的体征（见鉴别诊断），包括那些反映小脑幕疝的体征。这些体征必须被准确记录，尤其是意识水平，这样，接下来的检查者可以判定病情是否有加重。量化肢体肌力也很重要。护理人员连续纪录的格拉斯哥昏迷量表与国立卫生研究院卒中量表可帮助确定治疗反应或神经系统症状恶化。

◎ 鉴别诊断

A. 通常由高血压导致的综合征

1. 壳核出血　由于其累及相邻的内囊（图 11-2）。壳核出血的标志是对侧偏瘫、偏身感觉缺失，或两者兼有，较小的壳核出血可能像腔隙性脑梗死所看见的缺损一样，包括纯运动型轻偏瘫、纯偏身感觉性卒中和共济失调轻偏瘫。罕见地，运动障碍（如偏身舞蹈）继发于壳核本身出血。较大的壳核出血除了导致对侧瘫痪，经常还引起皮质体征，包括失语（语言优势半球）、对侧忽视（或偏身）、视野障碍和眼球向同侧注视。巨大的壳核血肿可导致昏迷。

2. 尾状核出血　因为尾状核毗连侧脑室额角，尾状核内的出血经常扩大进入脑室系统，引起头痛、颈项强直、恶心及呕吐。可能出现语言流畅性下降或失语，但持续存在语言功能障碍并不常见。许多患者表现为淡漠或意志力下降。若存在偏瘫（约 30%），通常轻微。血液扩展入脑室可引起脑积水，伴有昏迷与动眼神经麻痹。许多被称为原发性脑室出血的病例可能是尾状核出血，只是脑实质内出血部分与脑室内出血相比很小而已。孤立性尾状核出血的预后通常较好，尽管经常存在轻微的神经精神异常。

3. 丘脑出血　大多数丘脑出血患者迅速出现对侧肢体无力及各种形式的偏身感觉障碍（图 11-3）。少数人最初经历偏身感觉症状，随后出现瘫痪。可能出现感觉性失语或偏身忽视。少量丘脑前方或内侧出血可引起遗忘或淡漠，但运动与感觉功能保留。罕见地，少量丘脑外侧出血有时会像被称为纯感觉型卒中的丘脑腔隙综合征。

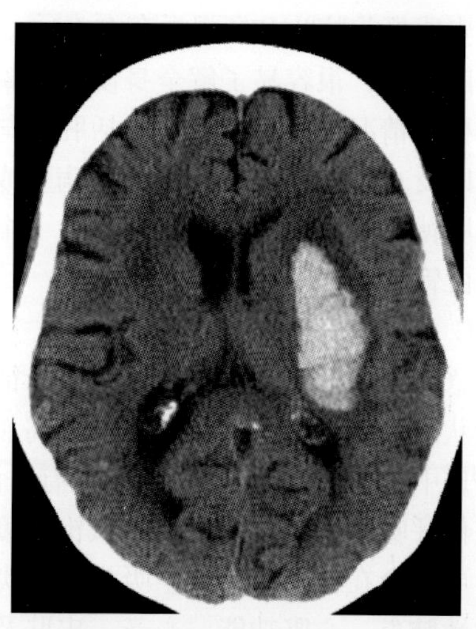

图 11-2　非增强头颅 CT 扫描显示在 1 名 75 岁右利手女性患者，高血压未治疗并酗酒，左侧壳核出血。其表现为全面性失语，眼球向左侧注视，以及右侧偏瘫。她活下来了，但神经缺损却无改善

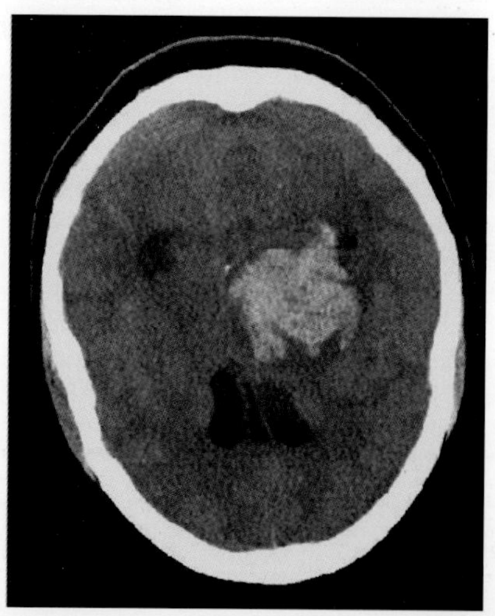

图 11-3　非增强头颅 CT 扫描显示在一名 33 岁未治疗严重高血压的女性患者，右侧丘脑大量脑出血。其表现为左侧瘫痪，数分钟后深昏迷。患者对药物及脑室内放置导管无效，在家属的要求下终止治疗

大量丘脑出血迅速导致昏迷，要么因脑室扩张发生急性脑积水，要么因血肿扩展进入中脑网状激活系统。

丘脑出血可以在床旁通过典型及特异性的眼部表现被识别。这些发现包括眼球强直性向下注视伴上视不能；水平注视偏向同侧或对侧；眼球居中，无反应性瞳孔；以及尝试上视时出现顽固性眼震。这些眼部体征可能是由于中脑眼动复合体损伤或急性梗阻性脑积水导致。

丘脑出血的患者预后差，死亡率为25% ~ 50%。幸存者偶可发展成为严重的、医学上难以治疗的对侧丘脑痛综合征。

4. 脑桥出血　90% 的脑桥出血由高血压导致。大量脑桥出血是由直接发自基底动脉的脑桥穿支动脉破裂所致（图 11-1）。80% 的患者迅速进入昏迷，伴有四肢瘫痪、肢体强直、伸性姿势反射、针尖样瞳孔、双侧面瘫、呕吐与吞咽反射消失、自发性或反射性眼球水平运动消失和角膜反射消失。其他眼球运动障碍包括眼球浮动（快速眼球聚拢向下扫视，缓慢回到中线位置）。极少的患者主诉头痛、耳聋、麻木或恶心，通常持续数分钟然后昏迷。自主神经症状包括高热与呼吸功能障碍。大量脑桥出血的死亡率接近 100%。

偶尔，患者单侧脑桥少量出血，主要由 AVM 破裂或海绵状血管畸形出血导致。这些患者与脑桥的腔隙性梗死综合征相似，如纯运动性卒中、共济失调轻偏瘫或孤立的颅神经功能障碍。

大量脑桥出血的治疗主要是支持性的，但收效甚微。一旦发生昏迷，恢复良好功能的幸存者相当罕见。一些少量脑桥出血患者确实活了下来，已有手术切除出血的 AVM 与海绵状血管畸形后患者恢复良好的报道。

5. 小脑出血　小脑出血约占所有 IPH 的 10%。高血压是最常见的病因，但 AVM 与肿瘤也会发生。最常见的症状是不能独自站立或行走，伴有“酒醉”或不稳的感觉。呕吐、头痛及颈部疼痛与僵硬也很常见。神经系统检查通常发现眼震、构音障碍、偶尔同侧周围性面瘫及凝视障碍（源于同侧脑桥受压），同侧肢体运动不协调。很少直接导致肢体无力，如果出现，提示脑干受压。

意识水平可以从正常至昏迷，是临床上一个非常重要的变量。保持清醒的患者经药物治疗自然病程良好。然而，在最初几天内突然发生的意识水平下降，如果未行手术清除，预示结局不良。直径＞ 3cm 的血肿经常与神经功能恶化有关，可从枕下去骨瓣减压术中获益。因小脑出血导致的脑积水，推荐枕下去骨瓣而不是侧脑室外引流，后者会诱发向上脑疝的风险。因为无论是临床还是影像学变量，预测哪些患者将加重都是困难的，故所有小脑出血患者，不论出血大小，都应仔细评估，如果需要，神经外科团队随时待命。

B. 通常与高血压无关的综合征

如前所述，非高血压脑叶出血经常与 CAA、AVM、肿瘤或凝血病有关，然而约 20% 找不到原因（称为隐源性）。神经功能缺损与皮质缺血性卒中相似，并反映出脑叶出血倾向发生于顶叶与枕叶。体征包括对侧轻瘫、失语或偏侧忽视和视野缺损。因为它们的部位靠近大脑皮质，脑叶出血与深部出血相比，癫痫更常见。昏迷非常少见。结局一般比深部脑出血好。在非高龄脑叶出血患者中，广泛寻找可治疗的病变就很重要。

◎ 治疗

· 紧急神经影像检查是诊断的关键。

· 筛选出需要无创性或有创性血管造影检查患者。

· 神经科治疗集中在阻止出血、预防继发性脑损伤和预防再出血。

· 全身处理包括预判、预防和发现瘫

痪及急性疾患的后果，如感染、肺栓塞和代谢异常。

没有发现药物或手术治疗可改善 IPH 预后，推荐基于此前的研究报道与小样本研究。然而，二级预防又是另外一回事，预防高血压脑出血复发的治疗是可行的。

A. 诊断评估

诊断急性 IPH 的关键是紧急进行头颅 CT 或 MRI 神经影像检查。两种方法都非常敏感。重症患者可能因神经功能与血流动力学不稳定、气管插管或昏迷，CT 更容易进行。在大多数 24 小时开诊的急诊室与医院，都可进行检查，一次头颅 CT 约需要 1 分钟。因为这些原因，头颅 CT 是通常选择的方式。头颅 CT 阴性排除急性 IPH（图 11-2 和图 11-3）。

如前所述，血肿中心的位置可帮助确定病因。CT 扫描应仔细查看是否同时存在硬膜下、蛛网膜下腔和脑室内出血，所有这些可能会改变治疗方案及特异性继发并发症的风险。应该评价存在的占位效应、组织移位及周围脑水肿（CT 上呈现为低密度）。

尽管理论上有劣势，但合适扫描序列

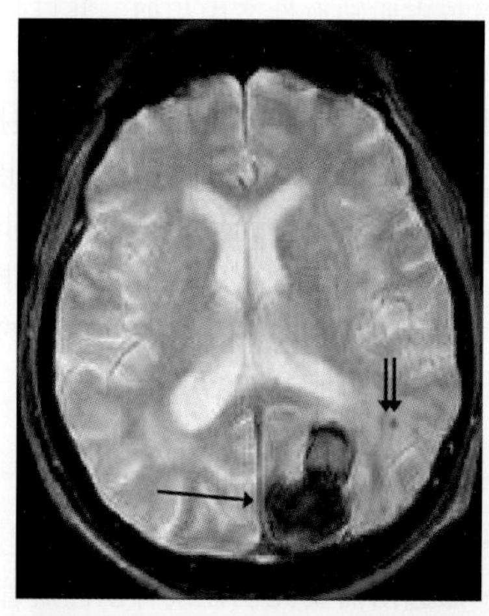

图 11-4　在一名 70 岁无高血压合并轻度痴呆的女性患者，梯度回波磁共振扫描显示左侧枕叶出血（单箭头所示）及相邻脑叶含铁血黄素沉积（双箭头所示），推测由于脑淀粉样血管病所致。其表现为右侧同向偏盲。视野障碍大部分消失，但她仍不能阅读

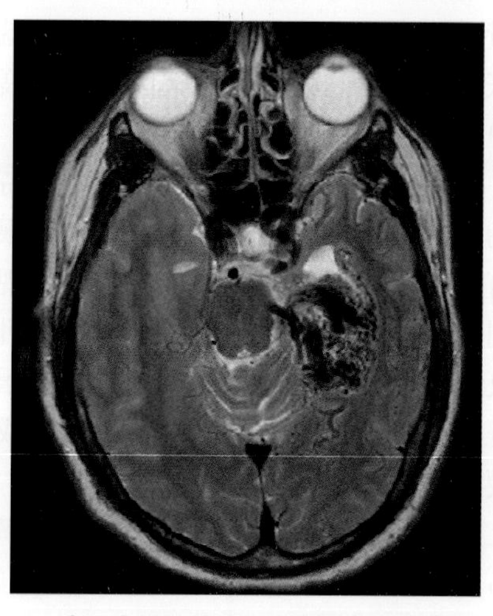

图 11-5　在一名进行性记忆丧失及严重头痛 35 岁男性患者，大脑 T2 加权 MRI 示左侧颞叶动静脉畸形

的 MRI（磁敏感或梯度回波）在发现 IPH 一些特点上较 CT 更灵敏，包括亚急性期或时间久远的脑出血，在后者，无法确定脑含铁血黄素染色时间（图 11-4）。MRI 也可发现急性出血周围的异常血管，提示存在血管畸形（图 11-5）。在最初 48 小时内钆增强提示潜在肿瘤或脓肿。6 ~ 12 周后复查 MRI 可以提高肿瘤检出率。

重要的实验室检查包括凝血功能（凝血酶原时间、活化凝血酶原时间与血小板功能检查）；包括血小板在内的全血细胞计数；肝脏功能检查；筛选患者进行尿液毒理学检查；心电图；胸部 X 线；在反应迟钝的患者中检测动脉血气。

年龄＜ 50 岁无法解释的脑出血患者应行导管造影检查，包括观察颈外动脉循环，以除外血管变异（图 11-6）。如果脑部影像提示在一个主要硬脑膜窦或静脉区域里有出血性脑梗死的患者，应行导管静脉造影或磁共振静脉造影以除外静脉血栓。

急性治疗有两个目标：脑损伤最小化和限制脑损伤的全身并发症。神经科的目标是：①止血；②阻止神经功能进一步加重；③预防复发。全身目标是预判、预防并且迅速治疗这些并发症，如心肌缺血、

呼吸抑制、感染、深静脉血栓及压疮。

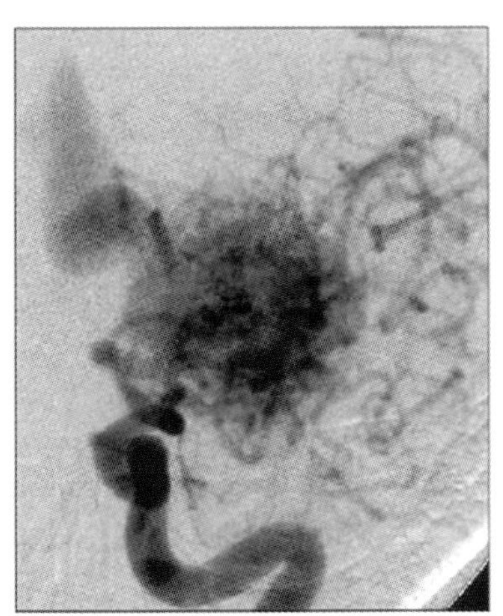

图 11-6 **导管血管造影，左侧颈内动脉注射，显示了图 11-5 所描述的左侧颞叶动静脉畸形。在图左上角可见一个扩张的回流静脉**

B. 初期管理

应该首先关注气道、呼吸和循环。患者由于意识水平下降或延髓性麻痹，或由于吸入性肺炎导致呼吸功能不全，不能保护气道，应给予气管内插管。避免反射性心律失常或血压增加的预防措施是关键。在不稳定的患者中，CT 检查前可能显示需要气管插管。应评估患者的外伤体征，尤其是如果“发现跌倒”。在床上以外的任何地方发现的所有昏迷患者，都应考虑到颈椎失稳，需要给予颈椎防护措施，直到被证实为止。这些患者也应评估压疮及骨筋膜室综合征。通常，床头抬高 30° 可使 ICP 与脑灌注达到理想状态。避免使用低张液体与乳酸林格液；生理盐水是合适的。应紧急寻求神经内科与神经外科会诊。因为在最初 48 小时内，神经功能恶化风险高，应收治入专门的重症监护病房。美国心脏协会（AHA）对急性脑出血管理的共识见表 11-4。

C. 神经科管理

1. 止血 IPH 后最初的 24 小时内，高达 40% 的患者发生血肿扩大，是最初 24 小时神经功能恶化最常见的原因，并预示

表 11-4 **脑出血医疗管理：AHA 指南概要**

1. **初期管理**应关注气道、呼吸、循环、与神经功能**缺损**
2. 通气不足（PO_2 < 60mmHg 或 PCO_2 > 50mmHg）或有明显误吸风险时考虑**插管**
3. 迅速行 CT 或 MRI 神经影像检查以区别缺血性与出血性卒中（Ⅰ类推荐，A 级证据）
4. **凝血因子缺乏或严重血小板减少的替代**（Ⅰ类推荐，C 级证据）
5. 入院当天予以**间歇气压治疗**预防静脉血栓栓塞（Ⅰ类推荐，A 级证据），出血稳定后 1 ~ 4 天用低剂量皮下肝素或低分子量肝素（Ⅱ b 类推荐，B 级证据）
6. **收缩压**> 200mmHg 或平均动脉压> 150mmHg，应立即考虑持续静脉泵入降压药以积极降血压（Ⅱ b 类推荐，C 级证据）。血压 150 ~ 220mmHg 无急性 BP 治疗禁忌证的患者，SBP 降至 140mmHg 是合理的（Ⅰ类推荐，A 级证据），只要较低 BP 时神经功能检查无恶化及无肾损伤
7. 应该监测**血糖**，避免高血糖与低血糖（Ⅰ类推荐，C 级证据）
8. 入院时应**评估**吞咽障碍与心肌缺血
9. 不推荐预防性使用**抗惊厥药**（Ⅲ类推荐，B 级证据）。精神状态抑制的患者应持续 EEG 监测（Ⅱ a 类推荐，C 级证据），应治疗临床癫痫或脑电癫痫发作
10. 应在格拉斯哥昏迷量表评分< 8 分，以及推测由于高颅内压（intracranial pressure, ICP）病情恶化的患者中置入 **ICP 监测仪**（Ⅱ b 类推荐，C 级证据）。ICP 应该维持 <20mmHg，脑灌注压（cerebral perfusion pressure, CPP）>70mmHg
11. 可以用高渗疗法（静脉甘露醇或高渗盐水），过度通气，肌松剂治疗 **ICP 升高**。避免使用糖皮质激素
12. **脑室引流**治疗幕上出血导致的脑积水是合理的
13. **液体管理**：患者应保持容量平衡，中心静脉压保持在 5 ~ 12mmHg
14. **体温**应维持在正常水平，根据需要使用降温毯或设备或对乙酰氨基酚防治发热

数据来源：Hemphill JC, Greenberg SM，Anderson CS，et al.Guidelines for the management of spontaneous intracerebral hemorrhage，*Stroke* 2015；46（7）：2032–2060.

结局不良。还不清楚为何血肿会扩大。一些研究提示严重高血压与持续血肿扩大有关，但仍不知高血压是血肿扩大的原因还是结果。血压升高可能反映潜在的高血压、对急性疾病或疼痛的一个非特异性反应，或甚至是对升高的 ICP 与脑灌注降低的一个保护性反应（Cushing-Kocher 反应）。

华法林相关的 IPH 患者应尽快纠正药物诱导的凝血病。已知维生素 K 与新鲜冰冻血浆治疗不充分。重组活化Ⅶ因子可纠正 INR，但是不能补充所有维生素 K 相关的凝血因子，不推荐常规应用于逆转华法林。当前推荐的制剂是含 3 种或 4 种因子的凝血酶原复合物，可以迅速输注，仅需数分钟准备，可立即纠正华法林诱导的凝血病。使用达比加群的患者，已经显示依达赛珠单抗可安全及有效地逆转药物诱导的凝血病，其与达比加群结合比后者与凝血酶的结合强 350 倍。目前利伐沙班与阿哌沙班还无逆转剂，但在症状出现后数小时内服用单剂量者，可以使用活性炭，尝试凝血酶原复合物也是合理的。一些作者建议在使用抗血小板制剂或血小板功能异常的 IPH 患者中，输注血小板或使用去氨加压素，但需要更大型的研究以决定安全性与效果。

在最初的 24 小时，收缩压降低 20%，或小于 160mmHg，无论哪个更高，可能是安全的。收缩压降低至 140mmHg 与减少血肿扩大有关，但是也与增加急性肾损伤有关。静脉使用可快速调节制剂是关键，如拉贝洛尔或尼卡地平。硝普钠可以引起脑血管扩张与升高 ICP，是二线药物，如果要用，应在 ICP 监测基础上使用。

由于大量脑出血即将发生小脑幕疝的患者，应考虑行神经外科血肿清除术。在这些患者中，达到有意义恢复的结局是存在的，但那些昏迷及瞳孔无反应数小时的患者可能考虑排除在外。优势半球深部的血肿清除术可能会损害对语言重要的皮质而加重功能结局。

在大面积半球缺血性卒中患者中，去骨瓣减压术可预防死亡和改善预后；在大量 IPH 患者中，有的临床医生采用这种手术治疗，伴或不伴血肿清除，尽管还没有关于其有效性的可靠证据。一项大型随机临床研究比较了内科治疗与外科血肿清除术，在这些患者中，术者做到了“平衡”，结果没有发现手术有益。因此，外科血肿清除术的总体原则是无证据。

小脑大量出血，不论患者的意识水平怎样，应行外科手术减压。由于导水管压迫或脑室内出血导致脑积水的 IPH 患者，可考虑行脑室内引流。关于脑出血外科清除术的 AHA 共识见表 11-5。

表 11-5　**脑出血的外科治疗：AHA 指南概要**

手术人选：
1. 小脑出血＞ 3cm，神经功能恶化的患者，或临床或神经影像证据有脑干症状性受压或因脑室梗阻脑积水患者（Ⅰ类推荐，B 级证据）
2. 动脉瘤，动静脉畸形，或海绵状血管畸形相关的脑出血，如果患者有机会获得良好结局以及手术可切除的病变（Ⅰ类推荐，B 级证据）.
3. 中等或大量脑叶出血并临床症状恶化的年轻患者（Ⅱ b 类推荐，C 级证据）.
4. 昏迷，明显中线移位，或药物难治性高 ICP 患者（Ⅱ b 类推荐，C 级证据）
非手术人选：
1. 少量出血或轻微神经功能缺损
2. Glasgow 昏迷量表评分＜ 5 的患者，小脑出血并脑干受压的除外（Ⅱ b 类推荐，A 级证据）
最佳治疗不清楚：
所有其他患者

数据来源 Hemphill JC, Greenberg SM, Anderson CS, et al. Guidelines for the management of spontaneous intracerebral hemorrhage, *Stroke* 2015;46（7）:2032–2060.

2. 预防由占位效应、脑水肿和颅内压所致的继发性脑损伤　大血肿压迫或扭曲相邻脑组织。通常在最初 48 小时，脑水肿发展较慢。偶尔，患者最迟在血肿后 2 周发生脑水肿。占位效应与脑水肿通过压迫别的无关脑区引起神经功能下降，有的病例发展为小脑幕疝。大出血或意识水平迅速下降的患者可能从 ICP 监测中获益。脑室内导管通过释放脑室内液体从而降低 ICP。在最初 48 小时，每日两次 CT 系列扫描也可帮助监测血肿扩大、占位效应和脑水肿。

减少脑肿胀的方法应该用于神经功能恶化或CT扫描显示即将发生脑疝的患者，而不应预防性使用。高渗疗法通过渗透作用将水肿脑组织中的液体拉出并进入血液中。推荐的制剂是高张盐水，可通过中央静脉导管，在 10 分钟以上一次性注射 23% 的盐水 50ml，或一次性注射 3% 的盐水 200ml。如果高张盐水或中央静脉通路还未准备好，也可注射 0.25 ~ 1.0g/kg 甘露醇，以达到 320mOsm/L 血浆渗透压目标，尽管有时使用更高的渗透压也可能是安全的。过度换气至 $PaCO_2$ 30 ~ 35mmHg 也可降低 ICP，但效果短暂，被认为是更有效治疗（如手术）前的一个临时性紧急措施。当甘露醇或过度通气撤掉后，ICP 会出现反跳性升高，因此应缓慢减停。糖皮质激素可增加感染风险，在急性 IPH 中无益。

当急性 IPH 患者发生一次痫性发作时，可考虑给予抗惊厥药。不推荐预防性使用抗惊厥药。脑叶出血患者因为皮质受累，更易发生惊厥。对精神状态下降与脑出血程度不成比例的 ICH 患者进行持续 EEG 监测是合理的。

3. 预防复发　长期血压控制可显著降低高血压性脑出血的复发。无论血压水平，噻嗪类利尿药与血管紧张素转化酶抑制剂联合使用可减少 50% 的复发风险。通常数天内，患者病情稳定后，可尽早开始口服降血压治疗。

CAA 患者应避免包括阿司匹林在内的所有抗栓治疗。出血复发的风险随着梯度回波 MRI 上所见含铁血黄素数量的增加而增加。有 5 处或以上含铁血黄素沉积的患者再发脑出血的风险每年超过 10%。已显示降低血压可预防 CAA 患者脑叶出血复发。

血管畸形患者的处理将在后面讨论。

D. 全身管理

急性 IPH 的全身并发症与那些发生在其他不稳定、不能活动患者中的相似，有心血管的、肺部的、感染性的、代谢性的和机械性的。

许多 IPH 患者经历心电图改变与心内膜下缺血。IPH 后最初数周，预防冠状动脉缺血的抗栓治疗应避免使用。在这期间可给予低剂量 β 阻滞剂；推荐短效制剂，当遇到神经功能恶化时，可以迅速停止。

在到达医院前、插管时、癫痫发作时或其他时间可能发生胃内容物误吸。小心护理，注意清理气道，迅速开始抗生素治疗，监测胸部 X 线，痰培养是重要的处理措施，尤其是插管患者。不能活动患者有深静脉血栓形成（deep venous thrombosis, DVT）及肺栓塞风险。长筒弹力袜不能预防 DVT，过踝的弹力袜实际上可以增加它的发生，不推荐使用。在出血性卒中患者中，入院当天的气压泵装置或许可以减少血栓栓塞率。低剂量肝素或类肝素可以在出血后 3 天稳定的患者中安全地使用，以预防 DVT。

IPH 患者的代谢紊乱包括由于抗利尿激素不适当分泌综合征（syndrome of inappropriate secretion of antidiuretic hormone, SIADH）导致的低钠血症，其他的电解质异常，以及营养不良。低钠血症的识别与纠正尤其重要，因为受损脑组织中自由水的聚集可以加重脑水肿。应使用等渗晶体，保持等容（中心静脉压力 5 ~ 12mmHg）。

IPH 患者有发生肺、泌尿道、皮肤和静脉穿刺部位感染的风险，需要经常检查并及时处置。IPH 患者中任何代谢异常或感染可引起神经功能恶化，包括局灶性体征加重、意识水平降低或谵妄。

◎ 预后

IPH 患者的预后包括生存概率及神经功能改善的可能性。在危重患者中，死亡的准确预测可以早期停止无意义的照料。在存活患者中，神经功能恢复的准确预测，可使家庭成员能够评估侵袭性治疗的相对风险与获益。不幸的是，还不能准确估计死亡与神经功能结局。约 30% ~ 50% 急性脑出血患者存活。死亡可能是由于灾难性的血肿扩大，无法治疗的脑水肿并脑疝，或全身并发症，如肺炎。临床上死亡的预测因素包括年龄、意识水平、CT 扫描上血肿体积及血肿部位。血肿扩展至脑室也预示结局不良。“ICH 评分”（表 11-6）是一项有效、易于计算的量表，可粗略估计 30 天的死亡率，但是它在床旁应用于预后判断还有争议。

有时存活的患者可获得良好的结局。在一组需要机械通气的 120 例 IPH 患者中，住院期间的死亡率为 48%。在 62 例幸存者中，24 例在出院后平均 6 个月死亡。如果患者有意识障碍或年龄＞65 岁，出院后更可能死亡。在 36 例长期存活者中，15 例（42%）轻度或无残疾。当机械通气停止后仍然昏迷的患者，尽管有些功能改善，但不能获得独立功能。

在 IPH，必须非常谦逊地判断预后。家庭成员必须认识到所提供预后的不确定性。作出关于停止照料、器官捐献、心跳停止时的抢救措施或积极干预的决定应最大程度尊重家庭与患者的意愿。

表 11-6　ICH 评分

内容	ICH 分值
格拉斯哥昏迷量表评分	
3 ~ 4	2
5 ~ 12	1
13 ~ 15	0
ICH 体积	
≥ 30ml	1
＜ 30ml	0
脑室内出血	
是	1
否	0
幕下来源	
是	1
否	0
年龄≥ 80 岁	
是	1
否	0
ICH 总分	0 ~ 6
评分	30 天死亡率（%）
0	0
1	3
2	26
3	72
4	97
5	100

经 Hemphill JC, et al. 授权更改。The ICH Score. A simple, reliable grading scale for intracerebral hemorrhage, *Stroke*.2001; 32（4）：891–897.

Anderson CS, et al. Effects of early intensive blood pressurelowering on the growth of hematoma and perihematomal edema in acute intracerebral hemorrhage: The Intensive Blood Pressure Reduction in Acute Cerebral Haemorrhage Trial (INTERACT). *Stroke* 2010;41:307-312. [PMID: 20044534]

Brott T, et al. Early hemorrhage growth in patients with intracerebral hemorrhage. *Stroke* 1997;28:1. [PMID: 8996478] (Emphasizes the critical role of early hematoma expansion as a cause of neurologic deterioration in patients with acute intraparenchymal hemorrhage. It also demonstrates that acute brain hemorrhage is a dynamic, unstable process.)

Hemphill JC, et al. Guidelines for the management of spontaneous intracerebral hemorrhage. *Stroke* 2015;46(7):2032-2060. [PMID: 26022637]

Hemphill JC, et al. The ICH score. A simple, reliable grading scale for intracerebral hemorrhage. *Stroke* 2001;32:891. [PMID:11283388] (Describes an easily applied predictor of 30-day survival among patients with acute IPH.)

Mayer SA, et al. Efficacy and safety of recombinant activated factor VII for acute intracerebral hemorrhage. *N Engl J Med* 2008;358:2127-2137. [PMID: 18480205]

Nyquist P. Management of acute intracranial

and intraventricular hemorrhage. *Crit Care Med* 2010;38:946-953. [PMID:20068459]

Roch A, et al. Long-term outcome in intensive care unit survivors after mechanical ventilation for intracerebral hemorrhage. *Crit Care Med* 2003;31:2651. [PMID: 14605538] (Discusses survival and neurologic outcome among the most devastated patients with intracerebral hemorrhage, those requiring mechanical ventilation. Among long-term survivors, nearly half achieve good neurologic recovery.)

蛛网膜下腔出血

出血进入到脑表面的蛛网膜下腔，即蛛网膜下腔出血（subarachnoid hemorrhage, SAH），占所有卒中的5%～10%。约80%的自发性（非外伤性）SAH是由于颅内囊性动脉瘤破裂所致。剩余20%源于血管畸形、感染性（细菌性）动脉瘤及其他几个总体良性的情况（见鉴别诊断，后面）。动脉瘤性SAH在表现、处置及预后上不同于非动脉瘤性SAH，是本章的重点。

动脉瘤性蛛网膜下腔出血

诊断要点

◎ 突然发生的剧烈头痛，有时伴局灶性神经系统症状与体征或突然昏迷

◎ 由于严重脑损伤、颅内压升高或恶性心律失常可引起猝死

◎ 诊断需要紧急行头颅CT或MRI影像检查；如果影像阴性需要行腰椎穿刺（LP）

◎ 概述

颅内囊性动脉瘤破裂导致SAH是神经科急症。在美国每年超过30 000病例，可能包括许多未确诊为SAH的猝死病例。尽管SAH仅占所有卒中的5%，但与缺血性卒中或脑出血相比影响更年轻的患者，占卒中相关的潜在寿命损失年的25%。

SAH总死亡率非常高，病死率为25%～50%。10%的SAH患者在接受治疗前就已死亡，一些研究提示高达25%的患者在最初的24小时存在死亡风险。在那些存活时间足够转运到一个主要医学中心的患者，又有25%在随后的3个月因初次或再发出血、继发性脑损伤或医疗并发症而死亡。在疾病每个阶段，死亡与并发症的原因相对有限，通常可预测。然而，SAH患者反映出神经外科、介入神经放射和神经重症技术的局限性。尽管统计数字严峻，多学科治疗的进步已经改善了SAH患者的结局。迅速诊断与治疗可使许多患者获得良好结局，包括一些起病时非常危重的患者。当患者在治疗过大量SAH疾患的中心接受照料时，结局更好。

◎ 发病机制

动脉瘤是正常血管壁的局灶性变形，可能是发育异常的结果。研究认为大多数动脉瘤随时间而形成，并不是先天性的。SAH通常是由于囊样或浆果样动脉瘤破裂所致，它有一个显著的颈与顶，起于颅内威利斯（Willis）环上主要血管的分叉处。少数情况，动脉血管本身扩张，血管壁变薄及变弱，形成梭形动脉瘤。85%的囊性动脉瘤发生在前循环（图11-7）。动脉瘤最常见的部位是前交通动脉/大脑前动脉结合处，后交通动脉与颈内动脉结合处，大脑中动脉分叉处，以及基底动脉顶端。

◎ 临床表现

A. 症状和体征

典型的SAH患者突发头痛，经常被描述为“霹雳样头痛”“一生中最严重的头痛”，或“似乎我被棒球棒打中了头部”。发作几乎总是突然的，患者可能起病时短暂失去意识或昏倒。尽管在体力活动、性生活或服用拟

交感神经药物时会发生，但 2/3 的患者则是在睡眠中或日常活动中发生。

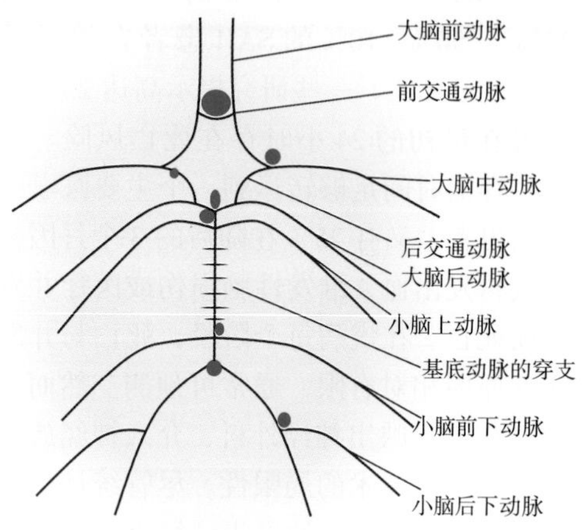

图 11-7 **囊性动脉瘤的主要部位**

一些权威人士相信 10% ~ 50% 的患者在大破裂前数天到数周经历一种称为警戒性出血。其特征是突然发生的严重头痛，在数秒达到高峰，持续数天到 1 周。头痛通常非常严重以至于患者不能从事日常活动。关键的是不应将警戒性出血误诊为偏头痛、紧张型头痛或其他良性头痛。警戒性出血一般较偏头痛起病更快，持续时间更长，性质上不同于良性头痛。尽管有这些说明，临床上仍难以鉴别特别严重的偏头痛与警戒性出血。同时，一些警戒性出血或直接 SAH 患者也并不符合上述形式。当怀疑 SAH 时，应立即行头颅 CT 与 LP，因为动脉瘤性再破裂的结局会是灾难性的。

检查会发现脑膜体征，如颈项强直，但不是一成不变的。眼底检查会发现眼底出血、玻璃体积血或火焰状出血，这可能是由于 ICP 升高，视网膜静脉充血所致。神经系统体征包括局灶性发现，如颅神经损伤（后面描述）或偏瘫。常见意识水平下降，许多患者突然出现昏迷。严重的 SAH 可以引起小脑幕切迹疝、昏迷、瞳孔散大无反应以及强直运动姿势，类似于大量 IPH。另外一些患者，昏迷可能由于毗邻脑干的动脉瘤破裂，导致脑实质损伤。在这些病例中，恢复几无可能。

一般，意识水平下降越严重，预后越差。动脉瘤性 SAH 患者最广泛使用的临床量表是 Hunt-Hess 量表，见表 11-7。

表 11-7 **急性蛛网膜下腔出血 Hunt-Hess 分级量表**

分类	标准
1	头痛
2	脑膜刺激征，严重头痛，颅神经麻痹
3	嗜睡；意识浑浊，需要反复刺激才能被唤醒；偏瘫
4	木僵；仅对疼痛刺激简单反应
5	昏迷：任何刺激不能唤醒

临床常不可能确定动脉瘤破裂部位，但几个明显的血管综合征是可辨识的。突然发生的严重头痛合并涉及瞳孔的第三颅神经麻痹高度提示一个破裂的、形成血栓的或增大的后交通动脉瘤。在小脑上动脉或大脑后动脉与基底动脉结合部位的动脉瘤也可引起痛性动眼神经麻痹。由于动脉瘤导致痛性动眼神经麻痹累及部分或不累及瞳孔的罕见病例已被报道。

前交通动脉动脉瘤可以出血进入到额叶前内侧，引起下肢无力、意志力缺失及模糊。大脑中动脉动脉瘤破裂进入外侧裂，可引起失语、偏瘫或对侧忽视。眼动脉动脉瘤可以引起单眼视力障碍与疼痛，包括眼球转动时疼痛，有如视神经炎。任何部位巨大的动脉瘤，甚至在没破裂时都可通过压迫相邻颅神经或脑结构而引起局灶性体征。突然由动脉瘤引起的症状，甚至无 SAH，可能提示动脉瘤快速增大或形成血栓，两者都预示动脉瘤即将破裂。这种情况应像动脉瘤性 SAH 一样紧急处理。罕见的，巨大动脉瘤可能形成血栓，发生远处栓塞，导致急性缺血性卒中。

B. 诊断检查

1. 首次诊断　如果临床怀疑 SAH，由于其短期自然病程差，因此确诊或排除 SAH 很关键。理想的初次检查是非强化头颅 CT（图 11-8）。CT 扫描可显示围绕脑底 Willis 环、脑表面或大脑纵裂或外侧裂的血液。血液最浓的区域可能为动脉瘤位置提供了线索，但不总可靠，尤其是在症状发生 24 小时以后才行影像学检查时更不可靠。CT 也可显示合并存在的脑积水或脑室内出血，颞叶钩回疝，或一个大的脑内或脑外血肿产生的占位效应。在一些病例中，动脉瘤破裂导致 SAH 与脑实质内出血。例如，一个“射”入额眶内侧皮质的出血明显提示前交通动脉动脉瘤破裂。

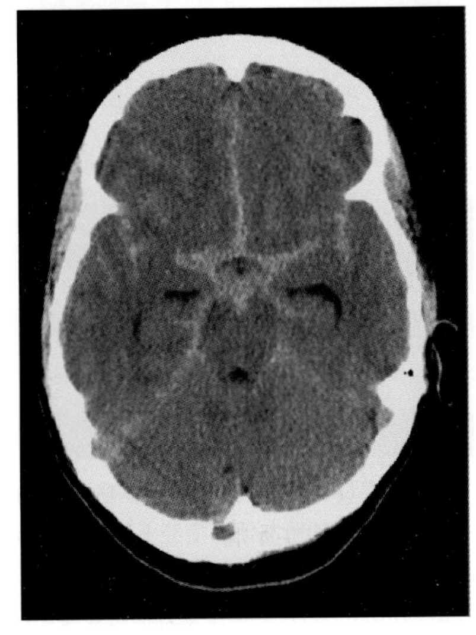

图 11-8　头颅非增强 CT 显示基底池、脚间池、双侧外侧裂弥漫性蛛网膜下腔出血。双侧侧脑室颞角异常扩大，提示存在脑积水

在最初 12 小时，CT 扫描的灵敏度最高，约 95%。清醒患者可能直到 12 小时后才引起重视，因此这些患者的诊断可能比那些立即出现显著神经功能灾难的患者有更大的挑战。由 SAH 导致昏迷、偏瘫或其他主要局灶性发现的 SAH 患者（Hunt-Hess 评分Ⅲ ~ Ⅴ）CT 扫描几乎从无阴性。CT 扫描显示 SAH，就无需 LP 检查。

怀疑患有 SAH，但 CT 扫描阴性、模糊不清或技术上无法达到时，必须行 LP 检查。SAH 的 CSF 分析将显示大量红细胞；如果红细胞计数是零时，可排除 SAH。区分“创伤性”LP 很重要，LP 本身可导致出血进入 CSF，此时 LP 检查显示 SAH。做 LP 检查者无可靠手段确定创伤性与否。从第一管到第四管红细胞逐渐变清不是创伤性 LP 可靠的指标。

从脑脊液中诊断 SAH 最可靠的方法是通过色谱仪测量色素性血红蛋白降解产物（黄变）的含量。100% 的 SAH 患者在动脉瘤破裂 12 小时后发生脑脊液黄变，持续 2 周。尽管头痛发生后推迟 12 小时行 LP 可以增加 CSF 检查的敏感性与特异性，以确定或排除 SAH，但大多数专家不推荐推迟检查。在急诊科，破裂后等待 12 小时在流程上不合逻辑并延误准确处理；延误中，动脉瘤会再次破裂。临床表现提示 SAH 的患者及起病后 12 小时内有血性脑脊液的患者应怀疑有破裂的动脉瘤。无出血，脑脊液蛋白质升高（通常 > 150mg/dl）也可引起脑脊液黄变。

SAH 误诊原因包括不熟悉 SAH 的临床表现，错误地理解 CT 扫描的局限性，LP 操作失败及没有正确解读结果。12% 的患者误诊，主要发生在出血少及精神状态正常的患者中。一开始就误诊的患者倾向于比首诊即正确诊断的患者结局差。

2. 确定出血来源　一旦 SAH 的诊断确立，必须紧急确定出血来源。多年来，导管血管造影术是 SAH 后诊断动脉瘤的金标准，可用来规划手术或血管内治疗（图 11-9）。导管血管造影术发现 80% 的患者有一个动脉瘤；20% 的患者发现不止一个动脉瘤，经常在 Willis 环两侧的相似位置（被称为镜像动脉瘤）。在 1% ~ 2% 首次血管造影阴性的患者中，再次造影可以发现动脉瘤。现在还不清楚重复血管造影检查的低检出率是否值得所花费用及检查的潜在风险，用计算机断层血管造影（computed tomography angiography，CTA）非侵入性血管影像学检查可能是第二次检查的一个较好选择。包括前交通动脉区域与双侧小脑后下动脉起始处的细节图像的导管血管造影是重要的；这些部位经常在无 SAH 经验术者操作的血管造影中显示不清楚。

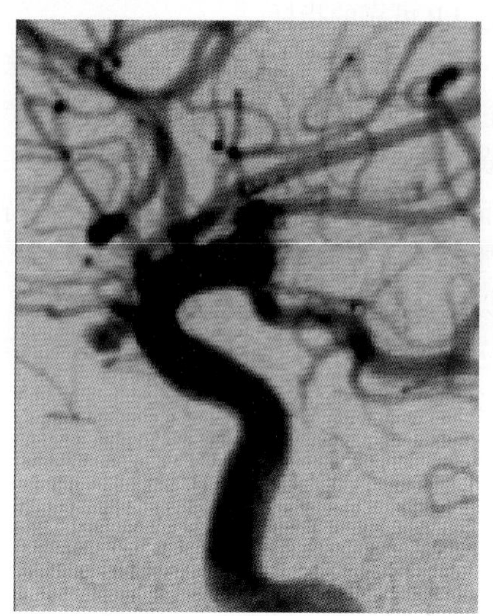

图 11-9 数字减影脑血管造影（颈动脉注射）显示眼动脉水平动脉瘤

在一些中心，CTA 因其安全、快速、方便及动脉瘤检测的高灵敏度正在取代导管血管造影术（图 11-10）。在一些病例中，高分辨率 CTA 发现了在导管造影中被漏诊的动脉瘤。CTA 也可显示动脉瘤的三维形态，可以在手术或血管内治疗的计划上提供帮助。CTA 可用时，临床表现提示 SAH 的患者可以在患者抵达急诊科数分钟内筛查颅内动脉瘤；CTA 阴性的患者仍应进行全面评估，包括导管血管造影术（见鉴别诊断，后面），但存在动脉瘤的风险非常小。磁共振血管造影（magnetic resonance angiography, MRA）对发现小的、破裂的动脉瘤不灵敏，但可能在排除其他导致 SAH 的情况中发挥重要作用（见第 12 章）。

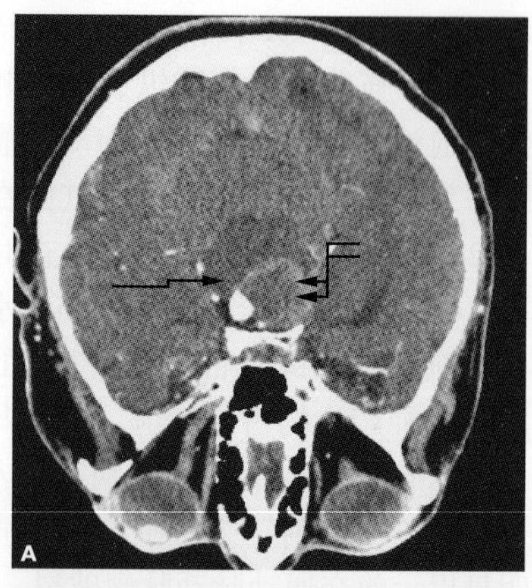

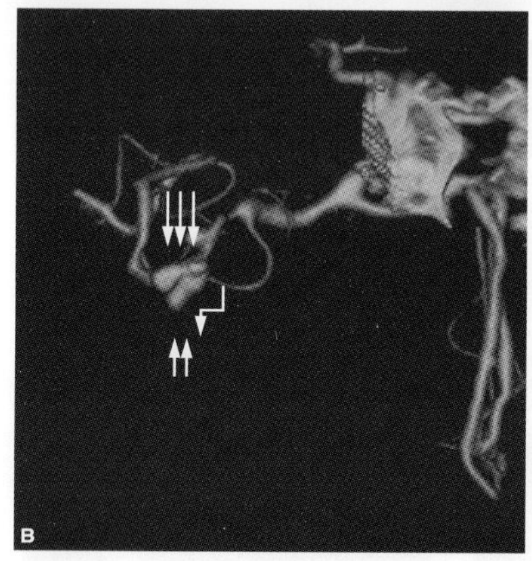

图 11-10 A. CTA 轴位巨大栓塞性基底动脉动脉瘤及脑干受压：基底动脉与动脉瘤腔（单箭头所示）；压迫脑桥的动脉瘤血栓部分（双箭头所示）。B. 大脑中动脉（MCA）CTA 三维重建狭窄与多发动脉瘤：极 R（右侧）。MCA 狭窄（单箭头所示）；3mm MCA 动脉瘤（双箭头所示）；7mm 多分叶 MCA 动脉瘤（三箭头所示）

◎ 鉴别诊断

除了囊性动脉瘤破裂，SAH 的鉴别诊断包括头颅外伤合并创伤性 SAH（通常在脑的突面，不在基底池）；由于出血素质导致的自发性 SAH；感染性（细菌性）动脉瘤破裂、脑静脉窦或皮质静脉血栓形成；破裂的脑动静脉瘘（见血管变异，在本章后面）；颅内动脉夹层；颈部椎动脉夹层并血液漏入颈部蛛网膜下腔；皮质 AVM 破裂；涉及颅内动脉的血管炎或血管病；可逆性脑血管收缩的 Call-Fleming 综合征；或脊髓动静脉畸形或脊髓硬脊膜瘘破裂。评估应包括头颅 MRI、磁共振静脉造影、包括颈外动脉与静脉循环的头及颈部导管血管造影术（以除外硬膜 AVF），在一些患者中须做颈与胸椎 MRI。完善针对出血素质的详细实验室评估。即使全面评估，仍有一些 SAH 无明确原因。

一些患者表现为严重头痛，CT 扫描显示蛛网膜下腔出血局限在中脑与脑桥前，脑室内或外侧裂无血。这些患者，被称作中脑周围出血，倾向于比其他 SAH 患者年轻，临床分级好，经常无动脉瘤。首先需要导管血管造影，如果阴性，CTA 随访就足够了。再出血或结局不良的风险非常小。中脑周围出血的原因不明；许多此类患者颅内静脉血管解剖异常，但这种发现的价值仍不清楚。

◎ 治疗

动脉瘤性 SAH 患者的临床病程包括两个截然不同的阶段。最初急性期由动脉瘤破裂后开始的 24 ~ 48 小时组成，一般在破裂的动脉瘤明确治疗之前。第二阶段，开始于第 3 天，由一系列非常不同的临床挑战组成。

A. 急性动脉瘤性 SAH 的最初管理

SAH 早期管理的目标是保护破裂的动脉瘤以预防再出血（神经外科管理），预防首次出血后的继发性脑损伤（神经内科管理），以及预防在这些危重病患者中的医疗并发症（内科管理）。

B. 神经内科与内科管理

急性 SAH 患者是危重患者，需要在重症监护病房被有经验的工作人员管理。初始治疗的目标是预判，防治与治疗内科和神经内科并发症，迅速厘清神经系统功能障碍的可逆性原因。

1. 插管　如果患者不能保护气道，就需要插管。大多数不需要机械通气，但有些患者在发病时误吸胃内容物，可产生急性肺损伤。偶尔患者由于 SAH 本身产生急性肺水肿或心功能障碍（神经源性肺水肿，神经源性心肌顿抑）可能需要压力支持。患者或许发现时已意识丧失，应考虑存在不稳定颈椎骨折的风险，直到影像学证实。应开通静脉通路，输注 0.9%NaCl，保持容量正常。应尽快纠正凝血病。应强制患者卧床休息，保持平静与舒服，按需给予镇静药与止痛药。SAH 患者头痛剧烈，应使用吗啡。

2. 血压管理　急性动脉瘤破裂后血压升高的处理具有争议。大多数患者在急性出血时血压升高，但当疼痛或焦虑被治疗，或卧床休息后，血压可以下降。一些医生推荐维持收缩压低于 130mmHg，而其他医生提出无可靠证据评价该推荐，提出如果平均动脉压低于 120mmHg 或收缩压低于 180mmHg，不推荐降血压。清醒的患者 ICP 不太可能升高，血压降低至平均动脉压＜ 100mmHg 不太可能损害脑灌注。有意识障碍的患者可能需要放置脑室内导管（随后讨论），它既可以测量又可以处理 ICP，藉此允许血压滴定到不影响脑灌注的水平。基于此原因，SAH 后最初 24 小时，在清醒的患者降低收缩压低于 160mmHg 是合理的。推荐那些不会导致脑血管扩张及升高 ICP 的制剂，如静脉拉贝洛尔、依拉普利或尼卡地平。因为硝普钠会增加脑血容量从而升高 ICP，应避免使用，除非 ICP 被直接监控下。总体上，如果神经功能恶化，优先选择那些可以快速逆转的制剂。最近的 AHA 指南建议用快速可滴定的药物控制血压，从而在保持脑灌注压后发生缺血性卒中风险与高血压相关再出血风险之间取得平衡。

3. 脑室内插管　许多急性 SAH 患者发生急性脑积水，要么由于出血导致脑室扩张或由于脑池内积血导致 CSF 引流受阻。破裂的前交通动脉及基底动脉顶端动脉瘤最容易导致脑积水；总的来说，10% ~ 20% 的患者发生脑积水，导致其中许多患者预后差。急性脑积水的症状包括在首次出血后迅速发生的木僵或昏迷。临床上难以判定意识障碍是由于脑室扩大（症状性脑积水）还是出血本身引起的原发性脑损伤所致。为此，一些权威人士推荐任何意识障碍及脑室扩大的 SAH 患者应认为有症状性脑积水，须立即放置脑室内导管。导管应该放置在内耳道上方 10cm 处，开放引流。

4. 药物治疗　在持续木僵或昏迷的患者，应考虑引起患者神经功能差的其他原因，包括痫性活动、电解质或其他代谢异常和感染。尽管预防性使用抗惊厥药还存在争议，但有理由给予患者预防性抗惊厥药，如左乙拉西坦，因为痫性活动有升高血压、增加脑血流和增加动脉瘤再破裂风险。如果到出院时无癫痫活动发生，可终止使用抗惊厥药。

所有患者应开始口服钙通道阻滞剂尼莫地平 60mg，每 4 小时一次，持续 21 天。这种药物在血管痉挛的情况下可轻度改善预后（后面讨论），尽管改善的机制不清楚，很可能不是因为减少血管造影术上可见的血管痉挛，可能是直接的神经保护作用。尼莫地平的主要副作用是低血压，当动脉瘤安全后，尝试诱导高血压时，它就成为麻烦（见后讨论）。如果低血压确实发生，剂量可以减半并每 2 小时给药一次，或减少。

C. 神经外科管理

1. 预防再出血　动脉瘤性再出血使 SAH 死亡风险加倍，预防再出血是早期治疗的主要目标之一。在急性 SAH 后的最初 24 小时内，风险为 4% ~ 10%，再出血经常发生在患者等待动脉瘤手术途中。至少 50% 再出血患者死于第二次出血；再出血的临床表现经常包括突然昏迷及脑干反射消失。在动脉瘤破裂后的首月，累计的再出血风险约为 30%。

由于早期再出血风险高，在大多数存活患者中，早期神经外科干预成为标准治疗。治疗的目的是排除来源于颅内循环的动脉瘤，然后消除出血风险。

2. 破裂脑动脉瘤的治疗　破裂脑动脉瘤有两种治疗：神经外科夹闭与血管内弹簧圈治疗。理论上每个都有优势与劣势（表 11-8）。治疗选择经常由当地专家、动脉瘤形态与位置及患者临床分级所决定。因为有多个互相矛盾的研究，还不清楚手术夹闭或血管内弹簧圈哪个更优。最近的 AHA/ASA 指南反映出这种不确定性，引起大量 IPH 的动脉瘤或在 MCA 区域的动脉瘤建议多考虑夹闭术。相反，推荐老年患者（＞ 70 岁）、基底动脉顶部动脉瘤或临床评分高的 SAH 多考虑弹簧圈。无论哪个病例，不推荐支架，因它与死亡率与致残率增加有关。

表 11-8　动脉瘤性蛛网膜下腔出血治疗的神经外科选择

	血管内弹簧圈	神经外科夹闭
方法	通过血管造影导管将一个或多个铂金弹簧圈放入动脉瘤中	开颅将一个或多个手术夹放置在动脉瘤的瘤颈
优势	将诊断性血管造影与直接治疗结合起来；无须开颅或脑牵拉；一项大的随机研究显示优于开颅夹闭术；短期残疾及死亡率低可能在老人中更优	肯定的治疗；已建立起治疗有效的历史；允许同时血肿清除 在有大量 IPH 或 MCA 区域的患者中更优
劣势	血管穿透或夹层的风险；为了致密填塞需要反复造影及多次弹簧圈栓塞；长期有效性不明；如果动脉瘤扩大干扰后期的夹闭	需要开颅及脑牵拉；瘤夹可能损害周围神经或血管结构；在一项单中心、大样本随机研究中劣于弹簧圈；短期死亡率与残疾率较高

D. 并发症管理

一旦破裂的动脉瘤安全了，患者存在多种神经内科与内科并发症风险。患者可从有经验的神经重症工作人员的小心照料中获益，在不可逆脑损伤发生之前，许多并发症可以预期并可被早期治疗。

1. 血管痉挛　脑血管痉挛的特征是 SAH 后脑底部大口径血管变细。它由炎症性血管病组成，导致持续性血管平滑肌收缩与血管狭窄，从而减少这些动脉远端供血范围的血流量。血管痉挛导致

14% ~ 20% 的 SAH 患者卒中或死亡，尤其可能发生在临床分级差，CT 扫描基底池浓密出血，以及脑积水患者。

动脉瘤性 SAH 后的血管痉挛过程是可以预见的。在前 4 天血管痉挛罕见，在 10 ~ 14 天达到高峰，在随后的 7 天通常迅速及自发缓解。破裂动脉瘤的载瘤动脉，通常在脑池血块最浓密处，最可能发生血管痉挛，但 Willis 环的任何血管都可能累及。

在高风险阶段，血管痉挛通常表现为新的局灶性神经功能缺损。患者可能出现意识障碍，经常合并有局灶性体征。大脑前交通动脉动脉瘤破裂后，大脑前动脉血管痉挛患者变得明显无欲望与消极，有时出现下肢力弱。大脑中动脉血管痉挛可引起偏瘫与皮质体征如失语或忽视。基底动脉血管痉挛会引起脑干体征、四肢瘫痪及视野缺损。

（1）诊断检查　诊断评价从头颅 CT 扫描开始，以除外结构性损害、动脉瘤性再出血或脑积水。改良 Fisher 评分（表 11-9）是预测血管痉挛发生与严重程度的一个有用的放射学指标。如果仍然怀疑血管痉挛，可以进行经颅多普勒超声检查。这个检查可以显示痉挛血管流速增加，在大脑中动脉分布区最可靠；脑血管造影更加准确；或者，通过 CT 或 MRI 灌注影像确定潜在的脑缺血区域是合理的。

表 11-9　急性蛛网膜下腔出血改良的 fisher 分级量表

分级	CT 上影像学特征	症状性血管痉挛发生率
0	无蛛网膜下腔出血（SAH）无脑室出血	0%
1	少量或弥漫性＜1mm 厚的 SAH 不伴脑室出血	6% ~ 24%
2	少量或弥漫性＜1mm 厚的 SAH 伴有脑室出血	15% ~ 33%
3	＞1mm 厚的脑池 SAH 不伴脑室出血	33% ~ 35%
4	>11mm 厚的脑池 SAH 伴脑室出血	34% ~ 40%

数据来源：Frontera JA，Claassen J, Schmidt JM et al. Prediction of symptomatic vasospasm after subarachnoid hemorrhage： the modified fisher scale , *Neurosurgery* 2006；59（1）：21-27 与 Kramer AH, et al. A comparison of 3 radiographic scales for the prediction of delayed ischemia and prognosis following subarachnoid hemorrhage , *Neurosurgery* 2008；109（2）：199-207.

（2）治疗　治疗血管痉挛的传统“3H”疗法（高血压、高血容量与血液稀释）已改为有利的正常血容量，以保持正常循环血容量。手术与诊断性放血术倾向于减少血细胞压积到理想状态（31%，血液流变学有利于脑血流）。高血容量难以在心脏功能正常的患者中实现，在射血分数降低的患者中尤其有害，因此，合理的目标是严格保持等容量。

高血压，唯一保留的“3H”疗法，可以用静脉升压药诱发，滴定到局灶性体征消失或达到最大收缩压 220mmHg。在冠状动脉病变或神经源性心脏功能障碍的患者中，必须小心评估心脏与肺功能，通常需要侵袭性血流动力学监测。

对高血压治疗无反应的血管痉挛可以用经皮腔内球囊血管成形术治疗所累及的血管。血管成形术最佳时机仍未知晓。在有经验的医生中，血管成形术可使 60% ~ 80% 的患者神经功能显著改善，并发症（血管破裂）风险小于 5%。无新发 SAH 时，经球囊血管成形术治疗的动脉一般不会再发血管痉挛。动脉内灌注尼卡地平可以逆转血管痉挛，但与血管成形术相比，效果可能短暂。

2. 低钠血症　SAH 患者可能在第 3 ~ 7 天发生轻度或严重低钠血症，通常不是由于 SIADH，而是反映了肾脏盐与容量消耗（脑性耗盐）。区分两者很重要，因为 SAH 患者的低钠血症治疗是积极补充盐与容量，而不限制自由水。患者应输注大量生理盐水及每日口服 3 ~ 4 次 NaCl 补液盐，高至 2 ~ 3g。如果还不足，可以 10 ~ 50ml/h 速度注射 3% 盐水及使用口服氟氢可的松。几个研究已经建议使用氟氢可的松以纠正低钠血症，它是一个合理的备选方案。正常的盐稳态通常 21 天建立再平衡。

3. 神经源性心肌顿抑　严重的急性 SAH 患者可能发生心电图改变，包括弥漫性 T 波倒置与 ST 段抬高，伴有轻度血肌酸激酶与肌钙蛋白升高。除此之外，可能发生射血分数下降，充血性心力衰竭，以及低血压。当尝试诱导高血压治疗血管痉挛时，患者发生充血性心力衰竭、神经源性心脏功能障碍才常被发现。

超声心动图显示心脏弥漫性或局灶性室壁运动异常，可能需要多巴胺或多巴酚丁胺升压药以支持脑灌注。神经源性心脏功能障碍基本上不是由于冠状动脉病变或心肌缺血导致，而是 SAH 诱导大量儿茶酚胺释放，它们直接对心肌产生毒害作用，很可能是由于细胞内信号机制导致的膜受体解离。该综合征通常是自限性的，但可能导致低血压，在血管痉挛的情况下会加重脑缺血。心肌功能通常在几周内恢复至基线水平。

4. 亚急性与慢性脑积水　由于脑积水，SAH 后数天隐袭起病并发生意识模糊、木僵，昏迷伴随眼球上视麻痹，以及双侧强握反射。CT 扫描可能显示脑室体积轻度增大；值得注意的是，在额角水平侧脑室空间增加 1mm 就足以引起显著的意识障碍。许多亚急性脑积水患者 ICP 却不升高，然而，脑室扩张本身就是意识改变的原因。这种综合征尤其是在伴有高度脑组织顺应性的老龄患者中常见。在耳平面上 5cm 处放置的脑室内导管对减少脑室体积及改善神经功能有效。

出血后 10 天，一些患者发生进行性步态异常、尿失禁及淡漠。CT 扫描可能显示脑室增大，符合脑积水。颅内压通常不升高。大容量 LP 可缩小脑室，并有效缓解症状，但要持续改善通常需要行永久性脑室腹腔分流术。

◎ 预后

SAH 后 30 天死亡率为 25% ~ 50%。早期死亡的预测因子包括发病时神经功能差、高龄、巨大动脉瘤、合并脑实质内血肿、酗酒及高血压。其中，起病时神经功能状态可以用 Hunt-Hess 评分分级，是最好的预测因素。评分等级好（1 或 2 分）的患者 30 天的死亡率为 30%；评分 3 级的患者死亡率为 65%，木僵或昏迷（4 与 5 级，对应的）患者死亡率为 85%。

大多数研究已经显示活过第 1 个月患者的预期寿命并不明显减少。然而，一项大型研究显示 SAH 幸存者 1 年死亡率增加 2 倍，70% 的死亡归因于心血管疾病或 SAH 再发。这个统计结果强调了减少长期血管危险因素的重要性。动脉瘤性 SAH 幸存者也有新发动脉瘤的风险，10% 的患者可能在 10 年间发生。SAH 后 10 年，SAH 幸存者每年应行 CTA 以发现新的动脉瘤。

SAH 后，患者常不能恢复至原来的社会与职业功能水平。10% ~ 20% 的幸存者生活依赖他人。然而，50% 临床评级好的患者长期经受精神运动及认知困难，无法恢复全职工作。常有记忆、专注力、情绪、注意力及其他认知功能损害，即使在神经功能结局良好的情况下，患者仍需要长期行支持与认知康复。

未破裂颅内动脉瘤

诊断要点

- ◎ 包括偶然发现的动脉瘤、未破裂的症状性动脉瘤或未破裂（“镜像”）动脉瘤而出血来源他处
- ◎ 在超过 50% 患者中，诊断后破裂是致命的
- ◎ 5 年破裂风险为 3%，但风险受动脉瘤部位与大小的强烈影响
- ◎ 大多数患者，治疗引起的死亡或残疾风险接近 10%

约 5% 的健康成年人存在一个颅内动脉瘤，尽管它们绝大多数终生未破裂和无症状。破裂的危险因素包括动脉瘤大小、高血压、先前动脉瘤性 SAH、抽烟、女性、使用口服避孕药、使用精神活性药物及阳性家族史。多囊肾综合征、马方综合征和 Ehlers-Danlos 综合征也预示患者形成颅内动脉瘤。因此，有以上综合征病史，或家庭成员有颅内动脉瘤的患者，推荐用 CTA 或 MRA 进行筛查。用导管血管造影术对无症状患者筛查未破裂动脉瘤还有争议。导管血管造影术带来卒中残疾或死亡的风险为 0.1% ~ 1%，必须权衡未能诊断一个动脉瘤的风险与发现及治疗一个也许终生都不会有症状的病变所带来的巨大的心理压力和手术并发症。大多数专家不推荐用导管血管造影术筛查，除非患者有两个或多个一级或二级亲属有明确的动脉瘤，尤其至少一个是兄弟姐妹。

未破裂颅内囊性动脉瘤也可能在评价非出血状况的脑或血管影像中被发现，如偏头痛或缺血性脑血管病。此外，约 20% 破裂动脉瘤患者在不同的位置还有一个未破裂的动脉瘤。未破裂动脉瘤也可能引起头痛或对脑或颅神经结构产生占位效应。发现未破裂动脉瘤可使患者产生相当大的焦虑，治疗推荐必须将患者的情绪反应考虑进诊断中。

未破裂动脉瘤的处理措施包括不治疗、开颅手术夹闭或血管内弹簧圈栓塞。前瞻性数据为这 3 种选择的风险提供了一些指导。未破裂动脉瘤 5 年 SAH 总体风险为 3%，这些出血的 65% 是致命的。然而，SAH 的风险强烈依赖于动脉瘤的大小与部位。在没有 SAH 史患者中，小的（< 7mm）前循环动脉瘤 5 年破裂风险为 0%，为此，可能不需要治疗。另一个极端，大的后循环动脉瘤 5 年风险为 15% ~ 50%，治疗可能是合理的。

手术干预的风险也已经被前瞻性分析所阐述。手术夹闭的死亡或显著残疾风险约为 11%，在 > 50 岁患者、较大动脉瘤患者、动脉瘤具有压迫症状的患者，以及有缺血性脑血管病史的患者中更高。血管内治疗带来的残疾与死亡风险约为 9%，该风险似乎不受年龄与其他临床变量影响。这些数据提示血管内治疗与手术夹闭术一样有效与安全，尽管血管内治疗的长期（> 5 年）可靠性还未被准确定义。

感染性（细菌性）动脉瘤

诊断要点

- ◎ 感染性动脉瘤通常与来自心内膜炎的细菌栓子有关
- ◎ 患有脑栓塞与心内膜炎的患者应行 MRA、CTA 或导管血管造影术，以除外感染性动脉瘤
- ◎ 治疗决策需要平衡抗生素治疗动脉瘤消失概率与治疗期间破裂风险

感染性动脉瘤经常由来源于感染性心内膜炎、感染性主动脉炎、或罕见的其他全身感染的细菌栓子所引起。它们被认为是感染性成分栓塞入颅内血管的滋养血管，导致血管壁破坏，但也可能是由于感染性成分附着在载瘤血管壁上。与囊性动脉瘤不同，感染性动脉瘤倾向于越过 Willis 环而位于覆盖脑表面的末梢血管。细菌性动脉瘤破裂导致的脑出血或 SAH 具有高的死亡率。

在任何确诊为细菌性心内膜炎及不能解释 CNS 症状或体征的患者中，导管血管造影术可能会发现感染性动脉瘤。MRA 与 CTA 的灵敏度可能不足以检测到小的感染性动脉瘤，但在大多数病例中，MRI 可以检测到因动脉瘤诱发引起的脑实质炎症。在一些心内膜炎患者中，弥散加权 MRI 显示无症状脑梗死，推测是栓塞的结果。还不清楚这些患者是否需要血管影像以除外感染性动脉瘤，但用 CTA 或 MRA 非侵入

性影像似乎是慎重的。

感染性动脉瘤的处理是复杂的，这种疾病的自然病程还未被阐明。抗生素治疗可能使动脉瘤缩小，但已有报道在抗生素治疗期间发生严重的破裂。在抗生素充分治疗前行手术切除也是有风险的，因为许多感染性心内膜炎的患者是次佳的手术人选。感染性心内膜炎患者的抗凝与溶栓是禁忌，因为这种治疗可增加动脉瘤破裂的风险。感染性动脉瘤的切除术应在需要抗凝的操作前进行，如人工心脏瓣膜置换术。

Connolly ES, et al. Guidelines for the management of aneurysmal subarachnoid hemorrhage: A guideline for healthcare professionals from the American Heart Association/American Stroke Association. *Stroke* 2012;43(6):1711-1737. [PMID:22556195]

Edlow JA, Caplan LR. Avoiding pitfalls in the diagnosis of subarachnoid hemorrhage. *N Engl J Med* 2000;342:29-36. [PMID:10620647] (Reviews common errors in the diagnosis of SAH, with strategies for avoiding same.)

International Study of Unruptured Intracranial Aneurysms Investigators. Unruptured intracranial aneurysms: Natural history,clinical outcome, and risks of surgical and endovascular treatment.*Lancet* 2003;362:103-110. [PMID: 12867109] (The largest prospective study of the natural history of unruptured aneurysms and the risks attendant with surgical and endovascular treatment.)

International Subarachnoid Hemorrhage Trial Collaborative Group. International Subarachnoid Aneurysm Trial (ISAT) of neurosurgical clipping versus coiling in 2143 patients with ruptured intracranial aneurysms: A randomized trial. *Lancet* 2002;26:1267-1274. [PMID: 12414200]. (The first direct prospective comparison of two methods of acute aneurysm treatment in SAH, showing a distinct safety advantage of endovascular coiling over surgical clipping.)

Kowalski RG, et al. Initial misdiagnosis and outcome after subarachnoid hemorrhage. *JAMA* 2004;291:866-869. [PMID:14970066] (Demonstrates that failure to properly diagnose SAH at the first physician encounter has adverse consequences for patient outcome, especially in good-grade patients, whose outcome would otherwise have been expected to be excellent.)

Sen J, et al. Triple-H therapy in the management of aneurysmal subarachnoid hemorrhage. *Lancet Neurol* 2003;2:614-621. [PMID: 14505583]

Watanabe A, et al. Perimesencephalic nonaneurysmal subarachnoid hemorrhage and variations in the veins. *Neuroradiology* 2002;44:319-325. [PMID: 11914808] (Sheds light on the origin of benign perimesencephalic hemorrhage by showing the high prevalence of anomalous intracranial venous anatomy in such patients.)

血管变异

血管变异包括多种在 CNS 中发现的动脉与静脉异常。尽管其中一些表现为严重出血，但许多症状轻微或偶然被发现。

动静脉畸形

诊断要点

◎ 脑或脊髓中动脉与静脉的异常缠结

◎ 可能无症状，或引起局灶性缺损、癫痫、头痛、脑出血，或蛛网膜下腔出血

◎ 治疗可能涉及联合血管内、放射治疗或手术治疗

◎ 概述

动静脉畸形（arteriovenous malformation, AVM）是动脉与静脉的复杂缠结，动脉与静脉之间直接连接而无毛细血管。

它们可发生在脑或脊髓的任何部位。发现在血管缠结中的脑组织无功能，大部分由神经胶质增生（瘢痕）组成，有或无出血的证据。不清楚 AVM 是否在胚胎发生时起源；一些 AVM 随时间演变，继续生长或消退。因为在 AVM 中心（巢）发生动静脉直接短路，高流量可通过从正常动脉中分流血液而引起症状（被称为脑盗血）。

脑 AVM 的患病率估计在 10/100,000 人。诊断时的平均年龄为 31 岁，男女受相同影响。

◎ 临床表现

约 50% 的患者表现为蛛网膜下腔、脑室内或脑出血。其他表现包括癫痫、局灶性缺损（可能会进展）或顽固性头痛；一些 AVM 在进行无相关症状的脑部影像检查中被发现。

无卒中患者每年出血风险为 1.3% ~ 4%。诊断时伴有脑出血的患者有较高的短期出血风险。此后再出血的风险估计为每年 1% ~ 18%。如果 AVM 既往破裂过、AVM 涉及深部结构的引流、瘤巢的体积、如果存在有关联的动脉瘤，则出血风险增加。合并高血压、吸烟及使用可卡因 / 苯丙胺也可增加破裂风险。估计 AVM 出血的临床影响变化较大，残疾风险为 16% ~ 80%，死亡风险为 10% ~ 17%。

◎ 治疗

AVM 治疗的目的是完全清除病变。部分经治疗的病变可以复发，增加出血风险。治疗可能涉及用胶、弹簧圈或其他材料行血管内供血动脉栓塞；颅外照射；或开颅手术。小病灶，仅放射治疗就可满足。较大的病灶可能需要手术，在手术开始前应行血管内栓塞以减少病变范围。AVM 伴有相关的颅内出血（如破裂）通常考虑手术治疗。

在偶然发现的未破裂脑 AVM，一项单中心随机对照研究，共 223 例患者，由于在手术干预组中症状性卒中与死亡率较高，被提前终止。对该研究的批评包括手术组的非标准化治疗过程。然而，它确实与以往的观察性结果相互关联，发现手术治疗未破裂 AVM 可能与预后更差有关。

可能需要更多的研究去观察未破裂 AVM 患者中是否有明确的特征会从手术干预中获益。用功能 MRI 或超选择性血管造影行术前评价可帮助预测术后缺损及帮助进行患者决策。

海绵状血管畸形

诊断要点

- ◎ 在脑或脊髓中发现的薄壁扩张的血管腔
- ◎ 首次年出血风险约为 0.5%，但再出血风险较高

◎ 概述

海绵状血管畸形的特征是窦状、薄壁、扩大的血管腔。因为从海绵状血管畸形的动脉流入与静脉流出量经常低于脑血管造影术的分辨水平，因此它们被称为血管造影阴性的血管畸形或“隐源性”血管畸形。约存在于 0.5% 的人中，它们可以被 CT 或 MRI 发现。海绵状血管畸形在墨西哥裔西班牙人中具有家族倾向，为常染色体显性遗传。超过 80% 的家族性病例及 33% 的非家族性病例为多发性海绵状血管畸形。

◎ 临床表现

海绵状血管畸形可能在头颅影像检查时偶然被发现，或许发生癫痫、IPH 或脑室内出血。25% ~ 55% 的病例发生癫痫，经常为药物难治性，尤其是当畸形位于颞叶时。10% ~ 35% 的病例临床上发生显性

出血。然而，许多从未引起临床上出血证据的病灶，在 MRI 梯度回波扫描多个层面上显示含铁血黄素沉积，提示亚临床出血。

临床上静止，偶尔发现的海绵状血管畸形年出血风险约为 0.5%。表现为症状性出血的病变估计年出血率为 4.5% ~ 30%。脑深部或脑干部位与高风险症状性出血有关，但原因可能是这些病灶更倾向于症状性。约 70% 的临床上明显出血的患者会遗留永久性缺损。

◎ 治疗

不是所有的海绵状血管畸形都需要治疗。治疗方案包括手术开颅或立体定向放疗。决策应参考将来出血风险的估计、病灶的手术可及性，以及如果计划放疗其目标大小。一般情况下，应保守处理无症状性病灶。如果高风险的症状性病灶接近软膜表面，在可接受的残疾情况下，可以手术切除。手术无法到达的病灶可考虑行立体定向放射治疗，但该疗法的益处是否优于自然病程还未被证实。

硬脑膜动静脉瘘

诊断要点

- ◎ 在硬脑膜动脉与 CNS 静脉系统或颅内静脉窦之间的直接连接
- ◎ 可以引起出血、局灶性功能缺损或广泛性脑水肿及 ICP 升高
- ◎ 无痛性脊髓病或痴呆的罕见原因

◎ 概述

硬脑膜动静脉瘘（dural arteriovenous fistula，DAVF）是硬脑膜动脉与静脉或静脉窦之间异常的直接连接。DAVF 可以使正常情况下压力低的 CNS 静脉系统压力升高及血流增加，导致脑实质内静脉充血与淤血性缺血或直接致出血性脑梗死。此外，引流静脉破裂可以引起脑实质内、蛛网膜下腔或硬膜下腔出血。罕见地，DAVF 可引起全面性认知功能障碍而无局灶性发现，可能是由于全脑静脉压力增高所致。硬脑膜瘘患者可能会报告单耳或双耳搏动性杂音。这些杂音可以在乳突区域，眼部或枕部听诊到。在一些病例，同床的伴侣报告可听到杂音。

脊髓中也发生 DAVF，这里的静脉高压导致一个慢性、进展性无痛性脊髓病，神经根病，或两者。少数脊髓 DAVF 患者由于梗死或出血产生阵发性截瘫。因为 Valsalva 动作或直立位时脊髓静脉压力增加，有报道患者在站立位或锻炼或唱歌时（被称为歌唱性脊髓病）脊髓病加重。

◎ 临床表现

诊断需要一个高度怀疑的指标。任何伴有搏动性杂音，或不能解释的脑或脊髓水肿、出血，或 MRI 上异常流空的患者应行导管血管造影术以除外 DAVF。脑血管造影应包括颈外动脉注射造影剂，其通常是给病变提供供血动脉。脊髓血管造影术需要对每个根动脉独立造影，包括骶动脉。症状定位不总是预示着瘘的部位。因为整个脑与脊髓的静脉系统的连接无静脉瓣，脊髓瘘可能引起大脑症状，以及骶部瘘可导致胸段或甚至颈段脊髓病。

◎ 治疗

DAVF 引起的主要 CNS 症状应通过手术切除或血管内栓塞术治疗。瘘切除后，甚至长期存在的缺损都可逆转，严重障碍的患者被治愈也不少见。引起少见症状如杂音或头痛的 DAVF 应在静脉解剖基础上去评价。大量静脉回流进入脑表面静脉而不进入硬脑膜窦的瘘，可能出血风险高，值得治疗。

颈动脉 – 海绵窦瘘是一种类型 DAVF，其中颈内动脉或颈外动脉的分支与海绵窦

直接发生连接。眼内静脉压升高导致急性青光眼与视力下降。也会发生颅神经损伤（Ⅲ，Ⅳ，Ⅵ，Ⅴ～Ⅰ与Ⅴ～Ⅱ颅神经）。患者主诉眼后部脉搏样杂音，眼睛肿胀与充血，在巩膜上可见螺旋状静脉。瞳孔通常居中并固定，眼睛不能转动，伴上睑严重下垂。如果海绵窦瘘内升高的压力通过环状窦传递到对侧，症状与体征可为双侧。罕见地，颈动脉－海绵窦瘘可能导致脑干出血或大脑症状如偏瘫。大多数瘘由外伤或海绵窦段颈动脉瘤破裂所致。通过血管内闭塞瘘口或载瘤颈动脉是通行的办法；罕有进行开颅手术。

盖伦静脉血管瘤

在新生儿，Galen 静脉的动脉瘤样扩张源于一个 AVF 回流直接进入该结构。由于相邻的中脑导水管受压，产生非交通性脑积水，由于通过病灶的动静脉分流而引起高输出量性心力衰竭，以及响亮的搏动性颅鸣。在一些患者，直到儿童晚期，当脑积水与脑干受压引起患者淡漠与眼动障碍时，症状才开始明显。CT 或 MRI 可以准确诊断。推荐的治疗是血管内栓塞。

发育性静脉异常

发育性静脉异常，也被称为静脉血管瘤，可能代表解剖学异常但生理上正常的脑静脉回流变异。通常无症状，偶尔被发现，它们在 MRI 上显示为指样增强病灶，血管造影上呈现为水母头样表现。一些病例与海绵状畸形有关。海绵状畸形相关的出血或占位效应通常是任何局灶性症状的基础。孤立的静脉血管瘤出血风险相当低，罕有需要任何治疗。

毛细血管扩张症

这些少见的病变由成丛的毛细血管大小的血管组成，常多发，通常位于脑干与小脑。这些病灶常难以被 CT 与导管造影术发现，可能在 MRI 梯度回波序列上表现为斑点样。大多数无症状，可能偶尔有出血。绝对风险还不明确，但可能极低。总之，该病不需要治疗。

Bederson JB, et al. Recommendations for the management of patients with unruptured intracranial aneurysms. A statement for healthcare professionals from the stroke council of the American Heart Association. *Stroke* 2000;102:2300-2308. [PMID: 11056108]

Fleetwood IG, Steinberg GK. Arteriovenous malformations. *Lancet* 2002;359:863-873. [PMID: 11897302]

Mohr JP, et al. Medical management with or without interventional therapy for unruptured brain arteriovenous malformations (ARUBA): A multicenter, non-blinded randomized trial. *Lancet* 2014;383(9117):614-621. [PMID: 24268105]

孟　强　**译校**

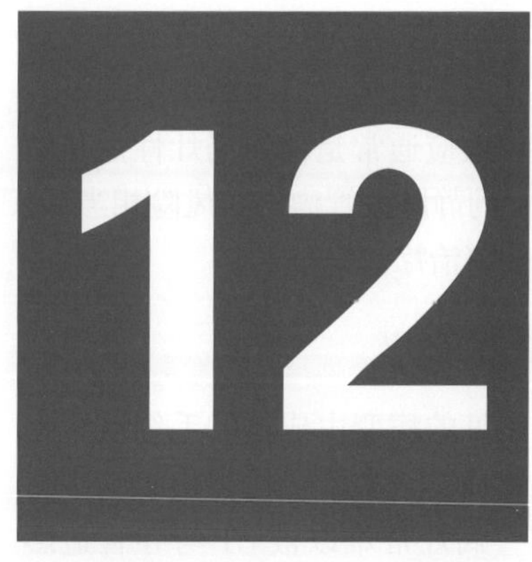

中枢神经系统肿瘤

Christoher E.Mandigo, MD Jeffry N. Bruce, MD

神经系统肿瘤表现各异，可发生于任何年龄阶段，中枢和外周神经系统均可发生。成年人和儿童中枢神经系统肿瘤的发生原因目前仍不清楚。一些少见的遗传综合征在某些脑肿瘤的发生发展中起着独立的作用，如神经纤维瘤病 1 型和 2 型，李－法关尼综合征，加德娜综合征，图尔古特综合征和冯・希—林综合征（表 12-1）。恶性脑肿瘤的家族史在脑肿瘤发生中的作用很小。绝大部分中枢神经系统肿瘤的发生呈散发性，因为家族性和遗传因素在所有病例中所起的作用仅为 5%。尽管如此，一些散发肿瘤的发生与某些体细胞变异导致致癌基因，如血小板源性生长因子基因的激活，或 p53 抑癌基因的抑制有关。环境因素包括物理、化学或感染在肿瘤发生中所起的作用仍不十分清楚。

脑肿瘤

诊断要点

◎ 原发性或转移性

◎ 典型临床表现包括头痛、癫痫、局灶神经功能缺失及非特异性的意识和性格改变

◎ 详细的神经系统查体可辅助肿瘤定位影像学检查对于进一步诊断及治疗是必要的

◎ 确诊往往依赖于手术活检

原发性脑肿瘤

◎ 概述

原发性脑肿瘤是起源于脑组织的肿瘤。在美国，每年约 80 000 患者被诊断为原发性脑肿瘤，其中包括超过 26 000 例原发恶性脑肿瘤和 53 000 非恶性脑肿瘤。目前美国约有 700 000 例脑肿瘤患者，约 17 000 例将死于该病。过去 20 年肿瘤发生率的增长与 CT、MRI 的普及和人口老龄化有关。脑膜瘤是最常见的原发性脑肿瘤，占 37%。胶质瘤起源于非神经元组织，占 25%，其中 75% 为恶性。星形细胞瘤，包括胶质母细胞瘤占所有胶质瘤的 75%。15% 的原发性脑肿瘤，或 55% 的胶质瘤为胶质母细胞瘤。垂体瘤几乎是良性的，占所有原发性脑肿瘤的 16%。神经鞘瘤，如前庭施万细胞瘤占 8%。其余的原发性脑肿瘤包括淋巴瘤（2%）、少突胶质细胞瘤（4%）、成神经管细胞瘤 / 胚胎源性 / 原始肿瘤（1%）。

恶性脑肿瘤是 0 ～ 14 岁儿童最常见的癌症类型，并且是儿童癌症死亡的首要原因。美国约 4800 例儿童和年龄＜ 19 岁的青少年被诊断为恶性脑肿瘤。

脑肿瘤可分为两大类：胶质瘤和非胶质瘤。根据特殊细胞类型起源可以将原发性脑肿瘤进一步分类（表 12-2）。2016 版 WHO 脑肿瘤分类是 2007 第 4 版的更新版本。相

表 12-1 遗传综合征及相应的肿瘤类型

	变异	肿瘤	遗传类型
Gardner 综合征	APC	结肠息肉，星形细胞瘤	–
Li-Fraumeni 综合征	p53 变异	全身实体肿瘤，星形细胞瘤	常染色体隐性遗传
多发内分泌肿瘤 1 型 和 2 型	11 号染色体	垂体瘤	–
神经纤维瘤病 1 型和 2 型	17 号染色体（1 型） 22 号染色体（2 型）	神经纤维瘤，听神经瘤 脑膜瘤，皮肤病损	常染色体显性遗传
Turcot 综合征	5 号染色体	结肠息肉，星形细胞瘤	常染色体隐 / 显性遗传
Von Hippel-Lindau 综合征	3 号染色体	幕下或脊髓的血管母细胞瘤	常染色体显性遗传

表 12-2 原发性脑肿瘤的主要分类

肿瘤细胞起源	肿瘤
胶质细胞肿瘤	
星形细胞瘤	良性星形细胞瘤 纤维性星形细胞瘤 间变性胶质细胞瘤 多形性胶质母细胞瘤 少突神经胶质瘤
室管膜肿瘤	室管膜细胞瘤 间变性室管膜瘤 黏液乳头状室管膜瘤
脉络丛肿瘤	脉络丛乳头状瘤 脉络丛细胞癌
非胶质细胞肿瘤	
神经元前体细胞起源	神经母细胞瘤 成松果体细胞瘤 成神经管细胞瘤 神经节细胞瘤
脑膜或间叶细胞肿瘤	脑膜瘤 血管母细胞瘤 血管外皮细胞瘤
垂体腺瘤	微腺瘤 大腺瘤
其他组织类型	颅咽管瘤 错构瘤，畸胎瘤 生殖细胞瘤 表皮样或皮样囊肿 脊索瘤 三脑室胶质样囊肿 中枢神经系统淋巴瘤血管母细胞瘤，外皮细胞瘤 血管畸形 海绵状血管瘤

较于 2007 版传统的组织学分类，2016 版整合了分子分型，使之更具实用性，并且带来了概念上的更新。肿瘤的确诊和下一步治疗方案均依赖于肿瘤组织的病理检测，而初步诊断根据临床表现、体格检查和影像学表现即可完成。肿瘤所在位置在诊断上可起非常重要的作用，因为一些肿瘤仅出现于中枢神经系统某些特定部位（表 12-3）。

◎ 临床表现

A. 症状和体征

脑肿瘤患者可表现为头痛，癫痫，局灶神经功能缺失，以及非特异性的意识和性格改变。随着病情的进展，这些症状可由轻微变得越来越明显。这些症状、体征及越来越灵敏的诊断工具对于早期发现肿瘤至关重要。

颅内肿瘤的症状和体征与以下因素有关：肿瘤属于破坏性和（或）抑制性病灶，肿瘤的继发性反应，包括瘤周水肿、脑积水及肿瘤的占位效应。

头痛，恶心、呕吐，癫痫，以及精神状态改变是大部分脑肿瘤的常见临床表现。特殊临床表现，如局灶神经功能缺失，与肿瘤位置有关，有助于脑肿瘤的定位。这些肿瘤的症状与肿瘤类型具有相关性。由于颅腔容积固定，肿瘤的大小和生长速度与临床症状密切相关。生长缓慢的肿瘤可以在体积巨大时才会被发现，因为脑组织可以通过长时间逐步适应不断缩小的空间。反之，生长快速的小型肿瘤，若合并

表 12-3 常见原发性脑肿瘤的位置

位置	肿瘤
大脑半球（幕上）区域	星形细胞瘤 脑膜瘤 少突胶质细胞瘤 转移瘤 淋巴瘤
小脑或脑干（幕下区域）	施万细胞瘤 脑膜瘤 髓母细胞瘤
松果体区域	松果体细胞瘤（成松果体细胞瘤） 生殖细胞肿瘤 星形细胞瘤 脑膜瘤 松果体囊肿
侧脑室	星形细胞瘤 室管膜瘤 中枢神经细胞瘤
三脑室	星形细胞瘤 胶质样囊肿 中枢神经细胞瘤
四脑室	脑干胶质瘤 髓母细胞瘤 室管膜瘤 血管母细胞瘤
桥小脑角区	听神经瘤 脑膜瘤 表皮样肿瘤
鞍区	垂体微腺瘤或大腺瘤 脑膜瘤 颅咽管瘤 胶质瘤（视神经胶质瘤） 动脉瘤

大片的瘤周水肿，即可早期表现出明显的临床症状。

头痛，恶心、呕吐，甚至意识丧失，往往与颅内压增高有关。由于颅腔容积固定，颅内容物的增加导致颅内其他成分（如脑脊液和血液）减少，以获取代偿空间。当增大的肿瘤体积超过这种代偿能力时，颅内压急剧升高。增高的颅内压可以导致各种脑干受压症状，如头晕、耳鸣、听力减退。高颅压可导致意识改变和以血压升高，心率减慢为表现的库欣反应。上述症状以头痛为最常见。

1. 头痛　约 1/3 的脑肿瘤患者可表现为头痛；超过 70% 的脑肿瘤患者随着病情进展可出现头痛。头痛缺乏特异性，呈间歇性疼痛，并且随着疾病的进展，疼痛越来越剧烈，持续时间越来越长。若咳嗽、平躺或睡眠导致头痛加重，应怀疑是否患有脑肿瘤。其他表现还包括，夜间患者痛醒；不同于之前头痛表现，新出现的头痛类型或头痛较前加重；头痛伴恶心呕吐、神经功能缺失。这种疼痛起源于颅压对血管、硬脑膜和一些颅神经的压迫。

2. 恶心、呕吐　恶心、呕吐提示颅内压增高。一些不常见的原因见于肿瘤对脑干化学受体激发区的刺激。

3. 精神状态改变　10% ~ 20% 的患者会出现精神状态的改变，涵盖行为、记忆、意识水平下降等。之所以出现精神状态的改变，是因为肿瘤直接影响大脑皮质，尤其是额叶皮质，或颅内压增高所致。若高颅压未处理，患者会进展为昏睡甚至昏迷。高颅压可导致脑组织移位，导致严重的脑疝综合征。肿瘤卒中亦可快速导致嗜睡、昏迷，甚至脑疝综合征。

4. 癫痫　约 1/3 脑肿瘤患者的首发症状可表现为癫痫发作；50% ~ 75% 患者在病程中可有癫痫发作。这些癫痫患者中一半表现为全身性发作，一半为部分性发作。癫痫发作往往发生于肿瘤侵犯大脑皮质时，如少突胶质细胞瘤和星形细胞瘤。成年人新发生的癫痫强烈提示患有脑肿瘤，有必要行 MRI 扫描。

5. 其他表现　当肿瘤侵犯相应的大脑功能区时，可出现语言或运动功能等高级神经功能缺失。当肿瘤侵犯颅神经脑干端或颅底时，可出现相应的颅神经功能受损或面部疼痛。例如，听力下降和面瘫常发生于桥小脑角肿瘤患者。

B. 体格检查

一些脑肿瘤患者的临床体征在其他神

经性疾病中同样可见到。这些体征有助于得出正确的诊断。表 12-4 和 12-5 列出了部分体征，以辅助肿瘤的定位；表 12-6 列出了所谓的“假性定位体征”，这是由于肿瘤的间接作用导致的特殊神经功能缺失。

（一）星形细胞瘤

◎ 概述

星形细胞瘤几乎占所有中枢神经系统肿瘤的 50%，其发病率约 3/10 万人。该肿瘤的分型取决于组织病理学，分为 I 级（最良性）~ Ⅳ级［多形性胶质母细胞瘤（glioblastoma multiforme, GBM），最恶性］。依据 2016WHO 分子病理分型，可进一步将星形细胞瘤分成各种亚型。GBM 占所有星形细胞瘤的 55%，其余的为间变性（Ⅲ级）和低级别星形细胞瘤（Ⅰ级和Ⅱ级）。低级别胶质瘤的自然史与其异质性显著相关，有些随着时间可分化为更具恶性的肿瘤，有些可长期保持稳定。低级别胶质瘤最常见于儿童和小于 40 岁的成年人。间变性星形细胞瘤多年后可进展为 GBM；可发生于任何年龄，最常见于大于 40 岁，小于 60 岁的成年人。GBM 好发于 50 岁以上人群。

目前认为星形细胞瘤起源于去分化的胶质细胞或胶质细胞系的神经元前体干细胞。该肿瘤细胞在脑组织内具有侵袭性和渗透性特点。它们几乎不会向脑外转移，但可侵犯正常脑组织，并且可通过脑脊液种植转移。肿瘤在影像学上表现为相对独立的肿块。但一些高级别病变，在看似正常脑组织外数厘米处，仍可发现肿瘤细胞。极少数病例表现为脑内多发病变。

◎ 临床表现

A. 症状和体征

星形细胞瘤常表现为头痛，癫痫，以及进展性神经功能缺失，这些取决于肿瘤所在位置。该肿瘤大部分位于大脑半球，

表 12-4　不同部位脑肿瘤的相应体征

位置	临床体征
额叶	性格改变（去抑制，丧失判断能力，意志缺失） 对侧偏瘫，失用症 失语症 凝视 原始反射 癫痫（全身性或局灶性）
颞叶	癫痫（全身性或局灶性） 记忆力受损 视野缺损 失语
顶叶	对侧感觉缺失 失语 空间能力障碍
枕叶	同侧偏盲

表 12-5　幕下脑肿瘤的相应体征

位置	临床体征
脑干	颅神经障碍 偏瘫 感觉障碍 眩晕、恶心、呕吐 脑积水
松果体区	脑积水 帕里诺综合征（向上凝视，眼球内聚，瞳孔光反射迟钝）
三脑室	脑积水 下丘脑功能紊乱 记忆力减退
小脑	枕部疼痛 共济失调 偏瘫 颅神经征

表 12-6　假性定位征

神经学体征	机制	临床表现
第 6 颅神经麻痹	颅内压增高	表现为单侧或双侧外展神经麻痹
第 3 颅神经麻痹	沟回疝	首先影响瞳孔光反射，然后眼球运动受限
脑积水	脑脊液通路受阻	步态不稳； 由于三脑室前部扩张和视交叉受压导致双颞侧偏盲和内分泌功能障碍。
Parinaud 综合征	中脑喙部受压	眼球内收和上视麻痹
对侧偏瘫	沟回疝（小脑幕裂孔疝）	病变压迫中脑至对侧小脑幕缘

并且随着位置不同，临床表现各异。一些重症患者同样可见到高颅压症状，如头痛、恶心、呕吐、嗜睡、昏迷和假性定位体征。

B. 诊断学研究

低级别胶质瘤在 CT 上表现为低密度，MRI 可表现为低信号或等信号，并且一般无强化（图 12-1）。它们既可表现为边界清楚的肿块，也可呈弥漫性、浸润性生长。钙化见于 10% ~ 20% 的病例；肿瘤周围水肿不常见。高级别胶质瘤强化明显，并且中央往往坏死呈低密度（图 12-2A、B）。该肿瘤周围水肿明显，MRIT2 加权像和 FLAIR 像呈高信号（图 12-2C）。磁共振波谱成像可用于鉴别具有与肿瘤相似 MRI 特征的其他病变，如感染、放射性损伤、炎性病变等。确诊依赖于开颅或立体定向活检。

◎ 治疗和预后

尽管包括多种治疗手段，如手术、放疗和化疗（表 12-7），恶性胶质瘤仍然是一种难治性疾病。目前手术可广泛切除病变的增强部分，以改善患者的预后。对于 GBM 患者，全脑放射是最有效的治疗，能延长 6 ~ 9 个月生存期。替莫唑胺辅助化疗是目前的标准治疗方案，能有效延长中位生存期数月。其他关于辅助治疗恶性胶质瘤的方案，如免疫治疗、电场治疗，肿瘤灌注化疗等，均得到了神经外科和神经肿瘤科医生的广泛应用。低级别胶质瘤的治疗方案包括手术切除，以及基于个体情况的放射治疗；在肿瘤进展需要手术活检

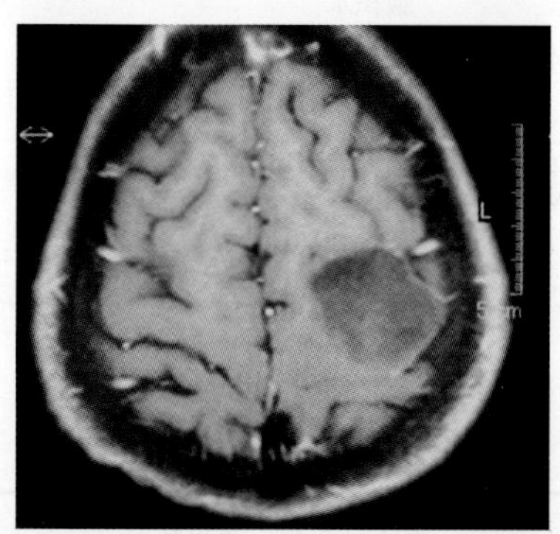

图 12-1　低级别胶质瘤：T1 加权增强扫描示左侧额叶占位，病灶无强化，且信号低于灰质。

表 12-7　原发性脑肿瘤的常用化疗药物

药物	肿瘤	副作用
甲氨蝶呤	淋巴瘤，髓母细胞瘤	骨髓抑制，急性小脑综合征
亚硝基脲（烷化剂）	恶性胶质瘤	骨髓抑制，肺纤维化，肾损伤
铂化合物（如顺铂）	恶性胶质瘤，髓母细胞瘤，生殖细胞瘤	周围神经毒性，骨髓抑制，肾毒性
鬼臼毒素（如足叶乙苷）	恶性胶质瘤，髓母细胞瘤，生殖细胞瘤	骨髓抑制
甲基苄肼（烷化剂）	恶性胶质瘤，髓母细胞瘤	骨髓抑制，过敏反应，共济失调，幻觉
替莫唑胺（烷化剂）	恶性胶质瘤	骨髓抑制
长春碱类（如长春新碱）	恶性胶质瘤，髓母细胞瘤	周围神经毒性

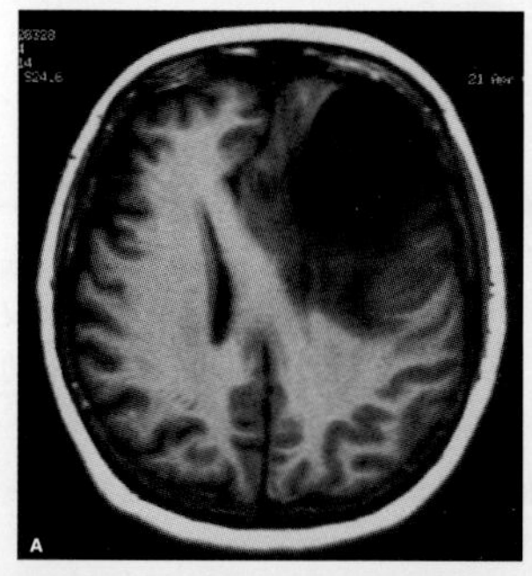

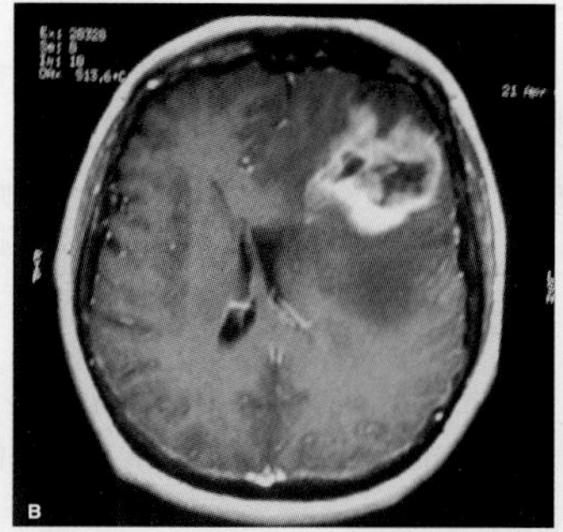

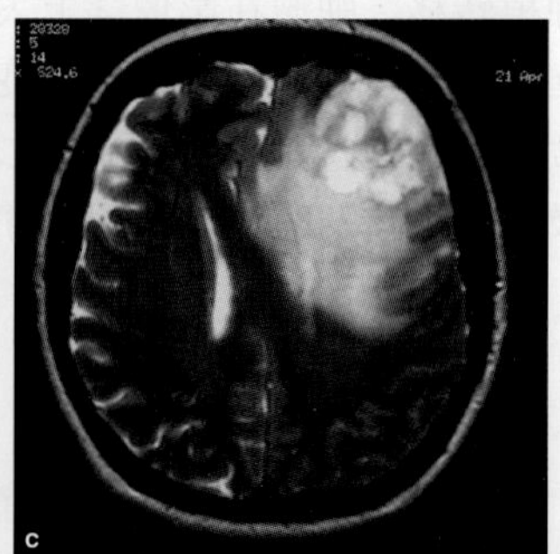

图 12-2　多形性胶质母细胞瘤：A 和 B.MRI T1 加权像示左侧额叶巨大占位，增强后呈花环状强化，病灶周围大片水肿；C.T2 加权像清楚显示大片水肿，表现为高信号

或切除之前，观察也是一种可取的方案。而放疗和化疗往往对低级别胶质瘤作用有限。GBM 是最恶性的星形细胞瘤，其中位生存期约 1 年，仅不到 5% 的患者可以生存超过 5 年。影响患者生存的独立危险因素包括年龄，神经功能状态，MGMT 启动子甲基化，IDH-1 基因突变。有研究指出，扩大手术切除可以延长患者生存期，但这一观点目前仍存在争议。GBM 的分子分型与其平均生存期相关。对于间变性星形细胞瘤，其中位生存期为 2 ~ 3 年，其中大部分在治疗后均复发或进展为 GBM。低级别胶质瘤的临床进程多样，因为该肿瘤包括不同组织学亚型；部分可进展为更恶性肿瘤。低级别胶质瘤患者的 5 年生存率可达到 50%。儿童毛细胞性星形细胞瘤是个例外，其手术后 5 年生存率可达到 85%。以上肿瘤患者良好预后的因素包括：年龄 < 40 岁，良好的神经功能状态，更大范围的手术切除程度，诊断时的低组织学分级，以及特殊类型的分子学分型。

（二）少突胶质细胞瘤

◎ 概述

少突胶质细胞瘤常见于中年女性患者，占原发脑肿瘤的 4%。起源于少突胶质细胞，其参与了中枢神经系统轴索髓鞘的形成。该肿瘤依据组织学分级可分为低级别和间变性少突胶质细胞瘤。

◎ 临床表现

A. 症状和体征

少突胶质细胞瘤患者常表现为癫痫，一部分患者的临床表现与星形细胞瘤患者相似。

B. 诊断学研究

肿瘤的神经影像学表现：位于大脑半球，常伴有瘤内钙化，以及与星形细胞瘤相似的特征。

肿瘤囊变较常见，而坏死不常见。低级别少突胶质瘤呈非浸润性生长；MRIT1 加权像呈低信号，T2 加权像及 FLAIR 像呈高信号（图 12-3）。高级别肿瘤除具有以上特征外，往往强化明显。

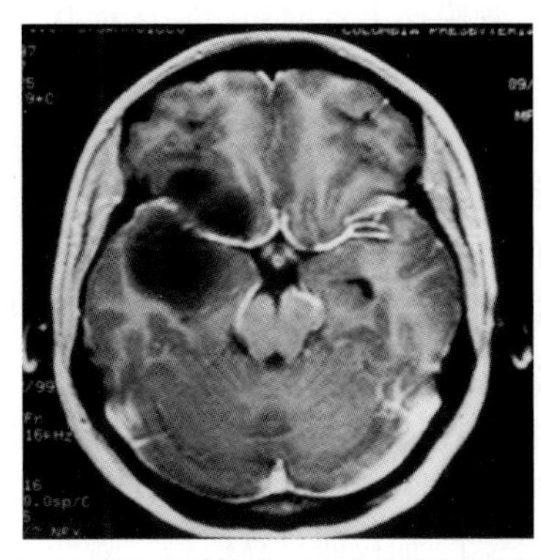

图 12-3　少突胶质细胞瘤：T1 加权增强扫描示右侧额颞叶低信号病灶

◎ 治疗和预后

治疗方案包括手术活检及最大范围的安全手术切除。辅助放、化疗对于恶性少突胶质细胞瘤是必要的，但对于低级别肿瘤作用尚不清楚。替莫唑胺或 PCV 化疗方案对大部分恶性少突胶质瘤显示有效。遗传学分析发现，存在 1p19q 染色体缺失的患者对化疗效果敏感，因此病理遗传学分析对该型肿瘤是非常必要的。该型肿瘤预后多样。低级别类型可缓慢生长数年，而多数恶性类型表现与高级别星形细胞瘤相似。组织学分级，肿瘤生长速度，以及 CT 或 MRI 肿瘤强化表现均可预示肿瘤的临床进程。低级别肿瘤患者的 5 年生存率可达 75%。

（三）室管膜瘤

◎ 概述

室管膜瘤起源于脑室和脊髓中央管内衬的室管膜细胞。该肿瘤常见于儿童和年轻患者，70% 位于第四脑室内。一部分位于脑实质内，特别是大脑半球多见。与星形细胞瘤相似，室管膜瘤可依据组织学进行分级。它们常发生于 1 ~ 5 岁儿童。

◎ 临床表现

C. 症状和体征

室管膜瘤患者的初始临床症状一般与脑脊液循环受阻而导致的脑积水有关。精神状态变差提示需要急诊行脑脊液分流手术。颅神经功能障碍可由破坏性病灶引起。

D. 诊断学研究

该型肿瘤可通过脑脊液播散至中枢神经系统其他位置，因此增强 MRI 对于全脑和全脊髓评估是必要的。相较于其他类型胶质瘤，室管膜瘤往往在 MRIT1 加权像呈低信号，T2 加权像呈高信号。囊变、钙化和出血较常见。肿瘤实质部分往往强化明显（图 12-4）。确诊依赖于手术活检。

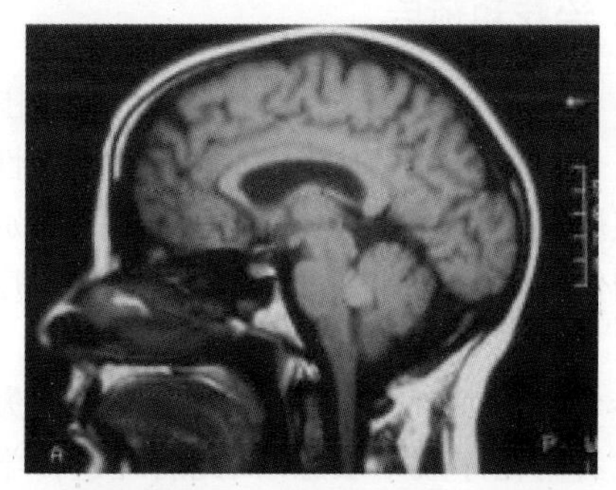

图 12-4　室管膜瘤：T1 加权增强扫描示第四脑室内占位，考虑室管膜瘤

◎ 治疗和预后

推荐手术切除，但往往由于其侵袭的特性使得手术切除困难。辅助放疗是必要的。化疗可用于复发性肿瘤。肿瘤位于脑实质内和＜ 5 岁的儿童患者，预后较差。一般该肿瘤 5 年生存率约 45%，肿瘤术后原位复发较常见。

（四）髓母细胞瘤

◎ 概述

原始神经外胚层肿瘤（primitive neuroectodermal tumor, PNET）常用来描述一组肿瘤，其中最典型的是髓母细胞瘤。目前基于对其组织学和遗传标记物的相互作用的深入了解，髓母细胞瘤可分为多种亚型，并且摒除了以往使用 PNET 来描述该类型肿瘤。髓母细胞瘤是儿童第二常见脑肿瘤，仅次于星形细胞瘤；好发于儿童后颅窝，亦可见于青少年和年轻患者。

◎ 临床表现

A. 症状和体征

PNET 可表现为头痛，恶心、呕吐，共济失调，这是由于肿瘤对脑实质的破坏，以及阻碍脑脊液循环而导致脑积水有关。髓母细胞瘤可表现为和星形细胞瘤相似的症状，这往往取决于肿瘤所在的位置。

B. 诊断学研究

CT 表现为小脑半球或蚓部高密度，边界清楚的肿块；增强可见明显强化。MRI 信号表现多样，但均可见强化，T2 加权像往往呈高信号。由于该肿瘤可通过脑脊液播散，应行全脊髓 MRI 增强扫描。

◎ 治疗和预后

首选手术切除。手术全切可改善预后。术后放疗是必要的，全脑及脊髓照射可阻止肿瘤细胞对蛛网膜下腔的“种植”。是否采取放化疗须基于组织学类型、年龄，以及分子标志物如 Wnt，Shh，TP53（表 12-7）。Wnt 亚型预后最好，其次为 Shh 亚型，TP53 亚型往往预示治疗效果不好。

（五）脑膜瘤

◎ 概述

脑膜瘤是最常见的良性脑肿瘤，占原发性脑肿瘤的 36%。女性多于男性（3∶1），发病高峰为中年人。由于脑膜瘤起源于硬膜的蛛网膜细胞，生长较缓慢，几乎不侵犯脑组织。一般在有症状前，往往生长很大。绝大部分肿瘤（80% ~ 90%）位于幕上。引起脑膜瘤的高危因素包括暴露于高剂量电离辐射；头颈辅助放疗后继发恶变也是另外一种常见原因。

◎ 临床表现

A. 症状和体征

根据肿瘤部位的不同，可表现为头痛、癫痫，以及进展性神经功能缺失。由于这些肿瘤生长缓慢，在诊断前可以生长很大，尤其当肿瘤位于额部时。

B. 诊断学研究

脑膜瘤在 CT 和 MRI 上具有特征性表现。CT 通常表现为边界清楚、光滑的或分叶状肿块，呈等密度或高密度，在增强后呈明显均匀强化。肿瘤可有钙化，与脑膜关系密切，可见“脑膜尾征”。肿瘤可侵蚀邻近骨质或引起骨质增生。MRIT1 加权像呈等信号，并可均匀明显强化（图 12-5）。在肿瘤与正常脑组织间，可见脑脊液填充信号。如邻近脑组织水肿明显，表明肿瘤可能已通过软脑膜侵犯脑组织。

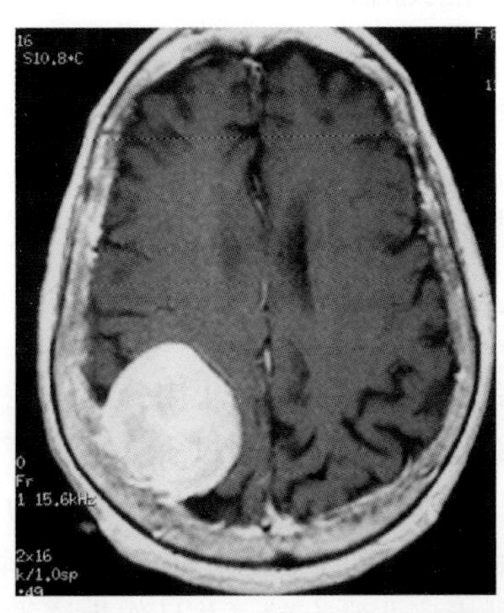

图 12-5 **脑膜瘤：T1 加权增强扫描示右侧额顶叶一边界清楚的脑膜瘤，强化明显且均匀。该肿瘤起源于脑膜，一般不侵犯脑组织**

常规脑血管造影可用于评估术前栓塞的可行性和手术切除的安全性。术前栓塞可减少某些肿瘤的术中失血。

◎ 治疗和预后

手术全切是治疗的目标（图 12-6）。影响手术全切的因素包括肿瘤的位置、大小、粘连的血管及周围毗邻的神经结构。如果肿瘤＜ 3cm，且不毗邻对放射敏感的神经结构，如视神经，放射治疗也是一种可选方案。非典型性和恶性脑膜瘤具有以下特征：侵犯正常脑组织；周围水肿明显；生长速度快。肿瘤复发与手术切除程度有关。一般情况下，肿瘤全切后 5 年复发率约 7%。脑膜瘤是一种良性肿瘤，手术全切后，一般预后良好。

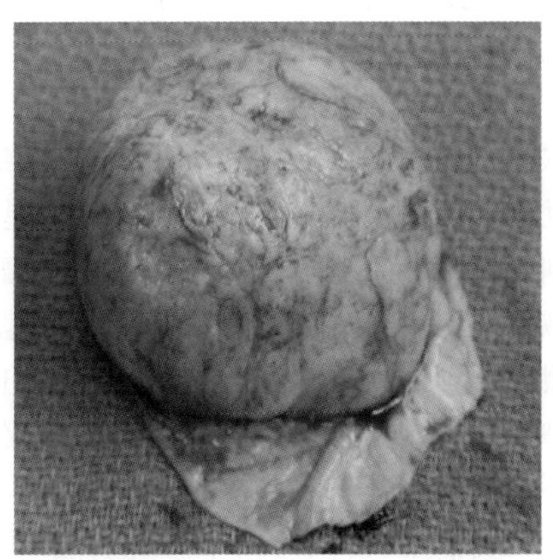

图 12-6 **脑膜瘤：图 12-5 脑膜瘤的肉眼观。标本为肿瘤及其相邻的脑膜**

（六）垂体腺瘤

◎ 概述

垂体腺瘤占原发性脑肿瘤的 16%，居原发性脑肿瘤的第三位。发病率随着年龄的增长而增加，年轻女性患者居多。多发性内分泌腺瘤 I 型综合征是患垂体腺瘤的遗传易感因素之一。垂体腺瘤一般分为功能性和非功能性腺瘤两种。功能性垂体腺瘤一般过度分泌一种激素，导致特殊的内分泌综合征。非功能性垂体腺瘤由于其压迫周围神经结构，如正常垂体、视交叉、下丘脑和第三脑室而产生相应的症状。

◎ 临床表现

A. 症状和体征

多数垂体腺瘤为非功能性腺瘤。泌乳素瘤是最常见的（40%）功能性垂体腺瘤，女性患者表现为闭经和溢乳，男性患者表现为性功能低下。生长激素腺瘤是第二常见的功能性垂体腺瘤，成年人表现为肢端肥大症，儿童和青少年表现为巨人症。促肾上腺皮质激素瘤可导致库欣病，进而导致肾上腺分泌皮质醇增多。促甲状腺激素腺瘤、促黄体生成素腺瘤、卵泡刺激素腺瘤很少见，临床症状与非功能性腺瘤表现的肿瘤压迫症状相似。

由于垂体位于颅底中央，随着垂体腺瘤长大，可出现一系列神经症状，如头痛、视力减退和垂体功能低下。头痛往往是由于肿瘤对鞍隔和血管的压迫所致。肿瘤压迫视交叉，可导致双颞侧偏盲及视力下降。单侧视野缺损见于肿瘤位于一侧，压迫单侧视神经。肿瘤压迫或破坏具有内分泌功能的垂体前叶，可导致垂体功能低下，表现为疲劳，虚弱，甲状腺和性腺功能减退。而压迫垂体后叶导致的抗利尿激素异常分泌综合征或尿崩症较少见。眼外肌麻痹见于肿瘤侵犯海绵窦。脑积水见于肿瘤压迫第三脑室。情绪、睡眠及饮食改变见于肿瘤压迫下丘脑。

巨大垂体腺瘤可表现为与脑膜瘤、星形细胞瘤相似的临床症状。这种巨大肿瘤往往有自发性出血倾向，发生率可达 10%。1% ~ 2% 的病例可出现垂体卒中，表现为急性头痛、假性脑膜炎、视力受损、眼肌麻痹及意识改变。这类患者如果不能及时干预或手术减压，可能会因为蛛网膜下腔出血、急性脑积水或垂体功能低下而死亡。

B. 实验室检查

血清激素测定，如泌乳素、生长激素，甲状腺功能测定，清晨皮质醇水平测定均可用于诊断功能性垂体腺瘤，以及垂体功能状态的评估。电解质紊乱出现于皮质醇及抗利尿激素调节受损，应予常规监测。

C. 影像学检查

MRIT1 加权增强扫描可区分垂体微腺瘤（< 1cm）与正常垂体。肿瘤呈低信号，而腺体明显强化。垂体大腺瘤（> 1cm）在 T1 加权像上呈等信号，且均匀强化（图 12-7）。鞍区 MRI 扫描可明确肿瘤与周围重要结构的关系，对制订手术方案至关重要。

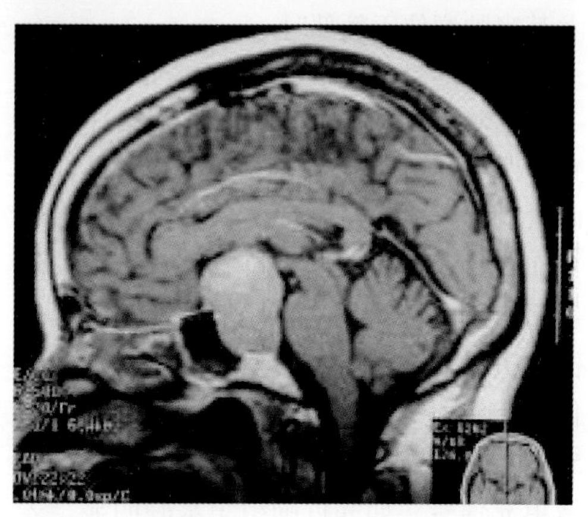

图 12-7 **垂体腺瘤：T1 矢状位加权增强扫描示起源于鞍区的巨大肿瘤**

D. 其他检测

即使体格检查没有发现明显的视力下降，也应进一步行神经 – 眼科学评估，包括视野检查。

◎ 治疗和预后

治疗的目的包括纠正内分泌功能紊乱和切除肿瘤。垂体瘤通过手术是可获得治愈的，手术方式以经鼻蝶显微手术为主。药物治疗如溴隐亭，是一种多巴胺激动剂，对泌乳素瘤非常有效，并且作为该类型肿瘤的一线治疗方案。放射治疗，尤其是立体定向放疗，主要用于复发肿瘤和手术残留患者的辅助治疗。伽马刀也经常采用，但是其作用未明确，对与视神经粘连紧密的肿瘤应谨慎使用。

（七）中枢神经系统淋巴瘤

◎ 概述

淋巴瘤可分为两大类：原发性和继发性中枢神经系统淋巴瘤。原发性中枢神经系统淋巴瘤越来越多见于成年患者，一方面是由于免疫抑制性疾病的增加（如HIV感染，器官移植的免疫抑制治疗），另一方面是由于诊断技术的进步。免疫抑制患者的年龄相对较年轻，男性占多数，尤其见于HIV感染和AIDS患者（HIV相关的原发性中枢神经系统淋巴瘤详见第20章）。90%患者为弥漫性大B细胞淋巴瘤，其余的为低分化淋巴瘤，如T细胞和伯吉特淋巴瘤。当原发性中枢神经系统淋巴出现多个弥漫性侵袭性病灶，即称为脑淋巴瘤病。

◎ 临床表现

A. 症状和体征

和大多数原发性脑肿瘤一样，症状与肿瘤所在位置相关。额叶肿瘤可出现性格改变、认知紊乱及记忆力下降。头痛、运动或感觉功能障碍、意识水平下降亦可常见。淋巴瘤可同时出现在多个脑叶，因此可同时出现看似不相关的神经体征及症候群。

B. 诊断学研究

神经影像学检查可发现单个或多个强化病灶，周围伴有水肿（图12-8）。

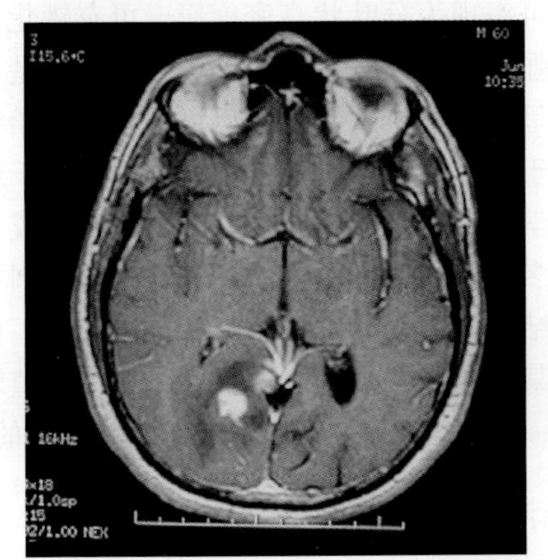

图12-8　中枢神经系统淋巴瘤：T1轴位加权增强扫描示右侧枕叶增强病灶，瘤周水肿明显

◎ 治疗和预后

目前尚未表明手术切除能完全获益。立体定向活检常用于确诊，并指导后续化疗。放疗和以甲氨蝶呤为基础的化疗是患者的常见治疗方案（表12-7）。尽管如此，该型肿瘤患者的中位生存期也仅约13个月。转移性淋巴瘤患者的预后取决于原发全身性疾病的状态。

（八）脊索瘤

◎ 概述

脊索瘤是一种胚胎性肿瘤，起源于颅底和椎管的脊索残留组织，发病率不及颅内肿瘤的1%。脊索瘤最常位于蝶－枕交界和骶尾部。肿瘤生长缓慢，具有原位侵袭性，并且术后易复发。男性和女性发病率相当，最常见于20 ~ 40岁年龄阶段。

◎ 诊断

A. 症状和体征

头痛和颅神经麻痹最常见于颅底脊索瘤。当肿瘤进展时，可出现视力丧失、轻偏瘫及脑干受压症状。

B. 诊断学研究

CT和MRI扫描可用于明确肿瘤边界及是否有骨质破坏。肿瘤边界较清楚，并且强化明显。肿瘤在T2加权像上呈高信号，有助于与周围解剖结构相区分。

◎ 治疗和预后

手术全切与良好预后相关。手术切除、放疗或质子束治疗是复发肿瘤和残余肿瘤的治疗方式。肿瘤全切后的5年生存率为30% ~ 70%。

（九）神经鞘瘤

◎ 概述

神经鞘瘤最常起源于第8颅神经的前庭部分，而第5，9，10，11或12颅神经少见。占所有原发性脑肿瘤的 10%。95% 的病灶为单侧；5% 表现为双侧，这与神经纤维瘤病 2 型有关。

◎ 临床表现

A. 症状和体征

几乎所有听神经鞘瘤患者均可出现不同程度的听力减退，但未必均为症状性。其他早期症状包括眩晕、耳鸣，以及面部感觉减退和麻木。以上症状是由于肿瘤压迫第 8，7，5 颅神经导致的。巨大肿瘤可导致脑干和小脑受压，引起头痛、脑积水、轻偏瘫、共济失调及意识改变。

B. 诊断学研究

肿瘤在 MRIT1 加权像上表现为低信号，T2 加权像上表现为高信号，增强扫描后可明显强化（图 12-9）。患者听阈图均可表现为感觉性听力及听力鉴别下降。脑干诱发电位可证实听神经受压。

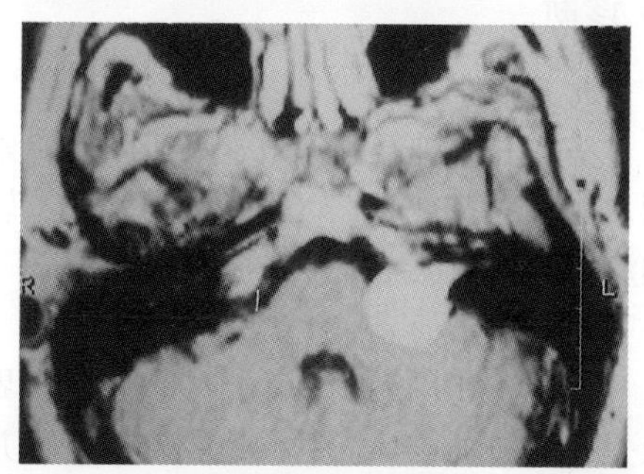

图 12-9　**前庭神经鞘瘤（听神经瘤）：T1 轴位加权增强扫描示左侧听神经瘤，肿瘤位于左侧桥小脑角区，并生长入内听道**

◎ 治疗和预后

听神经瘤通过显微手术切除是可获得治愈的，手术致残致死率低。术后最常见的并发症是颅神经功能障碍。术后面神经功能的保留取决于肿瘤大小；对于＜ 2cm 的肿瘤，术后面神经功能保留率可达 95%。立体定向放射外科对于＜ 2.5cm 的病灶，尤其是年老患者，是可供选择的方案。

（十）松果体区肿瘤

◎ 概述

松果体区肿瘤占所有脑肿瘤的 1%。该部位的原发肿瘤，如松果体细胞瘤起源于松果体细胞。生殖细胞肿瘤主要分布于松果体区（另外可见于鞍上区），包括生殖细胞瘤、畸胎瘤、卵黄囊瘤、绒毛膜癌和胚胎癌。该区域其他类型的肿瘤还可见脑膜瘤、星形细胞瘤、室管膜瘤、神经节神经胶质瘤、上皮样肿瘤、皮样囊肿和松果体囊肿。

◎ 临床表现

A. 症状和体征

松果体区肿瘤一般可引起脑积水和脑干受压症状。脑积水可导致共济失调、意识水平下降和尿失禁。脑干受压可引起帕里诺综合征，不同程度的意识障碍，以及共济失调。

B. 实验室检查

当血清 β- 促绒毛膜性腺激素（β-HCG）和甲胎蛋白（AFP）水平升高时，基本可确诊为恶性生殖细胞肿瘤。所有松果体区肿瘤患者均须测定以上两种血清标志物。

C. 影像学检查

CT 和 MRI 具有特征性，但是不能辨别肿瘤类型。松果体实质细胞肿瘤在 CT 上可表现为分叶状高密度影，可有钙化，增强后可有强化。生殖细胞瘤边界清楚，可呈等或高密度，增强后可强化。畸胎瘤由于其异质性，可呈多种表现，取决于组织学类型，如囊变、脂肪含量及实质成分占多少。MRI 可更好地显示肿瘤与周围神经结构的关系，以便于制订手术计划。由于某些恶性肿瘤可通过脑脊液途径种植转移，因此全脑和全脊髓 MRI 检查是必要的。

◎ 治疗和预后

治疗方案须根据组织学诊断进行选

择，因为该部位肿瘤类型复杂。术中活检有助于决定是否需要手术全切。脑室镜下活检也是可供采取的方案。该部位几乎1/3 的肿瘤是良性的，可通过单纯手术切除获得治愈。恶性松果体区肿瘤术后需要放疗；化疗对于生殖细胞肿瘤也是有益的（表 12-7）。恶性松果体实质细胞肿瘤患者的 5 年生存率为 50%，其中生殖细胞瘤 5 年生存率为 80%；与之相比，其他类型的恶性生殖细胞肿瘤预后较差。

（十一）颅咽管瘤

颅咽管瘤约占原发性脑肿瘤的 2%，常见于< 10 岁的儿童，亦可见于成年人。肿瘤起源于胚胎发生过程中残余的上皮细胞，可呈进行性生长。常位于鞍上区，组织学呈良性，但切除后常复发，并可引起下丘脑功能紊乱、视力障碍及脑积水。治疗方案包括手术全切，以及对术后残留和复发的患者采取放疗。

（十二）脉络丛乳头状瘤 / 癌

脉络丛肿瘤不常见，超过 90% 的为乳头状瘤。最常见于< 5 岁的儿童，起源于侧脑室后角的脉络丛。对于成年患者，往往会侵犯第四脑室。症状与脑积水有关，如头痛、共济失调及精神状态改变。影像学上表现为脑室内肿块，偶可见钙化。治疗方案为手术全切除，预后与组织学分级直接相关。手术全切可治愈乳头状瘤。

Alexander BM, Cloughesy TF. Adult glioblastoma. *J Clin Oncol* 2017;35:2402-2409. [PMID: 28640706] (A comprehensive review of the current state of knowledge and treatment of malignant gliomas.)

Gajjar A, et al. Pediatric brain tumors: Innovative genomic information is transforming the diagnostic and clinical landscape. *J Clin Oncol* 2015;33:2986-2998. [PMID: 26304884] (Reviews the changes to the diagnostic criteria, treatment, and research of the most common types of pediatric brain tumors—gliomas,medulloblastomas, and ependymomas—and some selected rare tumor types.)

Grimm SA and Chamberlain MC. Anaplastic astrocytoma. *CNS Oncol* 2016;5:145-157. [PMID: 27230974] (Summarizes the clinical diagnosis, prognosis, and treatment of anaplastic astrocytoma.)

Jagannathan J, et al. Benign brain tumors: Sellar/parasellar tumors. *Neurol Clin* 2007;25:1231-1249. (Differential diagnosis and management of tumors arising near the pituitary region are reviewed, with an in-depth discussion of the medical and surgical management of pituitary adenomas.)

Komotar RJ, et al. Surgical management of craniopharyngiomas. *J Neurooncol* 2009;92:283-296. [PMID: 19357956] (Provides a perspective on overall management of craniopharyngiomas.)

Lara-Velazquez M, et al. Advances in brain tumor surgery for glioblastomas in adults. *Brain Sci* 2017;20:7(12). [PMID: 29261148] (Summary of biology of glioblastomas and current surgical and adjuvant treatments.)

Louis DN, et al. The 2016 World Health Organization classification of tumors of the central nervous system: A summary. *Acta Neuropathol* 2016;131:803-820. [PMID: 27157931] (Summarizes the changes to the histopathology of primary CNS tumors and describes the changes resulting from increased knowledge regarding molecular markers.)

Ricard D, et al. Primary brain tumours in adults. *Lancet* 2012;379(9830):1984-1996. [PMID: 22510398] (Focuses primarily on the more common subsets of gliomas and CNS lymphomas, with an emphasis on the prognosis and treatment of these diseases.)

Rogers L, et al. Meningiomas: Knowledge base, treatment outcomes,and uncertainties. A RANO review. *J Neurosurg* 2015;122:4-23.[PMID: 25343186] (Reviews the current rationale and the evidence basis for the different types of therapy used for meningiomas,as well as management controversies, including a consideration of future directions for clinical research.)

Smith JS, et al. Role of extent of resection in the long-term outcome of low-grade hemispheric gliomas. *J Clin Oncol* 2008;26:1338-1345. [PMID: 18323558] (Extent of surgical resection in low-grade gliomas determines patient outcomes.)

Sonabend AM, Bowden S, Bruce JN. Microsurgical resection of pineal region tumors. *J Neurooncol* 2016;130:351-366. [PMID:27193692] (Comprehensive review of pineal region tumors,with an emphasis on surgical management.)

转移性肿瘤

（一）脑转移瘤

◎ 概述

20% ~ 30% 的全身性肿瘤患者可发生脑转移，在美国每年有 50 000 ~ 100 000 例脑转移瘤患者。在这些症状性转移病灶中，40% 的原发病灶来自于肺部，20% 来自于乳腺；除此之外，常见的导致颅内转移的肿瘤依次是黑色素瘤、胃肠道肿瘤和肾癌。大部分转移瘤（80%）位于幕上；小脑占 10% ~ 15%，脑干占 3% ~ 5%。脑转移瘤在发现时为单个病灶或多个病灶各占 50%。约 10% 的脑转移瘤可有 5 个以上的病灶，而这些患者中大部分的原发病灶为肺癌或黑色素瘤。脑转移瘤好发于 40 岁以上成年人，儿童几乎很少发生脑转移瘤。

◎ 临床表现

脑转移瘤患者的临床表现与原发性脑肿瘤相似。全身其他部位的肿瘤患者，如有神经系统症状，加之头部 MRI 发现病灶，基本可确诊为脑转移瘤。尚无证据表明存在全身性肿瘤，而脑内发现单一病灶，诊断为脑转移瘤的可能性约为 15%。约 1/3 脑转移瘤患者既往无肿瘤病史。疑似或已确诊脑转移瘤或暂未发现原发病灶的患者，全面的临床评估是必要的，包括胸腹部 CT 扫描、粪便检测及血液中肿瘤标志物检测。

A. 症状和体征

头痛是最常见的出现症状，其次是精神状态改变和局灶神经功能缺失。与原发性脑肿瘤相似，体征与肿瘤的位置、大小，以及病灶继发效应有关。偏瘫、感觉障碍、失语和共济失调是最常见的局灶症状。癫痫和血肿的发生率分别约 10% 和 15%，特别见于黑色素瘤、绒癌、肾细胞癌、甲状腺癌和肺癌患者。从诊断全身性肿瘤到出现脑内转移的时间，依据肿瘤类型的不同而不同，一般中位时间为 2 ~ 3 年。肺癌是一个例外，往往在诊断后的 6 ~ 9 个月可出现广泛转移。

B. 诊断学研究

MRI 和 CT 扫描可在灰 – 白质交界处发现多个病灶。增强扫描常可见环形强化；病灶周围可见明显水肿，可在 MRIT2 或 FLAIR 像上清楚显示（图 12-10）。单个转移灶与恶性胶质瘤表现相似，而多个病灶往往提示转移瘤。鉴别诊断包括恶性脑胶质瘤、原发性中枢神经系统淋巴瘤、脑脓肿和放射性坏死。

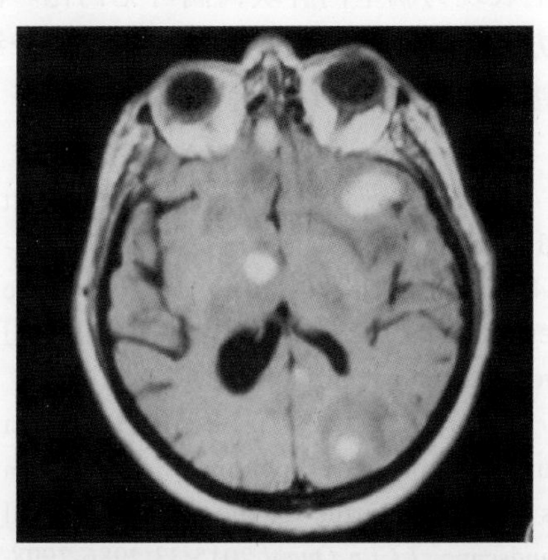

图 12-10　多发转移瘤：T1 轴位加权增强扫描示脑内四个独立病灶，考虑为全身转移瘤

◎ 治疗和预后

一般而言，脑转移瘤患者预后较差。任何干预措施的目的仅为延长患者的生命和改善生活质量。如出现肿瘤卒中或高颅压导致患者意识水平下降，或脑疝综合征等紧急情况，需要使用大剂量激素、甘露醇和其他治疗措施，如急诊手术以降低颅内压。一般情况下，治疗方案的选择须基于以下情况：肿瘤类型（若已知情况下），全身性疾病状态，大体预后，以及病变的位置和数量。应根据是否已诊断原发肿瘤对患者进行分层。

若考虑转移性肿瘤，但尚未诊断原发肿瘤的患者，须通过对脑内病灶或已发现的原发灶进行活检，以进行全面的评估。出现以下情况可考虑手术切除：病灶较少且容易切除；肿瘤对放化疗不敏感；病灶导致严重的神经功能障碍且能安全切除。若通过全面评估，仍不能发现原发病灶，可通过立体定向或手术切除方式进行活检。若患者已确诊或新诊断的全身性癌症，对放化疗敏感，应首选考虑之，如生殖细胞瘤、淋巴瘤等。对于颅内单发病灶的转移瘤，手术切除可延长患者的生存期，改善生活质量。颅内多发转移灶若能切除，亦能获得相似的良好预后。以上患者的预后取决于全身性疾病状态和转移灶是否获得有效治疗。

（二）脑膜癌

◎ 概述

脑膜癌是指癌细胞转移至脑膜，也可指软脑膜转移或癌性脑膜炎。5% ~ 8% 的癌症患者可发生，常见于肺癌、乳腺癌或黑色素瘤。

◎ 临床表现

诊断须依据临床病史、体格检查、影像学检查及脑脊液细胞学检查。

A. 症状和体征

恶性肿瘤细胞的转移可导致脑脊液循环通路受阻，或脑组织、颅神经或脊髓神经的浸润，进而引起一系列非特异性症状，如头痛、恶心、呕吐、行走不稳及精神状态改变等。

B. 诊断学研究

增强 MRI 可清楚显示转移癌灶，可表现为软脑膜、颅 / 脊神经、室管膜多发的强化灶，也可见脑积水征象。推荐全脊髓影像学评估。腰穿脑脊液细胞学检查发现癌细胞即可明确诊断。

◎ 治疗和预后

目前由于缺乏有效治疗手段，且化疗具有明显的毒性反应，使得脑膜癌的治疗仍存在争议。治疗方案的选择应包括全脑及全脊髓，包括放疗、鞘内化疗和全身性化疗。治疗后的生存期仅 8 ~ 16 周。支持治疗适用于全身一般情况较差的患者。

Fox BD, et al. Epidemiology of metastatic brain tumors. *Neurosurg Clin N Am* 2011;22:1-6. [PMID: 21109143] (Summarizes the epidemiology, clinical features, pathophysiology, and diagnostic evaluation of brain metastases. A useful section presents the current therapeutic strategies from the perspective of the three most common primary tumor locations along with the treatment approach to other metastatic tumors.)

Groves MD Leptomeningeal disease. *Neurosurg Clin N Am* 2011;22:67-78, vii. [PMID: 21109151] (A comprehensive review of leptomeningeal disease.)

Owonikoko T, et al. Current approaches to the treatment of metastatic brain tumours. *Nat Rev Clin Oncol* 2014;11:203-222.(Accurately describes the current considerations generally used for determining the appropriate treatment modalities—surgery, radiotherapy, or chemotherapy—used for metastatic brain tumors.)

颅骨肿瘤

良性和恶性颅骨肿瘤导致的临床症状，主要与其压迫或破坏神经结构、颅骨及其支持结构所引起（表 12-8 和表 12-9）。CT 和 MRI 对于诊断和指导治疗是非常重要的。手术切除为首选治疗方案。

Bulsara KR, et al. Skull base surgery for benign skull base tumors. *J Neurooncol* 2004;69:181-189. [PMID: 15527089] (Reviews the rationale for the use of surgery for the most common benign skull base tumors. The authors provide evidence that suggests that gross total resection of these lesions gives patients the best possible chance of a cure.)

DeMonte F. Management considerations for malignant tumors of the skull base. *Neurosurg Clin N Am* 2013;24:1-10. [PMID:23174353] (Describes the multimodal approach to diagnosis and therapy for tumors of the skull and skull base from the perspective of surgical management.)

Mitra I, et al. Imaging of focal calvarial lesions. *Clin Radiol* 2016;71:389-398. [PMID: 26873626] (Demonstrates the imaging features that help establish a differential diagnosis of tumors of the cranial vault.)

脊髓肿瘤

诊断要点

◎ 节段性或病灶水平以下的运动感觉功能缺失

◎ 膀胱功能障碍

◎ 背部疼痛

◎ 进展性病程

◎ CT 或 MRI 扫描发现腹部病变，提示肿瘤压迫脊髓或脊神经根

表 12-8 颅骨良性肿瘤

肿瘤	描述	位置	临床表现	治疗
骨瘤	生长于致密皮质骨	颅骨、鼻旁窦、眼眶	症状和体征：无症状；鼻窦炎；眼球突出 影像学：边界清楚，密度与正常骨质一致	手术切除
软骨瘤	生长于软骨	颅底、副鼻窦	症状和体征：无症状；颅神经麻痹 影像学：边界清楚的溶骨性病变	手术切除
血管瘤	良性骨肿瘤，血管腔道	椎管、颅骨	症状和体征：无症状；头痛 影像学：低密度；“蜂窝状”或有小梁	手术切除
皮样或表皮样囊肿	上皮残留组织，最常见于儿童	颅骨、鼻窦、眼眶、颅底	症状和体征：无症状 影像学：圆形溶骨性病变；边界清楚	观察或手术治疗

表 12-9 颅骨恶性肿瘤

肿瘤	描述	位置	临床表现	治疗
软骨肉瘤	软骨恶性肿瘤，好发于 30 ~ 40 岁男性	颅底	症状和体征：颅神经麻痹；疼痛；鼻窦炎；眼球突出 影像学：边界清楚的溶骨性病变，并侵犯正常骨组织	大范围切除；放疗无效
骨肉瘤	骨恶性肿瘤，好发于青少年	颅底，颅骨	症状和体征：无症状；颅神经麻痹；疼痛 影像学：边界清楚的溶骨性病变，并侵犯正常骨组织	大范围切除；放疗无效
纤维肉瘤	软组织肿瘤，起源于相邻组织	颅骨全部	症状和体征：无症状；头痛 影像学：边界清楚的溶骨性病变，并侵犯正常骨组织	大范围切除；放疗无效
颈静脉球瘤	颈静脉球的副神经节细胞	颅底	症状和体征：耳鸣，颅神经麻痹影像学：病灶强化明显	血管内栓塞；手术切除

◎ 概述

脊髓肿瘤主要见于年轻和中年的成年患者，全脊髓均可见，每个节段呈比例分布。脊髓肿瘤的发病率约为脑肿瘤的 1/4。常见的髓外肿瘤包括转移瘤、脊膜瘤、神经纤维瘤和神经鞘瘤。常见的髓内肿瘤包括室管膜瘤、星形细胞瘤、成血管细胞瘤和转移瘤（表 12-10）。恶性胶质瘤亦可见于脊髓，但发病率很少。脊髓转移瘤常位于椎管内硬脊膜外，常见于肺癌、乳腺癌、前列腺癌和胃肠道肿瘤；而骨髓瘤及淋巴瘤脊髓转移很少见。5% ~ 10% 的肿瘤患者可出现硬脊膜外肿瘤压迫症状。

表 12-10　脊髓肿瘤的分类

位置	肿瘤※
髓内	室管膜瘤 星形细胞瘤 血管母细胞瘤
髓外硬膜下	脊膜瘤 神经鞘瘤 神经纤维瘤
硬膜外	转移瘤 原发性骨肿瘤，包括多发性骨髓瘤

※ 从最常见到少见进行排列

◎ 临床表现

诊断脊髓肿瘤须依据病史、体格检查及影像学检查。髓外肿瘤通过直接压迫脊神经引起相应症状，而髓内肿瘤则直接损害神经组织。

A. 症状和体征

髓外肿瘤常影响某一节段的脊髓及其神经根，产生相应节段的症状。首发症状常包括根性疼痛、感觉障碍，以及受损神经根支配区域的进展性麻木和乏力。持续的肿瘤压迫，可引起上行及下行通路障碍，导致病变部位以下的痉挛性瘫痪和感觉麻木，反射亢进，以及括约肌功能障碍（表 12-11）。

表 12-11　脊髓肿瘤不同解剖部位的症状

部位	症状
颈椎	颈部疼痛或感觉异常；上肢放射性疼痛，麻木或无力
胸椎	特定感觉平面障碍
腰椎	下肢放射性疼痛、麻木或无力
圆锥或马尾	背部、肛门或下肢疼痛；鞍部麻木；直肠或膀胱功能障碍
枕骨大孔	后组颅神经症状（XII,XI 颅神经；IX，X 颅神经也可见累及）

髓内肿瘤表现多样，因为其既可影响少量脊髓节段，也可影响全脊髓。其表现的症状与受影响的脊髓节段有关。若仅侵犯一两个脊髓节段，其症状与髓外肿瘤相似。分离性感觉障碍提示脊髓空洞症。

B. 诊断

诊断影像学可发现脊髓肿瘤。增强 MRI 可发现脊髓肿瘤及其造成的压迫效应。而平片仅能发现少部分异常。CT 显示软组织细节的能力不及 MRI。尽管如此，所有影像学检查对于发现脊柱结构及骨性破坏均有帮助。脊髓肿瘤的最终确诊须依赖于活检或手术后病理检查。

◎ 治疗和预后

A. 髓内肿瘤

良性的髓内肿瘤往往采取单一的手术治疗。目前没有证据表明良性脊髓肿瘤术后辅助放化疗可获益。室管膜瘤可通过手术全切而治愈，近半数的星形细胞瘤可通过手术全切。其他少部分髓内肿瘤（如成血管细胞瘤，转移灶，皮样囊肿）也可通过手术切除。手术活检对于恶性脊髓肿瘤的诊断是必要的，但通过手术切除并不能改善此类患者的预后，而且易造成神经功能缺失。

B. 髓外硬脊膜下肿瘤

髓外硬脊膜下肿瘤大部分是良性肿瘤，一般产生压迫性症状。治疗上一般采取手术全切。该型肿瘤生长缓慢，数年后才会复发。

C. 硬脊膜外肿瘤

如前所述，硬脊膜外病变导致的脊髓

压迫症状常来自全身性转移癌，这些病变位于椎管内和硬脊膜外间隙。这类病变往往需要采取个体化治疗。患者不同的临床表现，应采取不同的治疗方案。治疗方案的选择应基于以下方面：肿瘤导致的临床症状，肿瘤的类型，脊柱稳定性有无影响，以及全身性疾病状态。治疗方案包括：传统的外部放疗，立体定向放射治疗，微侵袭或开窗手术切除，以及化疗等全身性治疗。以上治疗方式可联合采取。一般采取联合治疗的方式，整合放疗、化疗、手术和介入性放疗。

Laufer I, et al. The NOMS framework: Approach to the treatment of spinal metastatic tumors. *Oncologist* 2013;18:744-751. [PMID: 23709750] (Reviews the factors determining the most appropriate treatments for patients with spinal column metastatic tumors.)

Parsa AT, et al. Spinal cord and intradural-extraparenchymal spinal tumors: Current best care practices and strategies. *J Neurooncol* 2004;69:291-318. [PMID: 15527097] (Describes the current best care practices and strategies for patients with the most common diagnoses of primary spinal cord tumors, with an emphasis on surgical management.)

周　帅　**译校**

副肿瘤神经综合征

Ugonma N.Chukwueke, MD
Alfredo D.Voloschin, MD
Andrew B.Lassman, MD
Lakshmi Nayak, MD

诊断要点

- ◎ 急性或亚急性病程（病程为数天或数周）
- ◎ 多达 60% 的副肿瘤综合征出现于肿瘤诊断之前
- ◎ 特定的症状及特异性标志物，可能能够帮助预测潜伏肿瘤的类型或所处的位置

◎ 概述

免疫介导所致的副肿瘤神经综合征（paraneoplastic neurologic syndrome, PNS）是一类发生于肿瘤患者之中的较为罕见的疾病。副肿瘤神经综合征并不是由于肿瘤的直接效应或转移浸润而导致，而多是由免疫介导发生，常隐匿起病，造成神经系统结构性的损伤。患者通常表现为神经系统症状，但既往并无肿瘤诊断病史，当下也没有找到合并肿瘤的证据。即使之后肿瘤被发现时，也常尚未引起患者的临床症状，除了有一些患者已出现淋巴结转移外，很多患者都尚未出现广泛地转移。PNS 可能累及神经系统的任何部位，其临床表现甚至可能和其他神经系统疾病的表现非常类似，因此，PNS 的诊断常受到延误，而这时不可逆地神经损伤已经发生。

PNS 的发病率事实上很可能远超过目前报道的 0.9% ~ 6%，因为该病的确诊是非常困难的。很多患者的神经系统症状很可能是由副肿瘤导致的，但却不能发现其明确的抗体。例如，小细胞肺癌（small cell lang cancer, SCLC）患者中有高达 50% 会出现 PNS 导致的肌无力症状，但在所有小细胞肺癌的患者中，只有 3% 的患者能够明确诊断为兰伯特 – 伊顿肌无力综合征（Lambert Eaton myasthenic syndrome, LEMS）。

◎ 发病机制

PNS 一般认为是免疫系统的异常反应导致的，但其具体机制尚未完全明确。目前的假说是原发的肿瘤细胞会表达一些神经系统独有的相同或相似的抗原［或者是在抗 Ma 受体相关综合征中表达的睾丸相似抗原（表 13-1）］，从而激活了攻击神经系统的自身免疫应答。我们在一些患者的血清及脑脊液中发现了能够同时攻击神经系统和相关肿瘤的自身免疫抗体与 T 细胞，从而支持了这一假说的成立。大部分 PNS 中，自身免疫抗体损伤神经系统的确切机制都还尚不明确，除了兰伯特 – 伊顿肌无力综合征和重症肌无力的机制已经比较明确，其主要是由 B 细胞介导，并伴有 T 细胞的协同作用。

据观察，合并有 PNS 的患者，他们的肿瘤内部常有严重的炎性细胞浸润，这一发现也支持了免疫介导理论。而在神

表 13-1　副肿瘤综合征及与其相关的肿瘤和抗体

抗体	综合征	常见的相关肿瘤
抗 Hu（ANNA-1）	副肿瘤性脑脊髓炎（paraneoplastic encephalomyelitis, PEM），包括皮质、边缘叶及脑干脑炎；副肿瘤性小脑变性；脊髓炎；感觉性神经元病；自主神经功能障碍	小细胞肺癌，其他
抗 Yo（PCA-1）	副肿瘤性小脑变性	妇科肿瘤，乳腺癌
抗 Ri（ANNA-2）	副肿瘤性小脑变性，脑干脑炎，眼阵挛 – 肌阵挛综合征	乳腺癌，妇科肿瘤，小细胞肺癌
抗 Tr	副肿瘤性小脑变性	霍奇金淋巴瘤
抗 CRMP5（CV2）	副肿瘤性脑脊髓炎，副肿瘤性小脑变性，周围神经病，葡萄膜炎	小细胞肺癌，胸腺瘤，其他
抗 Ma 蛋白[a]（ANNA-3）	边缘叶、下丘脑、脑干脑炎（少见可有副肿瘤性小脑变性）	睾丸生殖细胞肿瘤，其他实体肿瘤
抗 amphiphysin	僵人综合征，副肿瘤性脑脊髓炎	乳腺癌
抗 recoverin[b] 恢复蛋白	肿瘤相关视网膜病变	小细胞肺癌
抗视网膜双极细胞	黑色素瘤相关的视网膜病变	黑色素瘤
抗 NMDA 受体	脑炎	卵巢畸胎瘤
抗 Zic-4	副肿瘤性小脑变性	小细胞肺癌
抗 mGluR1	副肿瘤性小脑变性	霍奇金淋巴瘤
SOX1（抗神经胶质核抗体）	兰伯特 – 伊顿肌无力综合征，副肿瘤性小脑变性	小细胞肺癌
抗 gephyrin	僵人综合征	纵隔肿瘤
抗 spectrin 血影蛋白	进行性肌萎缩	乳腺瘤
可合并肿瘤、也可能不合并肿瘤的抗体		
抗 VGCC（P/Q 型）	兰伯特 – 伊顿肌无力综合征，副肿瘤性小脑变性	小细胞肺癌
抗 AChR	重症肌无力	胸腺瘤
抗 VGKC	周围神经过度兴奋（神经性肌强直），边缘叶脑炎，莫旺氏（Morvan）综合征	胸腺瘤，其他
nAChR	自主神经病变	小细胞肺癌，其他
抗 GAD	副肿瘤性脑脊髓炎，副肿瘤性小脑变性	胸腺瘤，实体肿瘤
抗 Caspr2	脑炎，莫旺氏综合征	胸腺瘤
抗 LGI1	脑炎	胸腺瘤
抗 GABAA 受体	急进性脑病	胸腺瘤
抗 GABAB 受体	边缘叶脑炎	小细胞肺癌
抗 AMPA 受体	边缘叶脑炎	小细胞肺癌，胸腺瘤
AQP-4（NMO）自身抗体	视神经脊髓炎（NMO）	乳腺瘤，其他
抗 GM1	肌萎缩侧索硬化，进行性肌萎缩	淋巴瘤
抗 MAG	肌萎缩侧索硬化	华氏巨球蛋白血症

AChR= 乙酰胆碱受体；AMPA=α- 氨基 -3- 羟基 -5- 甲基 -4- 异噁唑丙酸受体；ANNA= 抗神经元核抗体；Caspr2= 接触蛋白相关蛋白样蛋白 2；CRMP5= 二氢嘧啶酶相关蛋白 5；GABAA=γ- 氨基丁酸受体 A 型；GABAB=γ- 氨基丁酸受体 B 型；GAD= 谷氨酸脱羧酶；GM1= 神经节苷脂；LGI1= 富亮氨酸胶质瘤失活基因 1；MAG= 髓磷脂相关糖蛋白；mGluR1= 代谢性谷氨酸受体第 1 亚型；nAChR= 神经乙酰胆碱受体；NMDA=N- 甲基 -D- 天冬氨酸受体；PCA= 浦肯野细胞抗体；VGCC= 电压门控钙离子通道；VGKC= 电压门控钾离子通道；Zic-4= 小脑锌指基因

[a] Ma2 抗体阳性的患者常是患有睾丸肿瘤的男性，而 Ma 蛋白其他相关抗体阳性的可能是患有各种实体肿瘤的男性或女性

[b] 其他一些抗体在某些患者中亦被发现，包括桶状蛋白和特异性光感受器核受体相关的抗体

经系统结构中，我们发现淋巴细胞（T细胞及B细胞）在血管周围浸润形成袖套现象，而T细胞浸润在实质组织中也可找到。但PNS的病理改变可以有很大异质性，如在副肿瘤性斜视性眼阵挛－肌阵挛（paraneoplastic opsoclonus-myoclonus, POM）中，大脑结构可以完全正常，但在副肿瘤性小脑变性（paraneoplastic cerebellar degeneration, PCD）中，却存在显著的神经细胞（小脑浦肯野细胞）非炎症性凋亡。从临床病理学的角度来看，我们可以通过治疗的效果来区分POM和PCD导致的副肿瘤综合征，因为POM导致的PNS在治疗后有明显改善，而PCD则通常对治疗不敏感。因此，快速并准确的诊断是非常重要的，并含有双重的意义。第一，PNS越早能够得到治疗，就越有可能阻止细胞的不可逆损伤。第二，越早能够区分副肿瘤综合征的具体分型，那么越有可能尽快明确其严重程度及可能的预后，并采取相应的措施。

◎ 临床表现

A. 症状和体征

大部分PNS都表现为急性或亚急性起病。它们可攻击神经系统的任意部位，因此可表现为神经系统的任意症状，并可表现为多灶性同时受累。多达60%的患者在出现神经症状时，还尚未发现肿瘤的存在。即使在肿瘤被明确发现之后，PNS导致的神经系统症状也常被肿瘤自身所引起的症状所掩盖。在许多情况下，肿瘤并不会很快导致患者死亡，但神经系统的损伤却可造成严重残疾。

B. 实验室检查

累及中枢神经系统的PNS患者，其脑脊液常有轻度的蛋白升高（大部分在50～100mg/dl），轻度的淋巴细胞增多（10～100个/mm^3，常合并有鞘内免疫球蛋白合成，并可出现寡克隆区带阳性。但这些表现并不能特异性地诊断PNS，而更多是提示炎性反应的存在。特定的肿瘤神经抗体（将在之后逐一讨论）在脑脊液中的浓度常高于血液，同时也提示着存在鞘内合成。

尽管PNS相关抗体的阳性能够支持其诊断（以及提示恶性肿瘤的存在），但阴性的结果并不能除外其可能性。也就是说，没有发现证据并不代表可以完全除外诊断。

根据神经系统受累的部位不同，MRI或电生理检查可能很有必要。它们能帮助证实神经系统的受累，但并不能直接诊断PNS。当怀疑患有PNS时，患者需要进行全面的检查以明确体内是否存在潜在的肿瘤。如果相关抗体阳性，还能帮助预测肿瘤的类型（如抗Yo抗体提示乳腺癌或卵巢癌，抗Hu抗体提示小细胞肺癌）。胸腹盆CT、FDG-PET、乳腺摄片、睾丸超声，以及外周血及脑脊液的肿瘤标志物检查可能会发现潜在的肿瘤。当然，有些副肿瘤抗体并不能指向一种特定的PNS。反过来，一种PNS也可能与多种肿瘤相关。一些特殊的PNS将在之后讨论。

C. 诊断标准

格芬斯（Graus）等修订了PNS的诊断标准，将其分为确诊的PNS和可能的PNS两种。确诊PNS需要的证据包括：①典型的症状合并5年内明确发现的肿瘤；②非典型症状但随着肿瘤治疗后症状可得到缓解；③非典型症状合并非特异性神经肿瘤抗体阳性，且5年内明确发现肿瘤；④任何神经系统症状合并特异性神经肿瘤抗体阳性，即使未发现肿瘤。诊断应符合上述其中1条。可能的PNS包括：①典型的症状，未发现肿瘤或相关抗体阳性，但高度怀疑伴有肿瘤；②非典型症状合并2年内发现肿瘤；③任何神经系统症状合并部分特异性肿瘤相关抗体阳性，但未发现肿瘤。诊断需符合上述其中1条。

D. 分型

PNS的分型需要基于其临床症状、抗

体及肿瘤类型（表 13-1）。PNS 相关的抗体是基于其抗原所处的部位分类的：细胞内神经（非特异性或肿瘤神经特异性）抗体、神经细胞表面或突触蛋白。尽管某些抗体与其特定的综合征和肿瘤的相关性并不是绝对的，明确特定类型的 PNS 并取得相关的抗体仍旧能够帮助我们在特定的器官找到潜在的肿瘤。例如，我们发现抗 Yo 抗体阳性合并副肿瘤性小脑变性通常提示卵巢癌的存在。

◎ 治疗和预后

针对已发现的（或怀疑的）原发性肿瘤的治疗是至关重要的。有时，导致 PNS 的免疫反应同时也在控制或抑制着肿瘤的发展。然而在大部分情况下，潜在的肿瘤一直保持着持续进展。在疾病早期就针对原发肿瘤进行治疗，可能阻止神经损伤的加重，甚至在一些病例中可取得完全地缓解。当肿瘤得到治疗时，其释放的肿瘤神经抗原也被移除了，所以不会再引起进一步的神经损伤。免疫抑制治疗方案，如激素、人免疫球蛋白、血浆置换、他克莫司、利妥昔单抗、阿仑单抗都曾被用于治疗 PNS。

PNS 的预后根据其分型的不同而有较大差异。其中一些 PNS，如兰伯特－伊顿肌无力综合征和重症肌无力，在肿瘤移除及免疫抑制治疗后效果较好。因为这些疾病的病因一般并不与副肿瘤抗体明确相关，而是通过免疫介导机制，所以通常对利妥昔单抗或人免疫球蛋白治疗较为敏感。副肿瘤性脑炎的病因是神经细胞表面抗原所引起的抗体导致的，所以一般能够通过免疫抑制治疗得到好转。大剂量激素常用于初始治疗，而免疫抑制药物或化学疗法通常用于后续维持或难治性患者。有时也有部分患者的症状能够得到自行缓解。然而，对于细胞内抗原所导致的 PNS，治疗效果往往并不理想。显著的例子包括副肿瘤性小脑变性（因为在该病中，大量神经元或浦肯野细胞脱失或变性），患者的症状在治疗后或许能够得到稳定，但通常无法好转。自主神经损伤的患者预后往往很差，甚至可能在肿瘤严重进展之前就死于 PNS。许多研究证实 PNS 患者的存活率与其抗体和肿瘤的类型具有相关性。

Darnell R, Posner J. Paraneoplastic syndromes affecting the nervous system. *Semin Oncol* 2006;33:270-298. [PMID: 16769417]

DeAngelis LM, Posner JB. *Neurologic Complications of Cancer*. 2nd ed. Oxford University Press, 2009.

Giometto B, et al. Paraneoplastic neurologic syndrome in the PNS Euronetwork database: A European study from 20 centers. *Arch Neurol* 2010;67:330-335. [PMID: 20212230]

Gozzard P, et al. Paraneoplastic neurologic disorders in small cell lung carcinoma: A prospective study. *Neurology* 2015;85:235-239. [PMID: 26109714]

Graus F, et al. Recommended diagnostic criteria for paraneoplastic neurological syndromes. *J Neurol Neurosurg Psychiatry* 2004;75:1135-1140. [PMID: 15258215]

Honnorat J, et al. Onco-neural antibodies and tumour type determine survival and neurological symptoms in paraneoplastic neurological syndromes with Hu or CV2/CRMP5 antibodies. *J Neurol Neurosurg Psychiatry* 2009;80:412-416. [PMID:18931014]

Iizuka T, et al. Anti-NMDA receptor encephalitis in Japan: Longterm outcome without tumor removal. *Neurology* 2008;70:504-511. [PMID: 17898324]

McKeon A, et al. Positron emission tomography-computed tomography in paraneoplastic neurologic disorders. *Arch Neurol* 2010;67:322-329. [PMID: 20065123]

Pittock SJ, Kryzer TJ, Lennon VA. Paraneoplastic antibodies coexist and predict cancer, not neurological syndrome. *Ann Neurol* 2004;56:715-719. [PMID: 15468074]

副肿瘤性小脑变性

◎ 概述

与副肿瘤性小脑变性（PCD）相关的肿瘤通常包括小细胞肺癌、乳腺癌、卵巢癌和霍奇金淋巴瘤。多达 70% 的 PCD 患者其神经系统症状出现在肿瘤诊断之前。

◎ 临床表现

A. 症状和体征

PCD 的症状是由于小脑浦肯野细胞的丢失导致的，包括步态不稳、眩晕、恶心呕吐、肢体不协调及躯干共济失调。其他的症状还可能表现为复视、振动幻视、视野模糊。在神经系统体格检查中，我们通常能够发现眼震、辨距不良、构音障碍及共济失调。无论症状表现如何，患者通常为急性起病、小脑症状进行性加重直到逐渐达到稳定；然而，患者的行动能力往往严重受损并可能导致永久的残疾。在少见的情况下，PCD 有可能合并其他的神经系统疾病，如兰伯特－伊顿肌无力综合征（多在小细胞肺癌中并合并抗 P/Q 型钙通道抗体）和认知功能损伤。

B. 影像学检查

在起病早期，头颅 MRI 可表现为正常，但 MRI 可用来除外转移或其他疾病。但在 PCD 的进展期，往往会出现小脑的明显萎缩（图 13-1）。在少数情况下，在急性期可以看到小脑小叶的强化显影。

C. 特殊检查

抗 Yo 抗体（也称为浦肯野细胞抗体 1 型，PCA-1）通常与乳腺癌和妇科肿瘤相关（主要为卵巢癌）。如果患者出现小脑症状，同时抗 Yo 抗体阳性，且既往无肿瘤病史，那么提示我们需要仔细寻找是否有潜在的肿瘤，可能需要完善腹腔镜检查，甚至在某些情况下需要进行输卵管卵巢切除术。

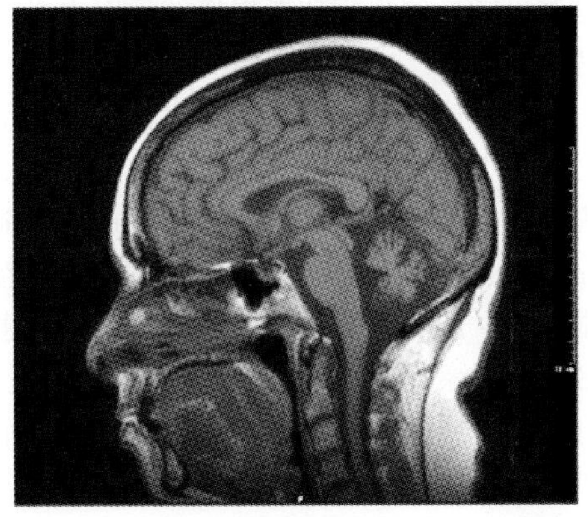

图 13-1 **一名 64 岁女性患者的矢状位 T1 磁共振图像，其于 2 年前被诊断为乳腺癌，而目前出现了步态不稳症状，同时被发现血清抗 Yo 抗体阳性**

PCD 患者若合并抗 Tr 抗体或抗 mGluR1 抗体，那么可能与霍奇金淋巴瘤相关。其他与 PCD 相关的抗体包括抗 CRMP（5CV2）、抗 Hu、抗 Ri、抗 Mal、抗 ANNA-3、抗 PCA-2 及 ZIC 抗体；上述抗体阳性的患者，除 PCD 外，还可能出现中枢神经系统其他部位受累的症状。在一些个案报道中，还有其他一些抗体被发现存在于小脑共济失调和变性的患者中，这些抗体包括抗碳酸酐酶相关蛋白Ⅷ（CARP Ⅷ），肌醇 –1，4，5– 三磷酸受体Ⅰ型（ITPR1），RhoGTPase 激活蛋白 26（ARHGAP26），以及浦肯野细胞胞浆抗体 2 型（PCA-2）。

有些患者可能同时患有 PCD 和兰伯特－伊顿肌无力综合征，这些患者常合并小细胞肺癌及电压门控钙通道（VGCC）抗体。但也有一些 PCD 患者同时有小细胞肺癌和 P/Q 型 VGCC 抗体，却并没有兰伯特－伊顿肌无力综合征。在疾病早期，患者脑脊液可能有轻度细胞增多及轻度蛋白升高，但晚期脑脊液细胞数将恢复正常。

◎ 鉴别诊断

亚急性或急性小脑综合征也可能出现于多发性硬化、甲状腺功能减退、小脑肿瘤、脑卒中、麸质共济失调、病毒性小脑炎或其他疾病的患者中。在诊断 PNS 前，这些可能导致小脑功能损伤的病因也必须考虑在内。

小脑功能损伤也可能发生在除了 PCD 之外的 PNS 中，如抗 GAD 相关小脑共济失调、副肿瘤性脑脊髓炎（paraneoplastic encephalomyelitis, PEM）和副肿瘤性斜视性眼阵挛 – 肌阵挛（POM）。但是，如果患者存在边缘叶、局灶、皮质或弥漫性脑炎、脊髓炎或周围神经疾病，那么诊断将提示 PEM。而眼阵挛和肌阵挛则指向 POM。

◎ 治疗和预后

由于 PCD 的病理机制是小脑浦肯野细胞严重而不可逆的丢失，所以往往治疗效果不佳。但在较为罕见的情况下，有个案报道有些患者在原发肿瘤治疗、免疫调节治疗、激素、免疫抑制剂（环磷酰胺、紫杉醇）等治疗后症状有了一定好转。虽然治疗效果不理想，但 PCD 一般不会直接导致患者死亡。影响预后的因素与特定的抗体相关：抗 Hu 抗体和抗 Yo 抗体阳性的患者一般预后较差，而抗 Tr、抗 Ri、抗 mGluR1、抗 CRMP5 抗体阳性的患者预后相对较好。在最近的研究中，我们发现在诊断时如患者年纪较轻、症状也较轻，那么也是预后相对较好的因素。

Bataller L, et al. Carbonic anhydrase-related protein VIII: Autoantigen in paraneoplastic cerebellar degeneration. *Ann Neurol* 2004;56(4):575-579. [PMID:15389893]

Brieva-Ruiz L, et al. Anti-Ri-associated paraneoplastic cerebellar degeneration and breast cancer: An autopsy case study. *Clin Neurol Neurosurg* 2008;110:1044-1046. [PMID: 18701208]

Dalmau J, et al. Case records of the Massachusetts General Hospital. Case 4-2007. A 56-year-old woman with rapidly progressive vertigo and ataxia. *N Engl J Med* 2007;356:612-620. [PMID:17287472]

De Andres C, et al. Unusual magnetic resonance imaging and cerebrospinal fluid findings in paraneoplastic cerebellar degeneration: A sequential study. *J Neurol Neurosurg Psychiatry* 2006;77:562-563. [PMID: 16543544]

Gadoth A, et al. Microtubule-associated protein 1B: Novel paraneoplastic biomarker. *Ann Neurol* 2017;81(2):266-277.

Greenlee J, et al. Antineuronal autoantibodies in paraneoplastic cerebellar degeneration associated with adenocarcinoma of the prostate. *J Neurol Sci* 2010;291(1-2):74-78.

Nagayama S, et al. Case of anti P/Q type VGCC antibody positive small lung cell carcinoma that occurred with subacute cerebellar degeneration, Lambert-Eaton myasthenic syndrome, and brainstem encephalitis. *Brain Nerve* 2008;60:1470-1474. [PMID: 19110759]

Peterson K, et al. Paraneoplastic cerebellar degeneration. I. A clinical analysis of 55 anti-Yo antibody-positive patients. *Neurology* 1992;42:1931-1937. [PMID: 1407575]

Phuphanich S, Brock C. Neurologic improvement after highdose intravenous immunoglobulin therapy in patients with paraneoplastic cerebellar degeneration associated with anti-Purkinje cell antibody. *J Neurooncol* 2007;81:67-69. [PMID:16773214]

副肿瘤性脑脊髓炎

◎ 概述

副肿瘤性脑脊髓炎（paraneoplastic encephalomyelitis, PEM）是一类较为复杂的综合征，其病变可累及广泛区域，表现为神经系统多灶性受累（表 13-1），患者通常合并抗 Hu 抗体阳性（也称为抗神经核抗体 1 型，ANNA-1）。PEM 患者常符合以下一种或数种条件：局灶性皮质脑炎，边缘叶脑炎，脑干脑炎，小脑功能损伤，脊髓炎，自主神经功能损伤，并常伴有周围神经受累。

◎ 临床表现

A. 症状和体征

患者常在数天或数周的病程中出现精神症状、嗜睡、癫痫发作，伴或不伴有脊髓症状。通常患者既往并无特殊病史，因为症状常在肿瘤诊断之前就会出现。尽管边缘叶脑炎也常代表着不合并肿瘤的自身免疫性脑炎，但在亚急性病程中出现的严重的记忆障碍（主要是短期记忆受损）、心境或人格改变、伴或不伴有颞叶癫痫发作，仍可能特异性地指向副肿瘤性边缘叶脑炎。下丘脑功能损伤常伴随边缘叶或脑干脑炎出现，可表现为体温过高、嗜睡和内分泌腺功能异常。弥漫性的小脑综合征，包括眼震、步态共济失调、构音障碍，可能也是 PEM 复杂而多元性的部分体现。抗 NMDA 受体脑炎常发生于年轻女性，伴有精神症状、记忆障碍，并进而出现癫痫发作、无反应、自主神经功能不稳定、低通气和运动障碍。患者有时精神症状表现得非常突出，可能被误诊为原发性精神疾病。

副肿瘤性脑干脑炎（又称为“菱脑炎”）可能是 PEM 的一部分表现，嗜睡和颅神经受累是常见的特征。自主神经功能障碍也可能出现并导致体位性低血压、低通气、胃轻瘫、多汗、神经源性膀胱或勃起障碍（但也可能是脊髓受累导致）。更加重要的是，由于脑干受累，可引起急性的呼吸循环衰竭或自主神经衰竭，导致这类患者极有可能发生猝死。脑桥和延髓的受累症状可能包括眼外肌麻痹（核上性、核间性及核性麻痹）、吞咽困难、构音障碍、眩晕、眼震。有时周围神经受累也可出现，甚至有报道少数患者曾出现舞蹈症。

尽管小细胞肺癌是 PEM 患者最常见的肿瘤，其他一些肿瘤也可与 PEM 相关（胸腺瘤，霍奇金或非霍奇金淋巴瘤，睾丸生殖细胞癌，卵巢畸胎瘤及其他），有潜在肿瘤的患者中 75% 都是小细胞肺癌，但也可能由于肿瘤体积过小或神经系统症状极为突出而漏诊。

B. 影像学检查

大部分副肿瘤性边缘叶脑炎的患者中，其病变位于内侧颞叶，有时在 T2 及 FlLAIR 序列上可见双侧对称性病灶，T1 序列上表现为强化或不强化均有可能。病灶一般没有占位效应，但有可能伴有轻微水肿（图 13-2），有时病灶与低级别、浸润性肿瘤不易区分。在部分病例中，我们只能通过脑活检来作出正确地诊断。类似的影像学特点可出现在其他受累部位（皮层或脑干），而小脑变性通常只会表现为小脑的萎缩。

C. 特殊检查

绝大部分 PEM（以及小细胞肺癌）都与抗 Hu（ANNA-1）抗体相关，可表现为多灶性受累，累及边缘叶、脑干、小脑、脊髓后根和自主神经系统。大部分抗 Hu 脑炎患者都合并有小细胞肺癌。PEM 其

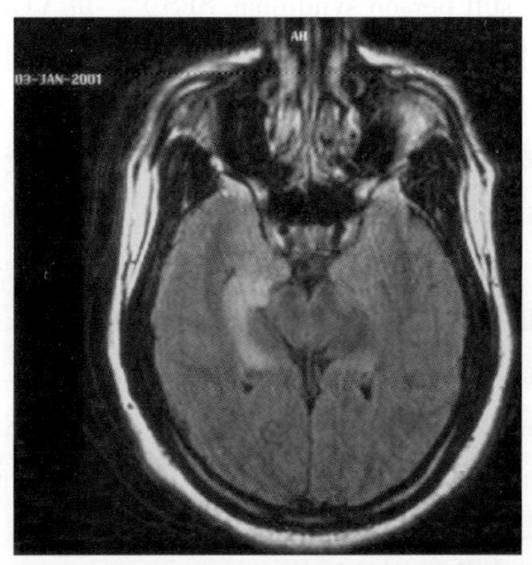

图 13-2 一名 38 岁男性患者的 FLAIR 序列图像，其症状表现为烦躁、易激惹和思维混乱，被诊断为边缘叶脑炎，并发现有浸润性胸腺瘤，同时合并有抗 GAD 抗体阳性和僵人综合征。（Ances BM，Vitaliani R，Taylor RA，et al. Treatment- responsive limbic encephalitis identified by neuropil antibodies：MRI and PET correlates, Brain.2005;128（Pt 8）:1764-1777.）

他的相关抗体包括抗 CRMP5（CV2）、抗 VGCC 和抗 Ma2 抗体，其中抗 Ma2 抗体与边缘叶－间脑－脑干脑炎相关。患有 PEM 的青年男性常合并抗 Ma2 抗体阳性，并可能有潜在的睾丸肿瘤。白天嗜睡、眼外肌运动障碍可能与抗 Ma2 脑炎相关。与其他 PEM 患者不同，抗 Ma2 脑炎对于抗肿瘤和免疫抑制治疗的效果更为理想。

抗 NMDA 受体脑炎的患者也可表现为边缘叶脑炎，而是否合并卵巢畸胎瘤与患者的年龄有关。＞ 18 岁的女性患者常有单侧或双侧卵巢畸胎瘤，但＜ 14 岁的女性患者则极少会伴有卵巢畸胎瘤。NMDA 受体上存在一个亚单位 GluN1，而诊断抗 NMDA 受体脑炎的方式就是在患者的血液或脑脊液中检测攻击此亚单位的免疫球蛋白 G 抗体。除此之外，抗 NMDA 受体脑炎患者还可有以下临床特点：脑脊液淋巴细胞轻度升高，脑电图呈紊乱的慢波，或 MRI 影像中出现皮质或皮质下的强化病灶。

抗双载蛋白抗体可见于乳腺癌和小细胞肺癌，这些患者还可能合并有僵人综合征（stiff person syndrome, SPS）。抗 VGKC 抗体阳性的边缘叶脑炎大多也是由于副肿瘤机制导致的。而抗 CluR1/2 和 AMPAR 抗体导致的边缘叶脑炎对于人免疫球蛋白的治疗反应良好，病灶甚至可能完全缓解。

对于有类似 PEM 临床表现的患者，我们通常需要进行详细地检查来寻找潜在的肿瘤。如果发现的肿瘤和抗体并不能互相对应，那么我们需要分析该肿瘤所表达的抗原，用以区分是该肿瘤导致的免疫反应，还是我们需要继续寻找其他的潜在肿瘤以对应当前发现的抗体。

◎ 鉴别诊断

最常见的鉴别诊断包括病毒性脑炎（尤其是单纯疱疹脑炎）、低级别胶质瘤、多发性硬化、痴呆和其他副肿瘤综合征。正如上述，小脑功能损伤也可能发生于其他的 PNS，如 POM 和 PCD。然而，患者合并的其他临床症状及特异性神经肿瘤抗体常能帮助区分这些不同的综合征。

◎ 治疗和预后

对于原发恶性肿瘤的治疗是最为关键的。对于边缘叶脑炎等特定的副肿瘤综合征，治疗原发肿瘤对副肿瘤综合征的缓解也极其有效。其他免疫调节治疗方法，如激素、人免疫球蛋白、血浆置换、免疫抑制剂尤其是细胞毒性药物，也可用于尝试。免疫治疗的效果依赖于早期干预及对原发肿瘤的控制。一般而言，脑病、周围神经病和小脑变性的治疗效果不如边缘叶脑炎理想，其预后亦不能完全明确。

Dalmau J, et al. Anti-NMDA-receptor encephalitis: Case series and analysis of the effects of antibodies. *Lancet Neurol* 2008;7:1091-1098. [PMID: 18851928]

Graus F, et al. Anti-Hu-associated paraneoplastic encephalomyelitis: Analysis of 200 patients. *Brain* 2001;124:1138-1148. [PMID:11353730]

Graus F, Saiz A, Dalmau J. Antibodies and neuronal autoimmune disorders of the CNS. *J Neurol* 2010;257:509-517. [PMID:20035430]

Gultekin SH, et al. Paraneoplastic limbic encephalitis: Neurological symptoms, immunological findings, and tumor association in 50 patients. *Brain* 2000;123:1481-1494. [PMID: 10869059]

Hoffmann L, et al. Anti-Ma and anti-Ta associated paraneoplastic neurological syndromes; 22 newly-diagnosed patients and review of previous cases. *J Neurol Neurosurg Psychiatry* 2008;79:767-773. [PMID: 18223018].

Lai M, et al. AMPA receptor antibodies in limbic encephalitis alter synaptic receptor location. *Ann Neurol* 2009;65:424-434. [PMID: 19338055]

Lou E, et al. Paraneoplastic opsoclonus-myoclonus syndrome secondary to immature ovarian teratoma. *Gynecol Oncol* 2010; 117:382-384. [PMID: 20144470]

Nayak L, Rubin M. Amphiphysin autoimmunity in paraneoplastic neurologic disease. *Clin Adv Hematol Oncol* 2009;7:183-184. [PMID: 19398942]

Ohshita T, et al. Voltage-gated potassium channel antibodies associated limbic encephalitis in a patient with invasive thymoma. *J Neurol Sci* 2006;250:167-169. [PMID: 17028029]

Pittock SJ, et al. Amphiphysin autoimmunity: Paraneoplastic accompaniments. *Ann Neurol* 2005;58:96-107. [PMID:15984030].

Sillevis Smitt P, et al. Survival and outcome in 73 anti-Hu positive patients with paraneoplastic encephalomyelitis/sensory neuronopathy. *J Neurol* 2002;249:745-753. [PMID:12111309]

Titulaer MJ, et al. Treatment and prognostic factors for long-term outcome in patients with anti-NMDA receptor encephalitis: An observational cohort study. *Lancet Neurol* 2013;12:157-165.[PMID: 23290630]

Vincent A, et al. Potassium channel antibody-associated encephalopathy: A potentially immunotherapy-responsive form of limbic encephalitis. *Brain* 2004;127:701-712. [PMID:14960497]

副肿瘤性斜视性眼阵挛 – 肌阵挛

◎ 概述

副肿瘤性斜视性眼阵挛 – 肌阵挛（paraneoplastic opsoclonus-myoclonus, POM）是一类累及脑干和小脑的具有潜在可逆性的综合征，其病理机制目前尚不明确。20% ~ 40% 的患者有潜在的肿瘤。更加弥漫性的脑病也有可能发生，其严重程度可以较轻，仅表现为抑郁和焦虑（成年人），也可以非常严重，导致昏迷甚至死亡。和 PEM 相似，POM 有可能导致患者猝死，其机制可能是急性脑干损伤或自主神经损伤。在成年人中，POM 与乳腺癌、卵巢肿瘤和小细胞肺癌相关。而在儿童中，POM 常与神经母细胞瘤相关。

◎ 临床表现

A. 症状和体征

POM 的患者可表现为自发的、无规律的眼阵挛，在眼球向各方向凝视时都可能出现，同时伴有肌肉的突然收缩。肌阵挛主要累及肢体，但在严重病例中，头部和躯体也有可能累及。步态不稳和摔倒是常见的症状，除了由于视觉障碍和肌阵挛导致之外，小脑功能损伤导致的躯干共济失调也是原因之一。POM 的患者中高达 60% 都可能出现脑病。POM 和其他 PNS 一样表现为亚急性病程，病情严重程度常有波动性，曾有报道有些患者可自行缓解。

在成年人中症状包括视振荡和轻到中度的“突发”肌阵挛。后者可能表现得较为轻微，开始时易被误解为（同时被患者和医生）焦虑发作。而在婴幼儿和儿童中，肌张力减低、共济失调、易激惹等症状常在眼阵挛和肌阵挛之前发生，同时也是较常见的临床表现。

B. 影像学检查

POM 患者的头颅 MRI 可以完全正常。然而，有时 T2 和 FLAIR 序列图像上亦可见位于脑干处的病灶，多无强化，也无占位效应或水肿。有些情况下，在经过治疗后病灶可完全消失（图 13-3A 和 13-3B）。

C. 特殊检查

大部分合并神经母细胞瘤的儿童患者并没有特异性的神经肿瘤抗体可用于帮助诊断。有些成年患者的血清及脑脊液中可发现抗 Ri（ANNA-2）抗体；最多见的相关肿瘤为乳腺癌、卵巢癌和肺癌。在少见的情况下，其他抗体（抗 Hu，抗 Yo，抗 Ma2）也曾在脑干脑炎的 POM 患者中被发现。

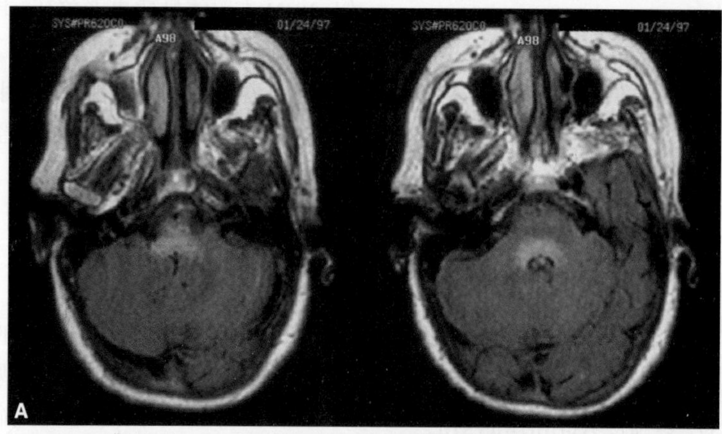

图 13-3A　一名 62 岁女性患者的 FLAIR 序列图像，表现为斜视性眼阵挛 – 肌阵挛并发现有局部乳腺导管内癌。该病灶在注射钆造影剂后并没有强化。血清和脑脊液中抗 Ri 抗体检测阳性

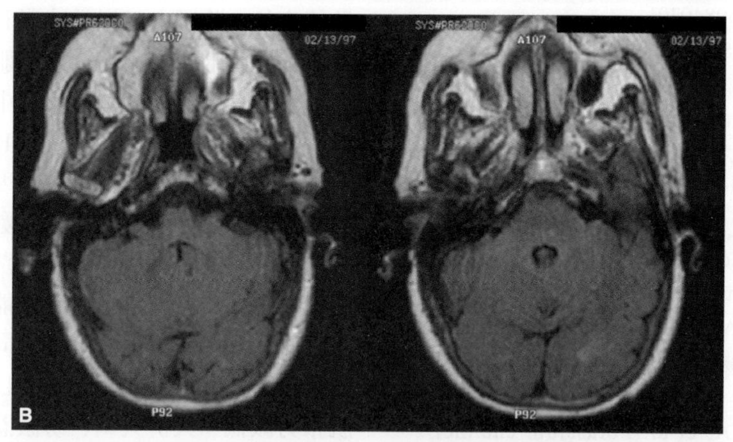

图 13-3B　与图 13-3A 同一名患者的 FLAIR 序列图像，在 1 周的大剂量甲泼尼龙静脉治疗后，该患者的病灶已完全消失

◎ 鉴别诊断

最常见的鉴别诊断包括多发性硬化。病毒性脑炎、脑干胶质瘤及中毒或代谢性脑病。临床特点（患者年龄、症状）和特异性抗体（当存在时）能够有助于正确地诊断。

◎ 治疗和预后

POM 是对治疗最敏感的 PNS 之一，尤其是当患者能够尽早得到治疗时。有时在激素治疗后症状能够得到完全缓解。人免疫球蛋白、血浆置换、利妥昔单抗及针对原发肿瘤的治疗通常也能得到较好效果。结合上述临床发现，以及在尸检中很少发现神经细胞的缺失，使我们相信 POM（类似于边缘叶脑炎）可能是由于暂时的炎症反应导致的“可逆”综合征，而不像 PCD 一样会造成永久性的神经细胞凋亡。但也有部分患者，尤其是在原发肿瘤未能得到治疗的情况下，其神经系统的损伤进行性加重，甚至导致死亡。

儿童 POM 通常也对糖皮质激素、促肾上腺皮质激素、人免疫球蛋白、利妥昔单抗或化学治疗有较好效果。眼球运动障碍和肌阵挛通常能够好转，但有 2/3 的患者可能遗留精神运动迟缓及行为和睡眠障碍。

Armangue T, et al. Clinical and immunological features of opsoclonus-myoclonus syndrome in the era of neuronal cell surface antibodies. *JAMA Neurol* 2016;73:417-424. [PMID: 26856612]

Kirsten A, et al. New autoantibodies in pediatric opsoclonus myoclonus syndrome. *Ann N Y Acad Sci* 2007;1110:256-260. [PMID: 17911440]

Ko M, Dalmau J, Galetta S. Neuro-ophthalmologic manifestations of paraneoplastic syndromes. *J Neuroophthalmol* 2008;28:58-68. [PMID: 18347462]

Luque FA, et al. Anti-Ri: An antibody associated with paraneoplastic opsoclonus and breast cancer. *Ann Neurol* 1991;29:241-251. [PMID: 2042940]

副肿瘤性脊髓炎

◎ 概述

副肿瘤性脊髓炎（paraneoplastic myelitis）可单独发生，也可合并其他神经系统损伤，如脑脊髓炎、舞蹈症或视神经病。炎症性脊髓炎常合并 PEM，同时伴有抗 Hu 和抗 CRMP5 抗体阳性及小细胞肺癌。坏死性脊髓病可能发生于血液系统恶性肿瘤（白血病、淋巴瘤、骨髓瘤）和实体肿瘤（特别是上皮性癌症）中。同时累及脊髓和视神经的视神经脊髓炎可合并有胸腺瘤、淋巴瘤、肺癌、泌尿系统肿瘤和乳腺癌。

◎ 临床表现

A. 症状和体征

患者可表现为背痛并发展为双下肢无力，感觉异常，感觉平面，以及尿失禁和肠蠕动障碍。自主神经功能损伤和体位性低血压也可能发生。如果该疾病与 PEM（同时也常表现为副肿瘤性炎症性脊髓病）并发，则也可伴有其他神经系统症状。在坏死性脊髓病中，病情可急进性加重并很快导致呼吸衰竭和死亡。视神经脊髓炎和视神经炎相关，并且其症状与多发性硬化较为类似。

B. 影像学检查

影像学检查可在 T2 序列图像上见脊髓水肿，并在 T1 增强序列上见病灶强化。脑脊液检测可发现蛋白升高及细胞数增多，提示存在炎症性反应。

C. 特殊检查

与副肿瘤性炎症性脊髓病相关的抗体有抗 Hu，抗双载蛋白，抗 GAD，抗 CRMP5（CV2），以及抗 Ri（ANNA2）抗体。抗 CRMP5（CV2）抗体曾在视神经脊髓炎合并胸腺瘤的患者中发现。AQP-4 水通道蛋白抗体在许多肿瘤中都有表达，并且可以反映视神经脊髓炎患者的副肿瘤综合征的疾病进程。

◎ 鉴别诊断

病毒感染引起的横断性脊髓炎（尤其是 2 型单纯疱疹），以及多发性硬化需要除外。对于坏死性脊髓病来说，软脑膜、硬脑膜和髓内转移性疾病亦需要鉴别。

◎ 治疗和预后

患者可通过免疫抑制治疗或对原发肿瘤的治疗得到获益。坏死性脊髓病的患者预后不佳。

Dalmau J, et al. Anti-Hu-associated paraneoplastic encephalomyelitis/sensory neuronopathy. A clinical study of 71 patients. *Medicine* 1992;71:59-72. [PMID: 1312211]

Ducray F, et al. Devic's syndrome-like phenotype associated with thymoma and anti-CV2/CRMP5 antibodies. *J Neurol Neurosurg Psychiatry* 2007;78:325-327. [PMID: 17308295]

Flanagan E, et al. Paraneoplastic isolated myelopathy: Clinical course and neuroimaging clues. *Neurology* 2011;76:2089-2095.[PMID:

21670438]

Pittock SJ, Lennon VA. Aquaporin-4 autoantibodies in a paraneoplastic context. *Arch Neurol* 2008;65:629-632. [PMID: 18474738]

副肿瘤性运动神经元病

（paraneoplastic motor neuron disease, PMND）

◎ 概述

这一类综合征的表现包括上运动神经元和（或）下运动神经元的变性。其中肌萎缩侧索硬化（amyotrophic lateral sclerosis, ALS）是最常见的表型。其他表型还有原发性侧索硬化（primary lateral sclerosis, PLS）、进行性脊肌萎缩（progressive spinal muscul aratrophy, PSMA）和球麻痹及假性球麻痹。亚急性运动神经元病和副肿瘤性脊髓炎所导致的运动神经元损伤也被认为属于副肿瘤性运动神经元病。副肿瘤性运动神经元病（motor neuron disease, MND）到底是由副肿瘤机制导致的，还是偶然发生于存在肿瘤的患者身上，目前仍有争议，尤其是因为尚无明确的可导致该病变的抗体被发现，而且 MND 在肿瘤患者中的发生率并未超过其散发率。目前唯一支持两者相关的依据便是在一些病例报道中，神经系统症状可因原发肿瘤的治疗而得到好转。与 MND 相关的肿瘤有乳腺癌、淋巴瘤、恶性浆细胞疾病和小细胞肺癌。

◎ 临床表现

A. 症状和体征

与散发性的 ALS 类似，副肿瘤性运动神经元病的上运动神经元受损表现有肌无力、腱反射亢进和痉挛性瘫痪，而下运动神经元受损表现有肌无力、肌萎缩和肌束震颤。有时执行能力和认知功能的损伤也可能出现。亚急性运动神经元病的显著表现为无痛性、进行性、非对称性的下运动神经元损伤，而感觉障碍则不常见。

B. 影像学检查

副肿瘤性运动神经元病的影像学表现和散发性 MND 同样，大多无特异性。有时在弥散张量成像（DTI）上可发现皮质脊髓束病变。

C. 特殊检查

副肿瘤抗体的存在，以及神经症状在原发肿瘤治疗后得到好转，均支持 MND 为副肿瘤机制导致。与副肿瘤性运动神经元病相关的抗体有抗 Yo，抗 Hu，抗 Ma2，抗 CRMP（5CV2），抗 spectrin，抗 MAG，抗 GM1 抗体。电生理检查可以反映神经凋亡和再生的情况。

◎ 鉴别诊断

鉴别诊断包括更为常见的非副肿瘤性运动神经元病，以及其他临床表现类似的疾病如颈椎疾病。

◎ 治疗

除了针对原发肿瘤的治疗外，还需要对症支持治疗。

僵人综合征

◎ 概述

僵人综合征（stiff person syndrome, SPS）曾被认为只会发生于男性患者，直到我们发现女性患者也同样可患此病。僵人综合征是一类较为罕见的病症，其可能为副肿瘤性，也可能不由肿瘤导致。与 SPS 相关的肿瘤包括小细胞肺癌、乳腺癌、霍奇金淋巴瘤、结肠癌和胸腺瘤。

◎ 临床表现

A. 症状和体征

SPS 常为亚急性病程，主要表现为脊旁肌肉和下肢肌肉的疼痛及痉挛。肌肉痉挛在早期可为波动性而局限性的，后逐渐进展加重，晚期则可能导致姿势异常、残疾甚至骨折。触觉、听觉甚至情感上的刺激均可能成为触发肌肉痉挛的因素。肌肉痉挛的受累范围也有不同，有时可仅累及一个肢体（僵肢综合征），有时也可累及整个躯干和四肢。其特点为在睡眠中或麻醉状态下肌肉痉挛会完全缓解。SPS 患者也可能合并副肿瘤性脑炎，并且现在有越来越多的证据提示 SPS 与自身免疫性癫痫综合征的相关性。

B. 影像学检查

头颅和脊髓 MRI 的 T2 序列或增强序列图像上可能发现高信号异常病灶，但影像学也可能完全正常。

C. 特殊检查

抗双载蛋白抗体可与 SPS 及乳腺癌相关。而在无肿瘤相关的 SPS 患者中，可发现抗 GAD 抗体（同时也是攻击胰岛细胞的抗体）。大部分患者可合并其他自身免疫疾病，如 1 型糖尿病。GAD 和双载蛋白分布于脊髓中间神经元的突触前末梢中，分泌抑制性的神经递质 γ- 氨基丁酸和甘氨酸。有些患有副肿瘤 SPS 的患者体内同时存在抗双载蛋白和抗 GAD 抗体。其他与 SPS 相关的抗体有抗 Ri 和抗桥尾蛋白抗体。

特异性的电生理表现包括在僵直的肌肉中检测到运动单位的持续性活跃，并且可在苯二氮䓬或其他麻醉药物治疗下明显好转。

◎ 鉴别诊断

主要的鉴别诊断在于区分 SPS 是否是副肿瘤性的。尽管非副肿瘤性的 SPS 更为常见，但我们仍旧需要进行详细地检查来明确是否有潜在的肿瘤。

◎ 治疗和预后

近期的研究表明非副肿瘤性 SPS 对免疫治疗效果较好，尤其是人免疫球蛋白。尽管肿瘤性 SPS 的治疗效果一般并不理想，但尽早识别并开始激素、人免疫球蛋白治疗可使神经系统症状得到控制。苯二氮䓬类药物及肌松剂，如巴氯芬，可用于对症治疗。在绝大多数副肿瘤性综合征中，SPS 出现于恶性肿瘤诊断之前，因此尽早诊断及治疗也许能够改变其临床病程。

Butler MH, et al. Autoimmunity to gephyrin in stiff man syndrome. *Neuron* 2000;26:307-312. [PMID: 10839351]

Dalakas MC, et al. High-dose intravenous immune globulin for stiff person syndrome. *N Engl J Med* 2001;345:1870-1876. [PMID: 11756577]

Liimtainen S., et al. GAD65 autoantibody characteristics in patients with co-occuring type 1 diabetes and epilepsy may help identify underlying epilepsy etiologies. *Orphanet J Rare Dis* 2018;1:55. [PMID: 29636076]

Lockman J, Burns T. Stiff person syndrome. Curr Treat Options *Neurol* 2007;9:234-240. [PMID: 17445501]

Murinson BB, Guarnaccia JB. Stiff person syndrome with amphiphysin antibodies: Distinctive features of a rare disease. *Neurology* 2008;71:1955-1958. [PMID: 18971449]

Saiz A, et al. Spectrum of neurological syndromes associated with glutamic acid decarboxylase antibodies: Diagnostic clues for this association. *Brain* 2008;131:2553-2563. [PMID: 18687732]

副肿瘤性视觉综合征

◎ 概述

相对于其他副肿瘤综合征来说，副肿瘤视觉综合征较为罕见。副肿瘤视觉综合征可表现为视网膜病变或视神经病变。在副肿瘤视觉综合征中，我们已发现许多类型：我们已经了解许多有关于肿瘤相关的视网膜病变（carcinoma-associated Retinopathy, CAR）和黑色素瘤相关的视网膜病变（melanoma-associated Retinopathy, MAR）的特点，而副肿瘤性视神经炎和双侧弥漫性葡萄膜黑色素细胞增殖（bilateral diffuse uveal melanocytic pro liferation, BDUMP）则更少见一些。然而，在诊断副肿瘤性视觉综合征之前，我们必须注意先除外一些在肿瘤患者中更为常见的视觉损伤病因，包括视神经、软脑膜的转移，以及放、化疗的毒性损伤。

与 MAR 相关的肿瘤为黑色素瘤。最常见的导致 CAR 的恶性肿瘤为早期小细胞肺癌，而其他可能导致 CAR 的肿瘤有血液系统恶性肿瘤、乳腺癌和妇科肿瘤。

◎ 临床表现

A. 症状和体征

患有 CAR 的患者可逐渐出现光敏感性，进行性无痛性的视觉损失，对色彩辨别能力下降，中心型或环形的视觉盲区，并可能出现夜盲症。当出现上述症状时，所有否认视网膜色素变性家族史的患者都需要考虑是否存在 CAR。在绝大部分 CAR 患者中，视杆细胞和视锥细胞会同时受累，而在极少数的情况下，该病变仅累及视锥细胞。在疾病后期可出现更加明显的视盘苍白。

MAR 患者通常表现为急性起病的夜盲症，以及眼前波纹状、斑点状或脉冲样的视觉闪烁。显著的视觉损失和中心型盲区并不常见。MAR 患者通常已被确诊黑色素瘤，但该症状也可在黑色素瘤被发现之前就已经出现。

副肿瘤性视神经病变较为少见，表现为亚急性起病的无痛性的双侧视觉损失。该病变也可能和其他一些神经系统症状同时出现，包括认知改变、共济失调和脊髓病变。当视神经受累时，传入性瞳孔反射障碍也可能同时出现。荧光镜下检查眼底可能正常，也可能发现眼底小动脉狭窄或视盘苍白。

BDUMP 特异性地表现为在肿瘤患者中出现的双侧葡萄膜弥漫性黑色素细胞增殖并合并视觉损失。至今为止，我们发现妇科肿瘤、肺癌和胰腺肿瘤与 BDUMP 相关。视觉损失的程度与病程的长短相关，然而，许多患者最终将发展为视网膜剥离或白内障。

B. 影像学检查

在此类病变中，影像学表现和脑脊液评估并无特异性。

C. 特殊检查

在一些 CAR 患者中，我们曾发现与视网膜蛋白特异反应的血清抗体，如抗恢复蛋白抗体。而在副肿瘤或非副肿瘤性视网膜病变的患者中，我们曾发现抗烯醇抗体。CAR 患者的视网膜电图（electroretinogram, ERG）显示出对光与暗反应的衰减。MAR 患者的 ERG 则显示为 B 波波幅衰减而 A 波不变。

MAR 患者体内可能存在攻击双极细胞的抗体，而一些患有副肿瘤性葡萄膜炎和副肿瘤性视神经炎的患者则可能存在抗 CRMP5（CV2）抗体。其他与副肿瘤性视神经病变相关的抗体包括抗 Hu 抗体、抗双载蛋白（amphiphysin）抗体、抗 GAD 抗体和抗 VGCC 抗体。

在 BDUMP 患者中，我们曾发现 CMEP 因子。

◎ 鉴别诊断

如上所述，该类病变主要的鉴别诊断为其他可导致肿瘤患者视觉损伤的更为常见的病因。

◎ 治疗和预后

通常情况下，副肿瘤性视网膜病变治疗效果并不理想。然而，一些研究提出激素、免疫调节治疗（如人免疫球蛋白，血浆置换，阿仑单抗）或对于原发肿瘤的治疗可能使视觉症状得到缓解。

Adamus G, Ren G, Weleber RG. Autoantibodies against retinal proteins in paraneoplastic and autoimmune retinopathy. *BMC Ophthalmol* 2004;4:5. [PMID: 15180904]

Bazhin AV, et al. Recoverin as a cancer-retina antigen. *Cancer Immunol Immunother* 2007;56:110-116. [PMID: 16444517]

Cross SA, et al. Paraneoplastic autoimmune optic neuritis with retinitis defined by CRMP-5-IgG. *Ann Neurol* 2003;54:38-50.[PMID: 12838519]

Keltner JL, Thirkill CE, Yip PT. Clinical and immunologic characteristics of melanoma-associated retinopathy syndrome: Eleven new cases and a review of 51 previously published cases. *J Neuroohthalmol* 2001;21:173-187. [PMID: 11725182]

Ko MW, Dalmau J, Galetta SL. Neuro-ophthalmologic manifestations of paraneoplastic syndromes. *J Neuroophthalmol* 2008;28:58-68. [PMID: 18347462]

Myers DA, et al. Unusual aspects of melanoma. Case 3. Melanoma-associated retinopathy presenting with night blindness. *J Clin Oncol* 2004;22:746-748. [PMID: 14966102]

Saito W, et al. Bilateral diffuse uveal melanocytic proliferation in a patient with cancer-associated retinopathy. *Am J Ophthalmol* 2005;5:942-945. [PMID: 16310487]

周围神经高兴奋性

◎ 概述

周围神经高兴奋性是由一组不同名称的疾病构成，包括神经性肌强直、肌肉波状运动病、艾萨克综合征和痉挛－肌束震颤综合征。副肿瘤性周围神经高兴奋性与胸腺瘤、小细胞肺癌、淋巴恶性肿瘤及其他肿瘤具有相关性。

◎ 临床表现

A. 症状和体征

患者常表现为肌肉痉挛、僵直、无力及多汗。这些运动症状代表着周围神经起源的肌纤维的自发性而持续性兴奋，并且可由自发的肌肉收缩所触发。在体格检查中，受累的肌肉可表现出波状的肌束颤动，伴有肌肉肥大。有些患者除了出现神经性肌强直症状外，还可能合并中枢神经系统受累，表现为记忆损伤，幻觉，失眠，心境及行为异常，以及自主神经功能受损（莫旺氏综合征）。

B. 影像学检查

影像学表现大多无明显特异性。莫旺氏综合征患者的 PET 影像中可能出现左侧额下部和左侧颞叶的低代谢。

C. 特殊检查

很多患者可存在 VGKC 抗体阳性，因为 VKGC 抗体可使乙酰胆碱的释放增多，延长动作电位时长，从而导致神经高兴奋性。神经性肌强直还与 Caspr2 抗体和 LGI1 抗体相关。Caspr2 抗体阳性的患者中有 20% 存在胸腺瘤。

肌电图检查通常显示纤颤、束颤和肌纤维颤搐放电。这些肌电异常活动在睡眠和麻醉状态下依旧存在，但可被肌肉毒性药物抑制。周围神经阻滞治疗的效果尚不明确，可能能够使异常电位减少、消失，但也可能无效。因为持续性地肌肉兴奋，患者的血清肌酶可能升高。

◎ 治疗

对症治疗可选用苯妥英钠、卡马西平，而免疫调节治疗方案可选用血浆置换、人免疫球蛋白，或者药物治疗，如硫唑嘌呤、环磷酰胺和利妥昔单抗。有报道显示上述治疗方案可使患者症状得到一定缓解。

Lai M, et al. Investigation of LGI1 as the antigen in limbic encephalitis previously attributed to potassium channels: A case series. *Lancet Neurol* 2010;9:776-785. [PMID: 20580615]

Rueff L, et al. Voltage-gated potassium channel antibodymediated syndromes: A spectrum of clinical manifestations. *Rev Neurol Dis* 2008;5:65-72. [PMID: 18660738]

Van Sonderen A, et al. The clinical spectrum of Caspr2 antibody-associated disease. *Neurology* 2016;5:521-528. [PMID:27371488]

副肿瘤性周围神经病

◎ 概述

副肿瘤性周围神经病（paraneoplastic peripheral neuropathy）是一类表现各异的广泛的副肿瘤综合征。和其他 PNS 一样，周围神经病的发生常早于肿瘤的诊断。对于此类疾病的早期识别非常关键，可有助于阻止神经的严重损伤，并有助于对原发肿瘤的尽早诊断及治疗。

◎ 临床表现

A. 症状和体征

副肿瘤性感觉神经元病通常表现为亚急性病程，起初为非对称性感觉异常，继而逐渐进展为广泛的感觉缺失，患者很可能也会合并神经痛。在疾病进展中患者可出现感觉性的步态共济失调，甚至有可能这是他们的唯一主诉。极少数患者还会出现感觉性听力损伤。当患者表现为亚急性、非对称性的感觉损伤时，即使既往没有肿瘤病史，我们也必须考虑副肿瘤性感觉神经元病的可能性，尤其是有胸段和腹段神经受累时。

感觉运动周围神经病可表现为脱髓鞘病变，也可表现为轴索变性。脱髓鞘病变类型的患者，其症状通常类似于慢性炎症性脱髓鞘性多发性神经病（chronic inflammatory demyelinating polyneuropathy, CIDP），症状可有波动性，一般比轴索损伤类型的预后更好。

通常来说，副肿瘤性周围神经病是作为 PEM 的其中一部分症状出现的，但它们也可以单独发生。大部分副肿瘤性周围神经病出现于肿瘤诊断之前，尤其是小细胞肺癌。

臂丛神经病（brachial neuropathy），同时也是一类与吉兰－巴雷综合征类似的急性副肿瘤性多发神经根神经病，通常与霍奇金淋巴瘤相关。

副肿瘤性感觉神经元病的病理改变包括背根神经节、后根神经及脊髓背柱的变性。而在运动感觉多神经病中，可有淋巴细胞浸润导致的脱髓鞘病变或轴索变性。这些病理改变是经由周围神经活检而证实的。

B. 影像学检查

当周围神经病以 PEM 的部分症状出现时，其影像学特点与 PEM 相似，但除此之外并无更多特异性。

C. 特殊检查

在患有背根神经节受累的副肿瘤性神经病且合并有小细胞肺癌的患者中，其血清及脑脊液中常能检测到抗 Hu 抗体阳性。而在一些以轴索损伤为主的副肿瘤性感觉运动神经病患者中，抗 CRMP5（CV2）抗体可能被检测到。

神经电生理检查可以帮助区分髓鞘和轴索损伤，从而对治疗和预后提供有效信息。

◎ 鉴别诊断

主要的鉴别诊断包括化学药物导致的神经病，神经丛或周围神经的转移（通常是软脑膜或软脊膜受累时的连带损伤），放射后神经丛损伤（如果有相关既往史），吉兰－巴雷综合征，以及慢性炎症性脱髓鞘性多发性神经病（CIDP）。

◎ 治疗和预后

一般来说，副肿瘤性神经病对于治疗的效果并不理想。但早期予以大剂量的激素治疗，随后再逐渐减量，可能能够部分缓解感觉损伤。和 CIDP 同样，以脱髓鞘病变为主的副肿瘤性神经病可能通过免疫调节治疗（如人免疫球蛋白和血浆治疗）而得到好转。如果能够成功治疗原发肿瘤，那么可能预示着较好的预后，尤其是合并小细胞肺癌和抗 Hu 抗体阳性的患者。

Antoine JC, Camdessanche JP. Peripheral nervous system involvement in patients with cancer. *Lancet Neurol* 2007;6:75-86. [PMID: 17166804]

Antoine JC, et al. Paraneoplastic anti-CV2 antibodies react with peripheral nerve and are associated with a mixed axonal and demyelinating peripheral neuropathy. *Ann Neurol* 2001;49:214-221. [PMID: 11220741]

Graus F, et al. Pareneoplastic neuropathies. *Curr Opin Neurol* 2013;5:489-495. [PMID: 23892629]

Muppidi S, et al. Paraneoplastic neuropathies. *Continuum* 2014;20:1359-1372. [PMID: 25299287]

神经 – 肌肉接头副肿瘤综合征

◎ 概述

兰伯特 – 伊顿肌无力综合征和重症肌无力将在第 22 章节中详细讨论。我们在本章中将着重讨论这两种疾病在临床症状和诊断上的区别，以及与这两类疾病相关的肿瘤类型（见表 13-1；表 13-2）。

◎ 临床表现

A. 症状和体征

大部分兰伯特 – 伊顿肌无力综合征患者表现为肌无力或乏力，且在诊断时常已经出现自主神经功能障碍。吞咽困难、构音障碍、眼睑下垂和复视在重症肌无力的患者中更加常见。

表 13-2　兰伯特 - 伊顿肌无力综合征和重症肌无力的比较

	兰伯特 – 伊顿肌无力综合征	重症肌无力
起病年龄	较晚（50s）	年轻（20s）
近端无力	++	+++
深反射	常消失	正常
自主神经症状	存在	不存在
活动后减轻	存在（活动后肌肉更有力）	不存在（活动后肌肉更疲劳）
病变部位	突触前膜	突触后膜
机制	乙酰胆碱的释放被 VGKC 抗体所抑制	乙酰胆碱受体被 AChR 抗体攻击
相关肿瘤	小细胞肺癌	胸腺瘤（大多为非侵袭性）
特异性治疗	3,4– 二氨基吡啶	胆碱酯酶抑制药

轻至中度的近端肌无力（下肢重于上肢）及腱反射的消失是兰伯特 – 伊顿肌无力综合征的特征性表现。重症肌无力的近端肌无力常累及四肢和颈部肌肉，但腱反射依旧正常。在数次肌肉收缩之后，兰伯特 – 伊顿肌无力综合征患者的肌肉力量将会增强（易化），但重症肌无力的患者肌力将会更差。60% 的兰伯特 – 伊顿肌无力综合征患者是由副肿瘤机制导致的，一般是小细胞肺癌；而相对的，重症肌无力患者中只有 10% ~ 15% 合并胸腺瘤（多数是非侵袭性的）。

B. 特殊检查

兰伯特 – 伊顿肌无力综合征患者的血清中可检测到抗 VGCC 抗体，而 SOX1 抗体也可在兰伯特 – 伊顿肌无力综合征并小细胞肺癌的患者中发现。在 85% ~ 90% 的重症肌无力患者中抗乙酰胆碱受体抗体为阳性，但不能据此区分重症肌无力是否由副肿瘤机制导致。抗乙酰胆碱受体抗体血清阴性的患者，有可能存在 MuSK 抗体，但这类抗体一般与胸腺瘤无直接相关性。

肌电图检查中，兰伯特 – 伊顿肌无力综合征在高频重复电刺激（> 20Hz）下，复合肌肉动作电位表现为波幅递增，而重症肌无力的患者正好相反（复合肌肉动作电位的波幅递减）。

◎ 鉴别诊断

对于神经 – 肌肉接头副肿瘤综合征，最主要的鉴别诊断还是在于重症肌无力和兰伯特 – 伊顿肌无力综合征两者之间的区分（表 13-2）。

◎ 治疗和预后

兰伯特 – 伊顿肌无力综合征的症状在肿瘤移除后可能能够改善。在部分患者中，3，4– 二氨基吡啶显示有治疗效果。血浆置换、人免疫球蛋白等免疫调节治疗一只能起到短暂的改善。长期的激素或硫唑嘌呤等免疫抑制治疗通常是必需的。

对于合并有胸腺瘤的重症肌无力患者，胸腺瘤切除术是一项重要的治疗手段，同时需要服用胆碱酯酶抑制药和免疫抑制药。人免疫球蛋白和血浆置换等免疫调节治疗可使病情改善。

Sabater L, et al. SOX1 antibodies are markers of paraneoplastic Lambert-Eaton myasthenic syndrome. *Neurology* 2008;70:924-928. [PMID: 18032743]

Titulaer MJ, Verschuuren JJ. Lambert-Eaton myasthenic syndrome: Tumor versus nontumor forms. *Ann N Y Acad Sci* 2008; 132:129-134. [PMID: 18567862]

皮肌炎和多发性肌炎

（Dermatomyositis & Polymyositis）

这两类综合征在第 23 章中将有更加详细的讨论，它们都是累及肌肉的自身免疫炎症性疾病。相对于多发性肌炎来说，在成年人中皮肌炎与肿瘤的关系更加密切。

典型性的症状多表现为亚急性起病的肢体近端肌肉和颈屈肌的无力，其他部位的肌肉，如球部肌肉和呼吸肌也可受累。腱反射和感觉功能均维持正常，血清肌酶往往升高。最常见的伴发肿瘤为乳腺癌、肺癌、卵巢癌和胃癌。

其治疗方案与不合并肿瘤的该病患者是一致的，包括激素、人免疫球蛋白；而难治性的皮肌炎往往需要服用免疫抑制剂，如麦考酚酯、环磷酰胺。

致谢

感谢朱迪思·兰普伦对于本章的极大帮助。

杨瑞晗 译 孟 强 唐 浩 校

创伤

Katja E. Wartenberg, MD, PhD
Stephan A. Mayer, MD

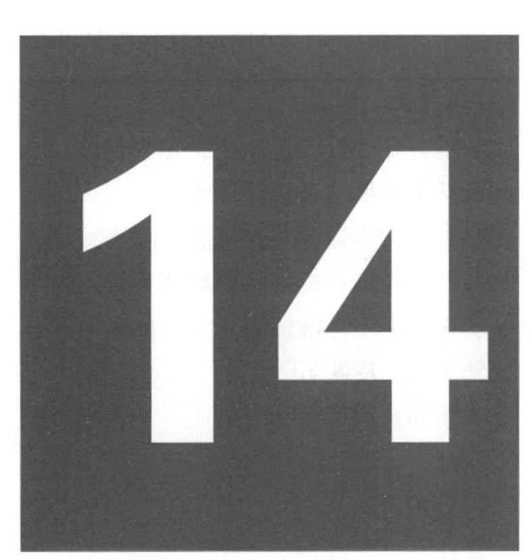

颅脑创伤

诊断要点

◎ 外伤史或具有外伤证据
◎ 头痛，精神状态改变，癫痫，局灶性神经功能缺失
◎ 进行性占位效应导致的小脑幕切迹疝体征
◎ CT 或 MRI 提示颅骨骨折，硬膜外、硬膜下、蛛网膜下腔或脑内血肿；或脑水肿

◎ 概述

颅脑创伤是常见的致死致残原因。在低收入和中等收入国家，颅脑外伤的发病率随着交通事故发生率的上升而上升，而在高收入国家随着人口老龄化而下降。暴力导致的闭合性颅脑外伤占 7% ~ 10%。穿透性颅脑外伤由于枪支的泛滥变得常见；由于恐怖或其他袭击中运用改良的爆炸装置，使得出现了大量的爆炸性颅脑外伤。美国急诊科每年处理头外伤患者超过 170 万例，其中 21% 需要住院治疗。美国外伤死亡率约为 10%，其中约半数死于颅脑外伤。外伤导致的年财政负担达到了 600 亿美元。

颅脑创伤可见于任何年龄阶段，15 ~ 25 岁年轻人是发病的高峰。头外伤是＜ 25 岁年轻人最主要的死亡原因，男性是女性的 3 ~ 4 倍。

创伤性颅脑损伤可依据损伤机制、病情轻重、损伤部位及预后进行分类（表 14-1）。

◎ 发病机制和临床表现

A. 脑震荡和轴索剪应力损伤

头部的加 – 减速运动，尤其是成角 – 旋转运动，导致轴索受到牵拉和剪应力损伤，可导致伤后即产生意识丧失。若外伤后意识改变在短时间内（＜ 6 小时）恢复，称为脑震荡。部分患者也可不出现意识丧失，或保持清醒，仅表现为眩晕。大部分患者可在数秒至数分钟内恢复，可有逆行性或顺行性遗忘。

脑震荡导致意识改变的机制，与旋转力作用于脑干上部，导致网状激活系统短暂功能紊乱有关。有实验表明，即使无直接接触力作用于头部，头部的暴力旋转可产生脑震荡。由于无组织结构性损伤，大部分脑震荡患者的 CT 或 MRI 检查无阳性发现。约 5% 的患者症状较重且持续，CT 扫描可发现颅内血肿。

弥漫性轴索损伤指的是白质纤维束多发小片状损伤，且昏迷时间超过 6 小时。一般认为此类患者存在广泛的小片状或大片状轴索牵拉性损伤，且 CT 或 MRI 排除引起昏迷的其他原因。昏迷持续时间 6 ~ 24 小时为轻度弥漫性轴索损伤；昏迷时间超

表 14-1　创伤性脑损伤的分类

损伤机制
闭合性，穿透性，挤压伤，爆炸伤
临床严重程度：意识障碍水平
（格拉斯哥昏迷评分，见表 14-2）
临床严重程度：损伤严重程度评分
简明损伤定级标准依据 6 个身体区域受伤情况：
· 外表的（皮肤）
· 头颈部，包括脑部
· 胸部
· 腹部和盆腔
· 脊柱
· 四肢
评分：
0= 无
1= 轻度创伤
2= 中度创伤
3= 重度创伤
4= 严重创伤
5= 危重创伤
6= 极重创伤
分数（0 ~ 75 分）是 6 个身体区域各自的两次分数之和
CT 或 MRI 影像学损伤分级
弥漫性损伤 I：无病理性损伤改变
弥漫性损伤 II：环池显示清楚，中线移位 0 ~ 5mm 和（或）具有肉眼可见的挫伤，且伤灶体积< 25ml
弥漫性损伤 Ⅲ：脑肿胀，环池受压或消失，中线移位 5mm，伤灶体积< 25ml
弥漫性损伤 Ⅳ：中线移位> 5mm，伤灶体积> 25ml
切除的肿块病变：任何经手术切除的病变
未切除的肿块病变：高密度或混合密度病变 >25ml，未经手术切除
CRASH 和 IMPACT 研究中关于患者预后
依据患者预后进行分类。可以从以下网址找到两个例子：http://www.crash2.lshtm.ac.uk; http://www.tbi-impact.org

数据来自：Marshall LF, Marshall SB, Klauber MRI et al. A new classification of head injury based on computed tomography. J Neurosurgery 1991;75 (suppl):S14-20 和 Baker SP, O' Neill BB, Haddon W Jr. et al. The Injury Severity Score: A method for describing patients with multiple injuries and evaluating emergency care, J Trauma 1974;14:187-196.

过 24 小时则为中度或重度损伤，并且依据是否有无脑干征，如去脑强直可进一步区分中度或重度弥漫性轴索损伤。脑干和丘脑损伤在急性重度弥漫性轴索损伤患者中常见，可表现为自主神经功能紊乱（如心动过缓、心动过速、高血压、多汗、高热、低体温）；患者可昏迷数天、数月，甚至数年。即使苏醒，也可能遗留严重的认知和运动功能障碍，包括痉挛性或失调性运动功能障碍。弥漫性轴索损伤是创伤性脑损伤后患者长期严重残疾的重要原因之一。

轴索剪应力损伤在一些特定脑区损伤最明显，因为这些区域在旋转外力作用下，解剖学上更容易受到最大的牵拉性损伤。镜下表现为大脑半球白质弥漫性轴索收缩球形成，以及细胞膜通透性改变，离子通道障碍等。大体损伤表现为组织牵拉伤，这可在 MRI 弥散张量成像序列上清楚显示。以上损伤最常见于中线部位，如脑干背外侧，脑桥，胼胝体后份，矢状窦旁白质，脑室周围区域，内囊也偶可见到损伤。弥漫性轴索损伤后长期意识丧失，与中脑网状激活系统受损有关。小片状血肿，如"滑动性脑挫伤"，往往与局部牵拉受损有关（图 14-1）。

B. 颅骨骨折

虽然颅骨骨折本身对预后一般不产生重要影响，但颅骨骨折可能预示着存在严重的脑损伤。颅骨骨折可分为线性、凹陷性和粉碎性骨折 3 种类型。如果骨折伴有头皮撕裂，则称为开放性颅骨骨折。

线性骨折约占颅骨骨折的 80%。由于颞顶部颅骨最薄，线性骨折是该处骨折最常见的类型。尽管 CT 未发现明确的脑内病变，若发生线性骨折，仍须警惕是否合并严重的脑损伤。未发生移位的线性骨折不需要外科处理，一般采取非手术治疗。

颅骨凹陷性骨折是指一块或多块颅骨向内凹陷移位，并导致相应的脑组织受压。颅骨粉碎性骨折是指颅骨裂成多个碎片，可有或无骨片移位表现。85% 的凹陷性骨折为开放性，是感染和脑脊液漏的危险因

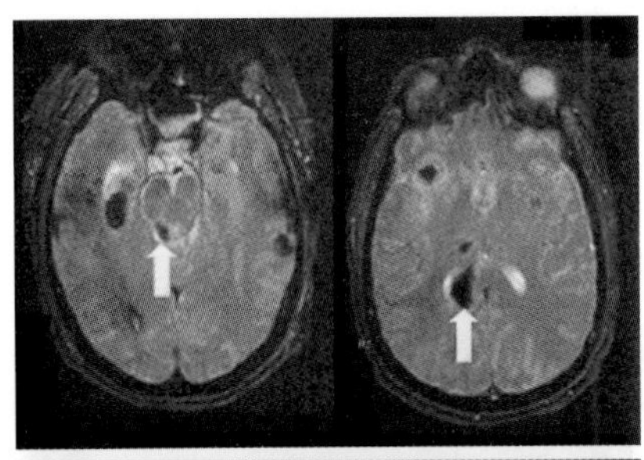
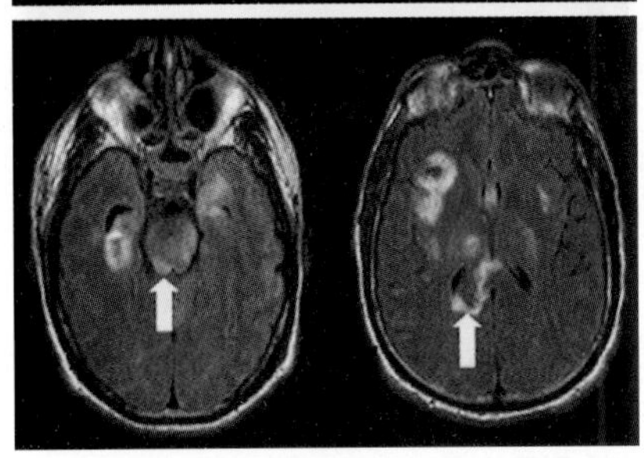

图 14-1 弥漫性轴索损伤 MRI 典型表现。上图：MRI 梯度回波序列显示多发出血灶（滑动性脑挫伤，箭头所示），位于中脑右份背外侧和胼胝体压部；下图：FLAIR 像显示出血周围的水肿信号（箭头所示）

素。即使凹陷性或粉碎性骨折为闭合性，也需要外科手段进行清创、整复，以及修补骨折撕裂的硬脑膜。该类型骨折常伴有相应部位的脑组织损伤，甚至可损伤静脉窦，表现为撕裂、压迫者血栓形成。

颅底骨折可表现为线性、凹陷性或粉碎性。颅骨平片常难以发现，CT 骨窗片可清楚显示。骨折可导致相应部位的颅神经损伤和硬脑膜撕裂，引起迟发性脑膜炎。颞骨岩部骨折常可引起鼓室积血、听力下降、脑脊液耳漏、面瘫，以及乳突部皮下瘀斑（Battle 征）。蝶骨、前颅底、筛骨骨折则可表现为嗅觉减退、双侧眶周瘀斑（熊猫眼征）和脑脊液鼻漏。

C. 脑水肿

脑损伤后脑肿胀目前仍知之甚少，可能是由多种机制引起。脑肿胀可呈弥漫性肿胀，也可表现为紧邻伤灶或硬膜外血肿的局灶性肿胀。外伤后脑肿胀可由占位（血肿），脑血流量增加，或脑水肿引起。脑水肿可分为离子性（细胞肿胀）、血管性（血管渗透）和间质性（脑室扩张引起的室管膜渗出）水肿 3 种类型。

任何脑损伤均可导致脑肿胀。令人奇怪的是，脑水肿的程度与损伤严重程度并无关联。弥漫性脑肿胀对于某些病例，特别是年轻患者，往往是致死性的，可发生于小片脑挫伤后数分钟至数小时。脑血管病理性扩张引起脑血流量增加，脑组织高灌注，以及脑血管通透性增加，从而导致血浆外渗，产生血管性脑水肿。脑血流动力学研究发现，几乎所有重度脑损伤患者在伤后 1 ~ 3 天，均可发生不同程度的脑充血。该现象可能与迟发性炎症反应或脑干血管调节中枢功能障碍有关。

D. 脑挫裂伤和血肿

在外力作用与颅骨和（或）硬脑膜构成的“刮擦”“挫碰”下，造成的脑组织局灶性损伤出血，称为脑挫裂伤。这是一种最常见的脑外伤，尤其多见于年老患者。由于额颞颅底部骨质凸凹不平，因此这些部位为脑挫裂伤最常发生的部位（图 14-2）。脑挫裂伤可发生于颅骨骨折处，但这种较少见，并且挫伤脑组织表面的软脑膜和蛛网膜一般是完整的。大部分患者的挫伤灶较小且多发。当头部遭受侧方力打击时，挫伤灶可出现于着力部位（冲击伤），也可由于脑组织与颅骨相对移位使

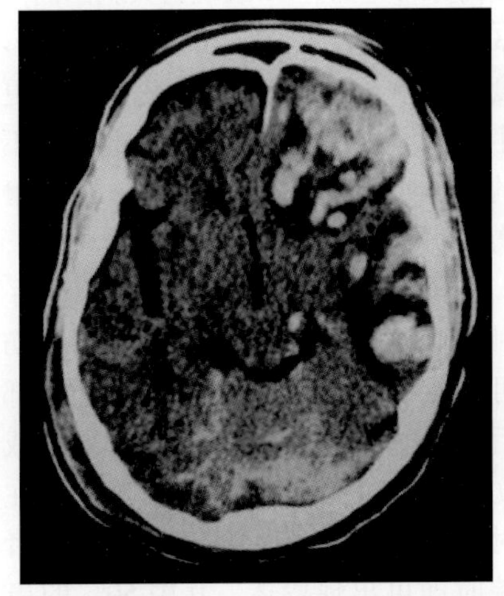

图 14-2 脑挫裂伤：CT 平扫示左侧额极和邻近蝶骨嵴处颞叶片状挫裂伤灶，合并小片状出血

伤灶出现在对侧（对冲伤）。挫伤灶可在伤的 12 ~ 24 小时扩大（10% ~ 25%），尤其见于合并凝血功能障碍的患者；甚至一部分患者脑挫裂伤灶在伤后 1 天至数天才出现。由于挫伤的脑组织并未完全失去功能，因此脑挫裂伤一般采取非手术治疗，除非具有明显的占位效应。弥漫性轴索损伤患者，如果没有合并脑肿胀或继发性血肿，仅为单纯的一个或多个小的挫裂伤灶，其预后良好。尸检也发现一些陈旧性脑挫裂伤灶，但这些患者并没有持久的脑损伤表现。

脑内血肿一般是由于旋转暴力导致脑实质内小或中等大小的血管撕裂所致。与挫伤灶内受伤的脑组织不同，血肿是由于出血凝聚而成，并挤压周围脑组织。大部分血肿位于脑深部白质内，而挫伤灶一般位于大脑皮质。具有占位效应的血肿须外科手术清除。

E. 硬膜下血肿

血肿积聚于硬膜下腔与蛛网膜之间的腔隙，称为硬膜下血肿。最常发生的机制为：暴力导致脑组织移位，脑表面的引流静脉撕裂出血。软脑膜动脉破裂出血较少见。硬膜下血肿好发于大脑凸面，也可见于小脑幕与枕叶之间，颞叶与颅底之间，后颅窝亦可见到。CT 表现为大脑凸面（图 14-3）或大脑镰旁（图 14-4）的新月形高密度影。年老及酗酒的脑萎缩患者，更易发生硬膜下血肿。这类患者头部受到不经意的撞击或单纯的加减速损伤，如挥鞭样损伤，就可导致大的硬膜下血肿。

根据定义，急性硬膜下血肿为伤后 72 小时内发生的血肿，但大部分患者在伤后即可有神经症状。这些症状在任何头部损伤后均可出现，更常见于高处坠落伤或打击伤。约 1/2 的急性硬膜下血肿患者在受伤时即可出现意识改变；约 1/4 的患者在入院时即可出现昏迷，其中 50% 的患者随着硬膜下血肿体积的增大，可再次陷入

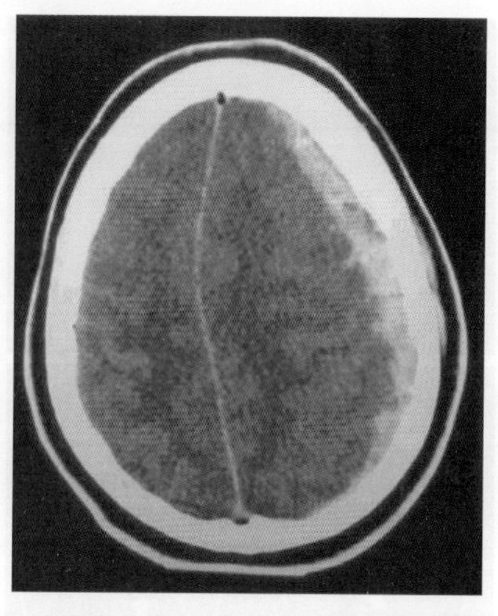

图 14-3　急性硬膜下血肿：CT 平扫示左侧额颞顶部新月形、高密度占位（相邻脑沟及侧脑室消失），伴中线向右侧移位

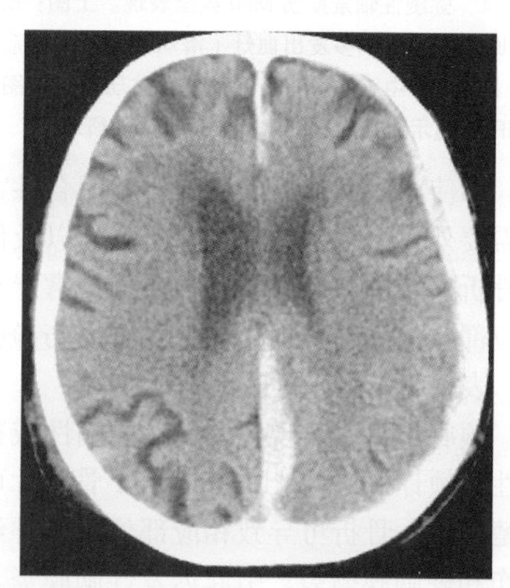

图 14-4　急性硬膜下血肿：CT 平扫示大脑纵裂（大脑镰旁）高密度影像

昏迷。这段间隔时间可为数分钟至数小时不等，称为“中间清醒期”。约 1/2 ~ 2/3 的患者可出现偏瘫和瞳孔异常，一般表现为同侧瞳孔扩大和对侧肢体偏瘫。所谓的“假性定位体征”（如外展麻痹、对侧瞳孔扩大、同侧肢体偏瘫）在急性硬膜下血肿中常见，这是由于血肿导致颞叶沟回疝，从而压迫中脑，并使第Ⅲ脑神经在天幕处受压（Kernohan notch 现象）所致。

伤后 21 天以上出现血肿压迫症状为慢性硬膜下血肿。50 岁以上的患者更易发

生。25% ~ 50% 的患者否认曾经受过外伤，其中约 50% 的患者有酗酒或癫痫史，以致忘记受过外伤；另一部分患者由于对所受外伤事件很不经意，并且由于脑萎缩使得没有脑受压或很轻微。慢性硬膜下血肿的其他危险因素包括脑脊液脑室 – 腹腔过度分流，凝血功能障碍，包括抗凝药物的使用。伤后 1 周，硬脑膜内表面的成纤维细胞形成一层厚的外膜，2 周后薄的内膜逐渐形成，这样就把逐渐液化的血肿包裹封闭起来。血肿逐步扩大，一方面是由于反复出血（所谓的急慢性混合性硬膜下血肿）所致，另一方面与渗透压效应导致血浆中的高蛋白液体渗入至血肿腔内有关。该类患者可能仅有精神方面的改变，常被误认为阿尔兹海默症。CT 表现为脑表面等密度或低密度的新月形或透镜形占位，增强后血肿包膜可强化。长时间的慢性硬膜下血肿液化后可形成水囊瘤，部分患者包膜可钙化。

F. 硬膜外血肿

5% ~ 15% 的头部外伤后尸检患者可发现硬膜外血肿。血肿的发生一般是由于一条脑膜动脉撕裂所致，最常见于脑膜中动脉。15% 的患者是由于颅内静脉窦的损伤所致。75% 的硬膜外血肿患者常合并有颅骨骨折。血肿使得硬膜与颅骨之间被剥离，血肿不断增加直至血管壁破口被压闭或被血肿封堵住。

硬膜外血肿在 CT 上表现为“凸透镜”形（图 14-5），这是由于硬膜在颅缝处紧密连接，以至于血肿局限于该腔隙中。大部分硬膜外血肿位于大脑半球凸面，且中颅窝居多，少部分见于前颅窝，可能是由于脑膜动脉额支损伤所致。后颅窝的硬膜外血肿可能是由于静脉窦撕裂所致。血肿位置一般与暴力作用侧一致。

硬膜外血肿常见于青年患者，而老年人很少见，因为硬脑膜与颅骨的粘连紧密度随着年龄的增长而增加。1/3 的患者临床进程表现为：伤后由于脑震荡陷入短暂意识丧失，然后逐渐苏醒，随之由于血肿扩大再次陷入昏迷。随着病情的进展，可出现对侧肢体偏瘫，同侧瞳孔扩大，甚至对光反射消失，这意味着动眼神经受压和小脑幕切迹疝形成。和急性硬膜下血肿一样，急性硬膜外血肿也可存在假性定位体征。如出现小脑征，颈项强直，嗜睡并伴有枕骨骨折，往往提示后颅窝血肿。由于出血为动脉破裂，病情可快速进展至小脑幕切迹疝或枕骨大孔疝，甚至死亡。这类患者如得不到快速诊治，死亡率几乎达到 100%。

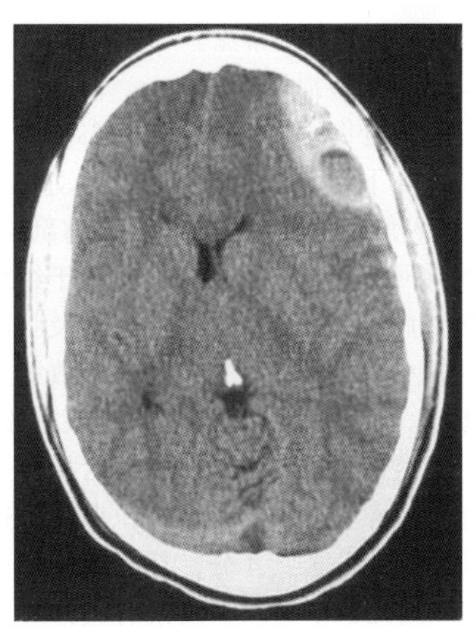

图 14-5 CT 平扫示左侧额部急性硬膜外血肿。凸透镜形血肿是硬膜外血肿的特征，并可与硬膜下血肿相区别

G. 蛛网膜下腔出血

任何头部损伤，出血均可渗入蛛网膜下腔。大部分患者仅通过脑脊液检查就能发现蛛网膜下腔出血。一些严重的损伤，如导致较大的、穿行于蛛网膜下腔的血管破裂，CT 可出现局灶或弥漫性蛛网膜下腔出血。外伤性蛛网膜下腔出血不同于动脉瘤性的蛛网膜下腔出血，常局限于基底池，前者常分布于大脑凸面。大量的蛛网膜下腔出血常提示预后较差。动脉瘤性蛛网膜下腔出血的迟发性并发症，如脑积水和脑血管痉挛导致的缺血，在创伤性蛛网膜下

腔出血患者中并不常见。

H. 穿透性损伤

头部枪伤的死亡率超过 95%。组织损伤程度与下列因素有关：子弹的动能和速度，进入角度，骨片数量，损伤的解剖结构，弹片弹回所造成的二次损伤。由于组织的破坏，血管源性水肿，脑挫裂伤及脑内血肿，缺血缺氧性脑损伤，均可导致继发性脑损伤。MRI 或 CT 均可发现以上病理改变。

穿透性脑损伤最重要的预后指标为伤后患者的意识水平。患者格拉斯哥昏迷评分（GCS 评分）＜ 4 分，其存活概率仅为 20%。高死亡率与以下因素有关：蛛网膜下腔、脑室内和硬膜下血肿；血管痉挛；弹片邻及脑干；双侧大脑半球损伤。

I. 爆炸伤

炸弹爆炸产生的高压波以机械、高温和电磁能量的形式传递至脑部，这种传递方式包括散裂、内爆炸和惯性力直接作用于颅骨，或通过对大血管内血液的振荡压的间接作用。该爆炸产生的高频波可导致血脑屏障破坏，产生的低频高振荡波可导致灰白质交界区皮质柱状结构的传入神经阻滞破坏，MRI 的 DTI 成像可发现以上病理改变。这类患者即使没有穿透性损伤，也可出现意识丧失或精神状态改变。约 30% 的患者长期遗留有神经功能缺失症状；11% 的患者存在创伤后应激障碍。继发性爆炸伤指的是爆炸碎片通过爆炸产生的压力或风力导致人体的穿透性或钝性创伤。三级爆炸伤指的是人体由于爆炸产生的高压或风力或建筑物垮塌导致移位，而造成的钝性创伤，如闭合性脑损伤。

◎ 临床评估

A. 初步评估

患者一旦被送至急诊科，复苏、病史采集和体格检查需要同步进行。评估并开放气道，稳定呼吸及循环在初步处理中至关重要。接下来须对头部外伤严重程度进行分级，评估是否合并颈椎骨折，以及是否合并其他部位损伤。

由于缺氧和低血压是头外伤患者预后极差的因素，因此对于 GCS 评分（表 14-2）≤ 8 分的无意识或无反应的患者，气道不通畅，缺氧（吸氧下氧饱和度＜ 90%），或存在呼吸窘迫的患者应进行气管插管。除此之外，还须注意稳定脊柱，避免过度通气及低血压，减轻颅高压所致的应激反应。单次出现的低血压事件（收缩压＜ 90mmHg）可使死亡率增加 1 倍。当出现低血压时，应快速滴注等渗液体、输血或使用血管活性药物。相较于乳酸林格液，一般更倾向于使用生理盐水复苏。5% 的葡萄糖或右旋糖酐应避免使用。高渗盐液可使血管内容量扩大 4 ~ 10 倍，而输注白蛋白与不良预后有关。脑创伤基金指南

表 14-2　格拉斯哥昏迷评分

反应类型	分数
睁眼反应	
自行睁眼	4
呼之能睁眼	3
刺痛下睁眼	2
无反应	1
言语反应	
能对答，定向正确	5
能对答，定向有误	4
胡言乱语，不能对答	3
仅能发音，无言语	2
不能发音	1
运动反应	
能按吩咐完成动作	6
刺痛时能定位	5
刺痛时肢体回缩	4
刺痛时双上肢过度屈曲（去皮质强直）	3
刺痛时四肢呈过度伸展（去脑强直）	2
无反应	1

数据来自：Teasdale G, Jennett B. Assessment of coma and impaired consciousness. A practical scale, Lancet. 1974 Jul 13;2（7872）:81–84.

（The Brain Trauma Foundation Guidelines）推荐，年龄在 50 ~ 69 岁患者收缩压应不低于 100mmHg；15 ~ 49 岁及超过 70 岁的患者收缩压不低于 110mmHg。引起低血压的其他潜在因素包括腹腔、胸腔或腹膜后出血，或长骨骨折出血，出现以上情况应积极治疗。低血压也可见于合并脊髓损伤导致的脊髓休克（见后续脊髓创伤讨论部分）。心跳减慢（库欣反应）预示着颅内压（intracranial pressue, ICP）增高或脑干局灶性损伤。

入院后应立即进行神经功能学评估，同时应评估气道、呼吸和循环功能。损伤严重程度分级（表 14-3）应依据危险因素、初步神经学评估和 GCS 评分，分为轻度、中度和重度损伤。GCS 评分（表 14-2）依据睁眼反应、患者言语及运动反应进行评分，被广泛用于颅脑损伤严重程度的临床半定量，并对预后提供指导（表 14-7）。

昏迷患者（GCS 评分＜ 8 分）或脑疝患者，甚至在做 CT 前就应采取紧急降颅压措施，包括抬高头位、静脉滴注甘露醇等（见表 14-4 治疗，以及后续颅内压增高的处理部分）。

B. 病史和体格检查

应详细询问患者（如果可能）和见证人受伤当时的情况，以及患者到达急诊科之前的临床表现，以上均应在急诊病历上详细记录。了解外力作用于头部的位置及伤后是否存在遗忘也是非常重要的。见证人一般能准确估计患者伤后意识丧失的持续时间。

如果患者存在意识程度加深，应警惕颅内血肿是否扩大。应密切观察患者头痛、恶心、呕吐、意识障碍及癫痫发作情况等。详细的病史记录还应包括患者既往有无吸毒和饮酒情况，这对于后续处理也是非常重要的。吸毒和酗酒对于外伤患者常见，可通过精神状态评估进行判断。

在初步神经功能学评估后，应采取更

表 14-3 创伤性脑损伤患者的危险分层

危险分层	标准
低风险	神经系统无阳性体征 无脑震荡表现 无毒品吸入或酗酒史 可诉头痛和头晕 可有头皮破损，裂伤或皮下血肿 无中度或重度脑损伤表现
中度风险	伤后 2 小时内 GCS 评分＜ 15 分 有脑震荡表现 凝血功能障碍 顺行性遗忘＞ 30 分钟 呕吐 癫痫发作 具有颅底骨折或开放性骨折表现 具有严重的受伤机制 有饮酒和毒品吸入史 受伤史不明确或无外伤史 年龄＜ 2 岁，或＞ 65 岁
高度风险	GCS 评分 3 ~ 8 分（昏迷） 意识水平进行性下降 局灶性神经功能障碍 颅脑穿透伤或明显的颅骨凹陷性骨折

数据来自：Masters SJ, et al. Skull x-ray examinati-ons after head trauma. Recommendation by a multidisciplinary panel and validation study. *N Engl J Med* 1987;316:87-91 和 Stiell IG, et al. The Canadian CT Head Rule for patients with minor head injury. Lancet 2001;357:1391-1396.

表 14-4 颅高压患者的急救措施

· 床头抬高 15° ~ 30°
· 生理盐水（0.9%）80 ~ 100ml/h 输注（避免低渗液体）
· 插管并高通气（P_{CO2} 控制在 26 ~ 30mmHg）
· 20% 甘露醇，以 1 ~ 1.5g/kg 快速静滴；或中心静脉滴入 20% ~ 23.4% 高渗盐溶液 30ml，持续 20 分钟以上
· 导尿
· 神经外科会诊

修改自：Rowland LP. Merritt's Textbook of Neurology, 11th ed. Philadelphia, PA:Lippincott Williams & Wilkins; 2005.

为详细的体格检查和神经病学检查。头颅触诊以发现是否存在骨折、血肿和头皮撕裂。明显的颅骨凹陷提示颅骨凹陷性骨折。鼻腔和外耳道血性液体流出提示脑脊液漏。血液和血性脑脊液可通过晕轮试验进行鉴别（液体滴到白纱布上，血液周围有一圈脑脊液“晕环”，即为阳性）。非血性脑脊液和鼻部分泌物的鉴别可通过葡萄糖测定进行鉴别，脑脊液中葡萄糖含量超过30mg/dl，而泪水和鼻涕中葡萄糖含量小于5mg/dl。另外，也可通过检测β-2-转铁蛋白进行鉴别。除了头部检查外，也应对颈、胸、背部、腹部和四肢进行详细的检查。在判断患者意识水平（清醒、嗜睡、昏睡、昏迷）之后，应进行GCS评分。另外还需要检查患者的专注力（从20倒数至1）、定向力、记忆能力，以及是否存在顺行性或逆行性遗忘。

应仔细检查患者的眼球运动及瞳孔的形状、大小和对光反射。瞳孔对光反射迟钝和散大提示小脑幕切迹疝压迫第三颅神经。眼球固定，瞳孔对光反射迟钝和形状不规则，提示中脑被盖部动眼神经核受损。脑挫伤后眼球震颤也较常见。对于昏迷患者，须进一步行前庭反射试验（见第4章）。

运动功能的检查应注意两侧肌力或姿势是否对称。如果患者查体不配合，判断肢体有无偏瘫，可通过双侧腱反射是否对称，或痛刺激下肢体的移动程度来进行评估。去皮质强直（上肢屈曲，下肢过伸）是由于间脑或中脑上部的皮质脊髓束通路受损导致的。去脑强直（上下肢均过伸）是由于脑干下部、脑桥或延髓运动通路受损所导致的。

对于未行头部CT扫描的低危患者，步态评估非常重要。一般在脑震荡后，患者保持直线行走的平衡能力会受到影响。

C. 影像学检查

由于CT扫描成像迅速，并且能发现重要结构异常，因此CT是急诊脑外伤患者的首选检查。相较于颅骨平片，CT骨窗或颅骨三维重建更容易发现颅骨骨折。一般而言，对于所有脑外伤患者均应行头部CT检查，除非属于低风险患者，如无意识错乱；无神经病学阳性检查发现；GCS ＜15分，但无颅骨骨折表现，有酗酒或毒品使用，或存在其他中度风险标准（表14-3）。CT扫描发现低风险患者颅内血肿的概率仅约1/10 000。

CT扫描能发现硬膜外或硬膜下血肿，蛛网膜下腔出血或脑室出血，脑挫裂伤和血肿，脑水肿，以及弥漫性轴索损伤。CT骨窗能发现骨折、静脉窦闭塞和颅内积气。若CT扫描发现占位效应，脑组织受压移位，环池受压或消失，中线结构移位，提示颅高压和预后不良。

MRI在发现微小脑损伤方面优于CT，特别是对于弥漫性轴索损伤小的挫伤和出血灶，或小的脑挫裂伤灶，MRI扫描更灵敏。急性轴索损伤在弥散张量成像和ADC图上呈高信号。全脑部ADC平均值和弥散张量成像的FA值可反映轴索膜结构和细胞骨架网络受破坏的程度，并与创伤性脑损伤的不良预后相关。磁敏感成像可发现脑微小出血灶，这可能是轻度脑外伤患者认知和记忆功能受损的原因。

D. 凝血功能障碍的处理

患者外伤前是否接受过抗血小板和抗凝治疗，与预后密切相关。存在凝血功能障碍的患者须立即采取拮抗治疗。血小板功能异常在以下两种情况应得到治疗：①血小板功能测定试验异常；②患者需要接受神经外科手术。治疗方案包括输注单采血小板；静脉或皮下注射去氨加压素（0.4μg/kg）。INR值≥1.4的口服维生素K拮抗剂的患者，需要静脉注射维生素K10mg，以及根据体重、INR值和凝血酶原复合物（prothrombin complex concentrate, PCC）类型，静脉注射适量的Ⅲ或Ⅳ因子PCC。如果无法获得PCC，可输注10～15ml/kg的新鲜冰冻血浆。口服Xa因子拮抗剂的患者可在最后服药的2小时内使用50g活性炭，以及输注50μ/kg的PCC或Ⅳ因子PCC。口服达比加群的患者可在最后服药的2小时内使用50g活性炭，以及静脉注射 5g 的艾达司珠单抗。对于使用其他凝血拮抗剂的患者，可予输注 50μ/kg 的 PCC 或Ⅳ因子 PCC。鱼精蛋白可拮抗肝素或低分子肝素导致的凝血功能障碍（1mg 鱼精蛋白拮抗 100U 肝素）。

◎ 早期并发症

A. 颅神经损伤

颅神经损伤是颅底骨折的常见并发症，其中嗅神经损伤最常见（13%）。面瘫可见于 0.3% ~ 5% 的脑外伤患者。除了第Ⅸ ~ Ⅻ脑神经外，其他颅神经均可见到损伤。除了第Ⅰ和第Ⅱ颅神经外，其他脑神经损伤一般可部分或全部恢复功能。

B. 脑脊液漏

硬脑膜和蛛网膜撕裂后可导致脑脊液漏。脑脊液漏可发生于约 3% 的闭合性脑外伤患者和 5% ~ 10% 的颅底骨折患者。这类患者通常合并有筛骨、蝶骨或额骨的眶骨平台骨折。

85% 患者的脑脊液漏一般在抬高头部后的数天即可停止。若脑脊液漏一直持续，可采用腰池引流降低脑脊液压力，减轻脑脊液漏，从而加速瘘口的自发性愈合。硬膜破裂的患者，其发生脑膜炎的风险也随之增加。预防性使用抗生素仍存在争议。若脑脊液鼻漏或耳漏持续超过 2 周，则须采用外科修补手术。若存在脑脊液漏，但是瘘口位置不明确，则须采取 CT 脑池造影或联合 MRI 脑脊液电影和高分辨 CT 平扫，以明确瘘口位置。

C. 颅内积气

颅内积气指的是空气在颅腔集聚，常见于蛛网膜下腔，是额窦骨折的常见并发症。积气可在伤后数天消失。颅内积气与脑脊液漏发生的机制相似。大部分颅内积气没有症状，但是引起颅内压增高可导致头痛或意识障碍。CT 发现颅内气体即可诊断颅内积气，诊断硬膜缺损须依赖 CT 的脑池造影。若颅内积气不能自行吸收，则须外科修补开放的额窦。

D. 颈内动脉 – 海绵窦瘘

颈内动脉 – 海绵窦瘘（carotid-cavernous fistula, CCF）具有特征性的临床三联征：搏动性凸眼、结膜水肿和眼眶杂音。大部分病例（80%）为外伤导致颈内动脉海绵窦段被撕裂所致。其他症状包括：眶周静脉回流受阻引起眼眶部肿胀，通过海绵窦或海绵窦壁内的颅神经麻痹（第Ⅲ、Ⅳ和第Ⅴ脑神经的第 1，2 支，以及第Ⅵ脑神经）。外伤性 CCF 可发生于受伤时或伤后数天。确诊可通过血管造影。血管内球囊封堵颈动脉破口，可阻止由于视网膜静脉梗死导致的永久性视力丧失。

E. 血管损伤和血栓形成

外伤性损伤可导致颈内动脉颅外或颅内段、椎动脉夹层形成，从而引起内膜损伤处血栓形成，导致远端脑梗死。常规 CT 血管造影或 MRI 血管成像可确诊。抗凝或抗血小板治疗用于预防血栓形成和脑梗死，尽管上述治疗可能与同时合并的颅内血肿治疗相矛盾。治疗上可采取血管造影和支架植入，但是须采取抗血小板的双抗治疗。

颅底骨折有时可导致相邻静脉窦血栓形成。静脉窦血栓一般在伤后数天形成。乙状窦和横窦最常受累。症状与颅内压增高和相关静脉性梗死有关，包括头痛、呕吐、癫痫、意识水平下降和偏瘫。CT 或 MRI 静脉成像可确诊。治疗上采取抗凝治疗。

脑梗死是巨大硬膜外或硬膜下血肿的并发症，这是由于大脑镰下疝或小脑幕切迹疝压迫同侧的大脑前动脉或对侧大脑后动脉导致的脑梗死。这种并发症常见于颅内巨大血肿患者，没有及时行血肿清除术。分水岭型脑梗死是由于脑灌注压（cerebral perfusion pressure, CPP）不足引起，而后者常见于颅高压和低血压。

F. 感染

脑外伤后颅腔内感染可分为硬膜外

（骨髓炎）、硬膜下（积脓）、蛛网膜（脑膜炎）、脑实质内（脓肿）等类型（见第 26 章）。硬膜外感染往往继发于伤口感染或颅骨骨髓炎。硬膜下积脓指的是硬膜与蛛网膜之间的闭合性感染。脑内脓肿与外伤后骨折碎片或异物穿透至脑内有关。以上感染往往发生于伤后数周，或更长时间。诊断可依据 CT 或 MRI，组织细菌学培养可确诊。治疗方案包括外科清创、引流或使用抗生素。

脑膜炎可继发于任何开放性骨折导致的硬脑膜撕裂，包括骨折碎片、弹片穿透等，亦可见于经过鼻窦或中耳的线性骨折。22% 的颅底骨折患者可发生脑膜炎，常见于伤后 2 ~ 8 天，也可见于伤后数月的患者，尤其是当骨折经过乳突部或鼻窦部时更易并发感染。肺炎球菌或其他革兰阳性细菌是引起脑膜炎的常见致病菌。诊断依赖于脑脊液检查。治疗原则与一般脑膜炎的治疗原则相同。持续的脑脊液鼻漏或耳漏是复发脑膜炎的常见原因，治疗上须行外科手术修补瘘口。

对于脑脊液鼻漏、耳漏或颅内积气的患者，可使用针对革兰阳性细菌的抗生素，以减少脑膜炎发生的风险。但是抗生素的使用可增加毒力更强细菌感染或细菌耐药的风险，因此不推荐常规使用。第 26 章有详细的关于中枢神经系统细菌感染治疗的论述。

◎ 迟发性并发症

A. 脑挫伤后综合征

约 40% 的患者在颅脑损伤后仍遗留有一系列症状，如头痛、眩晕、疲倦、失眠或嗜睡、视力模糊、耳鸣、易怒，注意力不集中等，往往伴有焦虑或抑郁，临床上称之为脑挫伤后综合征。这种症状可持续数周或数年（15%）。脑挫伤后综合征在某种程度上易被误解，因为这类患者一般没有意识减退的表现。目前仍不能确定生理或心理因素在病因学上的具体作用。患者可能临床症状很明显，但是神经病学检查正常，MRI 上也无异常表现。尚无证据表明原发损伤的严重程度与伤后综合征的严重程度和持续时间有关联。例如，无证据表明脑挫伤后综合征的发生率与脑伤后顺行性遗忘、昏迷、暂时性逆行性遗忘无关。而有些患者的症状与 MRI 的阳性发现有关。不良预后与额颞叶伤后局灶性萎缩有关，这可能是由于执行能力或人格改变所致。其他的机制可能与下丘脑 – 垂体 – 肾上腺轴功能失调有关，以上功能失调可导致抑郁，以及糖皮质激素诱导的海马树突损伤。另外一些患者可完全表现为心理症状（如分离性失忆症）。

影响脑挫伤后综合征患者的预后目前仍不确定。一般情况下，症状可随时间延长逐步得到改善。症状的持续时间与受伤当时的严重程度没有关联。在一些轻度脑损伤的患者，脑挫伤后综合征可持续很长时间，而一些重度脑损伤患者，其症状可能轻微或持续较短暂。大多数情况下，头痛、眩晕或精神改变等症状，持续 2 ~ 6 月即可明显改善。脑挫伤后综合征的治疗包括心理治疗、认知或行为治疗、职业恢复，以及抗抑郁或抗焦虑药物的使用。

B. 癫痫和创伤后癫痫

创伤后癫痫可分为即刻（伤后 24 小时内）、早期（伤后 7 天内）和迟发性（创伤后癫痫，超过 1 周）癫痫 3 种类型。文献报道脑外伤后癫痫的发生率为 2.5% ~ 40%。一般而言，脑外伤越严重，癫痫的发生率越高。脑挫裂伤或脑内血肿患者癫痫的发生率约为 25%，而穿透性脑外伤的癫痫发生率高达 50%。

即刻癫痫，一般不常见，是早期癫痫发生的危险因素，而与迟发性癫痫的发生不相关。患者入院后早期癫痫的发生率为 3% ~ 14%。发生的危险因素包括颅骨凹陷性骨折，穿透性外伤，合并颅内血肿

（硬膜外、硬膜下或脑实质内血肿），意识丧失持续时间长（超过 24 小时），昏迷，以及发生过即刻癫痫。具有以上任一危险因素的患者发生早期癫痫的可能性为 20% ~ 30%。儿童比成年人更易患早期癫痫。发生过早期癫痫的患者，仍然可能发生迟发性癫痫，因此患者出院后仍须继续行抗癫痫治疗。闭合性颅脑损伤患者迟发性癫痫的总体发生率约为 5%，但合并颅内血肿或颅骨凹陷性骨折的患者分别高达 30% 和 50%。迟发性癫痫的其他危险因素包括外伤后遗忘时间超过 24 小时，年龄超过 65 岁，外伤前抑郁病史。伤后第 1 年癫痫发生率为 60%。重度颅脑外伤患者癫痫甚至可持续至伤后 15 年。由于 25% 的迟发性癫痫患者不是反复发作，因此一部分患者在第二次癫痫发作后才开始服用抗癫痫药物。

C. 认知功能损伤

几乎所有重度脑损伤患者在从持续昏迷到恢复意识的过程中，均发生了认知功能的改变。定向力异常和易激怒是常见的表现形式，但随着时间的延长，可逐步获得改善。认知功能异常还包括记忆力、专注力下降，心理思维能力减退，以及人格改变。外伤后记忆力减退可分为外伤后遗忘（不能回忆伤后一段时间的事件）和外伤前遗忘（不能回忆伤前一段时间的事件）。以上遗忘的持续时间可数天、数周，甚至数年。40% 的外伤幸存者在伤后恢复的第 1 年可发生不同程度的抑郁，这类患者对药物治疗有高度的依从性。10% ~ 30% 的外伤幸存者可有伤后应激功能障碍，尤其见于曾在重症监护病房（ICU）治疗过的患者，这类患者应引起重视并采取适当地干预。

D. 外伤后运动功能障碍

运动功能障碍是头部外伤后少见的并发症。姿势和意向性震颤较常见，其发病机制目前仍不清楚。小脑和脑干牵拉性损伤的患者可见小脑性共济失调、红核性震颤、腭肌阵挛的表现。帕金森综合征和其他基底节综合征在部分单纯头外伤患者中可见报道。

◎ 治疗

A. 在急诊科进行危险因素分层

头外伤患者的处理应基于每个患者危险因素的分级。

1. 低风险患者　符合表 14-3 所列因素的患者属于低风险患者，这部分患者在急诊科不需要行 CT 检查即可出院，但是需要一个可靠的人密切观察 24 小时。如果出现头痛、呕吐及意识模糊，则应按规定立即返回急诊科处理。

2. 中度风险患者　中度风险的患者，如出现过脑震荡，但 GCS 评分 15 分（神志清楚、定向力正常且完全遵嘱），CT 扫描无异常发现，则不需要住院治疗。即使这类患者具有头痛、恶心、呕吐、头晕或逆行性遗忘的表现，仍可以回家观察，因为其发生颅内再出血的危险性很小。表 14-5 列出了头外伤患者需要住院治疗的标准。患者具有轻 – 中度的神经功能缺失（相当于 GCS 评分 9 ~ 14 分），即使 CT 无神经外科干预指征，仍需要住院或进入 ICU 观察治疗。CT 扫描对于评估随后 24 小时内出血或脑水肿是否进展，以及当临床症状恶化时进行 CT 扫描，是极其必要的。16% 的弥漫性脑损伤患者可出现病情进展，25% ~ 45% 的患者的动态 CT 扫描可发现颅内伤灶扩大。

3. 高风险患者　重度头外伤患者均为高风险患者，需要住院治疗，且应早期行神经外科干预。一旦患者病情稳定，应采取影像学评估，以决定是否需要采取急诊手术干预。如有手术必要，应尽快手术，因为延迟手术可由于水肿或血肿的扩大导致脑损伤进一步加重。重度脑损伤的治疗需要 ICU 的综合管理。尽管治疗对原发性脑损伤已无作用，但ICU的综合管理对于减轻伤后数小时或数天发生的继发性脑损伤具有非常积极的作用。

表14-5 头部外伤后入院标准

· 颅内出血或CT扫描证实存在颅骨骨折
· 意识模糊，易激惹，或意识水平下降
· 局灶性神经系统体征或症状
· 外伤后癫痫
· 酗酒或毒品吸入史
· 合并其他系统疾病
· 无严密观察的场所

经许可复制自：Rowland LP. *Merritt's Textbook of Neurology*, 11th ed. Philadelphia, PA:Lippincott Williams & Wilkins; 2005.

B. 外科干预

单纯撕裂的伤口应彻底清洗和缝合。合并颅骨骨折应仔细清创。一般而言，严重的骨折应尽快手术，但也可以延迟至伤后24小时，以使患者转运至有条件的医院；或待患者血流动力学稳定后再手术。小的凹陷性骨折一般不要求急诊手术复位，在出院前复位即可，对于伤及仅颅骨内板的骨折更是如此。

对于占位效应明显的急性硬膜下、硬膜外或脑内血肿，开颅血肿清除是可选择的治疗方案。手术清除急性硬膜下较厚的、凝固血块，往往需要大骨瓣开颅。术中应找到出血来源的责任血管，或结扎或夹闭。这类患者术后的预后取决于伤后症状及原发性脑损伤的轻重，伤后至手术的时间间隔。硬膜外血肿术后患者的死亡率为5%～30%。缩短伤后至手术干预的间隔时间，可明显改善该类患者的预后。硬膜外血肿和慢性硬膜下血肿所造成的脑损伤，一般没有急性硬膜下血肿造成的脑损伤重，并且在血肿清除后，预后都较好，且偏瘫或其他局灶性神经功能缺失症状会明显改善。急性或慢性硬膜下血肿二次手术的发生率约15%。

钻孔引流术并不适合于大的急性硬膜外或硬膜下血肿，但对于慢性硬膜下血肿却非常适合，且钻孔引流比开颅血肿清除预后更好。引流管常放置于硬膜下腔数天，直至血肿引流干净。

枪伤须行急诊手术清创，以修复主要受损的解剖结构（动脉、内脏器官、呼吸道）。积极有效的早期清创术可防止骨髓炎的发生。对于高速枪弹伤的患者，推荐使用2周的头孢菌素；对于软组织伤和腔隙损伤的患者，推荐使用庆大霉素；对于污染严重的伤口推荐使用青霉素。破伤风的预防也是必需的。

大骨瓣减压增加了脑的顺应性，以及脑血流量和脑氧供应，这对于治疗脑水肿和颅内高压是有益的。大宗病例研究已证实，去骨瓣减压可改善创伤性脑损伤患者的预后。两个随机试验，英国的去骨瓣减压治疗难治性颅内压增高的随机试验（randomised evaluation of surgery with craniectomy for uncontrollable elevation of intracranial pressure, RESCUEicp）和澳大利亚的早期去骨瓣减压术治疗重度创伤性脑损伤试验（early decompressive craniectomy in patients with severe traumatic brain injury, DECRA），均阐明了早期去骨瓣减压术对创伤性脑损伤患者长期预后的影响。DECRA试验发现去骨瓣减压术是患者术后6个月不良预后的危险因素，尽管对于降低颅内压和缩短机械通气的时间是有帮助的。RESCUEicp试验发现去骨瓣减压术虽降低了死亡率，但增加了植物生存状态的发生率；与单纯药物治疗相比，去骨瓣减压术重度残疾的发生率较高。脑创伤联盟指南（2016）指出，双侧额部去骨瓣减压术并不能改善重度创伤性脑损伤（无巨大血肿的弥漫性脑肿胀）患者的预后。推荐使用额颞顶大骨瓣开颅（不小于12cm×15cm或15cm），可降低重度创伤性脑损伤的死亡率，改善患者神经功能预后；不推荐小骨窗的去骨瓣减压术。最近一篇meta分析，对去骨瓣减压术治疗创伤性脑损伤的10个临床试验进行了系统回顾，发现其可降低颅内压和死亡率，可缩短 ICU 的住院时间。但由于去骨瓣减压术仍存在众多并发症，其带来的益处并不能改善患者的长期预后。这些并发症包括：脑组织从减压窗疝出（高达 51%）；硬膜下膨出（26% ~ 60%）；头皮下陷综合征，表现为头痛、癫痫、情绪波动、行为紊乱，这是由于外伤后脑皮质功能紊乱，皮瓣下水肿等引起；脑积水（0.9% ~ 27%）；癫痫（7% ~ 20%）；骨瓣吸收（3% ~ 12%）；减压术后的感染（1% ~ 10%）。

C. 重症监护的管理

中度或高风险分级的头部外伤患者应进入 ICU 管理，尤其是具有丰富临床经验的创伤中心的神经病学或神经外科 ICU。一份时间编码的流程图对持续动态记录患者的临床状况、神经功能及血流动力学参数是有帮助的。应反复评估患者的意识水平，严密观察患者脑或颅神经损伤的阳性或阴性症状。GCS 评分可反映患者意识水平的改变，如出现局灶性神经功能缺失，应立即行 CT 扫描。

1. 颅内压增高　重度脑外伤患者应常规行颅内压监测，可减少入院后及 2 周的死亡率。超过 50% 的昏迷及合并颅内占位效应（血肿或水肿）的患者，以及 10% ~ 15% 的 CT 无阳性发现的患者，可出现颅内压增高。高颅压提示预后不良。颅内压监测探头有脑室探头、脑实质光纤维探头，可置于侧脑室、硬膜下、硬膜外腔隙，或联合脑温和脑氧监测探头一起置入脑实质内。脑室内探头还可以通过引流脑脊液以降低颅内压，但增加了感染的风险（约 5%）。脑实质内颅内压监测的感染和血肿发生率较低（约 1%）。探头置于硬膜下或硬膜外，获得的颅内压监测值欠相对准确。

正常颅内压不超过 15mmHg，或 20cmH_2O。CPP 常规和颅内压一同监测，因为其可反映脑血流量。CPP 是平均动脉压和颅内压的差值。脑外伤后颅内压管理的目标是低于 22mmHg，CPP 应维持在 60 ~ 70mmHg。

CPP 的最佳目标值取决于患者自动调节能力。ICP 和 CPP 的失调控值和持续时间与不良预后相关。

处理颅内压增高，应按预先设定的方案逐步实施。表 14-6 列出了 ICU 颅内压增高的标准处理方案。

表 14-6　颅内压增高患者[a]的阶梯处理措施

1. 动态 CT 扫描；手术去除颅内占位；脑脊液外引流；或去骨瓣减压
2. 静脉使用镇静药物，镇静状态
3. 如果脑灌注压< 60mmHg，则升高血压；如果脑灌注压> 110mmHg，或存在脑氧降低或代谢危象表现，则降低血压
4. 甘露醇，0.25 ~ 1.0g/kg 静脉滴注，Q2 ~ 6h；或 7.5% ~ 23.4% 高渗盐水 0.5 ~ 2ml/kg 中心静脉滴注 20 分钟以上
5. 亚低温治疗，目标温度 33 ~ 36℃
6. 大剂量戊巴比妥 / 硫喷妥钠治疗（首剂负荷 5 ~ 20mg/kg，并以 1 ~ 4mg/kg · h^{-1} 维持）

[a] 定义为颅内压> 22mmHg，并持续超过 10 分钟。

如果颅内压急剧升高，应行动态 CT 扫描，以确定是否需要行外科手术治疗。如患者烦躁或存在呼吸拮抗，应静脉使用短效的镇静镇痛药，如丙泊酚、咪达唑仑、芬太尼或硫代硫酸钠、戊巴比妥，以使患者获得一个安静稳定的状态。之后若 CPP 低于 60mmHg，则可使用血管活性药物如多巴胺、去甲肾上腺素或去氧肾上腺素，以增加 MAP，从而升高 CPP；当脑灌注不足时，可通过降低血管舒张从而降低颅内压。若 CPP 超过 110mmHg，可通过静脉使用拉贝洛尔、氯维地平或尼卡地平以降低血压，从而同步降低颅内压。异常 CPP 和 ICP 导致脑顺应性降低之间的关系见图 14-6。

如果通过镇静和降低 CPP，仍不能降低颅内压，则需要采用渗透治疗，如静脉使用甘露醇或高渗盐水。甘露醇是一种渗透性利尿剂，其降低颅内压的机制为：通

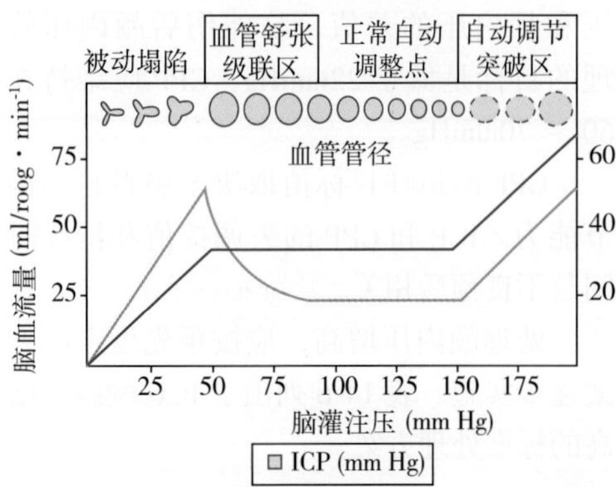

图 14-6 **颅内顺应性下降后，异常 CPP 与 ICP 的关系。在血管舒张级联区，脑灌注不足在压力自动调节机制下，可导致血管舒张，ICP 升高，治疗的目标就是升高 CPP。在自动调节机制突破区，压力和容量过负荷，超过了脑组织自动调节能力，导致脑血流量增加，ICP 升高，此时的治疗目标为降低 CPP［经同意使用：Rose JA, Mayer SA:Optimizing blood pressure in neurological emergencies,*Neurocrit Care*.2004;1（3）:287–299.］**

过细胞内和细胞间质之间的渗透梯度，使脑组织水分透过血脑屏障进入血管而排出。另外，甘露醇还可降低血液黏滞度，改善微循环的血流量，同时具有抗自由基的作用。首剂为 20% 的甘露醇 1 ~ 1.5g/kg，后续剂量为 0.25 ~ 1.0g/kg。如需要进一步使用，甘露醇的使用剂量应根据 ICP 的测量值，并计算渗透压差值（测量的渗透压值 - 计算的渗透压值）。快速使用甘露醇对于逆转急性脑疝综合征（如瞳孔散大、对光反射消失）很有帮助。快速滴注甘露醇才能使其作用发挥最大。颅内压一般在甘露醇用后 10 ~ 20 分钟即可降低，并可持续 2 ~ 6 小时。血浆渗透压应密切监测，使其维持在 300 ~ 320mOsm/L，渗透压差维持在 10 ~ 20mmol。尿量的增加需要用生理盐水补充，以防止出现继发性血容量过低。血管内容量监测也常规推荐使用。由于甘露醇的潜在反跳效应，致使颅内压再升高，因此不能长期使用甘露醇，并且不能突然停药。

另外，7.5% ~ 23.4% 的高渗盐水（0.5 ~ 2.0m/kg）也可用于治疗急性颅内压增高和脑疝综合征。同等剂量的甘露醇和高渗盐水的治疗作用对比研究发现，高渗盐水降颅压的效果更好、持续时间更长。高渗盐水降颅压的机制为：通过快速增加血容量，以增加心输出量和升高血压，改善脑微循环灌注和CPP,减少脑脊液的生成,同时还具有调节炎症反应和神经内分泌系统功能，增加颅内容物的回缩性。对于低血压或低血容量的患者，高渗盐水尤为适用；而甘露醇适用于高容量负荷的患者。

过度通气可通过诱导脑组织呈碱性，使血管反射性收缩，导致血流量减少而降低颅内压。过度通气使 P_{CO_2} 水平降至 30 ~ 35mmHg，可在数分钟内降低颅内压。该效应可在 1 ~ 3 小时后逐步消失，这是因为机体的酸碱平衡系统可逐步纠正脑组织呈碱性。P_{CO_2} 每降低 1mmHg，脑血流量可降低 3%。但是过度的通气使 P_{CO_2} 低于 30mmHg，可使脑血管过度收缩而导致脑缺血，这是应该避免的。除非有颈静脉血氧饱和度监测和脑氧监测，确保不会发生脑组织缺氧，预防性的过度通气是不推荐的。

对于已经使用过最大标准剂量的药物治疗和手术治疗后，颅内压仍顽固增高者，可使用大剂量的巴比妥类药物，如使用硫喷妥钠 / 戊巴比妥的麻醉剂量（10 ~ 20mg/kg 作为负荷量，并以 1 ~ 4mg/kg · h^{-1} 剂量维持）以降低颅内压。不推荐预防性使用此类药物。巴比妥类药物降颅压的效应是多因素的，包括降低脑代谢，减少脑血流和血容量，以减轻脑水肿。巴比妥类药物也具有神经保护作用(抗氧自由基)。但巴比妥可导致明显的低血压，通常需要使用血管活性药物以维持 CPP 在 60mmHg 或更高。在使用巴比妥类药物的同时，维持血流动力学稳定是非常必要的。其他并发症包括肺炎、败血症和肝功能障碍。

轻到中度的全身低温（33 ~ 35℃）对于治疗难治性颅内压增高也是有帮助的。

将体温控制到目标体温的过程比较复杂，且要求运用药物对降温过程中的震颤进行控制，这些药物包括哌替啶、芬太尼、盐酸右美托咪定；神经肌肉接头阻滞剂；震颤增加了脑的代谢应激，使颅内压升高。常规短期地运用轻到中度低温（2.5小时内）并不能改善弥漫性创伤性脑损伤患者的预后和降低死亡率。低温的运用仅限于难治性高颅压和发热的控制。

2. 其他神经功能监测技术　更多高级的监测技术包括：局部或全脑氧监测，脑代谢监测，脑血流监测，以及持续脑电监测。脑组织氧饱和度（brain tissue oxygen tension, $PbrO_2$ 监测是通过插入 Clark 电极（Licox）对局部脑组织进行监测，其反映的是部分脑组织氧输送和氧消耗间的平衡。$PbrO_2$ 监测可用于通过对 $PbrO_2$ 饱和度下降临界阈值来滴定 CPP。$PbrO_2$ 正常值为 15 ~ 20mmHg。针对维持正常的 CPP 和 $PbrO_2$ 的治疗措施，可改善患者的长期预后。在一项关于创伤性脑损伤脑氧监测试验（brain tissue oxygen monitoring in traumatic brain injury, BOOST II）中，119 例重度脑损伤患者被随机分成两组：颅内压≥ 20mmHg 的常规药物治疗组；颅内压≥ 20mmHg，$PbrO_2$ < 20mmHg 的阶梯治疗组。颅高压和脑缺氧的多模式治疗方案，可减少患者脑组织缺氧的发生，降低死亡率，并改善伤后 6 个月的预后。全脑氧监测可通过对颈静脉血氧测定进行监测，若全脑氧饱和度低于 55%，提示脑耗氧增加，脑供氧降低。热扩散和激光多普勒技术可对局部脑血流进行监测，并发现 1/3 的重度脑损伤患者存在脑缺血。微透析技术可对脑组织葡萄糖、乳酸、丙酮酸盐、谷氨酸、甘油含量，以及药物浓度进行每小时的动态监测。该技术可及时发现低血糖和缺血事件（乳酸 / 丙酮酸盐比值增加）。持续动态脑电监测可发现非抽搐性癫痫和及皮质扩散抑制，以上均可增加脑组织代谢。

3. 气道和通气管理　由于患者意识水平下降，其呼吸道不能保持通畅，须行气管插管，甚至机械通气。呼吸参数的设定应使 P_{CO_2} 维持在 35 ~ 40mmHg，P_{O_2} 维持在 90 ~ 100mmHg。5% ~ 30% 的创伤性脑损伤患者可出现急性肺损伤和成人呼吸窘迫综合征，这是由于创伤导致的儿茶酚胺聚集和全身炎症反应，以及通气不足所引起。出现以上情况时，须平衡通气与控制颅内压（低呼气末正压通气，高潮气量），通气与肺保护（低潮气量，允许范围内的低碳酸血症，高呼气末正压通气）之间的矛盾，这往往与不良神经功能预后有关，并增加死亡率，延长住院或 ICU 入住时间。

4. 血压的管理　如患者出现血流动力学不稳定，应行动脉穿刺置管，行有创动脉血压监测。由于急性头外伤后脑血管自动调节功能受损，应加强平均动脉血压（或 CPP，如已监测 ICP）的管理，避免低血压导致的脑缺血，或高血压导致的脑水肿加重。可持续泵入血管收缩剂（去氧肾上腺素、多巴胺、去甲肾上腺素）或血管舒张剂（拉贝洛尔、氯维地平、尼卡地平）以控制血压的稳定。硝普钠可导致脑血管扩张，升高颅内压，在任何脑损伤中应避免使用。

5. 液体管理　头外伤患者仅使用等渗性液体，如 0.9% 的生理盐水，因为其他低渗液体可加重脑水肿。高渗盐溶液（3% 的氯化钠或醋酸钠溶液）可用于明显脑水肿或低血压患者。开始的输注速度为 $1ml/kg \cdot h^{-1}$，并根据血清渗透压进行调整，使其维持在 300 ~ 320mOsm/L，血清钠维持在 150 ~ 155mmol/L。输注高渗盐溶液可有效降低颅内压升高的幅度和频率。心脏每搏量变异度监测可有助于指导液体的输入，尤其对于低血压或低血容量患者使用高渗盐溶液复苏的患者，可有效预防容量负荷过重或心力衰竭的发生。液体负平衡与创伤性脑损伤后不良预后有关。

6. 镇静　头外伤患者入住 ICU 的过程中，往往表现为易激惹或精神错乱，可有自伤倾向，拔出监测设备，并导致全身或脑代谢增加，颅内压升高。对于已插管的烦躁患者，持续泵入速效的镇痛镇静药物，如丙泊酚联合瑞芬太尼或舒芬太尼，可使患者获得一个很好的镇静状态。右旋美托咪啶是中枢性 α 拮抗剂，可使患者保持一种镇静但可遵嘱状态，因为它不会像其他镇静药物一样，降低患者的意识水平。镇静药物应每天暂停泵入至少 1 ~ 2 次，这样有助于神经功能学的评估，并且可减少过度镇静的发生，以缩短机械通气的时间。对于颅高压危象的患者，则不必每天暂停镇静药物泵入，除非颅内压已得到较好的控制。对于未插管的烦躁患者，可每 4 小时肌内注射氟哌啶醇 2 ~ 10mg；或齐拉西酮 10 ~ 20mg 肌内注射或静脉注射（最大量不超过 40mg/d）；或口服阿立哌唑或喹硫平。

7. 营养支持　重度脑外伤患者往往合并高代谢反应，分解代谢旺盛，能量需求往往比正常高出 50% ~ 100%，因此应尽早行肠外营养，途径包括经鼻胃管或鼻空肠管途径，以尽早（24 ~ 48 小时内）达到每日能量 30kcal/kg 的供给量。伤后尽早实施肠内营养与延迟肠内营养相比，前者耐受性更好，且能改善预后。胃动力药物（如甲氧氯普胺）可有助于改善肠内营养的耐受性。完全肠外营养的不良后果包括感染和电解质紊乱。仅当肠外营养不能耐受时才可采取完全肠外营养。

8. 体温控制　创伤性脑损伤后发热（> 38.3℃）比较常见，主要见于感染或中枢性体温调节中枢障碍。即使轻微的体温升高，也可加重创伤或缺血性脑损伤，因此应积极控制体温。对于脑外伤昏迷患者，采取降温毯或血管内热交换导管的方式，优于普通的水循环降温毯或冰块降温的方式。

9. 血糖控制　重度脑外伤患者可导致全身应激反应，出现高血糖，须采取静脉泵入胰岛素，使血糖控制在 90 ~ 140mg/dl，可减少术后高血糖患者的死亡率。应重视避免脑组织高血糖对脑功能的损害。脑微透析可发现脑组织高血糖。

10. 皮质类固醇激素　尽管脑水肿患者使用糖皮质激素已有多年，但没有证据表明其可改善患者的预后，并降低颅内压。另外，使用激素可增加感染、高血糖、精神紊乱、类固醇性肌病等不良并发症的发生率，并且可增加 2 周死亡率。因此，对于脑外伤患者不推荐使用泼尼松、地塞米松和其他皮质内固醇激素。

11. 深静脉血栓　脑外伤长期卧床和使用中心静脉导管的患者，发生上肢或下肢深静脉血栓，以及肺栓塞的风险较高。气压治疗或抗栓袜子的使用可减少下肢深静脉血栓形成的风险。术后或伤后 48 小时，开始每 8 小时皮下注射肝素 5000u，或低分子肝素是安全的，即使合并颅内出血的患者。

12. 应激性胃溃疡的预防　接受机械通气或使用抗凝治疗的患者，发生应激性胃溃疡的风险增加，应每天预防性使用泮托拉唑 40mg 静脉注射或口服；法莫替丁 20mg 静脉注射或口服，每 12 小时 1 次；或硫糖铝 1g 口服，每 6 小时 1 次。

13. 蛛网膜下腔出血后脑血管痉挛的预防　脑外伤患者 CT 证实合并蛛网膜下腔出血，应口服尼莫地平 60mg，每 6 小时 1 次，以改善预后。尼莫地平可增加脑缺血耐受，增加脑血流量。低血压是其最常见的副反应。

14. 癫痫的预防　是否需常规预防癫痫，目前仍存在争议。对于穿透性脑外伤、凹陷性颅骨骨折或怀疑存在硬膜破损的外伤后遗忘超过 24 小时的患者，推荐使用抗癫痫药物。苯妥英或磷苯妥英（15 ~ 20mg/kg 负荷剂量，后 300mg/d）可减少早期癫痫（伤后第 1 周）的发生，但对预防外伤后迟发性癫痫的发生没有作用。对苯妥英过敏，可选择静脉使用丙戊酸或左乙拉西坦。若患者无癫痫发生，应在 7 天后停用抗癫痫药物。抗惊厥药物不推荐用于外伤后癫痫的预防。应密切监测抗惊厥药物的血药浓度，因为药物的高代谢或相互作用往往导致血药浓度不够，尤其见于年轻患者。15% ~ 18% 的创伤性脑损伤昏迷患者可发生非痉挛性癫痫或癫痫状态，只有通过动态脑电图才可诊断。这类癫痫与不良预后有关，需要及时治疗，可持续静脉泵入咪达唑仑、丙泊酚或其他类似的药物。

◎ 预后

预后一般常在伤后 6 个月进行判断，因为 85% 的康复发生在这段时间内。GCS 运动评分，瞳孔反应，CT 表现，以及年龄是脑外伤后长期预后的预测指标（表 14-7）。其他重要的影响预后的危险因素包括高血压，入院时存在低氧血症；GCS 评分中的眼动和运动反应；入院时的血清葡萄糖、血小板、血红蛋白水平；凝血功能；持续升高的 ICP；脑组织氧含量急剧下降（＜ 10mmHg）。在创伤性昏迷数据库中（GCS 评分≤ 8 分被定义为昏迷），一观察性研究中的 746 例昏迷患者，死亡占 33%，植物生存状态占 14%，严重残疾，生活不能自理的占 28%，有自理能力的轻度残疾患者占 19%，仅 7% 的患者可完全或近全恢复。

值得注意的是，入院时 GCS 评分（表 14-2）对预后的预测价值更大：GCS 3 ~ 4 分（深昏迷）的患者有高达 80% 的死亡和植物状态生存率；仅 5% ~ 10% 的 GCS ≥ 12 分的患者会出现以上不良结局。一般而言，年老患者的预后较差。在一组年龄超过 65 岁的昏迷患者中，仅有 10% 的存活率，4% 的患者可恢复至生活自理。损伤本身或其并发症均可导致死亡。由于预后与众多因素有关，试图在早期阶段准确预测重度脑外伤患者的预后是不切实际的。

表 14-7　基于头部外伤后不同评估指标的死亡率预测

临床表现	死亡率（%）[a]
格拉斯哥昏迷评分	
15	＜ 1
11 ~ 14	3
8 ~ 10	15
6 ~ 7	20
4 ~ 5	50
3	80
年龄[b]	
16 ~ 35 岁	30
36 ~ 45 岁	40
46 ~ 55 岁	50
＞ 56 岁	60
CT 表现[b]	
正常	10
无弥漫性脑肿胀和中线移位	15
具有弥漫性脑肿胀（环池受压或无）	35
中线移位（＞ 5mm）	55
颅内压[b]	
＜ 20mmHg	15
＞ 20mmHg（可控的）	45

a 百分比通过文献整理修订，并四舍五入；

b 在昏迷患者中

数据来自：Greenberg J,Brawanshki A. Cranial trauma. In:HackeW, ed. *Neurocritical Care.* Berlin, Germany; New York, NY:Springer Verlag,1994:705; Vollmer DG,et al. *J Neurosurg*1991;75（suppl1）:S37–S49;Marshall LF, et al. *J Neurosurg* 1991;75（suppl 1）:S28–S36; Miller JD,et al. Significance of intracranial hypertension in severe head injury. *J Neurosurg* 1977;47:503–516.Reproduced with permission from Rowland LP, ed. *Merritt's Textbook of Neurology*, 11th ed. Philadelphia, PA: Lippincott Williams & Wilkins;2005.

长期的植物生存状态是创伤性昏迷最严重的预后。一般而言，创伤性昏迷的预后比其他原因导致昏迷的预后要好。功能 MRI 研究显示，长期植物生存状态的患者，其大脑皮质仍可对外来刺激产生反应。50% 的成年人和 60% 的儿童创伤性脑损伤患者，即使昏迷时间超过 30 天，仍可在 1 年内恢复至清醒状态，而其他原因导致的昏迷患者恢复至清醒状态仅占 15%。恢复至清醒状态指的是完全且持续遵嘱。

早期认知、物理及专业的综合康复治疗是创伤性脑损伤患者获得良好预后的重要方式。物理治疗，包括一系列动作训练，在患者 ICU 治疗过程中即可开始，以防止出现肢体挛缩。一旦患者病情稳定，即可转入康复病房，行专业的康复治疗。不管认知康复治疗是否能改善患者的神经心理预后，也应尽早实施。

在一组中度和重度脑损伤患者的研究中发现，约 46% 的患者可在伤后 2 年重新就业，其中绝大部分患者不能重返其伤前工作岗位。其中约 18% 的患者可获得经济独立。职业培训可帮助患者更好地融入工作岗位。

创伤性脑损伤患者个体化预后预测模型，可在以下在线数据库中查询到，如国际创伤性颅脑损伤预后及临床试验分析（International Mission for Prognosis and Analysis of Clinical Trials in Traumatic Brain Injury, IMPACT）和皮质内固醇在重型颅脑损伤患者中应用的随机化研究（Corticosteroid Randomisation after Significant Head Injury, CRASH）（表 14-1）。

Abdolvahabi RM, Dutcher SA, Wellwood JM, Michael DB.Craniovertebral missile injuries. *Neurol Res* 2001;23:210-218. (Review of gunshot injuries.)

Bell R B, Dierks E J, Homer L, Potter BE. Management of cerebrospinal fluid leak associated with craniomaxillofacial trauma. *J Oral Maxillofacial Surg* 2004;62:676-684. [PMID: 15170277]

The Brain Trauma Foundation. Guidelines for the Management of Severe Traumatic Brain Injury. 4th edition. 2016. www.braintrauma.org.

Clifton G L, et al. Lack of effect of induction of hypothermia after acute brain injury. *N Engl J Med* 2001;344:556-563. [PMID:11207351] (Hypothermia with body temperature reaching 33°C [91.4°F] within 8 hours after injury assigned to 392 patients with head trauma in a randomized, controlled trial did not alter mortality and was associated with more frequent complications and prolonged hospital stay.)

Dennis L J, Mayer S A. Diagnosis and management of increased intracranial pressure. *Neurol India* 2001;49(suppl 1):S37-50.[PMID: 11889475]

Frontera J A, et al. Guideline for reversal of antithrombosis in intracranial hemorrhage. *Neurocrit Care* 2016;24:6-46.

Glauser J. Head injury: Which patients need imaging? Which test is best? *Cleve Clin J Med* 2004;71:353-357.

Maas AIR, Stocchetti N, Bullock R. Moderate and severe traumatic brain injury in adults. *Lancet Neurol* 2008;7:728-741. [PMID:18635021]

Mascia L. Acute lung injury in patients with severe brain injury:A double hit model. *Neurocrit Care* 2009;11:417-426. [PMID:19548120]

Murray G D, et al. Multivariable prognostic analysis in traumatic brain injury: Results from the IMPACT Study. *J Neurotrauma* 2007;24:329-337. [PMID: 17375997]

Oertel M, et al. Progressive hemorrhage after head trauma: Predictors and consequences of the evolving injury. *J Neurosurg* 2002;96:109-116. [PMID: 11794591]

Roberts I, et al; CRASH Trial Collaborators. Effect of intravenous corticosteroids on death within 14 days in 10008 adults with clinically significant head injury (MRC CRASH Trial): Randomized placebo-controlled trial. *Lancet* 2004;364:1321-1328.[PMID: 15474134] (Randomized, placebo-controlled trial showing increase in mortality 2 weeks after head trauma with administration of methylprednisolone compared with placebo.)

Rohde V, Graf G, Hassler W. Complications of burr-hole craniostomy and closed-system drainage for chronic subdural hematomas:A retrospective analysis of 376 patients. *Neurosurg Rev* 2002;25:89-94. [PMID: 11954771]

Stiver S I, Manley G T. Prehospital management of traumatic brain injury. *Neurosurg Focus* 2008,25:E5. [PMID: 18828703]

Weigel R, Schmiedek P, Krauss JK. Outcome of contemporary surgery for chronic subdural haematoma: Evidence based review. *J Neurol Neurosurg Psychiatry* 2003;74:937-943. [PMID:12810784]

脊髓创伤

诊断要点

◎ 外伤史或临床证据
◎ 脊髓疼痛或压痛
◎ 损伤平面的放射征；损伤平面以下的感觉运动和括约肌功能障碍
◎ CT 或 MRI 显示椎骨、关节或椎间盘异常及相应的神经根或脊髓受压征象

◎ 概述

北美每年有 8000 ~ 50 000 例急性脊髓损伤的患者。多发性非连续性的椎管损伤在脊髓损伤中占 20%。儿童和＜ 30 岁的年轻患者占 60%，并且损伤时的平均年龄从 1979 年的 28.7 岁上升至 2000 年的 37.6 岁。超过 60 岁的老年患者的比例也由 1980 年前的 4.7% 升至 2000 年后的 10.9%。发病率男性是女性的 4 倍。每年脊髓损伤的平均支出为 221.6 亿美元。导致脊髓损伤的最常见病因为机动车事故，枪伤位列第二。在钝性多发性创伤中，颈椎损伤占 2% ~ 12%。所有意识不清的创伤患者均应考虑是否合并脊柱创伤。误诊或延迟诊断均增加了患者永久残疾的风险。

◎ 发病机制和临床表现

脊髓原发性损伤包括以下四个机制：

①骨折的持续性压迫；②牵拉性损伤后的短暂性压迫；③脊柱的矢状面受到强制性牵拉，导致脊髓或血管的牵拉性损伤；④弹片或骨折片导致脊髓或血管错位、切割，伴或不伴有横断性损伤。

灰质部分首先受到损伤，并且这种损伤在 1 小时内是不可逆的。出血在脊髓损伤中可见。起初白质可能未受到损伤，但是伤后的 72 小时由于以下原因导致不可逆地损伤，如血肿压迫，缺血或再灌注损伤，兴奋性毒性，钙离子介导的细胞功能障碍，水或电解质紊乱，免疫机制或凋亡。神经性休克可继发心动过缓和低血压。表 14-8 总结列出了颈椎、胸腰椎损伤和马尾综合征的临床表现和处理方案。

◎ 临床评估

A. 转运及初步评估

在救治开始就应注意患者在事故中是否合并有潜在的脊髓损伤。高达 25% 的脊髓损伤是由于伤后不正确的搬运或早期不恰当干预造成的，这部分患者的预后一般较差。完全固定好脊柱直至排除脊髓损伤，是院前急救的重要一步。推荐使用具有枕垫，严实的颈托、横向支撑装置，并可用绳索捆紧固定的平板。脊柱应保持正常的解剖姿势，即假设在站立看正前方的仰卧姿势，并保持枕部高于身体平面 1.3 ~ 5.1cm，这可增加脊髓在 C5 ~ C6 水平椎管与脊髓的比例。应由专业施救人员把患者搬至平板上。一旦患者脊柱固定好，应迅速转运至有充足医疗条件的专业诊疗中心，进行进一步诊治。

在急诊科，对于脊柱固定的患者，应保持其气道通畅，维持正常氧供，保证正常通气。肺部问题可见于高颈段和中颈段（C3 ~ C5，支配膈神经）脊髓损伤患者。

表 14-8 脊柱损伤和马尾综合征：临床表现及处理

类型	损伤机制	稳定性	合并损伤	影像学检查	治疗
上颈椎损伤					
寰枕关节脱位	颅骨、C1 和 C2 之间韧带的牵拉损伤	不稳定	一般较少	侧位片上，斜坡－齿状突距离＞ 5mm	手术治疗
C1/ 寰椎骨折					
双侧后弓骨折	颈椎受到压缩或牵拉损伤	稳定	齿状突骨折	患者张嘴时的齿状突位片；通过 C1 椎弓的 CT 扫描	矫形器
侧块骨折	侧弯压缩导致同侧前弓和后弓骨折	侧块无增宽则为稳定 侧块增宽则为不稳定	一般较少	患者张嘴时的齿状突位片；通过 C1 椎弓的 CT	矫形器 如果寰齿间隙 >3mm，则须采取牵引和 halo 支架固定； 如果寰齿间隙＞ 5mm，提示须采取 C1 ～ C2 融合
杰佛逊骨折	轴向压缩导致 C1 椎体四部分全骨折	若侧块无增宽则为稳定；否则则为不稳定	咽后壁肿胀	患者张嘴时的齿状突位片；通过 C1 椎弓的 CT	矫形器 如果寰齿间隙 >3mm，则须采取牵引和 halo 支架固定； 如果寰齿间隙＞ 5mm，提示须采取 C1 ～ C2 融合
Hangman 骨折（枢椎滑脱）					
I	后弓破坏；椎间盘和后韧带缺损	稳定	一般较少	侧位片	矫形器
II	C2 相对 C3 椎体前移位，伴后韧带损伤	不稳定	一般较少	侧位片	牵引和 halo 支架固定
III	椎弓骨折；C2 椎体移位	不稳定	双侧关节脱位	侧位片	手术治疗
下颈椎损伤（C3 ～ C7）					
单侧或双侧关节脱位	关节囊和椎间韧带受到屈伸张力；约 25% 的患者存在半脱位	不稳定	相应神经根受损	正侧位及斜位片 MRI 扫描以确定有无椎间盘膨出	牵拉和融合
压缩骨折	中柱和后韧带受到屈曲压缩力	稳定或不稳定	一般不合并	侧位屈伸位平片 MRI 扫描	若后韧带无损则采取矫形；若后韧带受损则采取融合
爆裂骨折	压缩和屈曲力	稳定或不稳定	脊髓和神经根受压迫	侧位片；CT；MRI	若后韧带完整且没有神经缺失症状，则采取 halo 支架固定；若后韧带受损，但没有神经缺失症状，则采取后路融合和 halo 支架固定；若后韧带受损合并神经缺失症状，则采取前路椎体次全切＋后路融合＋halo 支架固定
胸腰椎损伤					
压缩骨折	前柱受损，中柱和后柱完整	稳定	一般不合并	侧位片	过伸背带

续表

类型	损伤机制	稳定性	合并损伤	影像学检查	治疗
爆裂骨折	轴向负荷导致前柱和中柱压缩，骨质碎裂进椎管	不稳定	脊髓和神经根受压迫	侧位片	手术治疗出现神经功能缺失则采取减压手术
Chance 骨折或安全带骨折	弯曲和牵拉力导致中柱和后柱受损，可延及前柱	稳定	一般不合并	侧位片	背带
马尾综合征	枪伤、机动车事故和从高处坠落导致骨盆牵拉骨折	不稳定	神经根受压导致下肢放射性感觉障碍，下肢无力，会阴部感觉缺失及膀胱和直肠功能障碍	CT MRI	手术减压；脊神经重建；腹神经修复和神经转移

同时合并肺部和胸廓创伤的患者，如肋骨骨折，造成肺挫伤，气胸，血气胸，可通过引流来改善肺功能。应尽早行气管插管，并在可视尼引导下进行。应避免任何形式的过度牵拉脊柱和（或）扭曲颈部。目前尚无证据表明鼻支气管优于口咽支气管。如果插管不能顺利进行，可暂时采取喉罩或喉管，直到进一步通过手术开放气道被建立。

脊髓损伤的患者对低灌注更为敏感。早期低血压与死亡率增加和不良神经功能康复有关。交感神经自主调节功能紊乱，导致外周血容量下降，心动过缓可进一步影响容量复苏。低血压也可能是脊髓休克的表现。可通过补充血容量或应用血管收缩剂使平均动脉压（MAP）维持在 90 ~ 100mmHg。α 激动剂（如去氧肾上腺素）可增加外周血管阻力，并对抗交感神经功能紊乱。去甲肾上腺素、多巴胺、多巴酚丁胺是可选择的血管活性药物。抬高下肢和穿弹力袜或弹力鞋有助于血容量重新分配。对于年龄超过 40 岁或既往有心脏病史的患者，应在入院时获取心电图和心肌酶谱等基线资料。抗胆碱能药物，如阿托品 0.5 ~ 1mg 静脉注射，可治疗心动过缓。高能量的胸廓创伤合并胸椎骨折，可导致心脏挫伤和心脏压塞，可通过心脏超声进一步诊断。

受伤 8 小时以内的脊髓损伤患者，可首次 1 小时内静脉使用甲强龙 30mg/kg（见后面的治疗），接下来 23 小时以 $5.4\text{mg/kg}\cdot\text{h}^{-1}$ 的速度静脉泵入。对于损伤超过 8 小时的患者，静脉使用大剂量激素未见获益。

脊柱损伤在通过各种影像学手段排除前，应始终保持固定。

B. 病史采集和体格检查

应从目击者、院前急救记录，或家庭成员处详细了解患者的受伤时间、受伤环境及伤前状态。应仔细询问患者是否有颈部疼痛，检查有无压痛，神经功能缺失，膀胱或直肠功能障碍。

脊髓损伤的神经功能学评估，应重点关注患者四肢的肌力、肌张力，触觉、痛觉，振动觉，以及本体觉，确定感觉障碍平面，深肌腱反射有无亢进或消失，评估直肠张力（也可见第 18 章）。

体格检查尽管受到脊柱固定后的限制，也应尽可能地通过检查或触诊了解脊柱有无开放性或闭合性骨折、血肿等；另外也应通过检查了解胸腹部、盆腔有无骨折，以及内部脏器有无损伤；行尿液检测确认有无血尿。

C. 影像学检查

在完全排除脊髓损伤后，才能去除颈托或其他固定措施。排除脊髓损伤首先依据患者有无疼痛、神经功能缺失，以及患者的精神状态。

若患者清醒，无颈椎局部疼痛或压痛，无神经功能缺失症状，无须行颈椎影像学检查。在一项“全国急诊 X- 放射线应用研究标准（National Emergency X-Radiography Utilization Study, NEXUS）”中发现，对于明显有颈椎损伤的患者，颈椎影像学检查的阴性预测值为 100%（表 14-9）。

表 14-9　颈椎损伤的 NEXUS 低风险分级标准

符合以下标准的患者不需要行影像学检查
下列 5 项需全部满足：
1. 颈椎无压痛
2. 无局灶神经功能缺失
3. 警觉水平正常
4. 无吸毒证据
5. 无掩盖颈椎疼痛的其他疼痛性损伤

在有损伤症状的患者中，颈椎损伤的发生率为 2% ~ 6%。若患者有以下症状，须行颈椎影像学检查：颈部疼痛或颈椎僵硬；有神经功能缺失症状；意识不清，查体不合作，或吸毒史患者；有外伤史，不能确诊脊髓损伤的患者。颈椎侧位片可发现大部分患者有无不稳定骨折。有些颈椎损伤的诊断须依赖颈椎三维片（侧位片、前后位片和齿状突位片）。对于是否存在颈椎骨折，颈椎平片与 CT 相比，仍有 60% 的漏诊率。多层 CT 扫描对有些部位的骨折（如上 3 颈椎）仍难以发现。现在对于急性颈椎损伤，尤其是考虑存在颅颈交界区骨折。颈椎矢状位和冠状位 CT 重建已成为标准的影像学检查方式。CT 联合颈椎平片，对于少部分症状性或存在意识障碍的患者，其阴性预测值可达 99% ~ 100%。

对于清醒且有症状的患者，动态屈伸摄片可用于评估是否存在不稳定的韧带损伤，这种检查方法在伤后 7 ~ 14 天内非常重要。三维成像联合动态颈椎摄片其阴性预测值超过了 99%。对于疼痛或痉挛导致椎体活动受限的患者，动态屈伸摄片会受到限制。这部分患者可通过佩戴质硬的颈托以缓解肌肉的痉挛，直至可采取动态屈伸摄片。

对于运动障碍或昏迷的患者，由经验丰富的放射科或神经外科医生行床旁透视下屈伸摄片，也是安全可行的。

MRI 是运动障碍患者确诊有无脊柱损伤的另外一种检查方法。如能在伤后 48 小时内行 MRI 检查，其发现是否存在神经组织和韧带损伤比 CT 和平片更灵敏。48 小时内行 MRI 检查对于排除明显的韧带损伤是比较准确的，但也存在假阳性发现。如患者存在神经功能缺失或血管损伤，此时 MRI 检查是非常必要的。MRI 检查发现是脊髓损伤后神经功能改善的有效的预测指标。

◎ 治疗

急性脊髓损伤患者，尤其是多发伤患者，最好应进入 ICU 管理，并在伤后 7 ~ 14 天行持续的心血管和肺功能监测。因为这部分患者发生低血压、低氧血症、肺功能和心血管功能障碍的风险高，尤其对于合并自主神经功能障碍的患者更有必要。

A. 固定

若没有及时对脊柱采取固定措施，如没有使用牢固的床垫、脊柱板、颈托，将可能导致脊柱额外更加严重的损伤，如加重疼痛，神经功能缺失，甚至导致呼吸窘迫。高达 55% 的颈椎损伤患者在伤后的 48 ~ 72 小时，可发生皮肤压迫性溃疡，其中大部分患者需要行皮肤移植。表 14-10 列举了其他并发症。因此对于创伤患者首先应考虑是否合并脊柱损伤，以及是否须采取脊柱固定措施。如果存在脊柱不稳定性损伤的表现，应尽早行脊髓减压和脊柱固定手术。

表 14-10 脊柱损伤后延迟固定的并发症

· 皮肤溃疡感染，或脊柱固定术植入物感染，继之发生脓毒症性休克
· 静脉淤血导致颅内压增高，从而产生继发性脑缺血和脑梗死
· 难以进行气管插管和经皮气管切开手术，开放中心静脉通道，以及进行后续的静脉通道护理和口腔护理
· 增加了肠内营养不耐受，需要进行肠外营养
· 细菌移位
· 胃痉挛，反流，误吸风险
· 由于物理治疗的限制，导致了通气相关性肺炎的增加
· 由于卧床和个人护理，导致了交叉感染的风险增加

B. 外科干预

创伤性颈椎骨折和颈椎关节脱位可导致脊髓管损伤，并影响脊髓血供，应由训练有素的专业医生进行闭合性复位。经过该处理后，约 1% 的患者可出现永久性的神经功能缺失，2% ~ 4% 的患者可出现短暂性神经功能障碍。闭合性牵引 – 复位比在麻醉下操作更安全。神经功能症状恶化与不恰当的固定、忽略的头部外伤、牵引 – 复位失败、血流动力学不稳定、呼吸窘迫有关。在复位前行 MRI 检查，可发现有无潜在性的颈椎间盘突出，因为后者的存在可能导致进一步复位后神经功能缺失，以及压迫颈髓。

如果闭合性复位失败，在开放性复位前，患者应行彻底的神经影像学检查。若存在椎间盘突出，有可能须在前路减压后，进一步行后路减压。因此对于一些行动迟缓的患者，在行复位手术前，MRI 的检查是非常有必要的。

合并有脊柱损伤的多发性创伤患者，早期（≤ 24 小时）行稳定脊柱外科手术是有益且安全的。但目前关于脊柱创伤合并神经功能缺失患者的理想手术干预时间仍未达到统一共识。影响及时手术的主要因素包括住院和影像学检查延迟、手术室等待等。动物实验发现，早期行外科减压手术可明显改善神经功能缺失。一项关于急性脊髓损伤的随机对照前瞻性实验研究发现，24 小时内行外科减压手术的患者，术后 1 年的神经功能改善情况明显优于延迟手术的患者。一般而言，尽早手术，可尽早恢复活动和进行康复，可减少术后感染、肺部并发症和栓塞疾病的发生。

C. 皮质醇激素和其他神经保护措施

皮质醇激素的脊髓保护作用包括稳定膜结构和血液 – 脊髓屏障，改善血管源性水肿，增加脊髓血流量，阻止内啡肽的释放，抑制自由基的损害，减轻炎症反应。对于伤后 8 小时内的患者，甲强龙的用法为：第 1 小时首先予 30mg/kg 静脉注射，然后以 5.4mg/kg · h^{-1} 的速率持续静脉泵入 23 小时。该方案可明显改善伤后 6 个月的运动及感觉功能缺失。但是甲强龙也存在一定的副作用，如增加伤口的感染率，增加肺部和尿路的感染率，增加胃肠道出血的风险，导致高血糖和肝功能障碍，尤其见于年老及糖尿病患者，以上均可导致患者住院时间延长。因此，目前在静脉使用甲强龙的同时，需要采取胃保护措施。表 14-11 列举了其他药物治疗的潜在药理保护作用。

低温治疗可降低神经细胞代谢，进而降低能量需求。尽管动物实验尚未完全证明低温对急性脊髓损伤有保护作用，布法罗比尔运动员 KevinEverett 在入院前采取低温措施，随后对他的颈椎进行了减压和融合，神经功能在伤后 4 个月的时间里得到了明显恢复。这引发了研究者们开始了一项关于急性脊髓损伤入院前低温治疗的前瞻性试验研究的热情，目前该试验仍在进行中。其他新的治疗理念包括：嗅神经鞘细胞的移植，该细胞可分化为胶质细胞，

表 14-11　尚未完全证实有效的其他替代药物治疗创伤性脊髓损伤

药物	可能机制	可能获益
GM_1- 神经节苷脂	促进轴突生长 刺激神经再生和生长	与安慰剂组对比，伤后 8 小时内注射 GM1- 神经节苷脂可明显促进早期康复
甲磺酸替利扎德	与维生素 E 相似的脂质过氧化和羟自由基清除机制 促进内生维生素 E 作用 通过降低膜流动性而稳定膜结构	与甲泼尼松相比效果相当 可降低肺炎和尿路感染的几率

能够促进新的轴突从周围神经系统进入中枢神经系统；人胚胎干细胞移植，可分化为少突胶质细胞前体细胞，促进受损脊髓的髓鞘再生，以改善偏瘫。

D. 血压的管理

由于自主神经调节功能障碍，脊髓损伤患者可出现血流动力学不稳定。动脉血压监测和中心静脉置管可动态监测血压及血容量情况。低血压可加重原发性脊髓损伤，因此在脊髓损伤后，应使平均动脉压维持在 90 ~ 100mmHg，以保证充足的血液供应。血管活性药物可根据情况适当应用，这些药物包括去氧肾上腺素、多巴胺和去甲肾上腺素。

E. 一般治疗

呼吸机麻痹引起的肺自净能力和潮气量降低，可导致肺不张和肺炎。支气管扩张剂、胸廓物理治疗和间歇性正压通气可促使肺复张。对于中高位颈髓损伤患者，应考虑早期行气管切开术。

未插管的患者应常规吸氧，以使指脉氧维持在 95% 以上。气胸患者必要时应行闭式胸腔引流，甚至需要行正压通气治疗。

脊髓损伤后需行固定的患者，固定患者皮肤破溃的发生率较高，尤其见于感觉功能减退或缺失，以及自主神经功能受损的患者。尽早活动和早期充足的营养支持是最好的预防措施。矫形器应大小合适。经常翻身，气垫的应用，每天擦浴，护肤液的使用，细致的皮肤检查，尤其对于所有接触部位，是管理皮肤破溃患者的重要措施。

深静脉血栓形成和肺栓塞，是脊髓损伤患者的常见并发症，尤其常见于合并下肢和盆腔骨折的患者。伤后皮下注射肝素 5000μ，每 8 小时 1 次或低分子肝素，并联合下肢气压治疗、抗血栓弹力袜等治疗 3 个月，是预防血栓形成的重要措施。伤后 72 小时内即应采取抗凝治疗。

尿潴留也是脊髓损伤患者常见的并发症，因此留置导尿是 ICU 急性期应采取的。伤后 1 ~ 2 周，当患者血流动力学稳定和神经功能恢复，应每 4 ~ 6 小时夹闭尿管，并伺机去除导尿管。

F. 营养支持

由于肌肉失去神经支配，急性脊髓损伤后可能不会出现急性脑外伤后的高代谢反应。在损伤急性期，蛋白质分解代谢导致机体消瘦。早期营养支持应满足热卡及氮需求。间接测热法可用于评估急性或慢性脊髓损伤的能量消耗。

G. 椎动脉损伤的处理

椎动脉损伤见于约 11% 的非穿透性颈椎损伤患者。其中大部分患者为无症状性，主要的并发症来自于椎动脉夹层，如脑干梗死，可导致残疾，甚至危及生命。CT 血管成像，MRI 或 MRI 血管成像，以及多普勒超声可发现有无椎动脉损伤。当以上均不能确诊时，可采取脑血管造影。

创伤性椎动脉夹层的最佳治疗方案尚未达成共识。抗凝治疗可减少血栓形成的风险，但导致出血的发生率可达 14%。因此，对于椎动脉损伤后是否采取抗凝或抗栓治疗须取决于每个患者的个体情况。

◎ 预后

脊髓损伤后的死亡率为 4% ~ 17%。影响预后的因素包括年龄，脊髓损伤平面，有无肺栓塞，治疗并发症，以及自杀倾向。年龄＞ 20 岁，男性，严重全身性损伤（损伤严重程度评分≥ 15），严重并发症，神经功能状态差，以及收治于低水平的创伤中心，被认为是早期死亡的危险因素。

脊髓损伤患者是否能重返工作岗位或恢复至伤前生活方式，以及后续的护理及运动训练，取决于多方面因素，这些已在表 14-12 中列出。

表 14-12　影响创伤性脊髓损伤预后的因素

- 神经损伤平面，特别是运动神经损伤平面
- 损害是否完全
- 患者年龄
- 能量消耗
- 心肺状态
- 痉挛、挛缩、疼痛
- 合并损伤
- 运动能力（骨盆控制、髋关节屈曲，膝伸肌）

感觉不完全缺失的患者，即使运动功能完全丧失，仍然有机会恢复行走功能，这比感觉完全缺失的四肢瘫患者的预后要好。远端肌力一般至伤后 3 周或更长时间才开始恢复。Brown-Sequard 综合征患者获得功能恢复的可能性极大。75% ~ 90% 的患者在出院后可独立行走，70% 的患者可恢复至日常独立生活能力。中枢性脊髓综合征下肢肌力的恢复要早于其他部位，随后是膀胱功能和上肢近端肌力的恢复。年龄≤ 50 岁的患者与年老患者相比，自身康复速度更快，且更易获得独立自主的生活能力（97% *vs* 41%）。截瘫患者的恢复需要多于 3 ~ 9 倍的努力。

大部分康复目标，如行走功能，若首次入院不能达到，则应通过多学科门诊和后续住院治疗逐步实现。物理治疗中的多种方法有助于减少神经性损伤和多系统并发症所造成的负担。这些方法包括生物反馈、电磁刺激技术、功能性神经肌肉刺激（以促使膈肌功能恢复，膀胱和直肠功能恢复，抓取和释放能力及上肢控制能力的恢复）、肌腱移植、骶后神经根切断术（缩短膀胱反射机制）。

Chesnut RM. Management of brain and spine injuries. *Crit Care Med* 2004;20:25-55. [PMID: 14979328]

Cohen WA, et al. Evidence-based approach to use MR imaging in acute spinal trauma. *Eur J Radiol* 2003;48:49-60. [PMID:14511860]

Gittler MS, et al. Spinal cord injury medicine. 3. Rehabilitation outcomes. *Arch Phys Med Rehabil* 2002;83(suppl 1):S65-S71. [PMID: 11973699]

Kirshblum SC, et al. Spinal cord injury medicine. 1. Etiology, classification, and acute medical management. *Arch Phys Med Rehabil* 2002;83(suppl 1):S50-S57. [PMID: 11973697]

Morris CG, McCoy EP, Lavery GG. Spinal immobilization for unconscious patients with multiple injuries. *BMJ* 2004;329:495-499. [PMID: 15331475]

Morris CG, Mullan B. Clearing the cervical spine after polytrauma:Implementing unified management for unconscious victims in the intensive care unit. *Anaesthesia* 2004;59:755-761.[PMID: 15270965]

Patel RV, Delong W Jr, Vresilovic EJ. Evaluation and treatment of spinal injuries in the patient with polytrauma. *Clin Orthop Relat Res* 2004;422:43-54. [PMID: 15187832]

Varma A, et al. Predictors of early mortality after traumatic spinal cord injury. *Spine* 2010;35:778-783. [PMID: 20228715]

周　帅　**译校**

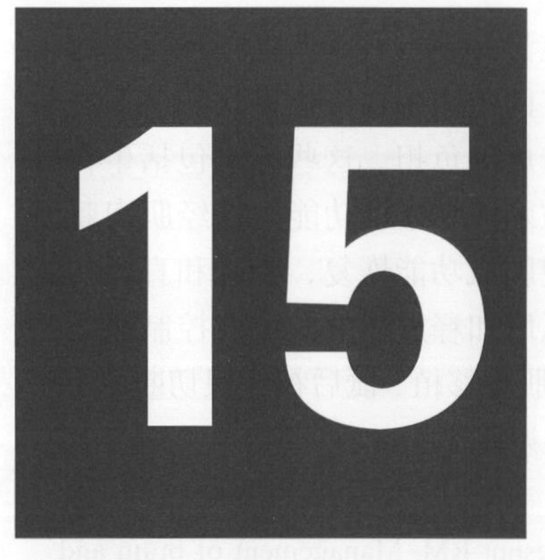

运动障碍

BlairFord, MD Howard Geyer, MD, PhDSusanB. Bressman, MD

运动障碍即产生运动过少或过多。导致运动缺乏或缓慢的神经系统疾病被称为少动障碍，以帕金森病和其他原因所致帕金森综合征为代表。而多动障碍的特征在于过度的、不自主的运动。多动障碍通常可以归纳为五大类异常运动中的一种：肌张力障碍、舞蹈病、震颤、肌阵挛或抽动。

异常运动通常较难分类，因为它们具有不同寻常的表现形式、复杂性、细微性或可变性。运动障碍专家倾向于将异常运动分离或减少到其单一成分，通常是根据运动模式及其身体部位分布提供重要的诊断线索。此外，许多疾病导致的异常运动，可以适用于两个或更多类别或异常运动现象学。表15-1描述了运动障碍的主要类别。

还有许多其他类型的异常运动并不完全适合现象学的简单分类。手足徐动症，意味着"没有固定的姿势"，最初是在创伤后出现并命名的，表示四肢和手指的"似纤维样"颤抖的运动。在现代用法中，该术语描述了一种缓慢的、持续的运动，其与舞蹈病和肌张力障碍相似。投掷是指肢体的大幅度随机投掷运动，类似于肢体近端的舞蹈样动作。单侧的投掷被称为偏侧投掷症，通常是由对侧丘脑底核梗死所致。静坐不能，即"不能够坐下"，描述内在的不安和不能保持静止，以及重复的坐立不安、坐卧不宁和走动。

大部分（但不是全部）运动障碍是由基底神经节的功能紊乱引起的。基底神经节是一组相互连接的皮质下细胞核，包括黑质、壳核、尾状核、苍白球和丘脑底核，构成锥体外系运动控制系统，与丘脑、皮质、脑干和小脑有广泛的相互连接。

许多运动障碍疾病是通过使用药物来抑制或减少不需要的运动来进行对症治疗，但在某些情况下，治疗也可用于解决潜在的病理生理学问题。近几十年来，由于遗传学和神经生理学等基础科学的进步，治疗方案包括药物和手术方法都在不断增多。在接下来的章节中，我们将介绍主要的运动障碍综合征，重点介绍临床诊断和治疗。

帕金森综合征和帕金森病

诊断要点

- ◎ 静止性震颤
- ◎ 运动迟缓
- ◎ 强直
- ◎ 丧失姿势反射
- ◎ 姿势异常
- ◎ 冻结

◎ 概述

当患者表现出以下一种或多种症状时，可以考虑帕金森综合征：静止性震

表 15-1　异常运动的一般分类

运动分类		临床特征	鉴别诊断
运动过少	帕金森综合征	运动不能/运动迟缓，强直 静止性震颤 姿势不稳 冻结步态 屈曲姿势	帕金森病 弥漫性路易体病 非典型神经退行性帕金森综合征：进行性核上性麻痹（PSP）、多系统萎缩（MSA）和皮质基底节变性（CBGD） 脑积水 血管性帕金森综合征 神经阻滞剂诱发的帕金森综合征 威尔逊病
运动过多	肌张力障碍	部分性、持续性并能产生扭曲姿势的扭转运动	特发性或原发性肌张力障碍 多巴反应性肌张力障碍 缺氧性损伤 外伤 脑炎后肌张力障碍 迟发性肌张力障碍
	舞蹈病	随机、快速、不持久的无目的性运动，常不可预测，模式多变	亨廷顿病 神经棘红细胞增多症 感染后舞蹈病 药物性舞蹈病 血管性舞蹈病 自身免疫性舞蹈病 妊娠剧吐性舞蹈病
	抽动	刻板、自动的无目的的动作和发声	抽动秽语综合征 脑瘫/发育迟缓综合征 自闭症 亨廷顿病
	肌阵挛	突然、震惊般的动作	生理性肌阵挛 特发性肌阵挛 代谢性脑病 缺氧后肌阵挛 进行性肌阵挛性癫痫
	震颤	身体部位的重复振荡	特发性震颤 生理性震颤 帕金森性震颤 小脑性震颤

颤、运动迟缓、强直、姿势反射丧失、屈曲姿势和冻结。具备其中的两项，且至少有一项必须是静止性震颤或运动迟缓，就可诊断为确诊的帕金森综合征。帕金森病（Parkinson Disease, PD）占帕金森综合征的 80%。PD 患病率约为 160/10 万人，每年发病率约为 20/10 万人。

患病率和发病率随年龄增长而增加。70 岁时患病率约为 550/10 万人，每年发病率约为 120/10 万人。两性的平均发病年龄为 56 岁。但发病的年龄范围很广，早发性 PD（发病年龄＜ 40 岁）并不少见。

PD 在男性中的发病率几乎是同龄女性的 2 倍。PD 的家族史似乎能增加 PD 的发病风险，并且已鉴定的 PD 基因突变占个人祖先的 5% ~ 40%。由于基因－环境和基因－基因的相互作用，大多数病例的发病原因复杂。

◎ 发病机制

PD 的关键运动症状的产生是由于黑质致密部多巴胺（dopamine, DA）神经元变性和脑干蓝斑去甲肾上腺素（norepinephrine, NE）细胞变性所致。但是，PD 是一种复杂的临床疾病，还包括各种非运动症状，如嗅觉受损，自主神经功能障碍（如便秘、直立性低血压），睡眠障碍［如快动眼睡眠（rapid-eye movement, REM）行为障碍］，以及情绪和认知的改变。这些临床症状（其中许多可能先于运动症状出现）产生的基础是与黑质外的神经元病变有关（如髓质和嗅核）。

PD 的病理学标志是在许多残存的神经元内发现称之为“路易小体”的嗜酸性包涵体。当临床症状明显时，黑质中 60% 的多巴胺能神经元已经丢失，而基底神经节（纹状体）的多巴胺水平也降低了 80%。黑质多巴胺神经元变性的确切原因在大多数个体中都是未知的，但分子遗传学的最新进展已经阐明了遗传因素可导致常染色体显性遗传或常染色体隐性遗传性家族性 PD 中神经元毒性和帕金森病的发展，这已得到大家共识。6 个基因（SNCA，LRRK2，PRKN，DJ-1，PINK1 和 ATP13A2）的突变最终被证明可引起家族性帕金森综合征。此外，3 种基因（MAPT，LRRK2 和 SNCA）的常见变异和 GBA 功能缺失突变已被充分证实为 PD 的易感因子。这些基因编码诸如 α- 突触核蛋白，parkin 和 DJ-1 的蛋白质，其参与细胞内蛋白质的折叠、运输和清除，以及维持线粒体功能。基因突变导致细胞内蛋白质处理不当，氧化应激增加，自由基形成和细胞内能量耗竭，导致氧化损伤和细胞死亡。有关 PD 中涉及的基因突变，请参阅表 15-2。目

表 15-2　帕金森病基因

基因突变	遗传模式	表型	病理
SNCA	AD	早发性快速进展性帕金森综合征伴痴呆，与 DLBD 和 MSA 重叠	α- 突触核蛋白路易小体，明显的 tau 包涵体，脑干神经元缺失（LC 和 SNpc）和海马
Parkin	AR	早发性帕金森综合征，病程较慢；睡眠获益，肌张力障碍，反射亢进，左旋多巴反应好，易发生运动障碍	没有路易小体的 SNpc 神经元缺失
PINK-1	AR	早发性 PD，伴有精神病	路易小体病理学，SNpc 神经元缺失，LC 保留
DJ-1	AR	早发性帕金森综合征，伴有震颤、跌倒、对左旋多巴反应差，痴呆；少见	严重的 SN 和 LC 神经元缺失，突出的弥漫性路易小体，包括皮质
LRRK2	AD	迟发性，震颤型 PD；PD 最常见的单基因病因；最常见的突变是 G2019S	LC 和 SNpc 中的神经元缺失
GCH1		儿童期起病的肌张力障碍—帕金森综合征（多巴反应性肌张力障碍）	没有路易体
GBA	AR	典型的左旋多巴反应性 PD，发病较早，常有认知障碍，常见于德系犹太人	LB 病理学，皮质受累

AD= 常染色体显性遗传；AR= 常染色体隐性遗传；DLBD= 路易体痴呆；GBA= 葡糖脑苷脂酶；LC= 蓝斑；LRRK2= 富含亮氨酸的重复激酶 2；MSA= 多系统萎缩；SNCA=α- 突触核蛋白；SNpc= 黑质致密部

前有影响力的假设认为，PD 是由 α- 突触核蛋白从一个神经元传播到另一个神经元（所致），其方式类似于朊病毒的传播方式。

◎ 预防

在 PD 中，预防策略集中于对健康的多巴胺神经元的神经保护作用。然而，尽管对各种药物，包括单胺氧化酶（monoamine oxidase, MAO）-B 抑制剂、辅酶 Q_{10} 和维生素 E 进行了良好的临床对照试验，但没有任何药物或膳食补充剂被确定具有神经保护作用或恢复益处。

◎ 临床表现

A. 症状和体征

PD 的主要运动症状包括静止性震颤、运动迟缓、僵硬、姿势反射丧失、屈曲姿势和冻结。起病症状隐匿，通常是单侧起病，进展很慢。

1. 静止性震颤和运动迟缓　这些是 PD 最具特征的运动症状。70% 的患者出现静止性震颤，频率为每秒 4 ~ 6 个周期。通常，静止性震颤保持在一侧肢体或不对称地在同侧手臂和腿部持续数月或数年，但随着时间的推移可能会累及所有肢体。虽然静止性震颤常累及远端肢体，但它也可能影响嘴唇、舌头、下颚和躯干的肌肉。有时震颤会在看到之前感觉为内部震颤。通常，震颤随着肢体的动作消失，保持姿势时重新出现。压力、兴奋和行走可加重震颤。

运动迟缓表现为日常活动、运动产生和反应时间的缓慢，并导致缺乏自动运动。在临床上，患者表现出精细运动受损，面部表情丧失，行走时手臂摆动减少及弯曲（弯腰）姿势，手指或脚趾重复轻拍动作时运动幅度减少。表情缺乏（面部表情减少）导致瞬目减少和面部表情丧失。运动迟缓的其他迹象还包括声音变小（发音过弱），言语快速，流涎，写字过小征，以及从坐位起立困难。

2. 强直　当肢体被动地伸展、弯曲或旋转时，PD 患者能对此产生持续的阻力。通常可以理解为齿轮样，反映出在强直上叠加的震颤。强直可发生在颈部、肩部或臀部的近端或肘部、腕部、膝盖和踝部的远端。肩部疼痛或僵硬是 PD 常见的初始表现，常被误诊为肩袖损伤、关节炎或滑囊炎。

3. 姿势反射丧失　姿势反射丧失是身体自发性后倾或从背后后拉时身体无法维持平衡，这是疾病进展的标志。但在疾病早期，姿势反射得以保留。

4. 冻结　这种症状是指短暂的起步困难，可能是 PD 最致残的症状之一，并且被证实可能对左旋多巴治疗无效。冻结也被称为运动阻滞，通常发生在开始行走、转弯，或当穿过狭窄的通道、十字街道或接近目的地或目标（如椅子）时。患者无法移动脚部，就像粘在地上一样，持续数秒。早期或在病程中出现明显的冻结时应引起警觉，注意与其他非典型性帕金森综合征相鉴别。慌张步态常在行走中出现，患者步子越来越快但步长越来越小。冻结、慌张步态和姿势反射丧失是 PD 患者跌倒的重要原因。

5. 非运动症状　PD 患者经常出现非运动症状，并且有些症状（如抑郁、焦虑、嗅觉功能受损、便秘、静坐不能、REM 行为障碍）可能先于运动症状数年出现。认知变化较常见，包括认知功能下降（智力迟钝）：思维语言表达时间延长。痴呆最终发生在 20% ~ 40% 的 PD 患者中（有关进一步的讨论，请参阅第 9 章）。行为症状包括人格改变、抑郁、注意力减少和视空间功能损害。感觉症状包括疼痛、灼热和刺痛。自主神经功能紊乱包括便秘、阳萎、低血压和膀胱排空障碍。非运动症状可导致严重损害，应根据需要发现和治疗。

B. 实验室检查和影像学检查

到目前为止，没有血液或脑脊液检测可以诊断 PD。同样地，也没有生物标志物可以诊断出临床前 PD。但是，某些神经影像学检查可用于确诊 PD。常规 MRI 在 PD 患者中通常是正常的。使用 ^{123}I- 碘氟烷标记的 SPECT 可以显示基底神经节中多巴胺转运体的密度；它被美国 FDA 批准用于鉴别 PD，其多巴胺转运体密度是降低的，这不同于特发性震颤（见下文），通常是正常的。然而，这种方法无法区分 PD 与非典型性帕金森综合征（见下文）。另一种可以使用的成像方式是使用 ^{18}F- 氟多巴标记的大脑 PET，其显示 PD 患者基底神经节中氟多巴的摄取显著降低。一般情况下，PD 的临床诊断可以在没有神经影像学检查的情况下进行。

◎ 鉴别诊断

PD 的诊断基于病史、临床检查，以及不存在不相符的临床、实验室或放射学异常。没有任何一项检查可以绝对证实或排除 PD 的诊断。PD 预期中对左旋多巴的初始反应通常是戏剧性的好，但不是特异性的，因为它也可能在非典型性帕金森综合征的早期发生。提示存在非典型性帕金森综合征而不是 PD 的特征包括症状的对称性起病；没有震颤；早期步态异常，包括早期跌倒和突出的冻结步态，早期姿势不稳，痴呆先于运动症状出现或在运动症状发生后 1 年内出现，皮质脊髓束征；小脑体征；除上视受限以外的异常眼球运动；症状性直立性低血压。

其他引起帕金森综合征的主要原因见表 15-3。阻断多巴胺受体（典型的和非典型的抗精神病药，某些止吐药）或消耗纹状体多巴胺水平（利舍平，丁苯那嗪）的药物能导致药物性帕金森综合征；致病性药物停用后，大部分但并非全部患者的症状通常会缓慢得到改善。抗胆碱能药物可以改善抗多巴胺能药物引起的帕金森综合征。

正常压力性脑积水导致的帕金森综合征步态障碍以短暂、拖曳或磁性步态为特征和失去姿势反射。这些症状随着时间的推移而伴发痴呆和尿失禁。脑成像显示明显增大的脑室。可通过引流 CSF 后步态障碍得到明显地改善而得到确诊，但认知功能障碍和尿失禁较难得到改善。

表 15-3　主要的帕金森综合征

原发性特发性帕金森综合征
帕金森病（散发性和家族性）
继发性帕金森综合征
药物诱导性（多巴胺拮抗剂和耗竭剂）
脑积水（正常压力性脑积水）
外伤肿瘤
血管性（多发性梗死状态）
代谢（甲状旁腺功能减退症）
毒素（汞，锰，一氧化碳，氰化物，MPTP）
感染性（脑炎后）
缺氧
非典型性帕金森综合征
进行性核上性麻痹
皮质基底节变性
多系统萎缩
· 夏伊 – 德雷格综合征
· 纹状体黑质变性
· 橄榄脑桥小脑萎缩
痴呆
弥漫性路易体病
阿尔茨海默病
遗传性退行性疾病
威尔逊病
亨廷顿病
神经棘红细胞增多症
苍白球黑质红核色素变性

MPTP= 甲基苯基四氢吡啶

下半身帕金森综合征也可由脑血管病引起。血管性帕金森综合征，一种缓慢进展的步态障碍，伴有冻结和姿势反射丧失，是由多发性腔隙性梗死引起的，这在 MRI 上很容易看到。其对左旋多巴反应不明显，且震颤很少见。

帕金森综合征也见于弥漫性路易体病、阿尔茨海默病、亨廷顿病和威尔逊病。早期，轻度的 PD 常被误诊为特发性震颤。而且抑郁不仅常伴发 PD，在严重时还类似于帕金森综合征。

◎ 治疗

A. 药物治疗

PD 是一种进行性神经变性疾病。没有药物被证明能最终停止、减慢、逆转或预防疾病的进展，尽管有几个在临床试验中进行了评估，但基本上是令人失望的结果。因此，目前的治疗策略依赖于能改善症状的药物，目标是使患者能持续独立生活越长越好。根据患者的症状和疾病的阶段，治疗必须个性化。决定使用何种药物和何时使用仍然是 PD 患者治疗的主要挑战。医生通常根据患者新症状进展的病程及药物不良反应或随之发生的药效丧失来调整药物和剂量。

因此，使用多巴胺能药物替代多巴胺是主要的治疗策略。非多巴胺能药物如抗胆碱能药物、抗谷氨酸能药物和肌肉松弛剂也可用于治疗运动症状（表 15-4）。

表 15-4 帕金森病治疗药物

分类	分组	药物
多巴胺能药物	多巴胺前体	左旋多巴（和卡比多巴）
	多巴胺激动剂	溴隐亭，普拉克索，罗匹尼罗，金刚烷胺，阿扑吗啡
	COMT 抑制剂	恩他卡朋，托卡朋
	MAO-B 抑制剂	司来吉兰，雷沙吉兰
非多巴胺能药物	抗胆碱能	苯海索，苯海拉明，阿米替林
	抗谷氨酸能	金刚烷胺
	GABA 能药物	劳拉西泮或氯硝西泮
非典型性镇静药	5- 羟色胺和多巴胺拮抗剂	喹硫平

COMT= 儿茶酚胺 -O 位 - 甲基转移酶；GABA=γ- 氨基丁酸；MAO= 单胺氧化酶

1. 左旋多巴　左旋多巴是治疗 PD 症状最有效的药物。在早期，对轻度 PD，它有效地改善了主要运动症状，说明对左旋多巴有临床反应，这很有诊断意义。但是，异动症（不自主运动）和运动波动等不良反应的出现，限制了其使用性。经过 5 年的左旋多巴治疗，超过 50% 的患者出现波动，包括开关现象、突然的关期和异动症；这些治疗的并发症被认为代表了暴露于左旋多巴后与疾病进展过程有关的突触前和突触后变化。关于左旋多巴本身可能具有神经毒性（如通过自由基形成）的理论问题已被揭开。尽管左旋多巴治疗 PD 已超过 30 年，但其对疾病进展的长期影响仍然未知。

对于轻度至中度帕金森综合征患者何时开始使用左旋多巴治疗，仍然缺乏共识。由于在开始使用左旋多巴的前 5 年内发生运动并发症的可能性很大，因此许多神经科医生不使用左旋多巴作为一线药物，而更倾向于使用不那么强效的药物，如 MAO-B 抑制剂、金刚烷胺和多巴胺受体激动剂，通常在疾病的早期作为单药治疗。只有在出现致残性症状和体征，如姿势不稳和跌倒时才开始启动左旋多巴治疗。中度严重的 PD（即有双侧运动症状和某些姿势不稳但又能保持身体独立的患者）及日常生活能力下降的患者也能开始左旋多巴的治疗。如果患者不能耐受多巴胺受体激动剂或联合使用多巴胺受体激动剂和非多巴胺能药物仍不能获益时，应考虑开始左旋多巴治疗。许多年龄超过 70 岁尤其有认知能力下降的患者通常不能耐受多巴胺受体激动剂或非多巴胺能药物，对这些患者早期使用左旋多巴是必须考虑的。其他神经科医生甚至在早期 PD 中也常规使用左旋多巴作为一线治疗，理由是与左旋多巴保留策略相比，对运动症状具有更好的获益，而且因不良反应所致的停药率也较低。

左旋多巴通过氨基酸脱羧酶在脑中转化为多巴胺。药物性左旋多巴与外周多巴胺脱羧酶抑制剂如卡比多巴结合，可抑制左旋多巴外周转化为多巴胺，并允许更多的左旋多巴穿过血脑屏障。结果，到达大脑的左旋多巴的量更大，并且外周多巴胺诱导的副作用如厌食、恶心和呕吐也更小。

卡比多巴 – 左旋多巴根据固定的配比，有不同的标准剂型，10mg 卡比多巴配比 100mg 左旋多巴（10/100），25mg 卡比多巴配比 100mg 左旋多巴（25/100），25mg 卡比多巴配比 250mg 左旋多巴（25/250）。它也有控释剂型，25mg 卡比多巴配比 100mg 左旋多巴（25/100）或 50mg 卡比多巴配比 200mg 左旋多巴（50/200）。治疗通常为逐渐加量直至达每次 1 片卡比多巴 – 左旋多巴 25/100，每日 3 次，最好是早上、午后、傍晚服用，可以最大获益。尽管蛋白摄入能竞争十二指肠多巴胺转运体，但药物与食物同服，有助于预防胃肠道不适。剂量可逐渐滴定直至症状改善。卡比多巴 – 左旋多巴长效控释制剂（息宁 CR）起效较慢，生物利用度低，药效持续时间长于普通卡比多巴 – 左旋多巴。尽管有这样的理论认为左旋多巴控释剂能为基底节提供更稳定的生物可利用多巴胺，进而减少运动并发症的发生，但研究未能证明左旋多巴控释制剂的初始治疗能减少运动波动的发生。补充的卡比多巴被开处方为洛多辛。2015 年，FDA 批准了卡比多巴 / 左旋多巴（多奥帕）的肠内混悬液，该肠内混悬液不断注入空肠，可用于经历运动波动的患者，因为它提供了卡比多巴 – 左旋多巴的连续稳态输注。但是，该技术受到与导管、管道和硬件相关的感染等并发症的影响。

左旋多巴治疗的副作用包括厌食、恶心、呕吐、精神错乱、嗜睡、昏昏欲睡、生动的梦境、梦魇、幻觉、姿势性低血压和心律失常。中枢神经系统的不良反应，如幻觉通常与剂量有关，可能需要减少左旋多巴的剂量，但代价是帕金森症状恶化。

2. 多巴胺激动剂　左旋多巴后，多巴胺激动剂是最有效的抗帕金森病药物。多巴胺激动剂是合成的化合物，可以激动纹状体多巴胺受体。尽管最初是作为左旋多巴的添加治疗，但多巴胺激动剂也常用于轻症 PD 的一线单药治疗。许多神经科医生都不会对 70 岁以上的患者开具多巴胺激动剂的处方，因为这些患者更容易出现精神错乱、困倦和药物性精神病。与其他激动剂相比，左旋多巴能带来最大的症状获益和最小的不良反应风险，因此常用于 70 岁以上患者的初始治疗，特别是那些已存在认知功能下降的人。但是，对于年龄超过 70 岁，但智能和体能都好于这个年龄的 PD 患者，治疗仍应考虑多巴胺激动剂。

研究发现，多巴胺激动剂作为早期 PD 的主要单药治疗，与接受左旋多巴单药治疗的患者相比，这些患者中很少发生药物诱发的异动症和运动波动。然而，使用多巴胺激动剂的单药治疗很难在 3 年后仍能全面控制症状。使用多巴胺激动剂对轻症 PD 进行初始治疗，既能令人满意地减轻 PD 症状，又能延缓左旋多巴的使用。当激动剂作为单药治疗不能再有效控制症状时，开始使用多巴胺激动剂还能减少与其联用的左旋多巴的剂量。与左旋多巴相比，需要权衡这些获益，避开相对较小的药效和较大的副作用风险。

多巴胺激动剂包括口服药物普拉克索米拉帕和罗匹尼罗力备，两者都有普通剂型和缓释剂型，以及透皮贴剂罗替戈汀（优普洛）。但需要注意它们会导致睡眠突然发作（包括驾驶时）和冲动控制障碍，如病理性赌博和冲动购物；其他副作用包括恶心、呕吐、嗜睡、外周性水肿、直立性低血压，以及精神异常包括错觉、幻觉和躁狂症。当药物减少或逐渐停止时，这些症状就会消失。

所有多巴胺受体激动剂都应从非常低的剂量开始并逐渐加量，以减少发生不良反应的风险。药物选择通常基于滴定的简易性和临床医生的经验。患者逐渐对这些药物有反应，如果一种激动剂产生不良反应，可以尝试另一种。如果使用激动剂作为单药治疗仍无法达到足够的疗效，可以加用其他的激动剂如金刚烷胺、苯海索或MAO-B抑制剂。如果这些药物都不能耐受或有效，可能需要使用左旋多巴治疗。

阿扑吗啡是一种非麦角类多巴胺激动剂，可用于皮下注射，以快速治疗突然出现、严重、致残的关期。剂量必须缓慢滴定并在医生的监督下使用。副作用包括严重的恶心、严重的低血压、异动症和幻觉。因为严重的恶心和呕吐会发生于推荐剂量的阿扑吗啡，因此一种止吐剂，如曲美苄胺必须与该药物同时使用。

3. 其他多巴胺能药物

（1）司来吉兰，雷沙吉兰，沙芬酰胺　这些药物是选择性MAO-B抑制剂，通过MAO-B减少代谢来增加多巴胺。这种机制使这些药物具有轻微症状改善的作用，一些数据表明司来吉兰（eldepryl咪哆吡）和雷沙吉兰（azilelect安齐来）还可能具有神经保护作用。但是，由于方法学因素，这种明显的效果仍是值得怀疑的，如果有，也很小。MAO-B抑制剂通常耐受性良好，可用于轻症患者的起始治疗或添加治疗。司来吉兰eldepryl咪哆吡的剂量是每天5 ~ 10mg。由于摄入含有酪胺的食物与MAO酶抑制剂的相关风险，剂量不应超过10mg/d。雷沙吉兰azilect安齐来的剂量是每天1次，0.5 ~ 1mg。沙芬酰胺（xadago）是每日服用50 ~ 100mg。

与5-羟色胺能药物共同给药，包括许多抗抑郁药，可能导致5-羟色胺综合征。这种不良反应似乎非常罕见但仍能发生，特别是当剂量很高时。由于抑郁症在PD中较为常见，建议谨慎使用抗抑郁药物并警觉各种5-羟色胺综合征的症状，其他禁忌药物包括哌替啶、曲马朵、美沙酮、丙氧芬、右美沙芬和圣约翰草。司来吉兰的代谢产物之一是苯丙胺可以提高警觉性，但也能导致失眠。其他副作用包括运动障碍、震颤、精神错乱和精神病。

（2）金刚烷胺　该药物通过其轻微的多巴胺能（增加释放和可能抑制再摄取）、抗胆碱能和抗谷氨酸能来发挥抗PD作用。金刚烷胺（symmetrel）对轻度和晚期PD都有效。在轻度PD中，金刚烷胺可以减轻PD的症状，尤其是震颤。在晚期PD中，金刚烷胺是左旋多巴和多巴胺激动剂治疗的有用辅助手段。它还能有效减少左旋多巴诱导的异动症。副作用包括外周水肿、精神错乱、网状青斑、皮疹和视幻觉。常规剂量为每天2次，每次100mg；可以使用高达400mg/d的剂量。最近批准了一种长效剂型的金刚烷胺（gocovri）用于治疗运动障碍。

（3）恩他卡朋　该药与左旋多巴联用，通过抑制左旋多巴向其代谢产物的酶转化而延长“开”期（每种剂量左旋多巴的作用持续时间）。其可致突触多巴胺水平增加。不良反应包括腹泻、运动障碍和尿液变橙色。恩他卡朋（柯丹）的含量为200mg/片，应与左旋多巴同时服用。含有200mg恩他卡朋和各种剂量的左旋多巴(50, 75, 100, 125, 150, 200mg)与适量比例的卡比多巴组合的片剂被称为达灵复。

（4）托卡朋　托卡朋与恩他卡朋具有相同的作用机制和治疗效果；但托卡朋可引起爆发性肝炎，并导致死亡和爆发性腹泻。虽然肝炎是一种罕见的不良反应，但患者仍需要基线和每两周1次的肝转氨酶谱检测来监测肝功能。除非出现致残性的运动波动和其他药物失效时才可使用托卡朋。

4. 非多巴胺类药物　抗胆碱能药物如苯海索（安坦）和苯扎托品（cogentin）是轻度抗PD药物，主要用作单药治疗或与以震颤为主的PD中的多巴胺能药物联合使用。抗胆碱能治疗也可以最小程度地改善运动迟缓和强直。外周和中枢的副作用都很突出，包括意识模糊、健忘、视力模糊、便秘、口干、尿潴留、幻觉和精神障碍。这种副作用在老年患者中尤其突出，因此在这类人群中通常应避免使用抗胆碱能药物。在可能受益于抗胆碱能辅助治疗的患者中，可以使用较弱的抗胆碱能药如苯海拉明或阿米替林代替苯海索。

苯二氮䓬类，如劳拉西泮，具有中等长的半衰期，小剂量（0.5 ~ 1mg，每天2次）使用，可用于治疗由于显著的运动波动而引起并逐渐加重的焦虑症。

幻觉是多巴胺能治疗的常见副作用，并且更常见于多巴胺激动剂而不是左旋多巴。对于出现幻觉和精神症状的患者来说，最安全的方法是降低多巴胺能治疗的剂量，但对控制运动症状又不允许减少剂量的情况下，可以尝试不阻断多巴胺受体的抗精神病药物。最常用的治疗轻度至中度幻觉的药物是喹硫平思瑞康。低剂量喹硫平（睡前12.5 ~ 25mg）也可用于治疗失眠症，这种症状常发生于PD患者身上。匹莫范色林（nuplazid）被批准用于治疗PD的精神障碍。如果不能耐受或无效，氯氮平氯氮平片通常也是有效的。然而，骨髓抑制的风险使氯氮平成为一种难以使用的药物。

B. 手术治疗

已经证明神经外科手术对PD症状和体征的控制是有效且持续的。立体定向病灶和刺激技术在PD、特发性震颤和肌张力障碍中的应用始于1952年，无意中结扎供应豆状核和苍白球内侧的脉络膜前动脉时，PD患者震颤消除。在接下来的几十年里，在左旋多巴出现之前，针对苍白球、丘脑底核和基底神经节其他部分的神经外科毁损手术出现用于改善PD的症状。

20世纪90年代后期，脑深部电刺激术（deep brain stimulation, DBS）的发展彻底改变了功能神经外科和晚期PD的治疗领域。人们发现植入丘脑底核或苍白球的电极可缓解震颤、强直、运动迟缓、帕金森相关的肌张力障碍和左旋多巴诱发的异动症。而且DBS对经历“剂末恶化”运动波动和多巴胺能运动障碍的患者尤其有效，这是慢性药物治疗的两种并发症，单独通过药物调整是很难控制的。

手术候选人是患有特发性PD的患者，他们没有痴呆或明显的抑郁，并且对个体化剂量的左旋多巴有反应；为了确定患者没有非典型性帕金森综合征，如进行性核上性麻痹（PSP）、多系统萎缩（MSA）或创伤后或血管性帕金森综合征，这种反应是必要的。有关DBS候选人的说明，请参阅表15-5。如果成功，DBS可以减少运动波动的“关”期时间和异动症的时间（对DBS有反应的PD症状列表，请参阅表15-6）。

表15-5 脑深部电刺激术的候选人

理想的候选人	较差的候选人
典型的帕金森病	非典型性帕金森综合征：PSP、MSA、血管性帕金森综合征
对个体化剂量的左旋多巴反应良好，即使是短暂的	对左旋多巴反应差或缺乏，即使是高剂量
多巴胺性异动症，“剂末恶化”运动波动或药物难治性震颤	姿势不稳，步态冻结
正常的认知	痴呆，淡漠或严重抑郁
一般健康	严重的医疗问题
优秀的网络支持	没有或很差的网络支持

MSA= 多系统萎缩；PSP= 进行性核上性麻痹

表15-6 对脑深部电刺激术（DBS）有反应的帕金森病症状

对DBS有反应的症状	对DBS没有反应的症状
震颤	步态冻结
强直	姿势不稳，频繁跌倒
运动迟缓	姿势异常，躯干前屈
肌张力障碍和异动症	发音过弱，言语快速
	痴呆，淡漠

DBS 还可以抑制 PD 中的药物 – 难治性震颤。药物治疗剂量通常可以在术后降低，同时也减少了多巴胺诱导的异动症或其他副作用。DBS，不同于立体定向损伤，刺激器通常双侧植入，有利于双侧症状的改善。而且 DBS 是可逆的，可以关闭脉冲发生器或手术移除电极而不会对脑组织造成损伤。最近有数据显示，对于中晚期患者，DBS 优于最佳药物治疗，并且在文献和临床实践中有一种趋势，即在疾病过程中，应在步态不平衡、冻结或痴呆之前进行 DBS 手术。由具有 PD 和 DBS 专业知识的神经科医生正确选择患者至关重要。对这种外科手术益处的现实期望对于患者和家属也是至关重要的。

但手术不是治愈性的，不会改变疾病的进程。近年来，DBS 领域通过电池技术和导线能力的改进而不断发展。此外，使用聚焦超声和伽玛刀放射手术的立体定向毁损技术也重新崛起。这两种技术都可以准确地靶定向丘脑腹侧中间核（ventral intermediate, VIM）并消融致残性震颤区，而不用放置电极和相关的硬件，但这种毁损手术只能单侧进行，并且靶外病变会导致永久性伤害。

◎ 预后

PD 是一种神经退行性疾病，随着时间的进展而缓慢恶化。PD 的自然病程受发病年龄、生活方式和药物治疗的影响。虽然没有确凿的证据表明药物治疗可以延缓疾病的发展，但是使用左旋多巴后，PD 的发病率和死亡率都有所下降。除了延长生存期外，生活能力和生活质量在使用药物后都得到显著改善。

Schneider SA, Alcalay RN. Neuropathology of genetic synucleinopathies with parkinsonism: Review of the literature. *Mov Disord* 2017;32(11):1504-1523. [PMID: 29124790]

Weaver F M, Follett F, Stern M. Bilateral deep brain stimulation vs best medical therapy for patients with advanced Parkinson Disease:A randomized controlled trial. *JAMA* 2009;301(1):63-73.

Xie C L, et al. Levodopa alone compared with levodopa-sparing therapy as initial treatment for Parkinson's disease: A metaanalysis.*Neurol Sci* 2015;36:1319. [PMID: 25981231]

非典型性帕金森综合征

非典型性帕金森综合征包括进行性核上性麻痹、皮质基底节变性和多系统萎缩（表 15-7）。在疾病早期，许多患者最初被误诊为特发性 PD。对左旋多巴缺乏反应，早期跌倒，早期冻结（运动阻滞），检查时存在皮质或皮质脊髓束异常，以及颅神经功能异常可以将这些综合征与 PD 区分开来。值得注意的是，这些综合征进展迅

表 15-7　非典型性帕金森综合征

综合征	帕金森综合征叠加……	神经影像学研究	
		PET	MRI
进行性核上性麻痹（PSP）	下视受损，颈部和轴性强直，早期失去姿势反射	低代谢的基底节和额叶皮质	中脑萎缩
皮质基底节变性（CBD）	严重的单侧强直，异己手现象，单侧失用，单侧皮质肌阵挛，早期痴呆	不对称的皮质低代谢	不对称的顶叶萎缩
多系统萎缩（MSA） · 纹状体变性 · Shy-Drager 综合征 · 橄榄桥脑小脑萎缩	喉部喘鸣，深反射增强，构音障碍，无震颤 早期、症状性体位性低血压；尿便失禁 小脑性辨距不良和构音障碍	低代谢的基底节和额叶（见于所有的 MSA 综合征）	脑干萎缩（见于所有的MSA综合征）

速且难以治疗。

进行性核上性麻痹

诊断要点

◎ 进展性帕金森综合征
◎ 垂直核上眼麻痹或缓慢垂直扫视
◎ 早期跌倒
◎ 轴性强直

◎ 概述

进行性核上性麻痹（progressive supranuclear palsy, PSP）被归类为非典型性帕金森综合征或帕金森叠加综合征。PSP 的患病率约为每 1.39/10 万人。与 PD 类似，PSP 在男性中更常见。该病平均发病年龄为 65 岁。

◎ 发病机制

PSP 的病理结果与基底神经节和脑干结构中标记的神经元变性、神经原纤维缠结和 tau 蛋白阳性的星形胶质细胞不同。PSP 中发现的含有微管相关蛋白 tau 的神经原纤维缠结也与阿尔茨海默病和其他神经变性疾病不同。纹状体（基底节）神经元及其突触后多巴胺受体的丧失解释了对左旋多巴和多巴胺激动剂的治疗反应不佳的原因。

◎ 临床表现

A. 症状和体征

病史中早期发生跌倒、冻结和帕金森综合征值得注意。病程早期常见的体征包括突出的轴性强直、肌张力障碍性颈后仰和面部肌张力障碍，给患者带来愤怒或惊讶的表情。典型的眼部体征包括核上性眼肌麻痹，致垂直性凝视受损（以下视受损更常见），以及眼部方波急跳（左右交替的小水平扫视）。患者可能无法自动下视，但反射性眼球运动仍然正常。语言可能是有鼻音的构音障碍并且缓慢，发音也有肌张力障碍，发出刺耳的咆哮声。

步态较宽，并且缺乏姿势反射。随着疾病的进展，构音障碍、吞咽困难和认知障碍也开始出现。认知功能障碍主要表现为智力下降、语言流畅性受损、顺序任务困难、冲动、判断力差及意识不到跌倒的风险。此外，情绪不稳、不合场景的哭泣或大笑也可能发生。一些有面部肌张力障碍的患者，还可能会发生失用性睑痉挛。静止性震颤明显不常见，且对左旋多巴无反应。

B. 影像学检查

PSP 患者的 CT 或 MRI 扫描显示脑干萎缩，尤其是中脑萎缩（出现“蜂鸟征”），使用 ^{18}F- 脱氧葡萄糖标记的 PET 扫描显示额叶皮质和脑干的代谢减低。

◎ 鉴别诊断

主要的鉴别诊断包括 PD、皮质基底节变性、多系统萎缩、血管性帕金森综合征和弥漫性路易体病。

◎ 治疗

PSP 没有特异性的治疗方法，因此难以获得症状改善。也可以尝试左旋多巴和其他抗 PD 药物，但很少有效。右美沙芬 / 奎尼丁（nuedexta）的组合可能有助于改善假性球麻痹的影响（非自愿的情绪表达障碍），而且据报道，唑吡坦（ambien）对 PSP 患者的眼球运动和运动功能有效。使用肉毒素注射到受影响的肌肉可以改善肌张力障碍。如果吞咽困难严重，患者可选择肠内营养。

◎ 预后

症状持续进展，通常在发病 5 ~ 10 年后因误吸死亡。

皮质基底节变性

诊断要点

◎ 帕金森综合征
◎ 单侧手臂强直和肌张力障碍
◎ 皮质感觉缺失

◎ 临床表现

A. 症状和体征

皮质基底节变性（corticobasal degeneration，CBD）患者通常描述有单侧手笨拙及相应的肢体强直和运动迟缓。起病通常是隐匿的，出现不对称的帕金森综合征、局灶性强直和单臂的肌张力障碍，以及皮质感觉缺失。皮质感觉丧失、失用、肌阵挛和异己手现象（不可抑制的、不自主的运动）常发生于病变侧肢体。患者还可能出现粗大的静止性和动作性震颤。言语变得含糊不清，导致语言交流困难。早期特征包括跌倒和姿势反射丧失。其他特征包括反射亢进和巴宾斯基征。在疾病后期，双侧躯体都受累，并出现眼球运动异常和痴呆。

B. 影像学检查

CT 和 MRI 扫描显示不对称的顶叶萎缩，以受累侧大脑明显。不对称的额顶叶萎缩有助于区分皮质基底节变性与 PSP。PET 扫描显示基底节 ^{18}F- 氟多巴摄取减少和不对称的皮质低代谢。

◎ 鉴别诊断

主要的鉴别诊断是 PD 和 PSP。额颞叶痴呆，PSP，有时阿尔茨海默病也可以产生类似皮质基底节变性的特征，在这种情况下可使用皮质基底节综合征这一术语。

◎ 治疗和预后

该病没有有效的治疗方法。左旋多巴和其他多巴胺能药物很少有效。氯硝西泮可以改善肌阵挛。肉毒素注射可改善肌张力障碍和强直。皮质基底节变性比 PD 发展得更快，发病后的平均存活时间约为 6 年。

多系统萎缩

诊断要点

◎ 帕金森综合征
◎ 症状性体位性低血压
◎ 小脑性共济失调
◎ 对左旋多巴反应差

◎ 概述

多系统萎缩（multiple systems atrophy，MSA）包含有临床和预后特征相重叠的不同亚型，包括帕金森综合征型（MSA-P，以前的纹状体变性）、自主神经型（MSA-A，以前的 Shy-Drager 综合征）和小脑型（MSA-C，以前的橄榄脑桥小脑萎缩）。帕金森症患者中 10% 有 MSA。在 100 例很可能的 MSA 患者中（14 例在尸检时确诊），平均发病年龄为 53 岁（发病范围为 33 ~ 76 岁），其中男性 67 名，女性 33 名。

◎ 临床表现

A. 症状和体征

MSA 患者存在帕金森综合征和其他特征性的临床特征。

MSA-P 的特征是没有震颤的帕金森综合征。其他特征包括构音障碍、吞咽困难、喉部喘鸣、深反射增强、躯干前屈和早期的姿势不稳。含有多巴胺受体的纹状体神经元丢失，导致对左旋多巴的反应尤其差。

MSA-A 的特征是帕金森综合征和症状性自主神经功能障碍。直立性低血压是严重的、致残的，并且难以治疗的。其他自主神经症状如膀胱和直肠功能障碍和阳痿也会发生。在 MSA 中，脑干、基底节、神经节前交感神经元和小脑都会变性。偶尔，基底神经节保留，可出现对左旋多巴难以预测的反应。

MSA-C的特征是帕金森综合征和小脑症状，出现脑桥、小脑、基底节和黑质的变性。如果基底节没有严重退化，帕金森综合征对左旋多巴治疗有反应。

B. 影像学检查

在MSA中，T2加权MRI扫描可显示壳核中的信号强度降低及壳核外侧缘的裂隙样高信号。T2轴位像上脑桥的十字形高信号即“热十字面包征”可以出现于MSA-C中，代表了脑桥小脑束的退化。PET扫描显示纹状体和小脑中的代谢减低。

◎ 治疗

MSA的治疗基于PD中使用的方法。应尝试多巴胺能药物以缓解症状。应给予左旋多巴试验（最多2g/d，如果能耐受，也可使用卡比多巴）以评估左旋多巴反应性。尽管MSA患者最初可能因为保留的基底节功能而对左旋多巴有反应，但症状获益很难持续，且中度或高剂量的左旋多巴可能会加剧先前存在的直立性低血压。在MSA-A患者中，有几种方法用于治疗症状性直立性低血压。首先，增加盐摄入量和穿弹力袜可能有效。如果低血压让人丧失能力，最终可能需要米多君（proAmatine）、氟氢可的松（florinef）或屈昔多巴（northera）等药物。MCA-C中的小脑症状可能对100mg金刚烷胺有反应，1天最多4次。针对平衡、步态和运动范围的物理治疗对于改善活动至关重要。MSA对脑深部电刺激的反应较差。

◎ 预后

与PD相比，MSA（所有3种综合征）进展迅速，且具有明显自主神经功能障碍的患者预后较差。许多患者在诊断后5年内接受轮椅治疗或出现严重残疾。自发病后，MSA的平均生存时间为8～9年。

特发性震颤

诊断要点

◎ 手臂、头部和声音的动作性震颤

◎ 有震颤家族史（经常）

◎ 没有帕金森综合征

◎ 酒精摄入可暂时改善震颤

◎ 概述

特发性震颤（essential tremor, ET）是一种慢性进行性神经系统疾病，其特征是手部及腿部、颈部和声音的动作性震颤。之前描述的良性特发性震颤是不准确的，因为症状随着时间的推移而进展，有时甚至达到致残的地步。ET比PD或阿尔茨海默病更普遍，在65岁以上的人群中高达10%。EF发病最常见于20岁出头或成年后期，但也可发生在任何年龄。两性发病率均等。大多数患者从不寻求医疗帮助，因为震颤通常是轻微的。ET的病因部分是遗传的。许多研究表明，50%～70%的患者是家族性的，呈常染色体显性遗传。ET的病理学暗示了小脑功能紊乱。

◎ 临床表现

症状和体征

ET的特征是手臂4～10Hz的对称性动作性震颤。动作性震颤包括姿势性震颤（保持抵抗重力的姿势）和活动性震颤（受累肢体随意运动时发生的震颤）。90%的患者有手臂和手部震颤，30%～50%有头部震颤，20%有声音震颤，约12%有腿部震颤。ET被描述为单一症状综合征，但高达50%的患者有非常轻微的小脑体征，如串联步态受损或轻度共济失调。在超过50%的患者中，摄入酒精可以短暂减轻震颤。能引起手臂活动性震颤的常见任务包括写字、喝装满水的杯子和用汤匙喝汤。

◎ 鉴别诊断

ET 最常被误诊为 PD（表 15-8 和表 15-9）。区分 ET 的特征包括没有静止震颤，对称性起病的动作性震颤，缺乏帕金森病特征，如运动迟缓、强直或姿势反射丧失。在 ET 患者中，写字时笔迹大而颤抖，而非帕金森症患者中颤抖的写字过小。当双臂保持在机翼位置时再次出现的近端震颤很可能是 PD 震颤的再现。ET 患者出现 PD 的风险增加 4 倍，可导致震颤突出的疾病，如特发性震颤 – 帕金森病或 ET-PD。

通常很难区分轻度 ET 和增强的生理性震颤（enhanced physiological tremor, EPT）；ET 是慢性的，而 EPT 是偶发的，通常是情景性的，多由压力诱发。头部震颤的患者还可能有肌张力障碍，特别是当只有头部震颤是时，震颤可表现出肌张力障碍的特征：方向性、无固定点或有稳定的感觉诡计（“缓解技巧”）。小脑性（意向性）震颤可以通过存在小脑体征，如辨距不良和轮替运动障碍及当手越接近目标时（即，有意）震颤越明显而与 ET 区分开来。

ET 的主要鉴别诊断是增强的生理性震颤，一种类似于 ET 的动作性震颤，它主要是在疲劳（焦虑）或药物或兴奋剂下发生的。致颤剂包括咖啡因、哌甲酯、锂、丙戊酸盐、选择性 5- 羟色胺再摄取抑制剂、三环抗抑郁药、β- 肾上腺素能激动剂、麻黄碱、茶碱、皮质类固醇和他克莫司。甲状腺功能亢进可引起类似于 ET 的对称性震颤。发生在神经病变中的动作性震颤可导致无力。

◎ 治疗

β- 受体阻滞剂普萘洛尔和抗惊厥药扑痫酮，是治疗 ET 的两种一线药物和最常用的药物（表 15-10）。但副作用可能会限制耐受性，并且需要改用其他替代药物。苯二氮䓬类药物（氯硝西泮、阿普唑仑）可能有效，可能通过减少加剧 ET 的焦虑

表 15-8　特发性震颤 VS. 帕金森病：现象学

现象学	特发性震颤	帕金森性震颤
静止性震颤：手臂	很少；意味着与 PD 共存	有
静止性震颤：腿部	无	有
动作性震颤	有	最低程度地
姿势性震颤	有	最低程度地
意向性震颤（目标的辨距不良）	有	无
头部震颤	有	无
面部和唇部震颤	无	有
舌震颤	无	有
下颚震颤	当嘴张开或移动时	当下巴处于休息状态时
声音	发抖的	发声过弱的，急促性
姿势不稳	无	有
共济失调；异常串联步态	常有	很少

表 15-9　特发性震颤 *vs.* 帕金森病：临床特征

临床病理生理学	特发性震颤	帕金森性震颤
发病年龄	两个高峰：青少年，中年	50 ~ 65 岁
进展性	数十年稳定期，之后进展	进展的
对称性	双手发病，通常非优势手更糟	单侧起病，不对称的
画螺旋图	大的，颤抖的，同心的	小的，偏心的
对酒精的反应	有（50%）	无
家族史	有（50%）	不常见
药物治疗	普萘洛尔，扑痫酮，苯二氮䓬类，托吡酯	左旋多巴，抗胆碱能药，金刚烷胺，多巴胺激动剂
深部脑靶点	丘脑腹侧中间核，透明带	丘脑底核，苍白球内侧部

表 15-10　特发性震颤的治疗

药物	成年人起始剂量	常规有效剂量
普萘洛尔	20mg/d	80 ~ 240mg/d
扑痫酮	睡前 12.5 ~ 25mg	50 ~ 500mg/d
托吡酯	12.5 ~ 25mg/d	100 ~ 400mg/d
氯硝西泮	0.5mg/d	2 ~ 4mg/d
加巴喷丁	100mg	1200 ~ 1800mg/d

而发挥作用。抗惊厥药加巴喷丁可以用作 ET 的辅助治疗。

可以使用肉毒素的化学神经阻断术来改善肢体震颤、头部震颤和声音震颤。肉毒素治疗的局限性包括注射部位过度无力和反应的短时性，需要每 3 ~ 6 个月重新注射一次，具体时间取决于注射部位的情况。

对于药物无效且难以治疗的震颤，针对丘脑 VIM 或透明带的脑深部电刺激或立体定向毁损手术可提供唯一有效的治疗方法。而 DBS 优于使用聚焦超声或伽玛刀的丘脑切开术，因为毁损手术只能单侧进行，且靶外病变可能导致永久性脑损伤。对于不能植入脑电极的患者来说，这种方法才可能是有利的。

Bhatia KP, et al. Consensus statement on the classification of tremors from the task force on tremor of the International Parkinson and Movement Disorder Society. *Mov Disord* 2018;33(1):75-87. [PMID: 29193359]

Elias WJ, et al. A pilot study of focused ultrasound thalamotomy for essential tremor. *N Engl J Med* 2013;369(7):640-648.[PMID: 27959759]

Haubenberger D, Hallett, M. Essential tremor. *N Engl J Med* 2018;378:1802-1810. [PMID: 29742376]

Louis ED. Essential tremor: Evolving clinicopathological concepts in an era of intensive post-mortem enquiry. *Lancet Neurol* 2010;6:613-622. [PMID: 20451458]

Zesiewcz TA, et al. Evidence-based guideline update: treatment of essential tremor: Report of the Quality Standards subcommittee of the American Academy of Neurology. *Neurology* 2011;77(19):1752-1755.

肌张力障碍

诊断要点

◎ 持续的肌肉收缩，常导致扭转运动或异常姿势

◎ 发病年龄、解剖学分布各不相同。

◎ 可以是原发性的，也可以是潜在的神经系统疾病或外源性损伤的特征

◎ 继发时，常伴有其他异常运动或神经系统体征

◎ 概述

肌张力障碍是一种运动障碍，其特征是相对持续和定向的肌肉收缩，可以产生异常姿势或扭曲和重复运动。这些运动的持续时间通常比在其他运动障碍（如，舞蹈病或肌阵挛）中看到的更长，涉及主动和拮抗肌肉的共同收缩，并倾向于重复化或花样化，始终累及相同的肌群。最初对肌张力障碍的正式定义源于 1991 年，由 Oppenheimer 提出，描述其为：肌张力障碍由持续或间歇性的肌肉收缩组成，具有花样性和扭转性，导致异常的扭转运动和姿势。不像舞蹈病的快速、随意运动，或者肌阵挛的突然电击样运动，肌张力障碍是花样性的、定向的，并且在收缩的高峰期持续。在动作性肌张力障碍中，肌张力障碍运动只能通过自主运动诱发。当肌张力障碍仅能通过特定动作触发时，它被称为任务特异性肌张力障碍，如书写痉挛与演奏木管乐器与铜管乐器的吹奏口肌张力障碍。通过身体远端的动作激发的肌张力障碍被称为泛化，包括书写时的腿部肌张力障碍或说话时的轴性肌张力障碍。被自主活动抑制的肌张力障碍称为矛盾性肌张力障碍，

如说话或咀嚼可以抑制涉及面部和口下颌肌肉的肌张力障碍（也称为梅杰综合征）。

能加剧肌张力障碍的因素包括疲劳和情绪压力，而运动通常随着放松或睡眠而减少。许多患者发现了一种触觉或本体觉的感觉诡计（缓解技巧），可以最大限度地减少肌张力障碍，如患有颈部肌张力障碍的患者可能会触摸下巴。但严重的肌张力障碍不太可能对这些动作做出反应，并且当肌张力障碍长期存在时可能发生关节挛缩。

肌张力障碍的新分类基于数个致病基因的发现，这些基因将先前的“原发性”“继发性”和“特发性”分类减少为现在由已知基因突变引起的广泛的肌张力障碍综合征，根植于病理学。新的肌张力障碍分类基于两个轴——轴Ⅰ和轴Ⅱ（表15-11）。轴Ⅰ将所有先前的临床描述组合成一个框架，包括发病年龄、身体分布、时间模式和相关的临床表现。

肌张力障碍通过解剖学分布、发病年

表15-11　新的肌张力障碍分类

轴Ⅰ			轴Ⅱ	
临床特征	发病年龄	婴儿期（0 ~ 2岁） 童年（3 ~ 12岁） 青春期（13 ~ 20岁） 成年早期（21 ~ 40岁） 成年后期（＞40岁）	病理学	退化的证据（包括铁或铜沉积） 结构性病变（如肿瘤、卒中，接触毒物）
	身体分布	局灶性（单个身体区域）： 眼轮匝肌（眼睑痉挛） 喉部（痉挛性发声障碍） 面部（面肌痉挛） 颈部（颈部肌张力障碍） 手臂/手 足 节段性： 面部和颈部 颈部和手臂 多灶性： 全身性（通常累及躯干或双腿） 偏侧肌张力障碍（通常由局灶性基底神经节病变引起）	遗传的	常染色体显性遗传 常染色体隐性遗传 X连锁 线粒体
	时间模式	按病程： 急性 慢性或持续性 静态的 进展的 按可变性： 阵发性 日间性 任务特异性	获得的（由已知的特定的原因引起）	脑损伤 感染 药物，毒素 缺氧 血管性 副肿瘤 脑内铁沉积（NBIA；由于PANK1或PANK2基因突变的PKAN），神经铁蛋白病，血浆铜蓝蛋白缺乏症 威尔逊病
	相关特征	孤立的（以前为“原发的”）合并震颤的除外（以前为“肌张力障碍叠加”） 联合的合并其他疾病的： ·其他神经系统疾病 ·其他运动障碍 ·其他系统表现	特发的	散发的 家族的（假设遗传的；尚未检测到突变）

龄和病因学进行细分。局灶性肌张力障碍，异常运动涉及单个身体区域，而节段性肌张力障碍则影响两个或多个连续的身体部位。多灶性肌张力障碍，则是两个或多个不连续的身体部位受累。偏侧张力障碍影响身体的一侧，常提示继发性肌张力障碍。全身性肌张力障碍涉及腿部（或一条腿和躯干）及身体的至少一个其他区域。

颈部肌张力障碍是最常见的局灶性肌张力障碍。颈部肌肉的各种组合能产生异常的头部位置，包括水平转向（转颈）、倾斜（侧颈）、屈曲（屈颈）或后伸（伸颈）。头部的重复性抽搐可能类似震颤，但常可以通过其方向优势来区分。约 75% 的患者抱怨颈部疼痛。比颈部肌张力障碍更常见的是累及颅肌的局灶性肌张力障碍。眼睑痉挛可引起眼轮匝肌收缩；轻症病例的特征是眨眼率增加的慌张眨眼，而严重的患者由于持续强力闭眼而出现视力障碍。痉挛性构音障碍由声带肌张力障碍引起；异常的肌肉内收，引起紧张、窒息的声音，比肌肉外展更常见，其中声音听起来像窃窃私语。在口下颌肌张力障碍中，下面部、舌头、下颌和咽部肌肉有异常活动，可干扰说话或吞咽。腕部肌张力障碍是局灶性肌张力障碍的一种，可能主要或仅存在于书写中（书写痉挛）；它可能比常规认知中的更常见。约 15% 的患者可从优势侧扩展至对侧手臂，此时被认为是节段性双臂肌张力障碍。其他节段性肌张力障碍可累及颅肌（如梅杰综合征），有时与颈部肌肉（颅颈肌张力障碍）相结合。

发病年龄是一个重要的预后因素，因为在儿童期或青春期发生肌张力障碍的患者很可能进展为全身性或多灶性肌张力障碍，特别是当肌张力障碍始于腿部时。

通过病因学对肌张力障碍进行分类有助于预后、指导治疗和遗传咨询。孤立性肌张力障碍，可能是家族性或散发性，没有相关的神经系统异常（如痴呆、眼部异常、共济失调、痉挛或轻瘫）存在（除外震颤，这在原发性肌张力障碍尤其是颈肌张力障碍患者中很常见）。由于没有除肌张力障碍以外的体征，也没有确定的外源性原因或脑组织退化，孤立性肌张力障碍可与联合性肌张力障碍（以前称为“继发性肌张力障碍”或“肌张力障碍叠加”或“症状性肌张力障碍”）相鉴别。联合性肌张力障碍包括：①遗传性肌张力障碍叠加综合征，与原发性肌张力障碍相似，没有脑组织退化的证据，但有除了肌张力障碍以外的体征（特别是肌阵挛和帕金森综合征）存在；②与神经元变性相关的遗传性神经系统疾病（如亨廷顿病、威尔逊病、脊髓小脑性共济失调）；③与 PD 和其他帕金森综合征相关的肌张力障碍；④由环境因素引起的肌张力障碍（如接触抗精神病药，卒中）。此外，肌张力障碍也可作为其他运动障碍的特征出现，如抽动障碍和发作性运动障碍。

大多数孤立的（以前称为“原发性”）肌张力障碍都是局灶性或节段性分布，成年期起病。约 10% 的孤立性肌张力障碍患者具有全身性肌张力障碍，通常始于儿童期或青春期（早发性）。DYT1 是早发性肌张力障碍的主要病因，是由位于 9 号染色体长臂（9q34.1）的 TOR1A 基因突变引起的。TOR1A 编码扭转蛋白 A，一种热休克蛋白，可以结合 ATP；在 DYT1 型肌张力障碍中，该基因 GAG 三联体缺失可导致扭转蛋白 A 中的谷氨酸残基丢失。这种缺失在德系犹太人中尤为常见，其发病率为 1/2000。它以外显率降低 30% 的常染色体显性遗传方式遗传。DYT1 型肌张力障碍（以前称为奥本海姆肌张力障碍或变形性肌张力障碍）现在被分类为早发性、全身性、持续性、孤立性、遗传性和显性遗传性疾病。它的平均发病年龄为 12.5 岁，94% 的病例始发于肢体。它往往会进展为全身性肌张力障碍；如前所述，泛化的概率与年龄和发病部位有关。较不常见的早发性遗传性原发性肌张力障碍是 DYT6 型肌张力障碍，由 *THAP1* 基因中的杂合突变所致。*THAP1* 是细胞因子家族的成员，其共享一段保守的 THAP（死亡相关蛋白）DNA 结合域。由 *THAP1* 引起的肌张力障碍常累及手臂和中轴肌肉，与 DYT1 的不同之处在于，由于口下颌或喉部受累，言语也经常受到影响，但它与 DYT1 也非常类似。其他原发性肌张力障碍相关的位点包括 DYT7（西北部德国家系的晚发性常染色体显性遗传性局灶性肌张力障碍）和 DYT17（黎巴嫩兄弟姐妹的早发性常染色体隐性遗传性肌张力障碍，伴有节段性和全身性肌张力障碍，包括发声障碍和构音障碍）。最常见的遗传性肌张力障碍综合征见表 15-12。

肌张力障碍叠加综合征包括多巴反应性肌张力障碍、快速发作性肌张力障碍 – 帕金森综合征和肌阵挛 – 肌张力障碍。能识别多巴反应性肌张力障碍（Dopa-responsive dystonia, DRD）或 Segawa 病，最重要的是它对左旋多巴治疗非常有效。通常，步态障碍（通常表现为腿部僵硬或

表 15-12　最常见的遗传性肌张力障碍综合征

命名	遗传模式	定位	基因产物	表型
DYT1	AD	9q34.11	TOR1A，扭转蛋白 A	原始的“经典”奥本海姆表型，儿童期发病，单一症状性疾病，通常始发于肢体，随后进展至全身，在德系犹太人群中流行，有 30% 外显率
DYT3	XR	Xq13.1	TAF1	“Lubag” X 连锁肌张力障碍 – 帕金森综合征，见于菲律宾人
DYT4	AD	19.p13.3	TUBB4a，β– 微管蛋白 4a	伴有痉挛性发音障碍的全身性肌张力障碍
DYT5a	AD	14q22.2	GTP 环化水解酶 1（GCH-1）	经典的多巴反应性肌张力障碍（DRD；Segawa 病）
DYT5b	AR	11p15.5	酪氨酸羟化酶（TH）	DRD，婴儿帕金森综合征
DYT6	AD	8p11.21	THAP1	混合性肌张力障碍（颈部、四肢、全身）；常合并发音困难，男性
DYT7	AD	18p	未知	成人发病的颈部肌张力障碍
DYT8	AD	2q35	PNKD 蛋白（以前的肌纤维生成调节因子）	发作性非运动性运动障碍（Mount-Reback 类型）
DYT11	AD	7q21.3	ε 肌聚糖（SGCE）	肌阵挛性肌张力障碍；震颤，肌阵挛（帕金森综合征，对酒精有反应，青少年发病）
DYT12	AD	19.q13.2	Na^+/K^+-ATP 酶 α3 亚基（ATP1A3）	快速发作的肌张力障碍 – 帕金森综合征
DYT17	AR	20p11.2-q13	未知	少年发病的斜颈，节段性和全身性扩散
DYT18	AD	1p34.2	SLC2A1，葡萄糖转运体 1（GLUT1）	发作性运动性运动障碍（PED）
DYT19	AD	16q13–21	未知	发作性运动诱发性运动障碍（EKD2）不伴癫痫
DYT20	AD	2q31	未知	发作性非运动性运动障碍（PNKD2）
DYT23	AD	9q34.11	CDKN1A– 相互作用的锌指蛋白 1（CIZ1）	颈部肌张力障碍
DYT24	AD	11p14.2	神经毒素 3（ANO3）	颈 – 肱 – 颅肌张力障碍，抽搐的斜颈
DYT25	AD	18p11.21	鸟嘌呤核苷酸结合蛋白 α 激活因子（GNAL）	颅颈肌张力障碍

AD= 常染色体显性遗传；AR= 常染色体隐性遗传

痉挛）始于儿童早期或中期，症状在晚上最严重，随着睡眠而改善。而帕金森综合征，包括僵硬、运动迟缓、屈曲姿势和姿势反射丧失等症状比较突出，使青少年型帕金森综合征成为一个重要的鉴别诊断。DRD 还易被误诊为脑瘫。该病女孩比男孩更容易受到影响。但成年期起病是很不常见的，并且也可表现为局灶性肌张力障碍或帕金森综合征。大多数 DRD 病例是由位于 14q22.1（DYT5）的 GTP- 环水解酶 I（GCH1）基因中的杂合突变引起的；尽管已经鉴定出许多不同的突变，但进行基因检测仍复杂而昂贵。这些突变损害了 GTP-环水解酶 I 的活性，后者是催化四氢生物蝶呤合成中的限速步骤（而四氢生物蝶呤是酪氨酸羟化酶的必需辅助因子）。酪氨酸羟化酶可将酪氨酸转化为左旋多巴。遗传模式是外显率降低的常染色体显性遗传，而且似乎受性别影响（即女孩发病率更高）。虽然抗胆碱能药物如苯海索可显著改善肌张力障碍，但低剂量（通常每日不超过 300 ~ 400mg）口服左旋多巴治疗的试验不仅有助于诊断还有助于治疗。其他有助于诊断的方法是苯丙氨酸负荷试验，由于四氢生物蝶呤作为苯丙氨酸羟化酶和酪氨酸羟化酶的辅因子的作用，苯丙氨酸的血液水平长时间保持升高。通过测量脑脊液中的生物蝶呤代谢物也有助于诊断。

除了由于杂合 GCH1 突变引起的经典 DRD 之外，DRD 也可以由 GCH1 中的纯合或复合杂合突变，涉及蝶呤代谢酶的基因突变及编码酪氨酸羟化酶的基因突变引起。有这些缺陷的患者临床上往往受到更严重的影响，并且由于去甲肾上腺素和血清素缺乏而导致的特征可能占主导地位。

肌阵挛 - 肌张力障碍（DYT11）是一种联合性肌张力障碍综合征，伴有明显的肌阵挛性痉挛，比起腿部，手臂和躯干更容易受影响。呈常染色体显性遗传，许多患者在染色体 7q21 上的 ε- 肌聚糖（SGCE）基因发生突变。通常在儿童期或青春期起病。特征性的症状是对酒精有反应，因此酗酒（以及其他精神疾病）并不少见。

另一种罕见的肌张力障碍联合综合征是快速起病的肌张力障碍 - 帕金森综合征（DYT12），其中肌张力障碍和帕金森综合征在青春期或成年早期突然开始并持续数小时至数周，之后症状趋于稳定。呈常染色体显性遗传并定位于 19q13。致病基因编码 Na^+/K^+-ATP 酶泵的 A3 催化亚基。

尽管引起联合性肌张力障碍的原因逐渐增多，但患有孤立性肌张力障碍的患者仍明显多于继发性患者。尽管如此，识别出有联合性肌张力障碍的患者仍然是重要的，因为可能需要对潜在病症进行治疗。提示肌张力障碍是由特定医学或神经疾病引起的可能性因素包括潜在的病因（如，围生期损伤、卒中、脑炎、头部创伤或外周创伤、脑肿瘤、暴露于神经毒剂）；神经系统检查异常（包括偏侧肌张力障碍），神经影像学或实验室评估异常；休息时肌张力障碍发作而不是活动时；颅部肌张力障碍的早期发作或腿部肌张力障碍的晚发；以及提示肌张力障碍是心因性的证据。

获得性肌张力障碍的一个原因是接触阻断多巴胺受体的药物；在精神病患中使用的精神安定剂和止吐药是最常见的。肌张力障碍可在起始治疗后很快发生（急性肌张力障碍性反应）或长期治疗后发生（迟发性肌张力障碍）。这些在药物诱发性运动障碍一节中有更详细的讨论。外源性原因还包括 CNS（特别是基底节、小脑和丘脑）或周围神经系统的损伤；肌张力障碍可能是复杂区域疼痛综合征的一个特征。由于心理因素出现肌张力障碍也相对常见，提示非器质性病因的特征包括随时间变化的运动，在分散注意力时消失，屈服无力，以及不符合生理学合理模式的感觉异常。

能引起肌张力障碍的遗传性退行性疾

病包括许多常染色体显性遗传和常染色体隐性遗传疾病，X 连锁显性和隐性遗传疾病及线粒体缺陷性疾病。如前所述，这些疾病通常不会导致纯粹的肌张力障碍。威尔逊病就是重要的一种，因为它需要早期治疗。它是由 13 号染色体上的 *ATP7B* 基因突变引起的，该基因突变在铜代谢中产生缺陷，导致神经病学、精神病学或肝功能障碍的隐匿性进展。遗传模式是常染色体隐性遗传；目前已经报道了 200 多种不同的突变，使基因检测变得不切实际。当儿童期发病时，威尔逊病通常表现为肝功能障碍，而神经系统表现最常见于成人发病。肌张力障碍可以是全身性、节段性或多灶性，但颅内受累是特征性的；最初由威尔逊在 1912 年的专著中强调了呈典型的“讽刺性”笑脸表现。其他常见的神经系统异常包括震颤（典型的“扑翼样”）、构音障碍、吞咽困难、流口水、共济失调和痴呆。除脑和肝脏（肝硬化、急性肝炎）受累外，系统性症状还累及眼睛、心脏、肾脏、骨骼、关节、腺体和肌肉。

较少能引起肌张力障碍的遗传变性病包括其他常染色体隐性遗传性先天代谢缺陷病，如尼曼 – 匹克病 C 型、神经元蜡样质脂褐质沉积症、GM1 和 GM2 型神经节苷脂沉积症、戊二酸血症和甲基丙二酸尿症。以前称为苍白球黑质红核色素变性病的泛酸激酶相关神经变性病（pantothenate kinase-associated neurodegeneration, PKAN）是一种常染色体隐性遗传性疾病，导致基底节中铁的异常沉积，引起肌张力障碍、痉挛、癫痫发作和痴呆。其他能引起肌张力障碍（常伴有帕金森综合征和其他神经系统体征）并与脑铁沉积神经变性相关的遗传性疾病包括 PLA2G6（PARK14）相关的神经变性病、神经铁蛋白病和 Kufor-Rakeb 病（PARK9）。Lubag（DYT3） 是一种 X 连锁隐性遗传性肌张力障碍 – 帕金森综合征，见于男性菲律宾人。常在成年期起病，伴有颅部或全身性肌张力障碍；帕金森综合征可与之同时出现或之后出现。病程趋于进展性。耳聋 – 肌张力障碍（*Mohr-Tranebjaerg*）综合征是一种 X 连锁隐性遗传性疾病，伴有 *DDP1* 基因突变。脊髓小脑性共济失调（特别是 SCA3（*Machado-Joseph* 病），SCA2 和 SCA17）都与肌张力障碍有关，齿状核红核苍白球路易体萎缩也是如此。

◎ 病理解剖学

许多继发性肌张力障碍与基底节（尤其是壳核）的病变或与它们的联系纤维有关。但原发性肌张力障碍中并未报道有脑退行性改变，因为只进行了相对较少的研究。仅一项研究发现 DYT1 患者的脑干中有神经元包涵体。也有研究发现成人起病的局灶性肌张力障碍患者的基底节中铜沉积增多。使用 PET 对 DYT1 患者进行功能成像研究显示大脑皮质、基底节、丘脑和小脑的神经元回路中出现代谢改变。

◎ 预防

没有干预措施可以预防肌张力障碍的进展。遗传咨询有助于提供患者病情传播给后代的可能性。

◎ 临床表现

A. 实验室检查

像大多数运动障碍一样，肌张力障碍的诊断基于临床基础，而不是基于实验室检测。然而，有时也可通过进一步地研究来阐明肌张力障碍的原因。目前市售的能对原发性和叠加性肌张力障碍进行基因检测的疾病是 DYT1、DYT6、DRD 和肌阵挛 – 肌张力障碍。阳性结果避免了进一步诊断测试的需要。遗传咨询适用于接受此检测的患者。

DYT1 型肌张力障碍的基因检测适用于 26 岁以前起病的肌张力障碍患者，以及有早发性肌张力障碍亲属的晚发性患者。目前指导DYT6测试的数据不足。如果进行综合分析，包括对缺失突变也进行检测，大多数具有临床典型DRD的患者都发现了GCH1的突变。尽管许多散发病例不携带SGCE突变，但仍能对肌阵挛－肌张力障碍进行基因检测。基因检测也可用于一些继发性肌张力障碍，包括SCA和PKAN。有一个很好的资源能进行遗传咨询和检测信息查询，即http://www.genetests.org，这是一个公共资助的资源。

如果基因检测为阴性或结果未明确，则剩余的大部分检查工作将直接用于确定患者肌张力障碍的次要原因。鉴别诊断中应始终考虑的是可治疗疾病包括DRD和威尔逊病。我们为所有出现早期症状的非DYT1型患者及具有DRD特征（即帕金森综合征，昼夜变化）的晚发性患者提供卡比多巴/左旋多巴的试验。耐受数周后剂量增加；尽管有时需要每日服用600mg左旋多巴，但对300mg/d的剂量都无反应通常可排除DRD的诊断。50岁之前发病的肌张力障碍患者应排除威尔逊病。在诊断为威尔逊病的有神经系统体征的患者中，实验室的诊断结果包括壳核、丘脑和脑干的MRI异常；血清铜蓝蛋白降低；24小时尿铜排泄量增加；由于铜在角膜后弹力层中沉积所致的角膜Kayser-Fleische环，这通过裂隙灯检查更易发现。尽管无创性检查通常足以诊断神经性威尔逊病，但肝活检评估铜含量具有较高的敏感性，也可以考虑。

继发性肌张力障碍通过病史和检查评估。常规血液检查，包括全血细胞计数、电解质、葡萄糖、钙、镁、凝血状况，以及肾、肝和甲状腺功能，其他补充的检查包括沉降率、抗核抗体筛查和梅毒筛查。特定的临床检查或实验室检查异常可能需要行进一步的检查，包括电生理检查、腰椎穿刺、各种组织活检，或血液、尿液或脑脊液的代谢研究。在适当的环境下还应对人类免疫缺陷病毒进行测试。

B. 影像学检查

所有怀疑继发性肌张力障碍的患者均应接受脑部MRI（或，如果不能的话，进行CT）检查。在原发性肌张力障碍和肌张力障碍叠加综合征患者中，脑部MRI通常正常。在继发性和遗传变性性肌张力障碍患者中，MRI可能显示基底节钙化、坏死或其他异常。在某些情况下，这些变化非常具体，如PKAN的MRI T2加权像常显示苍白球低信号伴有中间的高信号（“虎眼征”）。PET扫描可能支持原发性肌张力障碍，但在作出诊断时很少起关键作用。

◎ 鉴别诊断

各种中枢和周围神经系统疾病，以及非神经系统疾病，都可能与类似扭转性肌张力障碍（有时称为假性肌张力障碍）的异常姿势有关。例如，强直性癫痫发作可产生持续的扭转运动。头部倾斜可反映出滑车神经麻痹、前庭病变、后颅窝病变或咽后软组织肿块。僵人综合征会导致四肢轴向和近端肌肉收缩。神经和肌肉异常包括神经性肌强直艾萨克综合征、肌强直性疾病、炎性肌病和糖原贮积病（如黑吉病）。手足抽搐是低钙血症、低镁血症或碱中毒的表现。涉及骨骼、韧带或关节的骨科和风湿病过程可能会导致姿势异常。在Sandifer综合征中，患有食管裂孔疝的患者（通常是年轻男孩）会因胃食管反流而出现头部倾斜。

◎ 并发症

长期扭转性肌张力障碍可导致固定性挛缩或脊柱侧弯。肌张力障碍风暴或状态性肌张力障碍是一种罕见的但可危及生命的疾病，可能发生在原发性或继发性肌张力障碍中，尤其是在具有潜在的全面性肌张力障碍的儿童或青少年中。严重的反复肌张力障碍性痉挛可能干扰呼吸，导致高热、脱水和横纹肌溶解症继发的急性肾功能衰竭。它需要进行积极的治疗，其中包括紧急的脑深部电刺激手术。

◎ 治疗

若肌张力障碍是继发的，对基础疾病的治疗可能会改善肌张力障碍。对于迟发性肌张力障碍或急性肌张力障碍性反应的患者，只要有可能，都应使用多巴胺受体阻断剂，进行耗竭或替换治疗（如药物诱导性运动障碍一节中所述）。结构性病变可能需要手术矫正。威尔逊病的治疗包括铜螯合疗法（通常以青霉胺为一线药物）和口服锌剂，后者可诱导肠上皮细胞中的铜结合金属硫蛋白。某些先天代谢性疾病可能对饮食限制或补充有反应。DRD 患者通常接受低剂量卡比多巴/左旋多巴治疗。尽管目前尚无针对原发性肌张力障碍的治疗方法，但有几种有效的对症治疗方法可供选择；这些方法包括口服药物、化学去神经支配和手术。在已研究的各种口服药物中，抗胆碱能药物最为有效（表 15-13）。

表 15-13 治疗肌张力障碍的口服药物

	常规有效剂量（mg/d）
抗胆碱能药	
苯海索	6 ~ 80
苯扎托品	4 ~ 8
乙氧丙嗪[a]	100 ~ 400
苯二氮䓬类	
氯硝西泮	1 ~ 4
地西泮	10 ~ 60
劳拉西泮	1 ~ 6
多巴胺耗竭剂	
丁苯那嗪	50 ~ 200
利血平	1 ~ 3
GABA 激动剂	
巴氯芬	30 ~ 80

GABA=γ- 氨基丁酸

[a] 在美国不可用

尽管苯托品、苯海拉明和乙氧丙嗪（在美国未提供）也是有效的，但苯海索是研究最深入，也是使用最广泛的。但由于外周抗胆碱能药物的不良反应，如视力模糊、口干、尿潴留、镇静和神志不清，其使用通常会受限制，应缓慢滴定剂量。毛果芸香碱滴眼剂或口服溴吡斯的明（一种作用于外周的抗胆碱酯酶剂）可能有效地抵消了这些不良作用。抗胆碱能药物可以单独使用，也可以与其他药物联合使用，包括巴氯芬、苯二氮䓬类药物和肌肉松弛剂，如环苯扎林。多巴胺耗竭剂和非典型抗精神病药也可用于肌张力障碍的治疗。此外，初步研究结果表明，较新的抗癫痫药（如唑尼沙胺、托吡酯、左乙拉西坦）可用于抑制肌张力障碍性运动，但其作用机制仍须进一步研究。

通过注射肉毒素对过度活跃的肌肉进行化学去神经支配是局灶性肌张力障碍的治疗选择。该毒素会干扰突触前神经末梢中负责将乙酰胆碱释放到神经肌肉接头中的蛋白质，从而导致肌肉无力。此疗法可有效治疗眼睑痉挛、颈部肌张力障碍、痉挛性肌张力障碍、书写痉挛和口下颌肌张力障碍。但毒素的扩散可能会导致附近肌肉出现预料外的无力而产生副作用。而且反复注射会产生肉毒素抗体，导致治疗效果下降。

对于致残性和口服药物和化学去神经支配术难治的肌张力障碍患者可以作为外周或中枢神经系统手术的候选人。丘脑切开术于 1960 年首创，是治疗肌张力障碍的最古老的中枢神经系统手术方法。基于苍白球切开术治疗帕金森病运动障碍和肌张力障碍的疗效，以及神经生理学研究显示，全面性肌张力障碍患者苍白球神经元放电模式异常，目前的外科干预均针对基底节这一区域。尽管苍白球切开术或 DBS 均可调节苍白球输出，但与消融手术相比，DBS 具有可逆性和具有多个刺激参数的优势，这些参数可无创调整以优化特定患者的治疗效果。DBS 已可用于原发性全面性肌张力障碍、继发性全面性肌张力障碍、颈部肌张力障碍、睑裂痉挛、梅杰综合征和迟发性肌张力障碍患者的治疗。在 2006 年对 24 项研究进行的荟萃分析中，包括 137 名接受 DBS 治疗的肌张力障碍患者，在 PKAN、DYT1 型肌张力障碍和迟发性肌张力障碍患者中看到了最大的改善。外科去神经支配术，如分支切断、根切断及髓鞘切除术，在某些颈部肌张力障碍病例中可能是有用的。

由于肌张力障碍患者常有相关的合并症，咨询专家，包括骨科医生、理疗师和精神科医生可能是有用的。许多患者可从物理、职业和言语治疗中受益。此外，已经开发出各种装置，通过受影响的身体部位提供感觉输入，来模拟感觉技巧。针灸、生物反馈、按摩和放松技术等替代和互补的方式可能也会有所帮助。

Albanese A, et al. Phenomenology and classification of dystonia:A consensus update. *Mov Disord* 2013;28(7):863-873. [PMID:23649720]

Lohmann K, Klein C. Update on the genetics of dystonia. *Curr Neurol Neurosci Rep* 2017;17(3):26. [PMID: 28283962]

Schwarz CS, Bressman SB. Genetics and treatment of dystonia.*Neurol Clin* 2009;27:697-718. [PMID: 19555827]

Shanker V, Bressman SB. Diagnosis and management of dystonia.*Continuum* (*Minneap Minn*) 2016;22(4 Movement Disorders):1227-1245. [PMID: 27495206]

肌阵挛

诊断要点

◎ 短暂，突然，电击样，不自主肌肉收缩

◎ 概述

肌阵挛意味着“肌肉的快速运动”，肌阵挛性抽搐是电击样的，不自主的肌肉收缩，可以是节奏性、重复性的或随机不可预测的。抽搐可以是局灶性、节段性或全身性的。肌阵挛性抽搐通常对感觉刺激敏感，并被突然的噪声或运动诱发。正性肌阵挛为突然的、短暂的肌肉抽搐，由主动肌收缩所致。负性肌阵挛（即扑翼样震颤）是主动肌突然、短暂、停止的肌肉收缩，导致姿势丧失，然后进行代偿性收缩。肌阵挛可能难以与其他运动过度的不自主运动（尤其是抽动和震颤）区分开。与抽动不同，肌阵挛不能被抑制，也不会消长。另外，肌阵挛通常产生比抽动更快的运动。震颤通常低于肌阵挛，有节律和振荡。

◎ 分类

肌阵挛的病因分类包括生理性、特发性、癫痫性和症状性。常见的肌肉抽搐，如打嗝（膈肌阵挛）和睡眠惊跳，称为生理性肌阵挛。特发性肌阵挛是罕见的疾病，可能是遗传性（常染色体显性）、散发性或未知原因性。肌阵挛一个重要的遗传病因是肌阵挛－肌张力障碍综合征，通常在儿童期起病，常伴有肌张力障碍，是由于 ε- 肌聚糖蛋白（DYT11）突变引起的。该综合征在肌张力障碍一节中已有讨论。发生在潜在癫痫中的肌阵挛称为癫痫性肌阵挛，如持续性部分性癫痫和青少年性肌阵挛性癫痫。进行性肌阵挛性癫痫包括一组以癫痫、肌阵挛和进行性神经系统恶化为特征的变性疾病。进行性肌阵挛性癫痫的例子包括神经元蜡样质脂褐质沉积症、拉弗拉体病、unverricht-Lundborg 病、伴有癫痫和破碎红纤维的肌阵挛（myoclonus with epilepsy and ragged-red fibers, MERFF）、线粒体脑肌病、乳酸酸中毒和卒中样发作（mitochondrial encephalomyopathy, lactic acidosis, and stroke-like episodes, MELAS）。症状性肌阵挛可见于肾功能衰竭和肝功能衰竭、药物中毒、缺氧性脑损伤（缺氧后肌阵挛）克－雅病、亨廷顿病、阿尔茨海默病和帕金森病。

肌阵挛可能起源于大脑皮质、皮质下结构、脑干、脊髓或周围神经。抗肌阵挛治疗的选择取决于肌阵挛的起源。肌阵挛病灶的明确定位需要复杂的电生理研究，而这些研究并非常规可用。

◎ 临床表现

A. 症状和体征

皮质肌阵挛表现为对刺激敏感的、自发的、心律失常的肌肉抽搐，通常局限于手臂、腿或脸等身体部位。皮质肌阵挛性抽搐起源于感觉运动皮质内，可能表现为局灶性皮质病变（肿瘤、卒中、炎症），局灶性癫痫或持续性部分性癫痫。皮质下肌阵挛通常起源于脑干，导致对刺激敏感的全身性抽搐。皮质下肌阵挛可能发生于原发性全面性癫痫、多发性硬化、脑炎、克－雅病、阿尔茨海默病、变性疾病、中毒状态和代谢性脑病。有两种类型的肌阵挛起源于脊髓。脊髓节段性肌阵挛通常是有节律的、对刺激敏感的，并且局限于少数几个相邻的脊髓节段。脊髓性肌阵挛会引起缓慢的、全身性的躯干抽搐，产生躯干屈曲，并且在部分患者中，病因是心因性的。肌阵挛也可由周围神经病变引起。运动仅限于所涉及的运动单位，通常对刺激不敏感且不规则。一个例子是由于面神经病变引起的面肌痉挛。

B. 影像学检查和其他测试

脑电图（EEG）可能有助于诊断癫痫综合征，但皮质肌阵挛不会在常规 EEG 上产生异常。皮质肌阵挛病灶的明确定位需要时间锁定，反向平均 EEG，这是一种高度专业化的技术。在皮质肌阵挛中，体感诱发电位可显示出大幅度的电位。CT 或 MRI 可显示局灶性致病灶。

◎ 治疗

肌阵挛的治疗是经验性的，为达到最佳效果，应结合使用抗肌阵挛药物（表 15-14）。

表 15-14　肌阵挛的治疗

药物	成人起始剂量	常规有效剂量	表现
氯硝西泮	0.5mg/d	2mg/d，每天 3 次	缺氧性肌阵挛 脊髓肌阵挛 进行性肌阵挛性癫痫 特发性肌阵挛
左乙拉西坦	250mg/d	1000 ~ 1500 mg/d	缺氧性肌阵挛 皮质肌阵挛 脊髓肌阵挛
吡拉西坦	400mg 每天 3 次	1200 ~ 16 000 mg/d 每天分 3 次服用	缺氧性肌阵挛 皮质肌阵挛 进行性肌阵挛性癫痫 特发性肌阵挛
扑米酮[a]	25mg/d	500 ~ 750mg/d	皮质肌阵挛
丙戊酸钠	125mg 每天 2 次	750 ~ 1000mg/d，每天分 2 次服用	大多数形式的肌阵挛

[a] 未经 FDA 批准

应根据诊断、肌阵挛的起源和副作用情况选择治疗药物，标准的抗肌阵挛药物包括氯硝西泮、左乙拉西坦、吡拉西坦、扑米酮和丙戊酸，丙戊酸对皮质和皮质下肌阵挛均有效。据报道左旋多巴－卡比多巴和羟丁酸钠对肌阵挛性肌张力障碍有益，后者也可帮助缺氧后皮质肌阵挛。

Dijk JM, Tijssen MA. Management of patients with myoclonus:Available therapies and the need for an evidence-based approach. *Lancet Neurol* 2010;9:1028-1036. [PMID: 20864054]

Eberhardt O, Topka H. Myoclonic disorders. *Brain Sci* 2017;7(8):103. [PMID: 28805718]

图雷特综合征和抽动障碍

诊断要点

◎ 慢性运动和声音抽动障碍，通常在 21 岁之前起病

◎ 男性占优势

◎ 经常是家族性的

◎ 常与注意力不集中 / 多动障碍（attention-deficit/hyperactivity disorder，ADHD）和强迫症（obsessive compulsive disorder，OCD）相关

◎ 概述

抽动症是指能导致突然的、重复的、固定模式的、无目的的简短动作、手势、声音和语言的情况。1885 年乔治·吉尔斯·德·图雷特（George Gilles de la Tourette）的一项开创性报告描述了抽动症的原型，即图雷特综合征（Tourette syndrome, TS），其中进行了一些基本地观察：儿童期发病，疾病的遗传性，男性占优势，以及与精神性疾病的关系。

TS 在全球范围内分布，比例为 3 ∶ 1 男性占优势。人群中 TS 患病率的估计差异很大，根据方法学研究，比例高达 4.2%。所有类型抽动障碍患病率都很高，在 20% 的范围内。对学习有困难的小学生进行研究发现 TS 的患病率更高，抽动障碍可以单纯形式存在，但通常会与并存的精神性病症状相关，如下所述。

尽管有大量的临床证据表明抽动障碍的大多数病例是家族性的，但尚未鉴定出 TS 基因。抽动症的原因尚不清楚，但主要假说都假设尾状核和壳核中多巴胺受体的敏感性增强，称为多巴胺超敏性假说。这一观点得到了临床观察的支持，即抽动发生在许多基底节疾病中，包括帕金森病和亨廷顿病。另外，多巴胺受体阻断剂能抑制抽动。

◎ 临床表现

A. 抽动现象学

抽动是突然的、无目的的短暂运动，在正常的活动背景下突然发生。抽动可能是单纯性的也可能是复杂性的。单纯的运动性抽动迅速而短暂如眨眼、眼球偏斜、做鬼脸、颈部运动和耸肩。某些单纯性运动性抽动是缓慢的、持续的强直运动，如四肢肌肉拉紧或腹部收紧。其他抽动症具有扭转、扭曲的状态，在收缩高峰时持续存在，类似于肌张力障碍。

复杂性抽动是协调性的、有序的固定行为，如敲击或触摸，或模仿淫秽手势（秽亵行为）。复杂性抽动症也可表现为强迫性行为，实际上，两者区分并不总是很清楚。强迫症是由非理性的恐惧或焦虑驱动的，可以通过做出特定顺序的手势或动作来减轻压力，如敲击一定的次数。

刻板行为或刻板运动描述了受限动作的连续和重复性抽动。使用上常将刻板行为与发育迟缓、自闭症谱系疾病和其他神经行为疾病联系在一起，但在外观上，刻板行为与抽动相似。

单纯发声性或语音性抽动包括清嗓子的声音、咕噜声、咔嚓声、嗅声、犬吠声、吱吱声和其他无目的的声音。发声性抽动是由重复无目的的单词或短语组成，如淫秽的语言（秽亵言语），是复杂性发声抽动的例子。

大多数抽动症患者都报告有先兆的感觉或冲动，这与抽动时释放的内在张力暂时减轻有关。有时患者将前驱症状描述为局部感觉，如在抽动中的身体部位发生刺痛或灼烧。许多人可以暂时抑制抽动，特别是在紧张的情况下，如面试或是去看医生时，只有在会面后才会经历增强的抽动释放。通常观察到，抽动能在注意力集中时减少，如当玩视频游戏或参加体育运动时。抽动也可能在睡眠中持续。回声现象

在 TS 中很常见：某些人可以以非凡的速度和准确性来模仿声音（模仿言语）或手势（模仿动作）。一个相关的现象是某些患者倾向于重复自己刻板的短语、单词和音节，称为语言重复症。

B. 抽动障碍的临床特征

抽动症常于儿童期起病。发病的平均年龄约为 6 岁，在最初的几年中病情严重程度不断提高。在 96% 的患者中，抽动存在于 11 岁之前。最常见的初始症状是眨眼，并且在疾病过程中，几乎所有患者都经历了面部和颈部的抽动。据报道，发声是大约 1/3 患者的初始症状，最常见的发声抽动是清嗓子声。嗅声和咳嗽是常见的发声抽动，会造成很大的困扰，并引发哮喘或耳鼻咽喉问题的初步医学评价。秽语，是最众所皆知和潜在的抽动障碍，仅在少数抽动障碍患者中存在，估计少于 3%。

约 50% 的 TS 患者表现出强迫症（OCD）症状，如强迫性检查、数数、强迫性秩序、囤积、强迫性恐惧或担忧。约有 1/2 的 TS 患者表现为注意力缺陷多动障碍（ADHD），表现为注意力不集中、注意力分散、冲动和多动，或无过度活动的纯注意力缺陷障碍（attention deficit disorder, ADD）。患有 TS 的男孩更有可能出现 ADHD 症状，而患有 TS 的女孩则具有 OCD 症状。与抽动相反，ADHD 和 OCD 症状与情绪和社交适应受损明显相关。少数人表现出自残行为。除了 ADHD 和 OCD，TS 的行为范围还包括广泛性焦虑症、惊恐发作、恐惧症和情绪障碍等疾病。总体而言，TS 患者的智力正常。

C. 抽动障碍的分类

抽动障碍的范围从轻度、短暂性抽动到多种伴有精神病理学的慢性致残性抽动。为了诊断的清晰性，已使用规范的临床标准来发展分类系统。原发性抽动症是“根本的”特发性疾病，抽动症是唯一的神经系统症状。

继发性抽动症是神经系统性疾病，其中抽动症是更大的神经系统综合征的一部分，后者包括发育迟缓、帕金森综合征、肌张力障碍、舞蹈病或已知的遗传或获得性神经系统损伤，包括创伤、感染或中风。继发性抽动症几乎都是由基底节病变引起的。能引起抽动障碍的许多神经退行性疾病包括亨廷顿病、神经棘红细胞增多症和帕金森病。与链球菌感染相关的小儿自身免疫性神经精神障碍或 PANDAS（the pediatric autoimmune neuropsychiatric disorders associated with streptococcal infections）是一个有争议的概念，表明大量抽动障碍和强迫性冲动行为病例是由链球菌感染和基底节之间的免疫介导的交叉反应引起的。但是，这种关联的强度很弱，并且不能证明用抗生素或免疫调节疗法（如血浆置换术或静脉注射免疫球蛋白）来治疗常规 TS 有效。

表 15-15 列出了 1993 年图雷特综合征分类研究小组制定的原发性抽动症分类标准。

表 15-15 原发性抽动症

诊断	标准
抽动秽语综合征	存在多个运动和发声抽动 发病年龄 <21 岁 抽动必须每天发生多次，几乎每天均有发作，并且持续时间超过 1 年 干扰会导致明显的痛苦或日常功能严重受损 不能归因于已知的神经系统疾病（症状性或继发性抽动症）
短暂性抽动症	抽动障碍的持续时间 <1 年
慢性抽动症	慢性运动性或慢性发声性抽动（但不是二者）>1 年
慢性单发性抽动症	慢性单发运动性或慢性单发发声性抽动
成人性抽动症	在 21 岁以后开始的抽动症 两种时间模式：从头开始的成人抽动和复发的儿童抽动：缓解后进入成年期再次复发的抽动障碍

最常见和最轻度的抽动症是短暂性抽动症（transient tic disorder, TTD），估计发生在多达 24% 的小学生中。该疾病的特征是抽动症在发病后 1 年内永久消失，因此只能进行回顾性诊断。慢性多发性抽动症（chronic multiple tic disorder, CMTD）是多发性运动或发声抽动症，但不能同时存在。慢性单发性抽动症（chronic single tic Disorder, CSTD）是一种患者仅经历单发，呈复发性运动或发声性抽动的病症。这种分类是人为的，因为所有抽动障碍都代表具有共同的潜在病理生理学和遗传易感性的变异。抽动障碍的严重程度与时间曲线无关，因为具有单个破坏性抽动的患者可能比患有多个轻度抽动的患者更容易致残。

◎ 鉴别诊断

抽动症通常可以与其他主要类型的运动过多区分开来，因为抽动症具有独特的刻板印象，通常先于感觉先兆出现。抽动症的眨眼可能具有眼睑痉挛的外观，但其他身体部位抽动的存在则将该病称为抽动症。此外，抽动症通常始于儿童期，但睑裂痉挛在很大程度上是一种成年期发作的疾病。复杂的运动性抽动症可能很难与强迫症区分开，因为实际上许多患者都表现出两种行为。抽动是自动发生的，几乎不需要预先思考，而故意执行强迫性动作、无目的的动作通常是由强迫观念驱动的，并且可以以一定顺序重复指定的次数。

◎ 治疗

A. 一般治疗

TS 管理的第一步是确定是否需要治疗。治疗的目的不是获得完全的抽动抑制，而是让患者正常工作和生活。在相关的精神性疾病（ADHD，ADD，OCD，焦虑症，抑郁症，人格障碍）的背景下考虑抽动的治疗总是很重要的，因为如果存在这些情况，比抽动性疾病更容易致残。此外，在治疗计划中针对最令人困扰或致残的功能至关重要。全面性的方法包括精神病学评估和治疗，对患者、家庭成员和学校人员的教育，重组学校环境，以及支持性咨询。近年来，尽管需要进一步研究，但人们越来越重视控制抽动的行为修正技术。

B. 药物治疗

仅当 TS 的症状在功能上致残且无法通过非药物干预手段纠正时，才应考虑药物治疗。有多种治疗药物可用于治疗 TS 症状，应根据特定的目标症状和潜在的副作用选择每种药物。例如，抽动抑制可能是一名患者最重要的治疗目标，而强迫症的治疗则优先于另一名患者。

药物的选择取决于症状的严重程度、副作用、合并的精神性疾病及医生的经验。为了控制抽动症，有中枢作用的 α-2 激动剂，如可乐定或胍法辛，由于其有利的副作用特征，被认为是首选药物。氯硝西泮可能有助于抽动症的治疗，对儿童的耐受性良好。减少或减弱多巴胺能传递的药物可预见性地抑制抽动，但它们具有更高的副作用风险。儿茶酚胺耗竭剂丁苯那嗪和利舍平是有效的抽动抑制剂，但可能引起低血压、抑郁、镇静和可逆性帕金森综合征。

作为多巴胺受体拮抗剂发挥作用的抗精神病药（氟哌啶醇、利培酮、三氟拉嗪、三氟哌多、硫噻蒽、奥氮平、齐拉西酮、匹莫齐特和最近使用的阿立哌唑）是最有效的抑制抽动的药物，但会引起体重增加、抑郁、镇静，而且它们也具有诱发永久性迟发性运动障碍的虽小但明确的风险。大量研究也已经证明利培酮可以降低抽动的频率和强度。但 FDA 实际上仅批准了氟哌醇和匹莫齐特用于 TS 的治疗。用于治疗抽动的药物评估不全的清单很长，包括多巴胺激动剂罗匹尼罗和尼古丁。仅局限于身体小部位的局灶性抽动，如眨眼抽动或刻板的颈部抽动的患者，可以使用肉毒素注射成功治疗。

患有相关ADHD或OCD的患者可能需要特殊治疗，因为用于抑制抽动的药物对这些行为没有帮助。可以使用精神兴奋剂治疗ADHD症状，使用5-羟色胺再摄取抑制剂治疗OCD症状。尽管许多抽动症患者由儿科医生或初级神经科医生随访，但仍需要精神科医生开处方并监督所需的治疗药物。表15-16总结了TS的药物治疗。许多常用的药物均未获准用于此适应证，因此必须谨慎用药，以避免不良反应和药物相互作用。尽管列表提供了每种药物的剂量范围，但对于临床医生而言，应根据个人情况调整治疗方案；对于复杂的病例，还应征求包括精神科医生在内的专家的建议也显得至关重要。

表 15-16　治疗抽动障碍的药物

药物	常规有效剂量（mg/d）	潜在不良反应
可乐定	0.05 ~ 0.5	嗜睡，低血压
胍法辛	0.5 ~ 4	嗜睡，低血压
氯硝西泮	0.25 ~ 2	嗜睡，烦躁
丁苯那嗪	12.5 ~ 100	嗜睡，低血压，抑郁，帕金森症
利血平	0.25 ~ 3	嗜睡，低血压，抑郁，帕金森症
利培酮	0.5 ~ 12	帕金森症，体重增加，迟发性运动障碍的风险
奥氮平	2.5 ~ 15	帕金森症，迟发性运动障碍的风险
匹莫齐特	0.5 ~ 10	帕金森症，迟发性运动障碍风险，视网膜病变，QT间期延长
氟苯那嗪	1 ~ 5	帕金森症，迟发性运动障碍的风险
氟哌啶醇	0.5 ~ 20	帕金森症，迟发性运动障碍的风险

◎ 预后

抽动障碍的病程是无法预测的，其特征是抽动模式逐渐演变，盛衰，其严重程度和患病率随时间而变化。抽动障碍的治疗纯粹是对症治疗，没有证据表明它对疾病的长期病程有任何影响。到青春期末，约50%的患者抽动会逐渐并完全缓解。因此，儿童期抽动的严重程度似乎不能预测长期结果。总而言之，是否能进行正常职业和社会功能更多地取决于相关的心理病理学而非抽动。

Frundt O, Woods D, Ganos C. Behavioral therapy for Tourette syndrome and chronic tic disorders. *Neurol Clin Pract* 2017;7(2):148-156. [PMID: 29185535]

Piacentini J, et al. Behavior therapy for children with Tourette disorder: Randomized controlled trial. *JAMA* 2010;303:1929-1937. [PMID: 20483969] (A controlled trial of behavioral therapy shows improvements in tic severity using the Yale Global Tic Severity Scale.)

Quezada J, Coffman KA. Current approaches and new developments in the pharmacological management of Tourette syndrome.*CNS Drugs*. 2018;32(1):33-45. [PMID: 29335879]

The Tourette's Syndrome Study Group. Treatment of ADHD in children with tics: A randomized controlled trial. *Neurology* 2002;58:527-536. [PMID: 11865128] (Clinical trial describing treatment of Tourette syndrome and ADHD concludes that methylphenidate can help behavioral symptoms without exacerbating tics.)

迟发性运动障碍和其他药物相关的运动障碍

诊断要点

◎ 多巴胺受体阻断剂（dopamine receptor-blocking agent，DRBA）可导致急性、亚急性和慢性持续性运动过多性运动障碍

◎ 急性肌张力障碍和静坐不能是自限性运动障碍，由暴露于高剂量 DRBA 所导致

◎ 迟发性运动障碍是一组医源性、持续性运动障碍，由慢性DRBA暴露引起，包括经典迟发性运动障碍、迟发性肌张力障碍和迟发性静坐不能

◎ 迟发性综合征的自发缓解率低

◎ 药物诱发的帕金森综合征是由 DRBA 引起的剂量依赖性可逆综合征

◎ 概述

许多药物会引起异常运动。尤其应注意由于接触抗精神病药和其他阻断中枢多巴胺受体的药物而导致的运动障碍。这些神经系统综合征可能是急性的、自限性的或慢性的、持续的和不可逆的。DRBA 引起的异常运动范围广泛，对于临床医生来说，认识到个别药物诱发的综合征很重要，原因为：

① 如果识别出急性药物反应，则可立即治疗；②构成迟发性综合征的异常运动的出现或现象决定了治疗和预后。由于药物诱发的运动障碍是医源性的，有时是永久性的，因此临床医生在开出这些药物的处方时必须告知患者可能发生的潜在风险。

由 DRBA 引起的整个运动综合征有时被称为锥体外系综合征（extrapyramidal syndrome, EPS），但该术语过于简化了一组复杂的疾病，每种疾病都有其独特的临床特征、治疗方法和预后。迟发性运动障碍倾向于在治疗过程中晚期出现，因此称为迟发性。

DRBA 还可引起急性运动障碍，主要是急性肌张力障碍和急性静坐不能。此外，长期接触 DRBA 还可能会产生可逆的帕金森综合征。

大多数 DRBA 是用于治疗精神病的抗精神病药，尽管市售许多新药为“非典型”药物如利培酮，但这些药物可轻易诱发帕金森综合征和迟发性运动障碍。迄今为止，据报道，所有最新的DRBA，包括卢拉西酮、阿立哌唑、齐拉西酮、帕利培酮，以及其他最近开发的药物，均能引起帕金森综合征或迟发性运动障碍。此外，许多其他用于抑郁症（阿莫沙平）、胃肠道疾病（甲氧氯普胺）和心脏病（氟桂利嗪）的药物都是 DRBA，均可引起迟发性综合征（表 15-17 和表 15-18）。

表 15-17　多巴胺受体拮抗剂的神经系统不良反应

急性反应
・急性肌张力障碍
・急性（或亚急性）静坐不能
药物诱发的帕金森综合征
抗精神病药恶性综合征
迟发综合征
・经典迟发性运动障碍
・迟发性肌张力障碍
・迟发性静坐不能

发生迟发性综合征的风险与 D_2 受体亲和力结合和阻断有关，但也可能与尚未阐明的个人易感性因素有关。似乎没有或几乎没有引起迟发性综合征风险的抗精神病药有：

① 氯氮平和喹硫平。它们对 D_2 受体的亲和力较弱，并且似乎通过 5- 羟色胺能机制发挥抗精神病作用。②匹莫范色林。用于治疗 PD 中的精神障碍，通过对 5- 羟色胺 2A 受体（5-HT_{2A}）具有反向激动剂和拮抗剂活性发挥作用。

抗精神病药引起的急性综合征

诊断要点

◎ 急性肌张力障碍是一种局灶性或节段性扭转肌痉挛，通常在使用高效多巴胺受体阻断药治疗后数小时内发生

◎ 急性静坐不能是一种烦躁不安感，常在使用高效多巴胺受体阻断药治疗后数小时内出现

表 15-18 多巴胺受体－阻断剂

分类	药物
吩噻嗪类	氯丙嗪，三氟丙嗪
·脂肪族	噻嗪类，美索哒嗪
·哌啶	三氟拉嗪，丙氯拉嗪
·哌嗪	奋乃静，氟奋乃静
硫杂蒽类	
·脂肪族	氯噻吩
·哌嗪	硫噻吩
丁酰苯类	氟哌啶醇，氟哌利多
二苯丁哌啶	匹莫齐特
二苯并氮草	洛沙平
二苯二氮䓬	氯氮平，喹硫平
噻吩苯二氮䓬	奥氮平
替代的苯甲酰胺	甲氧氯普胺，硫必利，舒必利，氯波必利，瑞莫必利，维拉必利
吲哚酮	莫林酮
嘧啶酮	利培酮
苯并异噻唑	齐帕西酮
苯并异噁唑	哌啶酮
喹啉酮	阿立哌唑
三环类	阿莫沙平
钙通道阻滞剂	氟那利嗪，肉桂利嗪

改编自：FahnS，JankovicJ. *PRINCIPLES AND Practice of Movement Disorders*.Philadelphia，PA:Charchill Livingstone/Elsevier; 2007.

（一）急性肌张力障碍

◎ 临床表现

急性肌张力障碍性反应是持续的、扭转的肌肉收缩，通常局限于身体一个节段，在使用 DRBA 进行初始治疗后会发生。经典的临床情况是在急诊室接受高效能抗精神病药（如氟哌啶醇）的年轻患者，随后出现颈部肌肉持续收缩。阻断多巴胺 D_2 受体的所有药物均可引起急性肌张力障碍性反应，包括利培酮和其他所谓的"非典型"药物。据报道，5- 羟色胺能药物也可引起急性肌张力障碍性反应。症状出现的时间从首次给药后立即发生到治疗几天后出现。在约 50% 的病例中，急性肌张力障碍性反应发生在药物治疗 48 小时内，90% 发生在开始治疗后 5 天内。

急性肌张力障碍性反应最常影响眼部肌肉（眼动危象）、面部、下颌、舌头、颈部和躯干，而四肢较少。典型的急性肌张力障碍性反应包括头部向后或侧方倾斜，舌头伸出和强行张开嘴巴，通常躯干呈弓形，眼向上或侧方偏斜。但这种综合征很少会在随后使用 D_2 受体阻断剂中再发。

◎ 治疗

对于具有急性肌张力障碍性反应的患者，使用肠胃外抗胆碱能药或抗组胺药可在数分钟内缓解症状。可静脉给予苯海拉明 50mg 或甲磺酸苄托品 1 ～ 2mg 或比哌立登 1 ～ 2mg，如果肌张力障碍在 30 分钟内未减轻，则可重复给药。静脉注射地西泮也有效，可以用作替代疗法。如果不进行治疗，大多数病例在最后一次使用有问题药物后 12 ～ 48 小时内会自发缓解。具有高抗胆碱能活性的 DRBA 急性肌张力障碍性反应的发生率相对较低，因此，特别建议在开始使用高效 DRBA 治疗的年轻患者中预防性使用抗胆碱能药（如苯托品）。

（二）急性静坐不能

◎ 临床表现

静坐不能包括两个要素，一个是主观的，另一个是客观的。主观症状是极度烦躁不安，不能忍受静止不动。患者们抱怨说，他们的内心充满了令人不安的紧张情绪，他们会用生动的短语来形容，如"我觉得自己快跳出皮肤了"或"我要爆炸了"。客观的成分，对于观察者来说，是由患者进行有限的重复运动，以缓解内心的不安，如原地踏步、移动四肢、翻滚运动，或刻板的抚摸或摇摆动作。有些患者呻吟是全身性静坐不能状态的一部分。多数急性静坐不能发生在药物使用后 1 个月内，或在增加其抗精神病药剂量后不久。静坐不能可能发生在任何多巴胺缺乏或阻断的情况下。它最初是在晚期帕金森病患者中观察到，但现在最常见的是作为抗精神病药物的急性副作用而见到。

◎ 鉴别诊断

重复性运动的鉴别诊断包括因脑病引起的躁动状态；疼痛；或精神疾病，如躁郁症、精神病或强迫症。而异常的内部振动和震颤综合征则见于帕金森症、痴呆或迟发性运动障碍症患者。

◎ 治疗

急性静坐不能是自限性的，在停用有问题的抗精神病药后会消失。当需要继续使用抗精神病药时，可以通过抗胆碱能药来控制急性静坐不能。其他可以减少静坐不能的药物包括 β- 受体阻断剂、可乐定和米氮平。

抗精神病药诱发的帕金森综合征

诊断要点

- ◎ DRBA 引起的剂量依赖性帕金森综合征
- ◎ 该综合征可能与经典的 PD 在临床上无法区分
- ◎ 如果去除有问题的药物，帕金森综合征会逐渐缓解

抗精神病药诱发的帕金森综合征是 DRBA 与剂量相关的副作用，在外观上与原发性 PD 难以区分。它可因使用 DRBA 或多巴胺耗竭剂（如利舍平和丁苯那嗪）而发生。除氯氮平和喹硫平外，所有抗精神病药均可与其 D_2 受体亲和力、剂量和治疗时间成比例地诱发帕金森综合征。其他可引起轻度可逆帕金森综合征的药物包括丙戊酸盐和钙通道阻滞剂。服用 DRBA 的患者中药物诱发的帕金森综合征的发生率为 15% ~ 60%。女性患病率几乎是男性的 2 倍，与特发性 PD 的相反。随着年龄的增长，抗精神病药诱发的帕金森综合征也越来越多，与特发性 PD 的发生率平行。

当减药或停药时，药物诱发的帕金森综合征通常是可逆的，但有时症状缓解需要数月时间。当接受抗精神病药治疗的患者出现帕金森综合征时，应权衡不良反应和治疗的益处。如果患者强烈需要 DRBA 治疗，则可以忍受一定程度的帕金森综合征。对于因药物诱发的帕金森综合征而有跌倒危险的患者，应考虑改变治疗方法，或减少抗精神病药的剂量或使用喹硫平、匹莫范色林或氯氮平替代 DRBA。几乎没有证据表明在存在 DRBA 的情况下，多巴胺激动剂或左旋多巴可改善药物诱发的帕金森综合征。一些患者尽管长期停用抗精神病药，仍表现出持续的帕金森综合征，可能反映了进展为实际的 PD。没有病理学证实有迟发性帕金森综合征的病例存在。

迟发性综合征

诊断要点

- ◎ 迟发性运动障碍是因长期暴露于 DRBA 而引起的累及面部和肢体远端的刻板、舞蹈样运动的综合征
- ◎ 迟发性肌张力障碍应与经典的迟发性运动障碍区别开来，因为它由持续、扭转，常能致残的肌肉痉挛组成，会影响身体的任何部位
- ◎ 迟发性静坐不能是由于暴露于多巴胺受体阻滞剂而引起的慢性躁动不安综合征
- ◎ 迟发性综合征的自发缓解率低，常能导致永久性残疾

◎ 概述

迟发性综合征是由于长期暴露于 DRBA 而引起的晚发的、持续性异常运动。

尽管有些病例在首次给药后数周内出现，但发生迟发性综合征的风险与其多巴胺 D_2 受体亲和力和药物暴露时间成正比。3 种主要的迟发性综合征是经典的迟发性运动障碍、迟发性肌张力障碍和迟发性静坐不能。假定迟发性运动障碍是由于多巴胺受体阻滞诱发的突触多巴胺能敏感性永久改变而引起的。

当迟发性综合征发生时，应考虑逐渐撤下有问题的药。若突然撤下诱发药物可能会出现更严重的异常运动。表 15-19 提供了迟发综合征的一般治疗指南。迟发综合征的缓解率未知，可能会出现永久症状。

表 15-19　迟发综合征的一般治疗指南

· 如果临床可行，逐渐减少并逐渐消除致病因素。避免突然停止使用这些药物，这可能会加剧症状
· 如果需要治疗异常运动，首选药物是消耗多巴胺的利血平、丁苯那嗪和 α- 甲基对位酪氨酸。但监测抑郁、低血压、镇静和帕金森症的发生非常重要
· 如果多巴胺耗竭剂无济于事，请考虑试用氯氮平或喹硫平
· 多巴胺受体阻断剂可以用作迟发性综合征的最后药物，尽管长期使用存在使该综合征恶化的风险
· 如果药物治疗失败，对致残性的迟发性肌张力障碍应考虑使用苍白球刺激术

（一）经典的迟发性运动障碍

◎ 临床表现

运动障碍是一个总称，简单地说即异常运动。多年来，迟发性运动障碍已成为首次描述长期多巴胺受体拮抗剂治疗的并发症的同义词：连续、重复、有节奏、刻板的动作累及口腔、颊部和舌区。在文献中，患病率的估计范围为 0.5% ~ 65%，但接受慢性氟哌啶醇治疗的患者的患病率可能接近 12%。老年人、女性、累积的药物暴露和情感障碍的存在与经典迟发性运动障碍的患病率增加有关；非洲裔美国人似乎比白种人风险更高。在过去的 10 年中，由于使用了第二代 D_2 受体拮抗剂，其迟发性运动障碍的发生率可能略有下降，这表明受体阻断亲和力较小。另一方面，越来越多的儿童使用"非典型"抗精神病药治疗精神症状，因此必须仔细追踪该人群中迟发性运动障碍的长期发生率。

经典迟发性运动障碍会导致重复、复杂的咀嚼动作，偶尔伴有舔嘴唇的张口、伸舌、嘴唇噘嘴和吸吮动作。当患者被要求抑制这些口部运动时，他们很容易抑制这种行为，并且在说话或进食期间这些口部运动会停止。由于迟发性运动障碍不干扰基本功能，因此患者通常意识不到自己在运动。持续地舌头运动可能导致舌头肥大，而大舌症是常见的临床体征。迟发性运动障碍也可引起肢体运动，通常是脚趾和手指远端的重复性、花样性的舞蹈动作，后者有时被称为弹钢琴样动作。有时，躯干为有节奏地摇摆。

◎ 鉴别诊断

面部舞蹈运动的鉴别诊断包括亨廷顿病、面部特发性肌张力障碍（原发性口下颌张力障碍或 Meige 综合征）、面部老年性无牙舞蹈症、鳃肌阵挛、面部抽动和肌颤搐。在迟发性运动障碍中，运动模式通常是有节奏、重复和刻板的，这与亨廷顿病中随机发生且无法预测的口面部舞蹈病相反。

◎ 治疗

用于治疗迟发性运动障碍的最有效药物是儿茶酚胺耗竭剂，以及矛盾的 DRBA。使用多巴胺耗竭剂（如利舍平和丁苯那嗪）的基本原理是，这些药物可有效降低多巴胺能突触活性，从而减轻迟发性运动障碍症状，而不会使大脑暴露于有害的 DRBA。将这些药物缓慢滴定至能引起轻度帕金森症的水平，通常达到利舍平每天 0.5 ~ 2mg 或丁苯那嗪 25 ~ 100mg 的剂量范围。这些药物能引起的不良反应，包括帕金森综合征、低血压、静坐不能、镇静和抑郁，在抑郁症患者中禁用。

新型药物缬苯那嗪是2型囊泡单胺转运蛋白[vesicular monoamine transporter type2, $VMAT_2$]，通过可逆性地破坏多巴胺转运蛋白来治疗迟发性运动障碍，因为它将多巴胺装载到突触囊泡中释放，从而减轻了与多巴胺超敏反应有关的症状。尽管可以通过增加DRBA的剂量暂时抑制迟发性运动障碍，但长期接触这些药物反而会导致运动恶化。α-甲基对位酪氨酸是酪氨酸羟化酶的竞争性抑制剂，单独使用时效果不佳，但与其他突触前作用的药物（如多巴胺耗竭剂）合用时，可能是潜在有效的抗多巴胺能药物。

（二）迟发性肌张力障碍

◎ 临床表现

迟发性肌张力障碍与迟发性运动障碍的区别在于运动是持续的并干扰正常的运动功能。正如DRBA可能诱发急性肌张力障碍一样，长期暴露于DRBA可能会导致持久、持续、致残的肌张力障碍。迟发性肌张力障碍类似于特发性肌张力障碍，比经典的迟发性运动障碍更易致残。在严重残疾的患者中，经常观察到颈后倾，躯干后拱,手臂内旋,肘部伸直和腕部屈曲的组合。迟发性肌张力障碍的发生从暴露于DRBA后的几天到几年不等。严重迟发性肌张力障碍在年轻男性中较常见，而严重的经典迟发性运动障碍在老年女性中更常见。

◎ 治疗

与经典迟发性运动障碍一样，迟发性肌张力障碍最有效的药物是抗多巴胺能药物，如多巴胺耗竭剂或DRBA，但改善的患者比例较小。与经典迟发性运动障碍一样，增加DRBA的剂量可能会暂时改善迟发性肌张力障碍，但持续暴露可能会导致一段时间后运动恶化。在迟发性肌张力障碍中，抗胆碱能药（如苯托品或苯海索）几乎与抗多巴胺能药一样有效。非典型抗精神病药氯氮平对某些患者有帮助。对于医学上难治的迟发性肌张力障碍，使用植入式电极刺激双侧苍白球（globus pallidus interna, GPi）可能是有效的。

（三）迟发性静坐不能

◎ 临床表现

迟发性静坐不能是一种罕见的躁动不安和对静止不容忍的综合征，它伴随着持续的、刻板的、重复的来回走动和坐立不安的运动。迟发性静坐不能在主观上不容忍或不能保持静止，以及其躁动不安的外在表现类似于急性静坐不能，只是迟发的是持续性的并且可能是永久性的。

◎ 治疗

利舍平和丁苯那嗪可以帮助迟发性静坐不能。在这方面，比起急性静坐不能，临床药理学更类似于经典迟发性运动障碍。据报道，阿片类药物，如每天15～60mg的可待因，对减少慢性静坐不能的躁动感有益。大多数患者在治疗的头2年内出现迟发性静坐不能。

Bhidayasiri R, Jitkrisadakul O, Friedman J, Fahn S. Updating the recommendations for treatment of tardive syndromes:A systematic review of new evidence and practical treatment algorithm. *J Neurol Sci* 2018; 1-9. [PMID: 29454493]

Factor SA, et al. Effects of valbenazine in participants with tardive dyskinesia: Results of the 1-year KINECT 3 extension study.*J Clin Psychiatry* 2017;78(9):1344-1350. [PMID: 29141124]

Hauser RA, et al. KINECT 3: A phase 3 randomized, double-blind placebo-controlled trial of valbenazine for tardive dyskinesia.*Am J Psychiatry* 2017;174(5):476-484. [PMID:

28320223]

Savitt D, Jankovic J. Tardive syndromes. *J Neurol Sci* 2018;389:35-42. [PMID: 29506749]

Stegmayer K, Walther S, van Harten P. Tardive dyskinesias associated with atypical antipsychotics: Prevalence, mechanisms and management strategies. *CNS Drugs* 2018;32(2):135-147.[PMID: 29427000]

抗精神病药恶性综合征

诊断要点

◎ 发热，强直和精神状态改变，肌酶升高，脱水和自主神经功能失调

◎ 该综合征通常在稳定治疗剂量的 DRBA 时发生

◎ 必须与 5- 羟色胺综合征、恶性高热、急性全身性帕金森症或肌张力障碍（“肌张力障碍风暴”）和其他代谢性脑病区分开来

◎ 临床表现

抗精神病药恶性综合征（neuroleptic malignant syndrome, NMS）是一种特发的、潜在威胁生命的综合征，包括：①高热，常伴有其他自主神经功能紊乱，如心动过速、尿频和血压不稳定；②锥体外系征，通常是肌强直或肌张力障碍，常伴有肌酶升高；③精神状态改变，如躁动、注意力不集中和混乱。NMS 的病理生理机制和个体易感性因素尚不清楚。

NMS 通常在患者服用抗精神病药物的治疗剂量（非毒性或超治疗剂量）时突然开始。所有症状均在发病后 24 小时内完全显现，并在 72 小时内达到最严重的程度。治疗时间和症状发展之间似乎没有关系，因为 NMS 可以在首次给药后不久或在长期治疗后的任何时间发生。症状通常在一周到几周内恢复，但在 20% ~ 30% 的病例中是致命的。长时间的体温过高和全身性肌肉收缩可能会导致横纹肌溶解和肾功能衰竭。肌活检显示肌肉纤维肿胀、水肿并伴有肌纤维的空泡样改变。所有阻断 D_2 受体的药物均可诱发 NMS，包括利培酮、奥氮平、阿立哌唑和其他“非典型”抗精神病药。唯一不引起 NMS 的抗精神病药是氯氮平、喹硫平和匹莫范色林。鉴别诊断包括恶性高热、5- 羟色胺综合征、急性巴氯芬停药，以及重症监护病房中任何原因的发热。诊断取决于准确的药物接触史和相互作用史。

◎ 治疗

NMS 的治疗包括停用 DRBA 并提供支持治疗。通常在服用丹曲林、溴隐亭或左旋多巴后症状能得到快速缓解。再暴露于多巴胺受体拮抗剂并不一定会导致 NMS 复发。从急性综合征恢复后，据报道残留的紧张症持续数周至数月，有些人对电惊厥疗法有反应。

Trollor JN, Chen X, Sachdev PS. Neuroleptic malignant syndrome associated with atypical antipsychotic drugs. *CNS Drugs* 2009;23:477-492. [PMID: 19480467]

不宁腿综合征

诊断要点

◎ 腿部躁动不安和不适感的综合征，可通过移动或行走来缓解

◎ 与睡眠周期性肢体运动有关

◎ 慢性进行性病程

◎ 对多巴胺激动剂、鸦片类制剂和其他药物有反应

◎ 概述

17 世纪的英国医师托马斯·威利斯首先描述了腿部躁动不安（“不安静”）和不自主运动的情况，这些运动干扰了睡

眠并通过行走得以缓解。如埃克波姆所全面描述的，不安腿综合征（restless legs syndrome, RLS）是一种慢性病，通常始于中年，并随着时间而恶化。RLS 是一种昼夜节律紊乱，通常在晚上开始，并可能在夜间逐渐恶化。这种疾病很常见，影响了 3% ~ 10% 的个体。许多病例是家族性的，呈常染色体显性遗传。RLS 的病因尚不清楚，但该病与缺铁性贫血、尿毒症和周围神经病变有关。RLS 常对多巴胺能药物有反应，提示中枢多巴胺能通路在该病的病理生理中起作用。

表 15-20 不宁腿综合征的临床特征

诊断特征
・渴望或需要移动四肢，通常伴有不适或不愉快的感觉
・运动不安的症状
・症状加重或仅在休息时出现，通过活动至少部分或暂时缓解
・晚上和夜间症状最重
典型特征
・不自主运动：周期性肢体运动
・睡眠障碍
・神经系统检查正常
・一般为慢性病程，常为进展性
・阳性家族史

◎ 临床表现

A. 症状和体征

RLS 的主要诊断特征包括腿部无法言明的不适感或异常感觉（“感觉迟钝”），有时被描述为难以忍受的刺痛、爬行、蠕动（“蚁走感”）、拉伸、拉扯或针刺感（表 15-20）。患有 RLS 的人通常不会将腿部不适描述为疼痛的肌肉痉挛或酸痛，这是与夜间腿部痉挛的区别点。发病时腿部总是受累，通常是双侧的，而躯干和手臂则很少受到影响。RLS 通常发生在休息或睡眠期间，或当患者昏昏欲睡或试图休息时。这种不适感伴随着不可抗拒的动脚或四处走动的冲动，当这样做时可立即缓解不适感。症状通常是间歇性发作，可能是轻微的，但它们可能削弱和完全破坏睡眠，并需要医疗干预。有些患者白天或清醒不活动时也会出现腿部躁动不安，如坐在观众席或乘飞机旅行时。PD 患者在头一晚左旋多巴的疗效减退后也可能会出现夜间帕金森病性静坐不能；这种情况类似于 RLS，但缺乏特征性的腿部感觉异常。

长期以来，RLS 一直被认为与周期性肢体运动（periodic limb movement, PLM）相关，周期性肢体运动是在睡眠期间发生的运动障碍。这些运动的整个周期包括任一条腿的短暂抽搐，大脚趾和脚的背屈，以及整个腿部的短暂持续的强直屈曲痉挛；这种运动表现为夸张的巴宾斯基或屈肌屈曲反射。往往每 20 秒左右发生 1 次，若在火车上能持续数小时。PLM 通常发生在第 1 阶段和第 2 阶段的睡眠期间，并在较深的睡眠阶段减少。多存在于 80% 的 RLS 患者中，也发生在其他睡眠障碍中，包括发作性睡病和 REM 行为障碍，这是实现生动梦境的条件。

近年来，尽管尚未发现特异的致病基因，但已确定了许多有关 RLS 的遗传危险因素。在 RLS 家系的研究中发现，该疾病以常染色体显性方式遗传。有几种医学状况与 RLS 的患病率增加相关，包括铁缺乏症、尿毒症、周围神经病、糖尿病、类风湿关节炎、妊娠、胃外科手术和纤维肌痛综合征。PD 患者也会经历腿部躁动，但 RLS 在 PD 中的真正患病率尚不确定。

B. 实验室检查

RLS 中的实验室检查旨在确定该综合征的次要原因。铁研究和铁蛋白水平是最重要的检查。其他检查包括常规血清化学分析。有周围神经损伤的症状或体征的患者应进行电生理检查。在某些情况下，常规睡眠研究或多导睡眠图检查可发现夜间运动和觉醒时间增加，睡眠发作延迟和睡眠 PLM 增加。

◎ 鉴别诊断

将 RLS 与静坐不能区分开是很重要的，后者是由于暴露于 DRBA 或 PD 中可能发生的对保持静止或坐姿不耐受。在 RLS 中，感觉异常和移动的冲动仅局限在腿部，与静坐不能不同，后者导致普遍的不适或躁动。RLS 也可与夜间腿部抽筋区分开，后者会引起痛苦的肌肉收缩、紧绷和压痛。此外，还必须进一步将 RLS 与周围神经病、神经根病、反射性交感神经营养不良及可能累及腿部的其他局部感觉障碍区分开来；在这些疾病中，症状不会表现出夜间 RLS 偏向，并且神经系统评估显示神经或根部功能障碍。腿痛动趾综合征是一种少见且罕见的疾病，可引起皮肤疼痛和扭动，舞蹈性脚趾运动，有时与周围神经病变有关。

PLM 的鉴别诊断包括睡眠中的各种正常和异常运动，包括入睡抽动、正常的姿势转变、夜间癫痫发作、失眠（如梦游症和病理性唤醒）及 REM 睡眠行为障碍。

◎ 治疗

有几种药物可有效治疗 RLS，包括多巴胺能药物、阿片类药物、苯二氮䓬类和抗惊厥药，通常在睡前单次服用。多巴胺激动剂普拉克索和罗匹尼罗是 RLS 的一线药物。然而，多巴胺药物治疗有时与反弹有关，当药物疗效减退时症状会增加和扩大，症状发作的潜伏期逐渐缩短，因此需要更早和更高剂量的多巴胺能药物。所以，对于长期治疗，钙 α-2-δ 配体（普瑞巴林和加巴喷丁）效果较差，但有时比多巴胺激动剂更可取。此外，多巴胺激动剂可能会激发病理性强迫行为。对于严重的 RLS，阿片类药物可待因、美沙酮和纳曲酮 / 纳洛酮是有效的，但这些药物存在依赖性风险。氯硝西泮、卡马西平、巴氯芬和可乐定都已被报道是治疗 RLS 的成功方法。由于 RLS 症状是慢性和进行性的，因此使用最低有效剂量进行治疗非常重要。对于铁缺乏和 RLS 的患者，用铁剂治疗是有效的。任何 RLS 的治疗方法都必须包括优化睡眠习惯。

◎ 预后

RLS 的预后一般良好。尽管这种疾病是终生的，但小剂量的药物和最佳睡眠卫生的发展通常可使症状得到控制。

Garcia-Borreguerro D, et al. Guidelines for the first-line treatment of restless legs syndrome, prevention and treatment of dopaminergic augmentation. *Sleep Med* 2016;21:1-11. [PMID:27448465]

Wijemanne S, Ondo W. Restless legs syndrome: Clinical features,diagnosis and a practical approach to management. *Pract Neurol* 2017;17:444-452. [PMID: 29097554]

毛雪晔　译

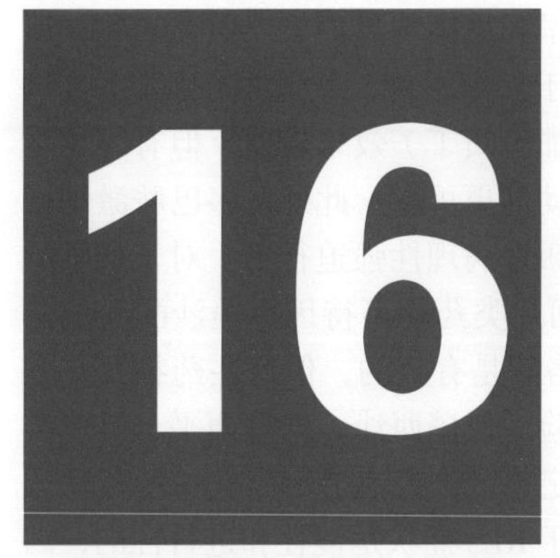

共济失调和小脑疾病

Harini Sarva, MD
Claire Henchcliffe, MD, DPhil

共济失调（来源于希腊语“无序”）指的是肢体、姿势及步态的不协调和缺乏平衡，同时也包括言语及眼睛的功能障碍。实际上，共济失调常用于描述小脑及其相关通路受损导致的神经功能损伤，然而，共济失调也可能是由深感觉传入通路的损伤或前庭系统的损伤所导致的。共济失调常导致患者丧失自理能力，频繁地摔倒受伤，连同其他的并发症可最终导致患者的残疾。

走进共济失调患者

一旦步态或肢体的共济失调症状出现，我们首先需要区分患者的症状是小脑性共济失调，还是本体感觉损伤导致的所谓“感觉性共济失调”，亦或是前庭功能损伤所致的迷路性共济失调。对于本体感觉性共济失调，当患者闭上眼睛时其症状会明显加重，但不会出现眼球震颤。迷路性共济失调患者也会出现步态和平衡功能的异常，但语言不会受到影响，且肢体运动仍是协调的。脊髓病、基底节病变、双侧大脑半球病变也可以导致步态和肢体的不协调，所以我们非常有必要明确患者的不协调性不是由肢体力量、肌张力或腱反射的异常，甚至空间规划能力受损而导致的。事实上，上述症状常和小脑疾病同时存在，所以使临床现象更加复杂。

因为共济失调有可能是由获得性疾病导致，也有可能是遗传性疾病导致（表16-1），所以对每位患者都需要获得详细的家族史。疾病进程，起病年龄，是否有痉挛状态或认知障碍等伴随症状，以及是否有系统性疾病的依据，都有助于将诊断更加细化。

◎ 临床表现及其与小脑解剖结构的联系

小脑和脑干在空间上的相近与功能上的紧密联系，都可以解释为何小脑症状经常和脑干症状一起出现。并且，当小脑出现病变并有占位效应时，脑干很快就会受到小脑结构的压迫。根据功能不同，小脑结构可分为三个部分：前叶（anterior lobe）和吻侧小脑蚓（rostral vermis），绒球小结（flocculonodular）和后叶（posterior lobe），以及小脑半球（cerebellar hemispheres），与其特异性的临床表现相对应（表16-2）。各类小脑疾病的临床特点见表16-3。

◎ 小脑疾病的治疗

小脑疾病的治疗，特别是对于慢性共济失调的患者，需采取多学科地合作治疗，包含内科医生，心理医师，康复理疗师，护理专家，甚至是社会工作服务者的共同参与，才能够帮助解决各方面的问题，包括促进肢体功能恢复，长期瘫痪管理，以及疏导患者及看护者的心理压力。在详细

表 16-1　共济失调病因：累及小脑的疾病分类和疾病的病程

分类	疾病	病程[a]		
		急性	亚急性	慢性
发育性	Arnold-Chiari 小脑扁桃体下疝畸形，第四脑闭塞综合征弗里德赖希畸形，小脑发育不全	–	–	+
遗传性	常染色体显性遗传的脊髓小脑共济失调（见表 16-6 和表 16-7）	–	–	+
	常染色体隐性遗传的脊髓小脑共济失调——Friedreich 共济失调，其他（见表 16-9）	–	–	+
	脆性 X 染色体相关震颤 / 共济失调综合征	–	–	+
	发作性共济失调（见表 16-8）	+	–	（+）
	线粒体疾病（见表 16-10）	+	+	+
	脑白质营养不良，贮积性疾病	–	–	+
	尿素循环代谢障碍	+	+	+
血管性	小脑缺血性卒中（见表 16-4），共济失调性轻偏瘫，腔隙性脑梗死综合征	+	–	–
	小脑出血	+	–	–
	动静脉畸形	+	+	+
	海绵状静脉畸形	+	–	–
中毒性	酒精	+	+	+
	重金属（铅，铊，汞）	+	+	+
	溶剂毒品	+	–	+
药物性	抗惊厥药物（苯妥英钠、卡马西平），胺碘酮，细胞毒性药物（甲氨蝶呤、顺铂）	+	+	+
肿瘤性	转移瘤（肺癌、乳腺癌、黑色素瘤、肾癌、精原细胞瘤、畸胎瘤）	–	+	+
	髓母细胞瘤，胶质瘤，少突胶质细胞瘤，星形细胞瘤，脑膜瘤，室管膜瘤，小脑脑桥肿瘤	–	+	+
	小脑血管母细胞瘤（冯・希・林综合征）	–	+	+
感染性	脓肿（细菌性、真菌性）	–	+	+
	急性病毒性脑炎（EBV，HHV-6，HSV-1，流行性腮腺炎）	+	–	–
	HIV 脑炎	–	（+）	+
	朊蛋白疾病	–	（+）	+
	细菌性脑炎，包括李斯特菌	+	（+）	–
自身免疫性	多发性硬化	+	+	+
	感染后脑炎	+	（+）	–
	麸质共济失调	–	+	+
	副肿瘤性（见表 16-5）	–	+	+
代谢性或营养性	甲状腺功能减退，低血糖症	–	（+）	+
	维生素 B_1，B_{12}，E 缺乏	–	–	+

HHV-6= 人类疱疹病毒 –6 型；HSV-1= 单纯疱疹病毒 –1 型；+，存在；–，不存在

[a] 括号代表虽然存在可能性，但是可能性并不大

而严格的病情咨询之后，最好也要完善基因检测。有些患者如有意愿加入运动障碍研究中心的临床试验，国家共济失调基金会是一个出色的机构，其相关信息可以在网页 http://www.ataxia.org 上找到。

A. 物理治疗和职业性治疗

负重练习能够帮助改善震颤和肢体共济失调，但是当重量负荷超过一定极限后，获益将逐渐减少。具有减振机理的适应装置目前也已投入应用。康复治疗对于许多

表 16–2　小脑综合征：功能解剖及临床表现

小脑综合征	解剖定位	临床表现
吻侧小脑蚓综合征	前叶，吻侧小脑蚓	宽基步态，肢体共济失调较轻 不常见肌张力障碍，眼震，构音障碍
尾侧小脑蚓综合征	绒球小结和后叶	中轴共济失调（躯体和头部），但几乎无肢体共济失调 醉酒步态 有时伴有自发眼震和头部旋转姿势 眩晕 下视性眼震，凝视诱发眼震，或两者都有 眼球平滑追随运动受损
小脑半球综合征	小脑半球	同侧肢体共济失调并辨距不良，轮替运动障碍（上肢>下肢） 运动性（意向性）震颤和静止性震颤 构音障碍 肌张力减低（只发生于急性期） 过度反跳 动眼辨距不良

表 16–3　小脑疾病的临床征象

临床征象	定义
躯干共济失调	坐位或站立时摇摆不稳；如单侧受累，可能向病灶同侧摔倒
宽基步态	行走时双脚间距很宽；难以并脚站立，不能完成一字步行走
轮替运动障碍	不能完成快速轮替运动（由双手旋前旋后，或脚跟脚尖交替点地测试）
辨距不良	在身体运动时不能准确判断距离（由指鼻试验检测，患者可能低估或高估距离而不能指到鼻尖）
过度反跳	不能及时停止肢体运动（测试方法：患者用力屈肘时，握其腕部相反方向用力，并突然松手）
误指	在手指离开特定目标后不能准确指回该目标（测试方法：患者手臂前伸并抬高，观察患者闭上眼睛后是否能够指回特定位置）
肌张力减低	肌肉张力减低
构音障碍	语言内容及构成正常，但发音不清楚
吟诗样语言	在每个字或音节之间停顿过长
意向性震颤	自主运动过程中发生的震颤，越接近目标时震颤越明显
姿势性震颤	当肢体运动已达到目标时仍在持续地震颤（当手臂前伸、手掌向下时很容易引出）
眼震	不能保持凝视，慢性过后跟随快速扫视纠正，通常由凝视诱发但也可为特发性，可以表现为上视性、下视性或水平性
扫视辨距不良	类似于肢体的辨距不良，当看向身体一侧的目标时，眼睛的焦点低估或高估目标的距离

存在功能广泛退化、无力、痉挛性瘫痪的患者有很大帮助。其他许多康复治疗手段及器械，如单车、家庭平衡装置，甚至基于电子游戏的治疗仍处于研究之中，目前尚无明确的证据。在一项小型研究中，注重于避开障碍物的步态适应锻炼被证明能够使小脑变性的患者获益。目前来看，限制康复治疗效率的显著障碍在于缺少深度理解共济失调疾病的康复医生，缺少康复治疗的有效手段，以及患者需要持续地治疗，这些综合因素才可保证不会因治疗的中断而失去已经获得的好转。

Chang YJ, et al. Cycling regimen induces spinal circuitry plasticity and improves leg muscle coordination in individuals with spinocerebellar ataxia. *Arch Phys Med Rehabil* 2015;96:1006-1013.[PMID: 25668777]

Fonteyn EM, Heeren A, Engels JJ, Boer JJ, van de Warrenburg BP.Gait adaptability training improves obstacle avoidance and dynamic stability in patients with cerebellar degeneration. *Gait Posture* 2014;40:247-251.[PMID: 24786476]

Fonteyn EM, et al. The effectiveness of allied health care in patients with ataxia: A systematic review. *J Neurol* 2014;261:251-258.[PMID: 23589192]

Keller JL, Bastian AJ. A home balance

exercise program improves walking in people with cerebellar ataxia. *Neurorehabil Neural Repair* 2014;28:770-778. [PMID: 24526707]

Ilg W, et al. Video game-based coordinative training improves ataxia in children with degenerative ataxia. *Neurology* 2012;79:2056-2060. [PMID: 23115212]

B. 语言和吞咽治疗

存在构音障碍的患者往往能通过语言康复治疗获益。许多患者都需要进行吞咽功能评估。吞咽练习并调整食谱可以对存在吞咽困难的患者起到帮助。在更加严重的病例中，患者可经由经皮内镜下胃造瘘置管术进食，以减少误吸和窒息的风险。

C. 药物治疗

目前，对于共济失调的药物治疗尚无明显进展。运动性震颤可通过扑米酮和β-肾上腺受体阻滞剂（普萘洛尔，苯二氮䓬类药物）得到改善。对于其他的症状，如肢体痉挛、帕金森样症状、肌张力障碍、膀胱功能异常、体位性低血压，可予以相对应地对症治疗。

D. 手术治疗

针对丘脑腹内侧核或手术伤痕的高频电刺激能够减轻小脑性震颤，但对于共济失调没有效果。经颅磁刺激和直流电刺激对于改善症状的效果，目前正在临床研究之中。

Celnik P. Understanding and modulating motor learning with cerebellar stimulation. *Cerebellum* 2015;14:171-174. [PMID:25283180]

E. 基因治疗和干细胞治疗

近几年的研究使我们对很多遗传性共济失调疾病的基因基础有了进一步地了解，并且基因治疗的可能性已经在其他神经变性疾病中开始研究。目前尚无基因疗法能够治疗共济失调。运用间充质干细胞的动物模型研究已经在一些共济失调疾病（如脊髓小脑共济失调1型）中显示出减轻周围神经损伤的可能性。但是，目前仍无证据支持这些疗法用于临床诊疗。

Mieda T, et al. Mesenchymal stem cells attenuate peripheral neuronal degeneration in spinocerebellar ataxia type 1 knockin mice. *J Neurosci Res* 2016;94:246-252. [PMID: 26707550]

Trujillo-Martin MM, et al. Effectiveness and safety of treatments for degenerative ataxias: A systematic review. *Mov Disord* 2009;24:1111-1124. [PMID: 19412936]

获得性共济失调

小脑缺血性卒中综合征

诊断要点

◎ 急性起病的共济失调合并其他症状或征象

◎ 头颅 MRI 首先在 DWI 中显示高信号病灶，随后在 T2 序列和 FLAIR 序列中显示

◎ 概述

有2%的缺血性卒中和10%的颅内出血病例均累及小脑。因为有共同的血管供应，所以小脑梗死的患者也常伴有脑干症状。最常受累的血管是小脑后下动脉，但梗死也可以发生于小脑上动脉和小脑前下动脉的供血区（见第10章）。共济失调也可能由腔隙性脑梗死导致，最常表现为共济失调–轻偏瘫综合征。

◎ 临床表现

A. 症状和体征

小脑梗死的症状和征象见表16-4。大面积的小脑梗死常引起头痛。

B. 实验室检查

患者可能有既往未发现的危险因素，如糖尿病或高血压等。其他缺血性卒中的

表 16-4 小脑后下、前下、上动脉区域脑梗死的临床表现

症状	小脑后下动脉	小脑上动脉	小脑前下动脉
眩晕，恶心，呕吐	+	+	+
眼震	+	+	+
构音障碍	+	+	+
同侧霍纳综合征	+	+	+
对侧滑车神经麻痹	–	+	–
同侧面神经麻痹	–	–	+
同侧颜面部痛温觉减退	+	–	+
同侧颜面部触觉减退	–	–	+
对侧颜面部痛温觉减退	–	+	–
同侧听觉损伤或丧失	–	+	+
同侧软腭、咽部、声带麻痹	+	–	–
对侧躯干和肢体痛温觉减退	+	+	+
同侧躯干侧倾	+	+	–
同侧肢体共济失调	+	+	+

+，存在；–，不存在

相关检查在第 10 章中有详细讨论。

C. 影像学检查

必须尽快完善头颅CT以排除脑出血。头颅 MRI 的 DWI 序列可以帮助快速建立临床诊断。头颅磁共振血管成像或血管超声可以评估基底动脉和椎动脉粥样硬化的部位及程度。对于最近曾受过外伤的患者，MRI 或 CT 血管成像，或脑血管造影术可以用来除外椎动脉夹层。

◎ 治疗和并发症

治疗方法与普遍的缺血性脑卒中患者一致（见第 10 章）。然而，小脑梗死病灶直径超过 2.5cm 的患者必须给予严密监护，因为发病 2 ~ 4 天后有很高的风险出现水肿压迫脑干、梗阻性脑积水及昏迷，必要时甚至需要行手术治疗。

小脑出血

诊断要点

◎ 突然发生的共济失调，可能伴有头痛

◎ 头颅 CT 可见出血灶

◎ 概述

导致小脑出血最常见的病因是高血压和血管畸形。

◎ 临床表现

A. 症状和体征

患者典型地表现为突然发作的头痛，无法站立或行走，常伴有同侧肢体的共济失调，有些患者存在同侧的凝视或外展麻痹，一般不出现轻偏瘫和长节段的感觉障碍。

B. 实验室检查和影像学检查

头颅 CT 或 MRI 可见出血灶，出血灶周围还可能存在提示水肿的异常信号影。影像学有可能显示枕骨大孔疝的存在。实验室检查应包括凝血功能检查。

C. 特殊检查

MRI 可以发现潜在的血管畸形。但若影像学未发现血管畸形但高度怀疑此病时，则需要进一步完善脑血管造影。

◎ 治疗

小脑出血病灶直径超过 3cm，即使患者症状暂时稳定并且神志清楚，也具有立刻进行急诊血肿清除术的指征，因为病情一旦恶化，就可能急剧进展甚至导致死亡。小脑出血的治疗方案与脑出血的标准治疗指南是一致的（见第 11 章）。

Rincon F, Mayer SA. Clinical review. Critical care management of spontaneous intracerebral hemorrhage. *Crit Care* 2008;12:237.[PMID: 19108704]

中毒性或营养性疾病

（一）酒精

酗酒患者的小脑性共济失调可能表现为急性酒精中毒，韦尼克脑病，或酒精性小脑变性。上述疾病将在第 33 章中详细讨论。

（二）溶剂毒品

诊断要点

◎ 通常突然起病
◎ 有滥用吸入性溶剂毒品的病史
◎ 伴有行为异常等其他症状

患者表现为急性起病，常有吸入性毒品中毒，并表现为共济失调和其他神经系统症状（见第 34 章）。一般来说症状是一过性的，共济失调不需要特殊治疗，但其他的并发症（包括心律失常）可能有致命性。长期甲苯暴露可与共济失调和脑病相关，并可能出现脑干和小脑的白质病变。

Uchino A, et al. Comparison between patient characteristics and cranial MR findings in chronic thinner intoxication. *Eur Radiol* 2002;12:1338-1341. [PMID: 12042936]

（三）治疗或违禁药物导致的共济失调

苯巴比妥，苯二氮䓬类药物，以及许多抗惊厥药物，尤其是苯妥英钠和卡马西平都可能导致构音障碍和共济失调。许多化学制剂包括 5- 氟尿嘧啶、甲氨蝶呤、环孢素、阿糖胞苷、碳酸锂都有可能与共济失调相关。有一例他克莫司导致的无幕上受累的亚急性小脑性共济失调，在药物停用后即有部分好转。胺碘酮、普鲁卡因和铋盐是其他可能导致共济失调的药物。

Kaleyias J, Faerber E, Kothare SV. Tacrolimus induced subacute cerebellar ataxia. *Eur J Paediatr Neurol* 2006;10:86-89. PMID:16530436]

（四）重金属中毒

汞、铅、铊等重金属中毒都可能导致包括共济失调在内的一系列神经症状。

（五）营养缺乏

维生素 B_{12}（钴胺素）的缺乏最常导致的是痴呆和脊髓病，但在少见的情况下也可能以小脑性共济失调作为独立症状。维生素 B_1、维生素 E、甚至锌的缺乏也可能导致小脑症状。

Morita S, et al. Cerebellar ataxia and leukoencephalopathy associated with cobalamin deficiency. *J Neurol Sci* 2003;216:183-184.[PMID: 14607321]

内环境紊乱和共济失调

二氧化碳中毒导致的氧气缺乏引导致小脑损伤，因为浦肯野细胞对于缺氧是非常敏感的。暴露于热辐射或药物导致的体温过高也会导致极其严重的问题，如抗精神病药恶性综合征（neuroleptic malignant syndrome）等脑病。在严重高热的影响下，浦肯野细胞和小脑传出纤维都可能受到严重损伤，从而出现共济失调等症状。

Alekseeva N, et al. Toxic-metabolic, nutritional, and medicinal-induced disorders of cerebellum. *Neurol Clin* 2014;32:901-911. [PMID: 25439288]

内分泌疾病和共济失调

甲状腺功能减退、甲状旁腺功能减退和低血糖都可导致小脑功能受损。这些疾病将在第 32 章中详细讨论。

小脑肿瘤

在儿童中，可导致共济失调的有髓母细胞瘤、小脑星形细胞瘤和室管膜瘤。而在成年人中，转移瘤和血管母细胞瘤是最常见的小脑肿瘤。更详细地讨论可见第 12 章。

感染性小脑失调

一些感染性因素可导致小脑占位性病变，如脓肿、结核瘤、弓形虫瘤。在儿童（也有少数成年人）中，爆发性的共济失调可成为首发症状，提示存在主要累及后颅窝的脑炎，其病原体可为流感嗜血杆菌、风疹或其他病毒。感染后的共济失调可能发生在水痘之后，即使前驱症状可能并不典型。感染后的小脑炎病程可能迁延不愈，一些个案报道显示对于病程迁延或症状较重的患者，人免疫球蛋白的使用可能使患者症状得到好转。共济失调常是散发性克雅压病的表现之一，并典型性地伴有进行性进展的痴呆和肌阵挛；90% 的患者在 1 年之内死亡。共济失调也与其他的朊蛋白病相关，尤其是杰茨曼 – 斯脱司勒 – 史茵克病（见第 29 章）。HIV 患者若发生机会性感染、血管炎或恶性肿瘤（见第 28 章）等并发症，也可能导致共济失调，但也有一些患者并没有发生上述并发症却也出现了共济失调，可能是由 HIV 感染直接引起的。瑞典的一系列病例研究发现患者小脑中存在 EB 病毒，故而也被认为是导致小脑疾病的感染性因素之一。

Collins SJ, et al. Transmissible spongiform encephalopathies. *Lancet* 2004;363:51-61. [PMID: 14723996] (Reviews the clinical spectrum,epidemiology, and molecular biology of prion diseases in general, including those associated with cerebellar ataxia.)

Cooper SA, et al. Sporadic Creutzfeldt-Jakob disease with cerebellar ataxia at onset in the UK. *J Neurol Neurosurg Psychiatry* 2006;77:1273-1275. [PMID: 16835290]

Gruis KL, et al. Cerebellitis in an adult with abnormal magnetic resonance imaging findings prior to the onset of ataxia. *Arch Neurol* 2003;60:877-880. [PMID: 12810494]

Kwakwa HA, Ghobrial MW. Primary cerebellar degeneration and HIV. *Arch Intern Med* 2001;161:1555-1556. [PMID: 11427105]

Millichap JG. Epstein-Barr virus neurologic complications. *Pediatr Neurol Brief* 2015;29:88. [PMID: 26933545]

Narang HK. A critical review of atypical cerebellum-type Creutzfeldt-Jakob disease: Its relationship to "new variant" CJD and bovine spongiform encephalopathy. *Exp Biol Med* (Maywood) 2001;226:629-639. [PMID: 11444099]

Schmahmann JD. Plasmapheresis improves outcome in postinfectious cerebellitis induced by Epstein-Barr virus. *Neurology* 2004;62:1443. [PMID: 15111700]

Tagliati M, et al. Cerebellar degeneration associated with human immunodeficiency virus infection. *Neurology* 1998;50:244-251. [PMID: 9443487] (First report of primary cerebellar degeneration in association with HIV, in 10 patients presenting with gait ataxia and dysarthria.)

共济失调与自身免疫性炎症性疾病

共济失调是多发性硬化的常见表现之一，多数呈亚急性、慢性起病，但也有急性起病者（见第 17 章）。一些桥本病（桥本氏病）的患者也被发现存在小脑共济失调症状，这些患者大多合并有抗甲状腺球蛋白抗体和抗甲状腺过氧化物酶抗体的滴度升高，但桥本病的患者有时在甲状腺功能正常的状态下也可能出现共济失调，然而这些患者共济失调的症状与桥本脑病的关系尚未完全明确。高滴度的抗 GAD 抗体也和一些小脑性共济失调的病例相关，这些患者也经常合并有 1 型糖尿病。原发性自身免疫性小脑共济失调，目前尚未发现明确的触发机制，也被报道出现于一些 50 岁以上的患者中，并表现为慢性病程。然而我们还需要进行更进一步的研究以理解其病因、病理机制和临床表现。

Bayreuther C, et al. Auto-immune cerebellar ataxia with anti-GAD antibodies accompanied by de novo late-onset type 1 diabetes. *Diabetes Metab* 2008;34:386-388. [PMID: 18583169]

Mitoma H, et al. Consensus paper: Neuroimmune mechanisms of cerebellar ataxias. *Cerebellum* 2016;15:213-232. [PMID:25823827]

Selim M, Drachman DA. Ataxia associated with Hashimoto's disease: Progressive non-familial adult onset cerebellar degeneration with autoimmune thyroiditis. *J Neurol Neurosurg Psychiatry* 2001;71:81. [PMID: 11413268]

麸质共济失调

诊断要点

◎ 慢性进展性共济失调，有时伴有肌阵挛

◎ 乳糜泻症状，有特异性的活检表现

◎ 相关抗体——抗麦胶蛋白 IgG 和 IgA，抗肌内膜，抗谷氨酰胺转移酶抗体

◎ 概述

乳糜泻是一类因麸质过敏导致的免疫介导性的肠道疾病，活检可见小肠绒毛萎缩。当改变食谱避免食用麸质之后临床症状可得到好转。这类疾病在人群中的发病率只有 1%，而在这些患者中，有 6% ~ 10% 的人会出现共济失调等神经系统症状。英格兰一项纳入了 1000 名进展性小脑共济失调患者的大型研究，发现在所有这些共济失调患者中，麸质共济失调（gluten ataxia）竟占有 15% 之多，而散发性不明原因共济失调的患者更是有 41% 最后被证实为麸质共济失调。在尸检中有时可发现小脑萎缩和浦肯野细胞丢失。此类疾病的本质和临床症状、病理表现的相关性，以及我们在血液中发现的抗醇溶蛋白抗体（攻击小麦中的醇溶谷蛋白）的意义，目前还未能得到充分理解。

◎ 临床表现

A. 症状和体征

患者表现为进行性加重的步态和肢体共济失调，有时伴有构音障碍、异常眼球运动、锥体束征甚至认知功能损伤。有些患者还合并肌阵挛和软腭震颤。绝大部分患者为超过 50 岁的中老年人，但是年轻人甚至儿童患者也曾有报道。患者可能伴有胃肠道症状，但也可没有。其他相关的合并症可有骨质疏松、疱疹样皮炎、自身免疫性甲状腺炎和糖尿病。此外，该病患者发生淋巴瘤的风险较普通人更高。

B. 实验室检查

可发现抗醇溶蛋白（IgA 和 IgG），抗肌内膜（IgA），或抗谷氨酰胺转移酶（IgA）抗体滴度升高。抗 GAD 自身抗体和抗神经节苷脂抗体也可能被检测到。患者可能有维生素缺乏（包括叶酸，维生素 K，维生素 D），缺铁性贫血，以及肝酶异常。最新发现的特异性标志物，如抗 TG6 抗体也许可帮助此类疾病得到正确诊断，但目前尚未能投入临床应用。

C. 影像学检查

MRI 可见小脑萎缩，有时局限于小脑蚓，但有时也累及整个小脑。特异性地，磁共振波谱成像可见小脑蚓部的 N- 乙酰天冬氨酸 / 肌酸酐比减低，即使是刚刚诊断胃肠道乳糜泻的患者也可能发现此类影像学表现，证明小脑变性在此之前已经在隐匿性进展。

◎ 治疗

避免摄入麸质的饮食习惯有时可使症状得到改善。人免疫球蛋白、霉酚酸酯和环孢霉素被报道在少数患者中可有治疗效果。

Hadjivassiliou M, et al. Gluten ataxia. *Cerebellum* 2008;7:494-498.[PMID: 18787912]

Mitoma H, et al. Consensus paper: Neuroimmune mechanisms of cerebellar ataxias. *Cerebellum* 2016;15:213-232. [PMID:25823827]

Mitoma H, Hadjivassiliou M, Honnorat J. Guidelines for treatment of immune-mediated cerebellar ataxias. *Cerebellum Ataxias* 2015;10:14. [PMID: 26561527]

Souyah N, et al. Effect of intravenous immunoglobulin on cerebellar ataxia and neuropathic pain associated with celiac disease.*Eur J Neurol* 2008;15:1300-1303. [PMID: 19049545]

副肿瘤性共济失调

诊断要点

◎ 急性或亚急性起病的共济失调

◎ 经常有尚未被发现的潜伏肿瘤

◎ 与副肿瘤综合征相关的特异性抗体阳性

副肿瘤综合征在第 13 章中已有详细讨论，可出现小脑性共济失调的综合征见表 16-5。

Jarius S, Wildermann B. 'Medusa-head ataxia': The expanding spectrum of Purkinje cell antibodies in autoimmune cerebellar ataxia. Part 1: Anti-mGluR1, anti-Homer-3, anti-Sj/ITPR1 and anti-CARP VIII. *J Neuroinflammation* 2015;12:166. [PMID:26377085]

Jarius S, Wildermann B. 'Medusa head ataxia': The expanding spectrum of Purkinje cell antibodies in autoimmune cerebellar ataxia. Part 2: Anti-PKC-gamma, anti-GluR-delta2, anti-Ca/ARHGAP26 and anti-VGCC. *J Neuroinflammation* 2015;12:167.[PMID: 26377184]

Jarius S, Wildermann B. 'Medusa head ataxia': The expanding spectrum of Purkinje cell antibodies in autoimmune cerebellar ataxia. Part 3: Anti-Yo/CDR2, anti-Nb/AP3B2, PCA-2,anti-Tr/DNER, other antibodies, diagnostic pitfalls, summary and outlook. *J Neuroinflammation* 2015;12:168. [PMID:26377319]

多系统萎缩（C 型）

诊断要点

◎ 慢性、进行性共济失调，伴有自主神经功能障碍和（或）帕金森症状

◎ 患者无相关家族史

◎ 头颅 MRI 可见橄榄体脑桥小脑萎缩

◎ 概述

多系统萎缩（multiple systematrophy，MSA），也称为所谓的帕金森叠加综合征，是一组运动障碍疾病，表现为显著的帕金森症状、自主神经功能障碍和小脑症状（见第 15 章和第 21 章）。上述的症状可以以任意组合的形式出现。

◎ 病理机制

神经变性累及多个部位，包括黑质、壳核、小脑、橄榄核和脑桥核团。少突胶质细胞中可发现神经胶质胞浆内涵体。这些内涵体含有 α- 突触核蛋白，在帕金森病的病理机制中起到关键作用。

◎ 临床表现

A. 症状和体征

多系统萎缩是散发性疾病，发生于无阳性家族史的患者。该病只发生于成年人，表现为进行性加重，病程常比帕金森病发展更快；在一项纳入了 35 名患者的研究统计中，中位生存期为 7.3 年。患者表现为一系列小脑性症状，包括不平衡的宽基步态，构音障碍，吟诗样语言，并有肌僵直和行动迟缓，亦有些患者只表现为孤立性共济失调。自主神经功能障碍是其关键性特征，约 50% 的患者可有病理征，也有

表 16-5 可伴有共济失调和小脑变性的副肿瘤综合征

抗体	神经系统表现	相关肿瘤	临床检测是否可行
抗 Hu（ANNA-1）	副肿瘤性小脑变性，感觉性运动神经元病，脑脊髓炎	小细胞肺癌，前列腺肿瘤，神经母细胞瘤	+
抗 Yo（PCA-1）	副肿瘤性小脑变性	乳腺癌，卵巢癌，肺癌	+
抗 Ri（ANNA-2）	副肿瘤性小脑变性，眼阵挛 - 肌阵挛	乳腺癌，妇科肿瘤，膀胱肿瘤	+
抗 Ma1	副肿瘤性小脑变性，脑干脑炎	肺癌，其他	+
CV2	副肿瘤性小脑变性，脑脊髓炎，舞蹈病，神经病	小细胞肺癌，胸腺瘤	+
抗亲代谢型谷氨酸受体抗体 1 型	副肿瘤性小脑变性	霍奇金淋巴瘤	−
抗 Tr（非典型胞质抗体，PCA-Tr）	副肿瘤性小脑变性	霍奇金淋巴瘤	−
抗 PCA-2	副肿瘤性小脑变性，脑脊髓炎，兰伯特 - 伊顿肌无力综合征	小细胞肺癌	−
抗 Zic4	副肿瘤性小脑变性，脑炎	小细胞肺癌	+
抗 Homer3	构音障碍，眼震，肢体共济失调，眩晕，呕吐	肺癌	−
抗 Sj/ITPR1	小脑性共济失调——可呈进展性加重	小细胞肺癌，乳腺癌，黑色素瘤	−
抗 CARPIII	构音障碍，意向性震颤，肢体和步态共济失调，眩晕，水平或垂直性眼震	黑色素瘤，卵巢囊腺癌	−
抗 PKCγ	副肿瘤性小脑变性	非小细胞肺癌，肝脏乳头状腺癌	−
抗 Ca/AHRGAP26	小脑性共济失调，呕吐，认知障碍	卵巢癌	−
抗 VGCC	副肿瘤性小脑变性，兰伯特 - 伊顿肌无力综合征	小细胞肺癌，小细胞前列腺癌，非霍奇金淋巴瘤	+
抗 NB/AP3B2	亚急性进行性小脑性共济失调，腱反射亢进	尚未明确	−
抗双载蛋白	副肿瘤性小脑变性，僵人综合征	乳腺癌	+
抗 GAD	副肿瘤性小脑变性，僵人综合征	肝细胞癌	+

+，可检测；−，不可检测

很多患者出现认知功能损伤。

B. 影像学检查

CT 或 MRI 典型性地表现为全小脑和脑干的萎缩。T2 序列上的脑桥十字征是由脑桥横向纤维脱髓鞘病变造成的。壳核背外侧缘可有细条带状 T2 异常信号影。在部分患者中，SPECT 和 PET 可用于区分多系统萎缩和帕金森病及其他相关疾病，但并未广泛应用于该疾病患者。

C. 特殊检查

自主神经功能障碍可通过倾斜平台或其他自主神经功能评估手段来明确，如肛门括约肌肌电图、神经性膀胱功能评价、血清儿茶酚胺及其代谢物水平（见第 21 章）。但这些检查结果对于多系统萎缩并无特异性。

◎ 鉴别诊断

获得性共济失调，包括营养缺乏性和相关的系统性疾病需要除外。有些散发性的共济失调后期被发现有 *SCA* 基因的突变（见之后讨论）。

◎ 治疗

对于多系统萎缩目前尚无特异性的治疗方案。有些患者的帕金森症状经左旋多巴治疗可得到一定控制，但其治疗效果几乎不可能达到散发性帕金森病那样显著。

与帕金森病不同，深部脑刺激手术对于多系统萎缩并没有效果。体位性低血压可通过加盐饮食，或氢化可的松、米多君、屈西多巴得到缓解，但上述治疗有导致卧位高血压的风险，所以需要严密监测血压水平。弹力袜对于某些患者亦有帮助。餐后低血压可通过少食多餐或奥曲肽治疗改善。急迫性尿失禁可通过抗胆碱能药物及去氨加压素治疗。膀胱残余尿超过 100ml 的患者可能需要留置尿管。枸橼酸西地那非可用于治疗勃起功能障碍，但必须注意该药物有可能导致体位性低血压。对于严重便秘的患者，足够地饮水摄入及聚乙二醇可帮助缓解症状。呼吸喘鸣是有潜在致命风险的症状，可通过呼吸机持续性正压辅助通气来降低风险。选择性 5- 羟色胺受体抑制剂和心理治疗推荐用于合并抑郁状态的患者。有一些新药被测试用于潜在的疾病改善，但并未展现出明确疗效。但是，一项关于间充质干细胞的研究提示会在未来为治疗该疾病提供更多可能性，但目前仍需要进一步探索。

Ciolli L, Krismer F, Nicoletti F, Wenning GK. An update on the cerebellar subtype of multiple system atrophy. *Cerebellum Ataxias* 2014;1:14. [PMID: 26331038]

Maaβ S, Levin J, Hoglinger G. Current treatment of multiple system atrophy. *Curr Treat Options Neurol* 2016;18:51. [PMID:27787721]

遗传性共济失调

我们认识到有一系列相当复杂而广泛的基因遗传性疾病涉及共济失调。近期的研究进展集中于那些以共济失调为最主要表现的遗传性疾病。尽管并无有效的治疗手段，但医生们仍须具备正确识别此类疾病并给予患者及其家属合理建议的能力。共济失调也可能发生于一些合并其他主要症状的遗传疾病之中，如发育迟滞或癫痫，以及先天性代谢性疾病、脑白质发育不良、贮积性疾病。

常染色体显性遗传性小脑共济失调

（一）脊髓小脑性共济失调

诊断要点

◎ 慢性、进展性小脑共济失调

◎ 小脑性共济失调阳性家族史（通常具有）

◎ 相关症状包括眼球运动障碍、腱反射亢进、黄斑变性（SCA7）和痴呆（SCA10）

◎ 基因检测可帮助诊断此类疾病的部分亚型

◎ 概述

脊髓小脑性共济失调（spinocerebellar ataxia, SCA）是一类基因及症状均存在异质性的疾病，而共同点是均存在进展性的共济失调。SCA 目前根据不同基因位点的特异性突变或根据其临床症状来进行分类（表 16-6）。在某些病例中，确定了突变基因能够引导我们明确其与其他一些合并症的联系。例如，电压门控钙离子通道，P/Q 型，α_{1A} 亚单位的突变，指向 SCA6，发作性共济失调 2 型（表 16-8），或家族性偏瘫性偏头痛。而肌醇 1，4，5- 三磷酸受体 1 型基因的突变指向 SCA15，SCA16 和 SCA29。齿状核红核苍白球路易体萎缩（DRPLA），并没有被列为 SCA 的某个亚型，但由于相似的临床表现，也被认为可与 SCA 属于同类疾病。在过去的研究中，我们曾单纯根据临床症状的不同将常染色体显性遗传的脊髓小脑性共济失调（autosomal dominant cerebellar ataxia, ADCA）分为三大类，在表 16-7 中我们列述了它们与 SCA 现今分型的一致性。这类

表 16-6 常染色体显性遗传的脊髓小脑性共济失调

名称	特异的临床症状	正常等位基因	突变基因	编码蛋白
SCA1	锥体束征，执行功能障碍（很少有痴呆），辨距过度性眼急动	CAG6 ~ 44	CAG39 ~ 91	Ataxin-1
SCA2	眼慢扫视运动，周围神经病，锥体外系征象（少见），肌阵挛或运动性震颤，球部症状，痴呆，少见锥体束征，可能有腱反射减弱	CAG14 ~ 31	CAG33 ~ 202	Ataxin-2
SCA3	凝视触发眼震，眼睑退缩，显著痉挛，球部症状，周围神经病（可变），锥体外系症状包括帕金森症状、肌张力障碍，眼肌麻痹，面肌或舌肌纤颤，肌萎缩	CAG12 ~ 44	CAG52 ~ 86	Ataxin-3（MJD1）
SCA4	小脑综合征，感觉性周围神经病（可变）	—	—	—
SCA5	单纯小脑综合征	—	错义突变，缺失	Bβ- Ⅲ spectrin
SCA6	单纯小脑综合征，起病较晚（＞ 50 岁），锥体束征（可变）	CAG4 ~ 18	CAG20 ~ 33	电压门控钙离子通道，P/Q 型，α_{1A} 亚单位
SCA7	进行性视网膜色素和黄斑变性，视力损伤，听力损伤；儿童起病者症状严重，合并发育迟滞，肌张力减低，有时心脏衰竭，小头畸形，海绵状血管瘤，肝大	CAG4 ~ 19	CAG36 ~ 460	Ataxin-7
SCA8	小脑综合征，痉挛，腱反射亢进，有些有感觉神经病，进展缓慢；婴儿期起病症状严重伴有癫痫，静止性脑病	CTG/CAG15 ~ 50	CTG/CAG80 ~ 300（拷贝数增加有时也在健康个体或心理疾病患者中发现）	Ataxin-8
SCA9	眼肌麻痹，有些有视神经萎缩，帕金森症状，锥体束征，肌无力	—	—	—
SCA10	小脑综合征伴有（不伴有）癫痫，有些有认知功能损伤	ATTCT 10 ~ 32	ATTCT 800 ~ 4500	Ataxin-10
SCA11	单纯小脑综合征，腱反射亢进，眼震，缓慢进展	—	停止 / 插入移码 / 缺失	Tau 微管蛋白激酶 2
SCA12	早期上肢震颤，大多有腱反射亢进，伴有（不伴有）肌阵挛，周围神经病，肌张力障碍及帕金森症状，有些有痴呆	CAG4 ~ 32	CAG51 ~ 78	蛋白磷酸酶 2，调控亚单位 B，β 同种型
SCA13	共济失调，伴有（不伴有）精神发育迟缓，儿童期起病	—	错义突变	电压门控钾通道，KCNC3
SCA14	共济失调，肌阵挛（早期出现），认知功能损伤，慢性进展	—	错义突变	蛋白激酶 C，γ 多肽
SCA15	单纯小脑综合征，进展非常缓慢	—	错义突变，缺失	三磷酸肌醇受体 1 型
SCA16（和 SCA15 的基因相同）	单纯小脑性共济失调，头部及手震颤	—	错义突变	三磷酸肌醇受体 1 型

续表

名称	特异的临床症状	正常等位基因	突变基因	编码蛋白
SCA17	吞咽困难，认知功能下降直到痴呆，失神发作，锥体外系症状（面肌运动障碍，肢体肌张力障碍，舞蹈病，帕金森症状）	CAG/CAA25 ~ 42	CAG/CAA45 ~ 66	TATA 盒结合蛋白
SCA18	肌萎缩，震动觉和本体感觉损失，轴索性神经病	—	错义突变	IFRD1
SCA19	轻度认知障碍，肌阵挛，慢节律不规则姿势性震颤	—	错义突变，缺失	电压门控钾通道 Kv4.3（KCND3）
SCA20	软腭震颤，构音障碍，头颅 CT 见齿状核钙沉着	—	—	—
SCA21	锥体外系症状（运动不能、僵直、震颤），认知损伤	—	错义突变，删除突变	跨膜蛋白 240
SCA22（和 SCA19 的基因相同）	单纯小脑综合征，认知损伤，肌阵挛，震颤	—	错义突变，缺失	电压门控钾通道 Kv4.3（KCND3）
SCA23	锥体束征，感觉障碍	—	错义突变	强啡肽原
SCA24	扫视侵入，快扫视运动，肌阵挛，感觉性神经病			
SCA25	严重感觉神经病感觉损伤性神经病，严重的小脑萎缩	—	—	—
SCA26	单纯小脑综合征	—	错义突变	真核翻译延伸因子 2
SCA27	共济失调，震颤，口面运动障碍，认知下降，轻度轴索性感觉神经病，有些伴弓形足	—	错义突变	纤维母细胞生长因子 14（FGF14）
SCA28	眼肌瘫痪，上睑下垂，锥体束征	—	错义突变	ATP 酶家族基因 3—样 2
SCA29（和 SCA15，SCA16 基因相同）	婴儿期运动发育迟缓的轻度认知功能障碍，缓慢进展	—	错义突变	三磷酸肌醇受体 1 型
SCA30	单纯小脑综合征，少数有锥体束征	—	—	—
SCA31	单纯共济失调，进行性感觉性听力损伤	TGGAA 拷贝 1.5 ~ 2.0kb	TGGAA 拷贝插入 2.5 ~ 3.8kb	不明确，2 个基因的内含子插入（BEAN，胸苷激酶）
SCA32	认知损伤，精子缺乏	—	—	—
SCA33	不明确			
SCA34	婴儿期起病，神经皮肤综合征，反射消失	—	错义突变	超长脂肪酸链加长蛋白 3
SCA35	假性球麻痹，腱反射亢进，斜颈，位置觉减退，震颤	—	错义突变	谷氨酰胺转移酶 6
SCA36	运动神经元功能障碍，听觉损伤	GGCCTG3 ~ 8	GGCCTG 1700 ~ 2300	核仁蛋白 56

续表

名称	特异的临床症状	正常等位基因	突变基因	编码蛋白
SCA37	缓慢进展，眼球运动异常	—	—	—
SCA38	成人起病，单纯共济失调，轴索性神经病	—	错义突变	超长脂肪酸链加长蛋白 5
SCA39	不明确			
SCA40	痉挛，成人起病	—	错义突变	88C 的卷曲结构域
SCA41	成人进展性小脑性共济失调，MRI 见轻度小脑蚓萎缩	—	单一病例，杂合 p.Arg762His	TRPC3（对于通道门控重要）
SCA42	步态不稳（还能保持平衡），有些有扫视追随，水平性眼震，腱反射亢进，痉挛，抑郁，认知损伤	—	C.5144g > A 突变，导致精氨酸变为组氨酸（p.Arg1715 His）	CACNA1G（T 型电压门控钙通道）
DRPLA	30 岁起病，但从婴儿期到成人期都可能发生症状，共济失调，进展性认知下降，肌阵挛，癫痫	CAG6 ~ 35	CAG ≥ 48	Atrophin-1
ADCA-DN	20 ~ 40 岁起病 听力损失，共济失调，伴发作性睡病和认知损伤	—	全甲基变化	DNA 甲基转移酶 1（DNMT1）

DRPLA= 齿状核红核苍白球路易体萎缩，MJD= 马查多 – 约瑟夫病，SCA= 脊髓小脑性共济失调，ADCA–DN= 常染色体显性遗传小脑性共济失调并耳聋和发作性睡病，DNMT1=DNA 甲基转移酶 1

疾病中的某些分型在过去曾有其他的通用命名，如SCA3也被称为马查多·约瑟夫病。

所有染色体显性遗传进行性共济失调的发病率为 0.9 ~ 1.3/10 万人。其亚型的构成根据地理位置的不同有所区分，但从世界范围来看常见的 ADCA 包括 SCA1（6%），SCA2（15%），SCA3（21%），SCA5（15%），SCA7（5%），和SCA8（3%）。

◎ 病理机制

许多已知的突变都是相应的基因外显子 CAG 拷贝数异常扩增（表 16-6），这导致了转译的相关蛋白中含有异常的多聚谷氨酰胺，并形成异常核内聚合物。而更加精确的病理机制尚未明确。

◎ 预防

许多亚型的 SCA 可以通过基因检测来得到分子水平的诊断，以帮助病情咨询及明确是否选择参与研究。一些有共济失调阳性家族史的人可通过基因检测来预测自己将来是否会发病，而有时基因检测需用于产前检查来明确胎儿是否携带致病基因。患者必须经过此领域的专家进行全面而详尽的基因咨询，并进行诊断性或预测性的基因检测。目前并没有有效的手段推迟发病年龄或延缓疾病进程。

◎ 临床表现

A. 症状和体征

所有 SCA 均表现出进行性加重的小脑症状，包括步态和肢体共济失调，构音障碍和眼球运动障碍。患者还可能出现吞咽困难，痉挛性瘫痪，腱反射活跃并跖反射阳性，非小脑性眼球运动障碍，以及脑干受累症状，如面肌萎缩或束颤。在不同的亚型之间存在着巨大的基因异质性，而不同的亚型之间临床症状有可能出现重叠

（表 16-6）。即使同为 CAG 拷贝数异常扩增导致的 SCA，发病年龄也有很大不同，SCA1，SCA2，SCA3 典型的发病年龄为 30 岁左右，SCA6 的发病时间更晚一些，而反过来发病年龄也与拷贝数的数量相关。SCA 另一突出的表现是遗传早现现象，即在同一家系中发病年龄逐代提前，病情逐代加重，因为每一代的 CAG 拷贝数都比上一代更多。因为临床症状多有所重叠，所以 SCA 亚型很难仅凭借临床症状和影像学表现来具体区分。基因检测是每个患者明确诊断亚型的唯一手段。

表 16-7　ADCA Ⅰ ~ Ⅲ型与 SCA 基因的相关性

ADCA	临床表现	SCA
Ⅰ型 ADCA（ADCA Ⅰ）	小脑性共济失调合并 ·痉挛（锥体束征） ·核上性眼肌麻痹 ·锥体外系症状 ·周围神经病（感觉、运动或两者兼有） ·认知损伤，痴呆	SCA1，SCA2，SCA3，SCA4，SCA8, SCA10，SCA12, SCA13，SCA14, SCA15，SCA16, SCA17，SCA18, SCA19，SCA20, SCA21，SCA22, SCA23，SCA25, SCA27，SCA28
Ⅱ型 ADCA（ADCA Ⅱ）	小脑性共济失调合并 ·黄斑色素变性 ·其他中枢神经系统或副肿瘤综合征，与 ADCA Ⅰ一致	SCA7
Ⅲ型 ADCA（ADCA Ⅲ）	单纯性小脑性共济失调合并 ·轻度痉挛（锥体束征） ·震颤和眼震（SCA5） ·感音性听力损伤（SCA31）	SCA5，SCA6，SCA11, SCA26，SCA29, SCA30，SCA31

以下的共济失调尚未被划分到 ADCA Ⅰ ~ Ⅲ型：SCA9, 24, 32, 34, 35, 36, 37, 38, 40, 41, 42, DRPLA, DNMT1

B. 影像学检查

SCA 没有特异性的影像学表现，但 MRI 经常可见到小脑或橄榄脑桥小脑萎缩。有些甚至可发现大脑皮质萎缩。在 DRPLA 患者中可能发现大脑白质异常病变。

C. 特殊检查

基因检测可以诊断部分亚型的 SCA 和 DRPLA。对于有家族史的患者，我们有理由认为疾病是由基因问题导致的。而散发性病例的基因检测目标就不那么明确：SCA1，SCA2，SCA3, SCA6 的基因突变都曾被检测到过。对于没有家族史的患者（三代及以上的亲属中都没有共济失调），发现 SCA 基因突变的概率是比较低的。但是，如果散发性患者的症状和某类遗传性共济失调疾病很类似的话，基因检测还是可以考虑的。在了解家族史时还需要考虑到也许患者的父亲并不是亲生父亲。尽管经过详细的评估和考虑，有些患者虽然具有明确的染色体显性遗传证据，但基因检测结果仍旧未能显示出明确的分子诊断，因为目前的基因检测手段还不能覆盖所有已知（或未知）的 SCA 亚型。

◎ 治疗

有部分患者自愿加入一些试验性治疗的临床研究（可以在网址 www.clinicaltrials.gov 上找到这些临床实验的信息），但目前尚无有效手段阻止 ADCA 的神经细胞丢失。在对症治疗方面，治疗方案与其他共济失调是一致的，目前尚无针对共济失调的药物。但是，近期一项纳入 55 名遗传性共济失调患者的随机双盲试验显示，利鲁唑也许可使患者受益，但在用于临床之前我们仍须进行更多研究。帕金森症状可通过左旋多巴和其他多巴胺能药物治疗。癫痫可以通过抗癫痫药物治疗，并且如果肌阵挛症状非常严重，苯二氮草类药物、丙戊酸钠和左乙拉西坦都是可选的药物。痉挛可经由巴氯芬治疗，最大剂量为 20mg/ 次，每日 4 次，其他的选择还有苯二氮草类药物、替托尼定和肉毒素。如果患者合并肌张力障碍，可根据第 15 章的内容进行治疗。

◎ 预后

所有的 SCA 都表现为进行性加重的病程，但在疾病的进展速度和预后上有巨大的差异。从起病到死亡的时间为 10 ~ 30 年。然而，SCA5，SCA13 和 SCA21 的患者疾病进展非常缓慢，而 SCA8 和 SCA11 的患者基本不会影响正常寿命。

Caviness JN, Brown P. Myoclonus: Current concepts and recent advances. *Lancet Neurol* 2004;3:598-607. [PMID: 153801156]

Coutelier M, et al. A recurrent mutation in CACNA1G alters Cav3.1 T-type calcium-channel conduction and causes autosomaldominant cerebellar ataxia. *Am J Hum Genet* 2015;726-737.[PMID: 26456284]

Fogel BL, Hanson SM, Becker EB. Do mutations in the murine ataxia gene TRPC3 cause cerebellar ataxia in humans? *Mov Disord* 2015;284-286. [PMID: 25477146]

GeneReviews. http://www.genetests.org.

Kernohan KD, et al. Identification of a methylation profile for DNMT1-associated mautosomal dominant cerebellar ataxia,deafness, and narcolepsy. *Clin Epigenetics* 2016;8:91. [PMID:27602171]

Romano S, et al. Riluzole in patients with hereditary cerebellar ataxia: A randomized, double-blind, placebo-controlled trial.*Lancet Neurol* 2015;14:985-991. [PMID: 26321318]

Sun YM, Lu C, Wu ZY. Spinocerebellar ataxia: Relationship between phenotype and genotype—a review. *Clin Genetics* 2016;90:305-314. [PMID: 27220866]

（二）发作性共济失调

诊断要点

◎ 发作性的共济失调和构音障碍，可持续数秒至数分钟（1 型），或持续数小时至数天（2 型）

◎ 发作可由惊吓或运动诱发（1 型），或由情绪、压力、体位改变诱发（2 型）

◎ 经常并发偏头痛（2 型）

◎ 发作间期眶周或手部肌肉肌纤维颤搐（1 型），或凝视诱发 / 下视性眼震（2 型）

◎ 常染色体显性遗

◎ 概述

直到目前，我们共定义了 8 个亚型的发作性共济失调（episodic ataxia，EA），其中最常见的是 EA1 和 EA2，而较为罕见的亚型的特征见表 16-8。

Choi KD, Choi JH. Episodic ataxias: Clinical and genetic features.*J Mov Disord* 2016;9(3):129-135. [PMID: 27667184]

Jen JC, et al. Primary episodic ataxias: Diagnosis, pathogenesis and treatment. *Brain* 2007;130:2484-2493. [PMID: 17575281]

Kalla R, Teufel J, Feil K, Muth C, Strupp M. Update on the pharmacotherapy of cerebellar and central vestibular disorders.*J Neurol* 2016;263(suppl 1):S24-S29. [PMID: 27083881]

常染色体隐性遗传的小脑共济失调

弗里德赖希共济失调和共济失调性毛细血管扩张症（ataxia telangiectasia）是最常见的常染色体隐性遗传的小脑共济失调症。其他常染色体隐性遗传的小脑共济失调见表 16-9。虽然这些疾病非常罕见，但仍须得到我们的重视和早期识别，因为有些疾病有效的治疗手段。可治性的共济失调包括无β脂蛋白血症（abetalipoproteinemia），维生素 E 缺乏的共济失调，遗传性运动和感觉神经病第 IV 型，和脑腱性黄瘤症。威尔逊病（肝豆状核变性）是由于铜在体内累积而造成的可

表 16-8　遗传性发作性共济失调

名称	临床表现	基因 / 遗传	治疗
1 型（EA-1）	儿童期至 20 余岁起病 发作性共济失调，持续数秒至数分钟可由惊吓或运动诱发 发作间期眶周或手部肌肉肌纤维颤搐，但发作间期无共济失调 此基因突变还可导致神经性肌强直，癫痫，骨骼肌畸形：神经性肌强直及强直，慢性神经性肌强直不伴有共济失调，严重的神经性肌强直和骨骼畸形，发作性共济失调伴发作性呼吸困难，持续的共济失调，低镁血症	电压门控钾通道的 *KCNA1* 缺乏可进行发作性共济失调的基因组合检测常染色体显性遗传	乙酰唑胺，每日 500 ~ 700mg：治疗效果不好预测，可能不如 EA-2 型如果乙酰唑胺无效，可尝试苯妥英钠和卡马西平建议患者尽量避免突然的动作
2 型（EA-2）	儿童期到青年期起病 发作性共济失调可持续 0.5 ~ 6 小时，恶心，头痛，有些出现肌张力障碍和癫痫，10% 出现偏瘫 可由情感压力，体力活动，炎热，酒精诱发 发作间期出现凝视诱发 / 下跳性眼震可能合并偏头痛 发作性共济失调可能逐渐进展而成为持续性，在发作前或发作时可有肌无力 MRI 可能发现小脑蚓部萎缩	1. P/Q 型钙通道的 *CACNA1A* 亚单位；同一基因的不同突变可导致 SCA6 和家族性偏瘫性偏头痛（见第 8 章） 2. CACNB4 二氢吡啶敏感的 L 型钙通道可进行发作性共济失调的基因组合检测常染色体显性遗传	乙酰唑胺最大剂量每日 1000mg 4- 氨基吡啶每日 3 次，每次 5mg 苯妥英钠和卡马西平可能使症状加重
3 型（EA-3）	周期性前庭小脑性共济失调：眩晕，复视，肌无力，耳鸣，发作间期的肌纤维颤搐持续数分钟至 6 小时	不明确 染色体 1q42 常染色体显性遗传	乙酰唑胺
4 型（EA-4）	30 ~ 60 岁起病 发作性共济失调，眩晕，复视，缓慢进展的共济失调及平滑追踪受损	不明确 常染色体显性遗传	对乙酰唑胺无效
5 型（EA-5）	30 ~ 40 岁起病 发作性共济失调（通常持续数小时），发作间期的共济失调并轻度构音障碍和眼震（下跳性 / 凝视诱发性），与青少年肌阵挛癫痫相关	CACNB4 钙通道 可进行发作性共济失调的基因组合检测常染色体显性遗传	乙酰唑胺
6 型（EA-6）	儿童期起病 发作性共济失调并肌张力减低，持续 2 ~ 4 天 发育迟滞 与偏头痛、偏瘫、偏盲、癫痫、昏迷相关 发作间期的轻度躯干共济失调，腱反射亢进，轻度停滞性脑病可由发热诱发 MRI 见轻度小脑萎缩，FLAIR 在发病期可见高信号；脑电图可见癫痫波发放	EAAT1 胶质谷氨酸转运体 可进行发作性共济失调的基因组合检测常染色体显性遗传或散发性	
7 型（EA-7）	20 岁之前发病 阵发性共济失调并构音障碍、肌无力、眩晕，可持续数小时至数天 发作间期轻度躯干共济失调，腱反射亢进，轻度停滞性脑病 与偏头痛、偏瘫、偏盲、癫痫、昏迷相关 可由运动、兴奋诱发	不明确 染色体 19q13 多种遗传方式	
8 型（EA-8）	眩晕，肌无力 持续数分钟至数天	UBR4：泛素蛋白连接酶 无相关基因检测可进行 常染色体显性遗传	

续表

名称	临床表现	基因 / 遗传	治疗
EA+ 舞蹈性手足徐动症及痉挛（又称为 DYT9，见第 15 章）	2 ~ 15 岁起病 脑电图见慢波 发作持续 20 分钟（2/ 天至 2/ 年）并有肌张力障碍，头痛，口周及下肢感觉异常持续性痉挛性截瘫 可由酒精、疲劳、体力为动诱发	不明确染色体 1p	乙酰唑胺

CACNA1A=Cav2.1P/Q 电压门控钙通道；CACNB4= 电压门控 L 型钙通道 β4 亚单位；EAAT1= 兴奋性氨基酸转运体；DYT9= 肌张力障碍基因 9 型；KCNA1= 电压门控钾通道亚科 A 成员 1

表 16-9　罕见的常染色体隐性遗传的小脑性共济失调（ARCA）

名称	临床表现	基因	编码蛋白	治疗
无β脂蛋白血症，Bassen-Kornzweig 综合征	神经元性 – 小脑性共济失调，视网膜色素变性，进展性共济失调性神经病（大纤维，脱髓鞘，感觉性） 非神经元性 – 肠道脂质吸收，低血清胆固醇，缺乏血清 β 脂蛋白，乳糜泻综合征，棘红细胞增多症	MTP	微粒体甘油三酯转运蛋白	维生素 E 每日 50 ~ 100U/kg
遗传性运动和感觉神经病第Ⅳ型（HMSN Ⅳ），Refsum 病	神经元性 – 视网膜色素变性，慢性脱髓鞘性多发神经病，小脑性共济失调，感音性耳聋，嗅觉缺失 非神经性 – 鱼鳞癣，心肌病可导致心源性猝死，骨骼畸形：第 4 跖骨缩短，骨骺发育不良，并指畸形	PHYH，PAHX，PEX1，PEX7	植烷酰 -CoA 羟化酶 PTS2 受体	限制植烷酸摄入，急性加重期可行血浆置换
脑腱性黄瘤症	神经元性 – 小脑共济失调，系统性脊髓受累，痴呆，晚期出现脑干症状甚至导致死亡 非神经元性 – 慢性腹泻，早熟性动脉粥样硬化，广泛的胆固醇、胆固烷醇沉积，尤其是跟腱、脑部和肺部。血清胆固醇水平升高，白内障 MRI 见弥漫性小脑萎缩，双侧小脑局部病灶	CYP27A1，CTX	细胞色素 P450，亚科 XXVIIA，多肽 1（固醇 27- 羟化酶）	鹅脱氧胆酸每日 750mg
共济失调并眼球运动障碍（AOA1）	神经元性 – 类似的共济失调毛细血管扩张症，早期进展性的共济失调，进展性的轴索性运动神经病，不同程度的头眼分离，可有舞蹈症和（或）肌张力障碍 非神经元性 – 低白蛋白血症，高胆固醇，无免疫缺陷或肿瘤风险增高 MRI 见小脑萎缩	APTX，AOA1	抑肽酶 可进行基因测序	
共济失调并眼球运动障碍（AOA2）	神经元性 – 舞蹈症及肌张力障碍（两者都可存在），不同程度的头眼分离 非神经元性 –α 胎蛋白升高 MRI 见小脑萎缩	SETX，AOA2	突触融合蛋白可进行基因测序	
常染色体隐性遗传的痉挛性共济失调沙勒瓦 – 沙格奈河 Saguenay（ARSACS）	神经元性 – 共济失调，构音障碍，痉挛，跖反射，远端肌肉废用萎缩，下肢感觉运动神经病，水平性凝视眼震；魁北克患者特有视网膜条纹，眼底镜下可见超髓纤维 非神经元性 – 未描述 MRI：小脑及脑桥萎缩	Sacsin	可进行 Sacsin 基因检测	

续表

名称	临床表现	基因	编码蛋白	治疗
常染色体隐性遗传的小脑共济失调 1 型	单纯共济失调 MRI：小脑萎缩	SYNE1	血影蛋白重复核膜 1 全套隐性共济失调组合中包括 SYNE1 检测	
尼曼 - 匹克型	认知障碍，肌张力障碍，垂直性核上性凝视麻痹 脾大 皮肤活检的非律宾菌素染色阳性 MRI：不同程度的大脑和小脑萎缩	NPC1NPC2	Niemann-PickC1 蛋白附睾管分泌蛋白 E1	成年人中美格鲁特每日 600mg
先天性糖基化障碍 1A 型	癫痫，胸廓畸形，精神发育迟滞，视网膜色素变性 实验室检查：血清转铁蛋白等电位聚焦 MRI：小脑萎缩	PMM2	PMM	
晚发型 GM2 神经节苷脂贮积病	前角受累，癫痫，认知下降，肌张力障碍，痉挛，肌无力，精神症状 氨基己糖苷酶 A 缺乏：晚发型泰萨谢病 氨基己糖苷酶 A+B 缺乏：桑德霍夫病 MRI：小脑萎缩	HexAHexB	氨基己糖苷酶 A 氨基己糖苷酶 B	

治性的疾病，除了继发肝脏损伤之外，还有众多临床表现，小脑症状也是其临床表现之一，而多达 50% 的患者可出现震颤。威尔逊病在第 15 章中已详细讨论。

（一）弗里德赖希共济失调

诊断要点

- ◎ 慢性，缓慢进展性小脑共济失调
- ◎ 下肢腱反射消失（在有些患者中也存在）
- ◎ 多数在 2 ~ 25 岁起病
- ◎ 心肌受损（常见）
- ◎ 糖尿病（出现在 25% 的患者中）

◎ 概述

Friedreich 共济失调（Friedreich ataxia, FRDA）在高加索人种中是所有遗传性共济失调里最为常见的一种，其发病率为 2 ~ 4/10 万人，但在亚洲人种和非洲人种中非常罕见。该疾病是由于 *FRDA1* 基因编码的共济蛋白缺乏而导致的，98% 的患者都存在 GAA 重复序列异常扩增而导致的纯合等位基因突变。2% 的患者存在错义突变、无义突变或剪接突变，使得基因检测更加复杂。并且第 2 个基因位点，即 *FRDA2*，目前也被发现。

◎ 临床表现

A. 症状和体征

FRDA 特异性表现为缓慢进展的步态和肢体共济失调，下肢腱反射消失，以及本体感觉和振动觉的减弱或消失，起病年龄多数在 2 ~ 25 岁。下肢可表现出痉挛状态，并可能存在跖反射阳性。在少见的情况下，患者可合并运动障碍，如舞蹈症和痉挛性下肢轻瘫。脊柱侧凸是该疾病的早期征象，弓形足畸形稍后出现，肥厚性心肌病是典型 FRDA 的突出特征，可能最终导致患者死亡。25% 的患者在晚期出现糖尿病，也增加了患者的死亡率。

基因检测区分出了一系列发病较晚，病情较轻，且合并其他运动障碍的患者。晚发型的 FRDA 一般在 26 ~ 39 岁发病，而最晚发病的患者可超过 40 岁。这些晚发型的 FRDA 占已知所有患者的 10% ~ 15%。这一类 FRDA 患者腱反射正常，其预后也较好。

B. 影像学检查和特殊检查

对于 *FRDA1* 基因内的三核苷酸重复序列扩增的检测已运用到临床检测。MRI 可提示小脑及脊髓的萎缩。甚至在神经症状出现之前，心电图检查常就可能发现复极异常的证据。超声心动图可发现某些患者存在向心性肥厚性心肌病或其他异常征象。神经电生理检查可能发现感觉性神经动作电位波幅减低甚至消失。

◎ 治疗

FRDA 的治疗方案和其他共济失调疾病的标准治疗方案一致，目前尚未发现能够根治该疾病的手段。心脏疾病和糖尿病的筛查至少需要每年进行 1 次。服用艾地苯醌 5mg/kg·d^{-1} 证明可减轻大部分患者的心肌肥厚，但并不能阻止共济失调症状的进展。尽管曾有学者认为更大的剂量可促进神经症状好转，但最近的研究并没有发现该药用于治疗 FRDA 的有力证据。在一项随机双盲安慰剂对照试验的亚组分析中，去铁酮，一种铁螯合剂，被认为在症状较轻的 FRDA 中可延迟疾病进展，但在运用于临床治疗之前还需要进行更深入的研究。

◎ 预后

大部分患者在起病 10 ~ 20 年后需要依靠轮椅活动，该病常导致患者在中年死亡，大部分是由于心肌病、糖尿病并发症或肺炎。尽管也存在有例外情况。

Bürk K. Friedreich ataxia: Current status and future prospects. *Cerebellum Ataxias* 2017;4:4. [PMID: 28405347]

Kearney M, Orrell RW, Fahey M, Brassington R, Pandolfo M. Pharmacological treatments for Friedreich ataxia. *Cochrane Database Syst Rev* 2016;(8):CD007791. [PMID: 27572719]

Mariotti C, et al. Idebenone treatment in Friedreich patients: One-year-long randomized placebo-controlled trial. *Neurology* 2003;60:1676. [PMID: 12771264]

Pandolfo M, et al. Deferiprone in Friedreich ataxia: A 6-month randomized controlled trial. *Ann Neurol* 2014;76:509-521. [PMID: 25112865]

（二）共济失调性毛细血管扩张症

诊断要点

◎ 常于婴儿期起病的缓慢进展的共济失调

◎ 发生于结合膜和其他部位的毛细血管扩张

◎ 免疫缺陷（多见）

◎ 合并恶性肿瘤（高发，尤其在儿童期）

◎ 概述

共济失调性毛细血管扩张症是一类罕见的同时累及神经系统，血管和免疫系统的疾病，但在许多国家，这是最常见的发生于儿童期的遗传性进展性共济失调，在美国所有安全出生婴儿中的发生率为 0.3/10 万人。该病是由 *ATM* 基因（磷脂酰肌醇 -3 激酶家族中的一员，参与 DNA 修复及控制细胞周期）的突变导致的。这一缺陷被认为是导致恶性肿瘤发生和免疫缺陷的原因。

◎ 临床表现

A. 症状和体征

该病特异性地于婴儿期起病，患者首先出现躯干共济失调，之后发展至肢体，毛细血管扩张则多出现于结合膜和耳垂。60% ~ 80% 的患者存在免疫缺陷，多表现为反复肺炎和鼻窦感染。约 40% 的患者在一生中会发生恶性肿瘤，多为淋巴瘤和白血病，且常在 20 岁之前发病。更年长的患者多表现为实体肿瘤，包括卵巢癌、乳腺癌、胃癌、恶性黑色素瘤、平滑肌瘤和肉瘤。

B. 实验室检查和影像学检查

超过 90% 的患者存在 α- 胎蛋白水平升高，而血清 IgA，IgE，IgG 的水平常降低。患者的头颅 MRI 在婴儿期可表现正常，但在 10 岁时可出现明显的小脑萎缩。

C. 特殊检查

对于淋巴细胞溶解产物中的核内硒蛋白激酶 ATM 的蛋白质免疫印迹分析，可发现 ATM 蛋白的严重缺乏。由于共济失调性毛细血管扩张症的 *ATM* 基因突变类型众多，基因检测并未被广泛应用。

◎ 治疗和预后

对于神经症状的治疗同其他共济失调疾病的标准方案一致。对于患有共济失调性毛细血管扩张症的患者必须进行密切监测，以防恶性肿瘤的发生。在患有肿瘤的患者中，由于此类患者对放射线更为敏感，所以在进行放疗时，需要调整放射剂量。

该疾病的总体预后不良，大部分患者在 10 岁就需要依靠轮椅活动，并多在 30 岁之前死亡。不过，较晚发病（＞30 岁）的患者一般疾病进展也比较缓慢。

（三）维生素 E 缺乏的共济失调

诊断要点

- ◎ 缓慢进展的共济失调
- ◎ 下肢腱反射减弱
- ◎ 多于 20 岁前起病
- ◎ 血清 α- 维生素 E 水平减低
- ◎ 无肠道脂质吸收障碍或其他脂溶性维生素缺乏

◎ 概述

维生素 E 缺乏的共济失调（ataxia with isolated vitamin E deficiency, AVED）是由于编码 α- 维生素 E 转运蛋白的基因突变引起的，此蛋白的功能是在肝脏内将维生素 E 吸收分解为低密度脂蛋白并重新释放到血液循环中。因此，在该病患者中，虽然肠道吸收功能是正常的，但维生素 E 仍旧很快被消除从而导致严重缺乏。该疾病为何会导致神经变性目前尚不清楚，但有假说认为相关机制可能为自由基损伤和线粒体功能障碍。最近的动物模型研究提示维生素 E 缺乏将导致细胞萎缩和浦肯野细胞树突分支减少。

◎ 临床表现

A. 症状和体征

如患者表现为类似 FRDA 的临床症状，但 *FRDA* 基因检测未发现相关突变，我们需要考虑 AVED 的诊断是否可能。约 20% 的患者出现与 FRDA 相似的心肌病。

B. 实验室检查

患者血清维生素 E 的水平严重降低甚至消失，但其他脂溶性维生素和 β- 脂蛋白的水平是正常的。

◎ 治疗

治疗方案为每日口服 800 ~ 2000U 的维生素 E 补充，可 1 次口服或分 2 次口服。

Cavalier L, et al. Ataxia with isolated vitamin E deficiency: Heterogeneity of mutations and phenotypic variability in a large number of families. *Am J Hum Genet* 1998;62:301. [PMID: 9463307]

Ulatowski L, et al. Vitamin E is essential for Purkinje neuron integrity. *Neuroscience* 2014;260:120-129. [PMID: 24342566]

（四）其他罕见的常染色体隐性遗传的共济失调

表 16-9 中总结了该类遗传异质性疾病的神经元性和非神经元性临床表现，诊断线索，以及潜在的基因缺陷。无 β- 脂蛋白血症，遗传性运动和感觉神经病第Ⅳ型，脑腱性黄瘤症是可以治疗的。其他儿童期

起病的罕见共济失调症包括中枢神经系统髓鞘形成不全的儿童共济失调（也称为消失的脑白质病），贮积性和代谢性疾病。早发的共济失调症根据其伴随症状的不同进行分类，如视网膜变性（哈尔哥伦综合征），性腺功能减退（霍姆斯综合征），白内障和精神发育迟滞（马斯综合征），肌阵挛（亨特综合征）。

Anheim M, et al. The autosomal recessive cerebellar ataxias.*N Engl J Med* 2012;366:636-646. [PMID: 22335741]

Bouchard JP, et al. Autosomal recessive spastic ataxia of Charlevoix-Saguenay. *Neuromuscul Disord* 1998;8:474-479. [PMID: 9829277]

Le Ber I, et al. Cerebellar ataxia with oculomotor apraxia type 1: Clinical and genetic studies. *Brain* 2003;126:2761-2772. [PMID: 14506070]

Le Ber I, et al. Frequency and phenotypic spectrum of ataxia with oculomotor apraxia 2: A clinical and genetic study in 18 patients. *Brain* 2004;127:759-767. [PMID: 14736755]

Patterson M. Niemann-Pick disease type C. 2000 [Updated 2013].In: Pagon RA, et al (eds) *GeneReviews* [Internet]. *Seattle* (WA):University of Washington, Seattle; 1993-2018.

线粒体疾病的小脑共济失调

诊断要点

◎ 慢性，进展性的多系统疾病

◎ 多有特征性神经症状——眼睑下垂，眼外肌麻痹，肌病，运动不耐受，感音性耳聋，视神经萎缩，视网膜色素变性，痴呆或精神发育迟滞，癫痫，以及线粒体脑肌病伴高乳酸血症和卒中样发作（MELAS）

◎ 常见的非神经元性症状——心肌病和糖尿病

◎ 绝大部分是母系遗传

◎ 概述

在临床异质性极大的线粒体疾病中，某些分型可出现共济失调症状作为其部分的临床表现（表 16-10）。因为器官镶嵌现象（胞浆异质性）和外显率差异导致的巨大临床异质性，因此可能导致患者显现出非常复杂的家族史。此类疾病将在第 24 章中详尽讨论，在特定的共济失调患者中我们需要考虑该诊断的可能性。除了遗传性辅酶 Q10 缺乏症，其他此类疾病并无有效的治疗方法，所以我们将在下面更为详细地介绍遗传性辅酶 Q10 缺乏症。

DiMauro S, Schon EA. Mitochondrial disorders in the nervous system. *Annu Rev Neurol* 2008;31:91-123. [PMID:18333761]

Lehman D, et al. Peripheral neuropathy in patients with CPEO associated with single and multiple mtDNA deletions. *Neurol Genet* 2016;2:e113. [PMID: 27822509]

Pierce SB, et al. Infantile onset spinocerebellar ataxia caused by compound heterozygosity for Twinkle mutations and modeling of Twinkle mutations causing recessive disease.*Cold Spring Harb Mol Case Stud* 2016;2(4):a001107. [PMID:27551684]

Synofzik, M, et al. Characterizing POLG ataxia: Clinics, electrophysiology,and imaging. *Cerebellum* 2012;11:1002-1011. [PMID: 22528963]

◎ 家族性辅酶 Q10 缺乏的共济失调

诊断要点

◎ 共济失调伴其他症状，包括癫痫，周围神经病，锥体束征，发育迟滞

◎ 肌肉中辅酶 Q10 含量减低

◎ 概述

虽然非常罕见，但是对于原发性辅酶 Q10 缺乏症的识别是非常重要的，因为这

表 16-10　可导致共济失调的线粒体疾病

名称	临床表现	实验室诊断线索
常染色体隐性遗传的线粒体共济失调综合征	经常以偏头痛和癫痫起病，继而出现感觉性或小脑性共济失调	MRI：小脑，橄榄核，枕叶皮层，丘脑病变 肌肉活检：COX 缺陷，mtDNA 损耗与 POLG 突变相关
慢性进行性眼外肌麻痹（CPEO）	共济失调，眼外肌无力，周围神经病，震颤，抑郁，白内障，视网膜色素变性，耳聋，横纹肌溶解，性腺功能减退 可以并发感觉性共济失调神经病伴构音障碍和眼肌麻痹（SANDO）或线粒体隐性共济失调综合征（MIRAS）	肌肉活检：不同类型的 POLG1 突变
家族性辅酶 Q10 缺乏症	起病年龄范围广泛 共济失调，广泛累及的肌无力，锥体束征，神经病，发育迟滞，癫痫	肌肉活检：辅酶 Q10 水平减低 MRI：小脑萎缩
婴儿期起病的脊髓小脑性共济失调（IOSCA）	正常发育直到 1 岁时出现肌张力减低，共济失调，眼肌麻痹，视神经萎缩，听觉丧失，轴索损伤性感觉神经病，女性性腺功能减退，癫痫	C10orf2 基因突变（编码 Twinkle 蛋白，线粒体 DNA 复制必需的一种 DNA 解旋酶）
卡恩斯－塞尔综合征（KSS）	20 岁之前起病 眼睑下垂，眼外肌麻痹，视网膜病，共济失调，腱反射消失，心肌病，身材矮小，性腺功能减低，糖尿病，甲状旁腺功能减低	血和脑脊液乳酸水平升高，脑脊液蛋白＞100mg/dl 肌肉活检：破碎红纤维（RRF） MRI：有时可见脑白质病变，大脑或小脑萎缩或基底节病变
母系遗传利综合征（MILS）	3～12 个月起病，经常由病毒感染诱发 发育迟滞，肌张力减低，痉挛，舞蹈症，共济失调，肌张力障碍，眼外肌麻痹，周围神经病，肥厚性心肌病	脑脊液乳酸水平高于血液，血浆丙氨酸水平升高，低瓜氨酸血症 MRI：T2 相脑干和（或）基底节双侧对称性异常高信号
母系遗传的糖尿病、耳聋和小脑性共济失调（MIDD）	共济失调，耳聋，糖尿病	tRNA（Leu）3243
线粒体脑肌病伴高乳酸血症和卒中样发作（MELAS）	大多 4～15 岁发病 发作性呕吐、癫痫反复发生卒中样大脑病灶；肌阵挛癫痫；肌无力；共济失调；耳聋；视网膜色素变性；偏头痛样头痛，痴呆	血和脑脊液乳酸水平升高，脑脊液蛋白轻度升高，但一般＜100mg/dl 肌肉活检：RRF MRI：不按血管供应区域分布的卒中样 T2 相高信号病灶
肌阵挛癫痫伴破碎红纤维（MERRF）	儿童期起病 肌阵挛癫痫，精神发育迟滞，肌无力，躯干性共济失调，痴呆，痉挛，视神经萎缩，周围神经病，耳聋，心肌病，经典的预激综合征	血和脑脊液乳酸水平升高 肌肉活检：RRF MRI：脑萎缩，基底节钙化
神经病、共济失调和视网膜色素变性（NARP）	特征性地于青年成年人中发病发育迟滞，视网膜色素变性，痴呆，癫痫，小脑性共济失调，感觉神经元性神经病	脑脊液乳酸水平升高 低瓜氨酸血症 MRI：大脑和小脑萎缩
POLG（DNA 聚合酶γ催化亚单位）突变	多元性表现的疾病：眼睑下垂，眼肌麻痹，肢体肌肉无力，感觉性神经病，小脑症状，软腭震颤，肌张力障碍，肌阵挛，舞蹈症，癫痫，认知损伤，心理问题	肌肉活检：线粒体 DNA 大片段删除 MRI：轻度或无小脑萎缩 电生理：轴索损伤性感觉神经病和运动中枢传导损伤

是一类可以治疗的进展性共济失调症。辅酶 Q10 是线粒体电子传输链的组成部分，有时也是高效的抗氧化剂和膜稳定剂。因此，不断加重的氧化损伤可能是导致进展性神经变性的原因之一。该病的遗传方式和基因基础目前尚未明了确。

◎ 临床表现

A. 症状和体征

共济失调可为其突出表现，相关的症状包括癫痫、肌无力、锥体束征、周围神经病和发育迟滞。这类疾病也可以表现为肌病。大部分在婴儿期或儿童期起病，但也有报道成年人起病的个案。

B. 实验室检查和影像学检查

丙酮酸和乳酸水平正常，血清中辅酶 Q10 水平正常或略低。MRI 显著表现为小脑萎缩，但患者也可合并其他影像学表现。

C. 特殊检查

诊断依靠肌肉活检发现辅酶 Q10 水平减低，少数以肌病为显著表现（而不是共济失调）的患者还可能见到破碎的红肌纤维。

◎ 治疗和预后

一些接受辅酶 Q10 补充治疗的患者（最大剂量 3000mg/d）在共济失调、肌力、癫痫方面可得到改善，但如不及时治疗，症状会不断加重。肌无力和失用性肌萎缩可能导致患者须依靠轮椅活动，癫痫也很难得到控制。目前诊断为此疾病的病例非常少见，真实的预后情况也待进一步发掘。

Musumeci O, et al. Familial cerebellar ataxia with muscle coenzyme Q10 deficiency. *Neurology* 2001;56:849-855. [PMID:11294920] (First description of six patients with ataxia and other symptoms, with response to CoQ10 supplementation.)

Quinzii CM, et al. CoQ10 deficiency diseases in adults. *Mitochondrion* 2007;7(suppl):S122-S126. [PMID: 17485248]

X 染色体相关的共济失调：脆性 X 染色体相关的震颤和共济失调综合征

诊断要点

- ◎ 共济失调，震颤
- ◎ 认知减退（某些患者中）
- ◎ 几乎只在男性中发生
- ◎ 头颅 MRI 显示小脑中脚萎缩或 T2 相异常信号

◎ 概述

X 染色体 *FMR1* 基因中 CGG 拷贝异常扩增可导致精神发育迟滞和脆性 X 染色体的其他症状。然而，最近在一些不患有脆性X染色体综合征的年长的男性携带者中，我们发现基因前突变扩增（55 ~ 200 复制）是导致小脑性震颤和共济失调的病因。超过 50 岁的前突变基因携带者中，40% 的男性和 16% 的女性出现意向性震颤和步态共济失调等核心症状。

◎ 临床表现

A. 症状和体征

最先出现的症状常是进展性地动作性震颤，继而跟随步态共济失调，其他相关表现包括帕金森样症状，周围神经病，自主神经功能障碍，记忆力和执行功能损伤，有些患者还会出现抑郁和焦虑状态。最近，我们发现嗅觉损失在脆性 X 染色体相关震颤 / 共济失调（FXTAS）中也很普遍。

B. 影像学检查

头颅 MRI 可表现为包括小脑在内的弥漫性萎缩。约 60% 的男性患者在 T2 相可见位于小脑中脚（MCP）的高信号病灶。其他 MRI 表现可包括脑桥白质，胼胝体压部和脑室周围的高信号，以及胼胝体变薄。明确的 FXTAS 可由小脑中脚特征表现、意向性震颤合并基因检测阳性（见下）诊断。

很可能的 FXTAS 需要存在小脑中脚病变及一项次要标准（如帕金森样症状），或者同时存在两项主要标准（共济失调和意向性震颤）。可能的 FXTAS 需要存在一项主要标准（共济失调或意向性震颤）及一项次要影像学标准（脑白质高信号或轻到重度的弥漫性脑萎缩）。

C. 特殊检查

明确诊断可依靠检测 *FMR1* 基因中的异常扩增的三核苷酸序列。

◎ 治疗

目前尚无针对该疾病的特异性治疗手段，但可以运用对症治疗。β- 肾上腺素受体阻滞剂和扑米酮可能对动作性震颤有效果，步态康复锻炼也可进行。美金刚和乙酰胆碱酯酶抑制剂可用于认知障碍。有个案报道显示文拉法辛可有助于集中注意力。

Hagerman R, Hagerman P. Advances in clinical and molecular understanding of the FMR1 premutation and fragile X-associated tremor/ataxia syndrome. *Lancet Neurol* 2013;12:786-798. [PMID:23867198]

杨瑞晗 **译** 唐 浩 **校**

多发性硬化和脱髓鞘疾病

Bruce A. C. Cree, MD, PhD, MAS

多发性硬化

诊断要点

◎ 发作性或进行性多灶性的症状和体征

◎ 最常发生在其他方面均健康的青年人中

◎ 脑 MRI 的异常发现（> 95% 的患者）

◎ 概述

多发性硬化（multiple sclerosis, MS）是导致年轻人神经功能障碍的主要原因。尽管它不被认为是一种致命性疾病，但却能造成患者的残疾，由此引发的对 MS 患者的社会影响包括失业、对护理人员的依赖及被社会隔离。全球 MS 患者有数百万，其中美国约有 90 万。由于 MS 是一种慢性、致残疾病，因此，该疾病造成社会负担的因素有很多，包括疾病修正和症状管理药物，复发的治疗，MS 残疾引发的住院，职业丧失及对坐轮椅或卧床患者提供支持性护理。

对 MS 的诊断还没有单一的检测方法，主要是因为发病机制尚不清楚。诊断依赖于对疾病临床模式的认识。在大多数患者中，中枢神经系统出现局灶的反复发作和缓解的神经缺损症状与体征是该疾病的标志。诊断可通过各种检查结果来支持，包括脑和脊髓的 MRI，脑脊液（CSF）分析，以及视觉和体感诱发电位的检查等。并排除具有相似表现的全身性或感染性病因。

MS 仅影响中枢神经系统，而不引起周围神经系统的损伤。MS 的病理特征是脑和脊髓内的局灶性脱髓鞘。髓鞘是由少突胶质细胞形成的层状结构，包裹着轴突，具有绝缘功能，使轴索电位传递呈现跳跃式。在 MS 中，散在的受损髓鞘的区域称为脱髓鞘斑，嵌入在脑的正常组织中。在每个斑块中，受损的髓鞘与淋巴细胞和巨噬细胞的炎性浸润，抗体和补体沉积，小胶质细胞活化和少突胶质细胞丢失有关。由于炎症和脱髓鞘现象与该病理特征密切相关，因此，MS 也被认为是一种自身免疫性疾病。在 MS 斑块中观察到的免疫应答主要是由自身免疫引起，还是由如感染性、中毒性或代谢病因等其他继发性因素引起，目前还不清楚。

MS 还不能彻底治愈，目前采用的所有治疗方法都只能部分有效地减轻 MS 的症状和由其导致的残疾。而美国 FDA 批准的所有 MS 治疗方法都会改变免疫功能并减轻炎症，这也进一步增加了至少部分 MS 是由免疫损伤导致的证据。

A. 流行病学

MS 的女性患者为男性患者的 2 ~ 3 倍。MS 患者在儿童中很罕见，但其发病率从青春期到 35 岁逐渐升高，35 岁之后又逐渐降低，并在 65 岁之后也很少发病。

MS 在热带并不常见，其发病率随着

离赤道距离的增加而升高。在美国、欧洲、日本、澳大利亚和新西兰观察到纬度梯度对 MS 的易感性，这进一步证实赤道距离是与 MS 发病相关的环境上升因子。当纬度较高时，紫外线辐射强度降低，从而导致维生素 D 的浓度降低。已有证据表明，低浓度的维生素 D 也是诱发 MS 的因素之一，并观察到 MS 患者维生素 D 的水平始终低于匹配的对照组（正常人），并且维生素 D 水平的降低易导致 MS 的发生。

关于 MS 发病机制的其他证据如环境危险因素和可能的感染因素来自对 MS 病例群的调查研究，以及所有 MS 患者几乎都有爱泼斯坦－巴尔病毒暴露及暴露后身体产生的高滴度抗体这一事实。爱泼斯坦－巴尔病毒也是传染性单核细胞增多症的病因。最近的一些研究认为胃肠道菌群的失调也可能导致 MS 的发生。吸烟史也与 MS 的风险有关。在动物模型中，致病性 T 淋巴细胞能够在肺部被激活，从而引发自身免疫性脱髓鞘。确切地说，爱泼斯坦－巴尔病毒、维生素 D 的缺乏、吸烟和胃肠道微生物组的生态失调如何导致 MS 发病机制，以及其他可能涉及的环境风险因素仍有待阐明。

B. 遗传易感性

北欧人 MS 的发病率远高于居住在同一纬度的其他种族群体。这种易感性的增加可能是由于种族群体之间的遗传差异引起的。与北欧人（100 ~ 150/100 000）相比，MS 在日本本土和美籍日裔中的发病率要低得多（5/100 000）。此外，MS 在美国和加拿大的原住居民中也很少见。

遗传因素对 MS 易感性的最有说服力的证据来自双胞胎研究，该研究证明了同卵双胞胎中发病的一致率约为 30%，而异卵双胞胎中的一致率约为 5%；并且，异卵双胞胎的发病率与其父母的一级亲属发病率相似。对来自不同人群多个受影响家族的连锁研究表明，MS 易感性与染色体 6p 上主要组织相容性复合体（MHC）一致。该位点是编码将肽抗原呈递给 T 细胞的基因。通过对精细基因图谱研究发现，DR 基因（HLA-DRB1*15:01 等位基因）中的多态性或群体多态性最有可能与 MS 的易感性相关。最近的研究还表明，MHC Ⅰ类区域中的 *HLA-A0 2 ： 01* 也可能与 MS 的易感性相关。

全基因组关联筛查从越来越多的基因发现另外少数对 MS 易感的基因。近年来，国际多发性硬化症遗传联盟已经鉴定了超过 200 种与 MS 相关的单核苷酸多态性（SNP）和 500 多个相邻基因。与疾病相关的等位基因频率范围占人类的 2% ~ 98%。大多数与 MS 相关的等位基因定位在非编码 DNA 元件上，这表明 MS 的遗传易感性源于许多基因转录时发生的改变。这些基因的转录几乎存在于免疫系统的所有细胞中，包括小胶质细胞和中枢神经系统内的免疫细胞。这些基因导致 MS 遗传易感性的概率很低，它们的总体概率甚至还要低于 MHC 导致 MS 的易感性。

C. 病理学和免疫学发现

多发性硬化名字来自该病的病理表现。尸检时，在脑和脊髓的白质中发现了具有硬质或橡胶质的多个散在的粉红色或灰色区域。尽管 MS 引发的损伤可发生在中枢神经系统内的任何部位，但损伤的常见区域为脑室周围的白质、胼胝体、视神经和背侧脊髓。病变区域常发生髓鞘和少突胶质细胞丢失，伴有包括淋巴细胞和巨噬细胞等炎性细胞的浸润。正常髓鞘局灶性的缺失表明 MS 具有高度特异性的脱髓鞘过程，由此还可作为与脑白质营养不良的区分。这些病变中轴突和神经元相对保留，有助于将 MS 与其他伴有局灶性炎症的破坏性病理过程区分开。虽然 MS 斑块中轴突的相对保留是该疾病的一个明确特征，但会发生不可逆的轴突横断，并且可能导致华勒变性，从而引起神经元死亡。

所有活动性或急性 MS 斑块都显示出局灶性炎症过程的证据，并且在髓鞘碎片由发现 T 细胞、浆细胞和巨噬细胞浸润。与慢性斑块一样，活动性斑块的特征也是脱髓鞘，但轴突相对保留。在进展型 MS 中，虽然发现的炎症活动性斑块较少，但激活的小胶质细胞和皮质的斑块则较为常见。进展型 MS 的这些组织病理学特征是否来自早期炎性损伤或代表不同的病理过程仍有待确定。进展型 MS 中存在广泛的线粒体功能紊乱，并且组织病理学的研究也证明了这一观点，MS 患者的许多轴突中存在呼吸链缺陷从而导致 ATP 产生的减少。而随着脱髓鞘轴突对能量需求的增加，线粒体功能障碍导致能量衰竭状态，这可能是 MS 中观察到的一些长度依赖性临床现象的原因。线粒体功能紊乱也可以通过使用活体磁共振波谱检查，这种磁共振光谱显示在进展型 MS 患者看似正常的白质中 *N*- 乙酰天冬氨酸（线粒体的代谢产物）的含量明显降低。

动物研究也进一步支持了 MS 的自身免疫病因。实验性过敏性脑脊髓炎是通过用脑提取物或纯化的髓鞘蛋白接种动物诱导的脑和脊髓的自身炎症反应。根据所使用的动物模型，已经提示了 T 细胞或 B 细胞的致病作用。但是，由 T 细胞或 B 细胞自身反应性触发 MS 的证据是有限的。对症介导的组织损伤是 MS 斑块的起源的观点产生挑战的是观察到少突胶质细胞的丧失可发生在炎症浸润前，这表明炎症反应可能继发于尚未知的病因导致的脑组织损伤。

Ascherio A, Munger KL, Lünemann JD. The initiation and prevention of multiple sclerosis. *Nat Rev Neurol* 2012;8:602-612. [PMID: 23045241] (Reviews the evidence for a cause-effect relationship between vitamin D insufficiency and multiple sclerosis.)

Frischer JM, et al. Clinical and pathological insights into the dynamic nature of the white matter multiple sclerosis plaque. *Ann Neurol* 2015;78:710-721. [PMID: 26239536] (This study finds that in early relapsing MS, acute plaques predominate and likely are the substrate for clinical relapses. As patients transition to progressive MS, there is accumulation of smoldering plaques characterized by microglial activation and slow expansion of preexisting plaques.)

Henderson AP, Barnett MH, Parratt JDE, Prineas JW. Multiple sclerosis: Distribution of inflammatory cells in newly forming lesions. *Ann Neurol* 2009;66:739-753. [PMID: 20035511](Suggests that inflammation in MS plaques is secondary to oligodendroglial injury.)

International Multiple Sclerosis Genetics Consortium. The Multiple Sclerosis Genomic Map: Role of peripheral immune cells and resident microglia in susceptibility. 2017. www.biorxiv.org/content/biorxiv/early/2017/07/13/143933.full.pdf. (The largest genome wide association study in MS to date, this identifies 200 loci with 500 genes involved in MS susceptibility.)

Mahad DH, Trapp BD, Lassmann H. Pathological mechanisms in progressive multiple sclerosis. *Lancet Neurol* 2015;14:183-193.[PMID: 25772897] (This article reviews pathologic mechanisms that contribute to progressive MS, including mitochondrial dysfunction, axonopathy, microglia activation, chronic oxidative injury, and iron deposition.)

◎ 临床表现

A. 症状和体征

1. 发病　患者最初意识到的症状可能是急性的或隐匿性的，并且严重程度可能不同。最初的症状表现为感觉障碍、无力、视力丧失、步态异常、灵巧度降低、复视、共济失调、眩晕或括约肌功能障碍等。患者可能会回想起如不适、疲劳或头痛等非特异性症状，这提示最初的局灶性神经系统功能紊乱。表 17-1 总结了 MS 症状出现的频率从高到低的排序，而表 17-2 列出了 MS 在整个疾病过程中的症状从高到低的排序。

2. 感觉障碍　MS 最常见的症状是感觉异常（paresthesia），如刺痛，针刺感，感觉倒错（dysesthesia）（烧灼感、砂砾感、蚁走感、触电或潮湿感），或感觉减退（hypoesthesia）（感觉丧失或类似普鲁卡因导致的麻木）等。一些患者也产生了肿胀或挤压的感觉，这种感觉好像是肢体或躯干被紧紧包裹而产生的。这些症状可以是间歇性的或持续的，并且可以从一个位置扩散到邻近区域。一个常见的症状为单侧下肢麻木，然后扩散到另一侧下肢，甚至能扩散到盆骨、腹部及胸部。尤其是通过体格检查来判断感觉平面时，这种方式可认为是脊髓受累。莱尔米牛特征征也同样有帮助，在颈部屈曲时，电或类似电

表 17-1　疾病发作时症状的频率从高到低的排序

症状	百分比
感觉障碍	34
无力	22
视觉损失	13
共济失调	11
复视	8
眩晕	4.3
疲劳	2
面部疼痛	2
头痛	2
膀胱功能障碍	1
面部无力	1
构音障碍	0.6
听力损失	0.6
痛性痉挛	0.6
意识丧失	0.6
精神症状	0.3
记忆力差	0.3
吞咽困难	0.3
味觉缺失	0.3

数据来自：Swingler RJ, Compston DA. The morbidity of multiple sclerosis ,*Q J Med*. 1992;83（300）:325–337.

表 17-2　整个疾病过程中的症状频率从高到低的排序

症状	百分比
无力	89
感觉障碍	87
共济失调	82
膀胱功能障碍	71
疲劳	57
痛性痉挛	52
复视	51
视觉损失	49
肠功能障碍	42
构音障碍	37
眩晕	36
面部疼痛	35
记忆功能障碍	32
头痛	30
精神症状	23
听力损失	17
面部无力	16
吞咽困难	13
压疮	12
意识丧失	11
味觉缺失	6

数据来自：Swingler RJ, Compston DA. The morbidity of multiple sclerosis ,*Q J Med*. 1992;83（300）:325–337.

击的感觉沿着脊柱向下传播并辐射到一个或多个肢体。如果 Lhermitte 征存在，可将 MS 的病变定位于颈髓。虽然与 MS 发病相关的感觉障碍通常会消退，但有时也会演变为慢性神经病理性疼痛。

如果脊髓内的 MS 斑块阻碍了从牵张受体传递到下运动神经元的传入信号，则深腱反射可能减弱或消失，从而类似周围神经损伤。无力可能会影响单个肢体或导致偏瘫或下肢瘫痪。此外，由 MS 引起的偏瘫通常不会导致面瘫。

3. 运动症状　运动症状是 MS 第二常见的首发表现，包括肢体无力、灵活性丧失和步态障碍。这些症状通常会在数小时或数天内进展，但有时患者醒来时发现肢体活动不灵。有时只有在劳累过程中才会产生无力的感觉，但运动后的疲劳也很常

见。无力常伴有痉挛的发生，一种速度依赖性的张力增高。除痉挛外，反射亢进和病理反射如巴宾斯基征伴有无力，通常表明中枢病变。

4. 视神经炎　MS 的第三种最常见的症状是视神经炎，通常导致一只眼睛在数小时或数天内的视力丧失。而双眼发生视神经炎的概率很低。因此，MS 被认为是引起单眼视力丧失的几种疾病之一（表 17-3）。患者可能表现为部分或全部的视力丧失，经常会看到暗点，暗点即单眼视野中视力减弱或模糊的区域。暗点的大小也会发生改变。视力丧失时一般最先改变的是色觉，其中对红色的影响最大，患者可能无法区分红色，因此可使用石原氏色板（检测红色色盲的量化工具）进行量化评分。而视神经炎通常与眼球运动时的眶周疼痛有关。在病理学中，视神经炎是由视神经的炎症和脱髓鞘引起的。如果在视网膜附近出现脱髓鞘，则在眼底检查中可见相对苍白的视神经盘。视神经炎的其他眼底镜检查结果包括神经末端的乳头炎（轻度肿胀）和由淋巴细胞的跨内皮迁移产生的视网膜血管静脉油套样改变。

表 17-3　视神经炎的诊断考虑因素

脱髓鞘疾病
多发性硬化
急性播散性脑脊髓炎
视神经脊髓炎
髓鞘少突胶质细胞糖蛋白抗体相关疾病
特发性复发性和非复发性视神经炎
病毒
水痘 - 带状疱疹病毒
西尼罗河病毒
人类免疫缺陷病毒
分枝杆菌和细菌
伯氏疏螺旋体（莱姆病）
梅毒螺旋体（梅毒）
布鲁氏菌（布鲁氏菌病）
汉氏巴尔通体（猫抓病）
寄生虫
隐球菌
弓形体病
组织胞浆菌病
风湿病和自身抗体综合征
胶原血管疾病
· 干燥综合征
· 系统性红斑狼疮
· 混合性结缔组织病
· 抗心磷脂自身抗体
· 原发性中枢神经系统血管炎
· 原生质染色抗中性粒细胞胞质抗体自身抗体
颞动脉炎
结节病
白塞病
血管病
视网膜动脉阻塞
视网膜静脉阻塞
前部缺血性视神经病变
肿瘤和副肿瘤
淋巴瘤，白血病和其他浸润性肿瘤
癌性脑膜炎
视神经胶质瘤
视神经鞘膜瘤
副肿瘤
· 霍奇金淋巴瘤
· 其他肿瘤（抗 AQP4，抗 CRMP5）
青光眼
急性闭角型青光眼
低眼压或正常眼压的青光眼
营养
维生素 B_{12} 缺乏症
中毒
甲醇
乙胺丁醇
卤代羟基喹啉
胺碘酮
化疗药物（如卡莫司汀、顺铂、阿糖胞苷、氟达拉滨和长春新碱）
遗传
莱伯遗传性视神经病
外伤
视网膜脱离

5. 共济失调和震颤　肢体或步态的不协调运动在 MS 中也很常见，这是由影响了小脑传入或传出通路的斑块引起。四肢

的共济失调通常是观察指－鼻或跟－膝－胫测试表现为辨距不良或震颤。轮替运动障碍可以通过交替地将一只手的手掌和背面拍在对侧手的手掌上来引出。并且可以通过手指或脚趾轻拍来证明是否发生节律障碍。昂伯征可能是由脊髓背柱病变后深感觉受损引起的，可以通过采用躯干在双脚并拢并闭眼时摇晃来检测。在没有下肢无力的患者中，可以通过镜像运动测试来评估腿部近端关节的位置。镜像运动试验是指：让患者闭眼平卧时，检查者将患者的一条腿抬高到一个位置，并要求患者用另一条腿镜像该位置。当近端关节位置感觉受损时，患者抬高的腿与检查者定位的腿不一样高。而震颤的严重程度从轻微到严重，表现为从仅通过对肢体协调测试的意向性震颤，到严重甚至致残。

6. 复视　MS患者常出现复视的症状，这是由眼球运动不同轴引起的。当眼肌受到影响后会导致在凝视中出现缺陷或是引起眼球垂直或水平运动的缺陷。有时复视可能很轻微，而表现为视力模糊，这与视神经炎类似。当任何一只眼睛被遮盖时，由复视引起的视力模糊会消退，而视神经炎引起的视力模糊仅在受影响的眼睛被遮盖时才会消退，这可以作为复视与视神经炎的区分。在MS中观察到的最常见的异常眼球运动是核间性眼肌麻痹（internuclear ophthalmoplegia, INO）。脱髓鞘斑块通常影响内侧纵束，该束在使第Ⅵ脑神经核控制外展的同时，使对侧第Ⅲ脑神经核控制内收，从而使眼球发生水平共轭运动。内侧纵束的损伤通常发生在受影响的第Ⅲ脑神经核的同侧，并且当尝试侧向凝视时将导致同侧眼的内收受损，从而引起外展眼的补偿性眼球震颤。由于INO不会损害眼球的会聚，因此INO可以和孤立的内直肌麻痹进行区分。目前，MS是导致年轻人双侧INO的最常见原因。由MS引发的双侧INO可导致原发性凝视外斜视（凝视时发生外斜视），即所谓的双侧INO（WEBINO）。MS损伤还可引起眼球垂直运动中的复视或引起第Ⅵ，第Ⅲ和第Ⅳ脑神经的孤立损伤。

7. 眩晕　眩晕可以发生在MS的最初阶段，也可以发生在疾病过程中的任何阶段。眩晕可以短暂地或持续数天甚至数周。由MS引起的眩晕有时与脑干病变的其他症状或体征相关，如面部感觉缺失或复视等。而由体位试验检查判断的迷路病变引起的眩晕不是由于MS导致的。MS患者发生单侧听力损伤时也会伴有眩晕，但该现象较为罕见。

8. 疲劳　在疾病过程中，疲劳也是MS的主要症状之一，它与认知障碍被认为是导致患者失业的主要原因。产生疲劳的原因包括劳累（与神经肌肉疲劳相关的无力）、抑郁引发的植物神经症状、失眠（白天嗜睡）或全身性疲劳。疲劳可以在下午晚些时候（傍晚）发生，或在睡醒时出现并且持续一整天。在评估患有白天过度嗜睡的患者时，应考虑与MS无关的阻塞性睡眠呼吸暂停。多导睡眠图是有诊断价值。

9. 面部疼痛　MS能够引发三叉神经痛，而出现面部疼痛应该考虑到是由MS引起的，可通过对影像诊断来进行区分。疼痛的发作是刺激性和严重的，并且可以成簇发生。双侧发生、持续存在、三叉神经第一支的受累，以及通过体检检查到的感觉缺失等特征有助于区分MS引起的三叉神经痛与特发性汉神经病。

10. 膀胱和直肠功能障碍　患者经常会出现尿急、尿频、尿潴留和尿失禁等现象。尽管尿急和尿频的症状意味着痉挛性膀胱，但尿不尽感与膀胱失神经相关，因此，仅通过病史难以确定膀胱功能障碍的性质。痉挛性膀胱可能引起尿失禁，这是由膀胱收缩并且不能完全充盈引发的，这种现象还可以在失去收缩能力而溢出的失神经膀胱中发生。痉挛性和失神经支配膀胱可通过导管插入术或超声测量的残留尿量的体积进行区分。尿动力学研究也可能会有所帮助。导致尿不尽感和排尿不全的原因还包括膀胱协同失调、括约肌损伤和逼尿肌损伤等。尿潴留患者易患尿路感染。而尿路感染被认为可以通过刺激免疫系统从而引发 MS 发作。

直肠功能障碍在 MS 中也很常见，可能由脊髓斑块引起。慢性便秘会加重阑尾痉挛。括约肌功能障碍或肠痉挛和排便急迫感也能导致大便失禁的发生。

11. 面肌无力　当 MS 斑块影响第Ⅶ脑神经在脑实质内的纤维时，可发生类似于贝尔麻痹的下运动神经元性面瘫。同侧味觉丧失，听觉过敏，耳后疼痛和口眼联带运动是周围性面神经病变的标志，并且不会在中枢性面瘫中出现。

12. 屈肌痉挛　屈肌痉挛是 MS 的中出现发作性症状之一，也是该疾病的标志。肢体或面部的强直性痉挛通常先于感觉异常或感觉迟钝而发生。这些症状可以发生在夜间和成簇出现，并且可以通过运动、过度通气或其他促发因素诱发。痉挛通常是短暂的、疼痛的，且通常使患者非常痛苦。

13. 神经精神功能障碍　患者经常出现短期记忆、注意力、信息处理、问题解决、多任务处理和语言功能认知障碍等问题，而这些现象无法通过蒙特利尔认知评估（Montreal Cognitive Assessment）进行检测，因此需要对患者进行更广泛的神经精神检查。在许多 MS 患者中，认知缺陷导致患者失业并影响他们的日常生活。情绪不稳定在 MS 患者中很常见，并且多达 60% 的患者患有抑郁症。一些患者有自发性和不适当的强哭或强笑的假性延髓麻痹的表现。在疾病的后期，一些患者出现泰然漠视症状，似乎不太关注自身的严重残疾，甚至还会表现出欣快感。

14. 构音障碍　言语障碍在 MS 中很常见，可能是由于低位脑干功能减弱引起的舌肌无力，也可能是由自皮质脊髓束损伤的痉挛性构音障碍，或由小脑功能障碍引发继续构音障碍引。

15. 吞咽困难　MS 患者也会发生吞咽障碍，并且在疾病过程的后期更常见。饮水等稀薄液体时出现呛咳，与神经系统损伤相一致，不同于导致固体食物吞咽困难的咽部结构异常。食道和纤维内镜吞咽功能检查可以帮助评价吞咽困难以及评估误吸风险。

16. 面部肌肉颤搐　发生在眼轮匝肌或面部表情的其他肌肉的慢性痉挛收缩是由脑干内的面神经或皮质脑干束损伤引起。

其他发作性症状 – 事实上, 包括莱尔米特症状, 感觉障碍, 无力, 共济失调和复视在内的 MS 的所有症状, 都可表现为持续几秒至几分钟的短暂发作, 有时还成簇出现。舌咽神经痛是 MS 的一种罕见症状, 其特征为累及舌、咽喉、耳和扁桃体的严重的阵发性疼痛, 这种疼痛将持续几秒至几分钟。

B. 疾病病程

1. 复发缓解型 MS　由于没有针对 MS 的特异性检查，因此疾病的诊断很大程度上依赖于临床病史。复发也称为发作，这是由患者形成脱髓鞘斑后引起的症状。患者中出现的急性斑块可导致如视神经、脊髓、脑干和小脑等区域中不同症状的出现。然而，许多斑块发生在如胼胝体和脑室周围的白质等临床上的静区而没有明显的临床症状。通常，患者在急性炎症消退后可通过髓鞘修复和塑性重组逐渐恢复。神经功能恢复的这段时期被称为缓解，复发缓解型 MS（relapsing remitting multiple sclerosis, RRMS）就是指发病和恢复的反复发作的过程。约 85% 的患者遵循该疾病过程（图 17-1）。尽管急性发作后患者的神经功可能会完全恢复，但由于轴突和髓鞘发生不可逆地损伤，可能导致患者发生持续的神经功能缺损。此外，临床上静区斑块的积聚最终可导致神经损伤。

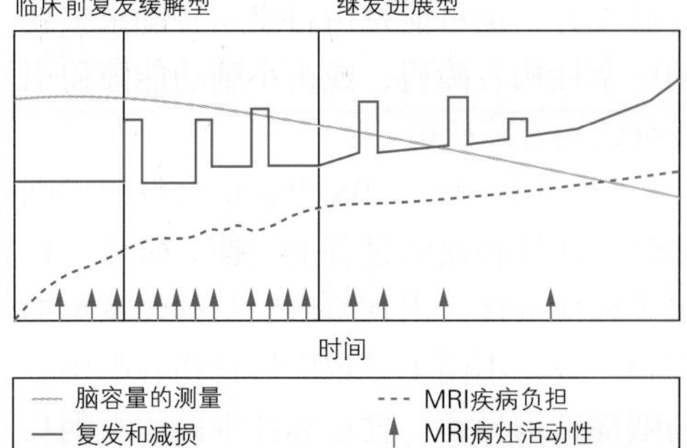

图 17–1　**MS 的自然病程。约 85% 的 MS 患者遵循类似的疾病过程。脑 MRI 扫描显示 MS 发生在患者意识到的第一个局灶性神经功能缺损发作之前。然后在疾病的复发 – 缓解阶段复发。每次复发后都会出现不同程度的神经恢复。该疾病的继发进展期的特征表现为不依赖于复发的进行性神经系统功能恶化。复发确实发生在疾病的继发进展阶段，但不太频繁并最终停止。在疾病发病过程中，疾病引致的 MRI 损伤的表现及脑萎缩的程度均增加。MRI 病灶的活动性可通过对比增强进行检查，并发现 MRI 病灶的活动性在 MS 的继发进展期降低**

2. 临床孤立综合征　尽管 MS 的疾病过程的特征是随着时间的推移，使 CNS 中的不同区域受到多次损伤，但许多患者在第一次发作后就会到医院就诊。第一次发生的脱髓鞘事件被称为临床孤立综合征（clinically isolated syndrome），并且这些患者被认为有发展为 MS 的风险。一些患者会发展为 RRMS，经历多次发作，而其他患者并没有再次出现脱髓鞘疾病。因此，很难预测某个人在症状出现后是否会导致 MS。然而，自然病史研究显示，在随访 14 年后发现：如果在初始阶段能通过 MRI 观察到脑部存在病变，发生第二次发作的风险为 88%；如果脑部 MRI 检查正常，第二次发作的风险则仅为 19%。

Brex PA, et al. A longitudinal study of abnormalities on MRI and disability from multiple sclerosis. *N Engl J Med* 2002;346:158-164. [PMID: 11796849] (A 14-year natural history study of patients following the first demyelinating event shows that clinically silent brain MRI lesions predict development of MS.)

Comi G, et al; PreCISe Study Group. Effect of glatiramer acetate on conversion to clinically definite multiple sclerosis in patients with clinically isolated syndrome (PreCISe study): A randomized, double-blind, *placebo-controlled trial. Lancet* 2009;374:1503-1511. [PMID: 19815268]

Jacobs, et al. Intramuscular interferon beta-1a therapy initiated during a first demyelinating event in multiple sclerosis. *N Engl J Med* 2000;343:898-904. [PMID: 11006365]

Kappos L, et al. Effect of early versus delayed interferon beta-1b treatment on disability after a first clinical event suggestive of multiple sclerosis: A 3-year follow-up analysis of the BENEFIT study. *Lancet* 2007;370:389-397. [PMID: 17679016]

Leist TP, et al. Effect of oral cladribine on time to conversion to clinically definite multiple sclerosis in patients with a first demyelinating event (ORACLE MS): A phase 3 randomised trial. *Lancet Neurol* 2014;13:257-267. [PMID: 24502830]

Miller AE, et al. Oral teriflunomide for patients with a first clinical episode suggestive of multiple sclerosis (TOPIC): A randomised, double-blind, placebo-controlled, phase 3 trial.*Lancet Neurol* 2014;13:977-986. [PMID: 25192851] (These papers show that treatment with interferon beta-1a, interferon beta-1b, glatiramer acetate, cladribine and teriflunomide delay the time between the first and second relapses in early MS.)

3. 继发进展型 MS　超过 50% 的患有 RRMS 的受试者最终发展为继发进展型 MS（secondary progressive MS, SPMS），这是一种隐袭进展的神经系统损伤，导致严重的非卧床残疾和认知障碍。SPMS 中仍具有反复发作的特征，但在此期间复发的频率低于 RRMS。由于在 SPMS 中也存在复发的现象，因此，FDA 认为 RRMS 和

SPMS 都属于复发型 MS。因此，作用于治疗复发性 MS 的药物被认为在降低 RRMS 和 SPMS 复发频率上是有效的。这些药物能使大部分患者不再发作。最终大多数患者停止进展。部分 SPMS 患者多年病情稳定；然而，在大多数患者中，神经功能障碍通常会持续进展。患者将从非卧床残疾发展为卧床不起，并最终导致肺炎、压疮和深静脉血栓等并发症。RRMS 患者最初平均每年复发少于一次，但病变范围较广。从自然病史研究中，从确诊 RRMS 发展到 SPMS 的中位时间一般为 15 ~ 19 年，而从疾病发作到需要拐杖行走的时间为 15 ~ 22 年。

4. 原发进展型 MS　大多数中枢神经系统脱髓鞘疾病遵循 RRMS 和 SPMS 临床过程，但约 10% 的 MS 患者的疾病进程从发病后没有复发或缓解的过程，称为原发进展型 MS（primary progressive MS, PPMS）。PPMS 患者的症状通常表现为不对称的腿部无力或步态不稳，部分患者还伴有感觉性脑干、小脑或括约肌功能障碍。在 PPMS 发病时很少出现视力损害，而在 RRMS 中常见。与 RRMS 和 SPMS 的患者相比，男性和女性 PPMS 的发病率基本一致，PPMS 的平均发病年龄在 40 岁左右，而 RRMS 在 30 岁左右。自然病史研究表明，PPMS 患者发生非卧床残疾的速度要比 RRMS 患者快 50% 左右，而 PPMS 与 SPMS 的发病进展几乎一致。PPMS 与 RRMS 和 SPMS 的病理学损伤也相同。PPMS 可以通过脑部 MRI 上存在的特征性 MS 脱髓鞘斑块，或通过 CSF 中存在寡克隆条带或升高的免疫球蛋白 G（IgG）指数来与其他进展性脊髓病进行区分。

SPMS 和 PPMS 患者可能偶尔会复发，或在 MRI 上显示疾病活动的影像学证据。那些经历临床复发或在 MRI 图像上出现新的损伤的患者可被归类为具有“活动性 MS”。与 RRMS 相比，活跃的脱髓鞘斑块在 PPMS 和 SPMS 中不太常见，并且在 MRI 图像中发现这些斑块具有摄取二亚乙基三胺五乙酸钆（gad-DPTA）的能力。gad-DPTA 能够在疾病进程的早期出现增强的斑块，并且与患者的年龄成反比。而与之相关的生物机制还须行进一步的探究。进展型 MS 的影像学标志似乎是脊髓和大脑的体积减少，提示由轴突病变、华勒变性和随后的神经纤维萎缩的炎性损伤引起的终末器官损伤。

C. 评级量表和诊断标准

最常用的评估 MS 神经功能损伤的指标采用的是扩展残疾状态量表（the Expanded Disobility Status Scale, EDSS；图 17-2）。该量表评分的范围为 0 ~ 10。EDSS 将神经系统检查的组成部分量化为功能量表评分，并考虑到门诊残疾的程度和自我护理的局限性。该功能量表可量化视力、脑干、皮质脊髓、感觉、小脑、认知、直肠和膀胱等功能。此外，包括神经精神测试的各种认知功能测量及体力，灵活性和视力测试在内的其他测试也已用于 MS 的临床观察。

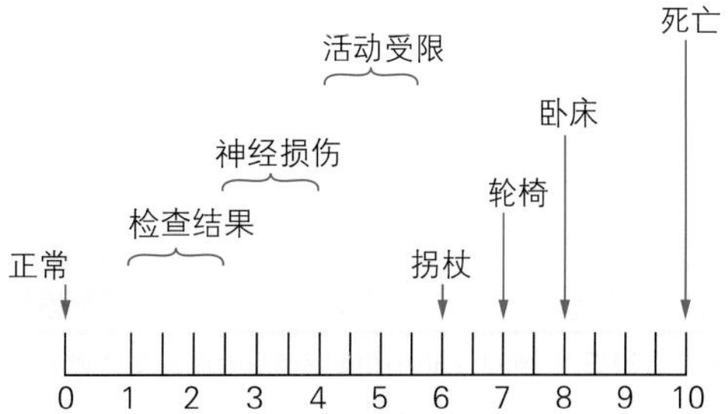

图 17-2　EDSS 是一个非线性评定量表，评分为 1 ~ 10 间隔为半点。EDSS 评分为 0 分是正常的。1 ~ 2 分反映了检查时的身体检查结果。2.5 ~ 3.5 分对应于偏瘫、下肢瘫痪、小脑性痉挛或下部感觉丧失等损伤。4 ~ 5.5 分通常反映了患者在没有帮助的情况下可以行走的最远距离。分数 ≥ 6 是基于门诊残疾能力的程度和进行日常生活活动的能力。得分为 10 是由于 MS 导致的死亡［数据来自：Kurtzke JF.Rating neurologic impairment in multiple sclerosis:an expande disability statusscale(EDSS), *Neurology*.1983;33（11）:1444-1452］

D. 诊断检查

由于 MS 是一种播散性疾病，在患者的发病过程中随着时间和空间的发展，能引发中枢神经系统（CNS）中多个区域的损伤。一个发生视神经炎的病例就能说明这一现象，该患者在几个月后发展为小脑性共济失调。这种发病模式伴随着相应的体征，形成了用于定义疾病的诊断标准的基础（表 17-4）。

1. MRI　虽然 MS 的诊断依赖于对疾病临床模式的认识，但一些相关的检查也可用于 MS 的确认诊断。MRI 尤其有帮

表 17-4　推荐的 MS 诊断标准

临床表现	MS 诊断所需的其他数据
两次或更多次复发[a]；两个或多个病灶的客观临床证据	没有[b]
两次或更多次复发[a]；一个病变的客观证据；明确先前发作涉及病灶位于不同位置的组织学证据	没有[b]
两次或更多次复发[a]；一个病变的客观临床证据	在空间上多发，证明： ·另一个临床病灶涉及不同的 CNS 部位或 ·MRI[c]
一次复发[a]；两个或多个病灶的客观临床证据	时间多发，并有以下方面的证据： ·第二次临床复发[a]或 ·MRI[d]或 ·存在 CSF 特异性寡克隆带[e]
一次复发[a]；一个病变的客观临床证据（单一症状表现；临床孤立综合征）	空间多发，表现为： ·第二次临床复发[a]涉及不同的 CNS 部位或 MRI 时间多发，表现为： ·另外一次临床发作或 ·MRI[d]或 ·存在 CSF 特异性寡克隆带[e]
提示 MS 的隐匿性神经疾病进展	疾病进展 1 年（回顾性或前瞻性确定）和以下两种情况： ·脑 MRI 阳性（9 个 T2 病灶或 4 个或更多 T2 病灶，阳性视觉诱发电位）[f] ·脊髓 MRI 阳性（两个局灶性 T2 病灶） ·活化的 CSF[d]

注意：2017 年国际诊断小组对麦克唐纳多发性硬化诊断标准进行了修订 MS 的诊断，如果满足五组标准之一并排除其他病因，就可确诊如果符合指标并且临床表现没有更好的解释，则诊断为 MS；如果符合指标并且临床表现没有更好的解释，则诊断为 MS；如果可疑，但标准未完全达到，则诊断为“可能的 MS”；如果在评估期间出现另一种诊断，更好地解释整个临床表现，则诊断为“非 MS”

[a] 复发或发作被定义为神经系统损害的发作，其中致病性病变可能是炎症性和脱髓鞘性的。必须出现一个主观报告（由客观调查结果支持）或客观观察该事件持续至少 24 小时。

[b] 不需要进行额外的测试；然而，如果进行检查（MRI，CSF）并且是阴性，则在进行 MS 诊断之前需要格外小心。必须考虑替代诊断。对临床影像没有更好的解释是已知的，并且一些客观证据支持 MS 的诊断。

[c] 空间多发的 MRI 必须符合 Barkhof 等和 Tintore 等的标准，如表 17–6 所示。

[d] 时间多发的 MRI 必须符合表 17–6 中的标准。

[e] 通过已建立的方法（等电聚焦）检测的寡克隆带（OCB）确定的阳性 CSF 不同于血清中的任何此类带。CSF 特定 OCB 的存在可以替代时间多发的要求。

改编自：Thompson AJ,Banwell BL,BarkhofF,et al.Diagnosis of multiple sclerosis:2017 revisions of the McDonald criteria, *LancerNeurol*.2018;17（2）:162–173.

助。通过对患者脑部 MRI 的研究发现：在 95% ~ 99%RRMS 病例中均能发现脑部的异常。虽然灵敏（异常的比例很高），但由于 MRI 的结果与其他一些疾病的结果相似，因此，不能有效地区分。正常情况下，T2 加权脑 MRI 成像（T2，质子密度和液体衰减反转序列）存在多个异常信号区域，这些区域通常具有圆形或卵圆形外观，位于胼胝体、脑室周围、皮质下、深部白质和皮质下白质（表 17-5）。虽然皮质下斑块在 MS 中很常见，但由于它们可以出现在多种疾病和非疾病状态中，可将其看作是非特异性的表现。因此，在影像学诊断标准中，认为皮质下斑块不是空间多发的证据。这些斑块的形状为垂直于侧脑室的条索状或火焰状病灶。侧脑室周围的脱髓鞘病灶表现为特征的外观，这种病变被称为道森手指，它是由苏格兰病理学家在尸检时发现并描述的。它们的存在可能与 MS 密切相关。其他经常受到影响的区域还包括脑干和小脑中的白质。而灰质结构受累则比较少见，常表现为丘脑和基底神经节受到影响。虽然皮质中也能形成斑块，但它们不能通过 MRI 很好地显示出来。

表 17-5　MS 的磁共振成像标准

空间多发
以下三项[a]：
· 一个或多个 T2 高信号病变[a]，在四个 CNS 区域中的两个有 MS 的特征
· 脑室周围[b]
· 皮质或近皮质
· 幕下
· 脊髓
时间多发
有两种影像方法可以显示时间多发：
1. 任何时候检测钆增强和非钆的病变[a]
2. 参照基线扫描检测新的 T2 病变或钆增强病变，而不考虑时间

[a] 与先前的标准相反，不需要区分症状性和无症状的 MRI 病变。

[b] 对于一些患者（如具有血管危险因素的 50 岁以上的个体），临床医生寻求更多数量的脑室周围病变可能是谨慎的。

在 T1 加权成像中，可以识别相对低信号的区域，其对应于 T2 高信号的区域。在病理学中，这些被称为 T1 黑洞的区域与慢性 MS 斑块和轴突丧失有关。通过静脉注射钆 - 二亚乙基三胺五乙酸（DPTA）作为对比剂发现：急性的脱髓鞘病灶表现为对比增强。增强病灶有时是均匀的，而在其他情况下，其可表现为环型或开环型模式。钆增强的现象平均持续 1 ~ 3 周，然后消退（图 17-3）。大脑的 MRI 图像可显示几个月内新斑块的演变情况。同一患者的研究发现，相同的斑块还易受多次复发性炎症的影响。通过 MRI 检测亚临床活动病灶，有助于诊断仅表现为一次临床发作的患者。此外，脑 MRI 对于评估患者对治疗的反应也非常有益。

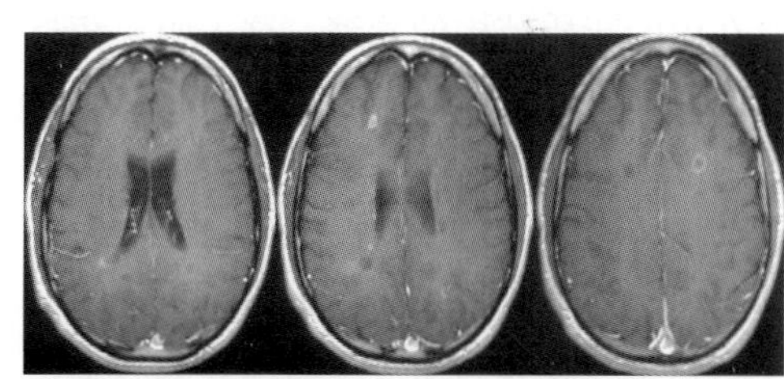

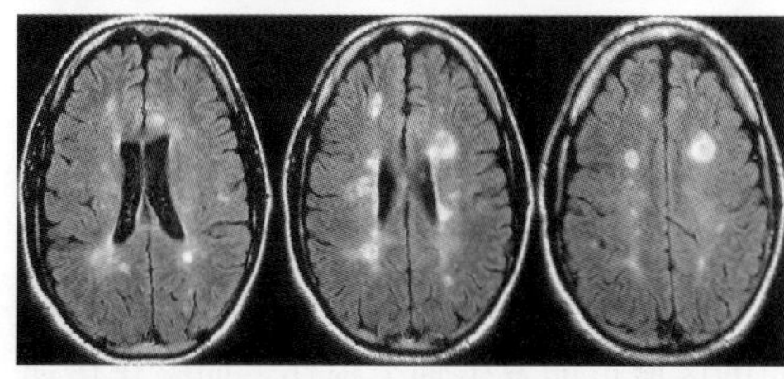

图 17-3　轴位脑 MRI。对比度增强的 T1 加权像显示急性 MS 斑块和 T1 低信号区域（黑洞）的几个对比度摄取区域。在 T2 加权的液体衰减反转恢复（FLALR）图像上存在信号强度增高的多个区域，其中一些区域对应于在 T1 加权图像上看到的对比度增强的急性斑块

脊髓的 MRI 也可用于诊断 MS。尽管脊髓成像不如脑 MRI 灵敏，但在应用钆 -DPTA 后，在 T2 加权成像或 T1 加权成像中可以看到脊髓内的脱髓鞘斑块。这些病灶沿脊髓纵向延伸，通常位于脊髓后部（背侧），跨越一个或两个椎骨节段。

与在脑 MRI 中发现的脱髓鞘斑块一样，急性脊髓斑块可表现为均匀或环型强化，还可能存在局灶性肿胀。

目前 MS 的诊断标准（表 17-4）结合了 MS 分别在空间和时间上的临床与放射学诊断标准。在许多病例中，这些标准包括在第一次临床复发后依据同时的影像学的证据诊断确定的 MS（即影像表现中存在钆增强和非钆增强病变），或通过识别 CSF 特有的寡克隆带来代替同时的影像学的证据。图 17-3 描述了基于钆增强和非钆增强 MRI 病变的实例。

MRI 也用于研究 MS 的发病机制。全球脑容量损失指数（萎缩）与进行性残疾相关，并强调了 MS 的神经退行性的机制。分割法可以区分灰质结构与结构的萎缩。然而，在临床疾病发作时可以发现包括皮质在内的灰质结构的萎缩，这表明疾病过程已经不仅限于白质束，还能引起弥漫性脑组织损伤。现在可以准确地测量中央灰质和白质束的脊髓体积的损失。与任何其他 MRI 指标相比，通过相位敏感反转回复序列测量的脊髓萎缩，尤其是脊髓的中央灰质，与 MS 残疾的临床测量更紧密相关（如 EDSS、九孔柱测试和 25 英尺步行计时）。磁共振波谱法可以测量 N- 乙酰天冬氨酸（神经元中存在的氨基酸）与肌酸的比例，并且还发现了 MS 患者的正常白质的区域也能发生轴突损伤。而磁化传递（水与蛋白质的关联的量度）则表明在对比度增强开始之前已经发生了病理变化。通过扩散张量成像测量水沿白质束的扩散情况，能够在解剖学上证明沃勒变性。功能性 MRI 的研究表明，急性发作后的恢复除了发生髓鞘恢复以外，还有其他神经回路参与其中。高场强 MRI（7T）可以显示皮质斑块，并且可以证明在高信号变化区域内存在静脉结构，这种模式被称为中心静脉征。中心静脉征有助于区分脱髓鞘斑块与脑白质 T2 高信号病灶的其他原因。双反转恢复序列可用来抑制来自 CSF 和白质的信号，并且还可以识别皮质斑块。但是，该特定脉冲序列非常容易产生伪影。皮质的脱髓鞘斑块可作为进展性 MS 的标志，具有较高的科研价值。它能够在没有清晰的解剖学背景的情况下沿着脑沟和脑回形成，但目前还没有可靠的体内成像技术可以显示这些斑块。最后，使用钆给药和 FLAIR 成像的方法有时可以识别代表异位 B 细胞滤泡的脑膜结构。虽然这些定量成像技术都没有用于常规临床实践，但其中的有些技术可作为疾病进展的替代指标而被用于多中心临床试验和观察性研究。

2.CSF 分析　在 MRI 正常或表现为与其他疾病过程（如微血管缺血或感染）一致的情况下，通常需要进行 CSF 分析。CSF 在 85% ~ 90% 的 MS 患者中是异常的。CSF 检查发现总 IgG、IgG 指数，以及 IgG 合成率都显著升高，还发现在 CSF 中存在两个或多个寡克隆带，但这些结果不存在于同时抽取的血清样品中，表明鞘内能合成 γ 球蛋白。鞘内合成 γ 球蛋白不是 MS 所特有的，在梅毒、亚急性硬化性全脑炎和莱姆病的患者中也能在鞘内发现 γ 球蛋白的合成。可以通过血清学或核酸扩增技术进一步分析 CSF，从而帮助排除这些疾病的诊断。

约 25% 的 MS 患者存在淋巴细胞性细胞增多症，他们的淋巴细胞数大于 5 个 /μL，并且低于 20 个 /μL。当总蛋白正常或轻度升高而细胞计数高于 50 个 /μL 时，认为存在多形核细胞；而当蛋白质升高超过 100mg/dl 应考虑到感染、胶原血管疾病或肿瘤等疾病引起的。

3. 诱发电位　当影像学检查或体格检查结果不能准确地反映临床症状时，需要进行视觉通路和脊髓背柱的电生理学检查。对视觉诱发电位（visual evoked potential, VEP）的特征性研究发现，脱髓鞘现象还包括 P100 电位和传导阻滞的不对称延迟（在急性视神经炎的情况下）。当脑和脊髓成像不符合在空间多发的标准时，正中神经的 N-20 电位或胫神经 P37 电位的延迟或阻滞对躯体感觉诱发的电位测试也有助于诊断 MS。诱发电位的潜在异常存在于多种神经系统疾病中，因此它们的诊断价值有限。

Lublin FD, et al. Defining the clinical course of multiple sclerosis:The 2013 revisions. *Neurology* 2014;83:278-286. (This article defines two initial clinical courses in MS: relapsing remitting and primary progressive and describes the evolution of relapsing remitting MS into secondary progression. The course can be further classified as with or without progression and with or without disease activity.)

Thompson AJ, et al. Diagnosis of multiple sclerosis: 2017 revisions of the McDonald criteria. *Lancet Neurol* 2018;17:162-173. [PMID:29275977] (This article describes the diagnostic criteria for MS using clinical or radiographic criteria for “dissemination in space criteria” and adds presence of intrathecal synthesis of gammaglobulins as evidence for the “dissemination in time” criteria.)

◎ 急性 MS：瘤样 MS、马尔堡变异型 MS、和巴洛同心圆硬化

瘤样 MS 是一种罕见的暴发性疾病，表现为急性或亚急性神经功能障碍。在患者脑部 MRI 中观察到具有质量效应和对比度增强的大的急性水肿病变［根据定义，至少有一个大病灶（直径＞2cm），图 17-4］。这些病变的形状类似于脑肿瘤。并且许多患者在确诊前都进行了脑部组织的活检。从历史上看，急性 MS 是一种致命性疾病，死亡一般发生在发病后的 1 年内，通常继发于广泛的脑干脱髓鞘。由于其较低的发病率，尚未进行临床试验。可参照的研究很少，治疗建议包括血浆置换（七轮）和大剂量糖皮质激素（如甲泼尼龙 1 ~ 2g/d，治疗 10 天，然后缓慢逐渐减量）。急性 MS 患者复发率高，应该给予疾病修正治疗。

马尔堡变异型（Marburg variant）MS，由 Otto Marburg 博士于 1906 年首次描述并命名，是一种急性发作的暴发性脱髓鞘疾病，可能在发病的几个月内导致患者死亡。马尔堡变异型 MS 的病程是单向的。在 MRI 上，可观察到多个 T2-FLAIR 高信号，这些信号可能随后在整个半球和脑干中合并形成汇合的大病灶（图 17-4）。病灶是水肿，可能也会有增强。病理学上，马尔堡变异型 MS 的病变显示为巨大的巨噬细胞浸润，轴突损伤和坏死。尽管马尔堡变异型 MS 具有更多的炎症表现，但 CSF 检查通常显示正常或略微升高的白细胞计数，并且寡克隆带不太常见。

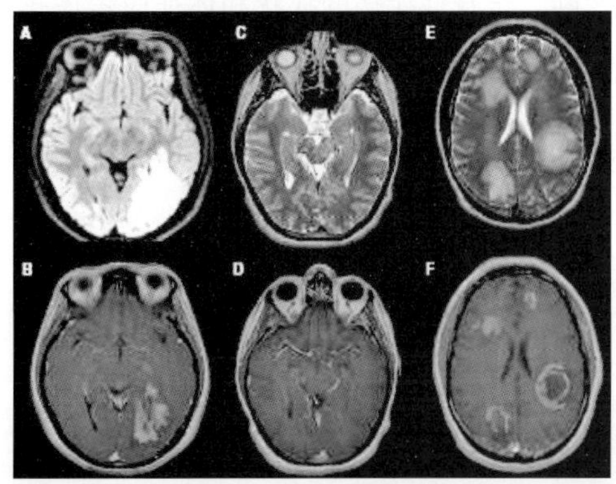

图 17-4 **瘤样 MS，马尔堡变异型 MS 和巴洛同心圆硬化的脑 MRI。瘤样 MS 显示在 A（轴位 FLAIR）和 B（轴位 T1 与钆 -DPTA 的对比）；马尔堡变异型 MS 显示在 C（轴位 T2）和 D（轴位 T1 与钆 -DPTA 对比）；Balo 同心硬化显示在 E（轴位 FLAIR）和 F（轴位 T1 与钆 -DPTA 对比）**

巴洛同心圆硬化的特征是脱髓鞘白质带和几乎正常的白质交替出现。常用洋葱和轮生等术语来描述其外观。在组织样本中观察到的特征性同心环也能在 MRI 图像中看到（图 17-4）。在 T1 加权成像中，交替环在等信号和低信号之间出现；在 T2

加权成像中，交替环在等信号和高信号之间。钆后成像显示在病变周围更常见增强，尽管一些 T2 高信号层也可能增强。患者经常出现头痛、精神状态改变、癫痫发作、尿失禁、其他颅内压增高和占位效应的表现，但也可能存在局灶性症状。通过连续 MRI 检查发现，一些巴洛病变最终演变成均质的肿瘤样或更典型的脱髓鞘病变，尽管有些患者保持一年或更长时间的同心圆样结构。本病治疗方式类似于其他急性脱髓鞘疾病，并且包括大剂量糖皮质激素冲击治疗，随后需要进行血浆交换用于复发型 MS 的维持治疗。

◎ 鉴别诊断

由于 MS 可以影响 CNS 的任何功能，因此鉴别诊断的范围很广泛（表 17-6）。需要认识疾病的模式为：年轻人出现局灶神经系统症状反复发作和缓解时，应提示诊断。全身性疾病的症状和体征应考虑排除诊断，包括发热；伴随的全身性疾病包括心脏病、肺病、胃肠道和肾病，除牛皮癣外的皮肤病；除自身免疫性甲状腺疾病外的内分泌疾病；黏膜溃疡；结膜干燥症；骨病变；肌腱黄瘤；血液学表现；全身性血栓形成；反复发作的自然流产；50 岁以后的症状发作等。

表 17-6　MS 的鉴别诊断

特发性中枢神经系统脱髓鞘疾病
多发性硬化
急性播散性脑脊髓炎
视神经脊髓炎谱系障碍
暴发性多发性硬化症
慢性感染
伯氏疏螺旋体（莱姆病）
梅毒螺旋体（梅毒）
布鲁氏菌（布鲁氏菌病）
鸡巴尔通体（猫抓病）
肺炎支原体
立克次氏体（地中海斑点热）
人类免疫缺陷病毒（HIV, 艾滋病病毒）
人类嗜 T 细胞病毒（HHVL）Ⅰ型、Ⅱ型
人疱疹病毒 6 型（HHV-6）
JC 病毒（进行性多灶性白质脑病）
钩端螺旋体血清型（钩端螺旋体病）
克－雅克病
精神病
躯体化障碍
转换障碍
癔症
血管疾病
卒中
硬脊膜动静脉畸形
脑白质疏松症
原发性中枢神经系统血管炎
苏萨克病
遗传性疾病
遗传性脑白质营养不良并轴索球样变
肾上腺脑白质营养不良
异色性脑白质营养不良
延伸因子 2a 脑白质营养不良
层粘连蛋白 B 型脑白质营养不良
线粒体疾病
脑常染色体显性遗传性动脉病，皮质下梗死和脑白质营养不良（CADASIL）
法布里病
脑腱黄瘤病
神经元蜡样脂褐质沉着症
威尔逊病
亚历山大病
GM2 神经节苷脂沉积症
营养
维生素 B_{12} 缺乏症
全身性自身免疫性疾病
系统性红斑狼疮
抗心磷脂抗体综合征
干燥综合征
乳糜泻
结节病
恶性肿瘤
原发性 CNS 淋巴瘤
副肿瘤综合征

此外，某些神经系统特征还需要进一步的确诊，包括周围神经病变，肌病，听力丧失，多发性颅神经病变，单相抑郁症以外的神经精神疾病，疾病发作时突出的

认知症状，脑静脉窦血栓形成，锥体外系症状和体征，肌萎缩，皮质和腔隙性梗死，脑膜炎，颅脑 MRI 脑膜增强，单侧病变，单纯脊髓病，脑 MRI 正常，视网膜病变，中枢神经系统出血，以及所有同时伴有增强的疾病。通常可以通过影像学检查、CSF 分析及在某些病例中通过诱发电位检查来进行诊断。MS 有时可能难于同其他一些疾病进行区分，因此，还须进一步地诊断。

A. 进展性脊髓病

尽管 PPMS 可能发生小脑和认知功能障碍，但其通常表现为不对称的进行性脊髓病，起病隐匿。进展性脊髓病的发病年龄通常比 RRMS 年龄大，男性和女性的发病率也保持一致。CSF 分析对于诊断 PPMS 至关重要，然而，与 RRMS 一样，10% ~ 15% 的 PPMS 病例没有鞘内丙种球蛋白合成的增加。其他一些诊断包括瘤样动静脉畸形（arteriovenous malformation, AVM）、维生素 B_{12} 缺乏、结节病、干燥综合征、遗传性痉挛性瘫痪（hereditary spastic paraplegia, HSP）、肾上腺髓质病（女性）、梅毒、HIV 和人类 T 细胞淋巴细胞病毒Ⅰ/Ⅱ型等也必须仔细鉴别。脊髓的 MRI 通常能够识别肿瘤和 AVM。而其他的检查还包括维生素 B_{12}、甲基丙二酸、同型半胱氨酸、血管紧张素转换酶、抗 SSA 和抗 SSB 的血液检测、类风湿因子、抗核抗体、极长链脂肪酸、VDRL 和 FTA-ABS、HIV 和 HTLV Ⅰ/Ⅱ血清学。当出现感觉受累很轻，膀胱功能正常，以及下肢无力和痉挛等相对对称表现的情况时，该患者可能为原发性 MS 或 HSP。可以通过特异性 DNA 对 HSP 的突变进行检测，并且全外显子组测序对于鉴定新的或罕见的变异非常有用。

B. 对称性白质病变进展性认知障碍

许多脑白质营养不良具有成人发病的变异。在成年人中，脑白质营养不良通常伴有进行性认知障碍。在脑 MRI 上可以看到类似于 MS 的白质病变，但其具有脑白质营养不良的特征。与 MS 的局灶性斑块相比，脑白质营养不良的 MRI 变化通常具有对称和汇合的特点。在疾病发作时，能发现广泛存在的融合性白质病变，一般可认为是由脑白质营养不良引起的。此外，还须对脑白质营养不良进行进一步的鉴别诊断，包括肾上腺脑白质营养不良、异染性脑白质营养不良、克拉伯病、亚甲基四氢叶酸还原酶缺乏症、生物素酶缺乏症、真核起始因子突变、伴有皮质下梗死和脑白质病的脑常染色体显性遗传性动脉病、LaminB 突变和多聚葡萄糖贮积病等。一些脑白质营养不良与周围神经病变有关，而通过进行神经传导速度的检查与神经活检相结合的方法可以作出更准确的诊断。与 HSP 一样，还可以通过多种特异性 DNA 来检测多种脑白质营养不良，并且可以通过对整个外显子组测序来鉴定新的或罕见的突变。

C. 颅神经病

MS 还可以影响视神经和眼球运动，并产生面部麻痹。许多其他情况下表现为孤立性颅神经病变，然而，一个以上的颅神经病变的存在应该是由 MS 以外的疾病引发的。例如，Behcet 病、干燥综合征和结节病可引起多发性颅神经病。Behcet 病的一般特征是颅神经病和口腔溃疡（口疮）。该疾病的其他特征还包括生殖器溃疡、皮肤病和红细胞沉降率升高。干燥综合征与口干症和干眼症有关；可通过对小唾液或泪腺的活组织检查确认诊断。莱姆病和结节病可能导致双侧面神经麻痹。结节病还会引起视神经病变，这可能对糖皮质激素反应不佳。

Miller DH, et al. Differential diagnosis of suspected multiple sclerosis:A consensus approach. *Mult Scler* 2008;14:1157-1174. [PMID: 18805839] (Describes the differential diagnosis of multiple sclerosis including “red flags," clinical features that suggest alternate diagnoses.)

◎ 治疗

A. 疾病修正疗法

虽然目前还没有治愈 MS 的方法，但 FDA 批准的 16 种药（包括生物仿制药）均能改变疾病的进程（表 17-7）。在临床实践中，采用这些药物的标准疗法难以治愈该疾病。

1. 干扰素　干扰素（interferons，IFN）–是免疫细胞分泌的抑制病毒复制的细胞因

表 17-7　独立登记试验的临床结果

治疗药物	研究周期（周）	比较	治疗的剂量，方法，频率	年复发率降低的百分比 %	减少残疾累积的百分比（%）[a]
复发 – 缓解型 MS					
干扰素 β-1b（倍泰龙）	96	PBO	250μg, SC, QOD	–34	–29（NS）
IFNβ-1a（avonex）	96	PBO	30μg, IM, QW	–18	–37
IFNβ-1a（rebif）	96	PBO	44μg, SC, TIW	–32	–30
IFNβ-1a（plegridy）	48	PBO	125μg, SC, QOD	–36	–38
醋酸格拉替雷（copaxone）	96	PBO	20mg, SC, QD	–29	–12（NS）
米托蒽醌（novantrone）	96	PBO	12mg/m^2，IV，每 3 个月 1 次	–66	–75
那他珠单抗（tysabri）	96	PBO	300mg, IV, 每 4 周 1 次	–68	–42
芬戈莫德（吉勒尼亚）	96	PBO	0.5mg, PO, QD	–55	–34
富马酸二甲酯（tecfidera）	96	PBO	240mg, PO, BID	–52	–40
特立氟胺（aubagio）	96	PBO	14mg, PO, QD	–31	–26
芬戈莫德	48	IFN-β-1a, 30μgIMQW	0.5mg, PO, QD	–52	NS
阿仑单抗（lemtrada）	104	IFN-β-1a, 44μgSCTIW	第一年 12mg Ⅳ ×5 天 随后几年 12mg Ⅳ ×3 天	–49	–32
奥瑞（ocrevus）[b]	96	IFN-β-1a, 44μgSCTIW	600mg，Ⅳ，每 6 个月 1 次	–46	–33
原发进展型					
奥瑞（ocrevus）	96	PBO	600mg，IV，每 6 月 1 次	NR	–24

IM= 肌内注射；IV= 静脉注射；NR= 未报告；NS= 不显著；PBO= 安慰剂；PO= 口服；QD= 每天 1 次；QOD= 每隔 1 天 1 次；QW= 每周 1 次；qyr= 每年 1 次；SC= 皮下注射；TIW= 每周 3 次

注意：复发率降低是对两年的数据使用意向治疗分析方法计算的。通过将治疗组中报告的比率除以安慰剂组还原的可比率来计算减少百分比（或增加）。

[a] 严重程度 =1 分扩展残疾状态评分进展，持续 3 个月（在 IFNβ-la30μgQW 试验中，这种改变在 IFNβ-lb 试验中持续 6 个月，持续 3 年多）。

[b] 来自 OPERA1 和 2 研究的汇总分析。每项研究的患者人群不同，因此应谨慎解释每种药物之间的直接比较。

子，它们在 MS 中的应用最初是基于对该疾病的发病机制是由病毒引发的推测，至今尚未明确。但并非所有的 IFNγ 均对 MS 具有治疗作用，而实际上 IFNγ 会导致疾病的恶化。相反，IFNβ 可降低疾病活动。虽然 IFNβ 在 MS 中的确切作用机制尚不清楚，但 IFNβ 对免疫系统具有有效的调节作用，其抗炎特性可能是有益的。

IFNβ1-b（倍泰龙，extavia）能使复发率降低 32%，并减缓 RRMS 中脑 MRI 上新病灶的积累。IFNβ1-a（Avonex）能使年复发率降低 18%，通过 EDSS 测量发现，它还能减缓 37% 的神经功能障碍累积，并减少新的脑 MRI 中损伤的数量。IFNβ1-a（rebif）的一种制剂可将年复发率降低 30%，并使残疾进展速度降低 30%。对患者每 2 周皮下注射一次聚乙二醇化 IFNβ1-a（plegridy）后，发现患者的复发率降低 36%，残疾进展降低 38%（表 17-7 列出了 IFNβ 制剂的剂量和给药途径）。用任何 IFNβ 制剂治疗的患者都可能引发肝功能异常、白细胞减少、甲状腺疾病和抑郁症等。因此，开始治疗后，应对患者的肝功能（天冬氨酸氨基转移酶和丙氨酸氨基转移酶）和白细胞计数进行定期检测。大多数患者不会发生需要停止治疗的显著的转氨酶异常。使用 IFNβ 治疗的患者，在 4 ~ 6 小时后会出现类似于流感的反应。对患者给予对乙酰氨基酚或非甾体抗炎药可减轻流感样症状，并且随着治疗延续，流感样反应逐渐消退。皮下注射制剂的部位可能发生红斑样反应。长期随访研究表明 IFN 是安全的，并且耐受性一般超过了 10 年。

2. 醋酸格拉替雷　醋酸格拉替雷（GA; copaxone）是由 L- 谷氨酸、L- 赖氨酸、L- 丙氨酸和 L- 酪氨酸合成的共聚物，可通过随机的顺序每天皮下注射 20mg，或每周按 40mg 的量皮下注射 3 次。GA 的生物仿制药（glatopa，mylan）也可以按每日 20mg 或每周 3 次 40mg 进行皮下注射。GA 能使 RRMS 的年复发率降低 29%，并且脑部 MRI 发现 GA 也能降低病变的积累。GA 类似于髓鞘碱性蛋白，并且被认为与 MHC Ⅱ类分子相互作用以改变 T 细胞的免疫功能，从而诱导"旁路抑制"。用 GA 治疗患者后，能够降低由自身反应性 T 细胞分泌的促炎细胞因子。14 年的随访数据表明，许多接受 GA 治疗的患者能够安全地继续治疗。

与 IFNβ 不同，GA 治疗不会引起肝功能异常、白细胞减少或甲状腺疾病，且与抑郁症无关。GA 不会引发典型的 IFNβ 流感样反应。然而，约 15% 的 GA 治疗患者经历了自限性地注射后全身反应，包括胸闷、潮红、焦虑、呼吸困难和心悸，而这些症状易被误认为是心肌缺血。并且这些反应是不可预测的，可以在治疗期间的任何时间内发生。皮下注射的部位可能发生红斑性反应。此外，不需要 GA 治疗的患者监测相应的实验室指标。

当进行头对头临床试验的直接比较时，发现 GA 具有与每周注射 3 次 44μg 的 IFNβ1-a 和 IFNβ1-b 相同的临床功效；与每周注射一次 IFNβ1-a 相比，每周注射 3 次 IFNβ1-a 或 IFNβ1-b 的治疗效果更好。然而，可能产生抗干扰素中和抗体随时间而减少。

3. 米托蒽醌　米托蒽醌（novantrone）是一种化学治疗剂，可嵌入 DNA 并抑制拓扑异构酶Ⅱ活性（表 17-7 为推荐的剂量表）。由于其对细胞复制期的特殊效应，因此可以作为一种有效的免疫抑制剂。在对发病后恢复不完全的 RRMS 和 SPMS 患者的研究发现：与安慰剂相比，米托蒽醌能够有效地减少神经损伤的累积和复发的次数。米托蒽醌具有心脏毒性，其总剂量最高限制为 140mg/m^2，并且能导致 12% 的治疗患者出现收缩期射血分数异常的症状。接受米托蒽醌治疗的患者应在基线时评估左心室功能，然后在每次后续治疗前对心脏功能进行评估。大多数患者接受治疗的时间为 2 年，但有些患者需要更长时间的治疗。除引起心脏毒性外，在用米托蒽醌治疗的 MS 患者中，约 129 例患者中出现 1 例白血病患者（0.8%）。由于其毒性，米托蒽醌仅用于经过其他疗法治疗仍复发的 RRMS 和 SPMS 患者，并且在实际情况中很少使用。

4. 那他珠单抗　那他珠单抗（tysabri）是一种单克隆抗体，可与淋巴细胞、单核细胞、嗜碱性粒细胞和嗜酸性粒细胞表面的 α-4 整合素结合。α-4 整合素能够与血管内皮细胞上的血管细胞黏附分子 -1 结合，这种受体 - 配体之间的相互作用对淋巴细胞的粘附作用很重要。如果淋巴细胞不能与血管内皮结合，它们将不能迁移到组织中并引起炎症反应。使用那他珠单抗治疗患者后发现：其能使患者的复发率降低 68%，神经功能障碍累积降低 42%，在疾病发作和进展期的 MRI 病变也将降低 83% ~ 92%。它通过静脉输注治疗，每次 300mg，每月 1 次。那他珠单抗在 2004 年就被批准进入市场，但在一项临床试验中，使用那他珠单抗治疗的 2 名 MS 患者死于进行性多灶性白质脑病（progressive multifocal leukoencephalopathy, PML），随后那他珠单抗就退出了市场。随着一项被称为TOUCH计划的风险监测计划的启动，该药物被重新引入使用。通过观察使用该药物治疗的患者发现：患 PML 的风险与暴露的持续时间有关，治疗第一年的风险约为 0.05/1000；第二年的患病概率增加至 0.73/1000；第三年约增加至 1.49/1000；第四年约增至 2.14/1000；之后，发病率将维持到稳定水平。除了暴露的持续时间，之前使用免疫抑制药物治疗也是引发 PML 的独立危险因素，并且能使发病率增加约 3 倍。那他珠单抗进入市场后引发 PML 的概率与基于临床试验的评估风险相似，可作为主要的二线治疗药物继续使用。通过抗 JCV 抗体测定患者之前是否暴露于 JC 病毒，可用于区分个体患者的风险。那他珠单抗治疗人群中抗 JCV 抗体的流行率约为 50%，并随着患者年龄的增长而增加。迄今为止，在对几乎所有由那他珠单抗治疗引起的 PML 患者的研究发现，PML 症状发作前至少 6 个月用该试验检测到的血清样本的结果均为阳性。因此，阴性的预测价值很高；对于 JCV 检测呈阴性的患者，PML 与暴露时间无关且发病率预计低于 1 ： 10 000；对于 JCV 抗体指数 > 1.5 的患者，抗体滴度也会导致 PML 风险，与测试抗体阴性或抗体滴度低的患者（JCV 指数 < 0.9）相比，PML 风险最高。

血浆去除术或免疫吸附疗法通常用于去除患有 PML 患者中的那他珠单抗，但这种治疗的潜在益处尚未得到证实。在 MS 患者中发生的免疫重建炎症综合征与在艾滋病患者中观察到接受高效抗逆转录病毒治疗的患者的症状相似，并且其本身与实质性的神经系统疾病有关。由那他珠单抗治疗 MS 患者导致的 PML 患者的死亡率约为 1/5。降低那他珠单抗相关死亡风险的因素包括：诊断时年龄较小、脑部 MRI 中观察到由 PML 疾病的损伤较轻、脑脊液中 JCV 拷贝数较低和诊断时残疾较轻。然而，早期发现尚未出现症状的 PML 患者与预后改善有关。因此，对于那些已知 JCV 血清反应阳性且选择继续使用能引起 PML 风险的那他珠单抗治疗的患者，可通过对脑部 MRI 的监测（如，每 2 ~ 3 个月）来识别早发性 PML，由此可以降低 PML 的发病率和致死率。

5. 芬戈莫德　芬戈莫德（吉勒尼亚）是一种鞘氨醇 1- 磷酸（S1P）调节剂，是 FDA 批准的第一种针对复发型 MS 的口服治疗药物。当芬戈莫德与淋巴组织上的 S1P 受体结合时，受体被内化，导致淋巴细胞在淋巴组织中被隔离。在一项为期

2 年，安慰剂对照的Ⅲ期试验中，口服芬戈莫德 0.5mg/d 可降低 54% 的复发风险，降低 30% 持续神经功能障碍的累积，且表征疾病活动情况的脑部 MRI 病灶也会减少 75% ~ 82%。同时芬戈莫德也可减缓脑容量减少的进展。芬戈莫德显示出优于 IFNβ1-a（每周 1 次）降低的复发率和 MRI 脑损伤的新的积累。芬戈莫德在预防 PPMS 的残疾进展方面无效。如其作用机制所预期的，芬戈莫德减少了约 73% 外周淋巴细胞。其他副反应包括第一次给药后的心动过缓、肝转氨酶升高及黄斑水肿。芬戈莫德与疱疹病毒感染的再激活有关。先前未接触过带状疱疹需要用芬戈莫德治疗的患者应在用芬戈莫德治疗前接种疫苗。其他罕见的与芬戈莫德治疗有关的机会性感染包括 PML 和隐球菌感染。由 CD4 计数得到的淋巴细胞计数减少＜ 200 个 /μL，并不是芬戈莫德治疗患者常见的或机会性感染的危险因素的指标。安全性研究推荐：基线心电图检查，首次给药后 6 小时观察患者及其之后的二次心电图监测，芬戈莫德用药后 3 ~ 4 个月进行眼科的重复检查与基线对比，以及通过带状疱疹 IgG 基线来确定先前使用量的指标。在有症状的患者中还有一些其他研究，其中包含肝功能评估。由于存在包括黑色素瘤在内的皮肤恶性肿瘤风险，同时也建议每年进行皮肤科检查。

6. 特立氟胺　特立氟胺（aubagio）是来氟米特（arava）的一种衍生物，一种在三期试验中用于治疗类风湿关节炎的广谱免疫抑制剂，其中服用 14mg 的特立氟胺能使年复发率降低 31%，神经系统残疾累积减少 30%，同时疾病活动的 MRI 标志物减少了 67% ~ 80%。因为特立氟胺是一种已知的具有异常长半衰期的致畸原，所以仅适用于那些不计划生育或正用适当方法避孕的患者。必要时，可用考来烯胺或活性炭快速消除。其他副作用包括中毒性表皮坏死溶解，肝毒性 Stevens-Johnson 综合征，头发稀疏，高血压，周围神经病变和潜伏性结核病的再激活。在开始治疗之前，需要进行结核病、高血压和肝损伤的检查，同时治疗开始后6个月需要每月监测肝功能。

7. 富马酸二甲酯　富马酸二甲酯（DMF; tecfidera）是两种富马酸酯的组合，已经有效地用于治疗牛皮癣。三期临床试验发现，相对于安慰剂，每天 2 次 240mg DMF 使年复发率降低了 53%，神经功能损伤累积降低了 38%。DMF 常见的副作用包括胃肠道症状（恶心、呕吐、腹痛、腹泻）。DMF 也可引起淋巴细胞减少。淋巴细胞减少是 PML 的危险因素之一，PML 是一种因治疗导致的罕见但严重的紧急不良事件。建议每 6 个月评估一次全血细胞计数，并在淋巴细胞计数低于 500 个 /μl 的患者中考虑停止治疗。这样的监测筛选有助于区分 DMF 和芬戈莫德治疗急性 PML 的风险。

8. 阿仑单抗　阿仑单抗（lemtrada）是能与 CD52 结合的人源化单克隆抗体，而 CD52 是淋巴细胞表面抗原，其能耗尽淋巴细胞并且可用于治疗抗氟达拉滨的慢性淋巴细胞白血病。第一次治疗需要每天通过静脉注射 12mg，共需 5 天。在第一次治疗 1 年后，需进行第二次 3 天的治疗。为了预防细胞因子释放综合征的发生，在每次输注之前还应向其中加入 1000mg 的甲泼尼龙或等效的皮质类固醇。如果需要，可以进行额外的年度治疗。在两个三期头对头试验中，阿仑单抗与每周 3 次的 IFNβ1-a 相比，其能显著降低患者的复发率和利用 MRI 观察到疾病进展的影像学表现。然而，约 1% 的治疗患者出现免疫性血小板减少性紫癜，约 34% 的患者出现自身免疫性甲状腺疾病（桥本病和格雷夫病）。阿仑单抗引起的其他不良症状还包括：肾小球肾病（0.3%）、恶性肿瘤［淋巴组织增生性疾病，包括黏膜相关淋巴组织（MALT）淋巴瘤、卡斯尔曼病、非爱泼斯坦・巴尔病毒相关伯基特淋巴瘤、甲状腺癌、黑色素瘤）、疱疹、结核复发和单核细胞增生李斯特菌感染。开始治疗后，要预防疱疹病毒感染至少 2 个月或至 CD4+ 淋巴细胞计数达到 200 个 /μl。在治疗后 48 个月内，应每月监测血小板（全血细胞计数差异）和肾功能（血清肌酐和尿液分析），并且季度监测（每三个月）还要监测甲状腺疾病（血清甲状腺刺激素），观察它们是否在安全范围内。每年还应进行皮肤检查。由于自身免疫、输液反应和恶性肿瘤的风险，美国制订了必须进行风险评估缓解策略（REMS）的计划。

9. 达克珠单抗　达克珠单抗(zinbryta)是一种单克隆抗体，可与白介素 –2 受体结合，并引起 $NK^{56bright}$ 细胞（一种抑制细胞）的扩增。达克珠单抗可用于治疗复发型 MS，但由于治疗过程中出现肝毒性和脑膜脑炎等不良事件，在 2018 年退出了药物市场（后不再使用）。

10. 奥克雷珠单抗　奥瑞（ocrevus）是一种识别在成熟 B 细胞上表达 CD20——细胞表面抗原的单克隆抗体。目前没有已知的 CD20 配体，并且提出它是钙通道介导的。奥瑞通过抗体依赖性细胞介导的细胞毒性和补体介导的细胞裂解结合 CD20 并耗尽 B 细胞。浆细胞不表达 CD20，并且不受奥瑞的影响。B 细胞的消耗能够降低复发型 MS 的活性，但其作用机制还需要进一步地研究。在两项头对头临床试验中，奥瑞的所有治疗效果和放射性测量结果比与皮下注射 IFN-β1-a 相比更有效。每个月通过静脉输注（持续 5 ~ 6 小时）1 次奥瑞可作为维持治疗使用，该治疗方案通常具有较好的耐受性并具有较高的依从性。这些试验中没有出现严重的不良反应，轻度至中度输注反应是其最常见的不良反应。并且使用奥瑞治疗后，不会发生机会性感染。

在第三项安慰剂对照试验中，奥瑞可延缓原发进展型 MS 患者的临床残疾进展（致残率）。奥瑞具有较好的耐药性，但奥瑞治疗组中出现了更多的恶性肿瘤患者。由于数据量较小，且没有明确的证据表明恶性肿瘤的发生与治疗存在因果关系，因此，这一发现的重要性还不确定。此外，奥瑞的生物学效应几乎与利妥昔单抗一致，而利妥昔单抗作为治疗全世界 400 多万非霍奇金淋巴瘤和类风湿关节炎患者的抗体疗法，并未发现其能增加患恶性肿瘤的概率。验证奥瑞能否增加患有恶性肿瘤的概率，这需要大量的、精确的患者信息。

早期治疗的好处：IFNβ1-a，IFNβ1-b，特立氟胺和 GA 对临床孤立综合征（首次发作）的患者具有较好的治疗效果，此类患者脑部 MRI 检测结果与 MS 患者一致。使用这些药物能够降低第一次、第二次临床或亚临床（通过脑 MRI 测量）的发作时间。在对临床上治疗孤立综合征治疗效果的研究发现：第一次发作后立即治疗的效果要明显优于第二次临床发作时的延迟治疗效果。

B. 糖皮质激素

糖皮质激素可用于治疗急性 MS 的复发，并且可促进急性脱髓鞘的恢复。通过对患者每天静脉注射 1g 的甲泼尼龙，或按 2mg/kg 的比例注射地塞米松，3 ~ 5 天后，可减轻患者的发作症状，并缩短恢复时间。一项剂量比较研究发现：用 2g/d 甲泼尼龙治疗 5 天的患者比用 500mg/d 甲泼尼龙治疗 5 天的患者在后期也有更好的恢复效果。皮质类固醇可降低由 MS 复发引起相关症状的持续时间。然而，用大剂量皮质类固醇冲击的长期治疗效果还未得到证实。而用泼尼松治疗不会改变 MS 的病程。糖皮质激素治疗复发的 MS，有时会发生疾病的反弹。出于此原因，一些临床医生通过降低静脉注射激素的量来进行治疗。由于糖皮质激素可被胃肠道充分地吸收，因此口服的给药剂量与静脉注射剂量相同。而通过对比口服或静脉注射甲泼尼龙的治疗方式发现，它们对神经功能恢复的效果相似。由于长时间使用糖皮质激素会产生不良后果，因此，临床医生通常会拒绝使用糖皮质激素治疗纯粹感觉受累的MS发作。对于常使用糖皮质激素治疗的患者，建议其每半年监测一次骨密度。短期使用糖皮质激素治疗可能引发的症状包括：水钠潴留、低钾血症、潮红、痤疮、失眠、精神障碍、消化不良和食欲增加等。股骨头缺血性坏死是由长期使用糖皮质激素引起的严重并发症，但在短期使用糖皮质激素治疗的患者中很少出现。在有胃食管反流病或消化性溃疡病史的患者中，在用糖皮质激素治疗期间可用质子泵抑制剂进行预防。氯化锂可用于治疗由糖皮质激素引发情绪不稳定的患者。对之前存在精神疾病的患者，可能需要使用抗精神病药物如利培酮（risperdal）进行预防糖皮质激素引发的精神病状。

虽然糖皮质激素通常不被认为是改善疾病的疗法，但一项研究表明，与通过静脉注射甲泼尼龙治疗 MS 的发作相比，定期静脉注射甲泼尼龙可降低残疾和减少 MRI 的病变。

C. SPMS 的治疗

在 SPMS 中，对 IFNβ1-b 进行的两项大型研究出现了相互矛盾的结果。一项来自欧洲的试验结果显示 IFNβ1-b 能显著降低复发率和致残率，而北美的一项类似研究则表明 IFNβ1-b 没有明显的作用。造成这种差异的原因可能是这些人群基本特征的差异。该疾病在欧洲人中表现为持续时间较短、致残率低，并且反复复发；而在北美人中则表现为疾病持续时间较长、致残率高、不易复发等特征。因此，IFNβ1-b 似乎能够降低一些患者的复发率和残疾，这些患者大部分为近期从 RRMS 转变为 SPMS 并仍在复发的患者。IFNβ1-b 在 SPMS 患者中无效，可能是因为这类患者没有复发的疾病进程。米托蒽醌也具有类似的结果。

D. PPMS 的治疗

经 FDA 批准治疗 PPMS 的药物只有奥瑞（抑制 B 细胞耗竭的单克隆抗体）。与安慰剂相比，在一项单中心、多中心和随机对照试验中证明了奥瑞使致残率降低 24%。通过行走测试（25 英尺步行定时测试）、手臂功能（九孔钉测试）和疾病进展的放射学测量（脑萎缩和 T2 病变体积）等测试方法也证明了奥瑞能够有效地治疗 PPMS。

E. 新型 MS 治疗方法

正在研究具有免疫调节或抑制特性的药物来治疗 MS，这些药物可以单独使用，也可以和 FDA 批准的药物联合使用（表 17-8）。其中的一些药物可能用于 MS 的治疗。

1. 克拉屈滨　克拉屈滨是一种抗腺苷脱氨酶的嘌呤核苷，也是一种具有相对选择性的淋巴细胞免疫抑制剂。在三期临床试验中，克拉屈滨（mylinax）的口服制剂能使患者的年复发率降低 58%，缓慢致残率降低 33%，并且 MRI 标记的神经炎症能降低 77% ~ 88%。将克拉屈滨按照 3.5mg/kg 的剂量对患者治疗 2 周，但每年只能用克拉屈滨治疗 1 次。克拉屈滨能通过其作用机制引起外周淋巴细胞的减少。而使用克拉屈滨治疗的患者可能出现带状疱疹再激活、骨髓抑制、骨髓增生异常综合征和肿瘤等并发症。克拉屈滨最近获得了欧洲药品管理局的批准，可用于治疗欧洲人患有的复发性 MS。

2. 奥扎尼莫德，辛波莫德和波内西莫德　3 种 SIP1，SIP5 选择性鞘氨醇 1- 磷酸受体调节剂正处于后期研发阶段。这 3 种产品的半衰期都比芬戈莫德短，并且不能与导致芬戈莫德的脱靶效应的 SIP3 受体发生反应。在两项三期临床试验中，奥扎尼莫德（ozanimod）对临床复发和 MRI 检测到疾病活动指标的降低效果要优于每周注射 1 次 IFNβ1-a 的治疗效果。在三期临床

表 17-8 MS 的新型治疗

治疗药物	研究周期（周）	比较	治疗的剂量，方法，频率	年复发率降低的百分比 %	减少残疾累积的百分比 a
复发的 MS					
奥扎尼莫德	48	IFNβ-la,30ug IMQW	1mg, PO, QD	-52%	-NS
奥扎尼莫德	96	IFNβ-la,30ug IMQW	1mg, PO, QD	-38%	NS
波内西莫德	167	DMF	20mg, PO, QD	NR	NR
阿图马布	130	TER	20mg, SC, 每 4 周 1 次	NR	NR
奥皮尼努马布	72	PBO（add-on SOC）	750mg, IV, 每 4 周 1 次	NR	NR
乌利妥昔单抗	96	TER	600mg, IV, 每 6 月 1 次	NR	NR
进展型 MS					
辛波莫德	12 ~ 36 月	PBO	2mg, PO, QD	-56	-21
生物素	15 月	PBO	100mg, PO, TID	NS	10.3[b]

DMF= 富马酸二甲酯；IFNβ= 干扰素 β；IM= 肌内注射；NR= 未报告；NS= 不显著；PO= 口服；QD = 每天一次；SC= 皮下注射；SOC= 护理标准；TER= 特氟洛米特；TID= 每天三次；TIW= 每周三次；T25FW, 步行 25 英尺。

注意：复发率降低是使用意向治疗分析方法的年度数据。通过将治疗组中报告的比率除以安慰剂组中的可比率来计算减少百分比。

[a] 严重程度 =1 分扩展残疾状况评分进展，持续 3 个月。

[b] 与安慰剂相比，经积极治疗的 EDSS 或 T25FW 患者的临床显著残疾改善的比例。每项研究的患者人群不同；因此，应该解释每种药物之间的直接比较。

试验中发现：辛波莫德（siponimod）与安慰剂相比，可作为一种 SIP1，SIP5 选择性鞘氨醇磷酸受体调节剂降低 SPMS 患者的致残率。针对波内西莫德（ponesimod）与 DMF 的三期试验目前正在进行中。

3. 阿图马布和乌利妥昔单抗　阿图马布（ofatumumab）和乌利妥昔单抗（ublituximab）都是作用于 CD20 的单克隆抗体，而 CD20 是 B 淋巴细胞上存在的细胞表面标志物。两种抗体都会导致 B 细胞耗竭，但不影响浆细胞。在 RRMS 的二期临床试验中，通过脑部 MRI 观察到这两种抗体都能减少新病变的累积。而三期试验正在进行中。

4. 高剂量生物素（qizenday）　已有研究证明生物素能降低 SPMS 和 PPMS 患者的致残率，因此，一项多中心国际注册试验正在调查高剂量生物素（100mg，每日 3 次）能否作为进展性 MS（SPMS 和 PPMS）的治疗方法。生物素是线粒体酶的一种辅助因子，高剂量可以增强 ATP 的产生，从而恢复进展性 MS 中存在的氧化能量不足。

5. 奥皮尼努马布　奥皮尼努马布（opicinumab）是针对富含亮氨酸的重复序列和含有免疫球蛋白结构域的 Nogo 受体相互作用蛋白 -1（LINGO1）的单克隆抗体。LINGO1 是一种在神经元和少突胶质细胞上表达的蛋白质，可与神经突触生长抑制剂相互作用，因此也被称为 reticulon-4（Nogo 受体）。它能够激活 Ras 同系物的基因家族，并且还能阻断轴突再生和髓鞘再生的成员 A（RhoA）的信号通路。临床前研究表明，LINGO-1 的拮抗作用可促进少突胶质细胞前体细胞分化及髓鞘的再生。对急性视神经炎患者中进行的二期研究发现：与安慰剂相比，奥皮尼努马布能够促进全视野 VEP 潜伏期的恢复。目前正在复发型 MS 中验证奥皮尼努马布对髓鞘再生的治疗效果。

F. 超说明书治疗

一些广谱免疫抑制剂有时仍用于难治

性 MS 的治疗。但随着那他珠单抗使用之后，导致这些药物的使用率急剧下降。

1. 环磷酰胺　环磷酰胺（cytoxan）是一种细胞毒性烷化剂，可能对正在发病的、年轻的 SPMS 患者有较好的治疗效果。一项开放性研究发现，将环磷酰胺和 IFNβ1-a 联合用于治疗正在发病的患者比只用 IFNβ 治疗的效果好。环磷酰胺给药方式与治疗狼疮性肾炎的方法类似，每月的给药量为 800mg/m^2，并根据输注前和输注后 10 天的白细胞计数进行滴定。

2. 吗替麦考酚酯　吗替麦孝酚酯（cellCept）是肌苷 5'- 单磷酸脱氢酶Ⅱ型的抑制剂，也是活化淋巴细胞的相对选择性免疫抑制剂。一些研究表明，吗替麦考酚酯单独使用或与 IFNβ 组合给药的耐受性好。虽然 FDA 已批准了相应的治疗方法进行治疗，但已将吗替麦考酚酯用于治疗持续活性的 RRMS 和 SPMS 患者。吗替麦考酚酯以 500 ~ 1000mg 口服给药，每日 2 次。

3. 硫唑嘌呤　硫唑嘌呤（imuran）是 6- 巯基嘌呤的核苷类似物，其可影响 DNA 和 RNA 的合成。一项小型研究的 meta 分析显示，硫唑嘌呤能降低 RRMS 和 SPMS 患者的复发率。硫唑嘌呤最初以 50mg/d 对患者进行滴定，能将白细胞计数降低至 3.0K/μL 左右（通常为 2 ~ 3mg/kg/d）。

4. 甲氨蝶呤　甲氨蝶呤（rheumatrex）是二氢叶酸盐的抑制剂，具有较强的抗炎作用，还具有增强抑制免疫的功能。它可以用于治疗 SPMS，通过研究脑部 MRI 和测试手与手臂的灵活性发现：甲氨蝶呤能够减轻疾病引发的症状。甲氨蝶呤以 7.5mg 每周 1 次给药。甲氨蝶呤治疗的患者需要进行肝毒性的检测。

5. 利妥昔单抗　利妥昔单抗（rituxan）是一种针对 CD20 的嵌合型单克隆抗体，可导致 B 细胞耗竭。FDA 已批准使用利妥昔单抗治疗非霍奇金淋巴瘤和类风湿关节炎。一项二期临床研究发现：在患者脑部 MRI 中观察到利妥昔单抗能降低 RRMS 的复发和病灶累积的频率。在 PPMS 的二期 b/三期临床研究中发现，利妥昔单抗不能改变患者的致残率。在患者脑部 MRI，以及在那他珠单抗难治性 MS 和视神经脊髓炎中出现对比增强病变时（见第 18 章），有时可使用利妥昔单抗作为非批准的处方药进行治疗。

6. 静脉注射免疫球蛋白　在一些研究中发现：按照剂量为 0.15 ~ 0.20g/kg 的比例，每月对患者静脉注射免疫球蛋白可降低 MS 的发病率。但免疫球蛋白对致残率的影响还需要进一步地证明。

7. 血浆置换　一些试验表明，血浆置换可能有助于治疗急性发作的且对糖皮质激素无反应的严重脱髓鞘疾病。但血浆置换对 SPMS 的治疗无明显效果。

G. 治疗选择

目前还没有基于证据的统一方案来管理复发或进行性 MS 患者。从随机对照试验中提取的关于治疗功效的数据仅限于与单一活性对照的无治疗药物组（安慰剂）进行比较。治疗选择不仅基于功效，还基于安全性和耐受性，甚至还要考虑个体患者对罕见但可能危及生命的不良事件风险的耐受性。

对于新诊断的初治患者可使用多种方法进行治疗，包括自我注射药物（IFN 和 GA），口服治疗（芬戈莫德，DME 和特立氟胺）和单克隆抗体（奥珠单抗和那他珠单抗）（图 17-5）。使用 IFN，GA 或特氟料奈治疗疾病仍持续进展的患者改用更有效的疗法［如芬戈莫德，DMF，ocrelizumab 和那他珠单抗（仅限于 JCV- 血清阴性患者）］可能会更好地抑制疾病的复发。而相似功能水平的治疗方案的改变（如在 IFN 或 GA 之间切换）则不太可能对患者的治疗取得突破性进展。阿仑单抗常作为第三线药物的原因是其能够引起

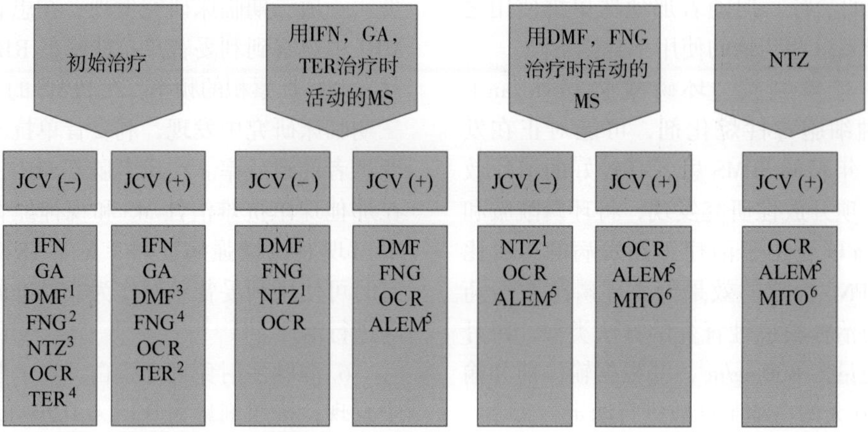

初始治疗		用IFN，GA，TER治疗时活动的MS		用DMF，FNG治疗时活动的MS		NTZ
JCV (–)	JCV (+)	JCV (–)	JCV (+)	JCV (–)	JCV (+)	JCV (+)
IFN GA DMF[1] FNG[2] NTZ[3] OCR TER[4]	IFN GA DMF[3] FNG[4] OCR TER[2]	DMF FNG NTZ[1] OCR	DMF FNG OCR ALEM[5]	NTZ[1] OCR ALEM[5]	OCR ALEM[5] MITO[6]	OCR ALEM[5] MITO[6]

1. 具有较低的 PML 风险，并可能会减轻疾病的症状
2. 具有低但不可预测的 PML 风险
3. 仅限于治疗某些地区患有高疾病活动的初治患者
4. 中毒性表皮坏死松解症的风险低，但无法预测
5. 有从头自身免疫，恶性肿瘤，严重感染的风险
6. 已知心肌病和早幼粒细胞白血病的风险

图 17-5 **复发性 MS 可能的治疗选择基于：（1）那他珠单抗的风险分层；（2）尽管进行了治疗，但疾病活动，患者需升级治疗。关于使用交叉试验比较的药物相对功效的假设是基于相对复发率降低。对于每种治疗，指出了罕见但严重不良事件的重要安全性问题（JCV= 乳多空泡病毒，IFN= 干扰素，GA= 醋酸格拉替雷，DMF= 富马酸二甲酯，FNG= 芬戈莫德，NTZ= 那他珠单抗，OCR= 奥克雷珠单抗，TER= 特立氟胺，ALEM= 阿仑单抗，MITO= 米托蒽醌，编者注。）**

严重的并发症（自身免疫和感染），通常用于治疗接受过两种或更多疗法治疗但疾病仍然活动的患者。虽然米托蒽醌仍然是 FDA 批准的治疗 MS 的药物，但其可能引起恶性肿瘤（早幼粒细胞白血病）和心脏毒性等并发症，因此，很少用其治疗 MS。

Clifford DB, et al. Natalizumab-associated progressive multifocal leukoencephalopathy in patients with multiple sclerosis:Lessons from 28 cases. *Lancet Neurol* 2010;9:438-446. [PMID:20298967] (Reviews the manifestations of PML in natalizumabtreated patients.)

Keegan M, et al. Symptomatic management plasma exchange for severe attacks of CNS demyelination: Predictors of response.*Neurology* 2002:8;58:143-146. [PMID: 11781423] (Retrospective case series documenting response of severe demyelinating attacks to plasmapheresis.)

Rae-Grant A, et al. Practice guideline update: Disease-modifying therapies for adults with multiple sclerosis. Report of the Guideline Development, Dissemination, and Implementation Subcommittee (GDDI) of the American Academy of Neurology. *Neurology* 2018;90(17):777-788. [PMID: 2968611] (Evidence-based assessments of FDA-approved disease-modifying therapies in multiple sclerosis.)

Rae-Grant A, et al. Systematic review: Disease-modifying therapies for adults with multiple sclerosis. Report of the Guideline Development, Dissemination, and Implementation Subcommittee (GDDI) of the American Academy of Neurology.*Neurology* 2018;90(17):789-800. PMID: 29686117] (Systematic review of FDA-approved and commonly used off-label diseasemodifying therapies in multiple sclerosis).

H. 症状治疗

由于 MS 影响神经系统的多种功能，MS 患者的症状管理可能很复杂，特别是对于 SPMS 和 PPMS 患者。

1. 痉挛　痉挛状态是一种与运动有关的变化，它在 MS 中的发生是由于运动通路受损及脊髓或更高部位内的重组造成。痉挛通常与无力同时发生，但也可能单独发生。在使用解痉药之前，应充分了解痉挛触发因素如疼痛和便秘等。第一次的处方药一般是巴氯芬（每日 3 次，每次 10mg）和替扎尼定（每天 3 次，每次 2mg）。随后，这两种药物的剂量可逐渐增加，直至达到症状缓解。建议的巴氯芬最大剂量为 80mg/d，而一些临床医生开的剂量高达 120mg/d。突然停药可能会导致戒断症状和癫痫发作。替扎尼定的最大剂量为 36mg/d。巴氯芬和替扎尼定有引起嗜睡的副作用。替扎尼定还能引发肝功能异常和心动过缓。替扎尼定治疗的患者应对肝功能进行检测，有肝病史的患者应特别注意。加巴喷丁也是一种有效的抗痉挛剂，患者的起始注射量为 300mg/ 次，每天 3 次；然后可将注射量迅速升至 1800mg/d。有时还需要进一步提高滴定，典型的剂量为 3600mg/d 或更高。地西泮也是一种有效的抗痉挛剂，可以单一地治疗痉挛，也可以与其他药物联合使用。可以从较低的起始量（2mg，每天 3 次）逐渐增加滴定，直至状态得到缓解。与其他药物一样，地西泮也能引起有限的嗜睡；突然停药后也能引起戒断症状和癫痫发作。治疗有痉挛症状的患者时，如果口服巴氯芬后产生过多的副作用或治疗效果不明显，可以通过留置泵进行鞘内注射。医疗管理只是痉挛治疗的一部分。大麻素可作为非批准的药物用于减轻一些患者痉挛的症状，美国联邦法认为大麻素是违法的，但可在许多州中将大麻素用于医学治疗。物理治疗和日常伸展运动有助于防止挛缩的形成。

2. 疲劳　在临床上对疲劳进行对症治疗之前，必须确定疲劳的类型。MS 患者可能患有神经肌肉无力和疲劳、与抑郁相关的疲劳、继发于失眠的白天嗜睡和全身性疲劳。糖皮质激素可能对近期突发引起的神经肌肉疲劳有治疗作用。物理治疗和定期运动对疲劳的治疗也是必不可少的。对于伴有体温升高的神经肌肉疲劳患者，游泳是一种很好的锻炼方式。MS 患者易患有抑郁症，如果出现这一现象，则必须对其进行充分治疗。睡眠障碍在 MS 中也很常见，患者应接受有利于定期睡觉的习惯和模式的教育。有些患者可能需要服用安眠药。与 MS 相关的疲劳可能对 100mg 每天 2 次的金刚烷胺有效。其他兴奋药也可用于 MS 引起的白天过度嗜睡，包括：莫达非尼（provigil）100 ~ 200mg，每天 2 次；哌甲酯（利他林）10 ~ 20mg，每天 2 次；阿莫达非尼（nuvigil）150mg，每天 1 次。所有中枢神经系统兴奋药均可引起失眠，从而进一步加剧疲劳，因此，必须谨慎使用催眠药治疗失眠症和疲劳引起的神经活跃的升高。

3. 疼痛　急性或慢性神经性疼痛是 MS 的常见并发症。很多患者忍受着由脊髓损伤导致的慢性感觉迟钝，该症状包括灼热、刺痛、压迫感或砂砾感。非类固醇抗炎药对治疗 MS 引起的神经病理性疼痛通常无明显效果。而加巴喷丁对该疾病有较好的治疗效果，常用的剂量为 1800mg/d，有时甚至更高。卡马西平（tegretoll，100mg，1 日 2 次，或奥卡西平（trileptal），300mg，1 日 2 次，特别适用于“挤压”或“带状”感觉迟钝和三叉神经痛的治疗。氨基甲酸酯和奥卡西平这两种药物都可以逐渐增加剂量直至患者的疼痛得到缓解，并且氨基甲酸酯最高可达 1600mg/d，奥卡西平最高可达 2400mg/d。这些药物还可能引发致命性的低钠血症，因此必须检测患者的血清钠浓度。曲马朵（ultram）也可用于神经性疼痛，以每次 50mg 每日 3 次给药，逐渐滴定至 400mg/d。突然停止曲马朵给药可能会导致戒断症状，并且该药物还可能引发 5- 羟色胺综合征。因此，对于接受抗抑郁药物治疗的患者必须谨慎使用此药。托吡酯（topamax）、拉莫三嗪（lamictal）和唑尼沙胺（zonegran）有时也可用于治疗神经性疼痛。低效阿片类镇痛药如可待因或氢可酮可与非麻醉镇痛药联合用于突发性疼痛。当使用低效阿片类镇痛药单独治疗，或与非麻醉药物联合治疗效果较差时，可以连续加入如芬太尼透皮贴剂等阿片制剂进行治疗。长期使用阿片类镇痛药常伴随着高度依赖性和呼吸抑制的风险，因此，应谨慎使用阿片类镇痛药来控制慢性疼痛。大麻素作为非批准的药物可能有助于减轻某些患者的疼痛。

4. 阵发性症状　每日服用 2 ~ 3 次 125 ~ 250mg 的卡马西平、奥卡西平、加巴喷丁（如前所述）和乙酰唑胺（diamox）对莱尔米特症状和强直性痉挛有较好的治疗效果。每天服用 2 次 4 ~ 8mg 的乙酰唑胺和昂丹司琼（zofran）可用于治疗间歇性眩晕。美克洛嗪（antevert）对中枢性眩晕的治疗没有明显效果。巴氯芬或替扎尼定等抗痉挛药物对夜间屈肌痉挛具有较好的治疗效果。

5. 膀胱功能障碍　膀胱痉挛可通过每天服用 3 或 4 次 5mg 的奥昔布宁（ditropan）或每天服用 2 次 2mg 的托特雷（detrol）等抗胆碱能药物进行治疗。每周使用 2 次长效制剂和奥昔布宁透皮贴剂也具有较好的治疗效果。米拉贝隆（myrbetriq）选择性刺激 β-3 肾上腺素能受体，从而使膀胱平滑肌松弛，可按照说明书中的方式给药，剂量为 25mg 或 50mg ERtabs。当诊断出尿潴留时，应指导患者使用间歇性自我导尿的方法治疗去神经支配的膀胱。括约肌协同失调的患者，在晚上可以用 1 ~ 5mg 的特拉唑嗪（hytrin）和抗胆碱能药进行治疗。

6. 肠道功能障碍　肠道功能障碍在 MS 中很常见，并且经常受到影响。慢性便秘可以用纤维素（饭后服用 1 茶匙的 metamucil，每日 3 次）、大便软化剂（饭后服用 100mg 交替使用钠，每日 3 次）和兴奋剂（番泻叶，晚上 2 片）治疗。

7. 性功能障碍　男性阳痿可以在性交前服用 50 ~ 100mg 的西地那非（伟哥）、5 ~ 20mg 的伐地那非（levitra）或 5 ~ 20mg 的他达拉非（cialis）进行治疗。而对口服制剂无反应的患者可通过在前列腺内注射 2.5 ~ 40μg 的前列地尔（edex）进行治疗。具有阴道痉挛症状的女性患者可以用抗痉挛药物治疗。并且可以使用水基润滑剂治疗由阴道润滑减少导致的性交困难。

8. 运动功能受损　达氟吖啶（4- 氨基吡啶，或 ampyra）可改善三期临床试验中行走障碍患者的步行速度，并且最近 FDA 批准了达氟吡啶作为该症状的治疗药物。每天服用 2 次达氟吡啶的缓释片，每次 10mg。每 3 名接受达氟吡啶治疗的患者中约有 1 名患者的运动功能得到改善。4- 氨基吡啶是钾离子通道阻滞剂，还可以改善脱髓鞘轴突的电传导。癫痫是由使用 4- 氨基吡啶治疗引起的已知并发症。尽管 4- 氨基吡啶改善了一些患者的步行速度，但一般认为它是对症治疗而不是对疾病的改善治疗。因此，对 4- 氨基吡啶治疗有反应的患者还需要接受对疾病的改善治疗，否则也可能会出现残疾恶化。

Chou R, Peterson K, Helfand M. Comparative efficacy and safety of skeletal muscle relaxants for spasticity and musculoskeletal conditions: A systematic review. *J Pain Symptom Manage* 2004;28:140-175. [PMID: 15276195] (A comprehensive systematic review of antispasmodic medications.)

Goodman AD, et al; Fampridine MS-F203 Investigators. Sustainedrelease oral fampridine in multiple sclerosis: A randomized,double blind, controlled trial. *Lancet* 2009;373:732-738.[PMID: 19249634] (Phase III trial showing benefit of dalfampridine in a minority of treated patients.)

Rammohan KW, et al. Efficacy and safety of modafinil (Provigil)for the treatment of fatigue in multiple sclerosis: A two centre phase 2 study. *J Neurol Neurosurg Psychiatry* 2002;72:179183.[PMID: 11796766] (Phase II trial showing benefit of the wakefulpromoting agent modafinil in treatment of MS fatigue.)

急性横断性脊髓炎

诊断要点

◎ 急性或亚急性肌无力和感觉丧失，伴有肠或膀胱功能障碍

◎ 最常发生在其他方面均健康的成年人

◎ 脊髓 MRI 异常，脑脊液显示炎症

横贯性脊髓炎（transverse myelitis，TM）是脊髓的炎症，导致损伤平面以下的运动、感觉和括约肌功能障碍。TM 通常是双侧的并且倾向于导致比 MS 的部分典型脊髓炎更严重的肌无力。然而，在许多 MS 患者中，约 1% ~ 2% 的病例，TM 是疾病中的一个过程。TM 的其他原因包括感染（包括带状疱疹和单纯疱疹），胶原血管疾病，结节病和特发性炎症性疾病（表 17-9）。TM 可以是视神经脊髓炎的表现形式。复发性 TM 无脑或视神经受累，与已知抗体无关，似乎是罕见但明显的综合征。

因为 TM 是许多疾病过程的表现，治疗取决于潜在的病理学，出现 TM 的患者

表 17-9 急性横贯性脊髓炎的诊断思考

脱髓鞘疾病
多发性硬化
急性播散性脑脊髓炎（疫苗接种后）
视神经脊髓炎
病毒
疱疹病毒科
·水痘－带状疱疹病毒
·单纯疱疹病毒 1 型和 2 型
·EB 病毒
·巨细胞病毒
B 组虫媒病毒（西尼罗和登革）
疹病
·麻疹
·流行性腮腺炎
·风疹
罕见原因
·肠道病毒
—甲肝、乙肝、丙肝
—淋巴细胞性脉络丛脑膜炎病毒
分枝杆菌和细菌
结核分枝杆菌
肺炎支原体
肺炎衣原体
伯氏疏螺旋体（莱姆病）
苍白密螺旋体（梅毒）
羊布鲁氏杆菌（布氏菌病）
韩瑟勒巴通氏菌（猫抓病）
细菌性脑膜炎
脑脓肿
硬膜外脓肿
寄生虫
埃及血吸虫
曼氏血吸虫病
日本血吸虫
弓形虫
风湿性疾病和自身抗体综合征
胶原血管病
·干燥综合征
·系统性红斑狼疮
·混合型结缔组织病
·抗心磷脂自身抗体
·中枢神经系统原发性血管炎
·核周抗中性粒细胞胞质抗体
·桥本脑病（脊髓病）
·线状硬皮病
结节病
血管性
硬脊膜动静脉畸形
卒中
肿瘤和副肿瘤性
淋巴瘤
白血病
其他浸入肿瘤
副肿瘤性
·霍奇金淋巴瘤
·其他肿瘤

应行急诊诊断评估，其中包括脊髓 MRI，以排除压迫性病因，肿瘤和动静脉畸形。应始终使用钆 -DTPA 进行增强成像，以寻找炎症的证据。在急诊时，T2 加权成像信号增高而对应无增强表现应考虑非炎症的病因，包括卒中或动静脉畸形。尽管并不总是进行脊髓的弥散加权成像，但它有助于区分炎症和血管事件。脑成像也是寻找播散性脱髓鞘证据的必要条件。进行 CSF 分析以确认炎症过程并通过血清学评估寻找可能的感染性病因，特定生物的聚合酶链反应研究，或通过最新的宏基因组测序方法，使用随机引物和生物信息学方法进行生物鉴定，在发热的患者中进行血液检查以寻找全身炎症性疾病和感染的证据尤为重要。在严重或快速进展的病例中，最初的经验性治疗通常包括给予大剂量糖皮质激素和静脉注射阿昔洛韦，同时确定性诊断试验正在进行中。在对药物治疗无反应的情况下，通常使用血浆置换术（通常每次交换使用 1.5 个体积进行 5 次交换，尽管方案不同）。偶尔，脊髓炎症在影像上可能类似肿瘤，但很少把脊髓活检作为诊断的必要条件。因为存在不可逆转的手术后损伤的风险，全面的术前评估是必要的，以排除其他可能性，包括视神经脊髓炎、MS、结节病和血管炎。

脊髓前动脉，Adamkiewicz 动脉的梗死，通过存在肌无力和脊髓丘脑束损伤而脊髓后索功能保留，可以与 TM 区别开来。然而，这种临床模式并非一成不变。此外，脊髓梗死的 MRI 表现可以类似于 TM，CSF 分析是有帮助的，因为急性梗死一般不会出现白细胞计数增多或鞘内合成丙种球蛋白。特殊的 CSF 检测，如评估来自 CSF 上清液的白细胞介素 -6（IL-6）水平，也可以帮助区分炎症过程，如视神经脊髓炎，CSFIL-6 水平升高，而脊髓梗死，CSFIL-6 水平或其促炎细胞因子是正常的。在数天或数周内发展的亚急性过程不太可能是，而在数分钟或数小时内进展的脊髓损伤高度提示血管事件。

视神经脊髓炎谱系病

诊断要点

◎ 急性横贯性脊髓炎，视神经炎或难治性恶心和呕吐

◎ 中位数发病年龄 40 岁，范围广

◎ 女性受影响的频率是男性的 3 倍多

◎ 纵向长节段性脊髓炎跨越 3 个以上的脊髓节段

◎ 大多数病例中存在致病性的抗水通道蛋白 -4 抗体

视神经脊髓炎谱系障碍（neuromyelitis optica spectrum disorder, NMOSD; Devic 病），是一种侵袭性炎症性疾病，其特征是反复发作的视神经炎（opticneuritis, ON）和脊髓炎（表 17-10）。估计 NMOSD 每 10 万人中有 4 ~ 10 人受到影响，据报道在马提尼克岛的患病率最高，它的发生与血统无明显相关，NMOSD 在女性中的发生频率高于男性（＞ 3 ： 1），通常在成年期开始，但可以在任何年龄发生。ON 的损伤可以是双侧的（在 MS 中不常见）或单侧的，脊髓炎可以是严重的和横贯性的（在 MS 中很罕见），在 T2 加权成像中，通常纵向扩展（图 17-6），涉及 3 个或更多个连续的椎体节段。

曾经认为脑 MRI 在 NMOSD 中是正常的，但现在已经认识到，在许多情况下可能存在脑部病变，包括非特异性信号变化区域及与特定神经系统综合征相关的病变，如：

· 下丘脑，引起内分泌失调

· 延髓极后区，表现为难治性的打嗝或呕吐

· 大脑半球，产生局灶性神经受累症状或癫痫发作

表 17-10 视神经脊髓炎谱系障碍的诊断标准

AQP4-IgG 阳性的 NMOSD 诊断标准：
1. 至少有一个核心临床特征
2. 最佳检测法显示 AQP4-IgG 阳性（强烈推荐细胞分析法 [CBA]）
3. 排除其他诊断
AQP4-IgG 阴性或 AQP4-IgG 未知状态的 NMOSD 诊断标准：
1. 由一次或多次临床发病导致至少两个核心临床特征并满足以下所有要求：
a. 至少一个核心临床特征必须是视神经炎，LETM 的急性脊髓炎或极后区综合征
b. 空间多发（两种或多种不同的临床特征）
c. 满足额外的 MRI 要求，如适用
2. 最佳检测法显示 AQP4-IgG 阴性或无法进行 AQP4-IgG 检测
3. 排除其他诊断
核心临床特征
1. 视神经炎
2. 急性脊髓炎
3. 其他原因无法解释的呃逆或恶心或呕吐发作
4. 急性脑干综合征
5. 症状性嗜睡或急性间脑临床综合征伴有 NMOSD 典型的间脑 MRI 病变
6. 具有 NMOSD 典型脑损伤的症状性脑综合征
AQP4-IgG 阴性和 AQP4-IgG 未知状态的 NMOSD 额外 MRI 要求：
1. 急性视神经炎：需要脑 MRI 显示（1）正常或仅非特异性白质病变或（2）视神经 MRI 伴 T2- 高信号病变的 T1 加权钆增强病灶，延伸超过 > 1/2 视神经长度或涉及视交叉
2. 急性脊髓炎：需要相关的髓内 NMRI 病变延伸 ≥ 3 个连续节段（LETM）或 ≥ 3 个连续的局灶性脊髓萎缩节段，该患者患有急性脊髓炎的病史
3. 极后区综合征需要相关的延髓背侧 / 极后区病变
4. 急性脑干综合征：需要脑干室管膜旁病变

AQP4= 水通道蛋白 -4；IgG= 免疫球蛋白 G；LETM= 纵向广泛的横贯性脊髓炎病变

转载自：Wingerchuk DM, Banwell B,Bennett JL, et al: International consensus diagnostic criteria forneuromyelitisoptica spectrum disorders, *Neurology* 2015 Jul 1485（2）:177-189.

大脑半球的大 MRI 病变可以是无症状的，有时似云雾状，与 MS 病变不同，通常不具有破坏性并且可以完全消退。脊髓 MRI 病变通常由肿胀和组织破坏的局灶性增强区域组成，延伸超过 3 个或更多脊髓节段，在轴序列上以脊髓的灰质为中心。

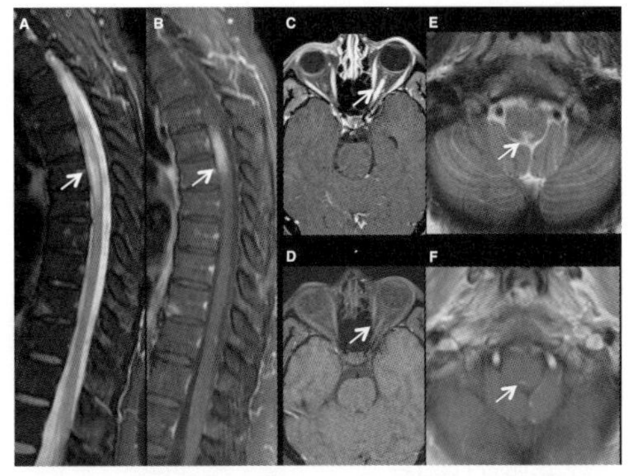

图 17-6 视神经脊髓炎的影像学表现：纵向连续性横贯性脊髓炎，视神经炎和脑干受累。（A）矢状面 FLAIR 胸椎 MRI 显示 T2 加权成像中信号变化增加的区域长度跨越 3 个以上椎骨节段；（B）在钆 -DPTA 输注后显示增强的矢状 T1 加权胸椎 MRI；（C）钆 -DPTA 输注后的轴向 T1 加权脑 MRI 显示左视神经强化；（D）未输注钆 -DPTA 增强的轴向 T1 加权脑 MRI 显示左视神经正常表现；（E）轴向脑 MRI 显示在极后区 T2 加权成像的高信号区域;（F）钆 -DPTA 输注后的轴向 T1 加权脑 MRI 显示极后区的点状增强

CSF 中细胞数增多比在 MS 中观察到的更明显，在某些情况下存在中性粒细胞和嗜酸性粒细胞。寡克隆带并不常见，仅发生在少于 30% 的 NMOSD 患者中。与 MS 相反，进行性症状通常不会发生在 NMOSD 中。这种疾病通常会随着时间的推移而停止；在一个报道中，1/3 的患者出现了脊髓炎引起的呼吸衰竭，以及发病后 8 年，60% 的患者失明，超过 50% 的患者有 1 个或多个肢体永久性瘫痪。收集来自该研究的数据显示，重要的是要在广泛使用 NMOSD 的经验性治疗之前认识到，NMOSD 是区别于 MS 的独立疾病实体。

与 TM 类似，NMOSD 与病因相关（表 17-11），高达 40% 的 NMO 患者患有全身性自身免疫疾病，如系统性红斑狼疮、干燥综合征、核周抗中性粒细胞胞浆抗体相关性血管炎、重症肌无力、桥本甲状腺炎

表 17-11　视神经脊髓炎的诊断考虑因素

特发性脱髓鞘疾病
视神经脊髓炎
多发性硬化
急性播散性脑脊髓炎
胶原血管疾病和自身抗体综合征
系统性红斑狼疮
干燥综合征
混合性结缔组织病
核周抗中性粒细胞胞浆自身抗体
抗心磷脂自身抗体
病毒和分支杆菌感染
水痘 - 带状疱疹病毒
爱泼斯坦 - 巴尔病毒
HIV 人类免疫缺陷病毒（艾滋病毒）
结核病
布鲁氏菌病

或混合性结缔组织病。这与其他自身免疫性疾病有关，可能存在一种常见但尚未发现的病因，这种病因是导致免疫自身耐受性的基础。

在一些报道的案例中，发病可能与水痘 - 带状疱疹病毒，爱泼斯坦 - 巴尔病毒，艾滋病毒或结核病的急性感染有关。罕见病例似乎是副肿瘤综合征并且与乳腺癌、肺癌或其他癌症有关。

特发性形式可以是单相的，但更典型的是多相的，虽然患有单相形式的患者不如正在从多相形式的第一次损伤中恢复的患者的预后好，由于上颈髓病变导致呼吸衰竭，多发性病变的患者复发和死亡的风险很高。应联合糖皮质激素和血浆交换治疗急性发作。

NMOSD 的病理学是一种独特的星形细胞病，伴有炎症及星形胶质细胞的损伤，并且通过免疫组织化学检查不存在水通道蛋白 -4（water channel protein aquaporin-4, AQP4）的染色。此外，血管壁增厚，脱髓鞘，抗体和补体的沉积存在于 NMOSD 病变中。NMOSD 与针对 AQP4 的高度特异性自身抗体相关（抗 AQP4，也称为 NMO-IgG），存在于约 70% 临床诊断为 NMOSD 患者的血清中。AQP4 定位于与内皮表面紧密贴合的星形胶质细胞的足突，以及朗飞结附近的结旁区。抗 AQP4 抗体是致病性的，因为将抗 AQP4 抗体被动转移到实验室动物中可以再现该疾病的组织学特征。抗 AQP4 抗体固定补体以介导星形胶质细胞损伤。在脊髓炎急性发作期间，CSFIL-6 和胶质纤维酸性蛋白水平显著升高，活动性炎症和星形胶质细胞损伤一致。促炎性 TH17 细胞识别 AQP4 的免疫显性表位，并且还可能促进免疫机制。由于抗体的高特异性，当其与典型的临床表现一起发现时，它的存在被认为是当前 NMOSD 诊断标准的基石（见表 37-2）。抗 AQP4 抗体识别 AQP4 上的三维表位，因此，与基于酶联免疫吸附方法的检测相比，基于细胞的测定更敏感和特异。抗 AQP4 血清阳性患者具有未来复发的高风险，如果不治疗，超过 50% 的患者将在 1 年内复发。一些抗 AQP4 血清阴性的 NMOSD 患者检测其他自身抗体血清反应也呈现阳性，如抗髓鞘少突胶质细胞糖蛋白抗体。在 NMOSD 中尚未严格研究疾病修饰疗法。NMOSD 的急性发作通常用大剂量糖皮质激素治疗（如甲泼尼龙 1g/d，持续 5 ~ 10 天，然后是泼尼松逐渐减量）。根据经验，血浆置换（通常为每次交换使用 1.5 个体积进行 5 次交换）用于对糖皮质激素治疗无反应的急性发作。鉴于未经处理的 NMOSD 的不利自然病程，对于大多数患者，建议使用以下方案之一预防复发：吗替麦考酚酯（1000 ~ 1500mg；每日 2 次）；利妥昔单抗，一种消耗 B 细胞的抗 CD_20 单克隆抗体（每 6 个月静脉注射 1 ~ 2g），或糖皮质激素的组合（每天 500mg 静脉注射甲泼尼龙，持续 5 天，然后口服泼尼松每天 1mg/kg 持续 2 个月，然后缓慢逐渐减量），加硫唑嘌呤（第 3 周开始每天 2mg/kg）。现有证据表明，使用 β-IFN 无效，而且可能会增加 NMOSD 复发的风险。在 MS 中证实有效的一些疗法包括醋酸格拉替雷和芬戈莫德，那他珠单抗和阿仑单抗在 NMO 中似乎无效。这些疗法在 MS 中并不常用，因此突出了明确诊断 NMOSD 的必要性。一些临床试验如 B 细胞耗竭抗 CD19 单克隆抗体（尼比珠单抗，终末补体抑制剂（依库丽单抗）和 IL-6 受体阻断抗体（SA-237）正在进行中。一项初步报告显示，依库丽单抗可使 NMOSD 复发风险降低 90% 以上，具有已知靶标的致病性抗体的存在使得 NMOSD 可能适合用于促进自身耐受的抗原特异性疗法。

急性播散性脑脊髓炎

诊断要点

◎ 多灶性单相性疾病，通常表现为意识改变或癫痫发作

◎ 脑 MRI 显示灰质和白质结构均受累

◎ 最常见于儿童

急性播散性脑脊髓炎（acute disseminated encephalomyelitis, ADEM） 是一种单相性疾病，其特征在于多灶性炎症和脱髓鞘，它在儿童中比成年人更常见。ADEM 与近期狂犬病或疫苗接种（接种后脑脊髓炎）及最近感染（传染性脑脊髓炎后）有关，它经常伴随着童年的麻疹和水痘。与 ADEM 相关的其他先驱感染包括单核细胞增多症，流行性感冒，副流感，肺炎和肺炎支原体，在一些 ADEM 患者中观察到对髓磷脂碱性蛋白的自身免疫应答，这表明了分子模拟的发病机制。急性出血性脑白质炎（Hurst 病）是与微血管出血性病变相关的暴发性和破坏性的 ADEM 形式。ADEM 通常通过先前接种疫苗或感染的病史及大脑、脑干、小脑和脊髓的快速进展和多灶受累与 MS 鉴别。意识障碍和癫痫发作在 ADEM 中很常见，在 MS 中很少见。

在 ADEM 中脑 MRI 显示多个区域的异常信号，通常表现为强化，这类病变的急性期脑脊液检查显示淋巴细胞增多，蛋白质升高，鞘内合成 γ 球蛋白，因此在临床上很难鉴别 ADEM 和 MS。

治疗包括大剂量糖皮质激素，当患者对糖皮质激素治疗无效时，使用血浆置换和（或）静脉内注射免疫球蛋白（intravenous immunoglobulin，IVIG）。癫痫、学习障碍和行为障碍可能是儿童 ADEM 的后遗症。

抗髓鞘少突胶质细胞糖蛋白脱髓鞘

诊断要点

◎ 在成年人中表现为 ON，脊髓炎或抗 AQP-4 血清阴性 NMO

◎ 在儿童中呈现为 ADEM

◎ 通过细胞分析法（CBA）发现存在抗髓鞘少突胶质细胞糖蛋白（antimyelin oligodendrocyte glycoprotein，抗 MOG）抗体而确定

虽然长期以来被认为是抗体介导的脱髓鞘的可能靶标，最近才被发现通过基于细胞的测定法检测到抗 MOG 抗体，它能够识别脂质双层中的 MOG 表位与儿科 ADEM 相关，也与抗 AQP-4 血清型 NMOSD 相关。确切地说，抗 MOG 抗体如何致病还不清楚。血清反应阳性的 MOG 抗体患者存在双侧性、同步性 ON 和脊髓炎的风险。这个临床特征，有助于区分 MOGON 与 MS 或 NMOSD 相关的乳头炎或视神经乳头肿胀。与抗 MOGON 有关的乳头炎，可通过内镜检查或眼眶 MRI 检查发现。

与 NMOSD 中的 ON 一样，抗 MOG 的 ON 在 MRI 上通常比 MS 更纵向扩展。像 NMOSD 一样，大脑 MRI 可以是正常的，或可以表现为白质或灰质结构中云雾状高信号，类似于儿科 ADEM 病变的外观。道森手指征和典型 MS 的 T1 低信号病变在抗 MOG 脱髓鞘中并不常见，脊髓损伤可表现为纵向长节段或短节段。抗 MOG 脱髓鞘

有时是单相的，如儿科 ADEM 的情况，但也可以反复发作。

像儿科 ADEM 一样，抗 MOG 脑损伤通常对皮质类固醇治疗反应敏感，可完全消退。抗 MOG 脱髓鞘的急性发作如同 NMOSD 治疗，应用大剂量皮质类固醇治疗，然后是泼尼松逐渐减量治疗，有时应用血浆置换治疗。一些患者在停用泼尼松后出现疾病复发，并且表现为皮质类固醇依赖。目前尚未进行抗 MOG 脱髓鞘的临床试验，对于常用于 NMOSD 的其他免疫抑制药物在这种疾病中使用的数据有限。但是，在 NMOSD 治疗中使用的经验性药物，如吗替麦考酚酯，在抗 MOG 脱髓鞘的效果较差。在某些情况下，长期每日使用皮质类固醇是必要的。虽然数据有限，但 IVIG 可能在某些治疗难治性病例中有效。

慢性复发性炎症性视神经病变

诊断要点

◎ 表现为复发性单侧或双侧视神经炎

◎ 脑和脊髓成像并未提示其他病因

◎ 通过排除所有其他视神经炎潜在的诊断而确定

慢性复发性炎症性视神经病变（chronic relapsing inflammatory optic neuropathy, CRION）的特点是反复发作而病因不明。中枢神经系统的影像学检查，除了与视神经相关的发现之外，通常是正常的或非特异性的。实验室检查是阴性或正常的，包括全血细胞计数的差异；综合代谢组；血管紧张素转换酶；抗核抗体；抗 AQP4 抗体；维生素 B_{12}；叶酸；甲状腺功能检查；传染病的血清学检测，包括莱姆病、梅毒、肺结核。视神经病变的遗传原因，如 Leber 遗传性视神经病变和优势视神经病变，如果视神经病变是进行性的，无痛的或有家族病史，应进行评估。血管和血管炎的病因，包括前部缺血性视神经病变、颞动脉炎和 Susac 病，应适当评估和排除。最近，一些 CRION 患者被重新分类为具有抗 MOG 抗体相关的脱髓鞘病变，此试验已经商业化。

用大剂量皮质类固醇冲击治疗（通常使用 1g 甲泼尼龙或等效的 IV 或 PO 给药 3 ~ 5 天，用于治疗急性发作期 ON）。有些患者依赖皮质类固醇，需要每日泼尼松来维持缓解。关于类固醇治疗的数据仅限于少数研究，任何治疗的随机对照试验还未确定。

Cree BA. Acute inflammatory myelopathies. *Handb Clin Neurol* 2014;122:613-667. [PMID: 24507538] (Comprehensive review of inflammatory myelopathies.)

Cree BA, et al. Placebo-controlled study in neuromyelitis optica-Ethical and design considerations. *Mult Scler* 2016;22:862-872. [PMID: 26666258] (Ethical considerations of placebo-controlled trials in NMOSD and how such considerations impact study designs for clinical trials are reviewed.)

Lennon VA, et al. IgG marker of optic-spinal multiple sclerosis binds to the aquaporin-4 water channel. *J Exp Med* 2005;202:473-437. [PMID: 16087714] (This is the landmark paper that identified the anti-AQP4 binding antibody in neuromyelitis optica.)

Peschl P, et al. Myelin oligodendrocyte glycoprotein: Deciphering a target in inflammatory demyelinating diseases. *Front Immunol* 2017;8:529. [PMID: 28533781] (A concise review of anti-MOG demyelination.)

Petzold A, Plant GT. Chronic relapsing inflammatory optic neuropathy:A systematic review of 122 cases reported. *J Neurol* 2014;261:17-26. [PMID: 23700317] (A systematic review of CRION.)

Wingerchuk DM, et al. International consensus diagnostic criteria for neuromyelitis optica spectrum disorders. *Neurology* 2015;85:177-189. [PMID: 26092914] (The most recent diagnostic criteria for NMOSD established by international panel consensus that relies heavily on the specificity of the anti-AQP4 antibody test for identifying NMOSD patients.)

陈文利 **译校**

脊髓非创伤性疾病

Olajide Williams, MD, MSc
Jared Levin, MD
Michelle Stern, MD

脊髓综合征

◎ 概述

从解剖学上讲，脊髓可分为四个区域：颈段，包含 7 个椎骨和 8 条脊神经；胸段，包含 12 个椎骨和脊神经；腰段，包含 5 个椎骨和脊神经；骶段，包含 5 个融合的椎骨和脊神经。在横断面上，脊髓显示蝴蝶状灰质，周围被白质所包围。灰质含神经元的细胞体，白质包含神经束（图 18-1）。

脊髓中与临床相关的主要神经束有后索（上行的），可传递触觉辨别、振动和关节位置觉；脊髓丘脑束（上行的），传导疼痛、温度和一般触觉；皮质脊髓束（下行的），用于传导控制运动的纤维。成年人的脊髓终止于第一和第二腰椎之间。脊髓末端被称为脊髓圆锥，它的延续部分称为终丝，由结缔组织构成，并附着在尾骨上。马尾由神经根组合而成，始于脊髓的末端，从第三腰椎到第五骶椎中穿出。脊髓通过一层脂肪结缔组织和脊膜与骨性椎管隔绝开。从内到外的三个脊膜分别为软脊膜、蛛网膜和硬脊膜。蛛网膜下腔含有脑脊液，并将软脑膜与蛛网膜分开。

保护脊髓的其他结构可以根据其与脊

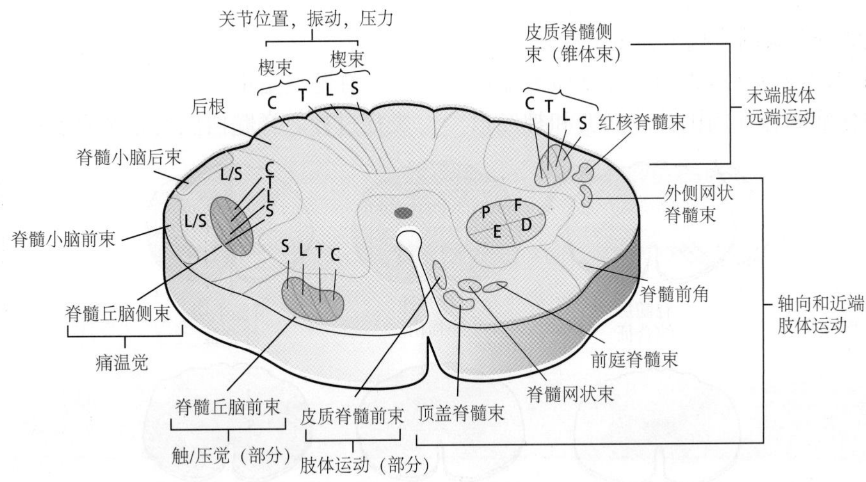

图 18-1 **脊髓横断面，组成代表，显示主要的上行（左）和下行（右）通路。脊髓丘脑侧束和脊髓丘脑前束从其支配身体的对侧上行。C = 颈椎；D = 远端；E = 伸肌；F = 屈曲；L = 腰椎；P = 近端；S = 骶椎；T = 胸椎（经同意引用：**Braunwald E, Fauci AS, Kasper DL, et al. *Harrison's Principles of Internal Medicine*, 15th ed. New York, NY: McGraw-Hill Education; 2001.）

髓的相对位置而进行分类（图 18-3）。椎间孔是相邻椎骨的椎弓根之间的开口，供脊神经通过。脊神经由背根和腹根组成。

前七对颈椎脊神经从相同节段的椎体上方发出，而剩余的神经从同一节段的椎体下方发出，因为有 8 条颈脊神经，但只有 7 个颈椎。椎间盘将椎体分开并对施加的负荷进行动态调整，以减少椎骨承受的压力；换句话说，它们是减震器。无血管的椎间盘由居于中心位置的髓核和包绕髓核的纤维环组成。髓核由含 70% ~ 80% 水分的半凝胶状物质组成。含水量随着年龄的增长而下降，到 60 岁或 70 岁时，髓核已转变为纤维软骨。

◎ 脊髓疾病的临床表现

A. 症状和体征

脊髓疾病的临床表现可分为感觉异常、运动异常、括约肌异常和性功能异常（表 18-1）。典型的脊髓综合征总结（见表 18-2）。

B. 诊断检查

MRI 是评估脊髓综合征的首选手段。当无法进行 MRI 检查或有禁忌时，可以使用 CT 脊髓造影。体感诱发电位可用于评价涉及脊髓后索的疾病（如多发性硬化）。肌电图和神经传导检查用于诊断肌萎缩性侧索硬化症和存在周围神经病变和神经根损伤的疾病。经颅磁刺激（中枢运动传导检查）可以帮助诊断癔症性麻痹。

腰椎穿刺对大多数脊髓综合征的价值有限。当怀疑脊髓压迫时，则应在完成 MRI 或 CT 脊髓造影以除外占位病变再行腰椎穿刺检查。感染病因（如巨细胞病毒）可通过聚合酶链反应诊断；脑脊液细胞学检查可发现肿瘤细胞；并且，在怀疑多发性硬化时，脑脊液中存在的寡克隆带可提供帮助。

脊髓肿瘤

脊髓肿瘤在第 12 章中讨论。

脊髓炎

诊断要点

- ◎ 定位模糊的后背疼痛或不适
- ◎ 伴有感染性病因的发热（有时）
- ◎ 进行性截瘫，四肢瘫痪或脊髓半切综合征
- ◎ MRI 扫描未见压迫性病变
- ◎ 脑脊液分析往往异常（脑脊液淋巴细胞增多和蛋白质含量升高）

◎ 概述

脊髓炎是指脊髓的感染性和非感染性炎症过程。脊髓白质炎累及脊髓白质，而

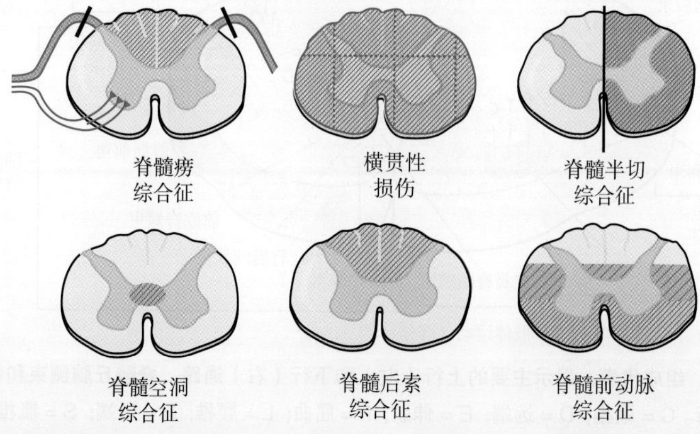

图 18-2　经典的脊髓综合征，阴影部分显示损伤部位（经同意引用：Ropper AH, Samuels MA, Klein JP. *Adams and Victor's Principles of Neurology*,10th ed. New York, NY: McGraw-Hill Education; 2014.）

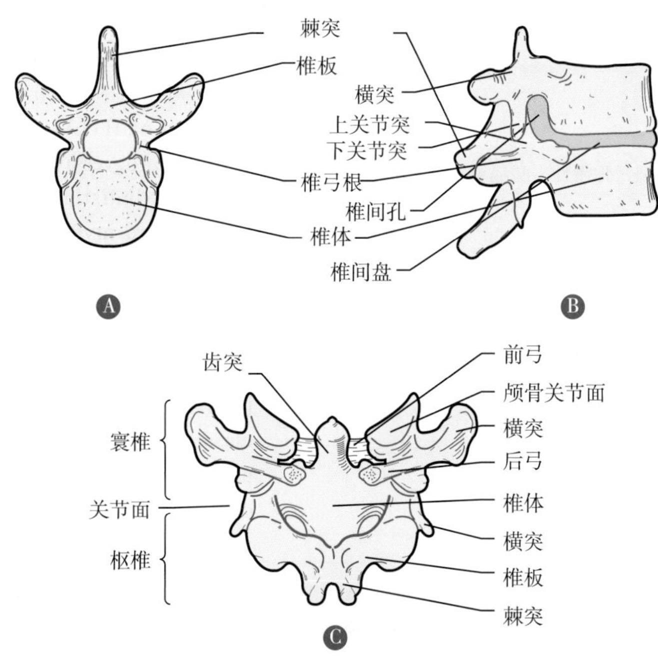

图 18-3 **椎骨的结构。（A）胸椎上面观；（B）两相邻椎骨，侧面观；（C）寰椎（第一颈椎）和枢椎（第二颈椎）的结构（经同意引用：**Jenkins DB.Hollinshead's Functional Anatomy of the Limbs and Back, 6th ed. Philadelphia, PA: Elsevier; 1991.）

脊髓灰质炎累及脊髓灰质。横贯性脊髓炎累及脊髓整个横断面。多发性或广泛性病变被定义为弥散性或散播性，脊髓脊膜炎提示还有脑膜受损。通常，急性是指症状快速进展，特指小时或数天，亚急性是指症状在 2 ~ 6 周内进展，而慢性是指症状从发作达到高峰超过 6 周。脊髓炎可由多种情况导致，如表 18-3 所示。

◎ 临床表现

A. 症状和体征

急性横贯性脊髓炎的临床表现类似于因脊髓外伤、肿瘤或梗死而导致的脊髓急性横贯性损伤。通常可以看到 3 种类型。第一种类型的特征是在 1 ~ 14 天内的上升性感觉症状，随后完全恢复。第二种类型预后最差，其特点是迅速发生，症状快速进展，出现背部疼痛和截瘫。第三种类型的特征是逐渐发作并缓慢进展。这 3 种类型通常都影响脊髓胸段，并且胸部周围的带状疼痛与胸腔内或心脏疾病相似。可能出现或无尿失禁和发热。

B. 诊断检查

如果临床上怀疑，经常用 MRI 来确定存在脊髓炎。MRI 可能正常或显示脊髓水肿伴有跨越多个节段的高信号病灶（图 18-4）。可能出现钆强化。如果怀疑患有多发性硬化，还应进行脑部 MRI 检查。脊髓炎患者的脑脊液检查可能是正常的，但通常表现出淋巴细胞增多（多见于感染后和感染导致）和蛋白含量升高。脑脊液聚合酶链反应分析可检出感染源。在多发性硬化的患者脑脊液中常见寡克隆带，多发性硬化更多见于部分性、非对称性综合征的患者中。

◎ 治疗

治疗包括支持性和疾病针对性。阿昔洛韦或更昔洛韦可分别用于治疗带状疱疹或巨细胞病毒相关的脊髓病。特定的抗真菌，抗寄生虫或抗菌药物，包括抗结核药，可用于其他感染性的脊髓病。免疫调节治

表 18-1 脊髓疾病的临床表现

感觉异常
局部疼痛
根性神经痛
束性疼痛（中央型，弥漫性，酸痛或定位模糊的烧灼样疼痛）
感觉迟钝
感觉过敏
感觉异常
莱尔米特征（颈部弯曲会引起背部向下和传导至手臂的电刺激感）
病变水平以下关节位置觉丧失（感觉性共济失调）
病变水平或病变水平以下感觉丧失
运动异常
无力（下肢轻瘫或四肢瘫）
上运动神经元体征
· 与无力程度不成比例的 RAM 缓慢
· 与无力程度不成比例的步态异常，并不能由本体感觉丧失所解释
· 长期上运动神经元功能受损导致的肌肉轻度萎缩
· 肌张力增高
· DTR 活跃
下运动神经元体征
· 与无力程度一致的 RAM 缓慢
· 显著的肌肉萎缩
· 肌张力减低
· 肌束颤动
· DTR 减弱或消失
括约肌异常
夜尿症（可能是早期体征）
尿频
尿失禁
性功能异常
勃起功能障碍或射精功能障碍

DTR= 肌腱反射；RAM= 快速轮替运动

疗（如皮质类固醇）可用于自身免疫性、感染后和多发性硬化相关的脊髓病。结核性骨髓炎（Pott 截瘫）通常需要手术治疗。大多数患有横贯性脊髓炎的儿童恢复良好，但成年人中可能残留神经系统缺损。

Defresne P, et al. Acute transverse myelitis in children: Clinical course and prognostic factors. *J Child Neurol* 2003;18:401-406.[PMID: 12886975]

Jacobson S, Lehky T, Nishimura M, Robinson, S, Mcfarlin DE,Dhib-Jalbut S. Isolation of HTLV-II from a patient with chronic, progressive neurological disease clinically indistinguishable from HTLV-I-associated myelopathy/tropical spastic paraparesis. *Ann Neurol* 1993;33(4):92-396.

Krishnan C, et al. Transverse myelitis: Pathogenesis, diagnosis and treatment. *Front Biosci* 2004;9:1483-1499.[PMID: 14977560](Summarizes recent classification and diagnostic schemes that provide a framework for the management of patients with acute transverse myelitis and reviews current concepts of natural history,immunopathogenesis, and treatment strategies.)

硬脊膜外脓肿

诊断要点

◎ 发热

◎ 背部疼痛

◎ 进展性截瘫

◎ 概述

脊髓硬膜外脓肿可由直接感染波及（椎骨骨髓炎、局部手术或麻醉手术）或远处感染经血源性传播（细菌性心内膜炎、泌尿生殖道感染）而来。有些病例则找不到感染源。危险因素包括免疫抑制和静脉毒品滥用。超过 50% 的病例由金黄色葡萄球菌导致。

◎ 临床表现

A. 症状和体征

最初的症状通常是局部背痛和发热。很快发生根痛，随后在病变平面以下迅速出现运动和感觉缺失与括约肌功能障碍。在某些患者中，神经系统表现在数周发生进展。

表 18-2 脊髓综合征

综合征	病因	临床表现
中央	伸展过度性损伤，脊髓空洞症，髓内肿瘤	常发生于颈椎 分离性感觉障碍（病变水平受影响皮节痛觉和温度觉丧失，而本体感受存在） 当病变扩大，出现无力、肌肉萎缩、上肢 DTR 消失及痉挛性截瘫
前索	脊髓前动脉区缺血（主动脉夹层，主动脉瘤手术，动脉粥样硬化，血管炎）	病变水平以下痛觉和温度觉突然消失，截瘫和尿失禁，但本体感觉保留
后索	多发性硬化或脱髓鞘，颈椎病，脊髓肿瘤，寰枢椎半脱位，弗里德赖希共济失调，亚急性联合变性	感觉性共济失调（本体感觉丧失），感觉异常，无力，伸性跖反射，尿失禁和莱尔米特征
侧索（脊髓半切综合征）	创伤，多发性硬化或脱髓鞘，脊髓压迫	无力并感觉异常，病变侧本体感觉丧失 病变对侧痛觉和温度觉丧失
脊髓横贯性	创伤，脊髓压迫	病变水平以下感觉、运动和自主神经功能丧失
纯运动性	肌萎缩侧索硬化，原发性侧索硬化，进行性肌萎缩，脊髓灰质炎，HTLV-1 感染，遗传性痉挛性截瘫	痉挛性截瘫或四肢瘫并 DTR 活跃（UMN），无力（单肢瘫，截瘫，四肢瘫痪），肌肉萎缩，肌束颤动（LMN）
圆锥	髓内肿瘤，皮样瘤，脂肪瘤，转移性肿瘤	大便和尿失禁，肛门反射消失，阳痿，鞍区感觉消失（S3 ~ 5 皮节），很少或没有肌无力
马尾	椎间盘突出症，肿瘤，感染，蛛网膜炎	反射消失和迟缓性截瘫，伴有背部疼痛，放射至双腿的后侧，受累神经根分布区感觉丧失，尿、便失禁

DTR= 肌腱反射；HTLV–1= 人嗜 T– 淋巴病毒 1 型；LMN = 下运动神经元；UMN = 上运动神经元

B. 实验室检查

通常存在外周血白细胞计数增多，但白细胞计数也可正常。红细胞沉降率常升高。应该进行血培养。在脓肿没有破裂的情况下，脑脊液检查显示白细胞计数升高（多核白细胞或淋巴细胞），蛋白质含量升高和葡萄糖含量正常。

C. 影像学检查

MRI 是首选的影像学检查，可在 95% 的患者中发现异常。CT 脊髓造影也有帮助。

◎ 治疗

治疗包括荧光标记或超声引导下的引流术及任何必要的脊柱稳定手术。全身性抗生素使用 2 个月以上。预后与脊髓压迫解除时间有关。截瘫时间超过 48 小时的患者通常无法得到改善。

MacKenzie AR, et al. Spinal epidural abscesses: The importance of early diagnosis and treatment. *J Neurol Neurosurg Psychiatry* 1998;65:209-212. [PMID: 9703173]

脊髓空洞症

诊断要点

- ◎ 节段性痛觉和温度觉缺失但本体感觉保留
- ◎ 节段性下运动神经元性无力
- ◎ 最常见于下颈部和上胸段区域

◎ 概述

脊髓空洞症的疾病特征是在脊髓内由胶质增生排列形成的空洞，其内充满液体。大多数病变位于脊柱 C2 和 T9 ~ 11 水平之间，它们也可延伸到脑干（延髓空洞症）或沿脊髓下行。空洞通常不规则，并破坏灰质的前角和灰质腹侧到中央管。空洞通

表 18-3 脊髓炎的病因

感染性	非感染性
病毒性	多发性硬化和视神经脊髓炎（Devic 病）
肠病毒（脊髓灰质炎，柯萨奇病毒）	急性播散性脑脊髓炎
HIV	结节病
巨细胞病毒，带状疱疹，单纯疱疹病毒	其他自身免疫和血管炎性疾病（如红斑狼疮，系统性硬化症）
HTLV-1 型和 2 型	感染后和疫苗接种后脊髓炎
丙型肝炎	副肿瘤性脊髓炎
细菌性	肿瘤性脊髓炎
梅毒	Foix-Alajouanine 脊髓病（血管畸形）
莱姆病	放射性
肺炎支原体	电休克
结核病（波特病，脊髓脊膜炎，结核瘤）	特发性横贯性脊髓炎
混合感染和化脓性脊髓炎	
猫抓病（汉氏巴尔通体）	
真菌性	
隐球菌	
诺卡氏菌	
曲霉	
放线菌，芽生菌，球孢子菌	
寄生虫性	
血吸虫病	

HTLV-1 = 人嗜 T- 淋巴病毒 1 型

常与其他脊柱或脑干异常有关，包括脊柱侧弯、Klippel-Feil 综合征（先天性短颈综合征）和 Arnold-Chiari I 型畸形。症状通常出现在 30 ~ 40 岁，但有时开始于儿童时期或成年后期。脊髓空洞症有先天性和后天性，分为交通性（与中央管连接）或非交通性（与中央管分离）。

炎症后脊髓空洞症可发生在感染后（结核、真菌、寄生虫）或化学性脑膜炎后，并与蛛网膜瘢痕有关。脊髓肿瘤切除后也会发生脊髓空洞症。与脊髓空洞症最相关的脊柱肿瘤是室管膜瘤和血管母细胞瘤。

脊髓外伤后，有 1% ~ 3% 的患者发生创伤后脊髓空洞症。它是一种进行性疾病，起初的脊髓损伤导致脑脊液流体动力学改变和蛛网膜炎，最终在脊髓损伤后数月或数年产生进行性扩张和延长的空洞。

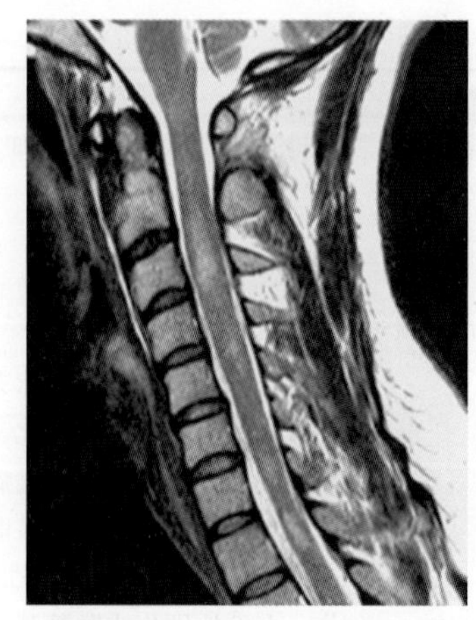

图 18-4 多发性硬化颈椎 T2 加权磁共振图像（经同意引用：Ropper AH, Samuels MA, Klein JP. *Adams and Victor's Principles of Neurology,* 10th ed. New York, NY: McGraw-Hill Education; 2014.）

◎ 临床表现

A. 症状和体征

特征性表现为节段性肌肉萎缩并腱反射消失和节段性痛觉与温度觉消失，但深感觉保留。随着疾病发展，运动和感觉纤维长束受损。延髓空洞症导致吞咽困难、眼球震颤、咽和腭肌无力、舌肌偏侧无力和萎缩，以及三叉神经分布区感觉丧失。

在创伤后脊髓空洞症中，症状可能出现在最初神经损伤平面的上方或下方。在疼痛或神经功能恶化的脊髓损伤患者中，需要怀疑该诊断。

B. 影像学检查

首选的影像学检查是脊柱 MRI（图 18-5）。如果存在 MRI 禁忌，可以使用 CT 脊髓造影。

◎ 治疗

脊髓空洞症患者有两种治疗方法：非手术治疗和手术减压治疗。非手术治疗包括避免高强度等长收缩和 Valsalva 呼气，夜间头部抬高，以及将颈部保持在中立位置。手

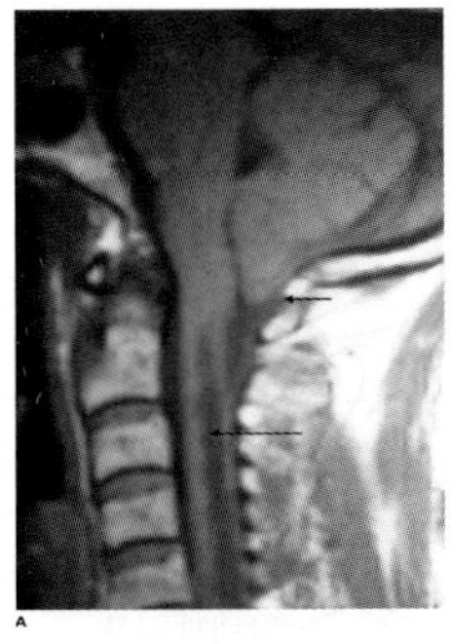
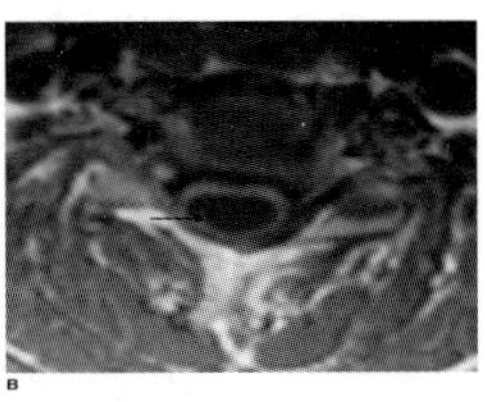

图 18-5 （A）颈椎 T1 加权 MRI 示一个大的空洞（长箭）和阿 – 希氏 Ⅰ 型畸形（短箭头所示）。（B）颈椎 T1 加权 MRI 示一个大的空洞（箭头所示）（经同意引用：Alexander Flint, MD, PhD, and Alexander Khanji, MD.）

术治疗包括减压和放置分流装置，推荐用于神经功能恶化或顽固性中枢痛的患者。对疼痛和截瘫的效果最佳；感觉丧失、下运动神经元体征和脑干症状改善不大。

如果不能完全切除，髓内脊髓肿瘤引起的延髓空洞症可以行肿瘤切除和放射治疗（脊髓肿瘤已在第 12 章中讨论）。

Grietz D. Unraveling the riddle of syringomyelia. *Neurosurg Rev* 2006;29:251-263. [PMID: 16752160]

Ushewokunze SO, et al. Surgical treatment of post-traumatic syringomyelia. *Spinal Cord* 2010;48:710-713. [PMID: 20309005]

脊髓动静脉分流

诊断要点

- ◎ 疼痛
- ◎ 下肢无力和感觉丧失
- ◎ 缓慢进展的脊髓病（大多数患者）
- ◎ 突发的脊髓病（占患者的 10%）
- ◎ 最常影响下胸髓和圆锥

◎ 概述

这些罕见病变按其位置在脊髓内或邻近脊髓和涉及的分流类型（瘘或巢）进行分类。动静脉瘘在动脉和静脉之间形成直接通路，其间无任何病理性吻合支。在巢样病变或动静脉畸形（AVM）中，供血动脉与引流静脉之间有血管网中继。病变可按部位进一步分为四类：椎旁、硬膜外、硬脊膜和硬膜内。

◎ 临床表现

A. 症状和体征

最常见的初期症状是根性疼痛、感觉障碍、下肢无力和膀胱功能障碍。AVM 引起的脊髓压迫症患者中，75% 的患者出现缓慢进展的脊髓病，而 10% 的患者由于出血或脊髓梗死而突发脊髓压迫。行走后可能会加重无力和麻木感。脊髓表面的病理性杂音见于 25% 的患者（通常在硬膜内 AVM）。皮肤血管瘤也可能在 AVM 之上。

Foix-Alajouanie 综合征是一种慢性进展的脊髓病，由静脉淤滞后静脉血栓形成所引起，并导致进行性上升性麻痹。

B. 影像学检查

虽然 MRI 和磁共振血管造影可确定病变，但血管造影仍是分析解剖学、形态学和结构特征的金标准，对治疗决策非常必要的。

◎ 治疗

治疗的目标应是完全闭塞分流。患者的治疗必须个性化，包括栓塞（血管内技术），手术结扎供血血管和切除异常，或联合使用这些技术。伴有椎旁病变的患者通常可以通过栓塞术完全治愈。硬膜 AVM 可以通过栓塞或手术治疗。如果有多个供血动脉或扭曲的血管解剖，手术通常是最佳选择。治疗还可联合血管内栓塞然后手术切除。治疗后，大多数脊柱动静脉分流患者的神经功能得到改善。

Flores BC, Klinger DR, White JA, Batjer HH. Spinal vascular malformations: Treatment strategies and outcome. *Neurosurg Rev* 2016;40(1):15-28.

Morgan MK. Outcome from treatment for spinal arteriovenous malformation. Neurosurg Clin N Am 1999;10:113-119. [PMID:9855653]

Spetzler RF, et al. Modified classification of spinal cord vascular lesions. *J Neurosurg* 2002;96(2 suppl):145-156. [PMID: 2450276]

脊髓梗死

诊断要点

◎ 症状突然发生

◎ 在脊髓梗死部位（最常在胸髓部位）中度至重度背痛，数分钟后截瘫

◎ 常并发梗死水平以下截瘫和痛觉丧失，双侧本体感觉和振动觉保留

◎ 膀胱控制障碍

◎ 最常见的原因有严重低血压、主动脉夹层和主动脉手术

◎ 概述

脊髓梗死不常见。脊髓动脉源自椎动脉和主动脉供应。单个脊髓前动脉供应脊髓的前 2/3，而成对的脊髓后动脉供应脊髓的后 1/3。脊髓前动脉是断续的，因此需要多根供应。从 T4 到 T8 的区域几乎没有吻合支，被认为缺血风险最大，尤其是在全身性低血压患者中。脊髓前动脉和后动脉供血范围的交界区也有缺血风险。这可能导致急性进展性肌无力和痉挛综合征，而感觉变化轻微，类似于肌萎缩侧索硬化症。由于后动脉的吻合支较多，脊髓后 1/3 梗死的可能性较小（图 18-6）。

脊髓梗死有许多原因，包括缺氧和缺血、心源性血栓栓塞、血管炎、动脉粥样硬化、AVM、胶原蛋白和弹性蛋白疾病、

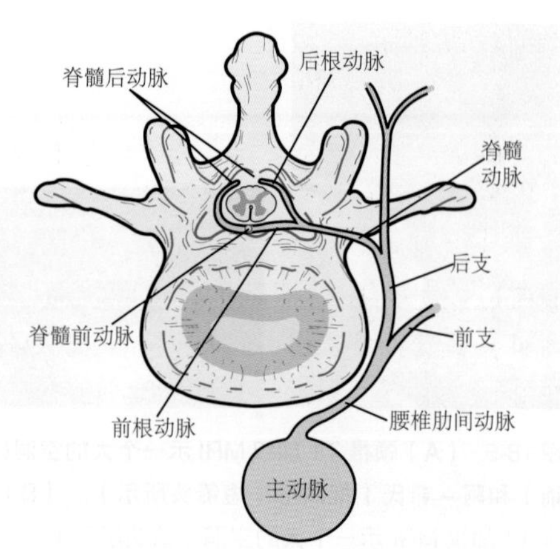

图 18-6 脊髓外部动脉血供 [经同意引用：Cheshire WP, Santos CC, Massey EW, et al.Spinal cord infarction: etiology and outcome, *Neurology* 1996;47（2）:321- 330.]

镰状细胞病、红细胞增多症、高凝状态、通过未闭卵圆孔的反常栓塞和可卡因使用。其他原因包括夹层主动脉瘤、低血压和主动脉瘤夹闭手术。经神经孔硬脊膜外注射相关的脊髓梗死风险低，尤其是颗粒状类固醇制剂。有些病例与怀孕、急性背部创伤或运动有关，发病机制不明，可能由于髓核物质栓塞入脊柱血管。相当多的病例找不到原因。

脊髓静脉梗死很罕见。它可能是出血性或缺血性的，大多亚急性起病，产生多种异常。氮气泡可能会进入患有减压病的潜水员的脊髓静脉。

◎ 临床表现

A. 症状和体征

脊髓前动脉综合征的常见表现是突然发生的截瘫，感觉消失，膀胱控制障碍和梗死部位的疼痛。最初可能会出现腱反射消失和减弱，后演变为腱反射亢进。脊髓短暂性缺血发作典型的表现为无痛性轻瘫或四肢瘫痪，可能偶发或伴有体位变化，但无意识丧失或颅内局灶体征。它们可能发生在椎管狭窄的患者，当颈椎或腰椎伸展时会很大程度地影响椎间孔，而后者有

脊髓根动脉通过。

B. 诊断研究

急性脊髓梗死后最初的 24 小时，影像学检查如 MRI 和 CT 通常正常，最初的检查可以除外其他原因或截瘫，尽管弥散加权成像可以提供更灵敏地诊断检查。技术难度可能会使弥散加权成像受限，包括运动伪影问题。几天后，MRI 扫描可能会显示局灶性脊髓肿胀，如果数月或数年后检查，则会发现局灶性脊髓萎缩。

无论何时，当潜在病因不明确时，可进行腰椎穿刺。进行实验室研究，寻找感染性、炎性、血液学或心血管疾病等，包括主动脉疾病。

◎ 治疗

治疗针对于任何易感疾病。标准药物疗法为阿司匹林，但尚未进行明确的医学研究。目前，脊髓缺血的溶栓治疗仍在探索中。

◎ 预后

没有完全瘫痪的年轻患者预后最好。完全瘫痪的患者罕有显著改善。

Nogueira R G, et al. Restricted diffusion in spinal cord infarction demonstrated by magnetic resonance line scan diffusion imaging.*Stroke* 2011;43(2):532-535.

Novy J, Carruzzo A, Maeder P, Bogousslavsky J. Spinal cord ischemia: Clinical and imaging patterns, pathogenesis, and outcomes in 27 patients. *Arch Neurol* 2006;63:1113-1120. [PMID:16908737]

Restrepo L, Guttin J F. Acute spinal cord ischemia during aortography:Treated with thrombolytic therapy. *Tex Heart Inst J* 2006;33(1):74-77.

硬脊膜外和硬脊膜下血肿

诊断要点

◎ 出血部位突发疼痛（最常见于上胸段）

◎ 数小时或数天后，脊柱疼痛水平以下出现感觉异常和无力

◎ 尿潴留

◎ 概述

大多数脊柱硬膜外和硬膜下血肿都发生在上胸段，其他节段也可能涉及。下胸段和腰骶段脊柱硬膜外血肿最常影响 40 岁以下的患者，可能是因为脊柱手术、遗传性凝血病、治疗性溶栓、抗凝治疗、腰椎穿刺、硬膜外镇痛、硬膜外脊柱注射、脊髓血管畸形、血管瘤、佩吉特病、可卡因或安非他命滥用。脊柱硬膜下血肿是一种罕见疾病，与出血性疾病、抗凝治疗、腰椎穿刺、脊柱手术、肿瘤、血管畸形和创伤相关。当前的数据还没有显示抗凝药因子 X 抑制剂会增加脊柱血肿风险。

◎ 临床发现

A. 症状和体征

硬脊膜外和硬脊膜下血肿在临床上很难区分。胸椎区域的发作会导致急性进行性截瘫。典型地，剧烈的胸痛后会伴随快速进展的感觉和运动丧失及括约肌功能障碍。可能会出现脊髓半切综合征。

B. 诊断研究

除已发生的椎体病变的患者外，X 线平片没有价值。在患有硬脊膜外血肿的患者中，CT 显示为高密度的长椭圆形占位，有时会侵犯脊髓的侧面；MRI 可显示硬膜外血肿。MRI 在硬脊膜下血肿的诊断和复查上均优于 CT。如果患者神经系统症状没有发现明显病因，应评价凝血障碍，包括凝血因子、出血时间、凝血酶原时间、部分凝血活酶时间和血小板计数。

◎ 治疗

外科治疗涉及血肿清除。硬脊膜下血肿的非手术治疗用于显示出自发性神经功能恢复的年轻患者。

◎ 预后

对于硬脊膜外血肿患者，预后不仅取决于手术前神经系统缺损的程度，还取决于从症状发生到手术减压的时间间隔。症状发生超过 12 小时后进行的手术不太可能成功。完全性运动和感觉功能丧失的患者中，约 50% 的患者手术后有一定程度恢复，10% 的患者可以完全康复。已经轻度改善的神经功能缺损的患者可接受非手术治疗。对于硬脊膜下血肿的患者，最坏的情况是当病变位于颈椎和胸椎水平。

亚急性联合变性

诊断要点

- ◎ 轻瘫
- ◎ 感觉性共济失调
- ◎ 反射消失
- ◎ 伸性跖反射
- ◎ 血清维生素 B_{12} 水平降低，或在血清维生素 B_{12} 处于临界水平但同型半胱氨酸和甲基丙二酸升高的患者
- ◎ 痴呆和视神经萎缩（不常见的症状）

◎ 概述

维生素 B_{12}（氰钴胺）缺乏症可发生在恶性贫血、克罗恩病、鱼绦虫（*Diphyllobothrium latum*）感染和盲袢综合征；或在严格的素食主义者中和全胃切除术后。维生素 B_{12} 缺乏的神经系统并发症会在没有贫血或巨红细胞症情况下发生，可单独或以多种组合形式出现脊髓病、周围神经病和痴呆。维生素 B_{12} 缺乏引起的脊髓病类似于获得免疫缺陷综合征（AIDS）病患者和长期暴露于一氧化氮的患者所见的空泡性脊髓病。受影响最大的是脊髓的后索和侧索。

◎ 临床发现

脊髓病加周围神经病会联合出现腱反射消失、感觉性共济失调、瘫痪和伸性跖反射。可能出现莱尔米特现象。痴呆和视神经萎缩较少见。当患者血清维生素 B_{12} 水平为临界值时，血清半胱氨酸和甲基丙二酸含量升高可作为确诊试验。脊柱 MRI 扫描可能显示正常或异常信号或脊髓萎缩。体感诱发电位和运动诱发电位通常是异常的。神经传导检查可能显示轴索性周围神经病。

◎ 治疗

维生素 B_{12} 替代治疗的剂量与方法取决于神经功能缺损的严重程度与其潜在病因。对于严重缺乏的患者，每天肌内注射 1mg 共 7 ~ 12 天，然后每周 1mg 共 3 周，接着每 1 ~ 3 个月 1mg 至终生。症状严重且存在超过 1 年的患者对药物不会获得完全反应。

Misra UK, Kalita J, Das A. Vitamin B_{12} deficiency neurological syndromes: A clinical, MRI and electrodiagnostic study. *Electromyogr Clin Neurophysiol* 2003;43:57-64. [PMID: 12613142]

肌萎缩侧索硬化和其他运动神经元病

这些疾病将在第 20 章中讨论。

脊髓小脑变性

该疾病已在第 16 章讨论。

神经根病

诊断要点

◎ 皮节区疼痛，同一皮节分布区感觉障碍，相应肌节分布区无力，反射消失或减弱

◎ 按发生频率排序：腰椎＞颈椎＞胸椎（罕见）

◎ 通常由椎间盘突出症或脊椎关节病引起；其他原因包括感染、肿瘤、肉芽肿、囊肿和血肿

◎ 概述

许多不同的术语用于描述椎间盘异常，但真正的椎间盘突出症意味着纤维环已破坏。当椎间盘向侧方突出时，会发生神经根病；如果椎间盘主要是中央型突出时，在颈椎和胸椎会引起脊髓受压，在腰椎区域会导致马尾综合征。

A. 颈椎

在颈神经根病中，最常影响的是 C7 神经根（60%），其次是 C6（25%）。颈椎间盘突出症最常见的是退行性病变而不是创伤。随着髓核和纤维环黏弹性特性的丧失，椎间盘高度缩小并向后隆起进入椎管。在椎间盘边缘和椎间小关节处形成骨赘，导致椎管狭窄和神经根症状。数据显示，年龄增长，女性和白种人是颈性神经根病的高发群体。

B. 腰椎

腰骶神经根病通常由椎间盘突出或脊椎炎改变引起，尤其是在椎小关节处或黄韧带增厚。当合并存在时，这些改变会导致腰椎管狭窄。

总体而言，神经根病的发病率与年龄增长、女性和白种人有关。椎间盘突出症最常发生于中年男性，尤其是在体育锻炼后。其他危险因素包括任何影响腰椎管大小的先天性疾病。在 90% 的患者中，腰椎间盘突出发生在 L4 ~ 5 和 L5 ~ S1 之间。L5 是最常见的受压神经根，紧随其后的是 S1。椎间盘通常从后外侧突出，并压缩穿过该椎间盘下方椎间孔的神经根。如果椎间盘从侧方明显突出进入椎间孔，则会挤压穿出的神经根。

导致椎间盘内压力最高从而最不舒服的姿势，按降序排列依次为前倾坐，其次为坐、站立、侧卧，最后仰卧。向前弯曲、侧弯、抬举，咳嗽和打喷嚏也会增加疼痛。

◎ 临床表现

A. 症状和体征

1. 颈椎间盘突出症　后颈部疼痛，伴有颈椎椎旁肌群或患侧肩胛骨附近或上方痉挛。疼痛、感觉障碍和手臂无力通常发生在椎间盘突出同侧根神经分布水平（图 18-7，表 18-4）。咳嗽、用力、大笑、弯腰或向一侧转颈会加剧疼痛。

2. 腰骶椎间盘突出症　其症状包括严重的下背部疼痛和腰椎旁痉挛，疼痛放射到臀部、腿部和足部。神经根型的典型表现是疼痛，感觉丧失和无力，但无力和肌肉萎缩通常不是早期特点（图 18-7 和表 18-4）。加剧疼痛的动作包括咳嗽、用力和大笑。如果出现小便症状，则需要引起注意。

表 18-4　手臂和腿部的神经根模式

根的水平	感觉改变	运动改变	反射改变
上肢			
C5	外侧近端臂	屈肘	肱二头肌，肱桡肌
C6	拇指	伸腕	肱桡肌和旋前圆肌
C7	中指	伸肘	三头肌
C8	小指	指屈	指屈
T1	内侧近端臂	指外展	—
下肢			
L3	大腿内侧	伸膝	膝反射
L4	小腿内侧	踝背屈	—
L5	小腿外侧或第一趾	第一趾伸展，小腿屈	小腿屈反射
S1	足外侧	踝跖屈	踝反射

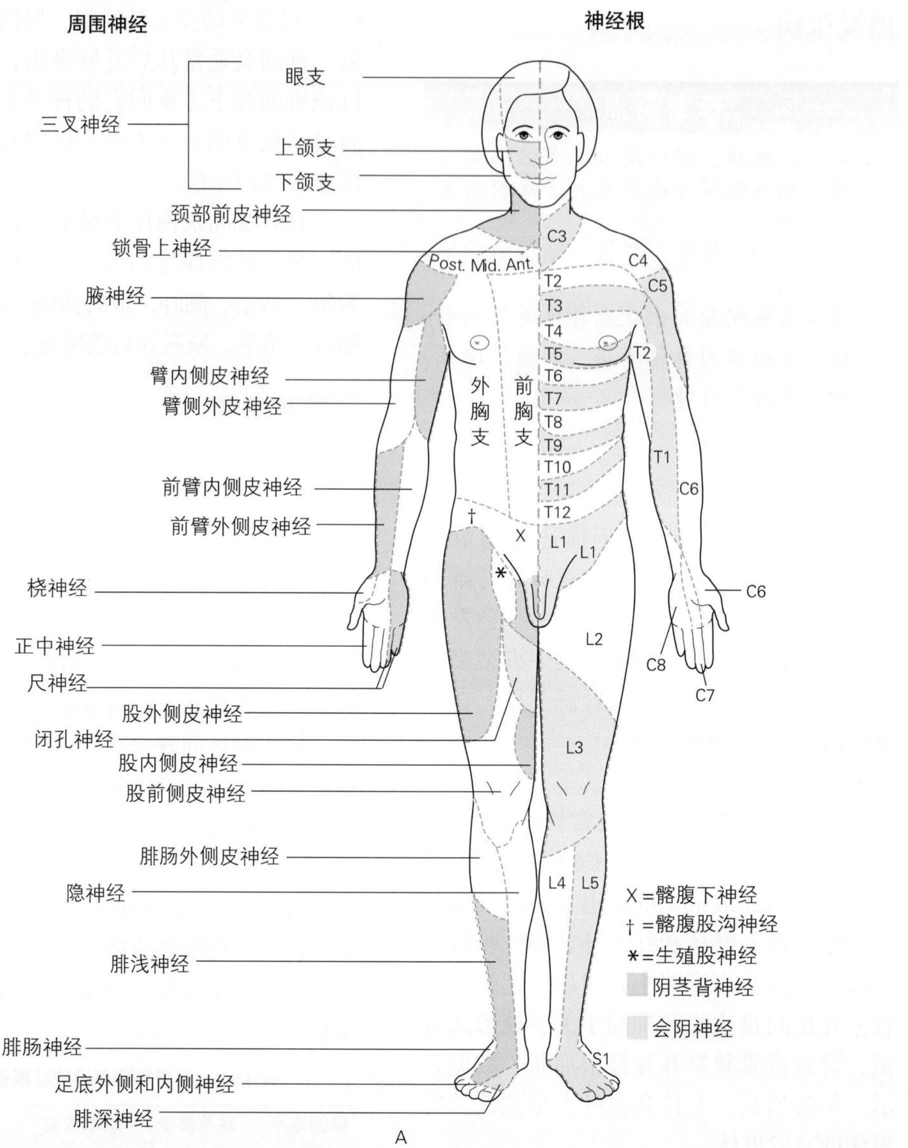

图 18-7 **皮肤支配。节段性或根性分布显示在身体左侧，周围神经显示在右侧。A：前面观；B：后面观（经同意引用：Simon RP, Aminoff MJ, Greemberg DA. *Clinical Neurology*, 10th ed. New York, NY: McGraw-Hill Education; 2018.）**

B. 诊断研究

X 线平片前后位、侧位和斜位片可以发现骨赘侵入椎间孔，但在检测髓核突出时用途有限。

MRI 是检测椎间盘病变、髓核突出和神经根损伤的最佳影像学检查（图 18-8）。MRI 也可在无症状患者中发现椎间盘异常，如椎间盘膨出或突出。

CT 成像用于区分骨性结构和发现椎间盘突出。CT 脊髓造影可显示椎间孔和椎管狭窄及 MRI 可能遗漏的椎间盘侧面突出。

肌电图（EMG）和神经传导（nerve conduction study, NCS）可用于确定临床判断，在鉴别诊断中排除其他疾病，并重视那些可以改变临床管理的发现。某一神经根水平肌肉失神经支配可能表明神经根

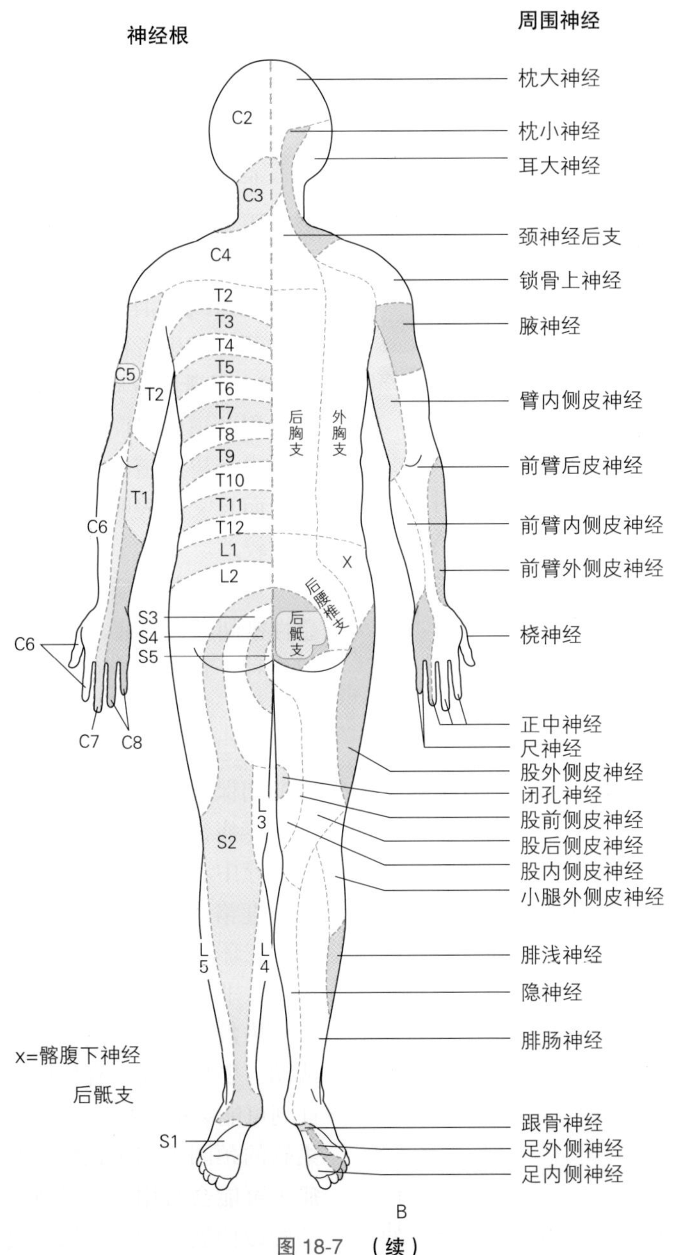

图 18-7 （续）

病。EMG 和 NCS 还可以提供有关急性或慢性改变及神经性损伤严重程度等信息。这些研究可以帮助鉴别神经根病和神经病变、肌病或神经丛病。如果症状仅限于中轴脊柱，则 EMG 和 NCS 价值有限。

C. 特殊检查

斯珀林征 / 压头试验有助于诊断颈神经根病。在此试验中，伸展颈部并转头，从上按压头部。阳性发现由头部转向侧的肢体和肩部放射痛组成，是由于椎间盘最大程度进入椎间孔所致。

直腿抬高试验用于诊断腰骶神经根病。患者仰卧，每条腿分别抬起直到出现痛感。弯曲 30° ～ 70° ，在膝下方沿神经根（根性疼痛）走行出现疼痛，这是神经根刺激征。在保持髋关节屈曲的同时弯

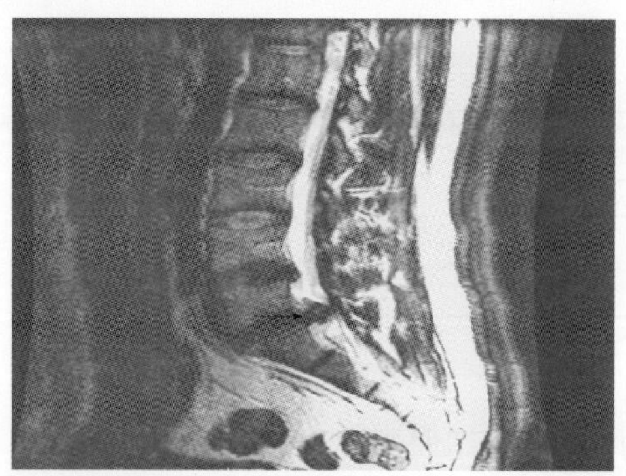

图 18-8　腰骶椎 T2 加权矢状位 MRI 示一个大的旁中央椎间盘突出（箭头所示）

曲膝盖可以缓解疼痛，而腘窝施加压力会加重疼痛。拉塞格征是在直腿抬高时，膝关节保持伸直，然后踝关节背屈所诱发；如果存在神经根病，该手法会加剧疼痛。交叉直腿抬高试验阳性发生在当对侧未受影响的腿抬起时，患侧产生疼痛。

股牵拉试验是在患者俯卧或侧卧位时进行的，以帮助诊断 L2 ~ 4 神经根病。大腿在髋部伸展，膝盖弯曲；患者重复出现疼痛提示阳性发现。继发于大腿或大腿前部肌肉损伤，以及髋部及其周围的骨或关节病变，可能出现假阳性。

其他有助于评估背部疼痛患者的试验包括克氏征，对脑膜炎也有帮助。患者仰卧，大腿弯曲至 90°，保持小腿部伸展。如果患者由于疼痛而无法完全伸展小腿，则试验为阳性。

◎ 鉴别诊断

颈神经根病必须与肌肉骨骼疾病，如颈痛、肩部病变、肘部疾病、臂丛神经疾病、胸廓出口综合征和周围神经卡压症区分开。

腰椎神经根病必须与肌肉骨骼疾病区分开，如腰背劳损、髂胫束摩擦综合征、髋和膝关节疾病、腰骶神经丛疾病和周围神经卡压症。

◎ 治疗

神经根病主要治疗手段是休息一段时间和应用抗炎药。大多数患者通过非手术治疗得到良好的控制。建议卧床休息最多 2 天，时间更长并不增加益处。

A. 药物治疗

非甾体抗炎药因其抗炎和镇痛作用而被使用。无法控制的高血压患者，老年人，以及肾功能不全、有心血管事件危险因素、上消化道或下消化道出血者，应谨慎使用这些药物。患者使用塞来昔布、米索前列醇、H_2 阻滞剂或质子泵抑制剂可能会提供额外胃肠道保护。对乙酰氨基酚可减轻疼痛且没有胃肠道毒性，但没有任何抗炎作用，而且文献表明对乙酰氨基酚对背痛的疗效较差。

短期口服皮质类固醇激素可用于治疗急性椎间盘突出症，特别是在低危患者中，但这种干预措施尚存争议。可以使用肌肉松弛剂，尽管大多数松弛剂在中枢而不是在肌肉层面起作用，并且可能导致嗜睡。麻醉剂保留待用于控制剧烈疼痛。对于神经性疼痛，有致的药物（在根神经性疼痛的治疗中不适用）包括加巴喷丁、普瑞巴林、度洛西汀、5% 利多卡因贴剂、曲马朵和三环类抗抑郁药。

B. 非药物措施

热敷、冰敷、按摩、减轻压力、限制活动、姿势改变、脊柱操及添加物理治疗计划可能会提供额外帮助。在一些病例中，柔软的颈圈（用于颈痛）和腰围（用于背痛）可能会有用。一旦急性疼痛减轻，应开始做伸展运动以帮助恢复运动幅度。颈椎部位的锻炼包括颈部旋转、弯曲和倾斜，绕肩和上背部伸展。麦肯基运动法被广泛用于下背部疼痛，通过将疼痛从四肢转移到背部“中心化”的重复练习（通常是被动伸展）。也可考虑行颈椎牵引。椎间盘内应用干细胞的疗法正在研究中，但尚无有力的临床证据。

C. 硬膜外注射和手术

硬膜外注射皮质类固醇激素是治疗椎

间盘突出症导致疼痛的常见方法。与轴性疼痛相反，它们通常对神经根症状更有用。手术绝对适应证：①与一个或多个神经根有关的明显的运动障碍；②进行性神经功能缺损；③马尾综合征伴有泌尿系统症状，排尿、排便或性功能障碍。根性疼痛存在并超过 4 个月，非手术治疗无效并干扰正常功能的，也可以考虑手术。

通常，腰骶椎间盘突出症的手术通常涉及椎板切除术和椎间盘切除术，可以采用开放式手术或微创椎间盘切除术。对于颈椎间盘突出症，手术治疗通常包括椎板切除术和椎间孔切开术，采用前外侧或后外侧入路。

腰椎管狭窄

诊断要点

◎ 站立或行走时腿痛、麻木和无力加剧，腰部弯曲可缓解

◎ 概述

椎管狭窄是椎管或神经孔变窄，引起节前神经根受压，最常见于 L4 ~ 5 和 L3 ~ 4。可能是由于先天性椎管发育尺寸不够或骨发育异常；然而，退行性疾病是最常见的原因。

退行性腰椎管狭窄症通常对 60 岁以上的患者有影响。它可能只发生于脊柱的单个节段，也可能跨越多个节段。病理性标志包括椎间盘退化，小关节骨关节炎，椎弓根、椎板和支撑韧带结构肥大。腰椎狭窄的其他原因包括由椎体滑脱、脊柱侧弯、代谢性骨病、肿瘤性或感染性疾病或创伤后退行性改变等引起的脊柱失稳。

◎ 临床表现

患者直立时通常感背部疼痛或痉挛和腿部疼痛，行走时情况加重。随着疼痛加重，无力和麻木也可能出现。患者诉坐位时背部和大腿疼痛会缓解，过度伸展而加剧。他们甚至可能会以向前弯曲或俯身的姿势行走。与血管性跛行相比，坐着运动（如骑自行车）不会出现下肢症状（表 18-5）。

表 18-5　血管性跛行和腰椎管狭窄症的主要特征比较

特 征	血管性跛行	腰椎管狭窄
疼痛的部位	小腿远端到近端疼痛	从近到远的疼痛，大腿疼痛
对活动或姿势的反应		
·步行上坡	疼痛出现早	疼痛出现较晚
·骑自行车	激发症状	无激发症状
·站立	缓解症状	
·坐着或弯腰		缓解症状
·平卧	缓解症状	可能会加剧症状

特殊试验包括那些在前文神经根病一节中所概述的。滚木试验，下肢绕髋部轻度内旋和外旋引起背部、髋部或腹股沟疼痛，可以帮助区分髋关节病变与根性背痛（表 18-6）。

表 18-6　肌肉骨骼性与神经源性背痛的比较

	神经源性疼痛	轴性肌肉骨骼疼痛
病史	无力 麻木 / 感觉异常 从背部放射过膝部的疼痛	描述部位的酸痛 无放射痛
基本体征	无力 反射不对称 感觉缺损	脊柱或髋部被动运动受限 触诊椎旁肌肉、髋部或腿部肌肉可诱发疼痛
激发性试验	直腿抬高 斯珀林试验 股骨拉伸测试	小面积负重 滚木试验 Ober 试验

◎ 治疗

A. 药物治疗和非手术治疗

药物可用于控制疼痛和使肌肉放松。锻炼方案包括腰骶椎治疗性牵引，下背部

和腹肌强化，以及一般有氧训练。使用固定式自行车或在跑步机上行走时身体前倾可以帮助减轻症状。与平地或下坡行走相比，上坡行走更舒适。物理治疗包括热敷、冰敷或电刺激。腰围可以在活动期间帮助支撑通常减弱的腹部肌群。

B. 手术治疗

手术治疗建议用于严重且致残的疼痛，神经功能严重缺损，或膀胱和直肠功能紊乱且对至少 4 周的非手术治疗反应差的患者。尽管有较新的技术，如可以考虑行经皮椎板内减压，但标准的减压术是椎板切除术。

Andersson GB, et al. Consensus summary of the diagnosis and treatment of lumbar disc herniation. *Spine* 1996;21(suppl):75S-78S. [PMID: 9112328]

Clare HA, Adams R, Maher CG. A systematic review of efficacy of McKenzie therapy for spinal pain. *Aust J Physiother*.2004;50(4):209-216. [PMID: 15574109]

Peul WC, et al. Surgery versus prolonged conservative treatment for sciatica. *N Engl J Med* 2007;356:2245-2256. [PMID: 17538084]

Saal JA. Natural history and nonoperative treatment of lumbar disc herniation. *Spine* 1996;21(suppl):2S-9S. [PMID: 9112320] (Ground-breaking articles describing the nonoperative management of lumbar herniated disks.)

Saal JS. General principles of diagnostic testing as related to painful lumbar spine disorders: A critical appraisal of current diagnostic techniques. *Spine* 2002;27:2538-2545. [PMID: 12435989]

Yamazaki S, Kokubun S, Ishii Y, Tanaka Y. Courses of cervical disc herniation causing myelopathy or radiculopathy: An analysis based on computed tomographic discograms. *Spine* 2003;28:1171-1175. [PMID: 12782988]

脊髓型颈椎病

诊断要点

- ◎ 常见于中老年人
- ◎ 症状逐渐进展
- ◎ 病变水平的神经根症状；病变以下的上运动神经元体征
- ◎ 步态困难

◎ 概述

脊髓型颈椎病是中老年人获得性痉挛性轻截瘫的最常见原因。患者可能存在持续数年的轻微症状或数小时内进展的四肢瘫。脊椎病综合征包括内侧综合征，主要由长束症状组成；外侧综合征，主要由神经根症状组成；内侧和外侧结合联合综合征是最常见的临床表现；前侧综合征，产生无痛的单侧上肢无力；血管综合征，产生快速进展的脊髓病。

◎ 临床表现

患者常难以保持平衡，尤其是有痉挛和神经根症状时。尿失禁不常见，但当出现痉挛时，常见尿频。在检查中，损伤平面出现下运动神经元体征，损伤平面以下出现上运动神经元体征。

◎ 诊断研究

颈椎 MRI 是首选的影像学检查（图 18-9）。CT 可以通过提供额外骨骼细节来补充 MRI 扫描。CT 脊髓造影可用于无法耐受 MRI 的患者。

◎ 治疗

颈椎脊髓病非手术治疗包括颈部固定（颈托）、物理疗法和改变生活方式。药物治疗包括非甾体抗炎药或其他镇痛药，以及肌肉松弛药。如果病情发展迅速，建议进行减压手术。

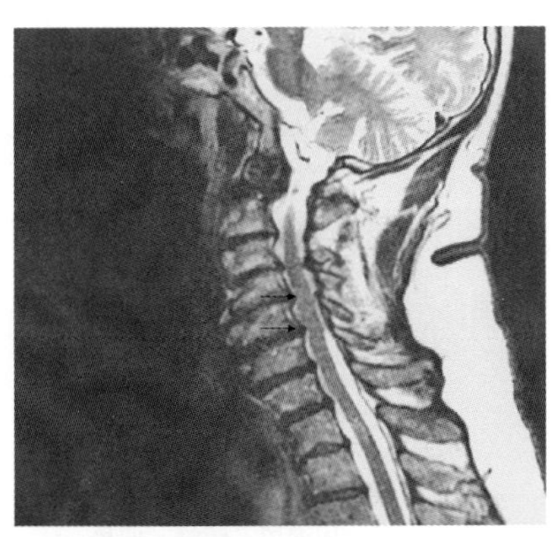

图 18-9 **颈椎 MRI 示多节段椎间盘退行性病变，椎间盘骨刺复合物，脊髓压迫，和椎骨狭窄（箭头所示）（经 Alexander Khanji, MD. 同意）**

◎ 预后

年轻患者，症状持续时间少于 1 年、涉及节段较少及单侧运动障碍的患者，手术后预后较好。

Bednarik J, et al. Presymptomatic spondylotic cervical cord compression.*Spine* 2004;29:2260-2269. [PMID: 15480138]

Fouyas IP, Statham PF, Sandercock PA. Cochrane review on the role of surgery in cervical spondylotic radiculomyelopathy. *Spine* 2002;27:736-747. [PMID: 11923667] (Assesses the balance of risk and benefit from surgery; whether surgical treatment of cervical radiculopathy or myelopathy is associated with improved outcome, compared with conservative management;and whether timing of surgery [immediate or delayed on persistence or progression of relevant symptoms and signs] has an impact on outcome.)

Kadanka Z, et al. Approaches to spondylotic cervical myelopathy:Conservative versus surgical results in a 3-year follow-up study.*Spine* 2002;27:2205-2210. [PMID: 12394893]

Kadanka Z, et al. Predictive factors for spondylotic cervical myelopathy treated conservatively or surgically. *Eur J Neurol* 2005;12:55-63. [PMID: 15613148]

脊髓损伤患者康复中的事项

膀胱功能障碍

膀胱受到以下神经系统支配：交感神经（T10 ~ L2，腹下神经），副交感神经（S2 ~ 4，盆神经）和躯体神经（S2 ~ 4，阴部神经）。有两个排尿中枢，即骶部和脑桥。尿动力学研究一般用于评估膀胱功能程度和性质。

下运动神经元病变导致膀胱松弛和尿失禁，引起充盈性溢尿和大量尿液残留。通过增加腹腔内压力（瓦氏动作，Credé 动作）来排尿，尽管会导致过多的残余尿液或膀胱内压力。理想的长期膀胱管理由间歇、清洁自我导尿组成，可以定时排空膀胱，以避免过度膨胀。

上运动神经元病变可能会引起痉挛性膀胱，早期出现尿频、尿急和夜尿症状。上运动神经元病变的患者可能有局灶性膀胱收缩反射（反射性排尿），但这通常在括约肌高压力（膀胱括约肌失调）的情况下发生，反过来导致膀胱内高压。当病变发生于骶段和脑桥排尿中枢之间时，常导致逼尿肌 – 括约肌功能障碍。未经治疗，这种失调可能导致残留尿、尿失禁、膀胱输尿管反流和肾积水。膀胱反射亢进可以用抗胆碱能药治疗如奥昔布宁和托特罗定（表 18-7），但仍需要间歇性导尿。可以添加 α– 阻滞剂如坦洛新和多沙唑嗪，以减少 α– 肾上腺神经支配的膀胱颈和内括约肌流出道的阻力（表 18-7）。经尿道、膀胱和经会阴注射肉毒杆菌毒素 A 已被用来降低尿流出道阻力，从而治疗逼尿肌 – 括约肌功能障碍。另外，也可通过经尿道括约肌切开术或放置尿道支架来减少流出道阻塞。有时需要进行膀胱增大术（通过使用部分肠或胃来增加膀胱大小的外科手术），以及放置腹部造口以缓解间歇性导尿术。必须尽早进行干预，以防止膀胱肥

表 18-7 脊髓损伤患者膀胱功能障碍的药物治疗

药物	初始剂量	最大剂量	常见副作用
抗胆碱药			
奥西布宁			
（尿多灵）	5mg 口服，每天 2 ~ 3 次	5mg 口服，每天 4 次	口干，视物模糊，
（尿多灵 XL）	5 ~ 15mg 口服，每天 1 次	30mg 口服，每天 1 次	尿潴留，镇静，便秘
（奥西布宁经皮贴剂）	3.9/ 天贴，每周 2 次，一次 1 贴	—	
托特罗定			
（detrol）	1 ~ 2mg 口服，每天 2 次	4mg/d	口干，视物模糊，
（detrolLA）	2 ~ 4mg 口服，每天 1 次	4mg/d	尿潴留，镇静，便秘
其他			
曲司氯铵			
（sanctura）	20mg 口服，每天 2 次		
达菲那新（enablex）（缓释片）	初始剂量，7.5mg 口服，每天 1 次；2 周后，可以增加到每天 15mg		
索利那新（卫喜康）	初始剂量，5mg 口服，每天 1 次；可增加至每天 10mg		
肾上腺素能阻滞剂			
多沙唑嗪（cardura）	1mg 口服，每天 1 次	16mg 口服，每天 1 次	低血压，镇静，头痛
哌唑嗪（minipress）	1mg 口服，每天 2 次	5mg 口服，每天 3 次	
特拉唑嗪（hytrin）	1mg 口服，睡觉前	5mg 口服，每天 2 次	
坦索罗辛（flomax）	0.4mg 口服，每天 1 次	0.8mg 口服，每天 1 次	与其他 α- 肾上腺素拮抗剂相比，极少引起低血压

大而导致输尿管反流增加。

另一种治疗上运动神经元性膀胱功能障碍的方法是使用电刺激疗法，如神经调节膀胱系统—VOCARE Inter Stim 骨质神经调节。

为确保充分排空，残余尿量应保持在 100ml 以下。如果给予患者行间歇性导尿术，目标体积应为 400 ~ 500ml。尽管首选间歇性导尿术，但有些患者可能需要长期使用留置尿管（如 Foley 导尿管或耻骨上导管）。Foley 留置尿管导尿管与膀胱结石、前列腺炎、附睾炎和尿道狭窄有关，也会增加膀胱癌的风险。留置尿管的患者会经常发生尿路感染，因此应严密监测感染的症状和体征。

肠功能障碍

确定有两种肠功能障碍。圆锥上方（上运动神经元）病变出现反射亢进性肠。低于此位置（下运动神经元）病变，患者发展为无反射性肠。多数患有无反射性肠的患者会出现便秘和粪便嵌塞，此类患者形成规律排便至关重要。肠处理方案包括每天 1 ~ 3 次大便软化剂（如多库酯钠），排便前 6 ~ 8 小时使用缓泻剂，需要排便时使用比沙可啶或利用直肠刺激等栓剂运动。同时应指导患者摄入高纤维食物。

压疮

压疮最常见的部位是坐骨、骶骨、大转子和足跟。预防压疮比治疗压疮更容易。为此，推荐使用可提供广泛支撑和保护骨骼突起的特殊的床垫和轮椅垫。频繁变化位置，每 2 小时，床的位置移动或轮椅上的重心移动（每 30 分钟 15 秒）至关重要。

全层皮肤缺失，伴有潜在的骨髓炎（难以诊断）会妨碍愈合。明确诊断需要进行骨活检，但骨扫描、CT 和 MRI 也可以辅助诊断。影响骨骼或肌肉的溃疡需要行手术治疗。大多数情况下，溃疡的一期缝合没有效果，常需要广泛切除并用肌皮瓣覆盖或使用负压伤口治疗仪。

痉挛

痉挛被定义为速度依赖性牵张反射中的张力增高。痉挛经常发生位于脊髓圆锥以上病变的患者中。通常在急性损伤后不会立即出现，但在随后的几周内会发展。初期治疗包括定期进行肌肉拉伸以减少痉挛和预防挛缩的计划。巴氯芬是治疗由脊髓疾病引起痉挛的口服药物的首选，其他有效的药物包括地西三半和丹曲洛林（表 18-8）。还有一类被称为咪唑啉药物，通过作用于中枢神经系统而减少痉挛。相比苯二氮䓬类药物，这样药物会减轻肌肉无力副作用，可能其更有利于患者保持体力。此类药物包括替扎尼定和可乐定（也用作降压药，低血压会限制其使用）。

局部痉挛也可以用肌肉内酒精性神经阻滞或肌肉内肉毒杆菌毒素注射治疗。对于需要广泛分布和大剂量的患者，可以考虑使用鞘内巴氯芬泵以帮助减少全身副作用。巴氯芬药物鞘内试验成功后，可将导管置入患者鞘内空间，然后连接巴氯芬泵。随后输液泵按程序持续和团注药物直接到脑脊液，从而显著降低剂量。目前对成年人不再进行破坏性手术，如神经根切断术或脊髓前侧柱切断术。

自主神经功能障碍

自主神经反射异常，一种对刺激的过度自主神经反应，可发生在位于 T6 或以上病变的患者中。症状包括头痛，病变水平之上的潮红，立毛和高血压。任何损伤水平以下的伤害性刺激产生的症状是由于失去了脊髓上对节段性交感神经元的抑制性控制。常见原因是膀胱扩张、肠扩张和压疮。处理包括去除诱发刺激。

挛缩

穿过多个关节的肌肉，如二头肌、腘绳肌、阔筋膜张肌和腓肠肌，容易挛缩。治疗选择包括运动范围项目、支具（如踝足矫形器）、石膏矫正法，以及如果需要引行手术松解挛缩肌肉。

脊椎损伤后性功能障碍

自主神经系统对于启动和维持阴茎勃起至关重要。副交感神经刺激促发勃起反应，交感神经刺激对射精是必需的。勃起功能障碍的治疗选择包括外科手术、负压装置和药物干预。使阴茎血管组织扩张的口服药物［如西地那非（25 ~ 100mg）、他达拉非（10 ~ 20mg）和伐地那非（5 ~ 20mg）］可用于治疗勃起功能障碍。阴茎内注射罂粟碱、酚妥拉明和前列腺素 E_1 也可用于勃起功能障碍。通过手术治疗

表 18-8　脊髓损伤痉挛患者的药物治疗

药物	初始剂量	最大剂量	常见副作用
巴氯芬（lioresal）	5mg 口服，每天 3 次	80mg/d	镇静，疲劳，虚弱，癫痫发作阈值降低，幻觉，突然停药引起的癫痫发作
替扎尼定（zanaflex）	睡前 2mg 口服	36mg/d	低血压，嗜睡，虚弱，肝功能异常
地西泮（vallum）	2.5mg 口服，每天 2 次	60mg/d	镇静，虚弱，记忆力减退，依赖性
丹曲林（dantrium）	25mg 口服，每天 1 次	400mg/d	虚弱，镇静，肝炎，肝功能异常
可乐定（catapres） （catapres TTS 周贴片）	0.1mg 口服，每天 2 次 0.1mg/ 片	2.4mg/d 0.3mg/ 片	虚弱，镇静，口干，低血压，撤药后高血压

可植入阴茎假体。

深静脉血栓形成

深静脉血栓形成（deep vein thrombosis, DVT）的3个主要危险因素是静脉淤滞、高凝状态和血管损害。在脊髓损伤的前2周内，血栓形成的风险最大，而损伤3个月后，致命的栓塞很罕见。除非有禁忌，所有脊髓损伤的患者在急性期护理均应同时进行化学性和机械性静脉血栓栓塞预防，理想的是在损伤最初72小时开始并持续8～12周直至运动完全恢复。下肢运动功能不全丧失的患者仅8周后即可停止预防。不推荐对所有脊髓损伤患者进行DVT筛查，除非临床怀疑。

化学性预防，低分子量肝素已被证实比低剂量肝素更有效。不需要完全抗凝，也不推荐使用口服抗凝药。机械预防应包括气体压缩装置和（或）医用弹力袜。抗凝失败或不适合进行上述干预的患者，可考虑使用下腔静脉滤器。

急性DVT治疗需要3个月的完全抗凝。初期，根据体重给予低分子量肝素，然后，患者转换为口服药物，一般来说，可以是经典的华法林，达到国际标准化比例2-3，也可以是一种更新颖的口服抗凝药。

Aito S, Pieri A, Dandrea M, Marcelli F, Cominelli E. Primary prevention of deep venous thrombosis and pulmonary embolism in acute spinal cord injured patients. *Spinal Cord* 2002;40(6):300-303.

刘　惠　译　孟　强　校

周围神经病

Thomas H. Brannagan III，MD

神经病被定义为周围性感觉、运动或自主神经的疾病或损伤，可根据选择性损伤的部位分为发出轴索的胞体损伤（神经元病）、神经起始远端的神经根损伤（神经根病）和臂丛或腰骶丛神经损伤（神经丛病）。神经病可以是纯运动、纯感觉或混合性感觉运动均受累。其可为全身对称性损伤（多发性神经病）、仅单个神经损伤（单神经病）或多发单个神经损伤（多灶性神经病或多发性单神经炎）。自主神经病可以是广泛性神经病的一部分，也可以独立发病。自主神经系统疾病将在第 21 章讨论。

◎ 流行病学和病因学

A. 单神经病

单神经病，尤其是由于神经卡压所致的单神经病，是影响大众最常见的疾病。在职业中需要从事高强度和重复操作的人群，如食品加工、木工、泥瓦匠等是患单神经病的高危人群。因腕管综合征所致的正中神经卡压是最常见的单神经病。其症状发生率可高达 14%，而终身发病率则更高。尺神经和腓神经也经常受累（分别位于肘关节和膝关节）。

单神经病也常由多灶性脱髓鞘损伤引起，如慢性炎症性脱髓鞘性多发性神经病（chronic inflammatory demyelinating polyneuropathy, CIDP）的 Lewis Sumner 变异型，由单根神经的血供障碍所致的缺血性损伤引起（如多发单神经病），或由外伤引起（表 19-1）。

B. 多发性神经病

引起多发性神经病的病因较多，最常见的病因见表 19-2。糖尿病在美国是导致多发性神经病最常见的病因，且影响着全世界至少 1% ~ 2% 的人口。麻风病仍然是全世界多发性神经病的一个常见原因。慢性对称性多发性神经病的发病率估计占老年门诊患者的 3.5%。

◎ 发病机制和分类

周围神经由一个有电活性的中心或轴索和一个外层绝缘的富脂层（称为髓鞘）组成。无论是感觉神经或运动神经，轴索的完整性对于沿细胞膜的动作电位的传递至关重要。在轴索走行通路上的任何一处损伤都会导致传导中断。髓鞘对沿轴突长度的脉冲传导而言至关重要，脉冲从髓鞘节段的一个郎飞结跳跃到另一个郎飞结，通过这种跳跃式传导从而增加了传导速度。脱髓鞘破坏跳跃式传导，降低了神经传导速度。另外，局灶性脱髓鞘导致轴索电流大量泄露，使动作电位沿神经的某个特定点停止传播，从而引起传导阻滞。

从病理学角度，神经损伤主要分为 4 种类型。

1. 神经元变性　由运动或感觉神经元

表 19-1　常见的压迫性单神经病

神经	卡压部位	卡压原因
正中神经	腕部	腕管综合征（常见）
	前臂	前臂骨间室综合征（少见）
尺神经	跨过肘部	迟发性尺神经麻痹（常见）
	上肢前臂	肘管综合征（少见）
	腕部	尺管狭窄（少见）
桡神经	腋窝	拐杖性麻痹
	肱骨桡神经沟	硬物（如椅背）对上臂内侧的压力
	前臂	用力旋后动作时骨间后神经的卡压
	腕部	浅表桡神经损伤（手铐麻痹）
股外侧皮神经（腰骶神经丛）	髂前上棘	感觉异常性股痛
		肥胖压力性损伤
		怀孕
		腰带过紧
股神经	大腿前方	股动脉导管术后压迫
坐骨神经	骨盆	梨状肌综合征
		坐位时坐骨结节下受压
腓神经	跨膝关节	久蹲（草莓采摘者麻痹）
	在腓骨小头	交叉腿坐立（二郎腿，船长椅麻痹）
胫神经	跨膝关节	少见
	踝关节	踝管综合征（少见）

胞体损伤所致，随后与它们连接的周围神经轴索发生变性。

2. 沃勒变性　由细胞胞体下游特定部位的轴索损伤所致，出现损伤远端的神经变性。

3. 轴索变性　由弥漫性轴索损伤所致。由于轴索的远端离神经元胞体最远，在弥漫性神经元损伤中，远端轴索经历最早及最严重的改变，可以解释足部和手部最开始出现症状，然后逐渐向近端肢体上行并持续损伤（所谓的逆死性现象）。

4. 节段性脱髓鞘　由髓鞘损伤而无轴索损伤所致。

周围神经病根据起病速度（急性、亚急性、慢性）、症状或损伤的类型（感觉、运动、自主或混合性）和分布（远端或近端；对称性、非对称性或多灶性）来分类。肌电图（EMG）和神经传导检查可确定损伤是原发于轴索或脱髓鞘，并可确定损伤的分布和严重程度。

◎ 一般诊断方法

对疑似神经病患者的评估从详实的病史、全身体格检查和神经系统查体开始，主要集中在表 19-1 和表 19-2 的诊断可能性上。必须完成一些实验室检查（表 19-3）。其他实验室检查也应考虑，包括直接针对特定神经或髓鞘成分的抗体，其中一些可能与特定临床综合征相关，如抗 GM_1-IgG 抗体（急性运动轴索性神经病）、抗 GM_1-IgM 抗体（多灶性运动神经病）、抗 GQ_{1b} 抗体（Miller-Fisher 变异型吉兰 - 巴雷综合征）、抗 Hu 抗体（癌性副肿瘤性感觉神经病）、抗髓鞘相关糖蛋白（myelin-associated glycoprotein，MAG）抗体（远端为主的感觉共济失调性神经病）和抗硫酯抗体（对称性多发性神经病合并显著远端感觉缺失）。同时，须寻找其他感染性证据，尤其是 HIV 和肝炎。在一些少见的情况下，血清冷球蛋白筛查、血清

表 19-2 多发性神经病的病因

分类	病因
感染性疾病	麻风病 HIV 感染 疏螺旋体（莱姆病）
炎症性疾病	急性炎症性脱髓鞘性多发性神经病（吉兰－巴雷综合征） 慢性炎症性脱髓鞘性多发性神经病 多灶性运动神经病 胶原血管病（如类风湿关节炎、结节病、干燥综合征） 血管炎
其他系统性疾病	糖尿病 乳糜泻 慢性肾功能衰竭 甲状腺功能障碍 甲状旁腺功能障碍 副肿瘤神经病 异常蛋白血症 淀粉样变 维生素缺乏（如维生素 B_{12}） 危重病性神经病 急性间歇性卟啉病
遗传性疾病	遗传性运动感觉神经病（腓骨肌萎缩症） 遗传感觉自主神经病
中毒	治疗性药物（如化疗性药物、抗逆转录病毒药） 药物滥用（如乙醇、芳香烃类化合物） 毒物（如砷，*n*- 己烷）

表 19-3 周围神经病评估的常用实验室检查

分类	检查
常规血清学检查	标准电解质检查（钠、钾、碳酸氢盐） 血糖和糖化血红蛋白水平 镁、钙、磷水平 肝、肾功能检查 肌酸激酶水平 维生素 B_{12}，甲基丙二酸和同型半胱氨酸水平 全血细胞计数及分类 红细胞沉降率 甲状腺功能
免疫学筛查	抗核抗体 类风湿因子 血清蛋白电泳 免疫球蛋白定量
感染性疾病筛查	快速血浆反应素试验（梅毒） 莱姆滴度

和尿液重金属筛查也是必需的。

腰椎穿刺在急性炎症性脱髓鞘性多发性神经根神经病和慢性炎症性脱髓鞘多发性神经病的诊断中尤为重要。对于感染性及肿瘤性疾病，它也能够提供更多信息，但并不是所有神经病均需要该检查以评估。肌电图和神经传导检查，通常作为评估神经病的最重要的诊断方法，已在第 2 章中描述。

神经活检的适应证有限，对于踝部的腓肠神经活检（最常用的操作），10 ~ 15% 的患者会出现活检部位的慢性神经痛。活检可帮助确诊怀疑的血管炎、淀粉样变、结节病、不典型的 CIDP、巨轴索神经病和麻风病。更精确的诊断手段，包括定量感觉测定。自主神经检测和染色并定量分析表皮内小感觉神经纤维的皮肤活检。

Alport AR, Sander HW. Clinical approach to peripheral neuropathy:Anatomic localization and diagnostic testing. *Continuum* 2012;18:13-38. [PMID: 22810068]

Callaghan BC, Price RS, Feldman EL. Distal symmetric polyneuropathy:A review. *JAMA* 2015;314:2117-2181. [PMID:26599185]

Cashman C R, Hoke A. Mechanisms of distal axonal degeneration in peripheral neuropathies. *Neurosci Lett* 2015;596:33-50. [PMID: 25617478]

Farhad K, Traub R, Ruzhansky KM, Brannagan T H Ⅲ. Causes of neuropathy in those referred with idiopathic neuropathy. *Muscle Nerve* 2016;53:856-861. [PMID: 26561790]

单神经病

脑神经疾病

尽管可能发生多脑神经同时损伤，但

最常受累的是单根脑神经。此章着重描述第Ⅲ～Ⅶ脑神经（cranial nerve, CN）和第Ⅸ～Ⅻ脑神经损伤，第Ⅷ脑神经损伤已在第 6 章中详述。

动眼神经（CN Ⅲ）

诊断要点

- ◎ 水平复视，侧方注视时加重
- ◎ 眼球外斜视（外展）和下斜视（向下）
- ◎ 大多数患者受累侧瞳孔扩大
- ◎ 眼睑下垂

◎ 概述

动眼神经支配内直肌、上直肌、下直肌、下斜肌和上睑提肌，并参与瞳孔的副交感神经支配，使瞳孔收缩（表 19-4）。

◎ 临床表现

A. 症状和体征

患者的典型主诉为复视，当患眼水平注视并内收时，复视加重。在动眼神经完全受损的患者，查体可发现患眼瞳孔散大及固定，外斜视，患眼处于“外下位置”，同时受累侧上睑下垂。由于副交感神经走行于动眼神经的外围，故当外在压迫时，副交感神经纤维最先受累，造成孤立性瞳孔扩大。然而，当神经缺血损伤时，这些副交感神经纤维通常不受累，引起一种“瞳孔回避”的动眼神经麻痹（典型的糖尿病所致的动眼神经损伤）。动眼神经麻痹可由不同原因导致，包括外伤（眶上裂骨折）、压迫性病变（后交通动脉瘤、颅内肿瘤、由颅内高压引起的颞叶沟回疝）、缺血（继发于神经糖尿病性血管闭塞，造成瞳孔回避的动眼神经麻痹）、脑膜炎、梅毒、带状疱疹、肿瘤和脱髓鞘损伤。

B. 辅助检查

急性或亚急性的动眼神经麻痹是神经科急诊，应按后交通动脉瘤增大来治疗，直到被证实为其他病因为止。临床查体可能提示压迫性病变或梗死，但必须行急诊影像学检查，包括磁共振增强和磁共振血管成像（MRA）检查，甚至在有些情况下，须行脑动脉造影检查。经常需要行腰椎穿刺和血液检查以排除感染、自身免疫性和其他疾病（表 19-5）。亦不能耽误慢性综合征的处理，因为动脉瘤增大和肿瘤同样可在急性加重之前表现为一个慢性病程。

表 19-4　动眼神经、滑车神经和展神经功能

神经	支配眼肌	眼球功能	临床表现
动眼神经（CN Ⅲ）	上直肌	外展时上抬，内收时内旋	眼球“向外下方”；伴随 CN Ⅲ神经支配的其他眼肌麻痹
	内直肌	内收	主要为水平复视；伴随 CN Ⅲ神经支配的其他眼肌麻痹
	下直肌	外展时下视，内收时外旋	患眼向上、向外分离；伴随 CN Ⅲ神经支配的其他眼肌麻痹
	下斜肌	内收时上抬，外展时外旋	患眼内旋转斜视；头部倾斜到麻痹性下斜肌的一侧；伴随 CN Ⅲ神经支配的其他眼肌麻痹
	提上睑肌	抬高上睑	上睑下垂
	瞳孔和睫状肌	调节瞳孔	瞳孔散大；对光反射消失；调节反射障碍
滑车神经（CN Ⅳ）	上斜肌	内收时下视，外展时内旋	眼球外旋，头向患侧偏离；下视时垂直性复视
展神经（CN Ⅵ）	外直肌	外展	眼球外展不能；水平复视

表 19-5 脑神经损伤的实验室检查和影像学检查评估

分类	检查
普通血清学检查	标准电解质检测 镁和钙含量 血糖和糖化血红蛋白含量 肌酸激酶含量 全血细胞计数及分类 红细胞沉降率 血管紧张素转化酶
免疫学筛查	抗核抗体谱 腰椎穿刺查寡克隆带、IgG 合成指数 乙酰胆碱受体抗体 类风湿因子
感染性疾病筛查	快速血浆反应素试验（梅毒） 莱姆滴度 结核筛查——胸片、PPD 试验、腰椎穿刺查 TB-PCR
影像学检查	颅脑 MRI 平扫或增强 必要时颅脑 DSA 检查

IgG= 免疫球蛋白 G;PPD= 纯蛋白衍生物；TB-PCR= 结核菌聚合酶链反应

◎ 鉴别诊断

动眼神经麻痹的鉴别诊断包括脑干梗死、重症肌无力、眼眶疾病（如格雷夫斯眼病）、霍纳综合征（尽管受影响的患侧瞳孔缩小）、先天性眼睑下垂和先天性瞳孔不等大。

滑车神经（CN Ⅳ）

诊断要点

◎ 患眼内收时垂直复视加重

◎ 头偏离患侧眼

滑车神经支配上斜肌，可使眼球下视和内旋（表 19-4）。滑车神经是引起垂直性复视的最常见原因，表现为眼球内收时复视最严重。头向患眼的相反方向歪斜。初视患者时，发现患眼垂直上移（上斜视）。最常见的获得性滑车神经麻痹是孤立性的且由外伤引起。双侧滑车神经损伤可发生于头顶部遭打击后至滑车神经束十字交叉的损伤。滑车神经损伤也可发生于神经缺血，尤其是糖尿病患者。在儿童，孤立性上斜肌麻痹通常是先天性或外伤性的。脱髓鞘性疾病、肿瘤和海绵窦病变较少引起滑车神经损伤。

急性起病的滑车神经损伤与其他的急性脑神经损伤类似，应行急诊检查。应行增强扫描 MRI 以排除肿瘤、海绵窦病变和其他潜在的危急的颅内疾病。可能需要腰椎穿刺以评估有无感染或炎症反应；血液检查用于评估炎症性疾病、糖尿病、甲状腺疾病和重症肌无力（表 19-5）。

鉴别诊断主要局限于眶内疾病，即能引起眼球活动障碍的机械性原因，如格雷夫斯眼病或眶内肿瘤。重症肌无力也应作为鉴别诊断加以排除。

三叉神经（CN Ⅴ）

（一）三叉神经痛

三叉神经痛已在第 8 章中讨论。

（二）三叉神经病

诊断要点

◎ 不对称的面部感觉缺失

◎ 角膜反射消失

◎ 咀嚼肌无力，下颌偏向患侧

三叉神经支配咀嚼肌，为面部提供感觉神经支配。感觉神经被分为眼支（V1）、上颌支（V2）和下颌支（V3）。

单侧颜面感觉缺失是三叉神经病的最主要症状；然而，患者可能也会主诉口腔和鼻腔黏膜的感觉缺失。角膜反射可能消失或减弱。也可发生咀嚼肌无力和下颌偏向患侧，同时也可出现鼓膜张肌麻痹引起的低音调耳聋。肿瘤、脱髓鞘性疾病、延髓空洞症或血管性疾病也可累及三叉神经核。感染、外伤、动脉瘤和恶性肿瘤可影响三叉神经束。

实验室检查和神经影像学检查可用于三叉神经疾病的诊断（表 19-5）。鉴别诊断包括核上性病变（如感觉皮质的梗死）。

展神经（CN Ⅵ）

诊断要点

◎ 当向患侧注视时，水平复视加重
◎ 初看时，患眼内收

第Ⅵ对脑神经（展神经）支配同侧外直肌（表 19-4）。患者主诉望向患侧时和远视时的水平复视；休息时，眼球偏向内侧（内收位）。

展神经麻痹可由脑膜炎、增大及扩张的基底动脉压迫、脑积水、脱髓鞘性疾病、肿瘤和海绵窦病变所致。神经缺血最常累及糖尿病患者。单侧或双侧的展神经麻痹可能是颅内压增高的结果，即使没有占位性病灶的直接压迫。

急性型的展神经麻痹，与其他颅神经病变一样，应行急诊检查。其诊断路径类似于动眼神经和滑车神经麻痹（表 19-5）。

鉴别诊断包括脑干病变（尤其是缺血性和脱髓鞘性）和眶内病变，如格雷夫斯眼病或眶内肿瘤。重症肌无力也必须作为鉴别诊断加以排除。

涉及第Ⅲ、Ⅳ和Ⅵ脑神经的综合征

（一）Tolosa-Hunt 综合征

Tolosa-Hunt 综合征是脑神经Ⅲ、Ⅳ或Ⅵ单独或合并受累的一种炎症性疾病。患者通常于 30 ~ 50 岁发病，男女发病率相当。单侧、持续的眼眶痛可持续数周。视神经受累罕见，但三叉神经的眼支可受累及。在排除眶上裂及其邻近结构的其他占位性病变后即可诊断。Tolosa-Hunt 综合征对糖皮质激素治疗有反应，症状亦可自发缓解。

（二）海绵窦综合征

第Ⅲ、第Ⅳ和第Ⅵ脑神经与颈动脉、三叉神经第一和第二支一起穿过海绵窦。颈动脉夹层、颈动脉瘤、海绵窦血栓性静脉炎、真菌感染（毛霉菌或根霉菌属）可引起穿过海绵窦的任何或所有脑神经功能障碍。

面神经（CN Ⅶ）

诊断要点

◎ 单侧上、下颜面肌无力
◎ 舌前 2/3 味觉丧失
◎ 听觉过敏
◎ 受累侧的瞬目反射消失

◎ 概述

面神经包含运动纤维，支配面部表情肌肉；中间神经，携带副交感神经纤维并支配泪腺、腮腺、颌下腺和舌下腺体；支配舌前 2/3 味觉的味觉神经纤维与支配外耳道和耳郭的感觉纤维（图 19-1）。

◎ 临床表现

A. 症状和体征

典型患者表现为单侧面肌无力，其中口周围面部下垂最明显。经过详细的病史询问，患者也可能主诉对声音的敏感性增加（由于镫骨肌失神经支配所致），患侧眼睛易激惹（继发于眼睑闭合不全的角膜干燥所致）。查体可发现单侧上颜面肌和下颜面肌肌无力，导致前额额纹减少和眉毛上抬无力（相反，影响面部的核上性病变仅只引起下颜面肌肌无力而通常不累及前额）。角膜反射减弱或消失。听力检测可发现听觉过敏，同时可伴随出现舌前 2/3 味觉缺失。

B. 辅助检查

1. 电生理检查　电生理检查是评估面

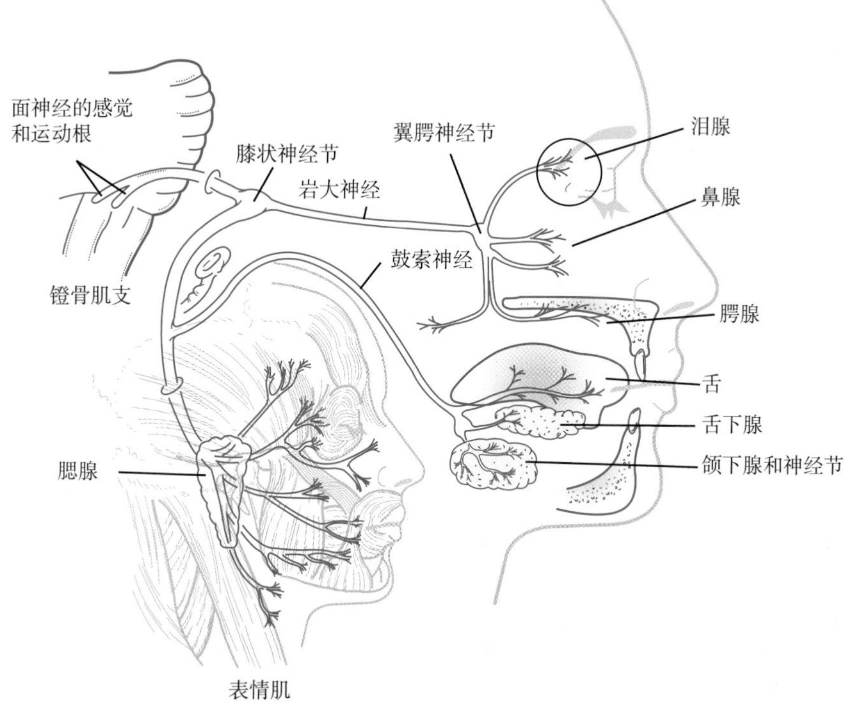

图 19-1 **面神经的解剖和组织病理学 [经授权同意：Jackson CG, von Doersten PG. The facial nerve. Current trends in diagnosis, treatment, and rehabilitation, *Med Clin North Am*. 1999;83（1）:179-195]**

神经损伤的一个非常重要的检测方法，因为它能确定诊断并区分损伤类型（轴索损伤还是髓鞘损伤）、损伤部位和损伤的严重程度。与其他急性神经损伤情况一样，近端轴索损伤所致的异常在 72 小时或更长时间内可能无法检测到，而单纯近端脱髓鞘损伤对远端神经传导的影响也非常小。

2. 神经影像学检查　通常使用增强磁共振扫描，尤其是发现腮腺肿块或临床查体提示在桥小脑脚或内听道内存在压迫性病灶。

MRI 可发现贝尔麻痹患者的膝状神经节有强化表现。高分辨率计算机断层扫描（HRCT）可用于怀疑颞骨病变及 MRI 检查有禁忌证的患者。

3. 实验室检查　排查面神经无力的血液检查类似于其他脑神经损伤所用的检查（表 19-5）。

◎ 鉴别诊断

面神经麻痹的鉴别诊断见表 19-6。迄今为止，最常见的面神经麻痹原因是特发性贝尔麻痹综合征。

表 19-6　**面神经麻痹的病因**

分类	疾病
外伤	颞骨骨折
感染及类感染	中耳或乳突感染
	细菌感染—莱姆病、梅毒、白喉、麻风
	病毒感染—带状疱疹病毒（Ramsay-Hunt 综合征）、脊髓灰质炎病毒、HIV、单纯疱疹病毒 I 型
	结核性脑膜炎
肿瘤	腮腺肿瘤
	桥小脑角区肿瘤
自身免疫性疾病	吉兰 – 巴雷综合征（Guillain- Barré syndrome）
	多发性硬化
	神经结节病

（一）贝尔麻痹

◎ 概述

贝尔麻痹是一种特发性急性单侧面肌麻痹临床综合征。贝尔麻痹的发病率约1/5000，在孕妇和老年人中更为常见。

◎ 临床表现

患者常诉暴露在寒冷情况后出现症状，并常有面部麻木或僵硬，而无任何主观的感觉障碍。有些患者描述还会有轻至中度的下颌角区疼痛。泪液减少和听觉过敏也可出现，并且有些患者可在无力前出现。尽管不危及生命，贝尔麻痹可造成严重的功能性、美观性和心理性后果。

真正的贝尔麻痹定义为特发性。但在一些患者中，单纯疱疹病毒Ⅰ型激活可能在发病中起到一定的作用。另外一种可能的病因是与自身免疫相关。

◎ 鉴别诊断

第Ⅶ脑神经梗死的临床症状与贝尔麻痹难以区分。梗死可发生在脑干部位或沿神经走行的部位，通常与糖尿病或高血压相关。

◎ 治疗

A. 药物治疗

虽然并非所有研究都一致认同，但皮质醇激素在贝尔麻痹患者中是安全的，且对改善功能障碍可能有积极的作用。可给予泼尼松 $1mg/kg \cdot d^{-1}$ 持续1周。抗病毒治疗则具有较大的争议。研究显示，阿昔洛韦联合泼尼松可能在改善功能预后中有疗效。给药方案各不相同，但如果肾功能正常，可给予阿昔洛韦，每日5次，每次400mg，持续7～10天。伐昔洛韦每次1g，每天3次，因使用频次少而亦经常使用。

B. 手术治疗

基于在贝尔麻痹急性期面神经在颞骨内水肿受到压迫的理论依据，手术解压在贝尔麻痹中也被提及。然而，此领域尚缺乏前瞻性随机资料，而且手术存在明显的侵入性，有造成永久性听力丧失的风险。

C. 支持治疗

尽管绝大部分的贝尔麻痹可得到康复，但暂时性或永久性的面肌麻痹均须加强对眼睛的保护。可给予患者人工泪液或眼药膏。眼镜或护目镜可有效保护眼睛避免光照、风吹和灰尘的伤害。夜间使用眼罩保护眼睛也是非常必要的。对于长期恢复欠佳的患者，可建议眼科会诊治疗。

◎ 预后

贝尔麻痹具有良好的预后：70%～90%的患者在未进行治疗的情况下得到缓解；90%使用皮质醇激素的患者可获得完全缓解。在恢复期间，由于恢复过程中异常的神经支配，患者可能会出现联带运动，即在一个区域的随意运动过程中，出现另一个区域的面部肌肉非随意运动激活（如不受控制地同时出现眨眼和咀嚼动作），源于在恢复过程中出现的异常神经支配。没有完全恢复的患者可能会遗留永久性缺陷：从面容变形到慢性角膜干燥。多达10%的患者可出现单侧或对侧复发。

（二）Ramsay Hunt 综合征

Ramsay Hunt 综合征是一种由带状疱疹引起的单侧面肌麻痹，其临床症状与贝尔麻痹相同。患者常在面肌无力1～3天前主诉耳道的剧烈疼痛。查体时，可发现患者在外听道和乳突上方有水疱出现。与贝尔麻痹相同，Ramsay Hunt 综合征在孕期更多发，且可累及其他脑神经，尤其是三叉神经。绝大多数患者面部的肌力可以完全恢复。

Ramsay Hunt 综合征的治疗包括皮

质激素（泼尼松，1mg/kg · d^{-1}，＞10天的逐渐减量）。早期使用阿昔洛韦每次400mg，每日5次，连用7～10天，或伐昔洛韦2000～3000mg分次服用，共7～10天。

（三）良性半侧面肌痉挛

良性半侧面肌痉挛的主要特征是发生在眼周和口角的连续的面部抽搐。它通常由面神经的压迫性刺激所致，可以是供血动脉异常或由桥小脑角区肿瘤压迫所致。其治疗通常包括每3～6月一次的肉毒素治疗。更精确的治疗涉及肿瘤切除或面神经的微血管减压术。

前庭耳蜗神经（CN Ⅷ）

涉及第Ⅷ脑神经的疾病已在第6章中讨论。

舌咽神经（CN Ⅸ）

诊断要点

◎ 咽反射消失
◎ 咽、扁桃体、舌后感觉丧失
◎ 舌后1/3味觉丧失
◎ 颈动脉窦反射亢进

◎ 概述

舌咽神经传导舌后1/3的味觉，提供腮腺的副交感神经支配，与第Ⅹ和Ⅻ脑神经共同支配吞咽动作，并携带有咽壁的感觉纤维。同时还接受颈动脉窦和颈动脉体的传入纤维，前者有压力感受器可调节动脉压，后者有血中二氧化碳和氧含量的化学感受器。

◎ 临床表现

A. 症状和体征

第Ⅸ脑神经损伤可伴同侧咽反射消失，舌后1/3味觉丧失，咽后壁的感觉丧失。累及其他邻近的脑神经损伤，如占位压迫颈静脉孔的第Ⅸ、Ⅹ和Ⅺ脑神经（颈静脉孔综合征）是非常常见的。

查体可发现非对称的咽反射，咽壁感觉减退，或舌后1/3味觉减退。舌咽神经痛已在第8章中讨论。

B. 辅助检查

MRI可确定脑干梗死或其他脑实质内病灶，以及沿神经走行的病变。

◎ 鉴别诊断

舌咽神经功能障碍的鉴别诊断包括引起局灶性延髓肌肉损伤的疾病，包括构音障碍、声音嘶哑和吞咽障碍。这些疾病包括脑梗死、延髓型肌萎缩侧索硬化、延髓型重症肌无力及非常少见的肌源性疾病（如眼咽型肌营养不良）。

迷走神经（CN Ⅹ）

诊断要点

◎ 同侧软腭、咽部和喉部无力，造成声音嘶哑、呼吸困难、构音障碍和吞咽困难
◎ 咽反射消失
◎ 咳嗽反射消失

◎ 概述

迷走神经控制着发声、吞咽（与第Ⅸ和Ⅻ脑神经一起）、软腭上提、味觉、耳部的皮肤感觉及支配声带运动，同时为心脏、肺、胃、上消化道和输尿管提供重要的副交感纤维支配。

◎ 临床表现

A. 症状和体征

迷走神经的病损可造成声音嘶哑和吞咽困难，可看到同侧软腭上抬受损，悬雍垂偏向对侧。双侧迷走神经损伤可引起严重的

自主神经功能障碍。主动脉瘤和颈部及胸部手术可造成喉返神经损伤，引起声音嘶哑。双侧喉返神经损伤可引起喘鸣和死亡。

B. 辅助检查

MRI检查可用于评估迷走神经自神经核发出至外周的完整性。耳鼻喉专科的喉镜检查可发现单侧声带麻痹。

◎ 鉴别诊断

迷走神经功能障碍的鉴别诊断与舌咽神经功能障碍相同，之前已描述。

◎ 治疗

迷走神经功能障碍可造成非常严重的后果，因其可造成声带麻痹，从而引起上呼吸道阻塞，可能需要行气管插管或永久性的气管切开。严重吞咽困难时可能需要置入胃肠内营养管。必需时，需要咨询理疗师以评估语言和吞咽功能，咨询耳鼻喉专科医生以评估气道功能，以及咨询消化专科医生以评估胃肠功能等。

副神经（CN XI）

诊断要点

◎ 将头自患侧转离力弱（胸锁乳突肌）

◎ 抬头和耸肩无力（斜方肌）

◎ 概述

副神经起自上颈段脊髓的运动神经元，经枕骨大孔上升，再经颈静脉孔出颅支配胸锁乳突肌和斜方肌。

◎ 临床表现

A. 症状和体征

副神经损伤的病因包括医源性损伤（如淋巴结切除、中心静脉导管置入或其他颈部手术），如钝性损伤中产生的间接牵拉伤，肩锁关节和胸锁关节错位的牵拉伤所致的外伤性损伤，延长使用悬臂吊带伴副神经受压，以及颅底脑膜炎。

副神经损伤造成斜方肌无力，出现肩胛下垂和翼状肩（肩胛下缘向外侧旋转）。整个肩带失去力量并外展，前屈受损。肩胛下撞击综合征、其他肩胛周肌肉痉挛、臂丛牵拉所致的额外无力、粘连型肩袖炎和胸廓出口综合征都是潜在残疾继发作用。

当病损靠近胸锁乳突肌分支时，患者很难将头部转向对侧。

B. 辅助检查

头部、颈椎和肩部的平片、CT或MRI检查可以帮助诊断。肌电图和神经传导检查可用于确定病变，协助判断预后，并能辅助作出关于神经探索或肌肉移植的决定。

◎ 鉴别诊断

副神经损伤的鉴别诊断应包括中枢缺血性病变，前角细胞疾病（如脊髓灰质炎或肌萎缩侧索硬化），同样造成肩胛功能异常和翼状肩的周围神经或近端臂丛神经损伤，如胸长神经（到前锯肌）或到菱形肌的分支。影响第三和第四神经根的上颈段神经根病变也可引起斜方肌无力。重症肌无力、多发性肌炎和一些遗传性肌病可引起曲颈和伸颈无力。继发于肌肉骨骼损伤和疾病的机械性功能障碍，如肩带损伤、肩胛损伤、挛缩形成、粘连性肩袖炎、肩胛盂肱关节不稳，也可能提示斜方肌损伤。

◎ 治疗

副神经损伤的治疗取决于损伤的类型、功能障碍的程度和患者的需求。如果明确是一个明显可逆的病因（占位压迫），恰当的治疗是显而易见的。在神经撕裂伤患者中，如果操作精确，显微手术修复或移植治疗可能会使患者恢复功能。如果损伤不能被修复，神经可能再生，而自主恢复的概率通常可用临床或电生理数据进行评估。如果是有限的轴索损伤，这些损伤恢复的概率就比较高。如果 1 年后功能恢复仍然很差，则表明可能需要行有功能代偿的手术治疗。转移肩胛提肌以提高斜方肌功能（抬高、收缩、旋转肩胛骨）是一种可选择的手术方案。

Gronseth GS, Paduga R. Evidence based guidelines update: steroids and antiretrovirals for Bell palsy. A report of the guideline development subcommittee of the American Academy of Neurology. *Neurology* 2013;79:2209-2213. [PMID: 23136264](Evaluation of literature on Bell palsy treatment, with American Academy of Neurology recommendations.)

Hazin R, Azizzadeh B, Bhatti MT. Medical and surgical management of facial nerve palsy. *Curr Opin Ophthalmol* 2009;20:440-450. [PMID: 19696671]

Holland NJ, Weiner GM. Recent developments in Bell's palsy.*BMJ* 2004;329:553-557. [PMID: 15345630]

Lee AG, Hayman LA, Brazis PW. The evaluation of isolated third nerve palsy revisited: An update on the evolving role of magnetic resonance, computed tomography and catheter angiography.Surv *Ophthalmol* 2002;47:137-157. [PMID: 11918895](*Reviews literature on the use of neuroimaging in patients with third nerve palsy.*)

Schwartz SR, Jones SL, Getchius TS, Gronseth GS. Reconciling the clinical practice guidelines on Bell's Palsy from the ASO-HNSF and the AAN. *Neurology* 2014;82:1927-1929. [PMID: 24793182]

舌下神经（CN Ⅻ）

诊断要点

- ◎ 构音障碍
- ◎ 伸舌偏向患侧

舌下神经支配同侧舌肌，当其受损时，可引起同侧舌肌瘫痪、伸舌头偏向患侧。长期严重的舌下神经损伤，可看到偏侧舌肌萎缩及舌肌纤颤。延髓内侧缺血可引起单侧舌下神经麻痹。肌萎缩侧索硬化和脊髓灰质炎可累及舌下神经核。双侧舌下神经病变较罕见。多发性硬化、延髓空洞症和肿瘤可造成单侧或双侧舌下神经损伤，因为双侧舌下神经核的解剖位置非常接近。

电生理检查可发现舌肌失神经支配，但神经传导检查尚不可行。MRI 可发现占位性病变和中枢性缺血病变，有时还能发现偏侧颏舌肌萎缩。

舌下神经损伤的鉴别诊断包括其他引起构音障碍和吞咽困难的疾病，如卒中及重症肌无力。

除了切除占位性病变，对于绝大多数引起舌下神经损伤的疾病来说几乎没有治疗方法。言语康复治疗可以通过改善发音和加强健侧舌肌力量进食的方式来帮助患者。

上肢神经

正中神经

正中神经起源于臂丛的外侧束（C6 ~ 7）和内侧束（C8 ~ T1）。正中神经行进在上臂深部、肘窝内侧、前臂腹侧，当它接近手腕时逐渐变得表浅，然后穿过腕管并进入手掌。正中神经支配前臂和手的肌肉（图 19-2 和表 19-7）。其还支配掌侧三个半手指的皮肤感觉，以及它们

表 19-7 正中神经的运动功能

功能	肌肉
前臂旋前	旋前圆肌、旋前方肌
屈腕、桡侧	桡侧腕屈肌
拇指指间关节屈曲	拇长屈肌
2 ~ 5 指近端指间关节屈曲	指浅屈肌
2、3 指远端指间关节屈曲	Ⅰ、Ⅱ指伸屈肌
拇指外展	拇短展肌
拇指与第 5 指对指	拇对掌肌
掌指关节固定时近端指间关节伸展	示指和中指的蚓状肌

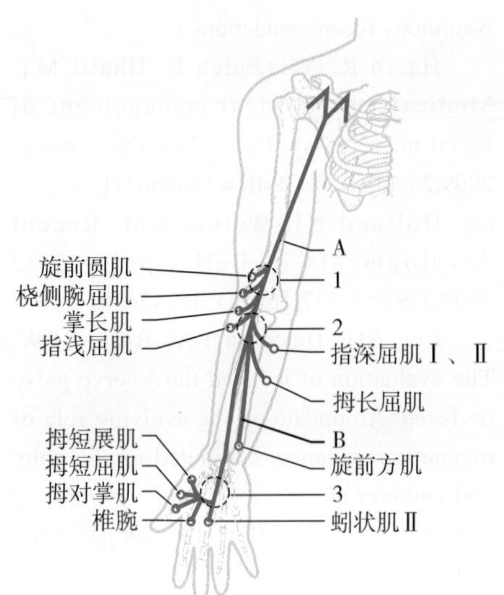

图 19-2　正中神经（A）及其分支，骨间前神经（B），和它们所支配的肌肉

神经可能在肘部旋前圆肌的两个头之间（1），或稍远（2）受压，作为前骨间肌综合征，或手掌（3），作为腕管综合征。（经允许改动自 *The Guarantors of Brain: Aids to the Examination of the Peripheral Nervous System*, 4th ed. Philadelphia, PA: Saunders/Elsevier; 2000.）

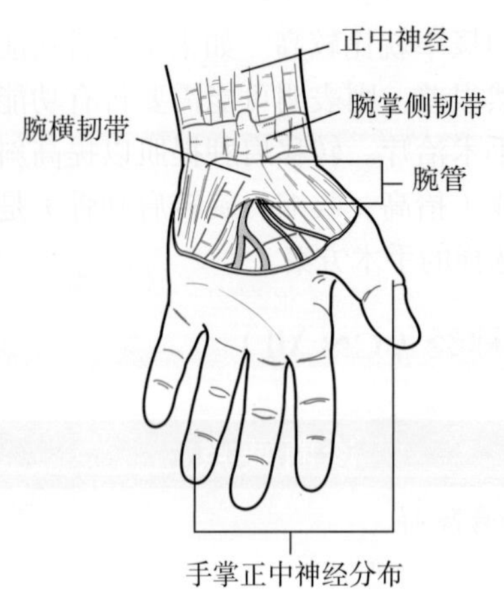

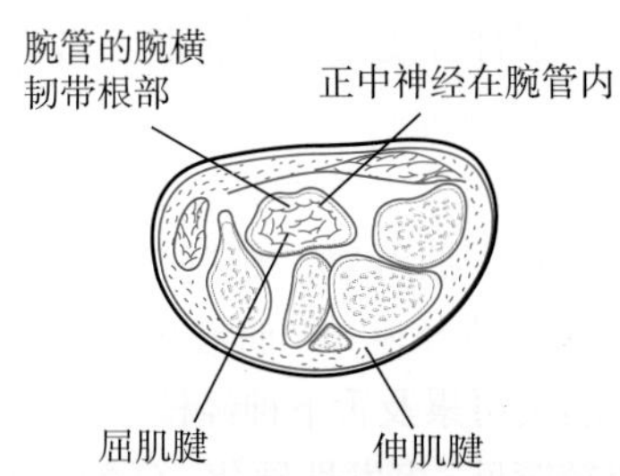

图 19-3　正中神经通过腕管的路径（经同意引用：Parks E. *Practical Office Orthopedics*. New York, NY: McGraw-Hill Education; 2018.）

背侧到第一个指间关节的皮肤感觉。

（一）腕部的正中神经单神经病（腕管综合征）

诊断要点

◎ 前 3 指麻木及疼痛
◎ 手部活动或睡眠中症状加重
◎ 手部精细动作困难（如系纽扣）
◎ 拇指外展及对掌无力
◎ 大鱼际肌萎缩

◎ 概述

腕管，位于手掌的底部，其内侧、背侧及外侧由腕骨组成，腹侧由一条坚韧的纤维带——屈肌支持带覆盖。正中神经由于腕部反复屈伸容易在此位置受到挤压(图 19-3）。因此，腕管综合征是最常见的职业病之一。多种疾病也会增加腕管综合征的风险，包括糖尿病、甲状腺功能减退、怀孕、类风湿关节炎、肥胖，以及少数情况下，淀粉样变性和肢端肥大症也能增加腕管综合征的风险。

◎ 临床表现

A. 症状和体征

腕管综合征的患者常主诉第 1 ~ 3 指的疼痛、感觉异常或麻木。症状通常在反复或持续的屈腕或伸腕后加重（如打字、开车），但也经常在睡眠中因无意识持续屈腕而加重。在一些患者中，疼痛可放射至内侧前臂。患者通常很难定位麻木位置，可能只累及部分皮节（即拇指）。开始时症状为间断性，如果损伤继续，症状可发展为持续存在。手部肌肉无力，表现为手部精细协调运动困难，特别是在涉及拇指的任务中，是神经损伤更为严重及持久的特点，并可能伴随大鱼际变平。

查体时，放松状态下正中神经支配区域的皮肤感觉可能正常或不正常。通过叩诊锤轻叩腕部正中神经可诱发蒂内尔（Tinel）征。用一定力量屈腕 90° 并维持 1 分钟进行 Phalen 征检查。在神经压迫活跃时，任何一种操作都可能诱发正中神经支配区域的感觉异常。临床上可察觉的无力通常局限于拇短展肌，因为拇指的其他肌肉（拇短屈肌和拇内收肌）受到尺神经和正中神经的双重支配。拇指对掌的功能减弱可以作为疾病进展的表现。大鱼际肌萎缩也可能非常明显。

B. 辅助检查

肌电图和神经传导检查对评估腕管综合征是非常重要的，不仅可以确诊疾病，同时还可以确保不造成其他神经损伤。

通过腕管的运动和感觉传导时间进行评估是标准的诊断方法。轻度神经卡压的患者只显示感觉传导速度减慢，而严重卡压的患者可看到运动传导异常。运动波幅消失是一个危险信号，因为这预示着运动轴索损伤，意味着解除压迫后症状将得不到缓解，故主张早期手术干预。

根据具体临床情况，实验室检查需要评价糖尿病、甲状腺功能障碍、类风湿关节炎和其他系统性疾病。影像学检查，包括神经肌肉超声或磁共振，可用来筛查关节畸形和神经卡压。

◎ 鉴别诊断

手部麻木和无力的鉴别诊断包括卒中、颈神经根病、臂丛神经病、近端正中神经损伤和尺神经损伤。单独的疼痛可能由关节或组织损伤或炎症反应所致，如屈肌肌腱炎和腕关节炎。这些疾病，尤其是颈神经根病和腕关节炎，可能与腕管综合征同时存在。外伤亦可造成正中神经损伤。

◎ 治疗

应首选非手术治疗，除非患者有进行性运动损伤，顽固且严重的疼痛，或对于那些正中神经相关麻木可致残的患者（如钻石切割工人、显微外科手术医生）。非手术治疗包括在夜间睡眠中及在鼓励腕关节伸屈的活动中保持中立位的腕夹板固定。腕夹板可使一些患者在数天内疼痛和麻木缓解。短期口服泼尼松治疗也可在症状改善中起到一定作用。

腕管松解手术可作为非手术治疗无效时的一种选择。传统或“开放”的手术方

表 19-8　腕部以上的正中神经病位置

部位	发病机制	临床表现
肘上	Struthers 韧带卡压（肱骨至肱骨内上髁的纤维束带）	罕见严重 肘上部位疼痛 Struthers 韧带周围局部触痛
肘部	旋前圆肌肥大所致的卡压 旋前圆肌肌腱所致的卡压	前臂近端中等程度的疼痛 手活动笨拙 正中神经分布区域的感觉异常 反复肘部活动可加重病情
前臂（骨间前支）	旋前圆肌肌腱（深头）所致的卡压 指浅屈肌肌腱所致的卡压 前臂骨折或炎症	前臂近端的剧烈疼痛 近期外伤或肌肉劳损 捏指无力 远端指间关节不能屈曲（拇指） 远端指间关节不能屈曲（第 2 指） 与神经痛性肌萎缩相关

IP= 指间的

式涉及腕横韧带的横断术，这一操作可获得良好的成功率且副作用较少。新的手术方式包括内镜下腕管松解手术，尽管这一手术的有效性与传统手术方式之间的比较目前尚未明确。

（二）肘部正中神经单神经病

正中神经卡压也可发生在肘部或肘部下方。另外，正中神经的前骨间支在前臂内也可受到卡压。但所有的这些卡压都比在腕部卡压少见得多。表 19-8 总结了正中神经受卡压的方式及其临床表现。外伤，尤其是肘关节骨折和脱位，是肘关节正中神经损伤的另一个原因，同样的还有肘窝的穿透性损伤（如皮下注射）。这类疾病的鉴别诊断与诊断评估类似于腕管综合征，故电生理检查和合适的影像学检查也是必需的。治疗则取决于特定的病因、严重程度和损伤部位。一般来说，手术松解对于治疗这类疾病的效果不如腕管综合征明确。

在肩部或近端肱骨严重的正中神经压迫非常少见。大多数损伤是外伤性的，常合并肩关节软组织和骨骼的损伤。由拐杖引起的正中神经的外部压迫很少发生，但更常见的是引起桡神经功能障碍。肱动脉或腋动脉动脉瘤导致的血管性压迫可引起自发性正中神经损伤。严重的正中神经压迫可导致显著的正中神经运动功能丧失，尤其是在腕部及手部。通常非手术治疗，功能早期恢复往往预示痊愈。

尺神经

诊断要点

◎ 斜方肌第 4、5 指麻木或疼痛

◎ 肘关节长时间屈曲加重症状

◎ 精细手部动作困难

◎ 手指外展无力

◎ 爪形手畸形

◎ 概述

尺神经，由 C8 和 T1 神经根纤维组成，走行于上臂肱动脉内侧，在肘部尺神经沟跨过肘关节（在肘关节屈曲过程中可受到牵拉或卡压），再通过肘关节远端的肘管（另一个潜在的卡压部位），然后再通过 Guyon 管（也是另一个卡压部位）进入手部。尺神经支配着前臂和手部的肌肉（图 19-4，表 19-9），其感觉范围包括小鱼际肌隆起，手背内侧，第 5 指及第 4 指一半的背面及掌面皮肤。

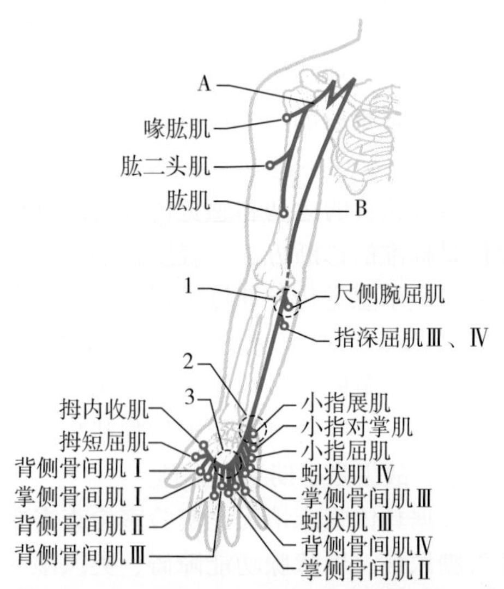

图 19-4 **肌皮神经（A）和尺神经（B）及其所支配的肌肉。常见病变部位包括尺神经沟和肘管（1）、Guyon 管（2）、手掌中（3）**（经允许更改 *The Guarantors of Brain: Aids to the Examination of the Peripheral Nervous System*, 4th ed. Philadelphia, PA: Saunders/Elsevier; 2000.）

◎ 临床表现

A. 症状和体征

如上所述，尺神经在其行进过程中有几个部位容易受到损伤。作为压迫性单神经病，肘部的尺神经压迫非常常见，仅次于腕管综合征（表 19-10）。尺神经亦可在腋窝、上臂、前臂、腕部和手部损伤。尺神经病导致的运动障碍比感觉丧失更突

表 19-9 尺神经的运动功能

功能	肌肉
屈腕，尺侧	尺侧腕屈肌
远端指间关节屈曲	第 4、5 指的指深屈肌
第 2 指接触第 4 指，分开	骨间肌
掌指关节固定时，手指近端指间关节伸直	第 4、5 指的蚓状肌
拇指与手掌呈直角时内收	拇内收肌
掌指关节屈曲	小指屈肌
第 5 指外展	小指展肌
第 5 指和拇指对掌	小指对掌肌

表 19-10 尺神经卡压部位

部位	卡压机制	临床表现
肘部	尺神经沟（卡压或牵拉）	手内侧麻木，屈肘时症状加重
	肘管综合征	抓握或捏力减弱
		严重、慢性病例中可见爪形手
腕部（尺管）	外源性压迫性神经病	纯运动（掌深支），小鱼际肌无力
	解剖学卡压	纯感觉（掌浅支），掌部麻木
	腕部骨折	混合型运动及感觉（两者均受累）
掌部	掌深支（手掌钝性外伤）	纯运动（掌深支），小鱼际肌无力
	掌浅支（手掌钝性外伤）	纯感觉（掌浅支），掌部麻木

出，可致手部固有肌肉的衰弱性损伤。虽然大多数损伤是由压迫造成的，但穿透性创伤和与肘部、前臂和手腕骨折相关的损伤也会出现。

轻度尺神经卡压的患者通常表现为手部内侧的间断性麻木和刺痛，常因肘部屈曲而加重。严重的卡压则造成持续手内侧感觉异常、痉挛和疼痛。手部握或捏的力量下降，手部笨拙可能是最早的运动障碍。随着尺神经损伤持续，发生手部固有肌肉萎缩。查体时，应评估肘关节活动范围和畸形。肘关节持续屈曲时症状加重或在压迫部位 Tinel 征阳性有助于诊断。可发现持续运动无力，第 4 和第 5 指爪形手畸形，以及这些手指和手部尺侧感觉丧失。可应用几个手法来评估尺侧力量（表 19-9）。

B. 辅助检查

类似于正中神经损伤，肌电图和神经传导检查在评估尺神经单神经病时非常重要。实验室检查和影像学评估在某些病例中可提供信息。

◎ 鉴别诊断

尺神经病患者的鉴别诊断包括那些与正中神经病相混淆的疾病。这些疾病中，尤其是颈神经根病和腕关节炎，也常和尺神经单神经病同时发生。

◎ 治疗

在大多数情况下，如果患者无明确运动轴索受累、难以忍受的疼痛，或影响到功能的感觉缺失（对于某些职业），尺神经损伤可采用非手术治疗方法。持续的肘部弯曲动作或在硬物如桌子上用肘部休息是尺神经损伤的常见病因。患者应避免这些活动或体位。患者可在睡眠时肘部佩戴简易弹性绷带，以防止肘部持续屈曲。如果这些处理方法无效，短期的口服皮质激素，再继之长期非甾体类药物治疗可能有效。

如在 4 ~ 8 周内非手术治疗无效，可考虑行尺神经解压手术治疗。许多减压或移位的技术已被推荐，但执行这些手术的外科医生应接受过专门尺神经减压和移位术训练。

桡神经

诊断要点

- ◎ 垂腕
- ◎ 伸指及伸拇指无力
- ◎ 手工动作困难
- ◎ 手背桡侧麻木（背外侧）

◎ 概述

桡神经始于腋窝，在上臂的肱骨螺旋沟内下行，在前臂分为后骨间支支配前臂肌肉（图 19-5，表 19-11）和感觉支支配手的背外侧。桡神经的近端分支支配上臂外侧和前臂背外侧的皮肤。

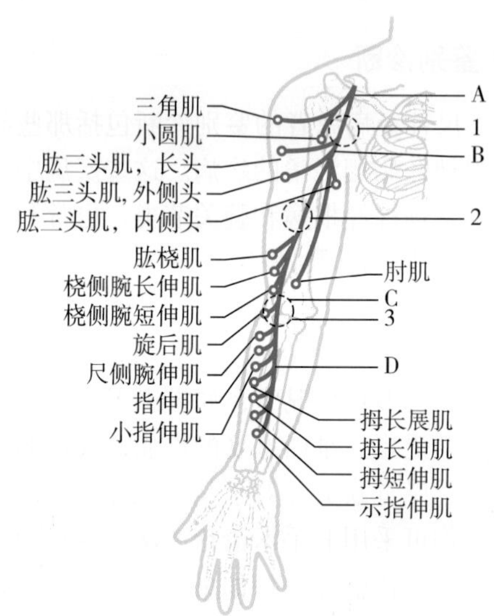

图 19-5　**腋神经（A）和桡神经（B）及其主要终末支，骨间后神经（C），和它们所支配的肌肉。神经损伤可能发生在腋窝（1），螺旋沟（2），或肘（3），作为骨间后神经综合征（经允许修改自** *The Guarantors of Brain: Aids to the Examination of the Peripheral Nervous System*, 4th ed. Philadelphia,PA:Saunders/Elsevier; 2000.）

表 19-11　**桡神经损伤部位**

部位	卡压机制	临床表现
腋部	拐杖	垂腕 肱三头肌受累 感觉障碍
螺旋沟	外源性卡压，骨折	垂腕 感觉障碍
骨间后神经	旋后肌卡压 类风湿关节炎、外伤、骨折、手臂粗暴运动	手指伸展无力 腕后桡侧变形
浅表感觉支（感觉异常性疼痛）	手铐	手背部麻木

◎ 临床表现

A. 症状和体征

桡神经在许多不同部位均易受到损伤。压迫是最常见的病因，其他如创伤、缺血和炎症也均可造成损伤。腋窝受压，最常见于不当使用拐杖。除了垂腕、手指伸肌无力和感觉丧失外，还会导致肱三头肌无力。肱骨骨折或对肱骨桡神经的外部压迫，如将头部放在上臂内侧休息或将手臂靠在硬物边缘上（所谓的“周六夜间麻痹”），可导致伸腕和伸指无力，但肱三头肌不受累及。感觉损伤，肱桡肌反射可能丧失。在前臂，后骨间支可能在用力后旋时被后旋肌压迫，造成手指伸肌无力和部分腕伸肌无力。过紧的腕表、手镯或手铐对腕部的浅感觉分支的压迫会导致手背感觉异常。压迫引起的桡神经损伤通常在数周内可以改善。

B. 辅助检查

类似于正中神经及尺神经病，肌电图和神经传导检查在评估桡神经单神经病时非常重要，尤其在鉴别桡神经损伤与臂丛神经病、颈神经根病时。电生理诊断检查可判断损伤的类型、精确定位和严重程度并协助判断预后。影像学检查，包括 MRI，可用于筛查肩部、肱骨和关节损伤及占位性病变引起的神经压迫。

◎ 鉴别诊断

桡神经病的鉴别诊断包括与正中神经和尺神经病相似的疾病。单纯的疼痛，尤其是位于前臂时，可由于伸肌肌腱炎引起（所谓的网球肘）。

◎ 治疗

治疗针对解除压迫的病因。康复治疗，即被动运动和其他锻炼，以及腕夹板治疗，也可运用于桡神经损伤的治疗。

Cartwright M S, et al. Evidence-based guideline: neuromuscular ultrasound for the diagnosis of carpal tunnel syndrome. *Muscle Nerve* 2012;46(2):287-293. [PMID: 22806381]

Padua L, et al. Carpal tunnel syndrome: Clinical features, diagnosis,and management. *Lancet Neurol* 2016;15(12):1273-1284. [PMID: 27751557]

Katze J N, Simmons BP. Carpal tunnel syndrome. *N Engl J Med* 2002;346:1807-1812. [PMID: 12050342] (Concise review of the diagnosis and treatment of carpal tunnel syndrome with excellent illustrations.)

下肢神经损伤

股神经

诊断要点

- ◎ 屈髋和伸膝无力
- ◎ 股四头肌室萎缩
- ◎ 行走时膝盖弯曲
- ◎ 膝腱反射消失
- ◎ 大腿前侧和小腿内侧感觉缺失

◎ 概述

股神经起自 L2 ~ L4 脊神经根和腰丛，然后进入大腿，支配髋屈肌和伸膝肌（图 19-6），并向大腿前部和小腿内侧发出感觉支。糖尿病可引起神经的缺血性梗死从而导致股神经病。髋骨或骨盆骨折可引起在腹股沟韧带水平的股神经局灶性撕裂损伤。骨盆内手术或股三角内股动脉导管置管术可造成股神经的医源性损伤（通常是手术后股动脉压迫产生）。长时间的屈髋动作（如分娩过程）或伸髋动作会拉伸及损伤股神经。腹膜后肿瘤和血肿压迫是股神经损伤的一种少见病因。

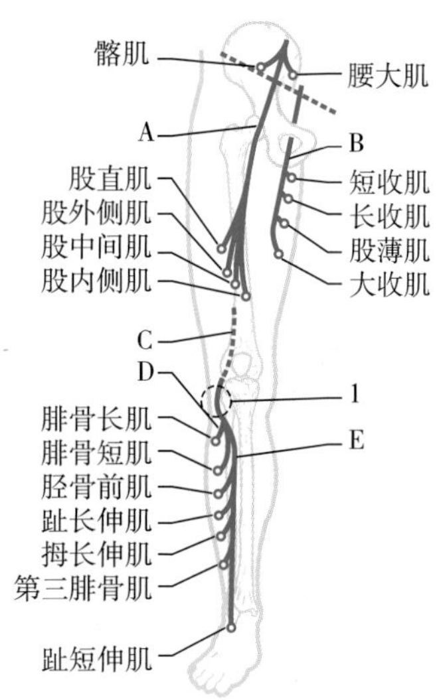

图 19-6 **股神经（A）、闭孔神经（B）、腓总神经（C）、腓浅分支（D）和腓深神经（E）及它们所支配的肌肉腓神经压迫常发生腓骨头（1）（经同意修改** *The Guarantors of Brain: Aids to the Examination of the Peripheral Nervous System*, 4th ed. Philadelphia, PA: Saunders/Elsevier; 2000.）

◎ 临床表现

A. 症状和体征

查体时，可发现患者股四头肌无力，而髋内收肌（闭孔神经功能）和屈膝肌（坐骨神经）正常。典型的感觉缺失为大腿前侧和小腿内侧。髌骨反射（膝腱反射）减弱或消失。

B. 辅助检查

电生理检查通常可将股神经病与腰神经根病、腰神经丛病、神经肌肉接头病、肌病等相鉴别。尽管直接的股神经神经传导检查在技术上有难度，且通常不可靠，但针极肌电图可清楚地检查出股肌节的失神经损伤，并排除上述需要鉴别的疾病。和其他神经损伤一样，电生理检查在定位股神经损伤部位及判断预后中有一定作用。

◎ 鉴别诊断

上腰部神经根病和腰丛神经病非常类似于股神经单神经病。近端大腿无力，尤其是双侧发病，有许多病因，包括神经肌肉接头疾病（重症肌无力，兰伯特－伊顿肌无力综合征）和大多数获得性肌病。这些疾病不会出现感觉障碍，且很少呈显著不对称性。髋关节和膝关节的骨关节炎，由于机械性原因或因为疼痛可能会限制髋部的屈曲和膝关节的伸直。

◎ 治疗

股神经病的治疗通常是非手术治疗，旨在解除任何压迫来源。物理治疗和膝关节支撑，对保持腿在走动期间伸展有一定的帮助。

坐骨神经

诊断要点

- ◎ 屈膝无力，踝关节和足趾背屈和跖屈无力
- ◎ 膝以下肌肉萎缩
- ◎ 行走时足下垂
- ◎ 跟腱反射消失
- ◎ 全足感觉缺失（内踝除外）

◎ 概述

坐骨神经，起自L4、L5、S1和S2神经根，由两个独立和功能不同的部分组成，最终分为腓神经和胫神经。坐骨神经在骨盆内梨状肌下行走，然后通过坐骨切迹进入大腿后部。在大腿远端，其分成腓神经和胫神经（图19-6和图19-7）。坐骨神经、胫后神经和腓神经提供了大腿前外侧和除内踝外的整个足部的感觉支配。

◎ 临床表现

A. 症状和体征

尽管患者经常使用坐骨神经痛来描述向大腿放射的疼痛，但实质的坐骨神经损伤较为少见。最常见的、真正的坐骨神经损伤是髋部手术和髋部骨折。枪击伤和其

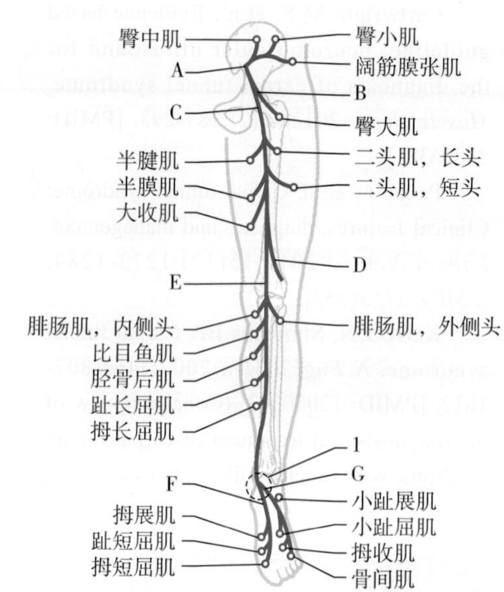

图19-7 臀上神经（A）、臀下神经（B）和坐骨神经干（C）及它们所支配的肌肉。坐骨神经分为腓总神经（D）和胫神经（E）。胫神经分出足底内侧神经（F）和足底外侧神经（G）。胫神经压迫可发生在踝管的内踝（1）（经同意修改 *The Guarantors of Brain: Aids to the Examination of the Peripheral Nervous System*, 4th ed. Philadelphia, PA: Saunders/Elsevier; 2000.）

他类型外源性创伤可造成坐骨神经损伤。骨盆肿瘤或腹膜后出血可压迫坐骨神经。腓神经分支在坐骨神经挤压或撕裂伤中更易受累及，而胫神经分支在臀部错误注射损伤中更易受累。少数情况下，当坐骨神经干穿过或经过梨状肌时，梨状肌可压迫坐骨神经干（梨状肌综合征）。除了外伤，缺血（如糖尿病单神经病）、炎症、感染和其他过程均可选择性损伤坐骨神经。

当坐骨神经损伤时，伸髋肌、足和足趾背屈及伸无力。在部分性损伤中，足背屈无力比跖屈严重。大腿前外侧和整个足部感觉丧失（内踝除外），踝反射可能减弱。

B. 辅助检查

电生理检查可鉴别前角细胞疾病、神经根病、腰丛神经病、腓神经或胫神经单神经病和真正的坐骨神经损伤。可能需要

行腰骶脊髓、骨盆、大腿和膝关节的影像学检查。

◎ 鉴别诊断

坐骨神经损伤常与下腰骶神经根病相混淆，而腓神经或胫神经单神经病也可造成类似于坐骨神经的损伤。垂足和远端腿部无力可见于中枢性疾病，如卒中或肿瘤占位，也可是前角细胞疾病患者的表现。

◎ 治疗

如果是可逆性损伤，治疗目的是减轻潜在病因导致的压迫或损伤。物理治疗和矫形术，尤其是踝足矫形器，在永久性损伤患者中可起到弥补作用。

腓神经

诊断要点

腓总神经
◎ 垂足
◎ 胫前肌群无力及萎缩
◎ 小腿前外侧和足背的感觉缺失

◎ 概述

腓总神经起源于坐骨神经在腘窝的一个分支，并接受 L4、L5 和 S1 的支配（图 19-7）。在穿过膝关节并环绕腓骨头侧面后，分为腓深神经和腓浅神经。腓深神经支配踝关节和足背屈肌，但不支配踝足外翻肌，并支配第一趾和第二趾之间相对应的一小片区域的感觉。腓浅神经支配踝外翻肌群，以及小腿前外侧和足背的皮肤感觉。

◎ 临床表现

A. 症状和体征

腓总神经损伤是下肢最常见的单神经病。它常由长期的疾病和住院期间造成的体重下降后腓骨头与硬床垫或护栏之间压迫所引起。腓骨头骨折、外源性钝性外伤、膝关节手术、双腿悬吊、妇科操作中的截石体位均可造成压迫性损伤。涉及内翻和跖屈的踝关节创伤可导致腓总神经突然受到牵拉，因为它被固定在腓骨长肌上。腓总神经损伤的另一个常见原因是长期“二郎腿”，以及持续蹲坐或臀部蹲在双脚上。膝关节的外伤或腘窝的占位性病变（如肿瘤或血肿）也可累及腓总神经。

表 19-12 总结了腓神经压迫时的临床表现。腓总神经的病变可出现足背屈不能和足下垂。患者会高高地从地上抬起患足，像跨过一个高的台阶，即“跨域步态”。可出现小腿前外侧和足背皮肤感觉缺失，但疼痛和麻木却很少发生，通常不作为现病史的一部分。

表 19-12　腓神经压迫部位

部位	压迫机制	临床表现
腓总神经	腓骨小头受压	踝关节背屈、外翻受限 小腿前外侧和足背感觉丧失
腓深神经	踝部前踝管卡压	趾背屈无力无足外翻 第 1、2 趾相对背面皮肤感觉丧失
腓浅神经	小腿前外侧筋膜卡压	足外翻无力（近端受累时） 足背屈有力 小腿前外侧和足背感觉丧失

腓深神经损伤可同样造成类似的足背屈无力，但不同于腓总神经损伤的是，足外翻活动正常，且感觉障碍仅限于第一足趾和第二足趾之间的相对面的背面区域。当踝部前踝管发生病变时，就会出现趾伸肌无力，足背屈不受影响。这个综合征可以是痛性的，表现为踝部疼痛，患者可通过跖曲并向内侧偏移以避免疼痛发生。

腓浅神经损伤可引起孤立的足外翻无力，伴小腿前外侧和足背部的感觉缺失。腓浅神经很少在腓骨颈附近损伤，但可在穿过小腿前中部膜时受到卡压。小腿中部或以下部位的损伤可造成单纯的感觉性单神经病。

B. 辅助检查

电生理检查可鉴别腓神经单神经病、前角细胞病、下腰骶神经根神经病、腰骶丛神经病变、坐骨神经损伤、非对称性多神经病及远端型肌病。该项检查也能确定腓神经损伤部位。但也可能需要骨盆、大腿、膝或踝关节的影像学检查，并在电生理检查结果的指导下进行。如果发现是更广泛的多神经病或肌病，则需要进行其他更多的检查。

◎ 鉴别诊断

腓神经损伤常与 L5 ~ S1 神经根病相混淆。但腓神经单神经病并不会影响踝部的深腱反射或跖屈肌的力量。其他可能会表现为明显足下垂的疾病包括卒中和运动神经元病。腰骶神经丛和坐骨神经损伤同样也需要考虑。一些远端型肌病（如强直性肌营养不良）和全身型多发性神经病（如家族性的 Charcot-Marie-Tooth）都可出现足下垂症状，但这些疾病均可在仔细的病史询问、体格检查和电生理检查后鉴别出来。

◎ 治疗

在膝关节部位的腓总神经损伤，可能需要使用支架进行非手术治疗。患者应避免跷“二郎腿”，长时间蹲坐或屈膝坐于硬椅或长凳上。急性撕裂伤可行端端吻合术治疗。与其他单神经病一样，腓神经损伤的预后取决于轴索损伤的程度和慢性化过程，而这可通过病史、临床表现和电生理检查来评估。

胫后神经

诊断要点

◎ 足底踝关节和足趾屈无力
◎ 腓肠肌群无力和萎缩
◎ 足底感觉缺失

胫后神经在膝关节处从坐骨神经分出，为控制跖屈和其他许多足内肌提供神经支配，并对足底和外侧脚跟的感觉提供神经支配。胫后神经损伤较腓神经损伤少见，但在腘窝受外伤或手术时可能会受损。当胫神经穿过内踝后面的后踝管时，可发生卡压，导致踝关节疼痛和足底疼痛，且在站立或走动时症状加重。有时在内踝后方可引出 Tinel 征。足底或踝部骨折、糖尿病、周围血管疾病、风湿性疾病和腱鞘炎可导致踝管综合征。

电生理检查可对胫神经单神经病、下腰骶丛神经根病、腰骶丛神经病和坐骨神经病等进行鉴别。但也需要完善骨盆、大腿、膝关节或踝部的影像学检查。

S1 神经根病和部分坐骨神经损伤是最常见的类似胫神经损伤的疾病。腰骶神经丛损伤是一类非常少见的病因。

轻度后踝管综合征的患者可使用抗炎制剂和器械矫形治疗。皮质类固醇注射和偶尔的踝关节处胫神经减压治疗有时也会被运用，但手术治疗这类患者的作用仍存在争议。

股外侧皮神经

诊断要点

◎ 大腿外侧麻木和疼痛
◎ 没有无力、萎缩或下部小腿症状

股外侧皮神经是来源于上腰椎根（L2 ~ L3）的一种纯感觉神经，为大腿外侧提供感觉，在腹股沟韧带下方穿行。当神经从骨盆到腹股沟韧带下方的腿部走行过程中，容易受到压迫。患者表现为单侧大腿上部外侧感觉异常、疼痛或麻木，而无运动障碍（感觉异常性股痛）。穿紧身衣、佩戴沉重的工具腰带、肥胖和怀孕都可能导致这种症状，且长时间站立会加重症状。

电生理检查有助于排除神经根病变和股神经病变。直接检测股外侧皮神经的传导速度在技术上是困难的，但有时可显示单侧损害。有时需要对腰骶椎或骨盆进行影像学检查。

鉴别诊断包括影响 L2 ～ L4 神经根的股神经病和神经根病。与感觉异常性股痛不同，这类疾病会伴随运动症状和膝反射消失。

治疗上应指导患者减肥，避免穿紧身衣服和佩戴沉重的工具腰带。感觉异常性股痛通常是自限性的，但如果刺激因素没有得到解决，可能会转变成慢性过程。

多发单神经病综合征

特定的疾病综合征可能涉及一系列神经，可为区域性的，也可为多灶性的，表现类似于局灶性或多灶性卡压性神经病。

特发性臂丛神经炎（痛性肌萎缩）

诊断要点

- ◎ 急性肩部疼痛
- ◎ 数小时至数天内感到手臂无力和麻木
- ◎ 数月内恢复的单相病程

特发性臂丛神经炎（神经痛性肌萎缩症或 Parsonage Turner 综合征）是一种特发性的，可能是针对臂丛的炎症性攻击，通常呈多灶性分布。

患者通常表现为急性肩痛，随后数小时至数天内出现手臂或手麻木无力。这些症状很快趋于稳定，并通常在几个月后逐渐恢复。虽然有些患者可能有永久性缺损，但大多数患者都能完全康复，复发也很罕见。

电生理检查对诊断至关重要，但神经传导异常可能在发病数天后才能表现出来，而针极肌电图可能在 2 ～ 3 周后也才会出现异常。须行颈部和肩部的影像学检查，并完善血清学检查，以评估全身自身免疫性疾病。

鉴别诊断包括急性神经根病，肩部或臂丛的创伤性损伤如肩关节脱位或肩袖损伤。

大多数患者不需要治疗就能康复。物理治疗有助于康复和预防并发症。在起病后的数天内，可给予逐渐减量的皮质类固醇治疗，尽管这种干预的效果仍不确定。

糖尿病性肌萎缩

这一疾病将在本章后面的糖尿病神经病中讨论。

多发性单神经病

诊断要点

- ◎ 数小时至数天内出现多个单神经病
- ◎ 在不同区域的完全不同和不相关的神经受累及
- ◎ 手腕下垂、足下垂和面部麻痹（常见）
- ◎ 通常作为更广泛的血管炎或血管病变的一部分
- ◎ 可能进展为呼吸衰竭的神经系统疾病

◎ 概述

多发性单神经病是一个命名几种综合征的术语，其中自身免疫攻击周围神经的血管结构（神经滋养管），导致全身无关联的周围神经、颅神经和呼吸神经的炎症、闭塞和缺血。

◎ 临床表现

A. 症状和体征

患者的典型表现为急性发作的运动无力，之前可能会疼痛。第二根神经，通常位于不同的肢体，可能受累及。在某些情况下，继之出现累及全身周围神经的血管炎，包括呼吸系统的神经，导致呼吸功能损伤。在另外的一些病例中，周围神经受累则先于快速进展的全身性血管炎。多发性单神经病可能是全身性血管炎的一部分，也可能只局限于周围神经。

与多发单神经病相关的疾病不止血管炎，还有类风湿关节炎、其他胶原血管病（如结节病）、病毒感染（如艾滋病病毒、乙型和丙型肝炎、巨细胞病毒）、莱姆病、麻风病、肿瘤浸润、淋巴样肉芽肿。糖尿病也可引起多发性单神经病，但通常不是一种数天内快速进展的综合征。

B. 辅助检查

电生理检查是至关重要的，但症状开始后的数天内，可能不会出现神经传导异常，针极肌电图在 2 ~ 3 周内也可能不会表现出异常。如果病变局限于特定区域（如小腿），有必要进行背部或肢体的影像学检查。而实验室检查对评估更广泛的自身免疫性疾病具有重要的意义。

◎ 鉴别诊断

鉴别诊断包括区域性周围神经病综合征（如臂丛神经炎、糖尿病性肌萎缩症）、非典型多发神经病和多发性压迫性单神经病。多灶性运动神经病和压力易感性遗传性周围神经病是多发性单神经病鉴别诊断的一部分。它们将在本章后面讨论。

◎ 治疗

急性严重病变者需要行积极的免疫抑制剂治疗，如静脉冲击注射环磷酰胺，大剂量皮质类固醇，或两者并用。如果出现呼吸系统症状，可能需要机械通气。在最初的多发性单神经病发作得到充分控制后，应咨询风湿病学家对特异性自身免疫性疾病进行治疗。

获得性多发性神经病

自身免疫性神经病

吉兰－巴雷综合征

诊断要点

◎ 快速进行性肢体无力，常上升进展

◎ 反射消失

◎ 脑脊液蛋白增加而细胞计数未增加（蛋白细胞分离）

◎ 神经传导检查中脱髓鞘的证据（可能延迟）

◎ 一种可迅速发展为呼吸衰竭的神经科急症

◎ 概述

吉兰－巴雷综合征是针对周围神经的一组免疫介导性疾病（表 19-13）。该综合征的年发病率为 1 ~ 2/10 万人。

最常见的吉兰－巴雷综合征形式，急性炎性脱髓鞘多发性神经根神经病（acute inflammatory demyelinating polyradiculoneuropathy, AIDP），占 85% ~ 90% 的病例。其主要特点是逐渐进展的肢体（一个以上的肢体）无力，且腱反射减弱或丧失。针对 AIDP 的可疑靶抗原位于髓鞘上，但具体的抗原表位尚未明确。病理检查时，可发现脱髓鞘开始于神经近端，然后逐渐向远端进展。

约 60% 的患者在出现神经症状之前会有上呼吸道感染、胃肠道感染或非特异性发热史。虽然呼吸道感染是最常见的，但空肠弯曲菌（一种肠胃炎原因）是最常见的病原微生物。越来越多的证据表明，空肠弯曲菌的抗原表位与周围神经神经节苷脂存在交叉反应，这可能在感染后 AIDP 的发展中起一定的作用。巨细胞病毒、EB 病毒、肺炎支原体、艾滋病病毒、甲肝病

表 19-13 吉兰－巴雷综合征：亚型及临床表现

吉兰－巴雷亚型	临床表现	抗体	EMG/NCS 表现
急性炎性脱髓鞘性多发性神经根神经病（AIDP）	上升性瘫痪 轻微感觉症状	无特异性	NCS 中表现为脱髓鞘 F 波消失
急性运动轴索神经病（AMAN）	迟缓性瘫痪 常伴有空肠弯曲菌感染	抗 GM_1 IgG 抗 GD_{1a} IgG	运动神经波幅减低 感觉检查正常
急性运动感觉轴索神经病（AMSAN）	急性进展（<1 周） 严重的四肢瘫 常需机械通气	抗 GM_1 IgG	运动波幅减低或消失 感觉波幅减低或消失 EMG 提示轴索损伤
Miller-Fisher 综合征（MFS）	共济失调 腱反射消 眼肌麻痹	抗 GQ_{1b} IgG	感觉神经动作电位降低 运动传导通常正常
Miller Fisher- 吉兰－巴雷（MFS-GBS）重叠综合征	眼肌麻痹或共济失调，继而肢体乏力	抗 GQ_{1b} IgG	感觉神经动作电位减低 运动波幅减低

毒和乙肝病毒感染均与 AIDP 相关。其他一些事件，包括手术、癌症、怀孕、自身免疫性疾病和疫苗接种（如 1976 年的猪流感疫苗）在内的也与 AIDP 有关。

较少见的吉兰－巴雷综合征的变异型包括急性运动轴索神经病（acute motor axonal neuropathy, AMAN），也与空肠弯曲菌相关，以及急性运动感觉轴索神经病（acute motor sensory axonal neuropathy, AMSAN），两者加起来约占吉兰－巴雷综合征病例的 10%。Miller-Fisher 综合征占吉兰－巴雷综合征的 3% ~ 5%，其特征性的临床表现为共济失调、腱反射消失和眼肌麻痹；其抗体是位于神经末梢和肌梭的糖脂 GQ_{1b}，该病好发于年轻人。约 15% 的 Miller-Fisher 综合征患者可出现肌无力，称为 MFS-GBS 重叠综合征。

◎ 临床表现

A. 症状和体征

AIDP 通常在感染或刺激性事件（如手术）1 ~ 3 周后出现。70% 的患者最初出现手脚的感觉异常或模糊的麻木。数天后出现对称性四肢无力，并在数天到数周内持续进展。4 周内瘫痪达到最重程度。超过 50% 的患者在 2 周后达到最严重。如果病情进展超过 4 周，则被认为是亚急性或慢性炎性多发性神经根神经病。尽管以近端肌无力为主的下行性麻痹偶尔也会出现，但由下肢远端开始的上行性无力是最经典的表现形式。50% 的 AIDP 患者发生面部无力、眼球麻痹和后组颅神经病，引起构音障碍和吞咽困难。

当病情进展时，可迅速出现危及生命的呼吸麻痹，必须行紧急气管插管和机械通气治疗。所有的 AIDP 患者都必须尽快确诊，并密切监护，直到病情稳定为止。约 25% 的 AIDP 患者都需要进行机械通气。另一个非常严重的并发症是自主神经系统受累，多发生于严重的四肢瘫痪患者中，它可导致血压的剧烈波动或突发的心律失常，且往往难以控制。AIDP 中显著的自主神经功能障碍导致死亡率升高。

查体时，可发现轻度到重度的对称性的迟缓性四肢瘫痪。虽有感觉症状，但除可发现轻微的远端振动觉减退，其余感觉查体通常是正常的。四肢腱反射减弱或消失，括约肌张力正常。床旁肺功能测试（最大肺活量和负力吸气）提示即将面临的呼吸衰竭。自主神经受累的患者可出现心律失常、血压波动、皮肤潮红和出汗、胃肠动力异常。

B. 辅助检查

可能需要完善脊髓的影像学检查以排

除脊髓病。所有急性和亚急性发作的、对称性肢体无力和腱反射消失患者，均应在脊髓疾病排除后进行腰椎穿刺检查。AIDP 患者脑脊液蛋白在症状出现后数天开始升高，并在 4 ~ 6 周达到峰值。而脑脊液细胞计数通常正常或仅表现为轻度淋巴细胞反应性增生（在 HIV 感染患者中更常见）。另外应完善感染性疾病的评估，并行心电图和胸片检查；完善血液检查排除潜在的胶原血管疾病或单克隆蛋白。当需要重症监护时，尚须完善电解质水平、血细胞计数、凝血筛查和肝肾功能检测。

在 AIDP 中，症状出现后 3 ~ 5 天内神经传导检查提示运动传导速度降低、远端运动潜伏期延长等脱髓鞘现象。但如果在发病后最初几天内进行，则不能发现髓鞘脱失。一个吉兰 - 巴雷综合征的早期特征，近端脱髓鞘（F 波反应）检查，可能在出现临床症状时，即可发现呈弥漫性异常。感觉神经传导速度检查通常是正常的表现，但也可能减慢。在吉兰 - 巴雷综合征早期，针极肌电图可发现运动单位募集减少。即使有轴索损伤的证据（纤颤和正锐波失神经支配改变）通常也不会出现在 2 ~ 3 周的肌电图检查中。运动神经传导的诱发电位波幅减低提示预后较差。

◎ 鉴别诊断

吉兰 - 巴雷综合征最易与急性脊髓疾病（急性脊髓病、横贯性脊髓炎）相混淆，脑干缺血也易与伴有脑神经损伤的严重吉兰 - 巴雷综合征相混淆（即闭锁综合征）。急性神经肌肉接头疾病，如重症肌无力，尤其是肉毒中毒，可表现为类似的时间病程，出现伴随延髓肌肉受累的四肢无力。其他急性神经病，如卟啉性神经病、白喉性神经病、多发性单神经病和中毒性神经病（如有机磷、砷），虽然罕见，也必须考虑。

◎ 治疗

发病后 2 周内，给予静脉注射免疫球蛋白（IVIG；0.4g/kg · d^{-1}，共 5 天）或血浆置换（1 ~ 2 周内进行 5 ~ 6 次）治疗，具有同样的效果，而两者联合治疗并不能提供更大的益处。但注意血浆置换不能应用于血流动力学不稳定的患者。尽管这些治疗方法对疾病的严重程度、呼吸和自主神经功能障碍发生的风险及最终残疾状态的影响尚不清楚，但通常能促进康复的速度。口服和静脉注射皮质类固醇（甲泼尼龙和泼尼松龙）的随机试验未发现该治疗对吉兰 - 巴雷综合征有益。

◎ 预后

大多数吉兰 - 巴雷综合征患者功能可恢复正常。当疾病停止进展后，症状通常稳定维持 2 ~ 4 周，然后逐渐恢复。20% ~ 25% 的患者需要行机械通气；约 5% 的患者死亡，通常源于呼吸衰竭或自主神经功能障碍所致的并发症。

25% 的患者在病后 1 年仍存在运动无力。老年患者（≥ 60 岁）、腹泻、严重的肢体无力或病情进展太快（＜ 7 天）、早期神经传导检查提示波幅下降（提示轴索损伤）是发病 6 个月后独立行走预后不良的因素。

Hughes RAC, Cornblath D R, Willison HJ. Guillain-Barré syndrome in the 100 years since its description by Guillain, Barre and Strohl. *Brain* 2016;139:3041-3047. [PMID: 29106487]

Jacobs B C, et al. International Guillain-Barré syndrome outcome study: Protocol of a prospective observational cohort study on clinical and biological predictors of disease course and outcome in Guillain-Barré syndrome. *J Peripher Nerv Sys* 2017;22:68-76.[PMID: 28406555]

Walgaard C, et al. Early recognition of

poor prognosis in Guillain-Barré syndrome. *Neurology* 2011;76:968-975. [PMID: 2140318]

Wijdicks E E, Klein CJ. Guillain-Barré syndrome. *Mayo Clin Proceed* 2017;92:467-479. [PMID: 25617478]

慢性炎症性脱髓鞘性多发性神经根神经病

诊断要点

- ◎ 至少2个月以上的逐渐进展的肢体无力
- ◎ 腱反射消失
- ◎ 脑脊液蛋白增加，但细胞计数不增加（蛋白细胞分离）
- ◎ 神经传导检查证实脱髓鞘的证据

◎ 概述

慢性炎症性脱髓鞘性多发性神经根神经病（chronic inflammatory demyelinating polyradiculoneuropathy, CIDP），慢性脱髓鞘的确切原因尚不清楚，但有越来越多的证据表明体液免疫和细胞免疫机制可能均有参与。CIDP的患病率估计为1.0 ~ 8.9/10万人。但可能由于不同的诊断标准和漏报，该病的患病率被低估。CIDP更易发生于男性和50岁以上的患者。

◎ 临床表现

A. 症状和体征

CIDP呈逐渐加重的起病期，平台期，然后逐步加重的病程，或呈反复发作的病程。尽管查体时可检出运动和感觉体征，但大多数患者最初表现为运动症状。肢体无力开始可为局灶性，常在起病数月内变为双侧或多灶性。与吉兰－巴雷综合征一样，经典的CIDP表现为对称性、近端和远端肢体无力。然而，近50%的患者表现不典型，而呈多灶或远端受累。很少出现脑神经受累和呼吸肌无力。

B. 辅助检查

神经传导检查常提示传导速度减慢，远端潜伏期延长，传导阻滞，异常波形离散，和异常延迟反应（如F波）的脱髓鞘病变。运动神经和感觉神经都可能受累及。在严重的病例中，可以看到继发性轴索损伤的证据。腰椎穿刺显示蛋白浓度升高，但细胞计数通常保持正常或仅显示轻度淋巴细胞性增生。虽然有可能造成永久性局灶性神经痛（10% ~ 15%）的神经活检不再是常规推荐方法，但在非典型病例中，它对鉴别诊断可能是有帮助的。

◎ 鉴别诊断

鉴别诊断包括多发性卒中、运动神经元病、多发性神经根病、炎性肌病、神经肌肉接头病（重症肌无力和兰伯特－伊顿肌无力）及其他进行性神经损伤病变的原因，如糖尿病和维生素 B_{12} 缺乏。在电生理检查证实为脱髓鞘性神经病变后，还应排除副蛋白血症神经病变（特别是IgM相关）、抗-MAG抗体综合征和多灶性运动神经病。

◎ 治疗

尽管个体对特定药物的反应不同，且具体的治疗方案通常需要通过反复试验才能确定，但大多数患者经免疫调节治疗能得到改善（表19-14）。CIDP通常需要长期治疗，而完全缓解的病例很少见。

药物治疗可能有用。IVIG和血浆置换在CIDP的治疗均有1级证据。IVIG的初始剂量为分次使用共2g/kg的弹丸剂量，然后每3周一次1g/kg的维持剂量。当患者病情稳定后，逐渐减少剂量，尽管大多数患者仍需要继续治疗以防止复发。目前虽缺乏高质量的证据支持泼尼松的使用，但由于其长期被应用于CIDP，所以泼尼松也被认为是CIDP的一线治疗。年轻的患

表 19-14　慢性炎症性脱髓鞘性神经根神经病的治疗选择

治疗	剂量	注意事项
泼尼松	起始剂量：1.0 ~ 1.5mg/kg · d^{-1} 2 ~ 3 个月后，开始每周等量的隔日给药 一旦开始隔日给药，每 2 ~ 4 周继续减少 5 ~ 10mg	副作用可能会限制其使用
静脉免疫球蛋白（IVIG）	总剂量 2g/kg，分 2 ~ 5 天；然后每 3 周 1 g/kg	多个随机、双盲、安慰剂对照研究证实有效
血浆置换	7 ~ 10 天内进行 6 次（每次 250 ml/kg）	同 IVIG 一样有效
硫唑嘌呤	50 mg，口服，每天 3 次	用于难治性病例，但疗效证据有限
霉酚酸酯	1000 mg，口服，每日 2 次	同硫唑嘌呤
环磷酰胺	每月 1 g/m^2 静脉注射	应用于难治性病例

者治疗后自发缓解的可能性较大。血浆置换治疗也需要持续进行以防止复发。口服泼尼松治疗对大多数患者也是有效的。起始剂量为 1.0 ~ 1.5mg/kg · d^{-1}，数周后根据临床效果逐渐减量。在 2 ~ 3 个月后病情好转的，可予以隔日治疗（每周等量），此后每 2 ~ 4 周逐渐减少 5 ~ 10mg。长期服用皮质类固醇的副作用可能会限制该药的使用，尤其是对老年患者。有些对皮质激素治疗完全无效患者，则需要增加其他治疗方法或选择其他治疗方法。

当为患者选择治疗方案时，疾病严重程度、长期副作用、其他并发症、治疗费用、静脉通路和年龄都应加以考虑。尽管采取了积极的联合治疗，一些患者的症状仍持续无改善。

其他辅助的免疫抑制疗法，如硫唑嘌呤或霉酚酸酯，尽管没有随机、安慰剂对照研究支持其在 CIDP 中有获益，亦常被用于症状持续的患者。当患者对其他治疗表现为难治性疾病时，环磷酰胺（口服或静脉注射）可能有效。

Brannagan T H Ⅲ . Current diagnosis of CIDP; the need for biomarkers. *J Periph Nerv Sys* 2011:16 (suppl 1):3-13. [PMID:25617478]

Hughes RA, et al. Intravenous immune globulin (10% caprylate-chromatography purified) for the treatment of chronic inflammatory demyelinating polyradiculoneuropathy (ICE study): A randomised placebo-controlled study. *Lancet Neurol* 2008;7:136-144.

Kleyman I, Brannagan TH Ⅲ . Treatment of CIDP. *Curr Neurol Neurosci Rep* 2015;15:47. [PMID: 25617478]

Querol L, et al. Antibodies against peripheral nerve antigens in chronic inflammatory demyelinating polyradiculoneuropathy. *Sci Rep* 2017;7:14411. [PMID: 29089585]

多灶性运动神经病

诊断要点

◎ 非对称性远端无力，尤其是手部
◎ 亚急性至慢性进展（数月）
◎ 运动神经近端传导阻滞
◎ 抗 GM_1 抗体滴度升高（部分患者）

◎ 概述

多灶性运动神经病变是一种慢性、免疫介导的运动神经病变，其典型表现为非对称、缓慢进展的肢体无力，最常始于手部。发病年龄为 20 ~ 75 岁，但 50 ~ 60 岁的男性最常发病。

◎ 临床表现

A. 症状和体征

无力通常始于一只手，数月内逐渐加重，最终发展到另一只手。患者可有肌萎缩和肌束颤，表现类似于运动神经元病。腱反射通常正常或消失，但据报道，多灶性运动神经病的患者，快速反射亦正常或消失。颅神经受累很罕见，感觉症状和体征通常很少或没有。

B. 辅助检查

神经传导检查是该疾病最重要的诊断检查方法。与大多数其他多发性神经病相比，多灶性运动神经病的电生理诊断特点往往难以捉摸，尤其是对仅使用常规神经传导检查的患者。必须对可疑患者的近端运动神经节段，尤其在上肢，进行谨慎的节段传导检查，因为局灶性脱髓鞘和传导阻滞可能局限于这些区域。感觉传导通常是正常的，尽管在一些患者中远端波幅可能略有下降。肌电图可提示散在但广泛的失神经电位，也可能是运动神经元病。

许多患者的血清中可发现抗 GM_1-IgM 抗体滴度升高，但也有相当一部分患者血清呈阴性。脑脊液蛋白浓度可升高。

◎ 鉴别诊断

多灶性运动神经病最主要的鉴别诊断是下运动神经元疾病。纯运动症状性卒中、多发性神经根病、特发性臂丛病或臂丛肿瘤、CIDP 等其他神经病，及局灶性神经卡压和包涵体肌炎也必须考虑。

◎ 治疗

已有一级证据表明大剂量的 IVIG 在多灶性运动神经病变治疗中有效果。通常在第一次 IVIG 治疗（2g/kg，分次给药，2 ~ 5 天，然后维持剂量）几周内即可见肌力改善。但疗效通常持续 3 ~ 6 周，如停止治疗，症状常复发。

免疫抑制剂，环磷酰胺（1g/m^2IV）和利妥昔单抗，对这种疾病有长期疗效，几个月的治疗可诱导缓解持续数年。环磷酰胺的毒性使其成为大多数患者最后的治疗选择。其他免疫抑制剂对这种疾病的疗效尚不清楚。皮质类固醇和血浆置换在多灶性运动神经病患者中很少获益，且可能加重无力症状。硫唑嘌呤、霉酚酸酯和其他药物的作用尚未明确。

Hahn A F, et al. A controlled trial of intravenous immunoglobulin in multifocal otor neuropathy. *J Peripheral Nerv Syst* 2013;18:321-330. [PMID: 24725024]

Joint Task force of EFNS and the PNS. European Federation of Neurological Societies/Peripheral Nerve Society guidelines on management of multifocal motor neuropathy. *J Peripheral Nerv Syst* 2010;15:295-301. [PMID: 21199100]

副蛋白血症性多发性神经病

诊断要点

◎ 临床表现多变

◎ IgM 单克隆抗体可直接引起神经病

◎ 可能是恶性肿瘤的首发表现

◎ 可能与淀粉样变有关

◎ 可能与多发性神经病、器官肿大、内分泌病、M 蛋白、皮肤改变（POEMS）综合征有关

◎ 也见于意义不确定的单克隆性丙种球蛋白病（monoclonal gammopathy of uncertain significance，MGUS）

◎ 包括麻木、共济失调、震颤和远端无力的特异性抗 MAG 抗体综合征

◎ 概述

单克隆蛋白（或副蛋白）约可见于 10% 的多发性神经病患者。副蛋白血症通

常影响50岁以上的男性，副蛋白可能与淋巴瘤、淀粉样变性、冷球蛋白血症、多发性骨髓瘤、POEMS综合征和Waldenström巨球蛋白血症有关。

约2/3的患者中找不到潜在的肿瘤或其他导致单克隆高峰的原因（即MGUS）。但是，MGUS患者每年发生恶性浆细胞疾病的风险为1%。IgG是MGUS患者中最常见的副蛋白，但IgM是引起神经病最常见的责任蛋白。

◎ 临床表现

A. 症状和体征

与抗MAG抗体相关的IgM丙种球蛋白病，其临床通常表现为大纤维感觉丧失、明显的震颤和感觉性共济失调的体征。随着病情的进展，可出现远端肢体无力和肌肉萎缩。IgM丙种球蛋白病主要为脱髓鞘神经病，但轴突丢失也可能发生。50%的IgM单克隆丙种球蛋白病患者为抗MAG抗体，MAG是一个在轴索周围的施万细胞的细胞膜上发现的蛋白。抗MAG抗体与一种异质性临床综合征相关，的GD_{1b}抗体，IgM副蛋白，冷凝集素和二硫氧基抗体，以及抗硫酯抗体。前面讨论的与多灶性运动神经病有关的抗GM1-IgM抗体通常是多克隆抗体，但有10%左右可能是单克隆抗体。

10%的周围神经病可拥有单克隆蛋白。当有IgG或IgA单克隆蛋白时，即考虑MGUS，该单克隆蛋白可能与神经病无关，可能只是偶然发现的。伴有神经病和单克隆蛋白的患者也可能有POEMS综合征（几乎总是与λ-单克隆蛋白相关）、淀粉样变性（通常伴有自主神经病变）或淋巴瘤。这些病症将在下面详细描述。

B. 辅助检查

在实验室检查中，免疫固定电泳可检测到少量的M蛋白。在许多病例中，可发现抗MAG抗体，它可与髓磷脂结合。电生理检查通常显示脱髓鞘和轴突丢失。

◎ 鉴别诊断

该病的鉴别诊断很多，包括本章中描述的大多数神经病。

◎ 治疗

与IgM单克隆蛋白相关的抗MAG抗体患者可能对血浆置换有短暂的治疗反应。该类患者也可能对化疗药物有疗效，后者可减少IgM单克隆蛋白25%～50%，如利妥昔单抗、苯丁酸氮芥、氟达拉滨或环磷酰胺。淀粉样变性患者常使用环磷酰胺、硼替佐米和地塞米松（CyBorD）治疗，虽然硼替佐米可能引起毒性神经病变。这类患者也可以接受干细胞移植治疗。POEMS神经病患者在孤立性骨硬化性骨病变的放射治疗、切除，或美法仑、环磷酰胺或泼尼松化疗，或造血干细胞移植后病情得到改善。

Dalakas M C. Advances in the diagnosis, immunopathogenesis and therapies of IgM monoclonal anti_MAG antibody mediated neuropathies. *Ther Adv Neurol Disord* 2018;11. [PMID:29403542]

Dingli D, et al. Stem cell transplant in patients with autonomic neuropathy amyloid due to primary (AL) amyloid. *Neurology* 2010;74:913-918.

Dispenzieri A. POEMS syndrome: 2017 update on diagnosis, risk stratification and management. *Am J Hematol* 2017;92:814-829.

Mauermann ML. The peripheral neuropathies of POEMS syndrome and Castleman disease. *Hematol Oncol Clin North Am* 2018;32:153-163. [PMID: 29157616]

Nobile-Orazio E, Bianco M, Nozza A. Advance in the treatment of paraproteinemic neuropathy. *Curr Treat Options Neurol* 2017;19:43.

副肿瘤性神经病

诊断要点

◎ 最常见的是远端感觉神经病
◎ 麻木、疼痛，或两者兼有
◎ 亚急性至慢性进展（数月）
◎ 可能是恶性肿瘤的首发表现
◎ 化疗和放疗的神经毒性可使症状恶化
◎ 多种不同的副肿瘤神经病综合征可同时发生

◎ 概述

副肿瘤性神经病可能是隐匿性肿瘤的首发表现，也可能在癌症确诊后才出现。有几种不同的副肿瘤神经病综合征（表19-15），这些已在第13章中详细讨论。副肿瘤性感觉性周围神经病为最常见类型，常与抗Hu抗体〔1型抗神经细胞核抗体（antineuronal nuclear autoantibodies, ANNA-1）〕相关。它与小细胞肺癌密切相关，但也见于肝癌、膀胱癌、肺癌、乳腺癌、胰腺癌、淋巴瘤和肉瘤。尽管抗amphiphysin抗体对感觉性神经病的特异性不如抗Hu抗体，但它也可能存在于副肿瘤性感觉神经病中。该抗体也与别的有关，经常重叠的副肿瘤综合征（如脑脊髓炎和感觉性神经元病）、兰伯特－伊顿肌无力综合征和僵人综合征。自主神经病有时也可见于抗Hu相关的感觉性神经病，可引起胃瘫、贲门失弛综合征、吞咽困难和假性肠梗阻。其他副肿瘤综合征包括亚急性感觉性神经元病、脱髓鞘性神经病（通常是副蛋白性恶性肿瘤的一个特征，见前述）、多发性单神经病、运动神经元病和运动神经病。

◎ 临床表现

A. 症状和体征

副肿瘤性感觉神经病的特征是麻木、痛性感觉异常和刺痛。它可以从一个肢体开始，然后扩散到其他肢体，但一般情况下基本同时发病。所有的感觉类型均丧失，尤其本体感觉受累最重。肌力基本正常或轻度下降，腱反射减弱或消失。通常同时累及肠肌间神经丛、自主神经节、脊髓、脑干、小脑或皮质边缘系统。

亚急性感觉神经元病（Denney-Brown

表19-15　副肿瘤性神经病综合征

神经病	抗体	肿瘤
感觉运动性神经病	—	多种
感觉性神经病	抗Hu[a]抗体	乳腺癌、小细胞肺癌
亚急性感觉性神经病	抗Hu抗体	小细胞肺癌
自主神经病	抗Hu抗体、神经元烟碱抗体、乙酰胆碱受体（AChR）抗体	小细胞肺癌
血管炎性神经病	抗Hu抗体	肺腺癌
脱髓鞘性神经病	多克隆免疫球蛋白M抗体	黑色素瘤、慢性粒细胞性白血病、胆囊癌
运动性神经病	抗–Hu抗体 抗–Yo抗体	小细胞肺癌 卵巢癌
POEMS	λ－单克隆抗体	骨硬化性骨髓瘤
单神经病和多颅神经病	抗Hu抗体	小细胞肺癌
神经病叠加（重叠综合征）	电压门控钾通道 抗amphiphysin	恶性胸腺瘤 小细胞肺癌、兰伯特－伊顿肌无力综合征、僵人综合征

[a] 也见于1型抗神经元核自身抗体（ANNA–1）

综合征或背根神经节炎）与副肿瘤性感觉性神经病不同；背根神经节是原发性损伤的部位。女性的患病率是男性的两倍。同样，小细胞肺癌也是潜在的最常见的肿瘤。乳腺癌、卵巢癌和淋巴瘤也常与这种神经元病变有关。

副肿瘤性脱髓鞘性神经病可类似于吉兰 - 巴雷综合征（通常与霍奇金病有关）或 CIDP（非霍奇金淋巴瘤）。多发性骨髓瘤也与脱髓鞘性神经病相关，并可与 POEMS 综合征相关。

血管炎性神经病与血液系统恶性肿瘤相关，患者通常表现为多发性单神经病。一种运动神经元病形式已被描述为副肿瘤性脑脊髓炎的一部分，并可能对潜在的相关肿瘤的治疗有反应。亚急性运动性神经病也与恶性肿瘤有关。最后，亚急性副肿瘤性自主神经病可能与神经元烟碱乙酰胆碱受体抗体相关（表 19-15）。

B. 辅助检查

抗 Hu 抗体常与副肿瘤性感觉神经病有关，但其阴性并不能除外该病。神经传导检查可提示波幅减低，或感觉神经动作电位消失，而运动神经动作电位保留。通常不需要进行神经活检，除非怀疑淀粉样变性，否则无法确诊。脑脊液检查可能发现蛋白浓度升高和轻度的细胞增生，特别是与淋巴瘤相关的患者。如果没有发现潜在的病因，亚急性感觉性神经病的患者应筛查恶性肿瘤。根据患者的年龄、病史和危险因素，其他“特发性”神经病也需要完善肿瘤筛查。

◎ 鉴别诊断

真正的副肿瘤性神经病必须与癌症及其治疗相关的其他形式的神经损伤相鉴别，尤其是肿瘤直接侵犯周围神经和化、放疗的毒性损伤。

◎ 治疗

如果是已确定的副肿瘤相关性神经损伤，对潜在肿瘤的治疗是其最主要的治疗方法，也是提供改善的最佳机会，若神经损伤已存在，神经病理性症状可能会持续存在。尽管有报道称 IVIG 对有些患者有效，但糖皮质激素、免疫抑制剂和血浆置换的效果仍有争议。

Antoine JC, Camdessanché JP. Paraneoplastic neuropathies. *Curr Opin Neurol* 2017;30:513-520. [PMID: 28682959] (Excellent review of paraneoplastic neuropathy.)

Graus F, Dalmau J. Paraneoplastic neurological syndromes. *Curr Opin Neurol* 2012;25:795-801.

Lancaster E. Paraneoplastic disorders. *Continuum* 2015;21:452-475. [PMID: 25837906]

感染性多发性神经病

HIV 相关性神经病

诊断要点

◎ 可出现许多不同的神经病性综合征，感觉性神经病最常见

◎ 麻木、疼痛，或两者兼有

◎ 抗反转录病毒治疗的神经毒性可使症状恶化

◎ 概述

HIV 相关轴索性感觉性神经病（HIV-associated axonal sensory neuropathy. HIV-SN）可能是 HIV 直接感染或抗反转录病毒药物治疗的结果。HIV-SN 困扰着 7%CD4^{+} 计数小于 200 细胞 /μl 的患者和 2.8% 任何 CD4+ 计数的艾滋病患者。除了大纤维感觉神经病外，小纤维介导的对称性远端感

觉性多神经病也可作为 HIV-SN 的一部分或作为一个单独的疾病发生，造成肢体疼痛和麻木（进一步讨论见第 28 章）。穿刺活检病理检查提示表皮内神经纤维密度降低，类似于糖尿病和淀粉样神经病。

20 世纪 90 年代中期联合抗反转录病毒疗法的出现大大降低了 HIV 患者中枢神经系统机会感染的发生率。然而，核苷酸反转录酶抑制剂（nucleoside reverse transcriptase inhibitor, NRTI）可导致毒性周围神经病，这是目前 HIV 或艾滋病患者最常见的神经并发症。在扎西他滨（zalcitabine, ddC）、司他夫定（stavudine, d4T）和地达诺新（didanosine, ddI）的临床试验中，发现中毒性周围神经病的发生为剂量限制性。扎西他滨的神经毒性最强，当这些药物联合使用时，更容易发生神经病变。NRTI 治疗开始后，出现周围神经病症状的时间从 1 周至 6 个月不等。抗反转录病毒药物导致中毒性神经病的危险因素包括先前存在的神经病（如糖尿病、维生素 B12 缺乏或乙醇）、老年、营养不良和艾滋病晚期。

艾滋病病毒还与 AIDP、CIDP 及多发性单神经病（本章前面讨论过）有关。在终末期艾滋病患者，HIV 还可引起亚急性腰骶部多发性神经根炎，患者出现腰骶痛、鞍区麻木、尿潴留和弛缓性麻痹，最常见的原因是巨细胞病毒感染。

◎ 临床表现

A. 症状和体征

HIV-SN 以逐渐出现双侧烧灼样或疼痛为特征。足底疼痛最严重，且通常在夜间加重。患者通常伴有足部的痛觉过敏（hyperalgesia）和痛觉超敏（allodynia）。神经病理性疼痛从远端开始，在数月内进展至近端。当感觉异常达到下肢的大腿中部水平时，上肢指尖可能开始出现症状。体格检查通常发现袜套分布区所有的感觉类型消失，而针刺和温度感觉的缺失更为严重。肌无力少见。腱反射通常减弱或消失。其他与 HIV 相关的神经病（AIDP、CIDP、多发性单神经病、巨细胞病毒多神经根炎等）表现则为上述综合征的临床特征。

B. 诊断检查

其他可能导致远端对称性感觉性神经病的病因，特别是糖尿病，必须通过适当的病史、体格检查和血清学检查仔细排除。还应完善脑脊液相关检查。

神经传导检查通常提示轴索型感觉性多发性神经病。在一些与小纤维受累不相称的患者中，神经传导检查可能是正常的，但定量感觉测定或表皮神经纤维密度（通过皮肤活检）提示小纤维丢失。

◎ 鉴别诊断

该病的鉴别诊断非常广泛，包括本章中描述的大多数周围神经病。

◎ 治疗

有效的抗反转录病毒治疗可以改善或恶化 HIV 相关的神经病，尽管仍存在这些症状，但通常必须继续治疗（见第 28 章）。神经病理性疼痛的治疗包括在其他神经病理性疼痛状态中采用的治疗方式；拉莫三嗪在控制 HIV-SN 疼痛方面似乎特别有效。

Kaku M, Simpson DM. HIV, antiretrovirals and peripheral neuropathy: A moving target. *Muscle Nerve* 2018;57:347-349.[PMID: 29053881]

莱姆病相关性神经病

诊断要点

- ◎ 疼痛性神经根炎和颅神经炎，最常合并脑膜炎
- ◎ 弥漫性多发性神经病（最常为慢性）
- ◎ 也可发生其他神经病性综合征

◎ 概述

莱姆病，由伯氏疏螺旋体（*spirochete Borrelia burgdorferi*）引起，通过硬蜱（*Ixodes*）叮咬传播，将在第 26 章讨论。神经莱姆病最常引起淋巴细胞性脑膜炎、脑神经炎、痛性神经根炎和弥漫性多发性神经病。也可发生臂丛和腰骶神经丛病，多发性单神经病和腕管综合征。

◎ 临床表现

A. 症状和体征

局灶性颅神经病和神经根神经病最常见，特别是在合并莱姆脑膜炎患者中。这些症状通常呈急性和自限性，且通常发生在感染后最初的 1 ~ 2 个月内。脑神经Ⅱ ~ Ⅻ均报道受累及。血清学检查阳性的莱姆病患者的视神经炎已被报道，但因果关系尚未确定。面神经是最常受累的神经（80% 的莱姆病患者），其次是第Ⅲ、第Ⅴ、第Ⅵ和第Ⅷ对脑神经。在约 20% 的患者中，可累及多组脑神经。面神经既可在蛛网膜下腔内受影响，也可在颅外受累，可出现味觉丧失和听觉过敏。大多数脑神经病患者脑脊液检查提示淋巴细胞性细胞增生。

神经根病变也很常见，但认为莱姆病可能不是其病因。患者通常有严重的根性疼痛，伴或不伴肢体乏力和腱反射减退。与莱姆病相关的神经根神经炎在欧洲比在美国更容易诊断，这可能是由于在美国诊断不足或伯氏疏螺旋体菌株的变异所致。在莱姆病中很少发生臂丛和腰骶丛神经病及多发性单神经病。引起腕管综合征的神经卡压可能发生于莱姆关节炎继发的腕部滑膜增厚。

慢性神经莱姆病中的多发性神经病通常表现为典型的无痛的周围神经病，伴有手套 – 袜套样感觉丧失、远端肢体无力和腱反射消失。更严重的急性多发性神经病可表现类似于轴索型吉兰 – 巴雷综合征。

B. 辅助检查

诊断的确定须依据病史和体格检查，并辅以血清学检查。对伯氏疏螺旋体的免疫反应的证明支持莱姆病的诊断，但是，如第 26 章所讨论的，对这种结果的解释仍然存在争议。莱姆病的面神经麻痹可在感染早期发生，此时血清学结果可为阴性；2 ~ 4 周的随访检测时可提示抗体的滴度升高。在一些患者中，尽管在关节或神经系统中持续感染伯氏疏螺旋体，但血清学检查却反复呈阴性。这些患者可能在早期感染期间接受过非治疗剂量的抗生素的治疗。

阳性的结果可能也很难解释。即使在痊愈后，患者仍可长时间保持血清阳性，而梅毒、血管炎、系统性红斑狼疮或细菌性心内膜炎患者则可出现假阳性结果。

虽然大多数周围神经损伤的患者在皮疹消退后寻求治疗，但活动性游走性红斑病变的皮肤活检培养通常为阳性。血液、脑脊液或其他受感染组织的培养阳性率则较低。

尽管大多数周围神经损伤的患者在红斑消退后寻求治疗，但一个活动的游走性红斑处皮肤活检培养常为阳性。血、脑脊液和其他组织培养的检出率较低。

神经传导检查对确定存在神经损伤及神经损伤的部位具有重要意义。

◎ 鉴别诊断

该病的鉴别诊断非常广泛，包括本章中描述的大多数神经病性综合征。

◎ 治疗

关于莱姆病的治疗，请参阅第 26 章。

麻风病

诊断要点

◎ 感觉或感觉运动性多发性神经病

◎ 尺神经和胫神经受到不同程度的影响

◎ 腱反射保留（神经病的一个不寻常特征）

◎ 通常存在皮肤症状

◎ 概述

虽然麻风病在美国很少见，但它曾一度是世界范围内周围神经病变的最常见原因，直到现在，它仍然是一个常见的病因。麻风病，由麻风分枝杆菌引起，主要发生在热带国家和来自这些地区的移民中。14% ~ 20% 的麻风病患者有周围神经病。在破损的皮肤和黏膜中感染的单核细胞携带麻风杆菌通过正常的巨噬细胞运输途径进入神经，接着细菌攻击雪旺细胞，并通过炎性细胞浸润和形成肉芽肿造成轴突损伤。

◎ 临床表现

A. 症状和体征

麻风病的临床表现取决于患者的免疫状况。类结核样麻风对神经的损伤，发生在疾病早期宿主抵抗力高时，其损害程度往往较重。瘤型麻风，在病程的晚期，发生在具有较低抵抗力的宿主，则产生较轻的神经损伤。麻风病患者常见皮肤结节、丘疹、斑疹和溃疡。触诊神经时，特别是尺神经和胫后神经（最常受累），可发现神经增粗。原发性神经炎性麻风表现为纯感觉或感觉运动功能障碍。在肢体远端可发生多种感觉形式的丧失，通常在尺神经和胫后神经分布区其缺损和无力更明显。一个少见但有帮助的诊断特征是腱反射保留，而其他神经病中却减弱或消失。

B. 辅助检查

神经传导检查显示轴索性和脱髓鞘性感觉或感觉运动性神经病。皮肤穿刺活检对诊断至关重要，且应于皮肤病变活跃的边缘处取材。在类结核性麻风病中发现肉芽肿性炎症，而在瘤型麻风病中，在雪旺细胞中可发现多个抗酸微生物。

◎ 鉴别诊断

鉴别诊断包括全部感觉性神经病，尽管合并严重的神经病变，但腱反射保留，几乎是强有力的提示。

◎ 治疗

世界卫生组织推荐多药方案治疗麻风病。少菌型和多菌型成年麻风病患者口服利福平，每次 600mg，每月 1 次。对于多菌型麻风病患者，建议加药治疗——氯法齐明，每月 300mg，每天 50mg。氨苯砜也推荐用于少菌型和多菌型的成年患者，剂量为每天 100mg。

白喉性多发性神经病

诊断要点

◎ 初发为局部发热性咽炎

◎ 白喉膜，可能覆盖在后咽部

◎ 单纯脱髓鞘性感觉运动神经病

◎ 概述

白喉是由白喉杆菌引起的，会产生局部的发热性咽炎，特征是附着在咽后部和扁桃体上的灰色膜。该生物释放一种蛋白质外毒素，可导致心肌病、神经根或周围神经节段性脱髓鞘。急性脱髓鞘性多发性神经病是白喉感染最常见的严重并发症。呼吸功能受损可由气道直接阻塞或呼吸肌神经源性无力引起。该病死亡率约为 10%，在儿童和老年患者中更为严重。

◎ 临床表现

A. 症状和体征

约 20% 的患者在原发性感染后 4 ~ 30 天会发展为上腭部的局灶性麻痹，继而出现白喉性感觉运动性多发性神经病，累及四肢。

B. 辅助检查

从咽或皮肤溃疡培养出白喉杆菌可确诊。脑脊液检查提示蛋白浓度升高。神经传导检查提示严重的脱髓鞘性神经病。

◎ 鉴别诊断

鉴别诊断包括 AIDP（前面讨论过），它们具有相似的时间过程和相似的电生理特征。还必须考虑其他脱髓鞘性感觉运动神经病的病因。

◎ 治疗

在原发性感染 48 小时内给予白喉抗毒素可降低神经病的发生率。白喉也用抗生素治疗。推荐的治疗方案为体重 10kg 及以下患者给予肌注普鲁卡因青霉素 G（300 000U/d），体重 10kg 及以上每天 600 000U/d 的患者，共持续 14 天；或口服或肠道外红霉素（40mg/kg · d^{-1}，最多 2g/d），共持续 14 天。对于有严重症状的患者，呼吸支持可能是必要的。通过接种疫苗预防仍然是主要的治疗方法。

Smith CS, et al. Multidrug therapy for leprosy: A game changer on the path to elimination. *Lancet Infect Dis* 2017;17:e293-e297.[PMID: 28693853]

Sanghi V. Neurologic manifestations of diphtheria and pertussis.*Handb Clin Neurol* 2014;121:1355-1359. [PMID: 24365424]

中毒和代谢性神经病

酒精性神经病

诊断要点

- ◎ 渐进性起病，远端对称性感觉丧失
- ◎ 肢体无力（晚期并发症）
- ◎ 通常在几个月到几年的酒精滥用后开始出现
- ◎ 腱反射减弱

周围神经病是与慢性酒精中毒相关的最常见的神经系统疾病，由直接酒精中毒和缺乏维生素 B_1 引起的（酗酒问题将在第 33 章详细讨论）。

临床上，患者表现为下肢远端感觉异常，有时伴有痛觉超敏。混合性感觉和运动性神经病导致对称性远端型手套－袜套样感觉缺失、远端肌肉肢体无力和肌肉萎缩，以及反射减弱。神经传导检查常提示轴索性神经病，表现为感觉波幅降低，而传导速度正常或轻度降低。

鉴别诊断包括多种病因的进行性、远端性、对称性感觉运动性神经病变。酒精性神经病是一种排他性诊断，其他原因如糖尿病和维生素 B_{12} 缺乏症必须排除。缓慢进展的压迫性脊髓病可能与远端对称神经病相似，虽然有时腱反射通常随着上运动神经元功能障碍而逐渐亢进。

治疗包括戒酒和补充维生素。恢复是缓慢的，且很少能完全恢复。

维生素 B_{12} 缺乏

诊断要点

- ◎ 渐进性起病，远端对称性感觉丧失
- ◎ 肢体无力（晚期并发症）
- ◎ 可能伴有上运动神经元体征（由于并发脊髓病）
- ◎ 半胱氨酸和甲基丙二酸水平升高，而维生素 B_{12} 处于低水平边缘

◎ 概述

维生素 B_{12}（氰钴胺素）存在于大多数动物产品中。其缺乏可引起神经病、脊髓病（皮质脊髓束和后索的亚急性联合变性）、痴呆和巨幼细胞性贫血，尽管每一种表现都可能单独或以任何组合形式出现（亚急性联合变性已在第 18 章中讨论）。

◎ 临床表现

A. 症状和体征

维生素 B_{12} 缺乏性周围神经病通常表

现为远端肢体对称性麻木和步态不稳，如果长期得不到治疗，可出现远端肌无力。体格检查时可发现本体感觉和振动感减退，晚期可伴有远端肌无力和肌萎缩。由于常与亚急性脊髓联合变性同时发生，患者可出现一种不寻常的合并体征，跟腱反射减弱但稳定的巴宾斯基征阳性。由周围神经病变和脊髓病变对既定患者产生的感觉障碍和肢体无力的严重程度很难单独通过神经科查体来判断，而一旦维生素 B_{12} 缺乏症被确定为病因，这就有点理论化了。

B. 辅助检查

神经传导检查通常提示轴索性神经病，表现为感觉波幅降低，传导速度正常或轻度降低。血清维生素 B_{12} 降低，叶酸水平正常即可明确诊断。约 35% 由维生素 B_{12} 缺乏症引起神经症状患者的血清水平处于临界水平（150 ~ 200pg/ml），在这些患者中，巨幼细胞性贫血可能不明显。在这些患者中，可看到甲基丙二酸和同型半胱氨酸水平升高。由于这些辅助测试的敏感性、简单性和广泛的可用性，现在已经很少进行席林测试（Schilling test）。恶性贫血患者中 70% 存在内因子抗体，90% 存在抗壁细胞抗体。

◎ 鉴别诊断

鉴别诊断包括多种导致渐进性、远端、对称性感觉运动性神经病的病因。缓慢进行性压迫性脊髓病有时也可能类似维生素 B_{12} 缺乏症。

◎ 治疗

治疗包括维生素 B_{12} 的添加补充治疗。标准的治疗方案是维生素 B_{12}，1mg/d，肌内注射，共 1 周，然后 1 次 / 周，共 12 周。改善通常是迅速和显著的。维持注射可以每月 1 次或每 3 个月 1 次。

吡哆醇（维生素 B_6）缺乏症

诊断要点

◎ 与异烟肼、肼屈嗪和青霉胺治疗相关

◎ 补充治疗可预防

吡哆醇缺乏症可发生在异烟肼、肼屈嗪或少见的青霉胺治疗期间。这些药物在结构上类似于吡哆醇，并干扰维生素 B_6 辅酶的活性。其周围神经病变以缓慢进展的末梢型感觉和运动功能障碍为特征。因此，接受异烟肼的患者应预防性补充维生素 B_6。

中毒性神经病

诊断要点

◎ 根据特定的毒物，症状不同

◎ 常见远端感觉性或感觉运动性神经病变

◎ 通常是有治疗效果药物的副作用

◎ 发病可能是急性至亚急性（过量）或慢性（累积毒性）

许多毒素可以导致神经病。神经会被许多工业和环境毒素（表 19-16）（如芳香烃）、重金属（如铅、砷）和许多药剂所损伤（表 19-17）。抗肿瘤药物是常见的引起长度依赖性感觉运动性轴索型神经病、纯感觉性神经病或神经节病的病因。最常见的症状是对称性手套 – 袜套样分布的神经病变并远端肌无力和腱反射减弱。治疗包括中断接触毒物。

表 19-16　引起周围神经病的环境神经毒素

分类	毒素
重金属	砷、铅、汞、铊
药物滥用	酒精、胶水吸入、一氧化二氮
工业毒素	丙烯酰胺、烯丙基氯、二硫化碳、氰化物（慢性）、环氧乙烷、六碳溶解剂（胶水）、有机磷、多氯联苯、四氯联苯、三氯乙烯

表 19-17　与多发性神经病相关的治疗药物

分类	药物
抗肿瘤药物	顺铂、奥沙利铂、硼替佐米、苏拉明、紫杉烷类（紫杉醇、多西他赛）、长春新碱、派姆单抗、易普利单抗
杀菌剂	抗反转录病毒药物、氯喹、氨苯砜、异烟肼、甲硝唑、呋喃妥因
心血管药物	胺碘酮、肼屈嗪、哌克昔林
中枢神经系统药物	一氧化二氮、沙利度胺
其他	秋水仙碱、双硫仑、黄金、左旋色氨酸、苯妥英、吡哆醇

与系统性疾病相关的神经病

糖尿病性神经病

◎ 概述和临床表现

糖尿病是世界上最常见的神经病的病因，2/3 的糖尿病患者通过客观检查后可确定患有糖尿病神经病。神经病变可发生在糖尿病前期或代谢综合征。糖尿病性神经损伤可产生多种临床综合征（表 19-18）。远端型对称性感觉运动性神经病最常见，可作为糖尿病的首发症状。然而，不同的综合症几乎可出现在任何组合中。

A. 症状和体征

1. 远端对称性神经病　该疾病首先表现为足部的麻木、感觉异常或感觉迟钝（单独或合并存在）。数月或数年之后，症状蔓延到腿部，最终影响到上肢。痛性糖尿病性神经病也可发生在这个早期阶段（见下文关于小神经纤维损伤的讨论）。失去足部保护性感觉的糖尿病患者出现无痛性皮肤溃疡的机会增加，再与皮肤愈合障碍一起，可导致感染和截肢。

典型患者表现为早期的轻触觉、痛觉和温度觉的丧失，接着本体感觉的丧失，这将导致共济失调步态。随后出现远端肢体乏力和肌肉萎缩，并逐渐蔓延及加重。

表 19-18　糖尿病神经病综合征

综合征	临床表现
远端对称性神经病	
粗纤维感觉性神经病	麻木、感觉异常、感觉迟钝、感觉过敏、共济失调
感觉运动性神经病	任何上述症状加远端肌无力
小纤维神经病	
“纯”小纤维性神经病	麻木、感觉异常、痛性感觉迟钝、感觉过敏
糖尿病神经性恶病质	亚急性，严重的神经病理性疼痛和迅速的体重下降
自主神经病变	勃起功能障碍、体位性低血压、心律失常、腹泻、便秘
缺血性单神经病	
脑神经（如 CN Ⅲ，Ⅵ，Ⅶ）	复视，瞳孔不受累的动眼神经麻痹，面瘫
神经根（胸、腰骶）	疼痛，继而出现根性分布的麻木或无力
周围神经（如股神经）	疼痛，继而出现单一神经分布区域的麻木，无力
区域神经病性综合征	
糖尿病性肌萎缩	亚急性小腿近端肌无力和肌肉萎缩
糖尿病性胸腹神经病	亚急性胸腹部无力、麻木、肌萎缩

2. 小纤维及痛性神经病　在糖尿病患者中，感受疼痛和温度的小的皮神经纤维常受累及，导致远端肢体针刺感和温度觉丧失，可发展为烧灼感、电击感、疼痛感、刺痛感及针刺感觉迟钝和疼痛，可使患者丧失活动能力。患者可能会有痛觉超敏（将非疼痛刺激的感受视为疼痛），尤其是在晚上，脚接触床单可能会影响睡眠。痛性神经病在一些患者身上会在数月到数年内自行改善，但在另一些患者身上会变成一种慢性症状。

糖尿病神经性恶病质综合征包括全身迅速进展的严重神经病理性疼痛和明显的体重下降。它往往是由努力加强血糖控制（例如，首次使用胰岛素，积极增加口服降糖药剂量）造成。该综合征与副肿瘤性感觉性周围神经病极为相似，故需要对隐匿性恶性肿瘤进行彻底筛查。在确定的糖尿病神经性恶病质中，疼痛在发病后数月内自行消失，体重逐渐恢复。

3. 自主神经病　近 50% 的糖尿病患者受到自主神经病影响，常引起泌尿生殖系统功能障碍（勃起功能障碍和神经源性膀胱）、体位性低血压和胃肠动力障碍。自主神经紊乱可导致静息状态下的心肌缺血和心律失常，这是糖尿病患者最常见的死亡原因。

4. 单神经病　神经的滋养血管闭塞引起的周围神经急性缺血，表现为在病变部位附近突发的、持续数分钟到数小时的疼痛，伴有相应支配区域的皮节和肌节的麻木与无力。脑神经、神经根或周围神经均可能受到累及。动眼神经是糖尿病患者最常受损的脑神经。因为动眼神经纤维在神经深部，侧支循环差，灌注不足时易损。相反，副交感瞳孔纤维位于神经表面，血供相对较多。因此，动眼神经缺血的糖尿病患者通常表现为瞳孔不受累及的动眼神经麻痹（即所谓的“糖尿病性第三”）。但是，必须排除扩大的后交通动脉瘤、肿瘤或脑疝，在所有的急性动眼神经损伤患者都须完善头颅 MRI、MRA 和可能的脑血管造影（表 19-5）。第Ⅵ、Ⅶ对脑神经及脊神经根也容易受到缺血性损伤，缺血性胸椎神经根病引起皮肤节段麻木或疼痛，这种情况可能与带状疱疹的前驱症状相混淆。周围神经，如股神经，也可能受此影响。

糖尿病患者的神经更容易遭受压迫性损伤，但这些患者手部麻木、疼痛和无力的症状通常被归因于远端对称性神经病，而不是腕管综合征。对于神经压迫的治疗，早期采取非手术治疗是最有效的，因此尽早发现腕管综合征是非常重要的。在肘部的压迫性尺神经单神经病和在膝部的腓神经单神经病也应被认为是糖尿病症状的原因。

5. 区域性神经病性综合征　糖尿病可选择性地损伤特定区域的一组神经，作为糖尿病性肌萎缩。该综合征表现为亚急性近端腿无力，在数周至数月的时间内逐步发展，通常伴有明显的体重减轻，有时伴有间歇性大腿疼痛。肌无力通常在股神经和闭孔神经分布区最严重，有的累及屈膝肌群，但远端较轻。在大多数患者中，肢体无力会在数周到数月后趋于稳定，然后在 1 ～ 3 年内慢慢改善。糖尿病胸腹神经病是另一种区域性综合征，表现为多根胸神经根受损引起胸腹疼痛，常伴有胸腹肌无力和挺腹。胸腹神经病的早期疼痛可能与心脏缺血、恶性肿瘤、胃溃疡或其他内脏器官疾病类似而须加以鉴别。

B. 辅助检查

没有一项单独的检查可以确定糖尿病是造成神经损伤的主要原因。详细的病史询问和体格检查可确定符合单个糖尿病综合征或某些组合的模式。而糖尿病患者可能因为其他原因出现神经病而非糖尿病，并且至少应对一个其他潜在的病因进行仔细评估。对于无糖尿病病史的周围神经病患者，当空腹血糖或糖化血红蛋白正常或处于临界状态时，需要完善 2 小时葡萄糖耐量试验。

肌电图和神经传导检查可确定神经损伤的类型，对叠加性疾病如腕管综合征和腰骶神经根病的确定也很重要。远端对称性糖尿病神经病以轴突病变最先受累，表现为感觉和运动传导的振幅下降。随后经常出现神经传导减慢的脱髓鞘改变。在电生理检查时，患者往往同时具有轴索损伤和脱髓鞘损伤的特点。单纯小纤维神经病电生理检查时不能检出神经传导或肌电图异常，可通过感觉定量检查和表皮皮肤活检定量检测小神经纤维密度来诊断。当出现自主症状时，可进行自主神经的特殊测试（见第 21 章）。心脏受累的患者则需要进行更详细的心脏病评估。

◎ 鉴别诊断

糖尿病性神经病综合征的鉴别诊断不仅包括慢性感觉运动性神经病的所有潜在病因，而且还包括小纤维神经病、自主神经病、神经根病、神经丛病、单神经病，以及其他原因所致的肢体无力、麻木或两者兼有的病因，如肌病、脊髓病和卒中。常见的和潜在的可治疗的问题（如腕管综合征和压迫性颈椎和腰骶神经根病变）在糖尿病患者中也应该考虑。

◎ 治疗

理想的血糖控制是预防糖尿病性神经病发生最有效的方法，也是控制病情进展最有效的方法。而已出现的神经病变一般不能通过强化控制血糖而得到逆转。表19-19总结了各种治疗痛性多发性神经病的效果。

糖尿病足的护理至关重要，患者应接受糖尿病足护理的健康教育。如果存在其他足部畸形（如骨畸形、内生甲、鸡眼），可能需要转诊足科医生。自主神经功能障碍可能需要多科协作治疗，如泌尿科、消化科，尤其是心脏病科。物理治疗、步态训练、作业疗法和矫形术也很重要，应得到充分利用。

Cioroiu C, Weimer L H. Update on chemotherapy neuropathy. *Curr Neurol Neurosci Rep* 2017;17:47.

Pop-Busui R, et al. Diabetic neuropathy: A position statement by the American Diabetes Association. *Diabetes Care* 2017;40:136-154.

Stino AM, Smith AG. Peripheral neuropathy in prediabetes and the metabolic syndrome. *J Diabet Investig* 2017;8:646-655. [PMID: 28267267]

表19-19　痛性糖尿病性神经病药物治疗效果

药物	疗效
辣椒素霜	在盲法、对照试验中有效；难以应用
卡马西平	在小型随机试验中有效
西酞普兰	在双盲对照试验中有效
度洛西汀	在随机双盲对照试验中有效
氟西汀	在双盲对照试验中无效
加巴喷丁	在双盲对照试验中有效
硝酸异山梨酯喷雾剂	在双盲对照试验中有效
拉考沙胺	双盲，安慰剂对照试验中有效
拉莫三嗪	在不同的试验中有不同的疗效
利多卡因贴片	对局灶性神经痛的盲法对照试验证实有效
麻醉性镇痛药	可能有效，但难以使用
奥卡西平	试验数据有冲突
帕罗西汀	对照试验证实有效
苯妥因	试验数据有冲突
普瑞巴林	在随机双盲对照试验中有效
盐酸曲马多	有效的双盲，对照试验，和其他鸦片剂一样容易上瘾
三环类抗抑郁药	在双盲对照试验中有效
文拉法辛	在小型随机比较试验中有效
唑尼沙胺	在开放标签预试验中有效

甲状腺疾病

（一）甲状腺功能减退

诊断要点

◎ 逐渐发病的感觉运动性神经病

◎ 腕管综合征（常见）

◎ 弥漫的肌肉无力和痛性痉挛

◎ 可叠加肌病

◎ “挂起”式深腱反射

神经肌肉症状（如感觉异常、痛性痉挛或无力）可能是甲状腺功能减退的首发表现，并可能在确诊前1年就有表现。75%的患者在诊断时可能会诉一些神经肌肉症状。腕管综合征是甲状腺功能减退症中最常见的神经病变，影响了多达 1/4 的患者。1/3 的患者可发现远端感觉运动轴索性神经病伴有手套 – 袜套型感觉丧失和无力。更为常见的是弥漫性肌肉痛性痉挛和肌疲劳。由于甲状腺功能减退症中肌肉缓慢松弛，出现经典症状“挂起”式深腱反射（反射被激活后肢体缓慢恢复到静止姿势）。肌酸激酶水平可轻度升高，可能叠加了甲状腺功能减退性肌病。神经传导检查提示轴索性感觉运动神经病，而针极肌电图检查可能显示轻度失神经、肌病或两者皆有。甲状腺补充治疗可改善神经病变，但恢复可能需要 1 年以上。

（二）甲状腺功能亢进

诊断要点

◎ 亚急性起病的感觉运动性神经病

◎ 腕管综合征（较甲状腺功能减退症少见）

◎ 弥漫性肌疲劳

◎ 可叠加肌病

◎ 治疗后迅速缓解

神经肌肉症状（通常为全身肌肉无力和疲劳）也可能是甲状腺功能亢进的首发表现。据报道，超过 60% 的患者从发病到确诊经历了较短的时间，最长为 4 个月。在肌电图和神经传导检查后，可发现约 20% 未经治疗的甲状腺功能亢进患者有感觉运动性周围神经病；而实际有神经病变的临床症状的患者很少。10% 未经治疗的甲状腺功能亢进患者经电生理诊断确定患有肌病。腕管综合征仅发生在 5% 的患者中，与甲状腺功能不全的患者相比，该发病率接近于普通人群。体格检查时可发现近端或远端肢体无力及手套 – 袜套样感觉丧失。神经传导检查和肌电图可提示轻度轴索性感觉运动性神经病或轻度肌病改变，也可正常。治疗后症状通常在几个月内很快消失。

Duyff R F, et al. Neuromuscular findings in thyroid dysfunction:A prospective clinical and electrodiagnostic study. *J Neurol Neurosurg Psychiatry* 2000;68:750-755. [PMID: 10811699](Evaluation of clinical features and electrodiagnostic testing in patients with hypothyroidism and hyperthyroidism.)

胶原血管疾病和血管炎

诊断要点

◎ 通常表现为感觉性或感觉运动性神经病或多发性单神经病

◎ 系统性疾病通常在检查后被诊断或被确认

◎ 免疫调节疗法通常有效

（一）类风湿关节炎

神经病是许多胶原血管疾病的常见表现。类风湿关节炎患者常产生远端、对称性感觉或感觉运动性神经病，其症状轻微，比其他症状要较少地困扰患者。在类风湿关节炎患者中，腕管综合征的发生率有所增加。手部肌肉萎缩可能是类风湿关节炎的直接结果，而与系统性神经病关系不大。虽不常见，但类风湿关节炎可产生严重的多发性单神经病，需要进行积极的免疫抑制治疗。

（二）系统性血管炎和其他胶原血管疾病

多发单神经病可发生于高达 60% 的系统性血管炎患者，包括结节性多动脉炎、Churg-Strauss 综合征和混合性结缔组织病。它可呈亚急性发病，但更常见的是数月到 1 年的慢性病程。随着越来越多的神经受到影响，可表现为弥漫性对称性多发性神经病。

孤立性血管炎在中枢神经系统中很少

见，在周围神经系统中则更为罕见，故所有表现为单神经病变的患者都应积极全面评估血管炎形成过程。事实上，几乎所有的患者都可发现全身性自身免疫性疾病的血清学证据或累及其他器官系统。对于神经症状进展较快的患者，需要使用环磷酰胺等药物进行积极的免疫抑制治疗。而进展缓慢的患者可能针对潜在的系统性疾病治疗有反应。

系统性红斑狼疮也可引起远端对称性感觉或感觉运动性神经病（很少情况下，会出现多发单神经病），但更常见的是累及中枢神经系统，导致行为异常和癫痫发作。干燥综合征可引起小纤维或轴索性感觉神经病及自主神经病。它也能引起感觉神经节病。

结节病

结节病是一种病因不明的，有多种临床表现的多器官肉芽肿性疾病。它可累及中枢和周围神经系统，可导致弥漫性感觉运动性神经病、肌病，或两者皆有。极少数情况下，还可表现为多发性单神经病。

胸片可提示纵隔淋巴结病灶。血或脑脊液中血管紧张素转换酶水平升高。神经传导检查提示周围神经受损，肌电图提示肌病改变。如诊断仍不明确，神经或肌肉活检可提示特征性肉芽肿改变。

糖皮质激素对结节病治疗通常有效，但其副作用限制了对其有严重影响的患者的使用。抗 TNF-α 的药物也可能是有效的。

危重病性多发性神经病

诊断要点

◎ 最常发生在危重病后数周至数月内

◎ 必须排除其他神经病原因（如急性炎性脱髓鞘性多发性神经根神经病、药物、糖尿病）

◎ 亚急性发病的患者可发生在同时使用皮质类固醇和去极化肌肉松弛药时

◎ 几乎所有患者均并发危重病性肌病

◎ 与高死亡率相关

◎ 概述

危重病性多发性神经病（critical illness polyneuropathy, CIP）是一种亚急性、对称性多发性神经病，发生于持续处于危重病状态数周至数月的患者。该疾病的一种特殊形式最先在同时使用皮质类固醇和神经肌肉阻断剂辅助通气儿童患者中报道，以治疗反应性气道疾病急剧恶化。这些患者由于显著的运动神经病，表现出长时间的、广泛的肌无力。而更广泛的 CIP 形式折磨着伴有许多不同疾病的各个年龄段患者。

CIP 的发生被认为是多因素的，因为它经常出现在长时间败血症、多器官衰竭、严重创伤、晚期癌症或其他疾病的患者身上。通常情况下，患者在重症监护期间也暴露于很多潜在的神经毒性药物下，包括氨基糖苷类抗生素和血管加压素类药物。全肠外营养可能也参与了 CIP 的发生。低蛋白血症、高血糖，和其他很多代谢紊乱一样，也可能是 CIP 发生的危险因素。

◎ 临床表现

A. 症状和体征

典型地，CIP 最初表现为机械通气脱机困难。查体可发现患者远端甚至全身无力（脑神经肌肉不受累），远端感觉丧失和腱反射消失。

B. 辅助检查

CIP 没有特定的实验室检查方法。神经传导检查常提示轴索性多发神经病。有些患者可能存在纯运动性神经病，但有些患者可能是感觉神经受累。针极肌电图对运动单元的评估通常是有限的，因为患者常不能配合指令来支配随意肌。由于显著的肌肉萎缩和纤维化改变，神经和肌肉活检标本很难解读。肌肉保留得足够多时可提示为神经源性、肌病性或混合性变化。

◎ 鉴别诊断

CIP 仍然是一个排除性诊断。它通常很难确定，因为患者往往遭受同样能导致神经病变的疾病的折磨（如糖尿病、肾功能衰竭），包括有更大的风险发展为 AIDP。大多数患者也可能发展成危重病性肌病，同样是排除性的，或与 CIP 一致。

◎ 治疗和预后

除了治疗潜在的疾病和谨慎控制血糖外，CIP 没有其他的治疗方法。其中许多患者死于原发疾病，但出现 CIP 的患者的死亡率要高出 2 ~ 3.5 倍。虽然 CIP 因延长了机械通气时间而增加了死亡率，但它可能仅仅是更严重的危重病的一个标志。支持治疗包括强化物理治疗、预防压疮和深静脉血栓形成。在存活的患者中，CIP 随着疾病的治疗在几个月内得到改善，而约 50% 幸存的患者可以完全康复。

Koshy K, Zochodne D W. Neuromuscular complications of critical illness. *Handb Clin Neurol*. 2013;115:759-780. [PMID: 23931814]

特发性多发性神经病

特发性多发性神经病一词用于指在 25% 的远端型多发性神经病患者，虽进行了充分的临床筛查但仍不能确定病因。特发性多发性神经病患者通常在 60 岁左右，症状在数年内缓慢进展。该病最常见的表现为远端性感觉或感觉运动症状和体征，下肢症状较上肢症状为重。电生理检查提示轴索性多发性神经病，神经活检提示轴突变性和再生，而无炎症改变。特发性多发性神经病约占小纤维神经病患者的 50%。免疫调节治疗，包括皮质类固醇、IVIG 或血浆置换未见明确的疗效。

De Sousa E A, et al. Characteristics of patients with sensory neuropathy diagnosed with abnormal small fibres on skin biopsy. *J Neurol Neurosurg Psychiatry* 2006;77:983–985.

Wolfe G I, et al. Chronic cryptogenic sensory polyneuropathy: Clinical and laboratory characteristics. *Arch Neurol* 1999:56:540–547. [PMID: 10328248]

遗传性周围神经病

遗传性周围神经病是神经系统最常见的单基因遗传疾病，患病率为 1 ~ 4 例 /10 000 人。遗传性神经病可以是原发疾病，也可能是更广泛的遗传性代谢性疾病的一部分（如法布里病、脂蛋白缺乏、无 β 脂蛋白血症、脑白质营养不良、糖原累积病）。遗传学的进展已经明确了这些病例的分子诊断。同时，越来越多的人认识到表型变异现象已修改了以前的临床分类。虽然目前该病尚无明确的治疗方法，但精确的诊断有助于判断预后和遗传咨询。

一般分类

在基因时代之前，腓骨肌萎缩症（Charcot-Marie-Tooth neuropathy, CMT）根据临床和病理特征被分为几个不同的类别。目前，遗传性周围神经病主要分为三大类：①遗传性运动和感觉神经病（hereditary motor and sensory neuropathy, HMSN）；②遗传性运动神经病（hereditary motor neuropathy, HMN）；③传性感觉和自主神经病（hereditary sensory and autonomic neuropathy, HSAN）。腓骨肌萎缩一词涉及的是遗传性运动和感觉神经病类型。许多其他的遗传性疾病不在这个分类范围内，包括转甲状腺素蛋白家族性淀粉样多发性神经病和有代谢障碍的遗传性神经病（如线粒体病、脑白质营养不良、糖原累积病）。越来越多的不同基因的发现使导致 HMSN 亚型的列表越来越长（表 19-20）。

表 19-20 遗传性运动和感觉神经病（HMSNs）[a]

HMSN	遗传方式 / 亚型	确定的基因	临床表现
1	常染色体显性		
	CMT-1A	*PMP22* 重复	远端肌无力和萎缩
	CMT-1B	P_0	脱髓鞘性神经病
	CMT-1C	*LITAF*	传导速度减慢
	CMT-1D	*EGR2*	
		CMT1E, PMP22 突变	
		CMT1F, NEFL	
2	常染色体显性		
	CMT-2A	*Mitofusin-2*	远端肌无力和萎缩
	CMT-2B	*RAB7*	轴索性神经病
	CMT-2C	None	传导速度正常
	CMT-2D	*GARS*	运动和感觉波幅降低
	CMT-2E	*NEFL*	
	CMT-2F	*HSPB1*	
	CMT-2K	*GDAP1*	
	CMT-2L	*HSP22*	
	常染色体隐性轴索性 CMT		
	AR CMT-2A	*Lamin A / C*	
3	常染色体显性	*PMP22*	Dejerine-Sottas 病
	CMT-3	*MP2*	严重的脱髓鞘性神经病
		EGR2	许多患者从未能行走
			婴儿肥厚性神经病
4	常染色体隐性脱髓鞘性 CMT		
	CMT-4A	*GDAP1*	远端肌无力和萎缩（多数患者）
	CMT-4B	*MTMR2*	脱髓鞘性神经病
	CMT-4B2	*MTMR13*	婴儿期或儿童期发病
	CMT-4C	*KIAA1985*	
	CMT-4D	*NDRG1*	
	CMT-4E	*EGR2*	
	CMT-4F	*Periaxin*	
		CMT4J,FIG4	
其他	X 连锁	*Connexin-32*（*GJB1*）	远端肌无力和萎缩（多数患者）
	CMT-X		脱髓鞘性周围神经病变
	常染色体显性	*PMP22* 删除	多发压迫性神经损伤
	HNPP		轻度、全身性脱髓鞘神经病

CMT= 腓骨肌萎缩症；HNPP= 遗传性压力易感性神经病

[a] 列出部分遗传性神经病的病因

遗传性运动和感觉神经病

诊断要点

◎ 1 型和 2 型腓骨肌萎缩症（CMT）

◎ 数年内逐渐进展的远端肢体无力、肌肉萎缩和感觉丧失

◎ 垂足（常见的症状特点）

◎ 常呈锤状趾和弓形足畸形

◎ CMT-1A 型是最常见的类型（*PMP22* 重复突变）

遗传性运动病和感觉神经病（HMSH）是最常见的遗传性神经病。CMT1 型（CMT-1 或 HSMN1）是最常见的 HMSN，其次是 CMT2 型（CMT-2；HMSN2）；其余的 HMSN 综合征则非常少见。CMT1 型和 2 型都表现为数年内逐渐进展远端无力、萎缩和感觉丧失。肌无力从小的足和腓骨肌肉开始，逐渐发展到手和前臂肌肉，远端对称性感觉丧失，腱反射减弱或消失是 CMT1 型和 2 型的特征表现，但在 CMT-1 患者中通常更明显。常见弓形足和锤状趾。患者虽主诉肌无力，但可能存在感觉性共济失调和足下垂，从而影响步态。大多数患者能适应病情的逐渐恶化而保持身体机能、职业和寿命正常；但是，也会出现更严重症状。除了详细的病史、体格检查和家族史外，通常还要进行电生理和基因检测评估。治疗是支持性的，包括定期的足部护理、物理治疗和作业治疗，以及适当的矫形器（如用于足下垂的踝足矫形器）。避免使用引起周围神经病的药物，尤其禁止使用长春新碱。遗传咨询基于疾病的遗传模式。

（一）CMT 1 型（HMSN-1 型）

CMT-1 是一组常染色体显性遗传的、慢性脱髓鞘性神经病。其症状通常在成年早期出现。由外周髓鞘蛋白 22（peripheral myelin protein 22, PMP22）重复突变所致的 CMT-1A 亚型最常见，占所有遗传性神经病的 60%。CMT-1B，由髓鞘蛋白 0（myelin protein zero, *MPZ*）基因突变所致，该基因产物为致密髓鞘的主要蛋白成分。CMT-1B 的临床表现与 CMT-1A 相似，但症状出现更早，病情更重。可以看到增粗、可被触及的周围神经，尤其是耳大神经，神经活检提示慢性脱髓鞘和髓鞘再生造成的“洋葱球”样髓鞘改变。虽然临床表型可能重叠，但在电生理检查中，CMT-1 与 CMT-2 的区别在于前者神经传导速度严重减慢。基因检测可明确诊断。

（二）CMT-X

X 连锁显性遗传 CMT 表现与 CMT-1 相似。男性患者通常受累更严重。女性患者神经病变较轻或可能无症状。男性患者神经传导速度明显减慢；而在女性患者，这种传导减缓一般没那么严重。

（三）CMT 2 型（HMSN-2）

CMT-2 是一组常染色体显性遗传或常染色体隐性遗传慢性轴索性神经病，症状通常出现在 20 岁以后。其临床表型可能与 CMT-1 非常相似。电生理检查显示神经传导速度正常或轻度下降，运动波幅降低。神经活检显示神经元性丢失而无脱髓鞘。如果基因检测呈阳性，则可证实诊断。

（四）CMT 3 型（Dejerine-Sottas 病；HMSN-3）

Dejerine-Sottas 病即 HMSN3 型（或 CMT-3），是一种常染色体显性或常染色体隐性遗传脱髓鞘神经病，常在婴儿期发病。这种神经病非常严重，可以致残。电生理检查提示神经传导速度严重下降，且感觉反应引不出。神经活检提示严重脱髓鞘和“洋葱球”形成。已有新的突变被发现。

（五）CMT 4 型（HMSN-4）

CMT-4 是一组常染色体隐性遗传神经病，表现为儿童早期出现的肌无力。逐渐进展的肌无力使青少年患者不得不依赖轮椅。电生理检查提示神经传导速度减慢。

（六）遗传性压力易感性神经病

诊断要点

- ◎ 多发性压迫性神经损伤（腕管、肘部尺神经、膝关节腓神经）
- ◎ 存在轻度、广泛性脱髓鞘性神经病
- ◎ 许多患者无家族史（可变外显率）

遗传性压力易感性神经病（hereditary neuropathy with predisposition to pressure palsy, HNPP）是一种常染色体显性遗传神经病，发病年龄为 20 ~ 40 岁。患者在轻微创伤或压迫后出现多发的、无痛的局灶性周围神经损伤，这些病变通常发生在腕管的正中神经、肘部的尺神经或腓骨头处的腓神经。症状通常会在数天到数月内缓解。极少数情况下，臂丛神经病可为 HNPP 的最初表现。一些患者表现为缓慢进展的对称性周围神经病变，临床上类似于 CMT。电生理学检查可证实在常见的解剖位置的多发的局灶性单神经病压迫性改变。腓肠神经活检（不再是诊断必需）显示髓鞘包膜或特征性的局灶性髓鞘增厚。治疗包括避免使神经处于受压风险的活动，任何时候均认真遵守符合人体工程学的姿势，并可使用支撑或填充物，必要时可行手术松解治疗。基因检测可明确诊断。

遗传性运动神经病

诊断要点

◎ 纯粹的运动无力，无感觉丧失

◎ 远端发病

◎ 数年内缓慢进展

◎ 通常是常染色体显性遗传

◎ 较 HMSN 明显少见

遗传性运动神经病（HMN）是一种罕见的疾病，以非常缓慢的进展性远端肢体瘫痪和萎缩为特点。其发病年龄为 20 ~ 40 岁，患者的预期寿命正常。神经传导检查提示单纯运动神经轴索性损伤，即神经传导速度正常，运动波幅降低，而感觉反应正常。大多数病例显示为常染色体显性遗传。

遗传性感觉和自主神经病

诊断要点

◎ 感觉丧失或自主神经异常

◎ 根据不同亚型表现为特定的临床特征

◎ 通常为常染色体隐性遗传，但也有类型是常染色体显性遗传

◎ 较 HMSN 明显少见

遗传性感觉和自主神经病（HSAN）表现为感觉丧失或自主功能障碍，而无运动症状（表 19-21）。感觉缺失使患者容易发生不经意的创伤、溃疡、感染、骨髓炎和神经病性夏科关节畸形。治疗主要为支持性。足部护理对 HSAN 患者非常重要，

表 19-21 遗传性感觉和自主神经病（HSAN）

HSAN	遗传方式/亚型	确定的基因	临床表现
1	常染色体显性	*SPTLC1*	足部显著疼痛和温度觉丧失 20 多岁或 30 多岁发病 最常见的 HSAN 肢端损伤
2	常染色体隐性	*HSN2*	远端的手和脚所有感觉均消失 婴儿期发病
3	常染色体隐性	*IKBKAP*	莱利 – 戴综合征（家族性自主神经功能障碍） 婴儿期发病 温度控制不良 过度出汗 血压波动 疼痛和体温感觉缺失（晚）
4	常染色体隐性	*TRKA/NGF* 受体	远端的手和脚所有感觉均消失 婴儿期发病
5	常染色体隐性	None	先天性对疼痛不敏感 婴儿期发病 温度控制不良 无汗症 轻度精神发育迟滞

可预防溃疡和应力性骨折。当溃疡形成时，在溃疡愈合前应停止负重。应鼓励每日检查和脚部保湿。

（一）HSAN 1 型

HSAN1 是最常见的家族性感觉神经病，为常染色体显性遗传。其症状开始于 20 多岁或 30 多岁，表现为感觉丧失和脚部刺痛。随着病情的进展，常可见足结痂、应力性骨折、神经病性关节和复发性无痛性足底溃疡。查体时，可发现痛觉和温感觉比本体感觉与振动觉受累更明显。电生理检查可能显示感觉反应减弱；神经组织活检显示无髓鞘和小髓鞘的轴索严重缺失，大髓鞘纤维轻度缺失。

（二）HSAN 2 型

HSAN2 呈常染色体隐性遗传，症状开始于婴儿期，所有上肢和下肢的远端感觉都受到影响。因感觉丧失，手、脚、嘴唇和舌头都有受伤的危险。自主神经功能障碍可能包括膀胱功能障碍和阳萎。该病进展缓慢，电生理检查可发现轴索损失和感觉反应缺失；神经组织活检提示有髓纤维几乎缺失，而无髓鞘纤维减少。

（三）HSAN 3 型

HSAN3，即莱利－戴综合征（Riley-Day syndrome）或家族性自主神经功能障碍，是一种影响德国犹太人后裔的常染色体隐性遗传疾病。这种疾病主要影响周围自主神经和感觉神经元，但也可累及运动神经元。新生儿可能出现喂养困难和自主神经症状，如出汗过多，泪液分泌欠佳，血压波动和体温控制不良。随后出现疼痛和体温下降。电生理学检查提示混合性轴索和脱髓鞘改变，并传导速度减慢和运动波幅下降。

（四）HSAN 4 型

HSAN4 是一种罕见的常染色体隐性遗传疾病，包括先天性对疼痛不敏感、无汗、体温控制不良和轻度智力迟钝。无髓鞘纤维和薄髓纤维不成比例地丢失。由于大纤维受到的影响最小，腱反射是正常的，而神经传导检查（评估大纤维功能）也正常。然而，自主汗液检测和通过皮肤活检的定量小纤维检查则显示小的皮肤神经纤维丢失和功能障碍。

（五）HSAN 5 型

HSAN5 的临床表现与 HSAN4 相似，但仅有薄髓鞘纤维丢失，而不累及小的无髓纤维。

家族性淀粉样神经病

诊断要点

- ◎ 起病时主要为感觉和自主神经病变
- ◎ 腕管综合征多发
- ◎ 心肌病、胃肠道或眼部症状
- ◎ 常染色体显性遗传
- ◎ 成年期发病
- ◎ 如不治疗，3 ～ 15 年内死亡

◎ 概述

家族性淀粉样多发性神经病是一种常染色体显性遗传性疾病，可造成危及生命的感觉运动和自主神经病变。最常见的是由可造成非常严重疾病的转甲状腺素蛋白（transthyretin, *TTR*）基因突变导致的。TTR 是一种处理甲状腺素和视黄醇运输的蛋白质，主要在肝脏内合成。该基因的突变通过在受累器官内沉积淀粉样蛋白而引发周围神经病和心肌病。

◎ 临床表现

A. 症状和体征

遗传性转甲状腺素蛋白（TTR）淀粉样多发性神经病是一种常染色体显性遗传病，患者未经治疗通常在 3 ～ 15 年内死

亡。它会引起长度依赖性的感觉运动神经和自主神经病变，伴直立性低血压和夜间腹泻，并根据哪个器官最先受累，而有不同的临床表现。在这些患者中，腕管综合征的发生率显著增加。常可见射血分数正常的心力衰竭，还可出现胃肠道、肾脏、软脑膜和眼部损伤。在 *TTR* 基因中已经发现了 100 多个致病突变，且每个突变都有不同的表型。

B. 辅助检查

神经电生理学检查提示伴轴索特征的感觉运动性神经病。神经组织活检提示特征性淀粉样沉积，质谱分析显示淀粉样物质为转甲状腺素蛋白。可见无髓鞘和小髓鞘纤维受累。分子遗传检测可明确诊断，并可为高危家庭成员提供症状前和产前分子遗传诊断。

◎ 鉴别诊断

这种疾病必须与获得性全身性或副肿瘤样淀粉样变性相区别，后者通常与更短的生存期相关。神经病也可能是获得性淀粉样变性的临床表现。病变最严重的神经组织活检可发现典型的特征性的淀粉样沉积。

◎ 治疗和预后

由于肝脏是 TTR 的主要来源，肝移植已是家族性淀粉样变性的主要治疗手段。接受肝移植的患者可能在神经症状方面得以改善，尤其是早期接受了 val30met TTR 突变治疗的年轻患者，但野生型 TTR 产生的淀粉样纤维也可能导致神经病变和心力衰竭的持续进展。使用转甲状腺素蛋白稳定剂，包括他法脒和二氟尼柳，可减慢疾病的进展；而 TTR RNA 沉默子，包括 patisiran（小干扰 RNA）和 inoterse（反义寡核苷酸）也已显示出疗效。

有代谢障碍基础的遗传性神经病

这些疾病大多是罕见的，并出现在儿童伴特征性临床综合征。其中包括法布里病、脂蛋白缺乏症（丹吉尔病）、无 β 脂蛋白血症（巴森 – 科恩茨威格病）、脑白质营养不良（肾上腺脑营养不良，肾上腺脑神经病变，异染性脑白质营养不良，考凯恩综合征，克拉贝病、佩利扎伊氏病 –Pelizaeus–Merzbacher 病）、植烷酸储积病（Refsum 病）、一些糖原储积病（如糖原贮藏病 Ⅱ 型）。许多这类疾病将在第 36 章中讨论。

Adams D, et al. Patisiran, an RNAi therapeutic for hereditary transthyretin amyloidosis. *N Engl J Med*. 2018;379:11-21. [PMID:29972753].

Berk J L, et al. Repurposing diflunisal for familial amyloid polyneuropathy:A randomized clinical trial. *JAMA* 2013;310:2658-2667. [PMID: 24368466]

Coelho T, et al. Tafamidis for transthyretin familial amyloid polyneuropathy: A randomized, controlled trial. *Neurology* 2012;79:785-792.

Gutman L, Shy M. Charcot Marie Tooth: An update. *Curr Opin Neurol* 2015;28:462-467. [PMID: 26263471]

Plante-Bordeneuve V. Transthyretin related familial amyloid polyneuropathy: an update. *J Neurol* 2017;13:569-573. [PMID:29249054]

Van Paassen B W, et al. PMP 22 related neuropathies: Charcot-Marie-Tooth disease and hereditary neuropathy with liability to pressure palsies. *Orphanet J Rare Dis* 2014;60:2547-1560.[PMID: 24646194]

Benson M D, et al. Inotersen Treatment for patients with hereditary transthyretin amyloidosis. *N Engl J Med* 2018;379:22-31. [PMID: 29972757]

刘玲春 **译** 孟 强 **校**

运动神经元病

Neil A. Shneider, MD, PHD
Michio Hirano, MD

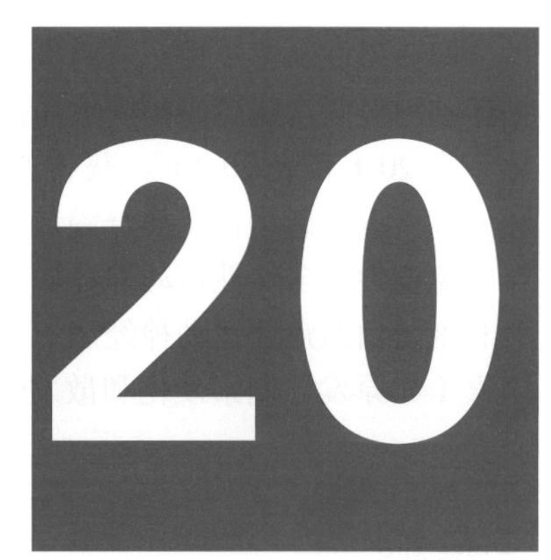

诊断要点

◎ 肌无力和肌肉萎缩

◎ 没有明显的认知及感觉改变

◎ 腱反射改变：如果上运动神经元（upper motor neuron，UMN）受损，则腱反射亢进；如果下运动神经元（lower motor neuron，LMN）受损，则腱反射减弱或消失

◎ 巴宾斯基征（UMN 受损时）

◎ 概述

按照传统，运动神经元病包括主要或只影响上运动神经元、下运动神经元，或两者同时受累的疾病。就定义而言，在这类疾病中，感觉神经元没有受损。运动神经元病可以是后天获得的，也可以是先天遗传的；然而，肌萎缩侧索硬化症（amyotrophic lateral sclerosis, ALS）作为成年人最常见的运动神经元病的类型，却以散发性为其特点，并且病因不明（表 20-1 和表 20-2）。

运动神经元病具有临床异质性，在全世界范围内均可发生，但一些严重的类型被发现为地方性聚集。早在第二次世界大战之前，一种与帕金森综合征和痴呆有关的 ALS 在西太平洋关岛群岛、巴布亚新几内亚和日本锦鲤半岛广泛流行。奇怪的是，后来这些地区 ALS 的发病率却明显下降了。在 1990—1991 年波斯湾战争的退伍军人、意大利足球运动员和其他群体中有 ALS 聚集的争议性描述。在印度南部，还曾报道了一种马德拉斯运动神经元病变异型。

表 20-1　**获得性运动神经元病**

表现	疾病
急性病程	
仅 LMN 受损	脊髓灰质炎
慢性病程	
UMN 和 LMN 均受损	肌萎缩侧索硬化症
仅 UMN 受损	原发性侧索硬化
仅 LMN 受损	进行性脊肌萎缩症
	法 – 隆综合征
	单肢肌萎缩
	马德拉斯运动神经元病

LMN = 下运动神经元，UMN = 上运动神经元

◎ 发病机制

锥体系统由 UMN 和 LMN 组成，主要负责控制肌肉的随意运动。UMN 的细胞体位于大脑的运动皮质，轴突通过皮质脊髓束和皮质延髓束向下穿过脑白质和内囊而投射。皮质延髓束与脑干内 LMN（脑神经运动核）发生突触联系。与之相对，皮质脊髓束穿过中脑的大脑脚和脑桥前部、在延髓锥体下方交叉到对侧，然后主要在脊髓外侧下行，大多数与脊髓前角的 LMN 形成突触。而这些位于脊髓前角的 LMN，通过脊髓前根和周围神经投射并支配肌肉。

运动神经元病按病因学可分为两大

类，即获得性和遗传性。这两类都可以根据运动神经元功能障碍的模式而进一步细分（表20-1和表20-2）。获得性运动神经元病可以是感染性（如脊髓灰质炎）、自身免疫性（多灶性运动神经病伴传导阻滞和副蛋白血症伴运动神经病）或特发性因素（如原发性侧索硬化和散发性ALS）所导致的。而遗传性运动神经元病则根据运动神经元受累情况分为仅有UMN受累的遗传性痉挛性截瘫，仅有LMN受累的脊肌萎缩症UMN和LMN均受累的家族性ALS。迄今为止，研究者们共描述了家族性ALS的12种遗传学独特类型和遗传性痉挛性截瘫的41种类型。除此之外，研

表20-2　遗传性运动神经元病

疾病	基因位点	基因产物（基因符号）
家族性ALS		
常染色体显性遗传		
ALS1	21q12	超氧化物歧化酶（*SOD1*）
ALS3	18q21	未确定
ALS4	9q34	Senataxin（*SETX*）
ALS6	16q12	肉瘤融合蛋白（*FUS*）
ALS7	20p13	未确定
ALS8	20q13	囊泡相关膜蛋白相关蛋白B（*VAPB*）
ALS9	14q11	血管生成素（*ANG*）
ALS10	1p36.22	TAR DNA结合蛋白（*TARDBP*）
ALS11	6q21	未确定
ALS12	10	视神经蛋白（*OPTN*）
ALS	12q14.2	TBK1
ALS	4q33	NEK1
ALS	12q13.3	KIF5A
ALS	17p13.2	抑制蛋白1（PFN1）
ALS	5q31.2	基质蛋白3（MTRN3）
ALS	2q35	TUBA4A
ALS	21q22.3	C21ORF2
ALS	Xp11.21	泛素蛋白2（UBQLN2）
常染色体隐性遗传		
ALS2	2q	藻胶蛋白
ALS5	15q	未确定
ALS12	10	视神经蛋白（*OPTN*）
ALS-X连锁遗传	Xcen	未确定
母系遗传	MtDNA	细胞色素C氧化酶亚基1
上运动神经元病		
遗传性痉挛性截瘫的已知致病基因		
常染色体显性遗传		
SPG3A	14q11–q21	Atlastin（*ATL1*）
SPG4	2p22	Spasptin（SPAST）
SPG6	15q11	普拉德－威利/安格曼综合征区域蛋白的非印迹NIPA1
SPG8	8q23–q24	Strumpellin（*KIAA0196*）
SPG12	19q13	驱动蛋白重链（*KIF5A*）
SPG13	2q24–q34	热休克蛋白60（*HSPD1*）
SPG17	11q12–q14	Seipin（*BSCL2*）
SPG31	2p12	受体表达增强蛋白1（*REEP1*）
SPG42	3q24.31	乙酰辅酶A转运蛋白（*SCL33A1*）

续表

疾病	基因位点	基因产物（基因符号）
常染色体隐性遗传		
SPG5	8q21.3	细胞色素 P450，家族 7，亚家族 8，多肽 1（*CYP7B1*）
SPG7	16q	Paraplegin（*SPG7*）
SPG11	15q	Spatacsin（*SPG11*）
SPG13	2q24–q34	热休克蛋白 60（*HSPD1*）
SPG15	14q	Spastizin（*ZFYVE26*）
SPG20	13q	Spartin（*BSCL2*）
SPG21	15q21–q22	Maspardin（*SPG21*）
SPG39	19p13	神经病靶标酯酶（*PNPLA6*）
SPG44	1q42.13	连接蛋白 47（*GJC2*）
X 连锁遗传		
SPG1	Xq28	L1 细胞黏附分子（*L1CAM*）
SPG2	Xq21	蛋白脂质蛋白
SPG22	Xq13.2	溶质载体家族 16，成员 2（*SCL16A2*）
肾上腺脑白质营养不良	Xq21	肾上腺脑白质营养不良蛋白
下运动神经元病		
脊肌萎缩症（SMA）——婴儿（韦德尼希 – 霍夫曼病），幼儿，儿童（库格尔贝格 – 韦兰德病），成年人	5q11	运动神经元存活蛋白
mtDNA 缺失（SMA 表型）	16q22	胸苷激酶 2
X 连锁脊髓延髓肌肉萎缩症（肯尼迪病）	Xq	雄激素受体
GM_2– 神经节苷脂贮积病		
成人 Tay–Sachs 病	15q	氨基己糖激酶 A
Sandhoff 病	5q	氨基己糖激酶 B
AB 变异体	5q	GM_2– 激活蛋白
酸性麦芽糖酶缺乏症——婴儿（庞培氏病），儿童，成年人	17q	酸性麦芽糖酶
ALS 叠加综合征		
ALS 合并额颞叶痴呆和帕金森综合征	17q	Tau 蛋白
ALS 合并额颞叶痴呆	9q21–q22	C9ORF72
成人葡聚糖小体病	3q12	糖原分支酶
成人葡聚糖小体病	未确定	其他原因

究者们还描述了家族性 ALS 叠加其他神经病学特征的一系列综合征。

◎ 临床表现

A. 症状和体征

UMN 和 LMN 的功能障碍产生了特征性的症状和体征（表 20-3）。

1. 上运动神经元功能障碍　UMN 损伤的典型表现是痉挛——快速轮替动作的减慢、腱反射亢进和包括巴宾斯基征在内的病理反射阳性。痉挛，一种肌张力增高的形式：在上肢，通常影响屈肌的程度较伸肌严重；在下肢，伸肌受累较屈肌更为突出。痉挛状态在被动运动刚开启时最为显著，然后迅速减弱，这种现象被称为折刀现象。此外，肌张力增高具有速度依赖性，

表 20-3　上运动神经元受损和下运动神经元受损的症状与体征

	UMN 受损	LMN 受损
肌张力	增高	减低
快复轮替运动	减慢与无力不成比例	无力导致减慢
肌束颤动	无	有
肌无力	+	++
肌萎缩	±	++
腱反射	亢进	减弱
巴宾斯基征	阳性	阴性

+= 阳性；++= 强阳性；± = 可疑阳性

因此，当被动运动的速度加快时，肌张力的增高更明显。具有严重痉挛状态的患者往往会主诉肌肉僵硬。

过度活跃的肌腱牵张反射可以表现为阵挛（重复性节律性肌肉收缩）或扩展（肌肉收缩与牵张的肌腱无直接关系）。当皮质脑干束功能障碍时，可引起吞咽困难、构音障碍、假性球麻痹、强哭强笑等；而皮质脑干束的变性退化，会产生额叶释放症状、过度活跃的下颌反射和吮吸反射；当双下肢力弱时 UMN 功能障碍被描述为痉挛性瘫痪，当双下肢瘫痪时则被描述为痉挛性截瘫。

2. 下运动神经元功能障碍　LMN 缺失主要引起肌无力和肌肉萎缩。肌束颤动是由个别的 LMN 自发放电所引起的，可以表现为肉眼可见的肌肉跳动。虽然肌束颤动在健康成年人中也经常可以看到，但当肌束颤动合并肌萎缩和肌无力时通常提示 LMN 病变。反射减弱和反射消失是 LMN 受损的重要征象。

B. 病史和体格检查

现病史的采集有助于界定运动神经元病变的病因。亚急性病程，即起病几天到几周的肌无力，提示感染诱发或免疫介导的可能性较大；而渐进病程，即起病几个月到几年的肌无力，更提示遗传性或变性疾病的可能性大。常染色体隐性遗传的运动神经元病通常在青少年时期起病，而常染色体显性遗传的运动神经元病通常在成年期起病。大部分运动神经元病的病程通常是慢性进展性的。

UMN 功能障碍的患者常会主诉肢体僵硬和动作笨拙及步态笨拙，并且这些症状在系扣子和系鞋带时尤为明显，而且还有步态笨拙。相反，LMN 功能障碍可引起肌无力、肌萎缩和肉跳（肌束颤动）。常见体重下降，主要是由肌容积减少所引起。此外，因吞咽困难导致患者进食减少也会引起体重下降。

运动神经元病患者的肌无力形式多种多样，主要取决于 UMN 和 LMN 受损的分布与严重程度。

当脑干运动神经元（第Ⅴ、Ⅶ、Ⅸ、Ⅹ和Ⅻ脑神经）退变时，支配下颌、面部、口咽或舌头运动的肌肉会出现无力，进而影响语言和吞咽。呼吸肌无力也很常见。无感觉改变可将运动神经元病与周围神经病相鉴别，但纯运动性周围神经病或主要为运动性周围神经病也可以明显表现为肌无力而无感觉症状。

全面的神经肌肉检查通常可将运动神经元病与肌病或周围神经病区分开来。对对 ALS，临床诊断建立在病史和体格检查发现上，只有尸体解剖可证实。

肌肉视诊可发现肌肉萎缩和肌束颤动。肌束颤动可以通过轻敲肌肉或短暂收缩肌肉而引出。

肌无力可以通过肌力检查手法来进行半定量评估；该检查有主观性，并有赖于检查者的手臂力量。例如，一名医生须使出整个上臂的力量才能对抗正常的、小的、末梢肌肉的力量，如指伸肌或骨间肌。因此，必须谨慎地评估肌力。感觉和共济运动的检查也很重要，可以用来排除涉及感觉神经和小脑的病变。腱反射异常多变。UMN 受损表现为腱反射亢进，而 LMN 受损表现为腱反射减弱或消失。巴宾斯基征提示皮质脊髓束受损。然而，当足趾伸肌严重无力时，也会被掩盖。霍夫曼征通常在 UMN 受损的患者中呈阳性，但它也可以在正常人中出现。额叶释放症状在 UMN 病变中可能更明显。

C. 诊断学研究

实验室检查和诊断学研究对确定运动神经元病的诊断与排除其他可能性至关重要（表 20-4）。

1. 肌电图和神经传导检查　电生理检查对诊断运动神经元病很重要，详细描述见第 2 章。当 LMN 受损时，神经传导检查显示复合运动动作电位的波幅下降，而运动神经的传导速度通常正常或轻微减慢。相反，在脱髓鞘性周围神经病中，运动神经传导速度严重减慢，甚至会出现传导阻滞。此外，如果感觉神经传导速度异常，就必须怀疑运动神经元病的诊断。在运动神经元病和周围神经病中，肌电图都会发现纤颤电位和正锐波，这是由失神经支配的肌纤维自发放电所产生。相对而言，肌束颤动在运动神经元病中更具有特异性。

慢性周围神经病或 LMN 病会导致运动轴突减少，残存的神经形成轴突芽生，为较正常时大肌肉提供补偿性神经再支配。失神经支配和神经再支配的结果是，肌肉收缩时，仅有较少的运动神经元被激活，这种现象反映在肌电图上就是募集反应减弱，或仅有个别的运动单位可识别，表现为稀疏的肌电活动（见第 2 章）。

表 20-4　**肌萎缩侧索硬化症（ALS）和类 ALS 综合征的诊断检查**

检查	诊断意义
神经传导速度检查 / 肌电图	在 ALS 患者和 LMN 疾病中证实存在 LMN 损伤 在多灶性运动神经病患者中确定局灶性传导阻滞 在周围神经病中发现感觉神经受累
脑和脊髓的 MRI 扫描	发现 ALS 患者的皮质脊髓束异常，但这种损伤并不总能看到 确认影响脑、脊髓或两者的结构异常
磁共振波谱分析	当 UMN 体征不明显时，发现或确定 UMN 退行性病变
腰椎穿刺	发现炎症过程 脑脊液蛋白升高可能提示多发性神经病、多发性神经根病或淋巴瘤
代谢检查	
·常规血生化	识别电解质异常
·空腹血糖水平	糖尿病筛查
·维生素 B_{12}、甲基丙二酸和同型半胱氨酸水平	维生素 B_{12} 缺乏筛查
·乳酸和丙酮酸水平	线粒体功能障碍筛查
内分泌检查	
·甲状腺功能检查	甲状腺功能减退筛查
·钙离子水平检测	甲状旁腺功能亢进筛查
血清学检查	
·血清和尿的蛋白电泳、免疫固定电泳、定量免疫球蛋白测定和冷球蛋白测定	单克隆丙种球蛋白病筛查
·考虑可能有脊髓病变的患者需要检测 HTLV1 和 HTLV2、HIV、巨细胞病毒、带状疱疹病毒、HSV-1 和 HSV-2	发现是否有病毒感染引发的脊髓病
氨基己糖苷酶检测	诊断氨基己糖苷酶 A 缺乏症

HIV= 人类免疫缺陷病毒；HSV= 单纯疱疹病毒；HTLV= 嗜人类 T 淋巴细胞病毒

数据来源：Brooks BR, Miller RG, Swash M, et al. El Escorial revisited: Revised criteria for the diagnosis of amyotrophic lateral sclerosis, *Amyotroph Lateral Scler Other Motor Neuron Disord*. 2000;1（5）:293–299.

2. 影像学检查　UMN 变性患者，脑 MRIT2 加权成像或水抑制成像（FLAIR）上可见内囊后肢皮质脊髓束异常高信号。磁共振波谱分析可以检测皮质运动区 UMN 变性或受损，表现为乙酰天冬氨酸（*N*-acetylaspartate, NAA）绝对水平的下降，或相对肌酸或胆碱而言的 NAA 总量的减少。脑和脊髓的 MRI 扫描主要是为了查找那些可以引起肌无力和其他类似运动神经元病症状的结构异常。没有脑神经受损时，颈椎 MRI 扫描对除外结构性病变就尤其重要。

3. 腰椎穿刺检查　腰椎穿刺检查可排除多发性硬化等可以导致运动功能障碍的炎性反应性疾病。脑脊液中白细胞计数的异常增高、存在寡克隆带或免疫球蛋白 G 水平升高都更提示是炎症反应而不是原发变性或遗传性运动神经元病。而脑脊液中蛋白浓度的升高常提示多发性神经病、多发性神经根病或淋巴瘤等引起的副肿瘤性神经病。

4. 其他检查　血液检查有助于确定运动神经元病与运动神经元类似疾病的病因，包括中毒 - 代谢性、内分泌性、感染性、炎症性和遗传性（表 20-4）。基因检测指征描述在各种疾病分类相关内容中（见后面的讨论部分和表 20-2）。对于遗传性运动神经元病而言，目前没有有效的治疗方法。通常，基因检测会被推荐给症状典型的遗传性运动神经元病患者和致病基因已经明确的散发性运动神经元病患者（如 ALS）。基因检测不仅可用来证实疾病和进行更准确的遗传咨询，而且还可能有一定的治疗意义。

肌萎缩侧索硬化症

诊断要点

◎ 亚急性到慢性的进行性肌无力

◎ UMN 受损的症状和体征——僵硬、痉挛、笨拙、肌强直、腱反射亢进、巴宾斯基征阳性

◎ LMN 功能障碍——肌无力、萎缩和肌束颤动、腱反射消失或减弱

◎ 眼外肌运动功能保留

◎ 膀胱和直肠功能不受损

◎ 如果不合并 FTD 就没有认知功能障碍和感觉系统改变

◎ 概述

肌萎缩侧索硬化症（ALS），也就是广为熟知的卢・格里克病，是成年人最常见的运动神经元病类型。1874 年，夏科首先把此病描述为 ALS，因为该病有显著的肌肉萎缩和脊髓侧束的硬化。UMN 受损引起痉挛和动作笨拙，LMN 受损引起肌无力和萎缩，这些大体的病理改变囊括了该病的基本特征。

ALS 的年发病率为 1 ～ 2/100 000 人，也就是说在美国每年约有 5000 例新增患者。虽然 ALS 与多发性硬化有相似的发病率，但 ALS 的患病率要低很多，在美国约有 25 000 例患者，这主要是因为大部分患者在症状出现的 3 ～ 5 年内就死亡了。

◎ 发病机制

约 5% 的 ALS 患者是家族遗传性的，但绝大多数仍然属于散发的、原因不明的神经退行性病变。已确认常染色体显性遗传、常染色体隐性遗传和 X 连锁隐性遗传的家族性 ALS（表 20-2）。尽管仅占 ALS 总量的少数，但家族性 ALS 为 ALS 发病机制的研究提供了新思路。

第一个遗传学确定的家族性 ALS 的类型——ALS1，是编码 SOD1 的基因突变所导致的常染色体显性遗传病，而 SOD1 是一种超氧化物歧化酶，可以将过氧化根（O^{2-}）转变为过氧化氢（H_2O_2）。约 20%

的家族性 ALS 或约 ALS 总数的 1% 是由 SOD1 突变导致。典型的在 40 岁后发病，临床表现从延髓或脊神经支配的肌肉开始，生存期为 1 ~ 20 年。

自从 SOD1 突变被确定以来，又有两个可以导致青少年型遗传性 ALS 的基因被确定：*alsin*，可以导致常染色体隐性遗传的 ALS2；*senataxin*，可以导致常染色体显性遗传的 ALS4。肉瘤融合蛋白基因（fused in sarcoma, FUS）的突变与某些恶化型、青少年型 ALS 相关。另有多个基因已被确定可以导致家族性 ALS，它们主要是介导常染色体显性遗传，并且大部分影响成年人（表 20-2）。家族性 ALS 的部分见解可能也适用于散发性 ALS。

神经元内包涵体是散发性和家族性 ALS 的组织学特征，并也可能是病因。ALS 发病机制有多种因素参与，包括 RNA 代谢，自噬和固有免疫系统缺陷，线粒体功能障碍，以及兴奋性毒性。

◎ 临床表现

主要的临床表现为 UMN 和 LMN 受损体征（表 20-3），典型地在病程早期不对称。眼外肌、认知功能和感觉功能通常不受累。

◎ 鉴别诊断

有明确的 UMN 和 LMN 体征并影响延髓与肢体肌肉的患者，诊断为 ALS 相对简单；然而，在病程的早期，难以与其他疾病鉴别（表 20-5）。此外，非典型的 ALS 可能仅表现为 UMN 或 LMN 体征，或涉及运动系统以外的神经元。正因为这些不确定性，为了便于研究，已建立 ALS 的诊断标准（表 20-6）。当遇到疑似 ALS 患者时，筛查中枢神经系统结构异常是非常重要的，这有助于鉴别脑干和颈髓的动静脉畸形、肿瘤及脊髓空洞（表 20-5）。颈椎病也可以引起肌无力、肌萎缩、上臂肌肉肌束颤动及下肢痉挛等症状。缺乏颅神经受损体征，同时合并感觉改变或膀胱或直肠功能障碍，都更提示患者是局限性的颈髓损伤而不是 ALS。枕骨大孔处的肿瘤或脊髓空洞可以影响第 12 对脑神经而产生

表 20-5　肌萎缩侧索硬化症的鉴别诊断

与 UMN 和 LMN 功能受损相关的综合征
影响脑干或颈髓的结构性病变：
· 矢状旁肿瘤
· 枕骨大孔区肿瘤
· 阿诺德 – 奇阿畸形
· 脊髓空洞症，延髓空洞症
· 颈椎病
· 椎管内髓外肿瘤
· 脑干或颈髓动静脉畸形
· 脑干或颈髓肿瘤
肾上腺脊髓神经病
亚急性联合变性（维生素 B_{12} 缺乏）
线粒体脑肌病
UMN 受损的综合征
遗传性痉挛性截瘫
感染性脊髓病——HTLV-1,HTLV-2,HIV, 单纯疱疹，带状疱疹
原发性侧索硬化
LMN 病和运动神经病
多灶性运动神经病伴传导阻滞
运动神经病伴副蛋白血症
脊肌萎缩症
氨基己糖苷酶 A 缺乏
肯尼迪病
单肢肌萎缩侧索硬化
多神经根病和多神经病—莱姆病，CIDP, 巨细胞病毒感染
脊髓灰质炎及脊髓灰质炎后综合征
副肿瘤综合征，包括淋巴瘤
肌肉疾病
包涵体肌炎
酸性麦芽糖酶缺乏
其他疾病
甲状腺功能亢进
甲状旁腺功能亢进
良性肌束颤动
痉挛性肌束纤颤综合征

CIDP= 慢性炎症性脱髓鞘性多发性神经病；HIV= 人类免疫缺陷病毒；HTLV= 嗜人类 T 淋巴细胞病毒；LMN= 下运动神经元；UMN= 上运动神经元

表 20-6　ALS[a] 诊断标准 El Escorial 修订版

	诊断标准
确诊 ALS	至少 3 个身体部位 UMN 和 LMN 体征
很可能 ALS	至少 2 个身体部位 UMN 和 LMN 体征，一些 UMN 体征部位高于 LMN 体征的部位
临床很可能实验室支持 ALS	1 个部位 UMN 体征伴或不伴 LMN 体征，至少 2 个部位电生理 LMN 体征，且神经影像学和临床实验室检查除外其他疾病
可能 ALS	1 个部位 UMN 和 LMN 受损体征，或至少 2 个部位存在 UMN 体征，或 UMN 体征的部位低于 LMN 体征的部位
可疑 ALS	纯 LMN 体征

[a] 患者临床和神经电生理检查涉及的四个部位，即脑、颈髓、胸髓和腰骶部

数据来自：Brooks B R, Miller RG, Swash M, et al. El Escorial revisited: Revised criteria for the diagnosis of amyotrophic lateral sclerosis, *Amyotroph Lateral Scler Other Motor Neuron Disord*. 2000; 1（5）:293–299.

舌肌无力及萎缩。脑和颈椎 MRI 扫描很容易除外这些结构异常。

A. 脊髓病

源自肾上腺脊髓神经病或感染（如 HTLV-1，HTLV-2，或 HIV）的脊髓病可以导致痉挛性截瘫；然而，感觉改变、缺乏延髓症状和括约肌功能障碍有助于将其与 ALS 区分开。亚急性联合变性（由维生素 B_{12} 缺乏所致）可以引起脊髓神经病，通常导致肌无力和感觉异常；然而缺乏感觉异常时，该状况会像 ALS。遗传性痉挛性截瘫（本章稍后讨论）可以通过家族史、缓慢进展、括约肌功能障碍、无延髓和上肢症状、LMN 受损体征、呼吸肌功能障碍等与 ALS 相鉴别。

B. 下运动神经元病和周围神经病

由于 LMN 病和周围神经病与 ALS 相类似，临床上识别伴有传导阻滞的多灶性运动神经病（multifocal motor neuropathy with conduction block, MMNCB）和由副蛋白血症引起的周围神经病就显得非常重要，因为它们对免疫抑制治疗有效。MMNCB 或副蛋白血症周围神经病患者通常血清抗体异常。虽然非常罕见，铅中毒也可以导致运动性神经病，产生特征性的垂腕。为此，运动神经元病的检查包括神经传导检查、血清抗 GM1 抗体筛查和通过血清蛋白电泳、免疫固定电泳检查单克隆抗体，而当临床怀疑铅中毒时，还应检查铅浓度。这些疾病已在第 19 章中讨论。

C. 副肿瘤综合征

在副肿瘤综合征中，副蛋白也可以引起运动神经元病。尤其是淋巴瘤和骨髓瘤，可以产生能在血清中检测到的抗体。脑脊液中蛋白含量升高（＞75mg/dl）是诊断中枢神经系统淋巴瘤的重要线索之一。当怀疑存在恶性肿瘤时，骨髓活检和影像学检查（如全身 PET-CT 扫描、胸腹的 CT 或 MRI 扫描及骨骼检查等）就显得尤其重要（详见第 13 章）。

D. 脊肌萎缩症

脊肌萎缩症是常染色体隐性遗传的 LMN 疾病，典型的病例是在婴儿期或儿童期起病，极少数的病例是在成年期起病（详见后面的讨论）。在近端肌肉中缓慢进展的 LMN 功能障碍而没有 UMN 体征的患者，应该抽血进行运动神经元存活基因（survival motor neuron, SMN）突变检查。肯尼迪病是一种 X 连锁脊髓延髓运动神经元病，伴有内分泌性病。该病的诊断都可以依靠基因检测确认。这两种疾病都将在本章后面讨论。

E. 多发性神经根病和多发性神经根神经病

多发性神经根病或多发性神经根神经病可以类似 ALS，但通常会显示感觉症状和体征。神经传导检查可以揭示神经根神经病中有感觉神经受损，但在多发性纯神经根病中也可以无异常（脑脊液中蛋白浓度升高是多发性神经根病的特点）。血清

学检查则为感染性多发性神经病的诊断提供了依据。

F. 单肢性肌萎缩侧索硬化

单肢性 ALS（在后面讨论）在病程的早期难以与 ALS 相鉴别。与典型的散发性 ALS 相比，单肢性 ALS 的发病年龄更早，并且不影响上运动神经元或延髓的运动神经元。在该病中，颈椎 MRI 可以显示节段性、非对称脊髓和腹侧根萎缩。

G. 包涵体肌炎和成年型酸性麦芽糖酶缺乏症

虽然肌病与 ALS 的鉴别相对容易，但临床上包涵体肌炎（inclusion body myositis, IBM）和成年型酸性麦芽糖酶缺乏症却常会被误诊为运动神经元病。与 ALS 相似，IBM 是一种晚发的、缓慢进展性疾病，主要为远端不对称肌无力，而血清肌酸激酶水平基本正常或轻微升高。对 IBM 而言，肌电图检查可能表现为自发活动伴有轻微的肌源性改变，这种结果有时会被误诊为神经元性病变。然而，在大多数的情况下，临床识别 IBM 主要是依靠其表现为指屈肌和股四头肌不成比例的无力症状，并且无 UMN 受损的体征。肌肉活检可以揭示 IBM 特征性的改变（见第 23 章）。

成年型酸性麦芽糖酶缺乏症，典型的病例 20 多岁起病，表现为中轴肌肉和肢体近端肌肉无力。此病早期出现呼吸肌受损。肌电图典型地显示大量的自发活动，伴肌强直性或怪异的重复性放电，尤其在脊旁肌。血清肌酸激酶水平不同程度升高。肌肉活检通过显示膜结合型和游离型糖原增加及酸性麦芽糖酶活性的降低而确诊。

H. 成年型氨基己糖苷酶 A 缺乏症

成年型氨基己糖苷酶 A 缺乏症的特征是缓慢进展的 UMN、LMN 和小脑的退行性病变，有时被误诊为 ALS。认知功能障碍，包括精神失常和抑郁，可能是该病的临床表现（婴儿型氨基己糖苷酶 A 缺乏症就是众所周知的泰－萨病）。该病的肌电图检查可以表现为自发性活动，包括少见的、异常显著的复合重复性放电。通过检测血液中白细胞的氨基己糖苷酶 A 的活性可确诊该病。

◎ 治疗

虽然 ALS 是一种致死性疾病，但是其治疗仍然是非常重要的。一旦诊断明确，医生应在保护患者隐私的前提下以适当的方式告知患者病情，并给予患者相应的支持。在与患者讨论对自身病情及 ALS 疾病的了解程度，以及讨论患者是否希望知道自己的诊断之前，应先告知患者即将要讨论的内容。并告知他们接下来将持续给予他们药物治疗及告知他们 ALS 的并发症是可治疗的，从而使患者得到宽慰。通过多学科合作，可以给 ALS 患者提供更好的护理，从而延长患者生存期和提高其生活质量。

A. 一般治疗

利鲁唑是唯一经美国 FDA 批准的用于治疗 ALS 的药物，治疗剂量为 100mg/d。该药被认为可以阻断突触前谷氨酸的释放，而谷氨酸是一种兴奋性神经递质，可以导致运动神经元死亡。根据 2007 年 4 项随机临床试验的荟萃分析，利鲁唑或许可以将 ALS 患者的生存期延长 2 ~ 3 个月。该药几乎不会引起肝酶升高、恶心和虚弱无力等不适。一些研究 ALS 的专家建议开始利鲁唑全量（每次 50mg，每天 2 次）治疗之前，先在睡前给予患者起始剂量 50mg 利鲁唑，并持续 1 ~ 2 周，以便使患者能更好地适应该药。2017 年 5 月，FDA 批准 radicava（依达拉奉）可以用于 ALS 患者的治疗。radicava 被指定为罕用药，该特殊名称的设立有助于激励罕见病药物的开发研究。该药通过静脉给药。

B. 对症治疗

1. 药物治疗　包括对流涎、假性球麻痹症状、肌痉挛、肌强直、呼吸困难和抑郁症的对症药物治疗（表 20-7）。

2. 吞咽功能　吞咽困难是ALS患者存在的主要问题，可以引起体重减轻和误吸。对吞咽问题的处理应更加积极主动。当患者存在误吸时，钡餐造影视频检查有助于指导食物类型的选择或食物的调整，从而减少误吸，尤其是由经验丰富的语言治疗师来进行评估时，效果可能更佳。尽管如此，钡餐造影对误吸的检查敏感性不是很高。更积极的营养支持策略是关键。当误吸症状加重时，就要考虑用经皮内镜胃造瘘（percutaneous endoscopic gastrostomy, PEG）置管作为一种营养供给方式或代替经口进食。PEG置管可以稳定患者体重，可能会延长其生存期和改善患者生活质量。PEG置管应早期进行以获得最大益处，尤其应在肺活量下降到预计值的50%之前进行。肉毒毒素B或低剂量放射治疗或许对难治性流涎有效。

3. 呼吸护理　因为有吞咽困难，所以医生必须更加积极地对ALS患者进行呼吸管理。作为潜在的治疗措施，应充分告知患者无创性和有创性机械通气治疗的优缺点，以便患者在需要时能够作出合理的决定。医生应警惕呼吸功能不全的症状（包括劳力性呼吸困难、端坐呼吸、睡眠障碍和晨起头痛等）。ALS患者应定期进行肺活量监测。不管先前的指导计划是如何设定的，大部分的ALS患者都倾向于选择使用无创正压通气（noninvasive positive-pressure ventilation, NIPPV）设备，用以延

表20-7　ALS及其相关症状的药物缓解方案

症状	药物治疗方案	常见副作用
流涎	格隆铵，每次1 ~ 2mg，每天2 ~ 3次	抗胆碱能副作用
	阿米替林，10 ~ 100mg，睡前服用	抗胆碱能副作用
	经皮使用的东莨菪碱（莨胆碱），每次0.1 ~ 0.2mg SC或IM，每天3次或每次1.5mg贴剂，每天4次	精神混乱，恶心，头晕
	盐酸苯海索，每天6 ~ 10mg，分3次服用	抗胆碱能副作用
	腮腺肉毒毒素注射，每个腮腺5 ~ 10u	局部肌肉无力和注射部位的其他并发症
假性球麻痹	Nuedexta（右美沙芬/奎尼丁），每粒剂量20mg/10mg，每次1粒，每天2次	胃肠道症状（腹泻、产气、恶心），手脚肿胀，眩晕，无力，流感症状，QT间期延长
肌痉挛	卡马西平，每次200mg，每天2次	嗜睡、胃肠不适、皮疹、胆汁淤积性黄疸
肌强直	口服巴氯芬，每次10 ~ 20mg，每天3 ~ 4次	镇静、无力、疲乏
	替扎尼定，每次2 ~ 8mg，每天3次	镇静、疲乏
	丹曲林，每次50 ~ 100mg，每天4次	腹泻、肝毒性、肌无力
呼吸困难 ·间歇性	劳拉西泮（针对焦虑），每次0.5 ~ 2mgSL, 每6 ~ 8小时1次	镇静、躁动、头晕
	吗啡配生理盐水雾化吸入，每次5mg，每4 ~ 6小时1次	镇静，呼吸抑制，头晕，喘息，便秘，情绪改变
	咪达唑仑（针对严重呼吸困难），每次5–10mg，缓慢静脉注射	呼吸抑制
·慢性	吗啡（PO,IV,SC或TD），每次2.5mg，每4小时1次	镇静、呼吸抑制、头晕、便秘、情绪改变
	与吗啡剂量相当的其他麻醉剂	镇静、呼吸抑制、头晕、便秘、情绪改变
	地西泮（针对夜间症状），2.5 ~ 5mg，睡前服用	镇静、躁动、头晕
	对严重呼吸困难患者持续静脉泵入吗啡，滴定剂量	镇静、呼吸抑制、头晕、便秘、情绪改变、低血压
·慢性抑郁	选择性5-羟色胺再摄取抑制剂	失眠、躁动

IM=肌内注射；IV=静脉注射；PO=口服；SC=皮下注射；SL=舌下含服；
TD=经皮给药；ALS=肌萎缩侧索硬化

长生存期、延缓最大肺活量的下降和改善生活质量。当患者出现端坐呼吸、鼻腔吸气压＜ 40cm、最大吸气压＜ 60cm、异常的夜间血氧饱和度（即夜间累积 1 分钟氧饱＜ 90%）或功能性肺活量小于预计值的 50% 等情况时，应考虑使用 NIPPV 治疗。只有少数患者（5% ~ 10%）接受气管切开和有创机械通气治疗。如果患者决定不使用机械通气，那么除 NIPPV 外，患者还可以考虑使用药物缓解呼吸困难相关性焦虑（表 20-7）。

4. 假性球麻痹的症状　由于右美沙芬加奎尼丁可以改善假性球麻痹的症状，FDA 已经批准该药组合用于 ALS 患者的治疗。推荐的起始剂量是，由右美沙芬（20mg）/ 奎尼丁（10mg）组成的单一胶囊，每天 1 次，连服 7 天，然后改为每 12 小时口服 1 粒。这种治疗方案产生的副作用包括头晕、恶心和嗜睡。当患者对任一组分或两者都过敏或存在心脏问题（如 QT 间期延长、传导阻滞或心力衰竭）时，禁用右美沙芬 / 奎尼丁。

◎ 预后

ALS 患者的预后差异较大。患者在出现症状几个月内死亡或存活超过 30 年以上的情况较为少见。绝大多数患者出现症状后可以生存 3 ~ 5 年。发病年龄越早的患者通常其病程持续的时间也更长，以肢体症状为首发的患者生存期也比以延髓症状为首发的患者更长。早期出现呼吸功能障碍的患者预后更差。

Brooks BR, Miller RG, Swash M, Munsat TL. El Escorial revisited:Revised criteria for the diagnosis of amyotrophic lateral sclerosis. *Amyotroph Lateral Scler Other Motor Neuron Disord* 2000;1:293-299. [PMID: 11464847] (Provides diagnostic criteria for ALS that are widely applied to clinical trials.)

Robert H. Brown, D.Phil., M.D., and Ammar Al-Chalabi, Ph.D.,F.R.C.P., Dip. Stat. Amyotrophic Lateral Sclerosis. *N Engl J Med* 2017; 377:162-172 DOI: 10.1056/NEJMra1603471 (Reviews genes that cause motor neuron disease.)

Miller RG, Mitchell JD, Lyon M, Moore DH. Riluzole for amyotrophic lateral sclerosis (ALS)/motor neuron disease (MND). *Cochrane Database Syst Rev* 2007(1):CD001447. [PMID: 17253460] (This meta-analysis of data reported in clinical trials of riluzole for ALS concludes that the drug extends survival by 2-3 months.)

Miller RG, et al. Practice parameter update: The care of the patient with amyotrophic lateral sclerosis: Drug, nutritional, and respiratory therapies (an evidence-based review). Report of the Quality Standards Subcommittee of the American Academy of Neurology.*Neurology* 2009;73(15):1218-1226. [PMID: 19822872] (Evidence-based review from the American Academy of Neurology that provides specific guidelines for the drug, nutritional,and respiratory therapies in ALS. Reaffirmed on April 25, 2017.)

Miller RG, et al. Practice parameter update: The care of the patient with amyotrophic lateral sclerosis: Multidisciplinary care, symptom management, and cognitive/behavioral impairment (an evidence-based review). Report of the Quality Standards Subcommittee of the American Academy of Neurology. *Neurology* 2009;73(15):1227-1233. [PMID: 19822873] (Evidence-based review from the American Academy of Neurology that provides specific guidelines regarding multidisciplinary care, symptom management, and neuropsychological impairments in ALS.)

Mitsumoto H, Rabkin JG. Palliative care for patients with amyotrophic lateral sclerosis: "Prepare for the worst and hope for the best." *JAMA* 2007;298(2):207-216. [PMID: 17622602] (An excellent overview highlighting the importance of palliative care.)

下运动神经元病

◎ 脊肌萎缩症

诊断要点

◎ 亚急性病程的肌无力，且发病年龄不一
◎ LMN 功能障碍——肌无力、肌肉萎缩、肌束颤动、腱反射消失或减弱
◎ 无认知功能障碍和感觉改变
◎ SMN 基因突变

◎ 概述

脊肌萎缩症（spinal muscular atrophy, SMA）是一种常见的常染色体隐性遗传的运动神经元病，估计其发病率为 8/100 000 人。根据其临床表现严重程度的不同，SMA 被分为不同的亚型。SMA Ⅰ型（韦德尼希 - 霍夫曼病）通常在出生后 6 个月内发病，是婴儿低肌张力综合征的常见病因之一。患儿患病后不能独立地坐，并通常在 2 岁之前死亡。与之相对，SMA Ⅱ型（中间型或慢性婴幼儿疾病）通常在出生后 6 ~ 18 个月内发病，影响患儿独自就坐的能力。生存期长短不一，大多数患者可以存活至二、三十岁。SMA Ⅲ型（库格尔贝格 - 韦兰德病或慢性青少年疾病）在出生 18 个月以后发病，通常主要表现为上楼梯困难或行走费力，但患者拥有正常的预期寿命。

SMA 由位于常染色体 5q11 的 SMN1 基因突变所导致。该基因的表达产物——SMN 蛋白，参与小核核糖核蛋白剪接体的组装，而该剪切体又会反过来影响信使 RNA 的处理。

◎ 临床表现

A. 症状和体征

同 ALS 一样，SMA 患者的眼外肌功能不受影响。面肌无力轻微或缺如，但几乎所有的患者都可见舌肌纤颤。姿势性震颤也很常见。呼吸肌功能受累。而中轴肌肉的无力常会导致脊椎侧弯，后者可能进一步影响呼吸功能。肺功能不全和肺炎是常见的并发症。

B. 诊断检查

SMA 的常规实验室检查可以显示血清肌酸激酶轻度升高，典型的为正常值上限的 1 ~ 2 倍。血清肌酸激酶的水平如果超过正常值 10 倍以上，则提示为肌病。肌电图检查可见自发性活动（纤颤波和正锐波）。SMA Ⅱ 和 SMA Ⅲ 两种亚型比 SMA Ⅰ 更容易出现肌束颤动。募集减少和长程、高幅的运动单位动作电位是其突出的表现。诊断的金标准是检测到 *SMN1* 基因的突变。

◎ 治疗

SMA 的治疗仅限于对症治疗。主要是针对限制性肺疾病、胃肠功力障碍（吞咽困难和便秘）和肌无力所导致的骨骼畸形等的治疗，这些治疗是非常重要的干预措施，可以帮助患者延长生存期和改善生活质量。

Iannaccone ST. Modern management of spinal muscular atrophy. *J Child Neurol* 2007;22(8):974-978. [PMID: 17761652] (A review focusing on recent advances in the pathogenesis and treatment of SMA.)

◎ 单肢肌萎缩侧索硬化

诊断要点

◎ 亚急性肌无力，常见于年轻男性
◎ 单肢肌无力、肌肉萎缩和肌束颤动局限于一个肢体（通常一个上肢）
◎ 没有感觉受累
◎ 腱反射正常

单肢 ALS［也称为平山病，单肢肌萎缩，或良性局灶性肌萎缩］，是一种局灶

性运动神经元病，导致单侧上肢无力，但也有部分病例表现为单侧下肢受累。该病主要影响男性，男女比率约 5 ∶ 1，典型的发病年龄多为十八九岁或二十多岁。无力的症状在发病后 1 ~ 3 年内缓慢进展，之后便趋于稳定。感觉检查通常正常，但有的患者可能存在手背部的轻微感觉异常。腱反射通常正常，也无 UMN 体征。推测脊髓前角的缺血为该病的主要病因。

神经传导检查和肌电图检查提示感觉神经功能正常，但在受累的肢体可以观察到与 LMN 病一致的神经源性改变，在未受累的肢体上受损程度明显减轻。脊髓 MRI 扫描或 CT 造影检查可见下颈段或上胸段的脊髓萎缩。针对该病没有证实有特效的治疗方法。

◎ 肯尼迪病

诊断要点

- ◎ 男性亚急性无力
- ◎ 在 30 ~ 50 岁间发病
- ◎ 肢体和面部肌肉 LMN 功能障碍
- ◎ 面肌肌束颤动，尤其以下颌部最为突出
- ◎ 男性乳房发育和阳萎
- ◎ 神经传导检查和肌电图检查显示神经源性改变，包括感觉神经异常
- ◎ 血清肌酸激酶升高
- ◎ 基因检测显示雄激素受体基因上 CAG 三核苷酸异常扩增重复，确诊该病

肯尼迪病（X 连锁的脊髓延髓萎缩症）是 X 连锁隐性遗传性疾病，常见于 20 ~ 40 岁男性，以进展性肌无力为主要表现。近端肢体肌无力较远端更明显。延髓支配的肌群受累。面肌、舌肌和咀嚼肌常会出现无力；构音障碍和吞咽困难则是晚期表现。肌束颤动在口周明显，又以下颌部最为突出。此外，还有男性乳房发育和阳萎，这是由于雄激素受体功能障碍所致。

神经传导检查提示感觉神经动作电位消失或波幅降低，而肌电图检查提示神经源性受损。虽然肯尼迪病主要是一种运动神经元病，但血清肌酸激酶水平常可高达 900 ~ 8000U/L。该病被认为是由雄激素受体基因上 CAG 三核苷酸异常扩增重复所引起，因此，其确诊主要依靠基因检测，而治疗仅限于对症治疗。

Finsterer J. Perspectives of Kennedy's disease. *J Neurol Sci* 2010;298:1-10. [PMID: 20846673] (A comprehensive review of this X-linked spinobulbar atrophy.)

上运动神经元病

◎ 遗传性痉挛性截瘫

诊断要点

- ◎ 缓慢进展的步态异常（痉挛性截瘫）
- ◎ 常染色体显性遗传、常染色体隐性遗传或 X 连锁隐性遗传

遗传性痉挛性截瘫（hereditary spastic paraparesis, HSP）是一种具有遗传异质性的综合征，主要表现为隐袭性、缓慢进展的步态异常。HSP 已被细分为 44 种不同的遗传分类，包括常染色体显性遗传、常染色体隐性遗传或 X 连锁隐性遗传等模式（表 20-2）。其发病年龄也不尽相同。单纯性或纯 HSP 是指痉挛性下肢无力，伴腱反射亢进和巴宾斯基征阳性，部分患者还有尿急、尿频或尿不尽，同时有足部震动觉轻微减退。而直肠功能和性功能罕有与单纯性 HSP 相关。复杂性 HSP 描述的是痉挛性截瘫伴其他神经功能异常：视神经萎缩、视网膜病变、痫性发作、精神发育迟滞、痴呆、锥体外系症状和周围神经病变。

HSP 患者的常规实验室检查通常是正常的。脑 MRI 扫描也无异常发现。而胸髓和腰髓 MRI 扫描可见萎缩。刺激下肢时可

见体感诱发电位传导延迟。皮质脊髓束的磁刺激典型表现为下肢传导速度减慢和诱发电位波幅降低。

虽然目前 HSP 的商业基因检测已开展，但能被检查到的致病基因不到已知的基因亚型的一半。

HSP 患者的治疗主要是对症治疗。抗痉挛的药物包括口服或鞘内巴氯芬及口服替扎尼定盐酸盐。应用奥昔布宁，每次 5mg，每日 2 ~ 3 次；或缓释型奥昔布宁，每次 5 ~ 30mg，每日 1 次，可以减缓尿急症状。物理治疗可以改善去废用。

Salinas S, Proukakis C, Crosby A, Warner TT. Hereditary spastic paraplegia: Clinical features and pathogenetic mechanisms. *Lancet Neurol* 2008;7(12):1127-1138. [PMID: 19007737] (An overview of this increasingly complex subject.)

◎ 原发性侧索硬化症

诊断要点

- ◎ 缓慢进展的痉挛性四肢瘫痪
- ◎ 40 岁以后发病
- ◎ 无 LMN 体征和认知功能障碍或感觉异常
- ◎ 缺乏阳性家族史

原发性侧索硬化（primary lateral sclerosis, PLS）是一种纯 UMN 疾病，它是一个排他性诊断。以 UMN 起病的 ALS 无法与早期 PLS 区别。尽管有的临床医生认为 PLS 是 ALS 的一种变异类型，PLS 患者有时会出现膀胱症状，而 ALS 患者则少见。此外，ALS 患者的肌电图检查通常是异常的（即使没有 LMN 受损体征），而 PLS 患者的肌电图检查正常。表现为痉挛性截瘫的多发性硬化与 PLS 很像，但依据 MRI 可见的颅内病灶、脑脊液中寡克隆带和异常的诱发电位可加以鉴别。虽然 HSP 患者可以通过其受累亲属情况易于确诊，但孤立存在的常染色体隐性遗传或 X 连锁隐性遗传 HSP 患者难以与 PLS 相鉴别。

Gordon PH, et al. The natural history of primary lateral sclerosis.*Neurology* 2006;66(5):647-653. [PMID: 16534101] (This paper highlights the difficulty in distinguishing PLS from ALS during the first 4 years after symptom onset.)

高　源　译　闫　翀　校

自主神经疾病

Louis H. Weimer, MD, FAAN, FANA

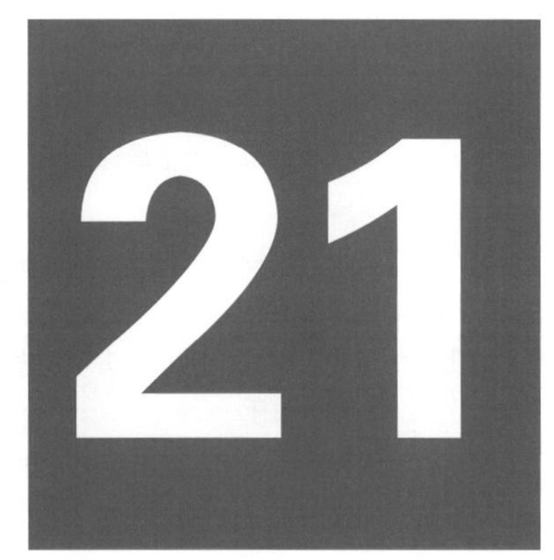

自主神经功能异常

◎ 概述

神经系统任意部位的损伤及其任意过程中，如占位性病变、感染、卒中、多发性硬化、癫痫和变性，都可能引起自主神经功能症状。但只有极少数疾病特异性地攻击自主神经系统，从而导致自主神经失去控制而功能紊乱（自主神经功能异常）。自主神经是由代表“战斗或逃跑”的交感神经和代表“休息并消化”的副交感神经这两种相反的系统共同组成的。在大部分器官中，交感和副交感神经的双重控制是无意识性的，并维持着器官的正常功能。但事实上自主神经系统是非常复杂的，在大脑皮质、边缘系统、脑干、脊髓、自主神经节、周围神经、特定的特殊感觉和效应终末器官中都含有其组成部分。交感神经中枢位于胸段脊髓，而副交感神经中枢位于脑干和脊髓的骶部。许多人认为支配胃肠道的胃肠神经是一类特殊而独立的自主神经系统，即所谓的“第二大脑”。有多种神经递质在自主神经系统中发挥重要作用，乙酰胆碱和去甲肾上腺素仅仅是其中的两种，如5-羟色胺是肠运动神经元中最主要的神经递质。

◎ 临床表现

A. 症状和体征

许多自主神经功能症状（表21-1）都是非特异性的，如果症状不够典型，或每个症状都被分开来考虑的话，那么自主神经功能异常的诊断很容易被忽略。如直立性低血压（orthostatic hypotension）——当站立时血压会显著降低——可能会导致独立的症状如单纯姿势性眩晕、枕部头痛、颈肩部“衣架式”颈痛、认知改变及不伴头重脚轻的乏力。

询问症状的加重条件或患者既往用药情况能够帮助区分直立性低血压和其他阵发性疾病。导致直立性低血压加重的条件有以下几种。

1. 温暖的环境，热水澡，发热
2. 大量进食（糖类为主）
3. 瓦尔萨瓦动作
4. 体液损耗
5. 快速的姿势改变
6. 酒精

直立性低血压还会在运动后，早晨早起时，以及长时间卧床后突然坐起时加重。

可能导致直立性低血压的药物有以下几种。

1. 三环类抗抑郁药，阿托品，溴丙胺太林，氯贝胆碱

2. β-肾上腺素受体拮抗药（普萘洛尔，其他）

表 21-1 自主功能异常障碍的症状

	自主神经症状
分泌运动	口干、眼干（干燥综合征），需要常喝水
视觉	视物模糊，对光线、闪光敏感，夜间视力下降
上消化道	餐后腹胀，恶心，头晕，多汗，直立性低血压
下消化道	便秘，夜间或间断腹泻，尿急或失禁
泌尿生殖性	尿潴留，尿频，尿急，尿不尽，失禁
性功能	勃起障碍，射精障碍，精子倒流进膀胱，性交困难，阴道润滑减少
出汗	出汗功能减少或丧失（多发神经病远端受累），阵发性、异常出汗或出汗增多（汗液异味），出汗缺失和出汗增多的部位交替存在，在不耐热水中指尖皮肤不会起皱，不能起鸡皮疙瘩
血管舒缩	肢体远端颜色改变，皮肤质地改变，肢体远端持续冰冷，雷诺现象，在水中皮肤不能起皱，热量耐受不良
直立性	头晕、头重脚轻，无力、乏力，认知问题，言语模糊，视觉障碍，颈肩不适，焦虑，心悸，苍白，恶心，晕厥
其他	无法解释的晕厥

3. α_1-肾上腺素受体拮抗药[酚妥拉明，酚苄明，胍那苄（α_2-肾上腺素受体激动剂）]

4. 具有兴奋 α_2-肾上腺素受体功能的药物［可乐定，哌唑嗪（α_1-肾上腺素受体阻滞剂，对 α_2-肾上腺素受体无影响），甲基多巴，特拉唑嗪（α_1-肾上腺素受体阻滞药），多沙唑嗪（α_1-肾上腺素受体阻滞药）］

5. 神经节阻滞剂[胍乙啶（降压药），六甲铵，美卡拉明]

6. 降压药(钙离子通道阻滞药,肼屈嗪，利尿药，血管紧张素转移酶抑制剂）

7. 治疗勃起障碍的药物（前列地尔，西地那非，他达拉非，伐地那非）

8. 其他药物，包括抗精神药物（神经抑制药和其他非典型新药）、抗帕金森药物、丙吡胺及治疗前列腺增生药物（非那雄胺，度他雄胺，坦索罗辛）

自主神经功能异常根据其损伤部位的不同而表现各异，一些已经研究明确的表现可见表 21-2。直立性低血压是提示存在进展性加重的自主神经功能衰竭的一项征象。血压测量需要在患者卧床至少 15 分钟以后再进行：首先，患者处于平卧位时的血压和心率需要记录下来，最好记录 5 ~ 15 分钟，然后患者立刻站立起来，仍须保持血压计的袖带处于与心脏同高（手臂上抬）。活跃的运动反射将导致血压突然下降，通常，血压可以在 45 ~ 120 秒内恢复到正常基线，而如果患者需要更长的时间恢复，则可能提示患者存在血压调控障碍。通常，在站立 3 分钟后收缩压仍降低超过 20mmHg，舒张压降低 10mmHg 可作为评判标准，但大部分医学中心将收缩压降低超过 30mmHg 才作为直立性低血压的诊断标准。如果在太短的时间内就重新测量血压，可能将导致假阳性结果。除了测量血压外，还需要注意患者突然站起时是否引起其他不适。

直立性低血压是一项临床征象而不是一种独立的疾病。许多老年人可能表现出一定程度的无症状性的站立后血压降低，

表 21-2 自主神经功能异常的检查发现

	临床表现
眼	干眼，红眼；眼睑下垂；瞳孔功能异常 艾迪瞳孔——扩大，对光线缓慢反应 霍纳综合征——瞳孔缩小，眼睑下垂，同侧无汗
黏膜	干眼，口干 施墨实验——眼泪分泌减少
皮肤	皮肤干燥，鳞片状，苍白；足无汗；过度出汗的区域
血管运动	肢体青斑，颜色发红改变，雷诺现象，皮肤过热或过冷
心血管	直立性低血压，直立性心动过速（心率增加≥ 30 次 / 分或绝对值≥ 120 次 / 分）
其他	体温调节异常

但可能并不需要特殊治疗，只需要注意避免导致血压降低的突然动作。但需要注意患者是否合并其他神经系统症状，包括感觉性周围神经病、帕金森症、痴呆或小脑症状。

B. 自主神经功能检测

1. 概述　与其他运动、感觉神经系统不同，大部分自主神经系统功能是无法直接来检测评估的，但我们可以在控制干扰条件的情况下，评估患者复杂反射的改变情况。有许多手段都曾被研究并描述，但只有很少一部分被认为适用于临床常规应用（表 21-3）。对于心血管心率变异性（副交感神经性）、肾上腺素能血管收缩（交感神经性）和汗液分泌（交感性胆碱能）功能的检测是最普遍被应用于临床的。不需要动脉穿刺的无创性逐搏心跳（beat-to-beat）血压测量记录设备也被广泛应用。有些检测必须在特定的设备协助才能够完成，但有时在精密的实验室条件下对于自主神经功能的正式评估确实很必要（表 21-4）。血浆儿茶酚胺水平有时可帮助评估，但其敏感性可能比不上之前所描述的其他检测手段，因此较少运用于临床上的特异性诊断。

表 21-3　普遍应用的自主神经功能检测手段

自主神经功能	检测手段
心血管心率变异性	深呼吸时的心率反应 瓦尔萨瓦运动时的心率反应 突然由坐位站立时的心率反应（30 ∶ 15）
肾上腺素能血管收缩	血压对于瓦尔萨瓦运动的反应（每搏之间的波形表现） 突然站立或被动倾斜时的血压反应
汗液分泌功能	定量发汗轴索发射测定（QSART，QSweat） 温控排汗试验 硅橡胶皮肤印迹 交感神经性皮肤反应
其他	平卧位和站立位儿茶酚胺水平 尿动力学检查 胃肠道动力检查和测压 施墨泪液分泌试验

表 21-4　需要进行正式的自主神经功能检测的情况

对于自主神经功能异常的可能症状的评估
确认广泛自主神经功能衰竭
· 自主神经病变
· 多系统萎缩
· 其他变性疾病导致的自主神经功能衰竭评估疾病严重程度
确认病变仅局限于一个系统
确认直立性不耐受综合征
评估治疗效果
评估疾病进展程度
确认小纤维神经病

2. 提示需要进行实验室检查的征象　当患者存在可疑的症状，但却没有明确提示自主神经障碍的临床征象时（如直立性低血压），精密正式的实验室自主神经功能检测就具有很大的价值。需要进行正式检测的情况可见表 21-4。

3. 患者准备　很多内源性或环境性因素都可能干扰自主神经功能检测的结果。患者需要处于血容量充足，舒适，没有焦虑的状态下，并且当下未患有急性疾病，也没有长期卧床的情况。如果穿着紧身衣服，则需要移除。进行试验的当天需要避免摄入咖啡因、尼古丁和酒精，并避免进行剧烈的体力运动。影响交感或副交感神经功能，升高或降低血压的药物最好在进行试验的 24 ～ 48 小时前停用（除非停药会导致患者发生危险）。

Weimer L H. Autonomic testing: Clinical applications and common techniques. *Neurologist* 2010;16(4):215-222. [PMID: 20592565](Review of testing aims and specific clinical measures.)

直立性低血压的治疗

对于直立性低血压目前有许多药物性或非药物性的治疗手段。许多患者血压下降不伴有临床症状，但直立性低血压也可能会显著影响生活质量。同时，直立性低血压还会导致摔倒的风险升高，并且是其独立危险因素之一。目前治疗的最主要目标不是完全消除低血压的现象，而是防止晕厥的发生和尽量减轻不适症状。对于轻度低血压的患者，充足的预防手段，避免诱发低血压的行为（见前面讨论）有时已足够。然而，除了潜在的晕厥之外的症状可能需要进行针对性的治疗，包括局部肌肉缺血导致的姿势性的颈肩无力（即所谓的“衣架式”头痛）、后枕部头痛、眩晕和认知下降。

◎ 非药物性治疗

初步的有效手段包括将床头调高 4 ~ 6 寸，避免夜间刺激压力感受器，从而减少夜尿情况。患者须被引导使用特定的姿势，如交叠双腿，下蹲或弯腰（除非其他神经系统损伤导致患者无法完成这些姿势）。患者需要避免长时间静止性地站立，并且从平卧位站起时应缓慢。等张运动锻炼可能对身体有利，但需要避免过度用力、咳嗽和等长运动锻炼。弹力衣物其实并不如人们认为的那样有效，而且由于为了达到效果经常需要同时穿戴压缩腹部的衣物，从而使患者感到非常不舒适而不利于维持依从性。腹带可能有所帮助。低糖类的食谱及少食多餐可帮助减少餐后低血压的发生。增加食盐及饮水的摄入可能足以帮助缓解轻度的直立性低血压症状，并且两者中增加任何一种都可以起到效果。如果患者此前在服用降压药物，那么可能需要谨慎评估是否应继续服用，然而停用降压药物导致的卧位高血压也必须纳入考虑范围之内。

◎ 药物性治疗

A. 一线治疗药物

如果非药物性治疗的手段不足以解决问题，那么可以考虑进行药物治疗。一线治疗药物包括氟氢可的松（开始剂量为 0.05 ~ 0.1mg/d），α- 肾上腺能兴奋剂米多君，合成性去甲肾上腺素前体屈西多巴。目前只有米多君和屈西多巴被 FDA 批准适用于神经性直立性低血压的治疗。米多君的推荐治疗剂量为 2.5 ~ 10mg/ 次，每日 3 次，但应避免在下午 5 点以后服药，以避免夜间高血压和睡眠障碍。头皮毛发直立和瘙痒一般是生理反应而不是过敏。屈西多巴的推荐剂量为 10 ~ 600mg/ 次，每日 3 次，最后一次服药不应在睡前 3 小时之内。但该药物价格昂贵，而且只能由特殊医疗机构开具。

由于贫血会加重直立性低血压，所以在这些患者中纠正铁元素缺乏是有利的。口服或吸入血管加压素类似物有时可有效果，尤其是在夜间。平卧位高血压也在很多患者中存在，伴随着相反的风险，如果严重的话可能需要服用短效降压药物。溴吡斯的明，30 ~ 60mg/ 次，每日 3 次常有效，尤其是对于存在平卧位高血压和血管性危险因素的患者。该药可促进烟碱类自主神经节突触末梢的神经递质传输。溴吡斯的明导致的唾液增加和肠道蠕动加快有时可起到正面作用，但当剂量过大时也可能成为令人烦恼的副作用。

B. 二线治疗药物

当上述药物无效时，二线治疗药物，包括 5- 羟色胺再摄取抑制剂，β- 受体阻滞药普萘洛尔，奥曲肽可乐定及育享宾，有时可有帮助。除了神经性直立性低血压之外的自主神经功能症状，如膀胱、胃肠道、心律和眼睛不适，常需要其他专科医生的特异性针对性治疗。但神经科医生需要了解这些治疗手段对于自主神经功能恢复可起到的效果。

Biaggioni I. New developments in the management of neurogenic orthostatic hypotension. *Curr Cardiol Rep* 2014;16(11):542.[PMID: 25303896]

Gibbons CH, et al. The recommendations of a consensus panel for the screening, diagnosis, and treatment of neurogenic orthostatic hypotension and associated supine hypertension. *J Neurol* 2017;264(8):1567-1582. [PMID: 28050656]

Vagaonescu TD, et al. Hypertensive cardiovascular damage in patients with primary autonomic failure. *Lancet* 2000;355:725-726. [PMID: 10703810] (Increased prevalence of left ventricular hypertrophy in patients with autonomic failure compared with controls suggests that cardiac injury occurs,likely from nocturnal hypertension.)

自主神经功能衰竭导致的疾病

神经变性疾病和帕金森综合征

诊断要点

- ◎ 帕金森症和自主神经功能衰竭是某些疾病的特征性表现
- ◎ 严重的自主神经功能障碍，喘鸣，睡眠障碍，肌张力障碍，对左旋多巴治疗效果不佳是多系统萎缩的特征
- ◎ 帕金森病患者常伴发自主神经功能障碍
- ◎ 严重的孤立性的自主神经功能衰竭发生于单纯自主神经病

◎ 概述

许多神经变性疾病都可能伴有显著的甚至潜在导致残疾的临床自主神经衰竭，尤其是多系统萎缩，帕金森病伴自主神经障碍，路易体痴呆或单纯自主神经病。还有许多其他常见或罕见的疾病可合并自主神经障碍，但程度较上述疾病略轻一些，最显著的就是帕金森病。大部分此类疾病在 50 岁之后起病，并且起病和进展较为隐匿。这些疾病在第 15 章中曾详细讨论。

◎ 临床表现

A. 症状和体征

1. 多系统萎缩　直立性低血压综合征是一种可以导致显著的自主神经功能衰竭的进行性疾病，同时也是一大类疾病——多系统萎缩的诸多亚型之一，它们具有相同的病理和临床特征，尤其是自主神经衰竭、帕金森症状和小脑功能障碍。其他的特征性表现包括呼吸喘鸣、睡眠障碍、肌张力障碍和二便失禁。自主神经功能障碍常是提示该病的特异性表现，事实上所有多系统萎缩的患者在病程中几乎都会出现自主神经功能异常，包括严重的直立性低血压，勃起障碍，膀胱和胃肠道功能障碍，出汗减少或异常出汗。

2. 特发性帕金森病　特发性帕金森病患者常也伴有自主神经功能障碍，最常见的就是便秘。症状性的直立性低血压已越来越受到重视，有 40% ~ 60% 的患者可达到直立性低血压的诊断标准。感觉神经病和心脏自主神经失支配在许多患者中也都存在。如果自主神经功能障碍非常严重，那么诊断可被定义为伴自主神经功能衰竭的帕金森病。

3. 单纯性自主神经衰竭　单纯性自主神经衰竭（pure autonomic failure, PAF）是一类独立的疾病，也被称为布拉德伯里艾格尔斯顿综合征和特发性体位性低血压。此类自主神经功能异常的患者不合并其他神经系统异常表现。尽管患者可有许多自主神经异常症状，但直立性低血压是最影响患者正常生活的，因其可导致患者反复晕厥。在严重 PAF 患者中，坐着或过量饮食有时就足以导致低血压症状。路易小体是帕金森患者特异性的病理改变，其存在于自主神经节和中枢神经系统的其他结构中。帕金森病和 PAF 之间的联系目前还未完全明确，但它们具有相似的病理机制。路易体痴呆也经常导致不同程度的自主神经障碍。

B. 辅助检查

有一些检测手段可以用来区分这些重叠综合征，但神经病理活检是唯一的确诊手段。自主神经功能检测，PET 或 MRI，美多芭负荷试验，和睡眠监测可能能够帮助临床诊断。血浆儿茶酚胺水平在多系统萎缩和 PAF 中都会降低。

◎ 鉴别诊断

路易体痴呆可表现为帕金森症状、自主神经功能障碍，及显著的幻觉。克雅氏病也可导致自主神经功能障碍，但其疾病进展非常快速。自主神经周围神经病也需要除外。

◎ 治疗和预后

此类疾病的治疗方法在第 15 章中曾详细讨论。正如上面所说，这些疾病的预后差异极大。多系统萎缩是一类恶性进展的疾病，常在几年内就会导致死亡。相反，PAF 进展比较缓慢，其生存期也较长。合并自主神经功能衰竭的帕金森病患者其预后往往比单纯帕金森病患者要更差。

Palma J A, et al. Diagnosis of multiple system atrophy. *Auton Neurosci* 2018;211:15-25. [PMID: 29111419] (Thorough but straightforward overview of clinical, pathologic, and experimental knowledge.)

Thaisetthawatkul P. Pure autonomic failure. *Curr Neurol Neurosci Rep* 2016;16(8):74. [PMID: 27338613]

急性和亚急性自主神经病

（一）吉兰 – 巴雷综合征

诊断要点

◎ 心律失常提示应怀疑是否有自主神经系统受累

◎ 自主神经障碍会增加死亡率，并与疾病预后相关

◎ 静息性心动过速常是自主神经功能障碍的早期警示，怀疑受累的患者必须得到严密监护

◎ 概述

吉兰 – 巴雷综合征（Guillain–Barré syndrome）主要累及自主神经周围通路，是导致患者心血管病变、心动过速、心动过缓，甚至猝死的重要病因。根据研究报道，有 2/3 的患者都伴有自主神经功能障碍，而现在致命性的心血管并发症已经成为和呼吸并发症、血栓同样重要的导致患者死亡的危险因素。该病已在第 19 章中详细讨论。

◎ 临床表现

患者可表现为自主神经功能的衰竭或过度活跃，并与肢体无力程度、儿茶酚胺水平升高和呼吸衰竭相关。爆发性多汗、发作性过度通气和静止性心动过速是由于正常抑制功能丧失而导致的自主神经过度活跃引起。心动过速较为常见，并需要严密监护。有众多亚型曾被描述。我们应特别除外其他可治疗性的导致心律失常的病因，如低氧血症、电解质紊乱、脓毒血症和心肌缺血。心动过缓甚至心搏骤停并不多见，但有可能被气道吸痰或瓦尔萨瓦运动诱发。血压的大幅度波动并非不常见，并且在极少数情况下可能导致心血管系统突然衰竭而猝死。由于神经失支配和超敏感受体兴奋性，治疗效果往往会被放大。因此，常规剂量的血管活性药物可能导致较大的反应甚至潜在的危险。尿潴留、瞳孔异常、胃肠道功能异常和肠梗阻有时容易被忽略。

对于所有的吉兰 – 巴雷综合征患者，心电图基线记录是必需的，一些医生推荐

遥测心电监护，而最初和过程中的卧位与立位血压也需要测量。如果检测到潜在的并发症，患者需要被转入重症监护室，进行持续的心电和血压监护。但遗憾的是，目前还难以进一步预测哪些患者需要更加严密的监护。随着运动功能的恢复，自主神经功能的异常也可逐渐改善。

◎ 治疗和预后

在肌无力症状严重，并伴有呼吸症状的患者中，推荐使用小剂量短效药物。有些药物若用于吉兰－巴雷综合征可能导致严重的低血压，这些药物包括酚妥拉明、硝酸甘油、六甲铵、滕喜龙、吗啡和呋塞米。严重的高血压可能由肾上腺素、麻黄碱、多巴胺和异丙肾上腺素导致。当总体症状得到改善时，其并发症往往也可逐渐缓解。在疾病过程中，检测立位血压，保持正常血容量，警惕心律失常，以及避免不必要的血管活性药物都是谨慎的策略。其他具体治疗方案已在第 19 章中详细讨论。

吉兰－巴雷综合征患者自主神经病和致死率之间的关系需要更进一步研究。小纤维性感觉异常和自主神经异常与总体的预后及结局具有相关性。

Burns T M, et al. Adynamic ileus in severe Guillain-Barré syndrome. *Muscle Nerve* 2001;24:963-965. [PMID: 11410925] (Description of one of several autonomic complications that is less rare than is generally thought.)

Pan C L, et al. Cutaneous innervation in Guillain-Barré syndrome:Pathology and clinical correlations. *Brain* 2003;126:386-397.[PMID: 12538405] (Series documenting high frequency of small-fiber sensory and autonomic involvement by skin biopsy and autonomic function testing and correlation with outcome and disease severity.)

（二）急性自主神经病（急性全自主神经失调症）

◎ 概述

急性或亚急性自主神经病/急性全自主神经功能失调症（acute autonomic neuropathy/acute pandysautonomia）主要但不仅限于累及周围性自主神经纤维。该病与吉兰－巴雷综合征类似，但也有区别。诊断常因为难以识别而被延误，从而有可能错过早期有效的治疗机会。

◎ 发病机制

该病被认为是由免疫机制介导的，41% 的患者存在神经节 AChR α_3 亚单位抗体，其与神经肌肉接头 AChR α_1 亚单位抗体有所不同。有明确的临床和实验室证据支持若患者抗体阳性，则神经节 AChR 抗体就是导致该病症状的病因。如上所述，抗体滴度的高低也有不同意义，抗体高滴度有较强的临床意义及提示对治疗效果可能较好，抗体低滴度则经常是假阳性。

◎ 临床表现

A. 症状和体征

约 50% 的患者在发病之前可有病毒感染的前驱症状，包括单纯疱疹病毒、单核细胞增多症、风疹和不明原因的发热。神经病一般为单相病程，急性或亚急性起病，在数周内进展达峰。患者特异性地出现广泛自主神经功能障碍，包括直立性低血压、无汗、艾迪瞳孔、口干、眼干、尿潴留和胃肠道功能障碍。急性的症状如肠梗阻，可能逐渐缓解为更轻程度的症状，包括腹胀、早饱、恶心、呕吐，以及腹泻和便秘交替。显著的肾上腺素能和胆碱能改变有时可出现，但最普遍的还是全自主神经失调症。严格的胆碱能症状（急性胆碱能神经病）表现为口眼干燥，肠梗阻和其他胃肠道障碍，膀胱障碍，皮肤无汗，瞳孔反射消失，心率固定和性功能异常，但不会出现直立性低血压或晕厥。

B. 辅助检查

精密正式的自主神经功能检测常能够发现异常。胆碱能形式的患者因为无直立性低血压，所以实验室检查更加重要。神经传导检查一般正常或提示轻度感觉异常。神经节 AChR 抗体检测目前已可运用于临床。

◎ 鉴别诊断

某些副肿瘤神经综合征，在病程进展上与该病类似，故在肿瘤发现之前，不论在临床还是实验室检查方面都难以区分。真正的吉兰 – 巴雷综合征会有四肢无力和腱反射消失，而两种疾病中脑脊液蛋白都可升高。一些该病的轻症患者可能和直立不耐受症（后面讨论）相似。肉毒杆菌中毒（胆碱能）、白喉和急性间歇性卟啉症也需要鉴别。在极少数罕见的病例中，可同时存在神经节 AChR 抗体阳性和慢性严重的直立性低血压，并且对免疫治疗可有效果。

◎ 治疗

对于受累系统的支持治疗和对症治疗是首要的，尤其是减少直立性低血压导致的症状和改善胃肠道功能。有些患者需要暂时的静脉或肠内营养支持。由于其可能的免疫机制、激素、血浆置换和人免疫球蛋白都曾被用于治疗，并被报道能够改善病情。

◎ 预后

病情大多可以得到恢复，但过程往往较为缓慢，并可能遗留后遗症，而在运动和感觉系统的改善则不如吉兰 – 巴雷患者明显。急性期的治疗可能会改善结局，但目前没有对照研究能够提供足够信息。1/3 的患者能够得到理想的功能恢复，1/3 的患者可以部分恢复但遗留某些后遗症（如直立性低血压），其他患者则无明显治疗效果。胃肠道功能障碍和直立性低血压常是最顽固的表现。

Dineen J, Freeman R. Autonomic neuropathy. *Semin Neurol* 2015;35(4):458-468. [PMID: 26502768] (Excellent review of diagnosis, pathogenesis, and management of autonomic neuropathy.)

Gibbons C H, Freeman R. Antibody titers predict clinical features of autoimmune autonomic ganglionopathy. *Auton Neurosci* 2009;146(1-2):8-12. [PMID: 19144572]

（三）副肿瘤综合征

诊断要点

◎ 亚急性起病的自主神经功能障碍提示需要查找可能潜在的肿瘤，小细胞肺癌是最常见的相关肿瘤

◎ 有些副肿瘤综合征在临床上难以与特发性疾病区分

◎ 假性肠梗阻有时可被误认为急腹症

◎ 概述

副肿瘤综合征可能发生于肿瘤诊断之前，故而成为最早出现的症状(见第 13 章)。有些副肿瘤综合征显著性地累及自主神经系统。

◎ 临床综合征

A. 兰伯特 – 伊顿肌无力综合征

兰伯特 – 伊顿肌无力综合征是一类神经肌肉接头突触前膜受累导致神经递质传导障碍的疾病。约 50% 的患者合并恶性肿瘤，而合并肿瘤的患者中有 80% 是小细胞肺癌。除了近端肌无力及腱反射减低或消失，80% 的患者也合并自主神经功能障碍。

胆碱能方面的症状最为常见，按照发生频率排序：口干，勃起障碍，便秘，视物模糊，出汗异常和直立性低血压。在20%的患者中，自主神经障碍较为严重。自主神经功能障碍的实验室证据可经过检测获得。此类综合征将在第22章中更加详细地讨论。

B. 亚急性感觉神经元病

亚急性感觉神经元病（subacute sensory neuronopathy）大多数表现为亚急性起病，但亦有部分患者突然爆发性发病。此类疾病最常和小细胞肺癌相关，并且常有抗神经核抗体（ANNA-1，抗Hu）阳性。患者多有触觉障碍、刀刺样疼痛和麻木。除此之外，副肿瘤性自主神经病在约30%抗体阳性的患者中出现。其他的症状包括姿势性低血压、胃肠道功能障碍（假性肠梗阻）、勃起障碍、瞳孔异常、尿潴留和口干。

C. 副肿瘤性自主神经病

亚急性自主神经病可发生于小细胞肺癌和其他肿瘤患者，可伴有（或不伴有）躯体神经病及除了ANNA-1之外的抗体阳性，如之前讨论过的AChR抗体。正式的自主神经功能检测可发现各个系统的异常。在针对原发肿瘤治疗后，自主神经功能往往能得到改善。

D. 肠神经元病

肠神经元病（enteric neuropathy）可导致假性肠梗阻，且胃肠道动力学检查可发现其功能明显紊乱。一般认为肠道神经系统是免疫攻击的靶点。胃肠功能症状常在肿瘤发现之前就出现（平均为肿瘤诊断之前9个月），但有些也在肿瘤诊断之后出现。其症状包括突发起病的进展性便秘、腹部绞痛、呕吐，非常严重的病例甚至可被误认为急性肠梗阻。物理检查可显示胃排空延迟，胃肠道蠕动减弱或消失。其他系统的自主神经障碍也常存在，其特点类似其他副肿瘤自主神经病，但一般症状较轻。最常见的相关肿瘤是小细胞肺癌，有些患者可有ANNA-1抗体阳性。胃肠道症状大多较为顽固，对于药物治疗或手术干预效果不甚理想。但也有些患者的症状可自行缓解，或在药物或放射治疗后好转。

De Giorgio R, et al. Enteric neuropathies: Yesterday, today and tomorrow. *Adv Exp Med Biol* 2016;891:123-133. [PMID:27379640]

Muppidi S, Vernino S. Paraneoplastic neuropathies. *Continuum* (Minneap Minn) 2014;20:1359-1372. [PMID: 25299287] (Authoritative review from the discoverer of the ganglionic AChR antibody.)

慢性自主神经病

在超过200种不同病因导致的周围神经病中，很多都存在不同程度的自主神经功能障碍，但大部分症状都局限于远端的排汗和血管舒缩调控。有部分疾病可导致严重的或特异性的自主神经功能障碍。

（一）糖尿病性自主神经病

诊断要点

◎ 事实上可累及所有器官系统

◎ 躯体性或自主神经性周围神经病可单独发生而不伴有其他终末器官损伤

◎ 直立性低血压晚期出现并且较为严重

◎ 概述

糖尿病性自主神经病（diabetic autonomic neuropathy，DAN）是1型和2型糖尿病患者中普遍发生但非常危险的并发症，严重影响患者的生活质量和生存期长短。其临床症状在糖尿病发生多年后逐渐出现，然而，即使患者还尚未出现其他糖尿病性并发症或明显的感觉运动周围神经病，亚临床性的DAN可能在糖尿病发生1～2年之内就已经存在了。

◎ 临床表现

A. 症状和体征

该病的临床表现非常广泛，很少有器官不会受累。在某种程度上说，因为迷走神经的长度非常长，并且对损伤非常敏感，所以 DAN 患者中常有心血管自主神经损伤，导致直立性低血压，活动不耐受，心血管不稳定性，无症状性心肌缺血，并减低生存率。然而，这些症状在早期常无法及时发现，直到损伤足够严重以导致直立性低血压和晕厥。患者常可发现静息下心动过速。

糖尿病患者的胃肠道症状经常是由于自主神经病导致的。迷走神经或内在肠神经元的损伤可导致固体食物吞咽困难，胃酸分泌障碍，以及胃排空障碍（胃轻瘫）。常见的主诉包括早饱、厌食、恶心呕吐、腹胀和上腹不适。当胃轻瘫发展严重时，可导致反复呕吐未消化食物甚至胃石形成。在病情较轻的患者中，该症状可能导致预期的餐后血糖高峰延迟，继而发生意料之外的医源性低血糖，但表面上却易被认为是糖尿病血糖波动及控制不佳。发作性腹泻（尤其在夜间）也可出现，但便秘症状在患者中更加普遍。大便失禁也可能出现。

进食过多，尤其是高糖类负荷，可以导致餐后血压降低（餐后低血压），而其症状容易被误认为低血糖。在糖尿病患者中，勃起功能障碍经常是最早出现的自主神经并发症，而膀胱功能障碍在几乎 50% 的糖尿病患者中都可见到。膀胱感觉损伤是最早的症状，继而发展为膀胱扩大和排尿意识减低。之后，副交感神经疾病可导致排尿缓慢，尿流变细，残余尿增加，最终导致尿潴留。

排汗障碍早期就可出现，但经常直到非常严重时才会被意识到。微血管性皮肤血流受到损伤，导致远端皮肤区域性痛温觉减退，同时还伴随干燥、冰冷、光亮及毛发减少。当某些区域排汗障碍非常严重时，其他受累较轻的皮肤会试图代偿，从而导致这些区域的排汗增多。排汗功能障碍还可能导致躯体冷却障碍和高温不耐受。有时患者可伴有头颅味觉性出汗症。

B. 辅助检查和特殊检查

自主神经功能检测可以诊断并评估 DAN 的严重程度。器官特异性的检测包括胃肠动力学检查、胃排空时间、尿动力学检查和勃起功能评估。

◎ 鉴别诊断

虽然 DAN 是最常见的导致慢性自主神经病的病因，但其他病因也需要谨慎除外，包括淀粉样变性、特发性、免疫介导性和遗传性神经病，阿狄森氏病，嗜铬细胞瘤，以及胶原血管病。

◎ 治疗和预后

严格的血糖控制是唯一有效的预防手段，也许能够延缓神经损伤。目前暂没有其他的预防手段显示有效。

DAN 对糖尿病患者的预后和生存期有严重的负面影响。一项对照研究显示合并严重心血管自主神经病但无其他初始并发症的糖尿病患者，其 8 年的平均生存率仅为 23%。

Freeman R. Diabetic autonomic neuropathy. *Handb Clin Neurol* 2014;126:63-79. [PMID: 25410215] (Comprehensive review of clinical features and pathologic mechanisms.)

（二）其他慢性自主神经病

A. 淀粉样变性相关的神经病

不管是遗传性还是获得性淀粉样变性病，通常会导致显著的自主神经病，其症状和 DAN 类似，但往往严重得多。患者常合并肢体远端的疼痛性感觉神经病，以及淀粉样蛋白沉积引起的腕管综合征。诊断手段包括详细的家族史收集及寻找淀粉样蛋白沉积的证据。脂肪垫和直肠活检比肌肉神经活检创伤性更小，且阳性率也更高。基因检测可适用于许多遗传性淀粉样变性疾病，最常见的是 TTR（transthyretin）基因的突变。特异性的突变表型已被识别，有一部分（但并非所有）可导致神经病变。目前有很多不同的基因沉默疗法都已投入进一步的临床试验研究，所以在不久的将来很有可能研究出有效的治疗手段。Patisiran 是一种干扰 RNA 的治疗手段，在 2018 年开始接受 FDA 审查。肝移植也是选择之一，但其具有许多限制性和并发症。

多发性骨髓瘤和单克隆丙种球蛋白病是常见的获得性淀粉样变性类疾病。化疗及骨髓或自体干细胞移植是此类获得性疾病可行的治疗手段。研究报道这些治疗手段可使自主神经功能和感觉运动神经病得到改善。

B. 中毒性和药物性神经病

可能导致自主神经障碍的化疗药物有顺铂、长春新碱、紫杉醇和多西他赛，还有治疗心律失常的药物胺碘酮。慢性酒精中毒也可以导致自主神经病。砷剂、有机汞、铊、灭鼠灵、丙烯酰胺、鬼臼毒素、六碳类化合物中毒是相对少见的致病物质。

C. 感染相关性神经病

HIV 病毒感染可以导致症状性自主神经病变。梅州锥虫病可导致以胆碱能为主的神经病变，尤其表现为食管运动障碍。麻风病也是一种常可导致周围神经和自主神经病变的地方流行性疾病。梅毒和莱姆病均可影响自主神经系统，外周神经和颅神经。阿罗瞳孔表现为双侧瞳孔缩小，调节反射存在但对光反射消失，其不仅在神经梅毒患者中存在，有时也可在糖尿病、结节病和多发性硬化患者中出现。

D. 免疫介导性神经病

许多亚急性起病的免疫介导性神经病在之前已有讨论，但有些也呈慢性进展，并对血浆置换有效。自主神经病变被发现和许多胶原血管病相关，最突出的为干燥综合征，但也在系统性红斑狼疮、混合性结缔组织病、类风湿关节炎和炎症性肠病中出现。自主神经病变很少出现在慢性炎性脱髓鞘性多发性神经根神经病中。

E. 遗传性自主神经病

除了遗传性淀粉样变性之外，还有其他一些遗传性病变可导致自主神经病变，大部分同时也损伤感觉神经。遗传性感觉和自主神经病（HSAN）和遗传性运动感觉神经病（HMSN，如夏 – 马 – 图综合征）通常意义来说是两类独立的疾病。大部分 HSAN 在婴儿期或儿童期起病，并有已知的基因缺陷。里 – 戴综合征（家族性自主神经异常）是其中的一类亚型（HSAN3），以显著的自主神经病变为特征（见第 19 章）。卟啉症和法布里病（α- 半乳糖苷酶 A 缺乏症）也可以累及自主神经。多巴胺能 β- 羟化酶缺乏症可导致严重的直立性低血压，其去甲肾上腺素水平减低到几乎无法检测到。

（三）小纤维神经病

小纤维神经病是主要或单独累及小直径的感觉和自主神经的疾病，最常能导致该损伤的是糖尿病。但是，尽管经过详细的神经检测，还是有许多小纤维神经病的病因不能明确（见第 19 章）。在糖尿病患者中，患者表现为肢体远端疼痛，感觉异常和自主神经症状。有些患者则表现为独立的乳糖不耐受。

Adams D, et al. First European consensus for diagnosis, management,and treatment of transthyretin familial amyloid polyneuropathy. *Curr Opin Neurol* 2016;29(suppl 1):S14-S26. [PMID:26734952]

Low P A, et al. Autonomic dysfunction in peripheral nerve disease.*Muscle Nerve* 2003;27:646-661. [PMID: 12766975] (Detailed overview of clinical features, diagnosis, and treatment of acute and chronic autonomic neuropathies.)

McKeon A, Benarroch EE. Autoimmune autonomic disorders.*Handb Clin Neurol* 2016;133:405-416. [PMID: 27112689]

Vernino S, et al. Autoantibodies to ganglionic acetylcholine receptors in autoimmune autonomic neuropathies. *N Engl J Med* 2000;343:847-855. [PMID: 10995864] (Primary report of AChR antibodies and autonomic neuropathy.)

直立不耐受和姿势性直立性心动过速综合征

诊断要点

◎ 姿势性诱发的症状

◎ 不明原因的姿势性心动过速

◎ 亚急性病程，频繁发作

◎ 需要与慢性乏力和惊恐障碍鉴别

◎ 概述

所有可能导致姿势性相关的血压降低（直立性低血压）的疾病都可以被归为直立不耐受（orthostatic intolerance, OI）的其中一种，但目前直立不耐受的概念被定义为一种独立的疾病，即患者在出现直立性症状时并不伴有收缩压降低。姿势性直立性心动过速综合征（postural orthostatic tachycardia syndrome, POTS）与前者本质相同。直立不耐受 /POTS 是许多专门研究自主神经障碍的治疗中心最常见到的疾病。

◎ 发病机制

导致该疾病的机制具有极大的异质性，包括静脉池过度扩张，自主神经病，不明原因的血容量减少，α- 肾上腺素受体超敏感，以及原发性中枢神经系统调节异常。在一个不明原因的临床家系中，曾经发现去甲肾上腺素转运体基因的缺陷。

◎ 临床表现

A. 症状和体征

其症状的本质是姿势性，而不是持续性，也与环境因素无关。直立性心动过速是 OI 的一项特征性表现，但也被认为是导致直立性症状的第二病因，因此在诊断 OI 之前，必须先除外直立性心动过速导致直立性症状的可能性。判断心动过速的标准为在倾斜姿势或直立位时心跳加速超过 30 次 / 分，或心率超过 120 次 / 分并且在 5 分钟内出现直立性症状，而血压维持正常。除了交感神经活跃的症状，患者还经常伴有头昏眼花，疲乏，身体无力，反应迟钝，视物模糊，心悸，焦虑或面色苍白。通常来说，扩容治疗对急性发作症状效果最好，而 β- 阻滞剂和抗焦虑药次之。有些患者表现为亚急性起病，并伴有前驱的病毒感染。症状可以表现为周期性的，女性患者的数量是男性患者的 5 倍。神经心源性晕厥也较为常见。

B. 辅助检查

自主神经检测和倾斜平台试验可帮助诊断直立性心动过速并可能有助于发现其潜在的致病机制。直立位时儿茶酚胺水平可明显升高。

◎ 鉴别诊断

患者常可被误认为患有慢性乏力综合征或惊恐障碍。有些患者可发现二尖瓣脱垂。可能的危险因素包括 I 型小脑扁桃体下疝畸形，关节过度活动，Ⅲ型爱 – 当综合征 – 唐氏综合征，以及近期病毒感染。倾斜平台试验检测到的反射性晕厥，当回顾整个病程时，有时可导向良性晕厥的诊断。

◎ 治疗和预后

治疗方式与之前讨论过的直立性低血压的治疗相似，但也有些许不同之处。伴有急性发作性症状的患者可能通过补液治疗得到有效改善。β- 肾上腺素受体阻滞药或伊伐布雷定有时可帮助缓解心动过速，但如果心动过速是代偿性的，上述药物会使症状更加恶化。提升血压的治疗常有效（见之前的直立性低血压的治疗方法），但屈西多巴未被推荐用于此情况。尽管被归为“良性”疾病，OI 却在很多患者中曾导致非常严重的后果。逐步增加锻炼的强度是最有效的治疗。不需要维持站立位的锻炼，如游泳或斜躺式自行车是最为推荐的。有些专家建议严格限制锻炼方式。

Arnold A C, et al. Postural tachycardia syndrome—diagnosis, physiology,and prognosis. *Auton Neurosci* 2018:S1566-0702(17)30354-5. [Epub ahead of print] [PMID: 29523389]

Kleyman I, Weimer L H. Syncope: Case studies. *Neurol Clin* 2016;34(3):525-545. [PMID: 27445240] (General review of syncope, orthostatic hypotension, and OI from a neurologic perspective.)

排汗障碍

◎ 概述

外分泌汗腺可防止身体过热，而导致其功能过度活跃或不足的疾病分别被定义为多汗症（hyperhidrosis）及少汗症（hypohidrosis）。在许多自主神经障碍的疾病中，某些区域的排汗功能发生障碍，而其他区域为了代偿则出现排汗过度活跃。有些疾病只单独引起排汗功能障碍。

◎ 临床表现

原发性多汗症（essential hyperdidrosis）是一类相对常见的，常表现为家族性的疾病，仅单独引起排汗功能异常。在温度轻微升高的环境下或焦虑的条件下，手掌、足底和腋窝甚至更为广泛的部位可分泌过于丰富的汗液。尽管除非会导致脱水和电解质消耗，该疾病几乎不存在危险性，但可能导致社交方面的尴尬。目前尚无特异性的实验室检查或标志物可作出诊断，而其他的自主神经功能亦维持正常。少汗症和无汗症在自主神经周围神经病和中枢神经疾病中都可能出现。独立的特发性的无汗症可被发现且不伴有其他自主神经功能障碍。Ross 综合征可有特征性表现，包括艾迪瞳孔和腱反射消失。许多皮肤病也可影响汗腺功能。罕见的先天性汗腺缺乏会导致致命性的身体过热（无汗性外胚层发育不良）。

◎ 鉴别诊断

多汗症也可在嗜铬细胞瘤，甲状腺功能亢进，垂体和下丘脑功能障碍，焦虑障碍，更年期，类癌综合征，以及撤药反应中出现。会导致多汗的药物包括 5- 羟色胺再摄取抑制剂，阿片类药物，钙离子通道阻滞药和阿昔洛韦。抗胆碱能药物，包括三环类抗抑郁药，奥昔布宁，吩噻嗪，可以减少汗液分泌，但一般为非症状性，而且不足以达到治疗多汗症的程度。自主神经功能检测可除外其他自主神经系统的受累。不对称性的出汗提示局部的结构性受损。

◎ 治疗

除了避免过热之外，少汗症大多并不需要特殊治疗。多汗症往往更令人烦恼并且难以治疗。强效的局部止汗药，如 6% ~ 25% 的氯化铝六水合物（Drysoll），是腋部多汗患者的一线治疗手段，然而手掌和足底的皮肤较厚，很可能无法对此治疗起效。自来水电解法是一项无创并安全的治疗手段，可抑制汗液分泌，但效果较短暂，所以需要在家中频繁进行治疗。抗焦虑药在某些患者中可能有效。皮内注射肉毒杆菌毒素是一项微创性治疗方法，可以暂时抑制局部汗腺的过度分泌。在难治性患者中，内镜下交感神经切除术被广泛应用，也具有较高的安全性。该手术可导致头皮出汗增多的并发症，但相较于术前的状态来说，此并发症通常并不会使患者太过困扰。

Cheshire W P, Freeman R. Disorders of sweating. *Semin Neurol* 2003;23:399-406. [PMID: 15088261] (Overview of causes and treatment of hypohidrosis and hyperhidrosis.)

Hosp C, et al. Botulinum toxin treatment of autonomic disorders:Focal hyperhidrosis and sialorrhea. *Semin Neurol* 2016;36(1):20-28. [PMID: 26866492]

脊髓损伤导致的自主神经障碍

T6 节段的脊髓损伤常导致自主神经反射障碍。病灶以上的神经，包括迷走神经功能可维持完整；病灶以下的神经通路，则失去了正常的抑制性控制。结果是，尽管失去了对膀胱、肠道和性功能的意志性支配，在器官受到刺激或特定药物的作用下，可触发这些部位的非意志性反射。显著的心率和血压峰值减低、出汗、皮肤红润、立毛反射（鸡皮疙瘩）和头痛可以被触发。即使在坐位时都可能引起症状的显著的直立性低血压，常发生于脊髓损伤的患者中，而且在长期卧床状态下症状会不断加重。脊髓损伤和脊髓病变已在第 14 章和第 15 章中详细讨论。

杨瑞晗 **译** 张包静子 **校**

重症肌无力和其他神经肌肉接头疾病

Svetlana Faktorovich, MD
Shanna K. Patterson, MD

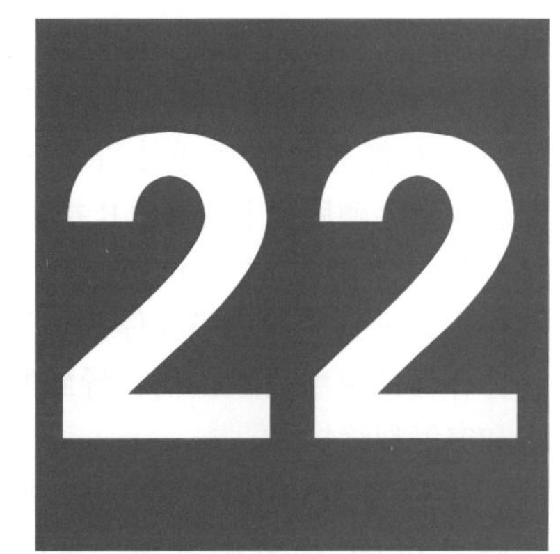

神经肌肉传递

神经肌肉接头是在运动神经元轴突和其支配的肌肉纤维之间形成的突触连接，乙酰胆碱作为神经肌肉接头的神经递质，储存于突触前运动神经末梢。突触后肌膜有许多折叠，乙酰胆碱的受体位于其中。当运动神经动作电位抵达突触前神经末梢，通过电压门控钙通道的钙传导引起一个累加效应。细胞内钙的增加导致运动神经末梢的突触前乙酰胆碱囊泡与细胞膜融合，乙酰胆碱随后通过胞吐作用进入突触间隙。

乙酰胆碱在突触扩散并与突触后肌膜的乙酰胆碱受体结合。乙酰胆碱与这些受体的结合促进了钠和钾传导的增加，这导致突触后肌膜的瞬时去极化，称为终板电位。这种去极化允许在突触后肌肉细胞中动作电位的产生和传播。这些过程在肌肉细胞启动了一系列过程，最终导致肌肉收缩。神经肌肉接头的疾病是由这一系列过程的障碍引起的。

重症肌无力（自身免疫性肌无力）

诊断要点

◎ 常用肌肉的波动性易疲劳
◎ 通常涉及眼球、延髓和呼吸肌
◎ 可与胸腺瘤或胸腺增生有关
◎ 循环中存在乙酰胆碱受体抗体（大部分患者）

◎ 概述

重症肌无力（myasthenia gravis, MG）是最常见的神经肌肉接头传递障碍疾病，主要是抗体介导的获得性自身免疫性疾病。在这个疾病中，抗体常针对神经肌肉接头烟碱乙酰胆碱受体（acetylcholine receptor, AChR），导致AChR数量总体减少，同时损伤突触后膜。其他相关抗体也已被认识，如下所述。

自身免疫性MG的发病率估计为1/10 000 ~ 20 000，在20 ~ 30岁，妇女更常受影响，男性多在50 ~ 60岁发病。约5%的患者存在相关的自身免疫疾病，合并甲状腺疾病发生率超过10%。

◎ 发病机制

位于突触后膜上的AChR，是配体门控离子通道，由5个亚基组成，包括在发育中的胎儿中存在的$\alpha_2\beta\gamma\delta$及在成年人受体中存在的$\alpha_2\beta\varepsilon\delta$。AChR的自身免疫性抗体常攻击α亚基，这些往往比针对其他亚基的那些抗体更致病。在全身型MG，抗AChR抗体在高达90%的患者中检测到，而在单纯眼肌型MG，只有约50%的患者抗体阳性。而且，它们可以在早发或迟发性疾病的个体中被发现。已经鉴定了 3 种亚型的 AChR 抗体：绑定、阻止和调制。所有这些都通过加速受体降解或受体阻滞。导致突触后膜上的 AChR 损失，AChR 调制是由交联 AChR 的抗体引起并促进内吞作用，导致突触后膜受体损失。此外，补体介导的突触后膜损伤，导致膜折叠减少和突触裂缝扩大。

针对除 AChR 以外的抗原决定簇的抗体已在 MG 患者中发现，这些包括抗另一种突触后神经肌肉接头的蛋白，即肌肉特异性激酶（muscle-specific kinase，MuSK），在没有 AChR 抗体的 40% 的 MG 患者中检测到。抗 –MuSK 抗体，在女性、地中海贫血的患者中患病率较高，虽然可以发生在任何年龄，但往往发生在年轻的患者。MuSK 抗体已被证明通过对肌肉终板上的 AChR 聚集和维持产生不利影响而破坏神经肌肉接头功能，从而导致功能性 AChR 数量减少。然而，MuSK 抗体阳性患者可以与 AChR 抗体阳性患者的肌无力相似，它们也可以具有非典型特征，如面部、延髓或呼吸肌的选择性无力，显著的肌肉萎缩而眼肌相对保留。这种表现还可能与椎旁和食管肌肉无力有关，在更经典的 MG 患者中不常见到。另外，MuSK– 相关的 MG，可以对抗胆碱酯酶药物有不同的反应，如超敏反应和无反应性，以及临床恶化等。脂蛋白相关蛋白 4（lipoprotein-related protein, LRP4）是重症肌无力的另一种已知的蛋白，在约 7% 的患者中可见到，既不是 AChR 也不是 MuSK 的抗体，是所谓的血清阴性 MG。它是一种抗凝集素的抗体，该蛋白有助于神经肌肉接头的发育和 AChR 的稳定，也已经确定在有和没有 AChR 和 MuSK 抗体的患者中也存在。然而，尚不清楚抗凝集素的抗体是否会导致肌无力。

横纹肌蛋白的抗体，如肌联蛋白和兰尼定受体（ryanodine receptor, RyR），在重症肌无力患者中也有发现，虽然它们可能与其他自身免疫性疾病有关。在 AChR 抗体阴性的 MG 患者中很少见到这些抗体，因此，单独的抗体可能无法在诊断上有所帮助。抗肌联蛋白抗体也常见于与胸腺瘤有关的 MG，以及迟发的 AChR 阳性的 MG。RyR 阳性也与胸腺瘤的存在有关，以及明显的延髓症状和呼吸无力。所有的这些抗体已被发现与疾病严重程度相关，可以帮助临床医生确定哪些患者更有可能出现治疗困难。

其他抗体，如电压门控钾通道（voltage-gated potassium channel, VGKC）抗体，在 MG 也有报道，特别是在日本人口中，据估计，在 12% ~ 28% 的患者中可以看到。一项研究还发现了一种 VGKC 阳性和胸腺瘤之间及延髓症状的相关性。表 22-1 总结了以上讨论的抗体。

抗体产生是 T 细胞介导的过程，被认为与胸腺功能障碍有关。70% 的 MG 患者出现胸腺淋巴滤泡增生。10% 的 MG 患者伴发胸腺瘤和胸腺上皮肿瘤。在胸腺瘤患者的亚群中，胸腺瘤相关抗体的存在，可以被认为是副肿瘤性疾病（见第 13 章）。

◎ 临床表现

A. 症状和体征

MG 的临床特征是波动性，常有肌肉疲劳无力。标志性的特征包括上睑下垂、复视、构音障碍、吞咽困难，以及呼吸和四肢肌肉无力。约 50% 的患者出现眼部症状，眼肌无力通常是双侧的、不对称的，并导致复视、眼睑下垂或两者兼而有之。值得注意的是，瞳孔一般不受累。最终，几乎所有 MG 患者都会出现眼部症状，在某些情况下，疾病仅限于眼外肌。

在疾病发作的第一年内，高达 75% 的患者出现全身症状。延髓症状很常见，包括构音障碍、吞咽困难、面肌无力及咀嚼无力。因为咽肌无力，患者通常会有鼻腔发音并且可以有鼻腔反流。延髓表现通

表 22-1 与重症肌无力相关的抗体

抗体	靶点	发病年龄	胸腺	临床表现 / 亚型
AChR	突触后乙酰胆碱受体，配体门控离子通道	<50 岁 >50 岁 可变	增生常见 萎缩常见 淋巴上皮瘤	全身型，眼肌型重症肌无力 全身型，眼肌型重症肌无力 胸腺瘤
MuSK	肌肉特异性激酶，突触后蛋白	可变	正常	全身型，严重的重症肌无力，非典型的表现包括面部选择性无力，延髓症状或呼吸无力，明显的肌肉萎缩，相对眼肌保留
LRP4	脂蛋白相关蛋白 4	可变	正常	全身型，眼肌型重症肌无力，症状轻微
Titin	横纹肌蛋白	>50 岁	胸腺瘤	通常伴 AChR 抗体
RyR	兰尼定受体，横纹肌蛋白	可变	胸腺瘤	通常伴 AChR 抗体
VGKC	电压门控钾通道	可变	胸腺瘤	在日本人口中更为常见，可能与更严重的延髓症状相关（需要更多的研究）

常是最致残的症状，肢体和躯干无力在肢体近端比远端更常见。经常上肢比下肢更受影响。股四头肌、肱三头肌和颈部伸肌常首先受累。肌无力的标志性特征是它的波动性和疲劳性，可能会在一天内增加，持续活动后加重，休息后缓解。最严重的症状是由膈肌和肋间肌无力引起的呼吸衰竭。这种呼吸肌的症状，与严重的延髓症状相结合，可以达到最终所谓的肌无力危象，定义为需要机械通气的呼吸衰竭。这种并发症发生在 15 ~ 20% 的 MG 患者中，可能通过感染或误吸而引起。

约 1/3 的孕妇，怀孕使 MG 症状加重，在头 3 个月期间风险最大。在一些患者，在孕中期和孕晚期症状与体征有所改善，与怀孕期间发生的相对免疫抑制同时发生。然后产后又出现高风险。

除了对母亲的影响，患有肌无力的母亲生出的婴儿和儿童，可以出现暂时的，或罕见的永久性无力。约 1/3 患有自身免疫性 MG 的母亲，有短暂的新生儿肌无力，在出生后的前 4 天出现肌无力，通常持续约 3 周。有新生儿肌无力的婴儿，通常喂养困难，并且哭声微弱。肌无力是母体的抗体通过胎盘转移到胎儿血液循环的结果，最常见的是 AChR 抗体，它可以结合胎儿型和成人型的受体。这种情况对未来怀孕也有很高的复发风险。与只有单个亚单位的成人型的受体不同，胎儿型的受体持续到怀孕 30 ~ 33 周，之后被成人型受体取代。新生儿肌无力和母亲临床状态或抗体水平之间没有明确的相关性。与新生儿肌无力相反，这些短暂的、永久性的缺陷可以在罕见的情况下发生，称为胎儿 AChR 失活综合征。这种情况的特征是面部无力，高拱形腭，软腭和咽部无力，传导性听力损失，隐睾症，以及最严重的情况——特征性的关节挛缩和呼吸系统损害。它是由母体抗体的存在引起的，优先攻击胎儿亚单位，导致胎儿 AChR 亚基在肌肉发育的关键时期失活。

B. 诊断检查

1. 病史、体征　引出详细的病史，进行综合检查，寻找体征和症状是诊断 MG 的主要依据。可以使用多种动作来评估肌肉疲劳。例如，嘱患者持续观察 30 ~ 60 秒可以引起眼肌无力和眼睑下垂；手臂平举持续 120 秒，不用上肢辅助从椅子上重复站起来，持续 20 次，可以用来引起近端肢体肌肉的疲劳。

2. 实验室检查　血清学检测应分几步进行，第一种筛选的抗体应是 AChR 结合抗体，因为它是最敏感的。如果是阴性，然后测试 AChR 调节抗体以提高诊断率，检测 AChR 阻断抗体不会增加敏感性。对于这些血清抗体阴性的患者，可能存在针对 MuSK 的抗体，在双血清阴性的个体中可以检测 LRP4 抗体。如上所述，针对横纹肌蛋白兰尼定和肌联蛋白的额外抗体检测，有时可能是必要的。

3. 神经电生理诊断检查　常规神经传导检查和肌电图通常不能判断神经肌肉接头的功能，慢重复神经刺激是评估 MG 最常用的检查。在这个检查中，以 2 或 3Hz 的速率刺激一条神经 6 ~ 10 次，在相应的肌肉上测量肌肉复合动作电位（compound muscle action potential, CMAP）。在正常人，随着时间的推移，CMAP 不会发生变化（见第 2 章）。然而，在 MG 患者中，CMAP 在前 4 ~ 5 个刺激递减了 10% 以上时，立即进行 10 秒的最大限度的自主运动，这种递减通常会恢复正常。接下来是运动后疲劳，在最大限度的自主运动后以 1 分钟的间隔刺激时，逐渐减少（见第 2 章）。低频重复刺激灵敏度低，患有全身性 MG 的患者只有 75% 检出率，眼肌型或只有远端无力的 MG 患者检出率更低。此外，重复刺激对 MG 并不完全是特异性的，兰伯特 - 伊顿肌无力综合征，在轻度肌炎或下运动神经元疾病也可能是阳性的。重复神经刺激引起的异常与肌无力的严重程度无关。

单纤维肌电图在 MG 中的灵敏度约为 95%。这个测试测量突触传递时间的变异性，在由同一轴突支配的两根纤维之间被称为“抖动”。对于 MG 患者，单个运动单元中肌纤维之间的潜伏期变异性增加，此外，如果神经肌肉接头的传递完全失败，肌纤维电位可能受阻。这些发现如图 22-1 所示，与缓慢重复的神经刺激一样，在单纤维肌电图上看到的异常并非 MG 所特异。

4. 冰袋测试　当出现明显的上睑下垂时，有时可以通过将冰袋放在闭合的下垂的眼睑上 2 分钟评估肌无力。该测试如果眼睑下垂明显改善，被认为支持肌无力的疲劳。低温被认为会降低胆碱酯酶活性并促进乙酰胆碱在终极上促发去极化的效率，同样，也可以在睡眠 30 分钟后评估上睑下垂改善的情况。

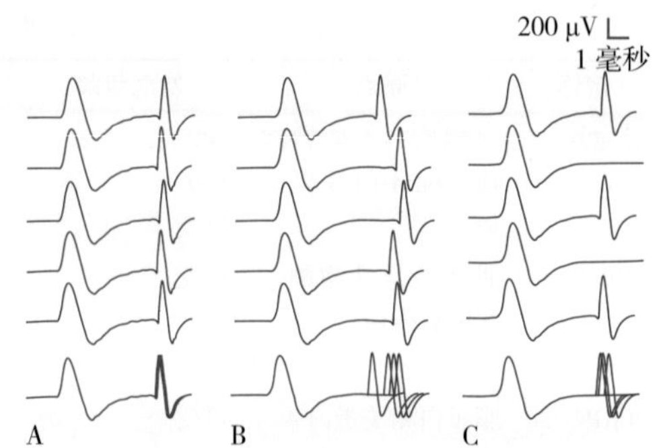

图 22-1　单纤维肌电记录：A，正常；B，增加，抖动；C，阻止增加的抖动。在神经肌肉疾病中可发现封闭（阻滞）（文献转载自 Preston DC, Shapiro BE. *Electromyography and Neuromuscular Disorder*. Philadelphia. PA: Elsevier Butterworth-Heinemann;1998）

5. 腾喜龙（依酚氯铵）实验　腾喜龙自 20 世纪 50 年代以来一直用于评估对短效胆碱酯酶抑制剂的反应。在临床诊断时，检查者必须选择要观察的临床特征，最常见的是上睑下垂。静脉注射 1mg 的依酚氯铵作为测试剂量，如果没有发现不良事件，则接着服用 3mg。应在 30 ~ 60 秒内看到临床反应。如果没有看到反应，可给予另外 3mg 的依酚氯铵并再次检查患者，如果 2 分钟后没有临床改善，测试是阴性的。研究表明该测试的灵敏度为 70% ~ 95%，特异性不高；一些情况也可能表现为阳性，包括兰伯特 - 伊顿肌无力综合征、肉毒杆菌中毒、蛇毒、运动神经元疾病和多发性硬化症。

值得注意的是，多年来，由于潜在的、严重的胆碱能副作用，包括增加口咽分泌物和呼吸代偿失调，以及心动过缓或心搏停止，这项测试已较少使用，且应在严密心脏监测及备好阿托品的情况下进行。

6. 影像学检查和其他　由于 MG 和胸腺瘤之间的关联，所有患者都应该应用胸部 CT 或 MRI 扫描筛查这种肿瘤。此外，应筛查患者的常见合并症，如甲状腺疾病或自身免疫性疾病（如系统性红斑狼疮、类风湿关节炎）。

◎ 鉴别诊断

对于全身型 MG，鉴别诊断包括兰伯特 – 伊顿肌无力综合征，肉毒杆菌中毒和肌病。对于眼肌型 MG，应鉴别的诊断包括进展性眼外肌麻痹、甲状腺疾病和眼咽肌营养不良症。对于以延髓为主的 MG 患者，必须考虑运动神经元疾病、脑干卒中、白喉和肉毒杆菌中毒。

◎ 治疗

A. 对症治疗

对症治疗的主要方法是胆碱酯酶抑制剂，可增加 AChR 的浓度（表 22-2）。乙酰胆碱酯酶抑制剂在疾病早期存在足够数量的受体时最有效。患有轻度疾病和最小延髓症状的住院患者，这些药物可以单独使用而无须行免疫抑制治疗，随着疾病的进展，可能需要增加剂量以达到相同的治疗效果。溴吡斯的明是这些药物中最有效的，通常每天至少给予 3 ~ 4 次，但需要根据症状调整剂量间隔。可以使用长效制剂，用于控制夜间症状。在 MuSK 肌无力中，这些药物可能效果不理想。

胆碱酯酶抑制剂的主要副作用与突触中过量的乙酰胆碱有关。常见的毒蕈碱副作用，包括恶心，腹泻，腹痛和痉挛，肠胃胀气增加，流涎和尿急，其他风险包括心动过缓和过多的口腔分泌物，增加呼吸道危害的风险。烟碱副作用包括肌肉震颤，肌肉痉挛，并且很少增加对神经肌肉传导的阻断导致的胆碱能危象。中枢神经系统的副作用包括头晕、嗜睡、癫痫发作，特别是患有潜在癫痫的住院患者。新斯的明较少见，它通过血脑屏障时浓度下降。

B. 免疫抑制治疗

1. 胸腺切除术　对于患有肿瘤性胸腺瘤的患者，手术切除肿瘤是预防肿瘤扩散的必要条件。对于没有胸腺瘤的患者，胸腺切除术已被证明可以增加缓解的可能性。最近一个随机化、多中心试验，在发病 5 年内的 AChR 抗体阳性的非胸腺瘤 MG 患者中，比较胸腺切除术和泼尼松联合治疗与单用泼尼松治疗的效果。这项研究发现，那些接受胸腺切除术的患者在症状控制上效果较好，并且在 3 年内更少出现急性加重和住院治疗。此外，胸腺切除术的患者需要较少的免疫抑制治疗，包括用硫唑嘌呤和较低泼尼松剂量治疗的可能性。在 40 岁左右发病的患者中进行了临床观察，提示在没有禁忌证的情况下，对于在发病 5 年内并且用抗胆碱酯酶药物不

表 22-2　胆碱酯酶抑制剂用于重症肌无力的对症治疗

药物	剂量	不良反应
吡啶斯的明溴化物	口服的量高达 600mg/d，间隔和剂量根据症状调整（如每 4 ~ 6 小时口服 60 ~ 120mg）	**常见症状**——腹部绞痛，腹泻，胃肠运动过度，恶心，呕吐，出汗，肌束震颤，肌肉痉挛，支气管分泌物增加，流涎增多，瞳孔缩小 **严重症状**——过敏反应，心动过缓和房室结阻滞，胆碱能危象，呼吸系统受损，癫痫发作
新斯的明[a]	最多口服 150mg/d，间隔和剂量根据症状调整	**常见症状**——腹部绞痛，腹泻，胃肠运动过度运动，恶心，呕吐，发汗，肌束震颤，肌肉痉挛和抽搐，支气管分泌物增多，流涎增多，瞳孔缩小 **严重症状**——过敏反应，支气管痉挛，呼吸系统受损，心动过缓和房室结阻滞，癫痫发作（罕见）

[a] 安贝氯铵和新斯的明的治疗效果不如溴吡斯的明

能完全控制症状、AChR抗体阳性、全身性MG的任何年龄的患者，应考虑胸腺切除术。而且，在很多研究中心，围术期发病率和死亡率都很低，并且在大多数患者的病情得到了改善。

与经验丰富的外科医生合作非常重要。术前MG的内科治疗降低了围术期的发病率。术前静脉射免疫球蛋白（intravenous immunoglobulin, IVIG）或血浆置换通常用于稳定的全身型MG的患者。尽管如此，胸腺切除术仍然是一种具有一定风险的侵入性手术，因此，神经内科医生应与外科医生合作，慎重考虑。

当决定进行胸腺切除术时，建议去除所有胸腺组织以获得最大益处。然而，关于最佳手术方式存在争议，包括开放式、跨胸骨式的方法，以及更新的内镜和机器人辅助技术。

目前，没有明确的证据支持在MuSK或LRP4抗体阳性的MG患者中使用胸腺切除术。此外，关于在眼肌无力的患者中使用胸腺切除术的证据不足。

2. 药物治疗　对于大多数患者，治疗包括使用免疫抑制剂诱导缓解，一旦达到缓解则免疫抑制剂可逐渐减量，但大多数患者仍然需要继续服用小剂量药物。

（1）皮质类固醇　这些药物是MG的一线免疫抑制剂。许多患者在开始这种治疗的前2周内症状可能暂时恶化，因此，必须在用血浆置换术或IVIG治疗稳定/后开始行皮质类固醇治疗。皮质类固醇治疗开始时，应密切监测患者，并且可能需要住院治疗。

皮质类固醇在多达50%的患者中诱导缓解，并且高达80%的患者从治疗中受益。类固醇还可以帮助防止眼肌无力发展为全身型。大多数患者在治疗的前几周内有所改善。一旦得到缓解，皮质类固醇逐渐减少到可能的最低剂量，不会导致疾病爆发。

皮质类固醇的并发症包括葡萄糖耐量降低、高血压、白内障、胃肠道溃疡、肌病、髋部缺血性坏死、骨质疏松症、感染和精神病。实施低钠、低糖饮食，补钙和运动可以降低一些风险。应定期检查空腹血糖，并安排年度眼科评估以筛查青光眼或白内障。预防性治疗可降低骨质疏松症的风险（如阿仑膦酸钠，口服5mg/d）。

（2）非甾体类免疫抑制剂　因为皮质类固醇的副作用，临床医生经常使用嘌呤类药物，如硫唑嘌呤（表22-3）。至少50%的患者似乎从这种药物中受益。大多数研究描述了它与皮质类固醇联合使用，而非单药治疗。副作用一般比较轻微，但可能出现严重副反应如骨髓抑制和肝毒性。因此，需要监测血细胞计数和肝功能。硫唑嘌呤的起效远慢于皮质类固醇，只有在治疗数月后才能开始改善，最大改善可能需要1～2年。在治疗的最初几周，高达20%的患者对硫唑嘌呤产生特异反应，包括发烧、发冷、皮疹和胃肠道症状。在这些不耐受的患者中，必须立即停用硫唑嘌呤。

吗替麦考酚酯被认为是一种辅助或避免皮质类固醇疗法的药物，可单药治疗。副作用包括胃肠道症状、高血压和外周水肿，建议患者在服用此药物时避免紫外线照射。该药也可以引起骨髓抑制，因此需要监测血细胞计数。不推荐同时使用硫唑嘌呤和吗替麦考酚酯。吗替麦考酚酯的功效一直存在争议，两项短期（＜36周）随机对照试验未能显示吗替麦考酚酯比泼尼松更有效。然而，一项关于长期使用吗替麦考酚酯（＞2年）的回顾性研究显示联合使用泼尼松和单药治疗6个月后发现了显著的益处。

环磷酰胺是一种烷化剂，已用于难治性疾病患者，副作用包括严重的骨髓抑制、膀胱毒性和肿瘤风险。

环孢素用于严重型MG的患者，其不能用毒性较小的治疗方法进行治疗。主要副作用包括肾毒性、高血压和神经毒性。

他克莫司是另一种大环内酯类，其效力高于环孢素，最近也被推荐作为对传统的免疫抑制剂无反应的 MG 患者的潜在二线药物。虽然其功效的证据有限，然而一项关于 5 个临床试验的荟萃分析显示临床症状改善和治疗 6 个月时对类固醇减量的效应。主要副作用包括高血压、高钾血症、神经毒性和肾毒性。用环磷酰胺、环孢素和他

表 22-3　用于治疗重症肌无力的免疫抑制剂

药物[a]	剂量	监测	不良反应
泼尼松	从每日 10mg 开始，每隔几天增加 5mg（每天最多 60mg），直至药物缓解 一旦进入药物缓解期，考虑考虑开始使用减少类固醇的制剂	监测体重、血压、骨密度和皮质醇水平	**常见症状：**短暂肌无力症状加重（可能是严重的），情绪不稳定，头痛，精神障碍，易怒，水钠潴留，消化性溃疡，体重增加 **严重症状：**肾上腺抑制，免疫抑制，卡波西肉瘤，心血管疾病，糖尿病，骨质疏松症
硫唑嘌呤[a]	逐渐增加至 2 ~ 3mg/kg · d^{-1} 口服	在第 1 个月每周监测 CBC 和肝功能，在第 2 个月和第 3 个月每月 2 次，然后每月监测 1 次	**常见症状：**胃肠道过敏，恶心，呕吐 **严重症状：**恶性肿瘤（罕见），肝毒性，感染，白细胞计数减少，血小板计数减少，巨幼红细胞性贫血，胰腺炎
吗替麦考酚酯[a]	每天口服两次 1 ~ 1.5g	在第 1 个月每周监测 CBC，在第 2 个月和第 3 个月每 2 周监测 CBC，然后每月监测 1 次	**常见症状：**便秘，腹泻，恶心，呕吐，头痛 **严重症状：**意识模糊，震颤，胃肠道出血，高血压，外周水肿，感染，败血症，癌症（罕见），骨髓抑制
环孢素[a]	2.5mg/kg · d^{-1} 每天分 2 次口服；4 周后，剂量可以每 2 周增加 0.5mg/kg · d^{-1}，最高可达 4mg/kg · d^{-1}	在最初 3 个月的治疗期间每 2 周监测血压、CBC、尿酸、钾、脂质、镁、血清肌酐和 BUN，如果患者稳定则每月监测 1 次	**常见症状：**头痛，多毛症，恶心，腹泻，震颤，牙龈增生 **严重症状：**过敏反应，癫痫发作，肝毒性，高钾血症（罕见），低镁血症，高血压（频繁），感染，肾毒性（频繁），溶血性尿毒症综合征（罕见），感觉异常（罕见），淋巴组织增生性疾病（罕见）
环磷酰胺[a]	每天 50mg/kg 理想体重，静脉输注，持续 4 天（对于难治性重症肌无力）；外还有几个已公布的治疗严重疾病的方案	监测 CBC、BUN、UA、血清电解质、血清肌酐、肝功能	**常见症状：**腹痛，恶心，呕吐，血细胞计数减少 **严重症状：**严重的骨髓抑制，心脏毒性，不育，肝毒性，肺毒性过敏反应（罕见），恶性肿瘤（罕见），肾毒性，出血性膀胱炎
利妥昔单抗[a]（尚未达成关于给药的共识）	每周 375mg/m^2 体表面积，持续 4 周，然后每月 1 次，持续 2 个月或 375mg/m^2，每周 1 次，持续 4 周；如果临床指示可能会重复 建议用对乙酰氨基酚和抗组胺药进行预处理	在治疗前监测 CBC，每周至每月检查 1 次 肾功能、电解质也应定期监测 在开始治疗之前，应对 HBV 进行筛查 在输注期间，建议进行输注期间和输注后的心脏监测；在治疗过程中肠梗阻 / 穿孔和进行性多发性白质脑病的额外监测和（或）体征和症状	**常见症状：**疲劳，畏寒，头痛，恶心，腹痛，短暂性淋巴细胞减少，输液反应，外周水肿 **严重症状：**肠梗阻 / 穿孔，心律失常，过敏反应，长期血细胞计数减少，HBV 再激活，进行性多灶性白质脑病（罕见），黏膜皮肤反应（罕见）

BUN= 血尿素氮；CBC= 全血细胞计数；HBV = 乙型肝炎病毒；UA= 尿检 [a] 未经美国 FDA 批准用于治疗重症肌无力

克莫司治疗，应由熟悉其不良反应和监测要求的医生进行管理。

利妥昔单抗，一种靶向 CD20 的单克隆抗体，aB- 淋巴细胞抗原，已越来越多地用于治疗 MG 和其他抗体介导的自身免疫疾病。其使用的证据有限，虽然没有就推荐剂量达成共识，但一项荟萃分析建议将其用于临床难治性患者（对泼尼松和硫唑嘌呤的无反应）。其使用也存在安全性问题，包括其他自身免疫性疾病和进行性多灶性白质脑病。

自体造血干细胞移植，虽然不容易进行，但已被证明有效治疗了 7 例严重的难治性 MG 病例。

所有这些能减少使用皮质类固醇的免疫抑制药物，都存在感染风险，可能导致淋巴瘤或其他恶性肿瘤。

（3）短期治疗　血浆置换和 IVIG 各自都可诱导快速临床改善，但仅具有短期效应（表 22-4）。虽然血浆置换更常应用，但两者都经常用于肌无力危象等特殊情况的治疗。此外，任何一种治疗方法都可用于胸腺切除术前以稳定患者或在感染、手术或皮质类固醇方案逐渐减量期间发生恶化的患者。血浆置换通常在第一周产生临床改善，其效应通常持续 1 ~ 2 个月。并发症并不常见，包括低血压、心动过缓、电解质紊乱和感染。IVIG 具有与血浆置换相似的功效。副作用包括不适、过敏、无菌性脑膜炎，以及少见的肾功能不全、卒中和心肌梗死。此外，免疫球蛋白 A 缺乏的患者可能发生过敏反应，然而，在大多数患者中，IVIG 耐受性良好。关于血浆置换或 IVIG 是否是 MG 的优选短期免疫疗法一直存在争议，在实践中，急性疾病治疗的选择通常取决于可行性和特定情况下可用的资源。

C. 治疗肌无力危象

肌无力危象被定义为导致呼吸衰竭需要机械通气的肌无力的恶化状态，对于伴有呼吸和延髓症状的肌无力症状加重的患者，应考虑住院治疗，以密切监测临床状况和肺功能。一旦患者插管，应停用抗胆碱酯酶药物，因为它们可以导致分泌物过多。皮质类固醇实际上会通过加剧肌无力或易诱发感染而延长危象的持续时间。因此，肌无力危象的主要治疗是短期免疫疗法，包括血浆置换或 IVIG。

D. 可能导致重症肌无力症状恶化的药物

几类药物与现有 MG 的临床恶化相关，并且一小部分药物实际上偶然在患者中引起 MG。

表 22-4　重症肌无力的短期免疫抑制治疗

治疗	治疗方法	不良反应
静脉注射免疫球蛋白（IVIG）[a]	每疗程 2g/kg，1 次 / 日，共 5 天 建议在 IVIG 治疗前 30 分钟用盐酸苯海拉明（口服 50mg 一次）和对乙酰氨基酚（口服 650mg 一次）预先给药	**常见症状**：全身乏力，头痛，发冷，潮红，发热，胸闷，恶心 **严重症状**：过敏反应；皮疹；血栓形成事件，包括卒中和心肌梗死（缓慢输注的风险较低：浓度＜ 5%，输注速率＜ 0.5ml/kg · h^{-1}）；肾功能不全（含蔗糖产品的风险较高）溶血性贫血；中性粒细胞减少症；无菌性脑膜炎；感染传播
血浆置换疗法	常规治疗 5 次，采用隔天治疗的方法	**常见症状**：头晕，恶心，呕吐，头痛，柠檬酸盐引起的低钙血症 **严重症状**：继发于全身抗凝剂的出血；血浆置换引起的心血管事件；使用含有血浆的置换液时有传播感染的风险；过敏反应；凝血、补体和纤维蛋白溶解级联的激活，或导致血管内凝血的血小板聚集，或两者兼有；血管通路的问题，包括感染和败血症

GI= 胃肠道

[a] 未经美国 FDA 批准用于治疗重症肌无力

D- 青霉胺、干扰素 α 和骨髓移植都与引起 MG 有关。其机制尚不清楚，但有证据表明青霉胺和干扰素 α 与自身免疫有关。在大多数情况下，症状可通过停止服药来解决，还有许多其他药物与肌无力恶化有关（表 22-5）。因为任何药物都可能使症状恶化，所以 MG 患者在使用处方药和非处方药时，均应被告知潜在加重的风险。

表 22-5 可能加重重症肌无力的药物

抗生素（许多），氨基糖苷类最明显
β 受体阻滞剂
钙通道阻滞药
氯喹
D- 青霉胺
碘造影剂
锂
非去极化和去极化神经肌肉阻滞剂
吩噻嗪
普鲁卡因胺
奎尼丁
奎宁

Ciafaloni E, Massey J M. Myasthenia gravis and pregnancy. *Neurol Clin* 2004;22:771-782.

Ciafaloni E, Nikhar N K, Massey J M, Sanders D B. Retrospective analysis of the use of cyclosporine in myasthenia gravis. *Neurology* 2000;55:448-450.

Cole R N, Reddel S W, Gervasio O L, Phillips W D. Anti-MuSK patient antibodies disrupt the mouse neuromuscular junction. *Ann Neurol* 2008;57:782-789.

◎ 预后

80% 的局灶性疾病患者最终发展为全身型 MG，最大程度的进展通常发生在发病的前 2 年内。自发性、持久性缓解并不常见，但有 10% ~ 20% 的患者报告过这种情况。对于仅限于眼肌的疾病患者，胆碱酯酶抑制剂、低剂量皮质类固醇或非药物治疗（如眼睑支架术）可能足以控制症状。

大多数患有全身型 MG 的患者在充分治疗后享有正常和富有成效的生活。患有潜在胸腺瘤的患者通常具有更具侵袭性的疾病过程。

De Baets M, Stassen MH. The role of antibodies in myasthenia gravis. *J Neurol Sci* 2002;202:5-11.

Djelmis J, Sostarko M, Mayer D, Ivanisevic M. Myasthenia gravis in pregnancy: Report on 69 cases. *Eur J Obstet Gynecol Reprod Biol* 2002;104:21-25.

Drachman D B, Adams R N, Josifek L F, Self S G. Functional activities of autoantibodies to acetylcholine receptors and the clinical severity of myasthenia gravis. *N Engl J Med* 1982;207:769-775.

Gilchrist JM, Sachs GM. Electrodiagnostic studies in the management and prognosis of neuromuscular disorders. *Muscle Nerve* 2004;29:165-190.

Gilhus N E. Myasthenia gravis. *N Engl J Med* 2016;375:2570-2581.

Gilhus N E, Verschuuren JJ. Myasthenia gravis: Subgroup classification and therapeutic strategies. *Lancet Neurol* 2015;14:1023-1036.

Grob D, Brunner N, Namba T, Pagala M. Lifetime course of myasthenia gravis. *Muscle Nerve* 2008;37:141-149.

Hatanaka Y, et al. Nonresponsiveness to anticholinesterase agents in patients with MuSK-antibody-positive M G. *Neurology* 2005;65:1508-1509.

Hehir MK, Burns T M, Alpers J, Conaway MR, Sawa M, Sanders DB. Mycophenolate mofetil in AChR-antibody-positive myasthenia gravis: Outcomes in 102 patients. *Muscle Nerve* 2010;41:593-598.

Iorio R, Damato V, Alboini P E, Evoli A. Efficacy and safety of rituximab for myasthenia gravis: A systematic review and metaanalysis. *J Neurol* 2015;262:1115-1119.

Group M S. A trial of mycophenolate mofetil with prednisone as initial immunotherapy in myasthenia gravis. *Neurology* 2008;71:394-399.

Kirmani J F, Yahia A M, Qureshi A I. Myasthenic crisis. *Curr Treat Options Neurol* 2004;26:3-15.

Marx A, Muller-Hermelink H K, Strobel P. The role of thymomas in the development of myasthenia gravis. *Ann N Y Acad Sci* 2003;998:223-236.

Meriggioli M N, et al. Mycophenolate mofetil for myasthenia gravis:An analysis of efficacy, safety, and tolerability. *Neurology* 2003;61:1438-1440.

Oskoui M, et al. Fetal acetylcholine receptor inactivation syndrome and maternal myasthenia gravis. *Neurology* 2008;71:2010-2012.

Palace J, Vincent A, Beeson D. Myasthenia gravis: Diagnostic and management dilemmas. *Curr Opin Neurol* 2001;14:583-589.

Romi F, Skeie G O, Aarli J A, Gilhus N E. The severity of myasthenia gravis correlates with the serum concentration of titin and ryanodine receptor antibodies. *Arch Neurol* 2000;57:1596-1600.

Sanders DB, et al. An international, phase III, randomized trial of mycophenolate mofetil in myasthenia gravis. *Neurology* 2008;71:400-406.

Sanders D B, et al. A trial of mycophenolate mofetil with prednisone as initial immunotherapy in myasthenia gravis. *Neurology* 2008;71:394-399.

Sanders D B, El-Salem K, Massey J M, McConville J, Vincent A.Clinical aspects of MuSK antibody positive seronegative MG. *Neurology* 2003;60:1978-1980.

Sanders D B, Cao L, Massey J M, Juel V C, Hobson-Webb L, Guptill JT. Is the decremental pattern in Lambert-Eaton syndrome different from that in myasthenia gravis? *Clin Neurophysiol* 2014;125:1274-1277.

Sanders D B, et al. An international, phase III, randomized trial of mycophenolate mofetil in myasthenia gravis. *Neurology* 2008;71:400-406.

Suzuki S, et al. Novel autoantibodies to a voltage-gated potassium channel Kv1.4 in a severe form of myasthenia gravis. *J Neuroimmunol* 2005;170:141-149.

Vincent A, et al. Antibodies in myasthenia gravis and related disorders. *Ann N Y Acad Sci* 2003;998:324-335.

Vincent A, McConville J, Faruggia ME, Newsom-Davis J. Seronegative myasthenia gravis. *Semin Neurol* 2004;24:125-133.

Wang L, et al. Efficacy and safety of tacrolimus for myasthenia gravis: A systematic review and meta-analysis. *J Neurol.* Sep 2017.

Wolfe G I, et al. Randomized trial of thymectomy in myasthenia gravis. *N Engl J Med* 2016;375:511-522.

先天性肌无力综合征

有多种先天性肌无力综合征，这是突触前、突触和突触后蛋白质遗传缺陷的结果。出生或儿童早期时出现症状。肌无力通常会影响颅肌，有相关的高拱形腭。同样经常可以在其亲属中发现类似的表现，胆碱酯酶抑制药仅有助于治疗某些疾病。

Engel AG, Ohno K, Since SM. Congenital myasthenic syndromes:Progress over the past decade. *Muscle Nerve* 2003; 27:4-25.

兰伯特 – 伊顿肌无力综合征

诊断要点

◎ 近端肢体肌肉无力，可随运动而改善

◎ 自主神经功能紊乱（可能很严重）

◎ 与小细胞肺癌密切相关

◎ 概述

兰伯特 – 伊顿肌无力综合征（Lambert-

Eaton myasthenic syndrome, LEMS）是由乙酰胆碱释放的突触前异常引起的自身免疫性或副肿瘤性疾病。其特征是近端肢体肌肉，特别是腿部的慢性波动性无力。约 60% 患有 LEMS 的患者有相关的小细胞肺癌，或少见的另一种类型的恶性肿瘤。LEMS 的诊断通常在临床检测恶性肿瘤之前，在那些没有潜在恶性肿瘤的患者中，并发自身免疫性疾病很常见。疾病通常是中年或以后发病，但在儿童时期也有报道。年轻患者更可能患有自身免疫性疾病，而不是恶性肿瘤。LEMS 由针对 P/Q 型电压门控钙通道（P/Q-type voltage-gated calcium channel，VGCC）的抗体引起，在神经肌肉接头和自主神经末梢神经递质释放减少。与肿瘤相关的 LEMS 已在第 13 章中讨论。

◎ 临床表现

A. 症状和体征

症状的发作通常是隐匿的，广泛的疲劳无力是主要症状，患者经常出现肌痛，肌肉压痛和僵硬，运动时力量可能有所改善，眼球和呼吸道症状比 MG 少得多，但 LEMS 患者可能出现呼吸危害。与 MG 患者不同，具有 LEMS 的患者在检查时常有自主神经功能紊乱引起的口干、直立性低血压、便秘和阳萎，与患者的主诉相比，引发的肌无力往往是轻微的。深腱反射常亢进或消失，但可能会因短暂的收缩而增强。并可能出现继发于自主神经功能障碍的瞳孔扩大光反射减弱。

B. 实验室检查和电生理检查

在超过 90% 的 LEMS 患者中可以检测到针对 P/Q 型 VGCC 的抗体。此外，在多达 50% 的患者中可以发现针对 N 型 VGCC 的抗体，这个百分比在恶性肿瘤相关的 LEMS 中更高。

器官特异性自身抗体（对甲状腺、胃壁细胞或骨骼肌和非器官特异性自身抗体（抗核抗体，抗线粒体抗体都见于 LEMS 患者）。

电生理检查有助于确诊并监测疾病进展。CMAP 在大多数肌肉测试中都很低，静息时的 CMAP 振幅是判断疾病严重程度的最佳标志。与 MG 一样，大多数患者对低重复刺激有波幅递减的反应，然而，在刺激过程中这种波幅递减的反应逐渐减弱。这些差异如图 22-2 所示。运动或重复以 20 ~ $50H_2$ 刺激后，通常有明显的促进，CMAP 振幅加倍（见图 2-5）。值得注意的是，LEMS 中的电诊断研究结果与 MG 明显不同，可用于区分神经肌肉接头疾病。

传统的针极肌电图显示不稳定的运动单位电位，当许多肌肉纤维被阻断时，运动单元可以是小的、多相的，并且持续时间短。与 MG 一样，在单纤维肌电图中可以看到增加的抖动和脉冲阻断。

◎ 鉴别诊断

需要考虑的主要鉴别诊断是 MG。LEMS 通常可以通过其轻微的眼球后症状及常有明显的自主神经症状和体征与 MG 相鉴别。此外，尽管 MG 中存在更严重的肌无力，但 LEMS 中的电诊断异常通常比 MG 更突出。LEMS 由于主要是近端无力而经常被误诊为肌病。

◎ 治疗

管理的第一步应该是评估分型，特别是在老年患者或有病史的患者中。

如果 LEMS 与恶性肿瘤相关，肿瘤切除后症状通常会明显改善。如果在初次就诊时未发现恶性肿瘤，患者应接受定期监测，因为 LEMS 的出现可以早于发现肿瘤多年。对于没有潜在肿瘤或肿瘤切除症状控制不足的患者，应使用药物治疗。

LEMS 患者中，约 80% 的患者可应用 3，4– 二氨基吡啶（3，4-DAP）改善肌肉力量和自主神经症状。该药物通过阻断 VGKC 可延长运动神经末梢的动作电位，

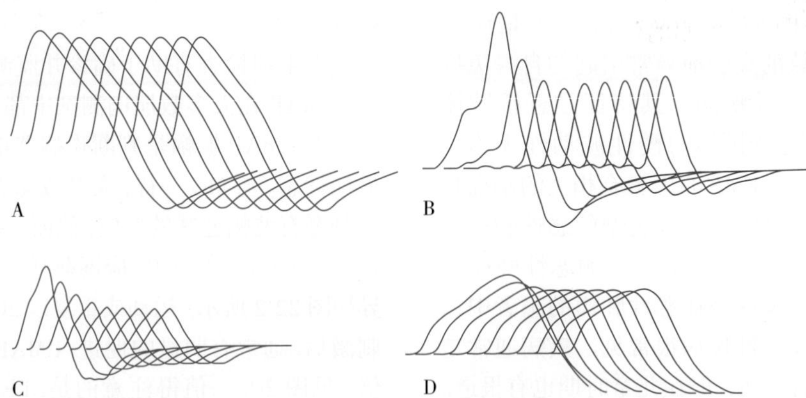

图 22-2 重复神经刺激（3Hz）。A，正常，APB，CMAP 幅度 =9.0mV。B，MG，ADM。初始 CMAP 幅度 =12.0mV。早期减少 =51%，晚期 =34%。晚 / 早 =67%。这是乙酰胆碱受体（AChR）——ab 阳性 MG 中最常见的模式。C，LEMS，ADM。初始 CMAP 幅度 =4.7mV。早期减少 =45%，晚期 =53%。晚 / 早 =118%。这是 LEMS 中最常见的模式。D，肌肉特异性激酶（MuSK）MG，斜方肌。初始 CMAP 幅度 =3.3mV。早期减少 =18%，晚期 =21%。晚 / 早 %=115%，［文献转载自：Sanders DB, Cao L, Massey JM, et al. Is the decremen tal pattern in Lambert-Eaton syndrome different from that in myasthenia gravis? *Clin Neurophysiol.* 2014 Jun: 125（6）:1274–1277.］

口周感觉异常是最常见的副作用，但高剂量时可能出现癫痫发作。3，4-DAP 未经美国 FDA 批准，但可以获得同情性的使用。

盐酸胍抑制线粒体钙的摄取，促进运动神经末梢乙酰胆碱的释放。胍可有效增加 LEMS 患者的体力，但由于骨髓抑制等副作用，其使用受到限制。

相对于 MG,LEMS 对抗胆碱酯酶药物反应不敏感的情况，但它确实增强了 3，4-DAP 和胍的作用，从而减少剂量。

如果前面的对症治疗效果不佳，可以尝试免疫抑制治疗，但其在 LEMS 中的效果不如 MG。如果肌无力较严重，血浆置换或高剂量 IVIG 通常可提供快速而短暂的效果。

◎ 预后

具有潜在恶性肿瘤的患者的预后由该恶性肿瘤的预后决定，因为 LEMS 对免疫抑制治疗的反应比 MG 差，即使应用最佳的免疫抑制剂，大多数 LEMS 患者仍存在肌无力症状。

Sanders D B. Lambert-Eaton myasthenic syndrome: Diagnosis and treatment. *Ann N Y Acad Sci* 2003;998:500-508.

Sanders D B, Massey J M, Sanders L L, Edwards LJ. A randomized trial of 3,4-diaminopyridine in Lambert-Eaton myasthenic syndrome. *Neurology* 2000;54:603-607.

Tim R W, Massey J M, Sanders DB. Lambert-Eaton myasthenic syndrome: Electrodiagnostic findings and response to treatment. *Neurology* 2000;54:2176-2178.

肉毒杆菌中毒

诊断要点

◎ 摄入家庭罐头食品或蜂蜜的病史(婴儿)

◎ 眼部症状（复视、眼睑下垂和视物模糊）和延髓症状（构音障碍和吞咽困难）的快速发作

◎ 从眼球到肢体受累的肌无力“下行性”的模式

◎ 瞳孔散大

◎ 概述

肉毒杆菌是一种通常在土壤中被发现的专性厌氧菌。肉毒杆菌中毒是由摄入肉

毒杆菌的孢子形成的外毒素（一种嗜神经毒素）引起的，肉毒杆菌毒素吸收到血液中后，不可逆与周围神经系统和脑神经的突触前神经末梢结合。一旦内化，毒素通过抑制乙酰胆碱的释放或裂解突触小泡与神经末梢突触前膜对接所必需的多肽。

食源性肉毒杆菌中毒是由摄入预先形成的毒素引起的，最常见的来源是家庭罐装或家庭加工的低酸食品。在婴儿肉毒杆菌中毒型的患者中，肉毒杆菌孢子进入并定殖未成熟的胃肠道并产生毒素，这通常与摄入蜂蜜有关。在伤口肉毒杆菌中毒中，该毒素是由最近的伤口的 C 肉毒杆菌感染产生的，许多静脉注射吸毒者的伤口肉毒杆菌中毒案例都被追溯到受污染的药物，这表明该人群中存在肉毒杆菌中毒的特殊风险。在肌内注射肉毒杆菌毒素治疗的患者中也报道了意外的肉毒杆菌中毒。

◎ 临床表现

A. 症状和体征

食源性肉毒杆菌中毒的初始症状（但不是伤口获得的形式）可能是胃肠道症状，即恶心呕吐和腹泻，通常在摄入后的 2 ~ 36 小时内出现。一旦出现神经症状，便秘就更常见。最早的神经系统症状是眼球的症状，以及包括口干、视物模糊、发育不良，吞咽困难和发音困难。与吉兰 – 巴雷综合征的大多数病例相比，肉毒杆菌中毒的特征是下行性瘫痪。肌无力开始于脑神经，其次是上肢、呼吸肌，最后是下肢。肌无力从近端到远端肌肉进展，呼吸无力可能很严重，需要长时间插管。肉毒杆菌中毒也影响自主神经突触传递，导致便秘、直立性低血压和尿潴留。在检查时，瞳孔光反射、肌腱反射消失。

大多数婴儿病例发生在 6 个月之前，最初的迹象可能是便秘、哭声微弱和喂养不良。然后肌无力持续数天，导致吮吸和头部控制不良，肌张力减退和运动功能丧失。自主神经症状和体征包括低血压、心动过速和口干。伤口肉毒杆菌中毒的症状与食源性肉毒杆菌中毒相似，只是通常不存在胃肠道表现，潜伏期较长，症状逐渐发作。

B. 实验室检查和电生理检查

可将血液和粪便送实验室检测肉毒杆菌毒素，肉毒杆菌本身可在粪便中检测到。如果可能的话，还应送检食物样本以确定毒素。

电生理检查究可以支持细菌学的诊断，并帮助排除其他可能的诊断，如吉兰 – 巴雷综合征。最一致的发现是响应超大刺激的小的 CMAP。与 LEMS 一样，重复刺激检测可能显示 CMAP 递减及运动后 CMAP 的振幅增高。

◎ 鉴别诊断

肉毒杆菌中毒必须与 MG，LEMS，吉兰 – 巴雷综合征（特别是米勒 · 费雪综合征），蜱感染导致的瘫痪，白喉神经病和中毒（包括麻痹性贝类中毒和有机磷酸盐）鉴别。

◎ 治疗

主要治疗方法是加强支持治疗，应密切监测患者的呼吸功能失调。如果是最近摄入的，可以考虑去除未吸收的肠道毒素。疾病控制和预防中心可以提供三价肉毒杆菌抗毒素，当毒素仍在血液中时，必须尽早给予。抗毒素可以降低疾病的严重程度和总体死亡率，但副作用包括过敏反应。人体肉毒杆菌免疫球蛋白是 FDA 批准的婴儿肉毒杆菌中毒的治疗方法，这在一项随机临床试验中显示，可以缩短治疗婴儿的住院时间。应静脉内治疗，中和所有循环的肉毒杆菌毒素，并以中和量维持数月。

◎ 预后

肉毒杆菌中毒死亡率高达 5% ~ 10%，虽然与以往相比明显减少了。与其他毒素相比，A 型毒素与更严重的病程和更高的死亡率相关。因为它需要形成新的突触前端板和神经肌肉接头，临床恢复通常会持续数月。恢复自主神经功能可能需要比恢复肌肉力量更长的时间，对于那些幸存者来说，恢复通常较完全。

Cherington M. Botulism: Update and review. *Semin Neurol* 2004;24:155-163.

Domingo R M, Haller J S, Gruenthal M. Infant botulism: Two recent cases and literature review. *J Child Neurol* 2008;23:1336-1346.

Schroeter M, Alpers K, Van Treeck U, Frank C, Rosenkoetter N, Schaumann R. Outbreak of wound botulism in injecting drug users. *Epidemiol Infect* 2009;137:1602-1608.

蜱瘫痪

蜱麻痹是一种罕见的疾病，通常会影响儿童，在年轻女孩中的流行率较高，虽然老年人也可能受到影响。这种疾病与全球 43 种不同种类的蜱有关。报道的病例大多来自澳大利亚和北美，特别是落基山脉、太平洋西北地区和东南部。在澳大利亚，硬蜱属物种占主导地位，尤其是全环硬蜱和巽角硬蜱。在北美洲，革蜱属物种的变异革蜱和安氏革蜱是最常见的成员。通常，步态不稳的前驱症状是相继出现瘫痪和反射减弱或无反射，最终延髓受到损害，导致吞咽困难、构音障碍、面瘫和眼肌无力。如果没有去除蜱，则可能发生致命的呼吸衰竭。去除蜱后通常症状会迅速改善，这种疾病常与吉兰－巴雷综合征相混淆。

Felz MW, Smith C D, Swift T R. A six-year-old girl with tick paralysis. *N Engl J Med* 2000;342:90-94.

Greenstein P. Tick paralysis. *Med Clin North Am* 2002;86:441-446.

Vedanarayanan V, Sorey W H, Subramony S H. Tick paralysis. *Semin Neurol* 2004;24:181-184.

陈文利　**译校**

肌肉疾病

Christina M. Ulane, MD, PhD
Olajide Williams, MD

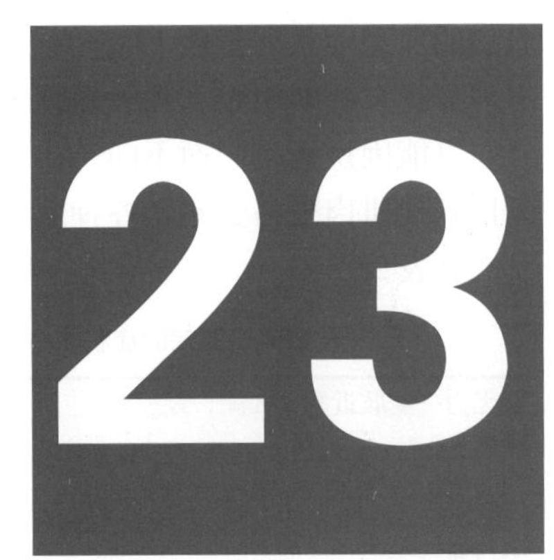

肌病

诊断要点

◎ 肌无力，通常近端重于远端
◎ 感觉正常（无导致感觉丧失的原因）
◎ 括约肌功能正常
◎ 腱反射相对保留
◎ 实验室检查支持诊断和病因学
◎ 肌电图检查是诊断的重要组成部分
◎ 肌肉活检和基因检测通常可以确诊

◎ 概述

肌病（myopathy）是一类主要影响身体横纹肌的疾病，可累及心肌，但很少累及平滑肌。这些疾病由肌肉的主要结构或功能受损引起，也可由各种遗传性和获得性疾病引起（表 23-1）。尽管病因谱非常广泛，但肌无力的模式通常是相似的；可以根据症状、肌无力的分布、病程、家族史、诱发因素和全身体征来缩小鉴别诊断的范围。一般来说，近端肌无力重于远端肌无力，导致患者从椅子或马桶上站立困难，爬楼梯困验、伸手拿东西或梳头也困难。后面章节讨论的某些疾病中可见特定的近端肌肉受累模式，但面肌眼外肌、延髓肌、心肌和呼吸肌有时也可受累。必须掌握详细的家族史，进行充分的系统回顾和获取全面的药物使用情况。而分子遗传学和免疫学的重大进展促进了我们对这一组复杂疾病的理解。

表 23-1　肌病的分类

遗传性
先天性肌病
肌营养不良
肌强直
离子通道病
代谢性肌病
线粒体肌病
获得性
炎症 / 免疫介导性肌病
药物所致的肌病
中毒性肌病
继发于全身疾病的肌病
内分泌性肌病
感染性肌病

◎ 临床表现

A. 症状和体征

肌无力和易疲劳是肌病最常见的症状。疲劳本身是一种非特异性症状，它可以由许多不同的原因引起，包括许多非肌病的病因。易疲劳是肌肉疾病患者的常见症状，而与肌无力不成比例的极度疲劳则应怀疑神经肌肉接头疾病。根据损伤的性质，可出现不同程度肌肉疼痛（肌痛）、僵硬、肌痉挛或痛性痉挛。在某些情况下可出现肌肉萎缩或肥大。还应询问患者尿液颜色，当呈暗红色，提示肌红蛋白尿症。

肌病的典型症状列于表 23-2。某些疾病可出现复视、吞咽困难和呼吸短促。肌无力分布可能因疾病不同而不同，出现某些肌肉比其他肌肉更易受累。各种肌病的典型模式见表 23-3。

表 23-2 肌病的症状

肌无力—上肢近端，大腿，颈屈肌
疲劳
运动不耐受
肌肉痛性痉挛
挛缩
肌痛
肌红蛋白尿
肌肉萎缩或肥大

表 23-3 肌病的肌无力模式

模式	相关肌病
肢带型（近端）肌无力	最常见的肌病模式和非特异性，包括炎症，药物诱导或中毒性，和遗传性
远端肌无力为重	包涵体肌炎（IBM），强直性肌营养不良，Miyoshi 和 Nonaka 型远端肌病
上臂远端和大腿近端无力	包涵体肌炎
双侧面部、肩带和上肢近端无力	面肩肱型肌营养不良
肩带（上肢近端）和下肢远端无力	肩腓型面肩肱型肌营养不良
全身肌无力	周期性瘫痪和大多数肌病的终末期
颈伸肌无力（垂头）	包涵体肌炎，孤立型颈伸肌病，线粒体肌病，杆状肌病，代谢性肌病，某些肌营养不良
早期累及呼吸肌	酸性麦芽酶缺乏（糖原累积病Ⅱ型），严重的多发性肌炎
主要为眼部和咽部肌无力	眼咽型肌营养不良，线粒体肌病
短暂性肌无力	代谢性肌病，线粒体肌病，周期性瘫痪
肌肉放松延迟 / 僵硬	肌强直性肌病

肌张力通常降低，在婴儿患者中可表现为“松软儿”。在特殊疾病中，如那些以运动单位持续过度活动为特征的疾病，或早期即出现关节挛缩的肌营养不良，可见肌肉僵硬现象。肌强直可见于特定的肌营养不良和离子通道疾病（通道病）。肌肉萎缩常见，但在某些疾病中可见结缔组织和脂肪替代造成的假性肥大（尤其是腓肠肌群）。在严重肌无力的患者中，腱反射可减弱或消失。肌肉压痛可以很明显，也可能不存在。内分泌疾病如甲状腺疾病的全身体征和症状可能很明显，而皮疹则可能提供诊断线索。在一些先天性肌病中，还存在特殊面容和骨骼畸形。

B. 实验室检查

评估可疑肌病患者的常规检查和进一步检查详见表 23-4。肌酶如肌酸激酶（creatine kinase, CK）可能显著升高、轻度升高或正常。肌肉损伤后，CK 从肌浆网内释放进入血清。其他酶和蛋白包括醛缩酶、天门冬氨酸转氨酶、丙氨酸转氨酶、肌红蛋白和乳酸脱氢酶。当血清肌红蛋白水平超过肾阈值时，就出现肌红蛋白尿，即在没有红细胞的情况下产生深色尿

表 23-4 评估肌病的实验室检查和诊断性检查

常规检查	进一步检查[a]
血清学	血清学
肌酸激酶	艾滋病筛查
醛缩酶	甲状旁腺激素
肝酶（AST，ALT）	乳酸、丙酮酸
乳酸脱氢酶	肉碱
甲状腺功能检查	尿酸
电解质（含钙、磷、镁）	肌炎特异性抗体检测
红细胞沉降率	胸部 X 线摄影
血管紧张素转换酶	肺功能测试
肌红蛋白	经胸廓的超声心动图
尿检和尿肌红蛋白	动态心电图监测
心电图	基因检测
肌电图	肌肉磁共振成像
	肌肉活检

AST= 天门冬氨酸转氨酶；ALT= 丙氨酸转氨酶；

[a] 根据临床考虑

液和潜血阳性尿液。还应完善甲状腺功能检查和全面的代谢筛查。在适当的临床背景下，应检测肌炎特异性自身抗体（如抗 jo-1 抗体），因为这些抗体可能在炎性肌病中被发现。血清乳酸和丙酮酸可能提示线粒体肌病，某些代谢性肌病可发现尿酸升高。

肌肉疾病患者可出现丙氨酸转氨酶、天门冬氨酸转氨酶和乳酸脱氢酶水平升高；谷氨酰转肽酶（r-GT）含量正常可以判定是肌肉损伤而非肝脏病变所致。还应完善血清肌酐和电解质检测，因为慢性肾功能衰竭和低钾血症均与肌无力有关。在高钙血症患者中应完善甲状旁腺激素水平检查。当怀疑有重叠综合征或诊断为风湿性多肌痛时，红细胞沉降率检查是有用的。血清血管紧张素转换酶水平升高提示结节病，HIV 的检测也是必要的。

肺功能测试可以证实呼吸困难患者存在呼吸肌受累。怀疑心肌受累的肌病患者，当有临床症状时须完善心电图、超声心动图和动态心电图检查。当临床考虑为遗传性肌病时，必须完善基因检测。

C. 影像学检查

影像学检查很少被作为常规检查而提及。特殊情况下，如定位最佳的活检部位，寻找肌肉炎症的额外证据或确定肌肉受累的精确模式，肌肉 MRI 可确定炎症范围，肌肉水肿，肌肉组织萎缩和脂肪化。超声检查迅速，可以帮助选择活检部位，特别是在年幼的患者。

D. 特殊检查

肌电图和神经传导检查是肌病诊断的基础。肌电图和神经传导检查是神经病学检查的延伸，全面的电生理学检查可以对周围神经系统病变的定位进行微调。肌电图和神经传导检查可以证实存在肌肉疾病，并排除神经肌肉接头、周围神经或前角细胞疾病。神经传导检查在单纯的肌病中通常是正常的（除非肌无力的模式是远端为主型）。肌电图对于确定肌病及鉴别肌源性病变还是神经源性病变至关重要。理想情况下，应进行定量肌电图检查。肌病的典型肌电图表现包括短时程、多时相、运动单位电位波幅小；这取决于每个运动单位中肌肉纤维的损失的程度（见图 2-7）。

由于需要募集更多的运动单位（由于肌肉纤维减少，每个运动单位的力量减小）来产生既定力量，故可以看到早期募集现象。以正锐波和纤颤（代表由于坏死或炎症引起的肌膜兴奋）形式表现的自发电位，可因病因不同而出现不同的数量，这通常可以协助缩小鉴别诊断的范围。

肌肉活检虽然受限于取材，但仍然是诊断肌肉疾病的金标准（图 23-1）。选择一块受累但又不能太严重的肌肉非常重要，并尽量减少人为影响。常见的活检部位包括大腿股外侧肌和上肢肱二头肌或三角肌。在进行过针式肌电图的肌肉上取活检应至少延迟 1 个月或在对侧进行。

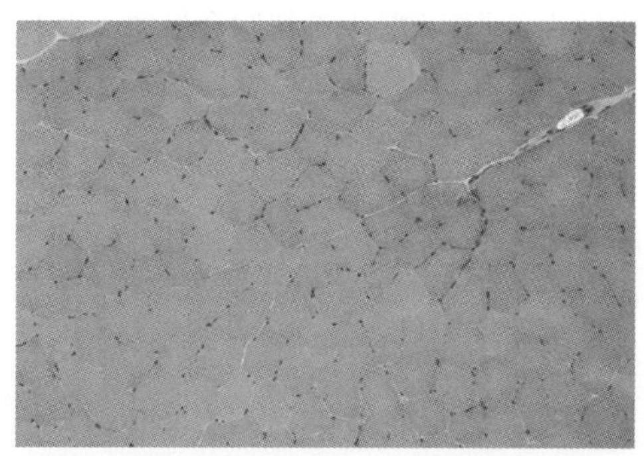

图 23-1　**肌肉苏木素－伊红（HE）染色显示正常肌肉纤维（经同意使用：Arthur Hayes, MD, Columbia University）**

◎ 治疗

肌病的治疗通常涉及多学科团队协作，包括神经科、康复科、心内科、呼吸科、遗传科、风湿科和骨科专家。药物治疗具有疾病特异性；请参考下面关于个病的讨论。

获得性肌病

炎性肌病

特发性炎性肌病（或“肌炎”）包括皮肌炎、包涵体肌炎（inclusion body myositis, IBM）和多发性肌炎（polymyositis, PM），虽然 PM 现在更常被归类为特定的亚型，如抗合成酶综合征和免疫介导的坏死性肌病（immune-mediated necrotizing myopathy, IMNM）。这些疾病的发病率为 1 ~ 2/100 000 人。肌肉活检可发现典型的炎性浸润。炎性肌病可以是特发性的，尽管常发现系统性结缔组织病的证据。它们也可能与恶性肿瘤有关。皮肌炎可累及儿童和成年人，且女性患者多于男性患者。PM 主要影响成年人。IBM 通常在 50 岁以后出现，男性比女性多，白人比黑人略多。这些疾病的发病机制不同。皮肌炎源于针对肌肉血管的体液免疫过程，伴有补体介导的组织损伤。在 PM 中，无微血管病变和肌肉缺血证据，而是由 T 细胞介导的一个抗原导向的细胞毒性过程。60% ~ 70% 的肌炎患者血清中可检测到肌炎抗体。存在两种抗体，即肌炎特异性抗体（myositis-specific antibody, MSA）和肌炎相关抗体（myositis-associated antibody, MAA），后者也可见于其他系统性自身免疫性疾病。

（一）多发性肌炎

诊断要点

◎ 肌病样分布的肌无力
◎ 显著的肌肉疼痛和压痛（1/3 的患者）
◎ 针极肌电图可见自发电位、肌病性运动单位和募集模式
◎ 血清 CK 水平升高
◎ 存在肌炎抗体（60% ~ 70%）
◎ 肌肉活检提示肌内膜下炎细胞浸润（典型的 PM）或以伴有炎症的坏死为特征（IMNM）

◎ 概述

多发性肌炎可单独发生，但常合并有系统性自身免疫性疾病（如系统性红斑狼疮、干燥综合征、原发性胆汁硬化、克罗恩病、乳糜泻、白塞病、移植物抗宿主病、血管炎、结节病、桥本甲状腺炎、银屑病、重症肌无力）。它可以是 HIV 感染的第一个临床症状。需要排除其他感染性疾病，肌肉毒性药物和毒素相关性肌病，内分泌相关性肌病，生化或遗传性肌肉疾病。T 细胞介导的细胞毒性免疫过程被认为介导了多发性肌炎的一系列炎症过程，而 B 细胞介导的体液免疫过程，则与皮肌炎的发病有关。多发性肌炎被分为以下两个亚型：抗合成酶综合征和免疫介导性坏死性肌病。

◎ 临床表现

A. 症状和体征

多发性肌炎患者通常表现为数周至数月进展、对称性、肢带型肌无力（很少几天）。有些病例中，肢体无力之前可有上呼吸道感染的前驱症状。当多发性肌炎与系统性自身免疫性疾病相关时，还会出现其他症状和体征。

呼吸短促可继发于心肌或呼吸肌受累，或存在肺间质性疾病时（当有抗合成酶综合征时）。抗合成酶综合征与氨酰 -tRNA 合成酶抗体（如抗 Jo-1 抗体）有关，氨酰 -tRNA 合成酶是在蛋白合成过程中起关键作用的一组胞浆内的酶。抗合成酶综合征患者表现为发热、间质性肺病、雷诺现象、机械手（手掌和手指皮肤的过度角化与开裂）、关节痛和肺部受累。40% 的多发性肌炎患者可出现心脏受累，引起传导阻滞、快速性心律失常、扩张性心肌病、充血性心力衰竭和心肌炎。口咽部和远端食管肌无力可造成吞咽困难。面肌受累并不少见。按压受累肌肉可提示肌肉压痛，特别是在疾病早期。体重下降、疲劳和全

身不适感很常见。应仔细检查皮肤有无皮疹，而皮疹则提示可能有皮肌炎。如果是免疫介导的坏死性肌病，疾病的进展通常迅速而凶险，即使已予以治疗或停用了诱发的他汀类药物。

B. 实验室检查

即使是活动性疾病患者，血清肌酸激酶（CK）水平也可能正常，但 CK 通常是正常上限的 50 倍。其他肌酶（如醛缩酶、转氨酶和乳酸脱氢酶）也可能升高。当 CK 水平较高时，可用于评估疾病的活动性和治疗效果。肌炎抗体谱用于支持诊断和将肌炎分类。例如，在与间质性肺病高度相关的抗合成酶综合征中，19% 的患者存在抗 Jo-1 自身抗体，另外 3.5% 的患者合并其他的抗合成酶抗体。抗 TIF-1γ 自身抗体与恶性肿瘤高度相关。

C. 特殊检查

通常可见大量自发活动的肌病性肌电图，提示肌肉的坏死和炎症改变。对受累肌肉的神经传导检查提示感觉神经动作电位正常，运动神经动作电位降低。

超声心动图和心脏 MRI 核素闪烁显像可显示室壁运动异常、射血分数降低或其他心力衰竭和浸润性心肌病的特征。间质性肺病患者胸部扫描可见弥漫性网状结节浸润或“毛玻璃”样改变，而肺功能检查可见限制性通气障碍。

肌肉活检明确地显示肌内膜炎性浸润（图 23-2），肌纤维坏死，以及散在的肌纤维萎缩和再生。

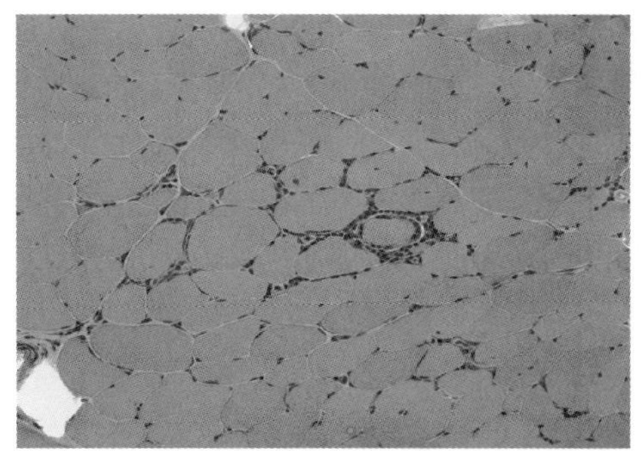

图 23-2 一名多发性肌炎患者肌肉活检标本的苏木素 – 伊红（HE）染色显示肌肉纤维周围肌内膜的结缔组织炎性浸润（经同意使用：Arthur Hayes, MD, Columbia University）

◎ 治疗

泼尼松是多发性肌炎的一线治疗药物，根据临床严重程度，初始时给予大剂量静脉注射或口服治疗。维持剂量为 1mg/kg · d^{-1}（不超过 100mg/d），并至少应持续 3 个月。如果观察到良好的反应（即肌肉力量客观增加，伴或不伴 CK 水平下降），剂量应逐渐减少，并维持在最低有效剂量。如果临床疗效差或不能耐受类固醇，可改用非类固醇的免疫抑制剂，如硫唑嘌呤、甲氨蝶呤或霉酚酸酯。硫唑嘌呤，初始剂量为 50mg/d，然后逐渐上调至 2 ~ 3mg/kg · d^{-1}，分 2 ~ 3 次口服。替代疗法，甲氨蝶呤，每周 0.5 ~ 0.8mg/kg，肌内注射，或 15 ~ 25mg/ 周口服。也可用霉酚酸酯，每次 1g，每天 2 次，口服治疗。因为甲氨蝶呤可致肺纤维化，故在其治疗之前，建议对肺间质性疾病进行评估。大剂量丙种球蛋白治疗，2g/kg，间断给药，也同样可用于多发性肌炎患者。这在免疫缺陷患者或那些免疫抑制和皮质激素使用有禁忌的患者中通常是首选治疗方法。环磷酰胺 1 ~ 2mg/kg · d^{-1} 口服可用于难治性多发性肌炎病例。病例报道和系列研究表明，在某些情况下血浆置换治疗有效。

多发性肌炎的药物治疗持续时间尚不明确，但过早停药则常导致病情复发。因免疫介导的坏死性肌病通常呈快速恶化进展，故利妥昔单抗联合类固醇已被用于治疗该病。治疗过程中，应考虑到皮质类固醇肌病发生的可能性（稍后讨论）。为最大限度地恢复患者的运动功能，患者还应接受康复治疗。重症患者通常需要呼吸科、风湿免疫科和康复科等多学科专家的诊治。

尽管通过以上方法可以有效地缓解多发性肌炎的症状，但目前还没有治愈多发性肌炎的方法。患者的临床过程可能呈缓解或复发，但有些患者对治疗可能无明显效果，病情进展至明显残疾状态。少数情况下，在严重肌无力的患者中，可能因呼吸肌受累而出现呼吸衰竭，吞咽肌无力则可出现严重的营养不良。

（二）皮肌炎

诊断要点

◎ 儿童期或成年期起病
◎ 肌病样分布的肌无力
◎ 特征性皮肤损伤
◎ 显著的肌肉疼痛和压痛（1/3 的患者）
◎ 针极肌电图检查可见自发电位
◎ 血清肌酸激酶水平明显升高
◎ 肌肉活检中血管周围和肌束周围炎性浸润，伴束周萎缩的证据，为最终诊断提供依据

◎ 概述

皮肌炎（dermatomyositis）通常独立发病，但可能与系统性硬化症、混合性结缔组织病（重叠综合征）和恶性肿瘤（乳腺、肺、卵巢、胃、霍奇金淋巴瘤、结肠）的副肿瘤综合征有关。在成人型皮肌炎患者中，恶性肿瘤的发病率增加。类似于皮肌炎的筋膜炎和皮肤变化可发生在嗜酸性筋膜炎－肌痛综合征（eosinophilia-myalgia 综合征）和终末期肾病患者的钙化综合征中。前者是一种系统性疾病，其特点是嗜酸性粒细胞计数增高和无力性肌肉疼痛，同时，它也累及皮肤、筋膜、周围神经、血管、心脏和肺；后者临床上类似于皮肌炎（见下文关于慢性肾功能衰竭相关肌病的讨论）。

目前认为 B 细胞主导了皮肌炎的一系列炎症过程，而 T 细胞则是参与了多发性肌炎的发病。皮肌炎被认为是以血管内皮细胞（肌内膜内的血管）为免疫攻击目标的一种全身性微血管病变。

◎ 临床表现

A. 症状和体征

一般情况下，皮肌炎的临床表现与多发性肌炎相同，但有以下特征性皮肤病变：

1. 伴随眼睑水肿的淡紫色皮疹和面部皮疹。

2. Gottron 征（指节红斑，伴有隆起的紫鳞性皮疹）。

3. 膝盖、肘部、踝部、颈底部和上胸部的红疹（“V”形征），或背部和肩膀上部的红斑（“披肩”征），这些皮疹日晒后可加重。

4. 指甲底部扩张的毛细血管环。

在抗合成酶综合征出现的机械手（多发性肌炎中曾描述）也可发生在皮肌炎中。在儿童中，皮下钙化可能穿透皮肤，导致溃疡和感染。屈曲挛缩常发生于儿童皮肌炎，致使其用脚趾走路。

B. 实验室检查

皮肌炎的实验室检测与多发性肌炎相同，肌电图结果在两种疾病中也相同。自身抗体检测有助于进一步明确疾病亚型，如那些与间质性肺病或癌症相关的抗体。存在 MDA5 抗体的患者往往有快速进展的间质性肺病。TIF-1γ 的自身抗体与恶性肿瘤高度相关。50% 的青少年皮肌炎患者存在 TIF-1γ 抗体、NXP2 抗体和 MDA5 抗体。针对 Mi-2 抗原的抗体几乎只存在于皮肌炎患者（尽管只有 15% 的患者存在）。存在这种抗体的患者通常有“V”形征或“披肩”征样皮疹和对类固醇高度敏感。肌肉活检可明确血管周围或肌束间炎性浸润，或两者皆有，并伴束周围萎缩（图 23-3）。C5b-9 补体膜攻击复合物在小血管上的沉积先于皮肤肌炎患者炎症细胞的出现和肌肉结构的改变。

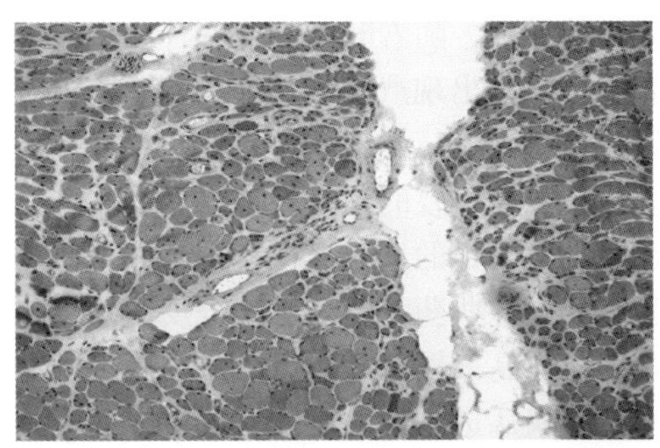

图 23-3　从一名皮肌炎患者获得的肌肉活检标本经苏木素 – 伊红染色（HE）显示血管周围炎性浸润和肌纤维的束周萎缩；肌束周围的肌纤维变小，位于深部的肌纤维大小正常（经同意使用：Arthur Hayes, MD，Columbia University）

◎ 治疗

尽管采用针对 B 细胞表达的 CD-20 表面抗原抗人 / 鼠嵌合单克隆抗体，即利妥昔单抗治疗（共 2 次注射治疗，每次 1g，每隔 2 周注射 1 次），在非对照的皮肌炎研究中显示了令人鼓舞的结果，但皮肌炎的治疗和预后一般与多发性肌炎的类似，见前讨论。与多发性肌炎相比，皮肌炎的治疗差异主要与皮肤受累有关，皮肌炎可能需要局部皮质激素治疗和保护性操作，如强效防晒霜和防护服。心脏或肺部受累的患者，是疾病更为严重的标志，可出现治疗无效和预后极差。

（三）包涵体肌炎

诊断要点

- ◎ 通常 50 岁以后发病
- ◎ 肌无力呈肌病样分布
- ◎ 近 50% 的患者有远端无力（指屈肌和足背屈肌）
- ◎ 选择性非对称性肌无力（股四头肌、髂腰肌、三头肌、肱二头肌）
- ◎ 针极肌电图可见自发电位
- ◎ 血清肌酸激酶水平中度升高

◎ 概述

对于疑诊多发性肌炎但疗效差的老年患者，尤其是表现为不对称型或远端型肌无力的患者，应考虑到包涵体肌炎（IBM）的可能。这种疾病可类似于肌萎缩侧索硬化，15% 的病例与系统性自身免疫性疾病有关。一些感染了 HIV 和丙型肝炎病毒的患者可出现临床和组织学上都与 IBM 相似的肌病。还有一种极为罕见合并脑白质病的家族性包涵体肌炎。与皮肌炎和多发性肌炎相比，IBM 的发病机制和治疗反应有其独特之处。

◎ 临床表现

A. 症状和体征

肌无力分布的模式和进展过程可将这种疾病与多发性肌炎区分开来。IBM 是一个隐匿的、缓慢进展的过程，50 岁以后发病，从发病到诊断可长达 6 年。其特征性表现包括：

1. 早期远端肌无力（腕和指屈肌、足背屈肌）

2. 伴早期膝腱反射丧失的早期股四头肌无力

3. 非对称性肌无力

眼外肌通常不受累，但可出现轻度面肌无力和严重吞咽困难。高达 30% 的患者存在周围神经病变。多达 15% 的患者会出现系统性自身免疫性疾病的症状。

B. 实验室检查

实验室检查可见 CK 水平正常或中度升高（高达正常上限的 10 倍）。通常无典型的肌炎特异性抗体，除非存在相关的自身免疫性疾病。然而，最近发现的针对胞质 5’ – 核苷酸酶 1A（cN1A）的抗体在 33% ～ 61% 的 IBM 患者中发现，但其不是特异性 IBM 抗体，因为它可能在其他类型的肌炎或无症状的个体中发现。一项研究表明，抗 cN1A 抗体阳性的 IBM 患者，其死亡率增加。已报道 IBM 中单克隆 γ 蛋白病的发生率增加。肌电图和神经传导检查提示在主要的异常自发电位的“肌病”特征上，合并轻度轴索性多神经病改变和神经源性运动单位改变。肌肉活检显示不同程度的肌内膜下炎症、坏死、神经源性肌萎缩、嗜酸性包涵体和一个或多个具有镶边空泡的肌纤维（图 23-4A）。这些包涵体含有 β 淀粉样物质，可通过刚果红染色在偏振光下得到显示（图 23-4B）。这一发现使人们猜测 IBM 是一种伴有炎症和肌肉变性的肌肉退行性疾病，而不是自身免疫性炎症性肌病。

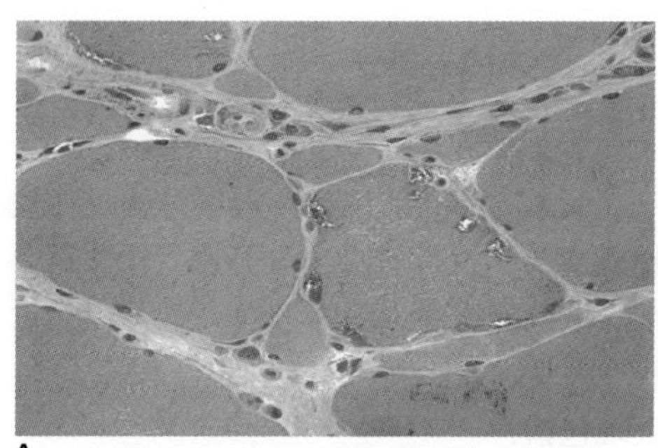

图 23-4A　一名包涵体肌炎患者肌肉活检标本苏木素－伊红染色（HE），显示嗜酸性包涵体和含有镶边空泡的肌纤维（经同意使用：Arthur Hayes, MD，Columbia University）

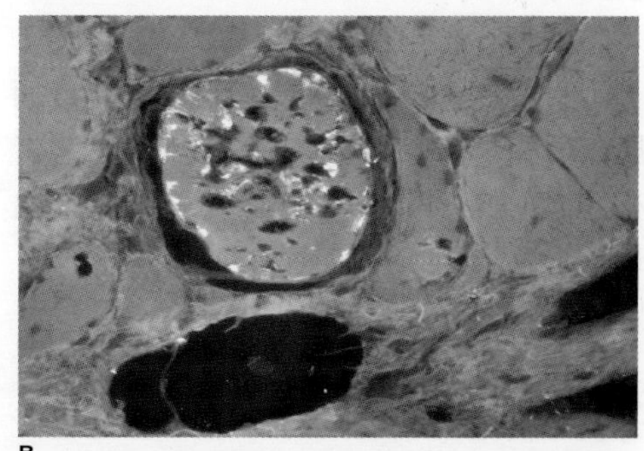

图 23-4B　包涵体肌炎。在偏光镜下显示的经刚果红染色的含有淀粉样 β 沉积物的空泡性肌纤维（经同意使用：Arthur Hayes, MD，Columbia University）

◎ 治疗

IBM 没有治愈的疗法，其病程通常是一个缓慢的直线进展过程。很少看到病情缓解的情况，随着时间的推移，大多数患者会残疾，出现严重的功能障碍。与 IBM 可能是一种退行性疾病而非自身免疫性疾病的观点相一致的是该病对皮质类固醇和免疫抑制治疗的反应通常较差，尽管此前报道其对这些药物治疗有部分反应。每月静脉注射高剂量免疫球蛋白（2g/kg）可能对防止疾病进展轻微有效，并在特殊情况下可能是必要的（如有严重吞咽困难的患者）。康复治疗有助于最大程度保持患者肢体功能和防止挛缩。

（四）结节病性肌病

诊断要点

- ◎ 多达 11% 的结节病患者有症状性肌肉受累
- ◎ 50% ～ 80% 的结节病患者有无症状性肌肉受累
- ◎ 缓慢进展、对称性近端肌无力
- ◎ 常无疼痛
- ◎ 活检提供肌肉内大量非干酪性肉芽肿的证据
- ◎ 通常合并肺部和肺外的临床表现

结节病肌肉受累通常无症状，但可出现进展性近端肌无力。肌无力通常呈隐匿性和对称性，但也可呈急性、亚急性，局灶性或多灶性，包括累及延髓肌和呼吸肌。极少数情况下，结节病可与包涵体肌炎相关。受累肌肉可出现萎缩、假肥大、结节状或触痛。结节病通常可表现为肺部和肺外症状，但也可能表现为孤立性结节病性肌病，肌病的体征和症状则成为其主要表现。血清肌酸激酶水平可正常或升高。

系统性结节病的实验室和放射学证据通常适用于结节性肌病。镓 67 闪烁显像可用于检测肌肉炎症。肌电图和神经传导检查可以正常或表现为肌病特征，伴或不伴异常的自发电位。可合并出现结节病性周围神经病变。肌肉活检常提示炎性细胞浸润，并伴有非干酪性肉芽肿和节段性肌纤维坏死。大多数患者接受皮质类固醇治疗后病情好转。

Amato A A, Griggs R C. Treatment of idiopathic inflammatory myopathies. *Curr Opin Neurol* 2003;16:569-575. [PMID:14501840] (Reviews the results of therapeutic trials in inflammatory myopathies and offers an approach to treating patients with these disorders.)

Berger C, Sommer C, Meinck H M. Isolated sarcoid myopathy. *Muscle Nerve* 2002;26:553-556. [PMID: 12362424]

Bronner I M, et al. Polymyositis: An ongoing discussion about a disease entity. *Arch Neurol* 2004;61:132-135. [PMID: 14732633]

Chung L, Genovese M C, Fiorentino D F. A pilot trial of rituximab in the treatment of patients with dermatomyositis. *Arch Dermatol* 2007;143(6):763-767. [PMID: 17576943]

Dalakas M C. Therapeutic approaches in patients with inflammatory myopathies. *Semin Neurol* 2003;23:199-206. [PMID:12894385] (Reviews treatment options that are currently available as well as new agents on the therapeutic horizon.)

Fathi M, et al. Interstitial lung disease, a common manifestation of newly diagnosed polymyositis and dermatomyositis. *Ann Rheum Dis* 2004;63:297-301. [PMID: 14962966]

Imbert-Masseau A, Hamidou M, Agard C, Grolleau JY, Chérin P. Antisynthetase syndrome. *Joint Bone Spine* 2003;70(3):161-168.[PMID: 12814758]

Laconis D. The utility of muscle biopsy. *Curr Neurol Neurosci Rep* 2004;4:81-86. [PMID: 14683634]

Mastaglia F, Garlepp M, Phillips B, Zilko P. Inflammatory myopathies:Clinical, diagnostic and therapeutic aspects. *Muscle Nerve* 2003;27:407-425. [PMID: 12661042] (An excellent clinical overview of dermatomyositis, polymyositis, and IBM.)

Tournadre A, Dubost J J, Soubrier M. Treatment of inflammatory muscle disease in adults. *Joint Bone Spine* 2010;77(5):390-394. [PMID: 20627789]

Walter M C, et al. High-dose immunoglobulin therapy in sporadic inclusion body myositis: A double-blind, placebo-controlled study. *Neurology* 2000;247:22-28. [PMID: 10701893]

感染性肌病

（一）HIV 相关性肌病

诊断要点

- ◎ 进展性近端肌无力
- ◎ 肌痛（通常存在）
- ◎ 免疫抑制的程度与肌病的发展无关
- ◎ 肌肉活检中的破碎红纤维提示因核苷类反转录酶抑制剂引起的线粒体肌病
- ◎ 伴发 HIV 周围神经病变（部分患者存在）

◎ 概述

与 HIV 相关的肌病并不常见。免疫抑制的程度还未显示会影响肌肉疾病的发展。这些肌病包括与抗反转录病毒治疗相关的线粒体肌病［核苷类逆转录酶抑制剂（nucleoside reverse transcriptase inhibitors, NRTIs），特别是齐多夫定（AZT）］，多发性肌炎，包涵体肌炎，微血管炎，引起肌炎的继发性感染（化脓性肌炎、真菌性肌炎），横纹肌溶解，以及艾滋病病毒消耗综合征。随着包括核苷类反转录酶抑制剂在内的新型抗反转录病毒疗法的出现，齐多夫定的使用及其伴随的肌肉毒性已明显下降。人类嗜T淋巴细胞病毒1型（Human T-lymphotropic virus，HTLV-1）相关的肌炎也可伴或不伴发白血病或脊髓病。在 HIV 感染性肌病患者的肌纤维中也可发现杆状体。

◎ 临床表现

A. 症状和体征

不论病因如何，HIV 相关性肌病的患者常表现为进行性近端肌无力和肌痛。根据潜在病因的严重程度和特性，肌无力可呈亚急性或慢性病程。临床特征不能区分不同病因，在一些患者中，可同时存在多种病因。同时，并发的周围神经病或脊髓病，或两者都存在，可掩盖或混淆肌病症状。继发性细菌或真菌感染引起的肌炎患者存在发热症状，如果不治疗，这些患者会发展为脓毒症。艾滋病病毒消耗综合征的特征是严重的非自愿体重下降和全身肌肉萎缩，但也可发生轻度的近端无力和肌痛。

B. 实验室检查和诊断性检查

实验室检查和诊断性检查有助于区分 HIV 阳性患者中不同的肌病（表 23-4）。

◎ 治疗

因为 HIV 相关性肌病总体上是罕见的，目前尚无明确的治疗标准。新型 NRTI 的研发在很大程度上降低了像齐多夫定这样的较老的 NRTI 带来的线粒体毒性和肌病。然而，如果使用了老的 NRTI 药物，并出现了线粒体肌病，应给患者更换为新的治疗药物。如果在疑似与齐多夫定相关的肌病患者，行针极肌电图发现提示炎性肌病大量自发活动，则静脉注射免疫球蛋白可能获益。艾滋病病毒相关性肌炎，则抗反转录病毒治疗可能是有益的。在这些患者中，静脉注射免疫球蛋白治疗可能比皮质类固醇更有效、更安全，而且进一步免疫抑制的风险更小。如果需要，化脓性肌炎则需要适当的抗生素和引流治疗。合成代谢类固醇，如司坦唑醇和氧甲氢龙，可能减少艾滋病病毒消耗综合征患者的体重下降，但对肌力改善无明显作用。

Verma S, Misca E, Estanislao L, Simpson D. Neuromuscular complications in HIV. *Curr Neurol Neurosci Rep* 2004;4:62-67.[PMID: 14683631] (Reviews clinical manifestations, pathogenesis,diagnosis, and management of the neuromuscular complications of HIV, including myopathy.)

（二）其他病毒所致肌炎

诊断要点

◎ 发热性疾病

◎ 肌痛

◎ 肌无力

◎ 血清肌酸激酶水平明显升高

除了诱发 PM，病毒还能引起急性和亚急性炎性肌病。与肌病相关的最常见病毒包括流感、肠病毒、反转录病毒和肝炎病毒。流感和柯萨奇病毒是最常见的病因。HTLV-1 可导致更慢性化的肌病，类似于多发性肌炎，伴或不伴脊髓病或多发性神经病。呼吸道合胞体病毒和单纯疱疹病毒也可出现肌病，临床表现为发热性疾病、肌痛和肌无力。HTLV-1 相关性多发性肌炎通常不发热。血清肌酸激酶水平常明显升高，可出现肌红蛋白尿和肾功能衰竭。心肺功能损害并不少见，尤其是在成年人中，他们的预后通常比儿童患者差。泼尼松，60mg/d，可能对 HTLV-1 相关的多发性肌炎患者有利。

（三）细菌性肌炎

诊断要点

◎ 发热性疾病

◎ 肌痛

◎ 局灶性或严重的肌无力

◎ 血清肌酸激酶水平明显升高

脓性肌炎（pyomyositis）（肌肉脓肿）

的危险因素包括 HIV 感染、糖尿病、静脉注射吸毒、皮肤感染、恶性肿瘤、风湿病和肌肉创伤。金黄色葡萄球菌是最常见的病原菌，而热带地区化脓性肌炎的发病率更高。链球菌、大肠埃希菌、耶尔森菌、分枝杆菌、支原体和军团菌也有相关报道。非艾滋病毒感染的患者更容易出现革兰氏阴性感染。

细菌性肌炎（bacterial myositis）通常只发生在有原发性感染的部位。患者经常合并全身感染的症状，如果不及早治疗，可能会发展成败血症。受累肌肉通常发热、疼痛和触痛，伴局部或严重的肌无力。血清肌酸激酶水平常升高，大多数患者伴中性粒细胞增多和红细胞沉降率升高。然而，白细胞计数增多和菌血症在 HIV 感染的患者和化脓性肌炎的患者中较少发生。

细菌性脓肿可通过超声、CT 或 MRI 定位，以进行穿刺抽吸和诊断。通常在疾病的早期使用恰当的抗生素静脉治疗即可，但对于严重的感染，则需要引流治疗。

Crum NF. Bacterial pyomyositis in the United States. *Am J Med* 2004;117:420-428. [PMID: 15380499]

（四）寄生虫性肌炎

诊断要点

◎ 发热

◎ 肌痛

◎ 近端肌无力

◎ 血清肌酸激酶水平升高

◎ 通常情况下，血中嗜酸性粒细胞明显升高

旋毛虫病（trichinosis）、囊虫病（cysticercosis）和弓形体病（toxoplasmosis）可引起炎性肌病，这些感染的发病率在艾滋病患者中有所增加。最明显的症状是肌肉疼痛而非单纯肌无力，严重病例除外。表 23-5 总结了这些寄生虫性肌病（parasitic myopathy）的临床表现和治疗。关于与艾滋病相关的弓形虫病的进一步讨论见第 28 章。

表 23-5　寄生虫肌病：临床表现与治疗

	旋毛虫	囊虫	弓形虫
临床表现	类似于多发性肌炎，然而肌痛比单纯肌无力更常见 可累及眼肌和呼吸肌	通常无症状 可有肌痛，然而单纯肌无力罕见 眼外肌可受累 可出现肌肉肥大和结节	类似于多发性肌炎，然而肌痛比单纯肌无力常见，很少类似于皮肌炎
实验室检查和影像学检查	血清 CK 水平增高 嗜酸性粒细胞增高	血清 CK 水平通常正常 嗜酸性粒细胞增高 平片可显示钙化灶	血清 CK 水平升高 抗弓形虫抗体（IgG、IgM）明显增加
肌电图表现	类似于多发性肌炎	基本正常	类似于多发性肌炎
肌肉活检	确诊	确诊但通常不必要	确诊
治疗	阿苯达唑，每日 3 次，每次 400mg，共 2 周，治疗幼虫和成虫 泼尼松，1 ~ 1.5mg/kg·d^{-1}，改善肌无力	通常不需要治疗 阿苯达唑，15mg/kg·d^{-1}，用于有症状者；然而，使用有争议性，且有加重症状的潜在风险 泼尼松，1 ~ 1.5mg/kg·d^{-1}，可减轻急性炎症反应	乙胺嘧啶，初始 200mg，随后 50 ~ 100mg/d，和磺胺嘧啶 4 ~ 6g/d，同时服用叶酸，10 ~ 50mg/d 血浆置换治疗

Bale Jr J F. Cysticercosis. *Curr Treat Options Neurol* 2000;2:355-360. [PMID: 11096760]

药物性肌病或毒性肌病

药物可通过多种机制引起肌病，见表 23-6。药物性肌病（drug-induced myopathy）必须在服药数周到数月后发病，停药数周后缓解（极少数情况下除外），再次使用时再次复发。大多数毒性 / 药物性肌病是纯坏死性或空泡性的。接下来将讨论两种常见的药物性肌病，以及由大量饮酒和危重病引起的肌病。

皮质类固醇肌病

诊断要点

◎ 缓慢进展的近端无力（最常见）
◎ 部分患者呈快速进展的肌无力（罕见）
◎ 长期使用皮质类固醇治疗后发病（如泼尼松＞ 30mg/d）
◎ 库欣面容，及其他慢性类固醇使用的特征
◎ 血清肌酸激酶水平通常正常
◎ 肌电图正常，或无自发活动的肌病特征
◎ 肌肉活检显示 2b 型肌纤维萎缩

◎ 概述

糖皮质激素是最常见的涉及毒性肌病的原因。肌肉毒性主要与氟化皮质激素有关，如地塞米松、倍他米松和曲安奈德。大剂量吸入性氟替卡松引起儿童肌病。很少情况下，慢性皮质类固醇会导致线粒体功能障碍和运动神经元损害。

◎ 临床表现

临床上已确定两种形式的皮质类固醇肌病（corticosteroid myopathy）。第一种，

表 23-6 药物性肌病的发病机制

机制	药物类型 / 药物
坏死	HMG-CoA 还原酶抑制剂（他汀类药物） 其他降胆固醇药物（贝特类） 免疫抑制剂（环孢素和他克莫司） 拉贝洛尔 丙泊酚
溶酶体自噬（空泡）	氯喹 羟氯喹 胺碘酮
蛋白合成受损 / 分解代谢增加	皮质类固醇 非那雄胺 西咪替丁
抗微管	秋水仙碱 长春新碱
线粒体毒性	抗反转录病毒药物（齐多夫定）
炎性变	L- 色氨酸 青霉胺 西咪替丁 苯妥英、拉莫三嗪 α- 干扰素 伊马替尼

最常见，是一种慢性、缓慢进展的以轻到中度的近端肌无力、库欣面容、慢性皮质类固醇的摄入为特征的肌病，通常泼尼松使用剂量＞ 30mg/d。在这些患者中，血清 CK 水平可能是正常的。肌电图正常，或有肌病特征性改变，但无自发活动，这与多发性肌炎不同。

第二种类型的皮质类固醇肌病通常发生在重症监护病房的危重患者。在重症监护病房，患者经常同时使用其他肌肉毒性药物，特别是神经肌肉阻断药物；另外，患者存在败血症伴多器官衰竭。发生急性近端和远端肌无力，同时面肌和心肺肌肉常受影响。眼外肌通常不受影响。血清肌酸激酶水平普遍升高，肌电图常为肌病表现，伴有异常的自发活动，但危重症患者可并发多发性神经病变（见危重症肌病部分）。肌肉活检标本提示 2b 型肌纤维萎缩。

◎ 治疗

对于慢性型患者，建议逐渐停用糖皮质激素或减少用量，同时进行强化康复治疗。运动可以减轻皮质激素引起的肌肉萎缩，但应根据患者的身体状况和肌肉功能进行个体化治疗。在急性型患者中，建议停用其他肌肉毒性药物，迅速减少皮质类固醇，并提供支持护理治疗。使用非氟化皮质类固醇可以降低肌病的风险。

降胆固醇药相关性肌病

诊断要点

◎ 使用过降低胆固醇的药物

◎ 肌痛

◎ 近端肌无力

◎ 概述

每一种降低胆固醇的药物，包括他汀类、烟酸、氯贝丁酯和吉非贝齐，都有潜在的肌肉毒性作用。他汀类药物（HMG CoA 还原酶抑制剂）是降低低密度脂蛋白胆固醇最有效和使用最多的药物。一般来说，它们的耐受性较好，但可有各种与肌肉相关的主诉（1/20 000 ~ 30 000 人·年），最严重的（也是最罕见）是肌炎合并横纹肌溶解（1/100 000 人·年）。一项全面的综述发现，当他汀类与其他肌肉毒性药物（贝特类、环孢素）或能与他汀类相互作用的药物（大环内酯类药物）联用时，79% 的患者可发生他汀相关横纹肌溶解。阿托伐他汀的发病风险最高；辛伐他汀、洛伐他汀和普伐他汀属于中等风险；氟伐他汀风险最低。高达 20% 的患者出现他汀类不耐受，但症状通常轻微且自限；大多数出现在使用他汀类药物的第一个月（尽管症状可能在使用 4 年后出现），并随着停药或减量而消失。

◎ 临床表现

他汀类药物可引起多种肌病症状和体征：

1. 肌痛——有或无轻度肌酸激酶升高

2. 无症状性高肌酸激酶血症（血清肌酸激酶升高，没有无力或疼痛）

3. 肌病——轻度近端肌无力，肌痛，肌酸激酶升高，很少与横纹肌溶解相关（通常与其他药物合用时）

4. 免疫介导性坏死性肌病——严重肌病伴肌无力，肌酸激酶升高，抗 HMGCR 抗体升高前 3 种状况出现时停用他汀类药物即可缓解，而第 4 种情况是一种独特的（且罕见的）肌病，该肌病在停用他汀类药物后仍会发展，通常需要长期的免疫抑制治疗。肌病的发病风险在以下几种情况会增加：肝、肾功能受损；甲状腺功能减退；糖尿病；同时使用肌肉毒性药物，如纤维酸衍生物（吉非贝齐），烟酸，环孢素，氮唑类抗真菌药，大环内酯类抗生素，齐多夫定，尼法唑酮，维拉帕米，地尔硫䓬，胺碘酮；长期大量饮用柚子汁。

肌肉症状可发生于无肌酸激酶升高的患者，而肌酸激酶升高的患者可能没有症状。事实上，服用他汀类药物的患者中，有 1% 可出现无症状的肌酸激酶升高。肌电图提示肌病特征性肌电图改变和异常的自发活动，包括肌强直样放电。他汀相关性肌病的肌肉活检通常是非特异性的，包括肌纤维萎缩和坏死；如果存在炎症反应则应考虑到坏死性自身免疫性肌病，并进行 HMGCR 自身抗体检测。

◎ 治疗

目前已有许多关于他汀相关性肌病的管理指南。一般来说，对于轻症患者，可停用他汀类药物的使用，再用低剂量或低风险的他汀类药物治疗。但如果发生免疫介导性坏死性肌病或横纹肌溶解，除了极少数情况，否则不能再使用他汀类药物，即停用他汀的价值大于恢复他汀治疗的价值。此外，辅酶 Q10 和维生素 D 已被用于治疗和预防他汀类肌病，因为他汀诱导的肌肉毒性的发展可能与线粒体毒性和维生素 D 缺乏有关。

Bannwarth B. Drug-induced myopathies. *Expert Opin Drug Saf* 2002;1:65-70. [PMID: 12904161] (A well-organized review of druginduced myopathies with clinical and histopathologic emphasis.)

Gherardi R K, et al. Macrophagic myofasciitis lesions assess longterm persistence of vaccine-derived aluminium hydroxide in muscle. *Brain* 2001;124:1821-1831. [PMID: 11522584]

Harper C R, Jacobson T A. Evidence-based management of statin myopathy. *Curr Atheroscler Rep* 2010;12(5):322-330. [PMID:20628837]

Jamil S, Iqbal P. Rhabdomyolysis induced by a single dose of a statin. *Heart* 2004;90:e3. [PMID: 14676266]

Lee P, Greenfield J R, Campbell L V. Vitamin D insufficiency—A novel mechanism of statin-induced myalgia? *Clin Endocrinol* (Oxf) 2009;71(1):154-155. [PMID: 19178510]

Mas E, Mori T A. Coenzyme Q(10) and statin myalgia: What is the evidence? *Curr Atheroscler Rep* 2010;12(6):407-413. [PMID:20725809]

Mitsui T, et al. Chronic corticosteroid administration causes mitochondrial dysfunction in skeletal muscle. *J Neurol* 2002;249:1004-1009. [PMID: 12195445]

Mitsui T, et al. Motor neuron involvement in a patient with long-term corticosteroid administration. *Intern Med* 2003;42:862-866. [PMID: 14518677]

Rosenson R S. Current overview of statin-induced myopathy. *Am J Med* 2004;116:408-416. [PMID: 15006590] (Discusses myotoxic effects of statins and drug-drug interactions, and offers suggestions on statin selection for individual patients.)

Swert L, Wouters C, Zegher F. Myopathy in children receiving high-dose inhaled fluticasone. *N Engl J Med* 2004;350:1157-1159. [PMID: 15014196]

Thompson P, Clarkson P, Karas R. Statin-associated myopathy. *JAMA* 2003;289:1681-1690. [PMID: 12672737] (A comprehensive clinical review of statin-related muscle complaints with lear clinical guidelines.)

酒精中毒性肌病

诊断要点

◎ 严重的酒精滥用

◎ 急性或慢性肌无力

◎ 概述

酒精与急性和慢性肌病有关（见第 33 章）。急性型通常较严重，伴有横纹肌溶解和肌红蛋白尿。慢性型可引起缓慢进展的肌无力，或无症状但肌酸激酶水平升高。多器官损伤、周围神经病和营养不良也很常见，并可能与酒精协同作用造成肌肉损伤。

◎ 临床表现

急性酒精中毒性肌病（alcoholic myopathy）以近期饮酒量增加或酗酒后迅速（数小时至数天）出现症状为特征。通常最常见的是近端肌无力和肌肉疼痛，但也可出现局部或局灶性症状。多数患者血清肌酸激酶水平升高，严重者可导致横纹肌溶解。低磷血症和低钾血症常见于酒精中毒患者，也可引起横纹肌溶解，必须予以排除。酒精戒断期间的运动亢奋也会导致血清 CK 水平升高。典型肌电图表现为具有异常自发活动的肌病特征改变。肌肉活检提示肌纤维坏死伴再生改变。

慢性酒精中毒性肌病发生在长期大量

饮酒的患者中，可导致隐匿性、无痛性、近端肌无力，随病程出现肌肉萎缩。通常无肌红蛋白尿，血清肌酸激酶水平正常或轻度升高。肌电图和神经传导检查提示肌源性与神经源性电生理改变。肌肉活检提示 2 型肌纤维萎缩不伴坏死。

◎ 治疗

戒酒后，肌无力通常会逐渐改善。

危重病性肌病

诊断要点

◎ 败血症或多器官衰竭
◎ 使用过皮质类固醇或非去极化神经肌肉阻断剂（常见）
◎ 全身性肌无力

危重症患者的肌无力可由多种损害周围神经、神经肌肉接头或肌肉的疾病单独或联合引起。在重症监护病房，3 种主要类型的肌病经常同时发生：危重病性肌病、选择性肌球蛋白丝缺失性肌病和急性坏死性肌病。

患者通常存在败血症和多器官衰竭，经常暴露于皮质类固醇或非去极化神经肌肉阻断剂之下。在临床上，患者可能处于难以脱离呼吸机状态，他们通常出现严重的肌无力。感觉丧失可能提示并发多发性神经病，但大多数危重患者不能配合感觉检查。

血清 CK 水平通常正常。常规肌电图可能因运动单位不足而无法区分神经损伤和肌损伤；特殊技术，如直接肌肉刺激可能更具鉴别意义。肌肉活检可提示肌球蛋白粗丝选择性丢失。

危重病相关性肌病无特效疗法。应积极治疗败血症和多器官衰竭，避免使用肌肉毒性药物，特别是皮质类固醇和神经肌肉阻断剂。最重要的是康复治疗，如果是单纯的肌病（不伴有多发性神经病变），则预后好，大多数患者在几个月到 1 年的时间内恢复到接近正常。

Trojaborg W, Weimer L, Hays A. Electrophysiologic studies in critical illness associated weakness: Myopathy or neuropathy—A reappraisal. *Clin Neurophysiol* 2001;112:1586-1593. [PMID:11514240]

继发性代谢性肌病和内分泌性肌病

诊断要点

◎ 特定代谢或内分泌异常的全身症状
◎ 近端肌无力
◎ 纠正代谢或内分泌异常后肌力恢复

低钾性肌病

低血钾可出现在多种疾病状态下，并可作为许多药物的副作用，特别是利尿药。肌肉症状是低钾血症最常见的表现，包括肌无力和肌痛。当血清钾水平低于 3.0mmol/L 时，可出现明显的近端肌无力。如果钾水平进一步下降，低于 2.5 ~ 2.0mmol/L，可能发生结构性肌肉损伤和横纹肌溶解。头部肌肉组织不受影响。在这种情况下，血清高渗透压易于横纹肌溶解。心电图异常包括T波低平或倒置，U波出现，ST段压低。肌肉活检提示肌纤维内有空泡。只要没有发生不可逆的肾功能衰竭，补钾治疗是可预防和治疗低钾性肌病的。有关低血钾周期性瘫痪的讨论，请参阅“通道病”一节。

低磷血症性肌病

低磷血症作为肌无力的一个原因常被忽视。低血磷可发生在各种疾病和医源性环境中（如糖尿病酮症酸中毒、酒精中毒、静脉高营养、使用磷酸盐结合的抗酸药）。严重而持续低磷血症（0.4 mmol/L）可引起严重的肌病和横纹肌溶解。如无不可逆的肾功能衰竭，补充磷治疗可预防和治疗低磷血症性肌病。

慢性肾功能衰竭相关肌病

尿毒症肌病比尿毒症神经病少见得多。其发病机制尚不清楚，可能与继发性甲状旁腺功能亢进或骨营养不良有关。低磷血症，尤其是正在接受氢氧化铝凝胶治疗的患者可出现肌病症状。

钙过敏或钙性尿毒症性小动脉病是一种慢性肾功能衰竭的并发症，其特征是由于中小动脉中层钙化，造成皮肤和其他器官的缺血性坏死。尿毒症患者的钙和甲状旁腺激素升高，高磷血症并导致钙 × 磷酸盐产物增加。已报道缺血性肌病可发生在这种综合征，表现类似皮肌炎。本病预后差，早期积极降低钙和磷酸盐水平，行甲状旁腺切除术可改善预后。

糖尿病性肌肉梗死

糖尿病性肌肉梗死是一种非常罕见的疾病。其特征是在长期控制不良的糖尿病和有其他终末脏器受损证据的患者，发生大腿（65% 的患者）或小腿肌肉的缺血性梗死。临床表现为急性或亚急性的局灶性疼痛和肿胀，可在同侧或对侧肌肉出现复发。血清肌酸激酶水平有时升高。MRI 检查提示患者受累肌肉 T2 加权信号增加、水肿。肌肉活检提示肌纤维坏死和肌内膜炎性改变。治疗包括止痛治疗和患肢制动。

Grigoriadis E, Fam A G, Starok M, Ang LC. Skeletal muscle infarction in diabetes mellitus. *J Rheumatol* 2000;27:1063-1068. [PMID: 10782838]

甲状腺功能减退性肌病

◎ 临床表现

A. 症状和体征

除了非特异性的基本症状，包括脱发、皮肤变厚和反应迟钝（可进展为黏液水肿性昏迷），肌无力和肌肉痉挛也常出现在甲状腺功能减退症中。深腱反射的延长或延迟松弛是甲状腺功能减退性肌病的一种特征性表现，而 1/4 的患者可看到肌强直样表现（肌强直是一组肌肉在收缩后缓慢松弛的症状，见第 2 章）。近端肌无力呈隐匿性发生，并可能与肌肉疼痛和触痛有关。在儿童（Debré-Sémélaigne 综合征，或“婴儿大力士”）和成年人（霍夫曼综合征）患者中，可能出现罕见的肌肉肥大或假肥大现象。

B. 实验室检查

甲状腺激素水平下降。血清肌酸激酶水平常显著升高（10 ~ 100 倍），这可能误诊为多发性肌炎。

C. 特殊检查

肌电图提示肌病改变，伴或不伴异常的自发活动。肌肉活检结果可正常或提示非特异性肌纤维萎缩。

◎ 治疗

患者一般对甲状腺素替代治疗反应良好。

甲状腺功能亢进性肌病

◎ 概述

甲状腺功能亢进的病因很多，包括外源性甲状腺激素替代过多、中毒性甲状腺肿和格雷夫斯病。尽管肌无力不是其主诉，但大多数患者在问诊时均存在肌无力。格雷夫斯眼病是眼外肌进行性病变（甲状腺性眼病），以眼睑回缩、眼球突出、眼外肌麻痹为特征。由于重症肌无力与甲状腺功能亢进症关系密切，治疗甲亢的 β- 阻滞药可加重重症肌无力，故须识别出重症肌无力的临床特点。少见地，会发生甲状腺毒性周期性麻痹（尤其是在亚洲），其临床表现与家族性周期性麻痹相同（稍后讨论）。

◎ 临床表现

A. 症状和体征

患者通常表现为隐匿性的近端肌无力、明显肌萎缩，通常伴有腱反射亢进。偶尔出现的肌束纤颤提示可能伴肌萎缩侧索硬化。有时可见翼状肩、延髓肌肉无力和眼肌无力。肌无力通常不伴肌痛，但偶有患者合并肌痛。

B. 实验室检查

甲状腺激素水平升高，血清肌酸激酶水平正常。

C. 特殊检查

肌电图可能提示肌病性改变，可出现包括束颤在内的异常自发电位。肌肉活检通常正常或呈非特异性肌纤维萎缩。

◎ 治疗

甲状腺功能正常后，肌病通常可得到改善。对有严重眼病的患者则可能需要使用皮质激素或手术减压治疗。

甲状旁腺功能亢进性肌病

对与甲状旁腺功能障碍相关性肌病的了解目前尚未明确，但可能与磷酸盐消耗、钙过量和维生素 D 代谢异常有关。

◎ 临床表现

A. 症状和体征

患者可出现近端肌无力、肌肉萎缩、腱反射亢进和肌束纤颤，症状严重的患者，可类似肌萎缩侧索硬化。偶尔可出现肌肉痉挛现象，可能由于严重的高钙血症，也有报道也可出现呼吸衰竭。

B. 实验室检查

患者常有高钙血症和低磷血症，并能加重患者的肌无力症状。甲状旁腺激素水平通常很高。血清 CK 水平通常正常。

C. 特殊检查

肌电图可表现为肌病性损伤，无异常自发活动。在某些情况下，可叠加周围神经病性表现。肌肉活检的结果通常正常或提示非特异性肌纤维萎缩。

◎ 治疗

原发性甲状旁腺功能亢进时，手术切除过度分泌的腺体或腺瘤常能恢复肌力。慢性肾病引起的继发性甲状旁腺功能亢进，虽服用维生素 D 和减少磷的摄入可能有益，但治疗更困难。

维生素 D 相关性肌病

已报道一种与维生素 D 缺乏相关的严重肌病。其症状包括进行性近端肌无力，常伴累及背部、臀部或下肢的肌肉骨骼疼痛，以及与骨软化相一致的代谢和影像学表现。患者血液中 25- 羟维生素 D 含量很低，口服补充维生素 D 可以在 6 个月内恢复患者的肌肉力量。

Al-Said Y A, et al. Severe proximal myopathy with remarkable recovery after vitamin D treatment. *Can J Neurol Sci* 2009;36(3):336-339. [PMID: 19534335]

库欣病

库欣病（Cushing disease）是由促肾上腺皮质激素分泌过多引起的，通常由垂体微腺瘤所致。同库欣病一样库欣综合征的特征是躯干肥胖、痤疮、多毛、高血压和糖耐量受损；最常见的医源性库欣综合征，是由于治疗剂量的合成糖皮质激素的使用。库欣病中的肌病与慢性皮质类固醇肌病中的肌病相同（前面讨论过）。切除过度分泌的腺体通常能恢复肌力。

Horak H A, Pourmand R. Endocrine myopathies. *Neurol Clin* 2000;18:203-213. [PMID: 10658176]

原发性代谢性肌病

诊断要点

- ◎ 运动不耐受
- ◎ 肌无力
- ◎ 肌肉易疲劳
- ◎ 肌痛和肌肉痉挛
- ◎ 肌红蛋白尿

原发性代谢性肌病（primary metabolic myopathy）是由骨骼肌能量系统生化缺陷引起的罕见疾病。生化缺陷可能与糖类代谢（糖原储存）、脂质代谢、线粒体或嘌呤核苷酸循环有关。这些肌病的特点见表 23-7。

大多数代谢性肌病在需要增加肌肉能量消耗的活动中出现症状，如运动（运动不耐受）。其主要症状有肌无力或肌疲劳、肌痛、肌肉痉挛和肌红蛋白尿。表 23-7 比较了这些疾病中最重要的临床特征、诊断结果和治疗。

◎ 特殊检查

前臂缺血运动试验（forearm ischemic exercise test, FIET）可用于筛查肌肉磷酸化酶缺乏症、肌腺苷酸脱氨酶缺乏等糖原储存障碍。在测试前，先测量基线静脉乳酸和血氨水平；检测时，将血压计套在患者的上臂上，并将其加压至比前臂收缩压大 20mmHg 的压力，使前臂缺血；然后患者立即开始重复的快速的握力练习（如挤压一个球或手的肌肉测力计），持续尽可能长的时间。如果患者在袖带充气或运动期间出现痉挛或挛缩，则终止试验。当患者出现疲劳时，松开袖带，并在运动后 1，3，5，10，15 分钟抽血，评估乳酸和血氨水平升高情况。然而，由于有嵌压综合征并尺神经损伤或导致肾功能衰竭的严重横纹肌溶解的风险，因此应谨慎进行该项检测。

Pourmand R. Metabolic myopathies: A diagnostic evaluation. *Neurol Clin* 2000;18:1-13. [PMID: 10658166] (Discusses the initial approach to the patient suspected of having a metabolic myopathy.)

线粒体肌病

线粒体呼吸链缺陷（见第 24 章），尤其是复合体Ⅳ缺乏和辅酶 Q10 缺乏，可损伤细胞能量产生，并无一例外地累及骨骼肌，引起运动不耐受、痉挛和反复的肌红蛋白尿，类似于原发性代谢性肌病。在辅酶 Q10 缺乏的患者，口服补充 150mg/d 的辅酶 Q10 可使症状完全恢复。

肌红蛋白尿症

诊断要点

- ◎ 肌无力
- ◎ 肌痛
- ◎ 血清肌酸激酶升高
- ◎ 肌红蛋白尿（呈褐色到暗红色的尿，虽然没有红细胞，但血红素检测呈阳性）

肌红蛋白尿（myoglobinuria）一词常与横纹肌溶解替换使用。它是由各种病因引起的骨骼肌损伤（表 23-8），导致潜在毒性物质释放进入血循环，最显著的是肌红蛋白和 CK。

肌红蛋白尿患者典型的表现为肌无力、肌痛和受累肌肉水肿。尿液呈典型的棕色至暗红色，尽管显微镜检查未见血红细胞，但试纸检测血红素呈阳性。血清肌酸激酶水平常大于 50 000IU/L。急性肌红蛋白尿性肾功能衰竭和致命的电解质紊乱是其最可怕的并发症。病情严重的患者，治疗可能需要腹膜透析或血液透析；病情

表 23-7 原发性代谢性肌病的临床表现和治疗

	酸性麦芽糖酶缺乏症	肌肉磷酸化酶缺乏症	磷酸果糖激酶缺乏症	肉毒碱棕榈酰转移酶缺乏症（CPT）	全组织肌腺苷酸脱氨酶（MAD）
遗传方式	常染色体隐性遗传	常染色体隐性遗传	常染色体隐性遗传	常染色体隐性遗传	常染色体隐性遗传
临床表现	婴儿型（庞佩病）：全身肌无力，肌张力减退，肝功能障碍，心肺功能衰竭导致早期死亡 儿童型：运动里程碑延迟，进行性近端肌无力，呼吸系统受累，偶有心脏受累 成人型：呼吸系统受累可能是最早的表现；进行性近端肌无力；可类似多发性肌炎	运动不耐受（运动后不久），伴有痉挛、肌肉僵硬、易疲劳 30% 患者在病程晚期出现肌肉无力	运动不耐受（运动后不久），伴有痉挛、肌肉僵硬、易疲劳 肌力正常 贫血的体征	运动不耐受（长期坚持运动或禁食后），伴有抽筋、肌肉疲劳和僵硬 发作间期肌力正常	劳力性肌痛和肌疲劳，但症状通常较轻 据报道称与痛风有关
实验室检查	血清 CK 水平升高 淋巴细胞和尿液中的酸性麦芽糖酶水平降低	血清 CK 水平升高 肌肉中肌肉磷酸化酶活性降低或缺乏 肌红蛋白尿	血清 CK 水平升高； 溶血性贫血，伴高胆红素和网织红细胞增多症； 肌红蛋白尿	血清 CK 水平通常正常，但可升高 偶有肝细胞和白细胞的 CPT 水平降低 偶尔有肌红蛋白尿	血清 CK 水平不定 偶有肌红蛋白尿 偶血清尿酸水平升高
FIET 结果	乳酸水平正常升高	乳酸水平无升高	乳酸水平无升高	乳酸水平正常升高	血氨升高减少伴乳酸水平正常升高
肌电图表现	肌病特征性肌电图，常伴有丰富的肌强直放电和自发活动，椎旁肌肉组织中最常见	肌病特征性肌电图，伴或不伴异常自发活动，电活动安静的肌肉痉挛，重复神经电刺激波幅明显减少	肌病特征性肌电图，伴或不伴异常自发活动，电活动安静的肌肉痉挛，重复神经电刺激波幅明显减少	正常	正常
肌肉活检表现	肌纤维中含有糖原的空泡 肌肉标本中酸性麦芽糖酶水平降低	肌纤维内的肌膜下空泡，PAS 染色阳性 肌肉标本中磷酸化酶的活性缺失	肌纤维内的肌膜下空泡，PAS 染色阳性 肌肉标本中缺乏磷酸果糖激酶	正常，除了肌肉标本中 CPT 活性降低	肌肉标本中 MAD 活性缺失
治疗	无	无	无	无特异治疗方案；患者应避免长时间禁食和长时间运动而无糖类摄入	无

CK = 肌酸激酶；FIET= 前臂缺血性运动试验；PAS= 过碘酸 – 希夫染色；CPT = 肉毒碱棕榈酰基转移酶；MAD = 全组织肌腺苷酸脱氨酶

表 23-8 肌红蛋白尿的病因

遗传性疾病
原发代谢性肌病
家族性恶性高热（一种可使患者在接受全身麻醉时出现体温急速升高，肌肉严重收缩的遗传性疾病）
抗肌萎缩蛋白病
获得性疾病
剧烈或超乎寻常的体力活动
激惹性谵妄，约束
体温过高（包括中暑和抗精神病药物恶性综合征；见第 15 章）
外伤（挤压伤、烧伤）
持续的强直 - 痉挛性癫痫
严重的低血钾、低磷血症
糖尿病酮症酸中毒，高渗性非酮症状态
感染性肌炎
多发性肌炎、皮肌炎
肌肉梗死
毒物（酒精、可卡因、海洛因、苯丙胺、安非他明 / 甲基苯丙胺）
药物（他汀类药物，琥珀酰胆碱）

较轻的患者可采用积极水化、碳酸氢钠碱化尿液和纠正电解质紊乱等方法治疗。潜在的疾病则需要进行特异性治疗。

Allison R C, Bedsole D L. The other medical causes of rhabdomyolysis. *Am J Med Sci* 2003;326:79-88. [PMID: 12920439]

离子通道病

诊断要点

◎ 遗传性疾病

◎ 肌无力（发作性），肌强直，或两者兼有

◎ 诱因通常是可识别的

离子通道病（channelopathy）是一类罕见疾病，是由离子通道蛋白的功能紊乱引起的。这些疾病包括家族性周期性麻痹和肌强直障碍。对于发作性肌无力的患者应考虑存在离子通道病的可能。这些疾病往往不累及呼吸肌，故很少危及生命。表 23-9 总结了这些疾病的临床特征和治疗方法。

◎ 周期性瘫痪的特殊检查

在所有类型的周期性瘫痪，在患者严重发作时，肌肉活检可发现肌纤维内空泡。在周期性瘫痪发作间期，患者肌电图可正常，也可在发展为固定肌无力的周期性麻痹患者中显示伴或不伴肌强直的肌病性肌电图改变。疾病发作时，肌电图则出现异常。利用控制肢体温度（寒冷）的专门的肌电图检测方法和重复刺激在周期性麻痹的发作诊断评估中可能有用。

Lehmann-Horn F, Jurkat-Rott K, Rudel R. Periodic paralysis:Understanding channelopathies. *Curr Neurol Neurosci Rep* 2002;2:61-69. [PMID: 11898585]

先天性肌病

先天性肌病（congenital myopathy）是由收缩蛋白和结构蛋白突变引起的原发性肌肉疾病，并导致肌纤维结构异常和异常蛋白积累。该情况可将这类疾病与肌营养不良区别开来，肌营养不良是由肌膜缺陷引起的。先天性肌病通常出现在发育里程碑延迟的婴儿，或发生在新生儿期（松软儿综合征），或较少出现在成年期。它们通常是家族性的，但偶尔也会出现散发病例。肌无力可缓慢进展或无症状。在某些病例中可出现心脏受累。中央轴空病患者即使没有临床症状，在全身麻醉时也有发生恶性高热的危险。表 23-10 总结了这些疾病的临床特征和治疗方法。

肌营养不良

肌营养不良（muscular dystrophy）是一类遗传性疾病，可导致无进展或缓慢进

表 23-9　离子通道病的临床表现和治疗

	低钾性周期性麻痹	高钾性周期性麻痹	先天性副肌强直	先天性肌强直（汤姆森）	全面性肌强直（贝克尔）	恶性高热
遗传性	常染色体显性遗传	常染色体显性遗传	常染色体显性遗传	常染色体显性遗传	常染色体隐性遗传	常染色体显性遗传
离子通道缺陷	1 型 = 钙通道 2 型 = 钠通道	钠通道	钠通道	氯通道	氯通道	钙通道
发病年龄	青春期到 30 多岁	童年早期（10 余岁）	童年早期（10 余岁）	儿童期	儿童期	所有年龄
临床表现						
・间歇性肌无力发作（是否存在，持续时间，严重程度）	存在；症状持续 > 2 小时；肌无力常很严重	存在；症状持续 < 2 小时；很少有严重的肌无力	可能存在；症状持续 > 2 小时；很少出现严重性肌无力	无	无	无
・发病时血 CK 水平	正常或轻度升高	升高	升高	通常正常	轻度升高	明显升高
・肌强直	局限于眼睑	可有	有	明显	明显	无
・肌肉肥大	无	很少出现	有	有	有	无
・诱发因素	过量摄入糖类，运动后，妊娠，情绪紧张，寒冷	运动后，禁食，妊娠，情绪紧张，寒冷	运动期间，寒冷，妊娠，情绪紧张	"热身效应"[a]，运动后，情绪紧张，妊娠，麻醉药	"热身效应"[a]，运动后，情绪紧张，妊娠，麻醉药	麻醉药（在抗肌萎缩蛋白病和中央轴空病中发生率增加）
治疗	氯化钾，0.25mEq/kg，口服（每 30 分钟重复 1 次，直到肌无力消失） 避免静脉注射钾，因为有不可控制的高钾血症的风险	摄取富含葡萄糖的碳水化合物 吸入 β- 受体激动剂（沙丁胺醇） 噻嗪类利尿剂（如氢氯噻嗪 25mg），可终止发作	重症患者用葡萄糖 美西律治疗肌强直；起始 150mg 口服每天 2 次，至最大剂量 1200mg/d	美西律治疗肌强直，起始 150mg 口服，每天 2 次，最多 1200mg/d 苯妥英，300mg/d 或硫酸奎宁，200 ~ 300mg/d，也有效	与先天性肌强直类似	丹曲林 停用麻醉药 纠正酸碱失衡 治疗肌红蛋白尿性肾功能衰竭
预防	乙酰唑胺，滴定至 250mg，每天 3 次 二氯芬胺，每天 3 次每次 25mg 避免诱因	乙酰唑胺，滴定至 250mg，每天 3 次 避免诱因	避免诱因	避免诱因	避免诱因	避免诱因

[a] "热身效应"指的是肌强直在开始活动时肌张力较高，增加运动后肌张力有所减轻

表 23-10 先天性肌病的临床表现和治疗

	中央轴空病	杆状体肌病	肌管肌病（中央核肌病）
遗传性	常染色体显性遗传，外显率可变	常染色体显性遗传，常染色体隐性遗传，散发	三种类型： ·新生儿型——X 连锁隐性遗传（最严重） ·婴儿晚期——儿童早期常染色体隐性遗传 ·儿童晚期——成人型常染色体显性遗传
临床表现	近端肌无力，肌张力减退，腱反射消失，发育迟缓 超过 1/3 的患者体检正常 可有畸形足、脊柱侧凸、髋关节脱臼和手指挛缩 运动后可出现肌肉痉挛	6 种临床表现，发病年龄可从婴儿期到成人期，并有不同的特点——肌张力低下、先天性畸形、骨骼异常，包括先天性髋关节脱位、心肌病、眼肌麻痹、脊柱僵硬、垂头征	X 连锁隐性新生儿型：重度肌张力低下，肌无力，吸吮和吞咽无力，呼吸衰竭突出；通常出生时即出现症状 婴儿晚期－儿童早期型：轻到重度进展，伴肌张力减退、肌无力、运动发育迟滞和骨骼发育异常（瘦长脸，高腭弓，脊柱侧凸，畸形足） 晚期儿童－成人型：轻度肢带肌无力
实验室检查	血清 CK 水平正常或轻度升高	血清 CK 正常 成人型红细胞沉降率（ESR）升高	血清 CK 正常
肌电图检查	正常或肌病改变	肌病改变；随着疾病的进展，可看到神经源性改变	肌病电位，伴异常的自发电位，包括超高频电位和肌强直电位
肌肉活检	在大多数 1 型肌纤维有边界清楚的圆形不着色区域	改良三色法提示纵切时 1 型肌纤维内可见暗红色短杆样物质	有中央核的小径肌纤维类似胚胎性肌管
治疗	对症治疗：包括物理治疗 避免使用全身麻醉药，特别是氟烷和琥珀胆碱 鼓励患者佩戴可识别的手镯或项链，以提示有患恶性热疗的倾向	对症治疗：包括物理治疗 纠正残疾性畸形的矫形手术 有报道称易患恶性高热	对症治疗：除了物理治疗，还包括呼吸支持和鼻饲治疗 可能需要矫形外科手术

展的肌无力和特征性的组织学异常，包括广泛的纤维化、肌肉变性和再生、脂肪组织和结缔组织增生。肌无力可能在出生时即很明显，或成年后晚发。

先天型肌营养不良

诊断要点

◎ 出生时即出现肌无力

◎ 肌张力下降

◎ 肌肉活检符合肌营养不良改变

◎ 概述

先天性肌营养不良（congenital muscular dystrophy）可分为两组：与精神发育迟滞相关的肌营养不良组和智力发育正常肌营养不良组。MRI 对了解中枢神经系统受累程度和大脑发育具有重要意义。表 23-11 对比了这类疾病的临床特征。先天性肌营养不良目前尚无特效治疗方法，治疗的重点是支持性护理和康复治疗。

表 23-11 先天型肌营养不良（CMD）的临床和实验室检查

	Merosin（层粘连蛋白 -2）缺乏 CMD	智能发育正常的 CMD 福山型肌营养不良	乌尔里希型 CMD
遗传性	常染色体隐性遗传	常染色体隐性遗传	常染色体隐性遗传
临床表现	严重程度不一 出生时即发病 肌张力低下，肌肉挛缩，呼吸和喂养困难	与 Merosin 缺乏性 CMD 相似	全身肌肉无力，远端关节过伸，近端挛缩，脊柱后凸
中枢神经系统累及	MRI 异常白质信号 枕叶巨脑回或无脑回（5%）	偶尔有小脑囊肿的结构异常	无
实验室检查	血清 CK 水平可能升高 IH/WB 提示层粘连蛋白 -2 几乎完全缺失	血清 CK 水平可能升高 WB 检测发现 α-Dystroglycan 分子量下降，IH/WB 检测发现继发性层粘连蛋白 -2 减少	血清 CK 水平可能升高 IH 提示胶原Ⅵ蛋白缺乏
	福山型 CMD	伴脑发育异常和精神发育迟滞的 CMD 肌 – 眼 – 脑病	Walker-Warburg 综合征
遗传性	常染色体隐性遗传（日本人）	常染色体隐性遗传	常染色体隐性遗传
临床表现	出生时即发病 肌张力低下，吞咽困难，妨碍独立行走的严重的运动发育迟缓，癫痫，严重的精神发育迟滞 10 岁时死亡	与福山型 CMD 相似，伴有其他眼部异常（如视网膜发育不全、眼球萎缩）	严重的肌无力，伴眼和中枢神经受累 产前死亡或出生后几年死亡
中枢神经系统受累	无脑畸形，巨脑回，小脑发育不全	与福山 CMD 相似，外加眼发育畸形	与福山 CMD 相似，伴有眼部畸形、脑积 水、脑膨出、半脑融合、胼胝体缺失
实验室检查	类似于福山型肌营养不良	类似于福山型肌营养不良	类似于福山型肌营养不良

IH= 免疫组织化学；WB = 蛋白免疫印迹法

数据来源：Kirschner J, Bönnemann C G. The congenital and limb-girdle muscular dystrophies: sharpening the focus, blurring the boundaries, *Arch Neurol*. 2004 Feb;61（2）:189-199.

杜兴肌营养不良

诊断要点

◎ 通常只累及男性

◎ 阳性家族史（X 连锁隐性遗传）

◎ 发病年龄在 5 岁之前，伴运动发育迟缓

◎ 近端肌无力，高尔征阳性，腓肠肌假性肥大（常见）

◎ 肌酸激酶水平升高（增加 10 倍）

◎ 肌活检发现抗肌萎缩蛋白严重减少或缺如，或基因检测明确诊断

◎ 概述

杜兴肌营养不良是儿童期最常见、最严重的一种类型的肌营养不良症，发病率为 1/3500 男孩。大多数病例是 X 连锁隐性遗传，尽管 30% 的病例为自发的新突变。

◎ 临床表现

A. 症状和体征

患儿出生时无明显异常，1 岁后即可逐渐出现运动发育迟缓。肌无力逐渐进展，导致患儿频繁摔跤，小腿变大（假性肥大）。

跟腱挛缩迫使患儿用脚趾或脚掌走路。在这个阶段，患儿使用 Gowers 法从地上站起来：用手撑着大腿从地上站起来。脊柱前凸和严重的脊柱侧凸常见。在 7 ~ 12 岁，大多数患者丧失了行走能力，成为轮椅依赖者。10% 的患者出现精神发育迟滞。急性胃扩张可引起假性肠梗阻。通常在近 20 岁时，心脏脂肪浸润和呼吸道感染常导致死亡，典型地发生在第二个十年末。存在由麻醉（氟烷、琥珀胆碱）所致的致命性恶性高热的风险。多达 8% 的女性携带者可有轻度的近端肌肉无力症状。

B. 实验室检查和诊断性检查

大多数患者心电图检查异常。在病初头 3 年肌酸激酶水平显著升高（大于正常值的 50 ~ 100 倍），后可逐渐下降，但一般不低于正常值上限的 10 倍。肌电图提示肌病改变，肌肉活检提示营养不良。肌活检标本中抗肌萎缩蛋白严重减少或缺失，或抗肌萎缩蛋白基因突变，即可确诊。

◎ 治疗

泼尼松，$0.75mg/kg \cdot d^{-1}$，可显著增加肌肉力量，延长行走时间达 3 年。如出现副作用，则应减少剂量，$0.3mg/kg \cdot d^{-1}$ 仍有显著疗效。一种潜在副作用较少的新型皮质类固醇——地夫可特，$0.9mg/kg \cdot d^{-1}$，可能在具有该药的国家更受欢迎（目前美国无这种药物）。患者通常需要进行物理治疗、支架、矫形和矫形手术。

贝克尔肌营养不良

诊断要点

- ◎ 通常只累及男性
- ◎ 阳性家族史（X 连锁隐性遗传）
- ◎ 12 岁后发病
- ◎ 近端肌肉无力，小腿肌肉假性肥大（通常）
- ◎ 肌酸激酶升高水平（至少 5 倍）
- ◎ 肌肉活检提示抗肌萎缩蛋白减少或结构异常的证据，或基因检测明确诊断

这种疾病是抗肌萎缩蛋白病的一种轻型等位基因病，是抗肌萎缩蛋白减少或结构改变，而不是缺乏。发病年龄通常在 12 岁以后，偶尔可在 40 岁以后才发病。典型表现为肢带型肌无力，可累及心脏。罕见精神发育迟滞。预期寿命缩短，但大多数患者能活到 40 岁或 50 岁。临床治疗方法与 Duchenne 型肌营养不良相似。

强直性肌营养不良

诊断要点

- ◎ 从婴儿期到成年期均可发病
- ◎ 阳性家族史（常染色体显性遗传）
- ◎ 面肌无力、延髓肌肉无力和远端重于近端的肌无力分布
- ◎ 症状性肌强直（握肌强直或叩诊肌强直）
- ◎ 肌电图提示肌强直
- ◎ 相关的系统性疾病（糖尿病、心律失常、白内障、额秃顶、睾丸萎缩）
- ◎ 基因检测明确诊断

◎ 概述

强直性肌营养不良（myotonic dystrophy）是成年人最常见的肌营养不良类型。它是一种三核苷酸扩增紊乱疾病。强直性肌营养不良 1 型（DM1）和强直性肌营养不良 2 型（DM2）均为常染色体显性遗传。19 号染色体上的 *DMPK*（dystrophia-myotonica protein kinase，萎缩性肌强直蛋白激酶）基因是 DM1 的受累基因，3 号染色体上的 *ZnFP9*（锌指蛋白 9）基因是 DM2 的受累基因。

三核苷酸重复遍及整个人类基因组，通常在同一家系的传代中是稳定的。在健康个体中重复的次数不同，其功能在很大程度上是未知的。当扩增发生时，DNA 片段不再稳定，超过临界阈值时，这些扩增即可能引起疾病。

三核苷酸重复序列的数量与肌病的发病年龄和严重程度之间存在直接相关性。这种现象在后代身上可以见到；由于减数分裂期间的扩张趋势，后代经历这种疾病的时间更早，程度更严重（预计来说）。携带重复片段超过100次的母亲生下一个患有重症婴儿型的孩子的风险比那些携带重复片段较少的母亲大。由于三核苷酸重复区域的显著增加似乎发生在母婴传播过程中，所以母亲是双亲中先天性强直性肌营养不良（出生时出现肌无力）的致病方。

◎ 临床表现

A. 症状和体征

该病可发生于任何年龄段，包括新生儿期。面肌和胸锁乳突肌的缓慢进行性无力与前额秃顶、上睑下垂和颞肌消瘦有关，形成斧状脸。球部和颈部肌肉无力常出现。与大多数肌病不同，这种疾病对远端肌肉的影响比近端肌肉严重，患者常会出现手部无力和足下垂。肌强直是其特征性表现，可通过叩击大鱼际肌或舌肌引起，表现为一种持续的非自主性收缩。大多数患者有心脏受累（心脏传导阻滞和心肌病），并增加了猝死的风险。患者可出现膈肌和肋间肌无力、胰岛素抵抗、性腺功能减退和白内障，嗜睡也很常见。恶心、呕吐和早饱感可能是胃排空减慢的结果。

B. 实验室检查和诊断性检查

血清CK水平可正常或轻度升高（3倍）。高达90%的患者存在心电图异常。肌电图可见强直性放电和肌病改变。血糖可能升高，裂隙灯检查可发现白内障。DNA分析（包括产前）提供明确诊断。遗传咨询非常重要。

◎ 治疗

除了治疗复杂的全身性疾病，强直性肌营养不良没有其他的治疗方法。矫正装置和抑制肌强直的药物一样有用，如苯妥英，300mg/d。苯妥英治疗强直性肌营养不良症优于奎宁和普鲁卡因胺，因为其对心脏传导的不良影响较小。有必要对心脏传导异常患者进行仔细的随访，而患者可能最终需要起搏器的置入。强直性肌营养不良患者在麻醉过程中也有发生恶性高热的风险。

面肩肱型肌营养不良

诊断要点

- ◎ 阳性家族史（常染色体显性遗传）；偶有散发病例
- ◎ 面肌或肩带肌首发症状，表现为无力和萎缩
- ◎ 不同程度地累及肱骨肌、髋带肌和远端腿部肌肉
- ◎ 通常不对称发病
- ◎ 肌肉活检提示非特异性肌肉萎缩
- ◎ 基因检测明确诊断

◎ 概述

面肩肱型肌营养不良（fascioscapulohumeral dystrophy, FSHD）是一种常染色体显性遗传病，偶有散发病例。据估计，每2万人中就有1人患病。FSHD通常进展缓慢，其严重程度和发病年龄（婴儿期到中年）差异极大。肌外症状的发生频率不一，包括智力障碍、听力丧失、视网膜血管病变和心脏受累。临床上诊断为FSHD的患者中，85%～95%的患者存在明显的4q35缺失，但影响FSHD的单个基因或多个仍不清楚。

◎ 临床表现

A. 症状和体征

FSHD通常在儿童或青少年发病，但可推迟到40多岁。肌无力最易发生于面肌和肩胛带肌肉。患者通常不能吹口哨、微笑或完全闭眼，甚至睡觉时眼睛也是睁

着。眼外肌通常不受影响。常见翼状肩，当患者侧方抬高手臂时更加明显。约 20% 的患者存在骨盆带无力，但小腿前侧（胫前肌和腓骨肌）更常受累（肩腓变异型）。罕见呼吸功能受累，大多数患者的预期寿命正常。

B. 实验室检查和诊断性检查

血清 CK 水平可正常或轻度升高。肌电图提示特征性肌病改变。肌肉活检为非特异性改变，包括肌病改变和不同的炎症反应。基因检测可确诊。

◎ 治疗

FSHD 的治疗是对症治疗，包括矫形器、支架、助行器（包括轮椅）和物理治疗。肩胛固定手术可能有益。

Moxely R T, et al. Practice parameter: Corticosteroid treatment of Duchenne dystrophy. *Neurology* 2005;64:13-20. [PMID:15642897] (Practice parameter on corticosteroid treatment of Duchenne dystrophy by the American Academy of Neurology and Child Neurology Society.)

Mummery C J, Copeland S A, Rose M R. Scapular fixation in muscular dystrophy. *Cochrane Database Syst Rev* 2003;3:CD003278.[PMID: 12917959]

肢带型肌营养不良

诊断要点

- ◎ 阳性家族史（常染色体显性遗传或常染色体隐性遗传）
- ◎ 骨盆带或肩胛带肌肌无力和肌萎缩为首发症状
- ◎ 隐性遗传患者血清肌酸激酶水平升高
- ◎ 肌肉活检提示特定蛋白质染色的缺失（肌聚糖蛋白，钙蛋白酶，dysferlin 或小凹蛋白）
- ◎ 有条件时，基因检测明确诊断

◎ 概述

肢带型肌营养不良（limb-girdle muscular dystrophy，LGMD）是指不是由于抗肌萎缩蛋白缺失导致的非先天性肌营养不良，存在进行性近端肌无力。有常染色体显性（LGMD-1）和常染色体隐性（LGMD-2）两种形式，且越来越多的不同疾病相继被描述。这些疾病是由不同的蛋白缺陷所致，如肌聚糖蛋白（肌营养不良相关蛋白）、钙蛋白酶、dysferlin 和小凹蛋白。

◎ 临床表现

A. 症状和体征

肢带型肌营养不良可在儿童早期或成年期发病。与患者间和基因型的多变一样，肌无力的进展和分布也是多变的。常见症状为缓慢进行的骨盆带肌和肩胛带肌肌无力，并可出现心肌病。小腿假性肥大常见，但并非一成不变。一些常染色体显性遗传的患者可见早期挛缩。患者很多的临床症状可与抗肌萎缩蛋白病重叠。

B. 实验室检查和诊断性检查

血清 CK 水平常升高，尤其是在 dysferlin 病患者（LGMD-2B）中倾向非常高。对肌肉活检标本进行肌聚糖蛋白、钙蛋白酶、dysferlin 和小凹蛋白特殊免疫组化染色有助于区分这些疾病。大多数这类疾病的基因突变分析没有商业化，临床表型和基因突变之间的相关性也不强。

◎ 治疗

这些疾病只能是对症治疗。

Kirschner J, Bonnemann C G. The congenital and limb-girdle muscular dystrophies. *Arch Neurol* 2004;61:189-199. [PMID:14967765] (A detailed review of limb-girdle and congenital dystrophies, with emphasis on the molecular genetics and clinical phenotypes.)

埃默里－德雷弗斯肌营养不良

诊断要点

◎ 阳性家族史（X 连锁隐性遗传）

◎ 早期挛缩突出

◎ 肱骨肌和腓骨肌肌无力和萎缩

◎ 心脏传导缺陷和心肌病

◎ 基因检测明确诊断

埃默里－德雷弗斯肌营养不良（Emery-Dreifuss muscular dystrophy）是一种 X 连锁隐性疾病，通常在儿童早期和青少年发病。其症状典型的三联征包括早期明显的挛缩（肘部、手指、膝盖、脚踝和脊柱），肱骨肌与腓骨肌肌无力和萎缩，以及可导致晕厥或猝死的心脏传导阻滞。血清 CK 水平可能升高，肌肉活检标本显示非特异性营养不良改变。确诊需要进行 DNA 或基因产物（emerin）分析。心电监测和适时的心脏起搏器置入是疾病管理的重要组成部分。其他治疗是对症治疗。

眼咽型肌营养不良

诊断要点

◎ 阳性家族史（常染色体显性遗传）

◎ 症状晚发型（40 ～ 60 岁）

◎ 眼睑下垂

◎ 吞咽困难

◎ 在疾病晚期，出现眼肌麻痹和轻度近端肌无力

◎ 基因检测明确诊断

眼咽肌营养不良（oculopharyngeal muscular dystrophy）是一种常染色体显性疾病，发病年龄在 40 ～ 60 岁。它是由聚（A）结合蛋白 2 基因［poly（A）binding protein 2 gene，*PABP2*］1 号外显子的 GCG 重复扩增引起的。

其临床特征包括上睑下垂、吞咽困难和轻度近端肢体无力。眼外肌无力的发生则不定，这种疾病必须与重症肌无力和其他进行性眼外肌麻痹的疾病相鉴别。血清 CK 水平可正常或轻度升高，肌电图可提示特征性肌病表现。典型肌肉活检可见镶边空泡和细胞核内的管状细丝。其治疗为对症治疗，上睑下垂需要特殊的眼镜或手术矫正，吞咽困难严重的病例则需要行环咽肌切开术。

Fan X, Rouleau G A. Progress in understanding the pathogenesis of oculopharyngeal muscular dystrophy. *Can J Neurol Sci* 2003;30:8-14. [PMID: 12619777]

刘玲春 **译** 笪宇威 **校**

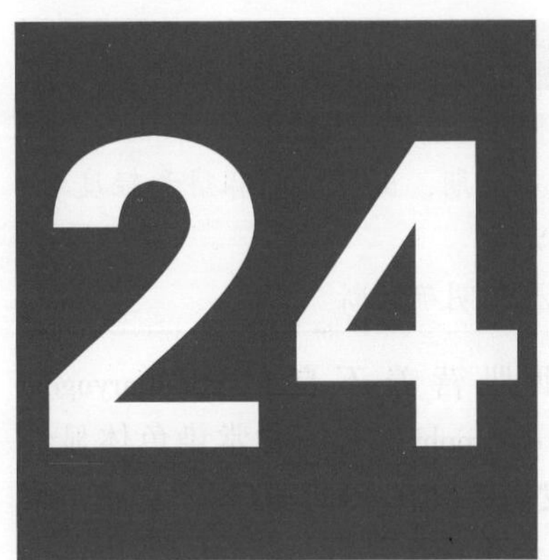

线粒体病

Michio Hirano，MD

诊断要点

◎ 主要累及脑和骨骼肌的典型多系统受累疾病（脑肌病）

◎ 血和（或）脑脊液中乳酸水平升高

◎ 线粒体氧化磷酸化途径中生化指标异常

◎ 概述

线粒体是非常重要的细胞器结构，它能将糖类、脂肪和蛋白质转化为能量的可利用形式——三磷腺苷（adenosine triphosphate, ATP）。通常情况下，线粒体病的概念涉及造成氧化磷酸化过程缺陷的疾病，即累及产生 ATP 的终末线粒体途径。在哺乳动物中，氧化磷酸化中的各种酶是非常独特的，因为它们来自 2 套基因系统，即核 DNA（nDNA）和线粒体 DNA（mtDNA）。呼吸链的双重基因来源导致了线粒体病的临床异质性。由于其临床表现的不一致性和复杂的多系统表现，线粒体病有时非常难以诊断。大多数情况下，线粒体病累及脑和骨骼肌，所以被称为线粒体脑肌病（表 24-1）。线粒体病的中枢神经系统表现包括痴呆、青年卒中、癫痫、肌阵挛、偏头痛样头痛、视神经病变和听力下降。肌肉受累则通常表现为眼睑下垂、进行性眼肌麻痹、咽喉肌无力、运动不耐受和肢带肌肌病。内分泌性疾病和心肌病在线粒体病中很常见，也可出现消化系统、血液系统、肾脏和精神症状。

表 24-1　线粒体病的典型临床特征

中枢神经系统	**心脏**
偏头痛样头痛	肥大、扩大，或心肌致密化不全
感音神经性耳聋	心脏传导阻滞
痫性发作	典型预激综合征
认知功能障碍	心律失常
共济失调	**胃肠道**
肌阵挛	吞咽困难
锥体外系体征	胃瘫
神经肌肉	假性肠梗阻
进行性眼外肌麻痹	肝病
眼睑下垂	**内分泌**
运动不耐受	糖尿病
周围神经病	生长激素缺乏
眼科	甲状腺功能减退
视神经病	甲状旁腺功能减退
色素性视网膜病	**肾脏**
精神	肾小管酸中毒
情感障碍	激素耐药性肾病综合征
精神分裂症样症状	

A. 线粒体的生化功能

线粒体具有多种重要的生物化学功能，包括通过 β- 氧化分解各类脂肪酸，通过 Krebs 循环，也称为三羧酸循环分解糖原产生丙酮酸（图 24-1）。这两种代谢途径可以释放从定位于线粒体内膜上的呼吸链上的四个复合体（复合体Ⅰ～Ⅳ）转移下来的电子。通过这些酶复合体跨过线粒体内膜产生的电子转运，造成一种质子梯度，从而在复合体 V 上产生 ATP（氧化磷酸化）。

B. 线粒体疾病的遗传机制

根据内共生体假说，线粒体是由一种原始蛋白菌进化而来，它不但具有通过氧化磷酸化合成 ATP 能力，还能进化成 mtDNA 的遗传物质。mtDNA 是一个仅含有 37 个基因 [编码 13 个多肽，22 个转运 RNA（tRNA）和 2 个核 RNA（rRNA）] 的小环状分子结构（16 569 对碱基）。所有的 mtDNA 编码基因和庞大的 nDNA 基因是保证正常氧化磷酸化功能的必要条件。因此，两组 DNA 上的突变均可引起线粒体病。

mtDNA 并不遵循和 nDNA 一样的遗传规律。其最重要的一个遗传学规律就是异质性。每个线粒体携带 2 ～ 10 个拷贝的 mtDNA，而每个细胞可含有无数的线粒体，因而每个细胞内即含有成百上千的 mtDNA 拷贝。mtDNA 的选择可能存在于某些 mtDNA 分子中（异质性），也可能存在于所有分子中（同质性）。作为异质性的结果，有害的 mtDNA 突变的比例可以有很大差异。对于同一种突变类型，携带大量突变 mtDNA 突变的个体，与携带少量突变 mtDNA 的个体相比，其线粒体功能障碍的程度更严重。因此，对于携带既定线粒体突变的患者，其疾病的严重程度可轻可重。

第二个影响 mtDNA 缺陷表达的因素是该 mtDNA 突变在个体中的组织分布情况。组织分布变异最好的例子是 mtDNA 的大片段缺失。血液中线粒体 mtDNA 缺失比例高的婴儿，可出现皮尔森综合征（铁粒幼细胞性贫血，此病通常合并胰腺外分泌功能障碍）。据推测，这些婴儿在骨髓干细胞中有很高比例的 mtDNA 缺失。部分婴儿通过输血治疗幸存下来并得到康复。因为 mtDNA 缺失比例高的干细胞在负性选择偏倚后被消除了。然而，随着年龄增长，这些孩子可能会发展成 Kearns-Sayre 综合征（KSS），一种累及多系统的线粒体病，此病以眼肌麻痹、色素性视网膜病变和心脏传导阻滞为特征。因此，不同的组织分布扩大了致病性 mtDNA 突变的临床表现类型。

决定 mtDNA 突变临床表现的第三个因素是组织的阈值效应。具有高代谢活性的细胞受 mtDNA 突变的影响更大、更严重。因此，这类疾病往往不成比例地影响脑组织和肌肉。

mtDNA 的第四个不寻常的遗传特点是母系遗传。在受精卵形成过程中，mtDNA 完全来源于卵母细胞。因此，mtDNA 以非孟德尔遗传方式从母体垂直传递到男性和女性后代。这种遗传规律在确定一个家系是否携带 mtDNA 突变是非常重要的。这条遗传规律需要注意的是，携带有更低比例 mtDNA 突变的母系亲属较患者可能有更轻微的临床症状（寡临床症状），甚至无症状。

DiMauro S, Schon E A, Carelli V, Hirano M. The clinical maze of mitochondrial neurology. *Nat Rev Neurol* 2013;9(8):429-444. [PMID: 23835535] (A review of neurologic presentations of mitochondrial disease.)

Gorman G S, et al. Mitochondrial diseases. *Nat Rev Dis Primers* 2016;2:16080. [PMID: 27775730] (An excellent overview of mitochondrial diseases.)

◎ 流行病学

流行病学证据表明，mtDNA 突变所致的线粒体病并不少见。例如，在英格兰东北部，每 4300 个成年人中即有 1 人受到 mtDNA 病的影响。而形成鲜明对比的是，每 34 000 个成年人中，只有 1 个是 nDNA 突变导致的线粒体病。在欧洲和亚洲儿童中，也观察到相似的发病率。基于生化、组织学和基因联合的诊断标准，儿童的线粒体病发病率为 4.7 ～ 15/10 000。

Gorman GS, et al. Prevalence of nuclear and mitochondrial DNA mutations related to adult mitochondrial disease. *Ann Neurol* 2015;77(5):753-759. [PMID: 25652200] (Nicely reviews current knowledge regarding the epidemiology of mitochondrial diseases in adults.)

线粒体 DNA 突变

截至目前，已明确发现超过 270 个独立的点突变和数百个 mtDNA 缺失突变。由于 mtDNA 突变的多样性、遗传异质性和组织分布的选择性，相关的临床表型各不相同。然而，疾病常具有特异性的、可识别的临床表现。

眼肌麻痹综合征和慢性进行性眼外肌麻痹

诊断要点

眼肌麻痹综合征（KSS）

◎ 眼外肌麻痹和眼睑下垂

◎ 色素性视网膜病

◎ 心脏传导阻滞

◎ 肌肉活检可见破碎红纤维（ragged-redfiber，RRF），确定或单一 mtDNA 缺失，或两者均有

慢性进行性眼外肌麻痹（Chronic Progressive External Ophthalmoplegia，CPEO）

◎ 眼外肌麻痹和睑下垂

◎ 不同程度累及面肌、咽肌和肢带肌

◎ 肌肉活检可见 RRF 或 mtDNA 单一缺失，或两者均有

◎ 概述

眼睑下垂和眼外肌麻痹是 CPEO 和 KSS 的核心症状，后者是一种更严重的多系统疾病。估测这两种疾病在成年人中的发病率约为 1.5/100 000 人。

◎ 临床表现

CPEO 是一种以眼外肌麻痹（如眼睑下垂和眼肌麻痹）为特点的纯肌病，其他肌肉也可受累，引起面肌、咽肌和肢带肌无力。相比而言，KSS 是在青少年和成年人早期起病的引起眼外肌麻痹、视网膜色素变性和心脏传导阻滞的多系统疾病。另外，患者通常合并共济失调、听力下降、脑脊液中蛋白含量增高（> 100mg/dl），并多于 20 岁前起病。

KSS 的患者通常身材较矮小和消瘦，可以合并糖尿病、甲状旁腺功能减退、心肌病和肾脏疾病。该病多为散发病例，由单一大片段的 mtDNA 缺失所致。mtDNA 突变在血液中很少能被检测出来，故肌肉活检非常必要。活检可用来筛选破碎红纤维并送检 DNA，以鉴别出其 mtDNA 缺陷。

◎ 鉴别诊断

KSS 和 CPEO 须与引起眼肌麻痹的其他疾病相鉴别，如重症肌无力、眼咽型肌病、肌张力障碍和其他有进展性眼外肌麻痹（progressive external ophthalmoplegia, PEO）的线粒体肌病相鉴别，包括常染色体显性或隐性遗传的线粒体病（见后述讨论）。

◎ 治疗

这类疾病的治疗主要是对症治疗。心脏传导阻滞是 KSS 明确的临床表现，可表现为致命性的完全性心脏传导阻滞，因此，心脏起搏器置入非常重要。上眼睑的支撑或手术纠正上睑下垂可获得功能学和整容学效果。棱形眼镜可缓解复视症状。辅酶 Q10 每次 50 ~ 200mg，每天 3 次可用于改善线粒体功能。抗氧化剂，包括维生素 A、维生素 C、维生素 E、β- 胡萝卜素、α- 脂肪酸也常被运用于临床，但目前尚未发现其明确的客观功效。患者亦常服用复合维生素 B，尤其是维生素 B_2（核黄素）和维

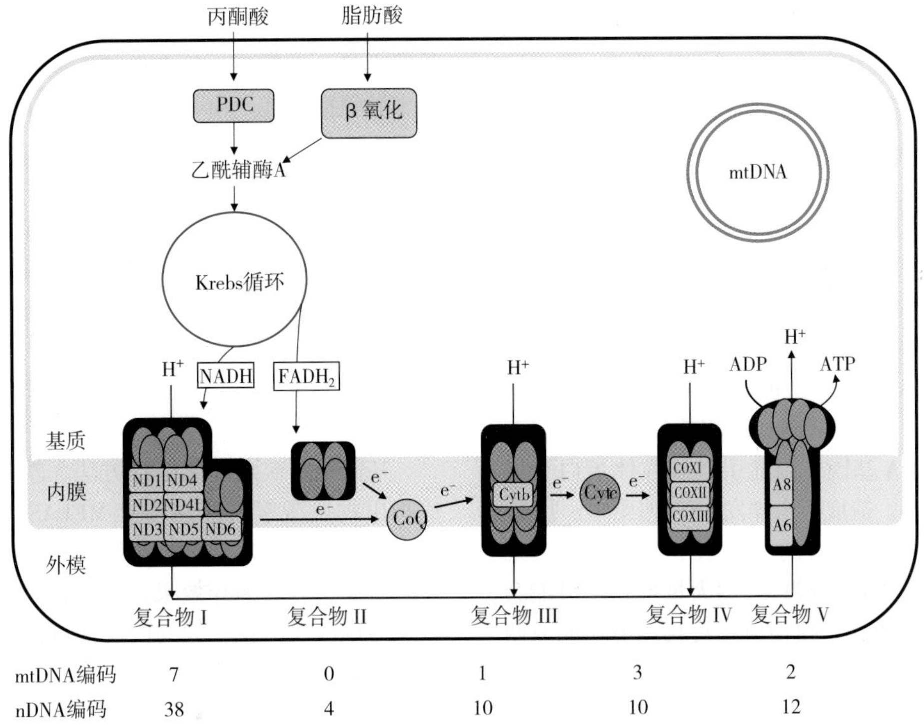

图 24-1 线粒体代谢的示意图。由核 DNA 编码的呼吸链成分或复合物在白色的卵圆形内；由线粒体 DNA 编码的亚单位在灰色的矩形内。ADP= 二磷酸腺苷；ATP= 三磷腺苷；CoQ= 辅酶 Q；Cytb 与 c= 细胞色素 b 与 c；$FADH_2$= 黄素腺嘌呤二核苷酸（还原型）；NADH= 烟酰胺腺嘌呤二核苷酸（还原型）；PDC= 丙酮酸脱氢酶复合物；Ⅰ，Ⅱ，Ⅲ，Ⅳ，Ⅴ = 氧化磷酸化复合物

生素 B_1（硫胺素），由于它们共同作用于许多线粒体酶和一水肌酸，后者在被磷酸化后，可产生 ATP。由于在 KSS 患者脑组织中发现叶酸缺乏，所以，叶酸也被用于 KSS 患者中，并观察到在少数病例中其共济失调症状有所改善。

◎ 预后

由于 mtDNA 缺失在不同的组织分布差异，KSS 和 CPEO 两种疾病患者的预后很难评估。严重的中枢神经系统受累患者可出现进行性加重的共济失调、精神症状和木僵状态。视网膜色素变性将导致视力丧失，尤其是夜视力丧失。由于咽肌和上段食管肌肉病变，使吞咽困难成为常见的合并症状。肾病和心肌病可进展至器官功能衰竭。

MELAS 综合征

诊断要点

- ◎ 常在 40 岁以前的卒中样发病
- ◎ 表现为痴呆、癫痫或两者均有的脑病
- ◎ 线粒体功能障碍，表现为乳酸中毒和肌肉中见破碎红纤维，或两者均有
- ◎ 鉴定出致病性的 mtDNA 突变

◎ 概述

乳酸中毒伴卒中样发作的线粒体脑肌病（mitochondrial encephalomyopathy, lactic acidosis, and stroke-like episode, MELAS）是一种母系遗传性疾病，其临床表现有以下特点：①常在 40 岁以前的卒中样发病；②表现为痴呆、癫痫或两者均有的脑病；

③线粒体功能障碍，表现为乳酸中毒和肌肉中见破碎红纤维，或两者均有。MELAS的发病率尚未明确，而最常见的MELAS的mtDNA突变发病率为1.4～236/100 000人。

◎ 发病机制

在80%的MELAS患者中，突变的mtDNA是位于$tRNA^{Leu(UUR)}$基因（*MT-TL1*）m.3243A＞G突变。至少29个其余的mtDNA点突变已被证实为MELAS的致病突变。大多数MELAS相关的mtDNA突变是tRNA基因，因此引起线粒体蛋白合成的缺损。造成卒中样发病的原因尚不明确。在MELAS患者的脑组织中小动脉和毛细血管壁中可见线粒体的大量堆积，可能会损伤脑灌注，损伤血管自我调节功能或两者均受累。另外，卒中样发病也可能是由于神经元的代谢紊乱所致。

◎ 临床表现

除了上述的临床表现，MELAS的诊断还应具备以下至少两个临床表现：早期发育正常、反复发作的头痛或反复发作的呕吐。其他常见的症状包括肌无力、运动不耐受、肌阵挛、共济失调、身材矮小和听力下降。同一家系中很少有超过1例患者出现全部的MELAS症状。在大多数家系中，MELAS患者的母系亲戚可表现为轻微症状或无症状。

MELAS患者的卒中样起病能够从临床上与缺血性卒中鉴别出来，因为MELAS患者的头颅MRI典型表现为不符合大血管支配区域的皮层病灶。且乳酸酸中毒和肌活检发现破碎红纤维提示线粒体功能异常。通常情况下，可通过血中mtDNA的致病性基因检测进一步明确诊断。

◎ 鉴别诊断

当MELAS患者表现为卒中样发病时，其鉴别诊断包括其他引起年轻人卒中的疾病：心脏疾病、颈动脉或椎动脉疾病、镰状细胞贫血、血管病变、脂蛋白疾病、肿瘤、静脉血栓、烟雾病、复杂性偏头痛和高同型半胱氨酸血症。由于经常合并前驱的偏头样头痛和伴有急性卒中的头痛，合并线粒体肌病、脑病、乳酸酸中毒和卒中样起病的MELAS患者经常被诊断为具有延长先兆的偏头痛、基底动脉型偏头痛或偏瘫型偏头痛。极少数MELAS患者可表现为类似单纯疱疹性脑炎和脑肿瘤。

◎ 治疗

基因缺陷疾病尚无治疗方法。轶事报道指出皮质激素可能在治疗MELAS急性卒中患者中有一定作用。传统的抗癫痫治疗对癫痫患者有治疗效果，大多数病例应避免使用丙戊酸钠，因为丙戊酸可诱发卡尼丁缺乏。

MELAS患者的癫痫治疗必须积极有效，因为癫痫所致的急性代谢应激可造成神经细胞损伤。由孤立性耳蜗损伤造成的听力下降则通过耳蜗置入得到成功改善。MELAS的神经营养补充类似于KSS和CPEO患者。开放平行对照试验指出L-精氨酸能减少MELAS患者急性卒中的严重程度和卒中复发。

MERRF综合征

诊断要点

◎ 肌阵挛
◎ 癫痫
◎ 共济失调
◎ 肌活检提示破碎红细胞或找到致病性mtDNA突变

◎ 概述

肌阵挛癫痫伴破碎红纤维综合征（myoclonus with epilepsy and ragged-red fiber, MERRF）是一种母系遗传性疾病，

其发病率不详；然而，最常见的 MERRF 突变的发病率约小于 1/100 000 人。

◎ 临床表现

MERRF 定义为肌阵挛、癫痫、共济失调和肌活检中发现破碎红纤维，其他常见的临床表现为听力下降、痴呆、周围神经病、身材矮小、运动不耐受、脂肪瘤和乳酸酸中毒。尽管大多数 MERRF 患者有母系亲戚受累的家族史，但并不是所有患者均表现出全部的临床症状。最终确诊是通过血液中检出致病性 mtDNA 突变。在 mtDNA 的 $tRNA^{Lys}$ 基因（MT-TK）的核苷酸 8344 的 A 到 G 的突变（m.8344A ＞ G）可在 80% 的 MERRF 患者中检测出来，其他的 mtDNA 突变也可被检测到。

◎ 鉴别诊断

MERRF 综合征需要鉴别的是以肌阵挛、癫痫、共济失调为特征的其他综合征，包括 Unerricht-Lundborg 病 Lafora 小体病、神经元脂褐质沉积症和唾液酸沉积症。

◎ 治疗

MERRF 可以用传统的抗惊厥药物治疗，没有对照研究比较过不同抗癫痫药物之间的区别。患者通常服用类似于 KSS 和 CPEO 的神经营养补充治疗。

NARP 综合征和母系遗传性 Leigh 综合征

诊断要点

周围神经病、共济失调、色素性视网膜色素炎（NARP）综合征

◎ 周围神经病

◎ 共济失调

◎ 色素性视网膜炎

◎ 确定致病性 mtDNA 突变

◎ 母系遗传性 Leigh 综合征（MILS）

◎ 母系遗传

◎ 累及到深部灰质结构的亚急性脑病

◎ 线粒体功能障碍的证据（呼吸链功能障碍和 mtDNA 突变）

◎ 临床表现

周围神经病、共济失调、色素性视网膜色素炎（neuropathy, ataxia, and retinitis pigmentosa, NARP）综合征患者的周围神经病变通常更易累及感觉神经，而非运动神经。与 mtDNA 上的 tRNA 基因的点突变造成的线粒体蛋白合成障碍的 MELAS 和 MERRF 不同，NARP 是由于复合体 4 的第 6 个亚基（*ATPase 6*）的多肽编码基因的 mtDNA 的点突变所导致。绝大多数的 NARP 综合征患者携带了 ATP 酶 6 基因（MT-ATP6）的 m.8993T ＞ G 或 m.8993T ＞ A 突变。在 NARP 综合征患者中，其异质性水平达到了 70% ~ 90%，而有严重表型的母系遗传性 Leigh 综合征（materally inherited Leigh syndrome, MILS）患者拥有高于 90% 的突变，表明了突变载量和临床表型之间的明确关系。然而，NARP 患者骨骼肌活检中看不到在 MELAS 和 MERRF 中为典型表现的破碎红纤维。

有高比例 *MT-ATP6* 突变（如＞ 90%）的婴儿和幼儿 NARP 患者将发展成为 MILS，一种进行性加重的脑肌病，特征为精神运动倒退、癫痫、乳酸酸中毒、基底节和其他脑和脑干中线灰质结构的亚急性坏死性病灶。头颅 MRI 可见中脑和脑干导水管周围及四脑室周围白质特征性的对称性病灶。中枢神经系统的其他部位及周围神经也常受累及。这些病灶中可见细胞坏死、脱髓鞘和血管增生合并存在。

NARP 和 MILS 的发病率不详，这些 mtDNA 突变的发病率在成年人中小于 1/100 000。

◎ 鉴别诊断

NARP 的鉴别诊断包括 Refsum 病、无 β 脂蛋白血症和其他线粒体病。由 ATP 酶 6 突变所致的 MILS 应与 Leigh 综合征的其他形式鉴别（见后讨论）。

◎ 治疗和预后

NARP 和 MILS 的治疗局限于对症治疗与营养补充。与其他 mtDNA 突变所致的疾病类似，NARP 和 MILS 的预后取决于异质性的水平，因此 MILS 的预后较 NARP 差。

Leber 遗传性视神经病

诊断要点

◎ 亚急性无痛性视神经病变

◎ 母系遗传

◎ 视乳头周围毛细血管扩张和心脏预激综合征（经常存在）

◎ 大多数患者可检出致病性 mtDNA

◎ 概述

Leber 遗传性视神经病（Leber hereditary optic neuropathy, LHON）是另一种母系遗传型疾病，更多累及男性（60% ~ 90%）。LHON 突变的外显率不明确。然而，有些报道估测了 LHON 症状可出现在 20% ~ 83% 的男性和 4% ~ 32% 的女性突变患者中。

发生在编码复合体 Ⅰ 亚基基因的 mtDNA 的三个点突变，造成了约 90% 的 LHON 病例。最常见的基因突变是编码复合体 Ⅰ 的 4 号亚基（NADH 脱氧酶 4, ND4）基因的 11 778 核苷酸位点的 A 到 G 的突变（m.11 778A > G）。其他两个突变分别是 1 号亚基（ND1）基因的 m.3460G > A and m.14 484T > C。在大多数 LHON 患者中，mtDNA 突变均为同质性的。

在英格兰东北部，由于 LHON 所致的成年人视力丧失的最低发病率据估计为 3.7/100 000，而这 3 种最常见的 LHON 突变的点患病率在成年人中为 4.4/100 000，所以 LHON 可能是最常见的遗传性线粒体病。

◎ 临床表现

LHON 通常表现为亚急性至急性的单眼无痛性视神经病变所致的中央区或旁中央区视野缺损，继而在数周或数月后出现另一只眼睛的视力丧失。发病年龄通常为 18 ~ 35 岁。视神经盘旁周围血管扭曲（视盘周围血管扩张）可以作为诊断的线索。在 LHON 患者中，常见的症状还有 Wolff-Parkinson-White 心脏预激综合征。临床上骨骼肌不受累及，故肌肉活检看不到破碎红纤维。

◎ 鉴别诊断

LHON 须与累及双侧视神经病变的疾病相鉴别，包括脱髓鞘性疾病、中毒性营养性视神经病变、常染色体显性或常染色体隐性的视神经病变、青光眼、缺血性视神经病和压迫性病变。

◎ 治疗和预后

LHON 常用的治疗是抗氧化剂和其他营养补充治疗。基于一项随机安慰剂对照实验显示艾地苯醌，一种辅酶 Q 类似物，具有潜在的视力修复作用，被欧洲药物机构推荐运用于 LHON，但该药尚未被批准用于美国 LHON 患者。

LHON 引起的视力损伤通常很严重且恒定。在少数患者中，后期视力可能会有所改善，但这种改善是非常轻微的。这种好转的可能性随不同的 LHON 突变而发生变化。

Jurkute N, Yu-Wai-Man P. Leber hereditary optic neuropathy:Bridging the translational gap. *Curr Opin Ophthalmol*

2017;28(5):403-409. [PMID: 28650878] (A recent clinical review of LHON.)

Klopstock T. Kearns-Sayre syndrome. In: Roos R, ed. Medlink. Available at: http://www.medlink.com. Accessed April 14, 2018.

Klopstock T. MELAS. In: Roos R, ed. Medlink. Available at: http://www.medlink.com. Accessed April 14, 2018.

Mancuso M. Myoclonus epilepsy ragged-red fibers. In: Roos R,ed. Medlink. Available at: http://www.medlink.com. Accessed April 14, 2018.

核 DNA 突变

线粒体中绝大多数的蛋白均由 nDNA 编码，因此 nDNA 的突变也可造成许多线粒体病。一般情况下，婴儿或儿童期即开始出现症状（表 24-2）。最常见的临床表现是 Leigh 综合征。临床表现可表现为组织特异性或全身性。诊断依靠临床表现、生化指标和 DNA 分析确定。

编码复合体Ⅰ～Ⅴ的结构性亚基的 nDNA 突变已在越来越多的患者中得到确定，且主要是 Leigh 综合征患者（表 24-2）。常染色体隐性遗传的 Leigh 病或其他脑肌病，由编码复合体Ⅰ～Ⅴ酶的组装因子基因缺陷所致，故通常也与复合体Ⅰ～Ⅴ功能缺陷有关。

越来越多的维持 mtDNA 功能的常染色体缺陷被发现与 mtDNA 缺失、复合缺失有关。具有复合 mtDNA 缺失的常染色体显性或常染色体隐性的进行性眼外肌麻痹是以从成年早期发病，眼睑下垂和进行性眼外肌麻痹为特征，最常见的突变是编码 mtDNA 多聚酶 γ 的 *POLG* 基因缺陷导致。*POLG* 基因突变还会导致其他临床表型，包括感觉性共济失调性周围神经病、构音障碍性神经病、眼肌麻痹、常染色体隐性共济失调和严重的被称为 Alpers 综合征的婴儿起病的肝性脑病，后者与 mtDNA 缺失有关。除了肝性脑病，由胸腺嘧啶激酶 2 基因（thymidine kinase 2 gene, *TK2*）突变引起的 mtDNA 缺失综合征可表现为单纯的肌病或脊肌萎缩症样疾病。线粒体胃肠型脑肌病（mitochondrial neurogastrointestinal encephalomyopathy, MNGIE）是一种常染色体隐性疾病，表现为眼睑下垂、进行性眼外肌麻痹、严重的胃肠系统成熟障碍、恶病质、周围神经病和白质脑病。该病与 mtDNA 的点突变、单一缺失、多重缺失相关。MNGIE 是有编码胸腺嘧啶磷酸化酶的基因突变所致，该酶是一种细胞质酶，有调节线粒体内核苷酸池的作用。辅酶 Q_{10} 的缺乏与婴儿起病的多系统疾病（主要是脑病和肾病）、小脑性共济失调、脑肌病相关。原发的辅酶 Q_{10} 缺失归因于辅酶 Q_{10} 生物合成所需的 nDNA 的突变所致，而继发的辅酶 Q_{10} 缺失取决于其他基因突变。原发和继发的辅酶 Q_{10} 缺失的识别很重要，因为这种疾病通常需要辅酶 Q_{10} 的补充治疗。

除了影响氧化磷酸化（OXPHOS）和 mtDNA 的常染色体疾病，还有很多影响线粒体功能的符合孟德尔遗传规律的疾病，包括磷脂代谢（如由 *AGK* 突变所致 Sengers 综合征或 *SERAC1* 基因突变所致的 MEGDEL）、铁硫蛋白组装、二硫化物中继系统、线粒体 tRNA 修饰或氨酰 -tRNA 合成酶、线粒体翻译（如线粒体核糖体蛋白、延长因子、释放因子）、线粒体转录过程、线粒体蛋白质量控制和线粒体融合分裂动力学。超过 250 个 nDNA 与人类线粒体疾病相关。

Quinzii C M, Emmanuele V, Hirano M. Clinical presentations of coenzyme Q_{10} deficiency syndrome. *Mol Syndromol* 2014;5(3-4):141-146. [PMID: 25126046] (A review of primary and secondary CoQ_{10} deficiencies.)

Zeviani M, Viscomi C, DiMauro S. Disorders of mitochondrial DNA maintenance. In: Roos R, ed. Medlink. Available at: http://

表 24-2 与核 DNA 突变相关的临床综合征

综合征	临床表现
Leigh 综合征	典型地在婴儿或儿童起病，但罕见地可发生在成年人
· 婴儿起病	典型地在6月龄前婴儿发病，此前正常发育停止或倒退，肌张力低下，喂食困难，呼吸异常，视力下降，眼球运动麻痹，眼震 头颅 MRI 扫描显示基底节和脑干中线对称性病变
· 儿童起病	与婴儿起病相似，但 PEO、肌张力低下或共济失调可能显著
致死性婴儿型肌病并 COX 缺乏	弥漫性肌无力，肌张力低下，由于肌病导致呼吸功能不全 有时肾小管性酸中毒（de Toni-Debré-Fanconi 综合征）
可逆性婴儿型肌病并 COX 缺乏	弥漫性肌无力，肌张力低下，由于肌病导致呼吸功能不全 在 2 ~ 3 岁自发性改善
常染色体显性进行性眼外肌麻痹 (adPEO)	一般开始于青年的眼睑下垂和进行性眼外肌麻痹 骨骼肌中破碎红纤维和 COX 缺乏纤维 多个 Δ-mtDNA 近端肢体无力，呼吸功能不全，抑郁，周围神经病，感音神经性耳聋，白内障，内分泌病
线粒体神经胃肠脑肌病（MNGIE）	眼睑下垂和 PEO 胃肠动力障碍 脱髓鞘性周围神经病 恶病质 MRI 扫描示白质脑病
Sengers 综合征	先天性白内障 肥厚性心肌病 骨骼肌肌病并运动不耐受 乳酸酸中毒
MEGDEL 综合征	感音神经性耳聋 脑病（肌张力障碍） 发育瘦小 肌张力低下 精神运动型迟滞 痉挛 低血糖 肝病
婴儿 mtDNA 缺失综合征	
· 肌病型	喂食困难，发育瘦小，肌张力低下，肌无力，偶尔 PEO 肌酸激酶升高（2 ~ 30 倍正常上限） COX 纤维缺乏性肌病和有时破碎红纤维
· 肝脑型	进行性或持续性肝功能异常 脑病（共济失调，运动障碍，癫痫发作）
· Alpers 综合征	早期发育正常，随后快速间断性精神运动衰退，难治性癫痫，肝功能异常
· Navaho 神经肝病（NHH）	如下诊断标准 6 项中满足 4 项或 3 项加一个 NHH 阳性家族史 · 感觉神经病 · 运动神经病 · 角膜无感觉，溃疡，或瘢痕 · 肝脏疾病 · 有记录的代谢或免疫紊乱 · 中枢神经系统脱髓鞘

COX = 细胞色素 C 氧化酶；PEO = 进行性眼外肌麻痹

www.medlink.com. Accessed April 14, 2018. (A summary of the autosomal disorders with pathogenic instability of mtDNA.)

其他线粒体疾病

核苷酸反转录抑制因子所介导的肌病

该病是一种在HIV患者中观察到的mtDNA缺失所致的少见医源性疾病。这些患者在接受齐多夫定（zidovudine，AZT），一种抑制多聚酶–γ的核苷酸反转录抑制因子治疗后，产生了具有破碎红纤维的肌病。其临床症状在停药后缓解。

Gardner K, Hall P A, Chinnery P F, Payne BA. HIV treatment and associated mitochondrial pathology: Review of 25 years of in vitro, animal, and human studies. *Toxicol Pathol* 2014;42(5):811-822. [PMID: 24067671] (A review of the mitochondrial toxicity of nucleoside reverse transcriptase inhibitors.)

氨基糖苷类药物所致耳聋

该病是基因与环境相互作用的实例，氨基糖苷类药物所致耳聋通常发生在携带有12S rRNA基因m.1555A > G mtDNA突变的患者。这些患者暴露于氨基糖苷类抗生素时，可出现感音性听力下降。然而，这个突变在未接受氨基糖苷类药物治疗情况下亦可造成无症状性耳聋。相反，氨基糖苷类药物所致耳聋也可发生在无m.1555A > G mtDNA突变的患者中。

Ding Y, Leng J, Fan F, Xia B, Xu P. The role of mitochondrial DNA mutations in hearing loss. *Biochem Genet* 2013;51(7-8):588-602.[PMID: 23605717] (A summary of hearing loss in mitochondrial diseases.)

刘玲春　**译**　笪宇威　**校**

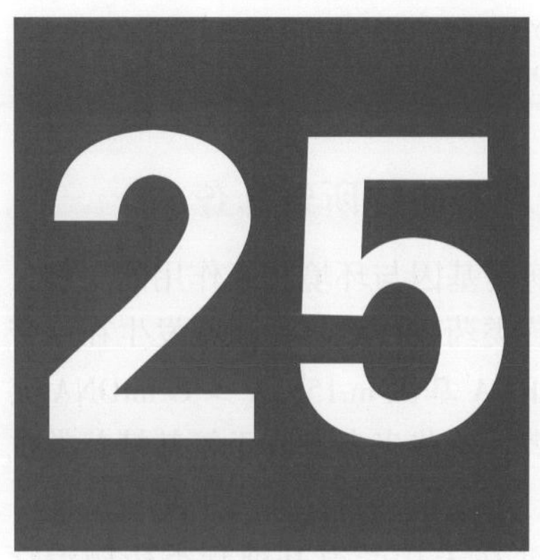

神经重症监护

Santiago Ortega-Gutierrez, MD
Alan Z. Segal, MD

颅内压增高

诊断要点

◎ 头痛、恶心和呕吐，进行性的意识障碍和昏迷，伴或不伴有局灶定位体征

◎ 脑部影像显示占位病变、水肿、出血或脑积水

◎ 概述

颅内压（intracranial pressure, ICP）增高是多种严重神经系统疾病的一个共同病理状态，所有这些疾病的特点都是颅腔内容物的增加。根据门－克里二氏学说，颅腔内容物包括脑组织、血液和脑脊液（CSF），它们都是相对不可压缩的。这些成分中任何一个的增加必然会占用其他成分的空间，从而导致ICP增高。正常的ICP范围是5～20cmH$_2$O或3～15mmHg。压力超过上述范围会迅速导致脑损伤和死亡，因此快速识别和治疗导致ICP增高的原发病至关重要。

◎ 临床表现

诊断ICP增高最准确的方法为直接测定。任何时期意识水平下降及反射性血压增高往往是ICP增高的临床表现。原则上，它们都反映了全面性脑血流量下降。显著的血压增高伴心率减慢和呼吸节律不规则是科克－库欣反射的特征，由后颅窝ICP迅速升高和即将发生的脑疝引起。然而，临床实践中，高血压往往先开始合并心动过速，然后才是心动过缓。

头痛、恶心、喷射性呕吐、第Ⅳ和第Ⅵ对脑神经麻痹及瞳孔散大往往也是ICP增高患者的体征。尽管如此，上述症状与疾病严重程度往往不成正比。尽管视盘水肿是ICP增高的特异性表现，但只在小部分患者中出现。

局部占位性病变或弥漫性ICP增高可导致昏迷，往往是因为脑组织移位超出幕上或幕下的空间范围，从而形成脑疝。幕上病变根据部位不同，形成颞叶钩回疝或中心疝。幕下结构性损伤也可导致脑疝，要么向幕上引起中脑受压，或向下通过枕骨大孔使小脑扁桃体压迫延髓。需要识别这些综合征，并迅速给予适当的药物或手术处理（表25-1）。

影像学检查（中线移位、基底池消失、灰白质分界消失和脑积水）也可以帮助识别可疑ICP增高的患者，但有时明显的ICP增高也可能不出现上述表现。首选头部CT检查，其次是MRI或血管影像，根据临床需要和患者的病情稳定程度而定（图25-1）。

ICP增高可能来自于脑水肿后的脑容量增加，脑或颅外巨大的占位，从胸部传递而来的静脉压增高，或梗阻导致的脑脊液容量增加（表25-2）。除了机械压迫和

表 25-1　脑疝综合征

类型	病变	受损结构	临床表现
沟回疝	半球或单侧中颅窝占位	同侧第Ⅲ脑神经和大脑脚受压	**早期**：同侧瞳孔扩大，伴对光反射保留或迟钝 **后期**：完全的眼内和眼外肌瘫痪，偏瘫（50% 同侧和 50% 对侧）
中心疝	幕上弥漫性脑水肿、出血，或中线结构脑肿瘤	初期梗阻性脑积水、丘脑和下丘脑移位	**早期**：意识水平下降，瞳孔小但有反应，眼球运动正常 **后期**：眼球居中固定、眼肌麻痹、屈肌姿势（去皮质强直）
中脑受压	进展的沟回疝、中心疝或幕下结构的天幕上疝	中脑和脑桥上部	伸肌姿势（“去脑强直”），瞳孔居中固定，有时瞳孔不规则，和瞳孔对光反射、头眼反射及眼前庭反射消失
枕骨大孔疝	幕下病变或小脑幕裂孔疝终末期	延髓－脑桥下部和小脑扁桃体	脑干反射消失；迟缓性瘫痪；呼吸呈共济失调式、不规则和减慢并随后停止
大脑镰下疝	额叶或颞叶病变	双侧胼周和胼缘动脉	**早期**：无症状或下肢肌张力增高 **后期**：下肢无力和意志力丧失

脑组织变形之外，由于脑灌注压(cerebral perfusion pressure, CPP)和脑血流量(cerebral blood flow, CBF)的严重降低，ICP 升高还会导致全面性缺氧－缺血性损伤。

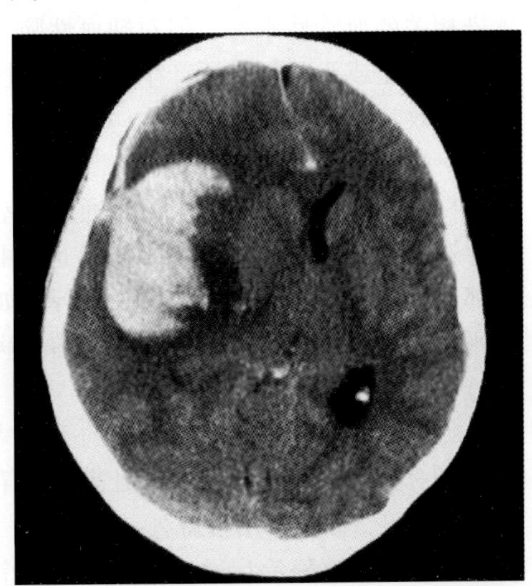

图 25-1　头部 CT 示急性大容积脑出血导致显著中线移位与大脑镰下疝和颞叶沟回疝

有创 ICP 监测仍为金标准，它由脑室导管和外接压力传感器组成，称为脑室瘘术或脑室外引流（external ventricular drain, EVD）。它主要用于需要对 CSF 进行治疗性引流并需要进行全脑 ICP 监测的情况下。EVD 的主要并发症是出血和感染，可能在 5 天后增加。常规从 EVD 中抽取 CSF 进行培养是监测并发感染的方法。

表 25-2　颅内压增高的原因

机制	疾病或损伤
脑水肿	头部外伤、缺氧、肝功能衰竭、高血压脑病、瑞氏综合征
脑部占位性病灶	肿瘤（胶质瘤、转移瘤）、脑梗死、脑出血、脓肿（细菌性或其他）
脑外占位性病灶	脑膜肿瘤、硬膜下或硬膜外血肿
静脉压增高	充血性心力衰竭、上纵隔梗阻、脑静脉或颈静脉血栓形成
脑脊液循环受阻	交通性或非交通性脑积水

当不需要 CSF 引流或怀疑局部 ICP 增高时，通常使用脑实质光纤监测仪。感染风险很低（＜1%），但长时间留置准确性会下降，并且置入后无法校准。其他种类的 ICP 监测仪包括硬膜外传感器和蛛网膜下腔螺栓传感器。虽然每一种监测仪的感染风险低，但它们欠准确，许多神经重症监护病房已不再使用（图 25-2）。

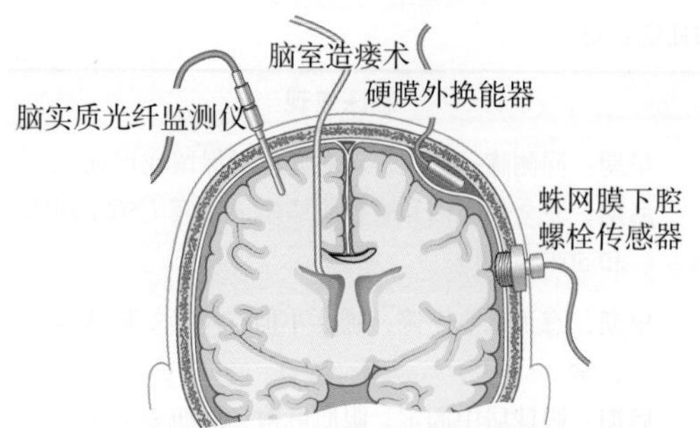

图 25-2　有创颅内压监测仪类型

目前，尚无无创的手段可以准确、连续、实时地监测 ICP。经颅多普勒（transcranial doppler, TCD）超声检查可以通过特定模式下的血管阻力改变来间接反映 ICP 升高。搏动指数等于收缩期流速和舒张期流速之差除以平均流速。当 ICP 升高发生时，血流阻力增加，搏动指数也增加。

脑生理学的多模式评估可联合使用 TCD 超声检查，神经影像学，ICP，脑灌注和 CBF 监测，脑组织氧张力监测，脑微透析，诱发电位和连续脑电图（EEG）。

◎ 治疗

对于所有重症脑损伤患者合理的处置首先是综合管理，保证充分的氧合和 CBF，并尽可能减少导致 ICP 增高的因素或诱发 ICP 升高（表 25-3）。

A. ICP 一般管理

1. 体位　头部保持抬高 20° ~ 30° 使静脉回流最大化。头部必须居中，不用束缚带和绷带束缚，因为头部旋转和颈部收缩可能会影响颈静脉回流并使 ICP 增高。

2. 早期液体管理　ICP 升高患者液体管理的最佳目标是使患者最初维持正常的血容量状态。当血浆渗透压降低时，水分将进入脑细胞并加剧脑水肿。因此，不应向这些患者使用纯净水或低渗液体。

3. 过度通气和机械通气的优化　过度通气可迅速降低 ICP，可在有脑疝迹象患者的紧急情况下使用。因为过度通气使全身血管收缩，减少 CBF 然后降低 ICP。尽管过度通气是安全和有效的治疗，但开始和持续时间不明确，大多数专家推荐过度通气维持目标 P_{CO_2} 在 30 ~ 35mmHg 不超过 30 分钟。

4. 发热和诱导低温的处理　发热的处理对任何脑损伤患者而言非常重要，尤其在 ICP 升高的患者中。对乙酰氨基酚和冰毯是初期的选择，但使用专门的中心静脉管路或体表降温设备可实现更积极的低温。

5. 血压管理　在 ICP 升高的情况下，对血压的管理必须着重于 CPP 的维持。尽管患者之间脑缺血的阈值存在差异，但必须将 CPP 保持在 60mmHg 以上才能提供最佳的脑组织氧合。通常将 CPP 的上限保持在 110 ~ 120mmHg 以下，以避免因产生过度灌注状态而进一步增加 ICP。拉贝洛尔和尼卡地平因半衰期短和缺乏 ICP 副作用而在这些患者中受到青睐。

6. 糖皮质激素　这类药物在 ICP 升高的治疗中作用有限。它们减少了与肿瘤或感染相关的血管性水肿，但对缺血性脑卒中、脑出血或头部创伤所产生的细胞毒性水肿无效。

B. 药物和手术治疗

1. 脑室造瘘术　脑积水时，通过脑室导管外引流 CSF 可使脑室体积缩小，也可用于部分脑室不大但临床表现严重的患者，如高评分的蛛网膜下腔出血、脑部巨大占位病变、严重的脑出血或创伤性脑损伤。

2. 手术减压　颅内占位病变的手术减压可以对药物治疗无效的 ICP 升高有立竿见影的效果，而且作用常持久。

3. 镇静　镇静治疗通过降低脑代谢率（cerebral metabolic rate, CMR）和 CBF，减少烦躁，最大程度减少咳嗽和瓦尔萨尔瓦反射而改善 ICP。在某些情况下，一旦患者气管插管，镇静治疗应作为 ICP 处理的首选。

丙泊酚是一种快速起效和快速消除的静脉镇静药，非常适合短期使用，可以降

表 25-3 高颅压的管理流程

ICP > 20mmHg 超过 10 分钟（放置 EVD 并引流脑脊液，避免患者咳嗽或吸痰）
第一步：手术减压
· 去骨瓣减压术 / 颅骨切除术是降低高颅压最有效的办法。如果不能行手术治疗，可尝试以下医疗措施。
第二步：用短效制剂镇静
（给予患者机械通气）镇静是 ICP 危象药物治疗的非常重要的首选措施 如果血流动力学稳定（无低血压） **Ⅳ 丙泊酚**：每 20 秒重复 20mg，直至初始剂量达到 1 ~ 2mg/kg；维持量 0.3 ~ 3mg/kg · h^{-1} **或** 如果血流动力学不稳定（低血压、心输出量减少、低血容量） **Ⅳ 咪达唑仑**：负荷量 0.01 ~ 0.05mg/kg，推注时间 > 2 分钟，维持量 0.02 ~ 0.2mg/kg · min^{-1} **联合** 考虑联合镇痛治疗： **Ⅳ 芬太尼**：Ⅳ 注射 25 ~ 100μg，后续 1 ~ 3μg/kg · h^{-1} 维持
第三步：过度换气和给予渗透性制剂
· **过度通气**：急性期 $PaCO_2$ 目标 30 ~ 35mmHg · **甘露醇**：1 ~ 1.5g/kg 输注，袋装输注持续 30 分钟以上，必要时每 6 小时 1 次。渗透压（Osm）< 360，阴离子间隙 < 10 · **高渗盐**：23.4% 的盐水 30ml 静推，持续 5 分钟以上，必要时每 4 ~ 6 小时 1 次，血钠 < 160
第四步：巴比妥昏迷
戊巴比妥：负荷量 10mg/kg 静脉输注 > 1 小时，维持量 1 ~ 3mg/kg · h^{-1}，目标为持续脑电监测显示每 10 秒抑制然后爆发 1 ~ 2 次；也可选择每 5 ~ 10 分钟推注 50mg 直至 ICP 控制
第五步：治疗性低温
目标温度 =32 ~ 34℃，可使用体表低温或血管内低温装置 · 寒战需要积极处理的 3 个原因： · 寒战延缓了核心体温下降速度，导致达到目标体温的时间延迟 · 寒战可增加 ICP，进一步恶化高颅压 · 寒战可增加脑代谢并增加脑缺氧和细胞代谢障碍的风险 · 处理寒战的方法： · 皮肤保暖：温暖、充气毯和床垫 · Ⅳ 硫酸镁（Ⅳ 团注 60 ~ 80mg/kg，再以 2g/h 维持）可减少寒战发作阈值，但单独使用无效 · 丁螺环酮：捣碎后通过鼻胃管给药，20 ~ 30mg，每天 3 次 · Ⅳ 右美托咪定 0.4 ~ 1.5μg/kg · h^{-1} · Ⅳ 哌替啶每 4 ~ 6 小时 0.4mg/kg · Ⅳ 丙泊酚快速静推 50 ~ 100mg，以 0.3 ~ 3mg/kg · h^{-1} 维持 · Ⅳ 可乐定 1 ~ 3μg/kg 泵入

EVD= 脑室外引流装置；EEG= 脑电图；ICP= 颅内压；NGT= 鼻胃管；OSM= 参透压

低 CMR、CBF 后改善 ICP。它也有抗癫痫和清除自由基的作用。由于其半衰期短，丙泊酚利于经常唤醒患者并评估其神经系统状态。丙泊酚可导致低血压和心功能不全，长时间使用会引起丙泊酚输注综合征：肝功能不全，代谢性酸中毒或由其脂质代谢紊乱引起的高脂血症，长时间持续使用后其快速消除作用丧失。

其他镇静药和镇痛药包括苯二氮䓬类（如劳拉西泮或咪达唑仑）和阿片类（如吗啡或芬太尼），对 CBF 和 CMR 影响不大，因此通常被认为是急性 ICP 危象的辅助药物。

4. 高渗疗法　这类药物的药理作用是液体将从低渗的区域穿过半渗透膜（如血脑屏障）到达高渗的区域。因此，血浆渗透压增高可减少脑组织的液体量。

5. 巴比妥类昏迷　巴比妥类药物往往用于对上述措施无效的难治性高颅压。用于处理 ICP 升高时，它们主要是降低 CMR, 从而导致 CBF，CBV 和 ICP 降低。尽管可以给予任何巴比妥酸盐，但戊巴比妥最常使用，最初每 10 分钟给药 50mg，直至 ICP 控制或以 5 ~ 10mg/kg 的剂量注射，后持续滴注至脑电爆发抑制。由于低血压和心脏抑制（通常需要血管收缩药和正性肌力药物维持）、代谢性酸中毒、肠梗阻和肝功能衰竭，巴比妥类药物与高患病率和高死亡率相关。

Sandsmark D K, Sheth KN. Management of increased intracranial pressure. *Curr Treat Options Neurol* 2014;16:272. [PMID:24390802]

Wartenberg K E, Schmidt J M, Mayer S A. Multimodality monitoring in neurocritical care. *Crit Care Clin* 2007;23:507-538.[PMID: 17900483]

Wolfe T, Torbey M. Management of intracranial pressure. *Curr Neurol Neurosci Rep* 2009;9:477-485. [PMID: 19818235]

心脏骤停后缺氧缺血性脑病

诊断要点

◎ 因 CBF 下降或缺氧所致

◎ 轻度下降可产生遗忘综合征

◎ 严重下降产生木僵、昏迷、肌阵挛

◎ 概述

心血管疾病是美国发病率和死亡率居首的疾病，造成总死亡的 1/3 以上。这些死亡中的大多数是由于院外突发的心脏骤停。随着基础和高级心脏生命支持培训的推广，更多的患者能够从初期复苏中幸存下来，并被转运至重症监护病房。尽管初期复苏取得了一些成功，但由于缺氧缺血性脑病，幸存者的功能预后仍然很差。虽然有多项大型随机对照试验应用不同的神经保护策略，但只有低温治疗显示对心脏骤停幸存者有明确的疗效。

◎ 临床表现

A. 症状和体征

CBF 中止数秒，意识就会丧失，大多数患者在心脏骤停复苏后的首先表现就是昏迷。受损严重的，患者持续昏迷，进展为最低意识状态或植物状态或脑死亡。昏迷持续时间越长，患者清醒可能性越小，神经功能缺损越严重。

遭受短暂缺氧性损伤的患者可能仅表现为短暂的意识模糊和遗忘，而受影响严重的患者则可能患永久性全面遗忘综合征。如果低血压是主要异常，患者可显示分水岭区脑梗死，可导致皮质盲或双侧上肢无力但双手除外，或四肢瘫痪但面部和脚除外（称为“桶中人”综合征）。截瘫往往继发于胸段分水岭区脊髓梗死。

肌阵挛（一个或多个肢体不同步的抽动）常见于缺氧性脑病。

一部分患者逐渐清醒，然后再次意识障碍，为缺氧后迟发性脑病。该现象最常见于一氧化碳中毒患者。基底节可能严重损伤，这些患者可表现为淡漠、精神混乱和异常运动如舞蹈症。

心脏骤停后，ICP 一般不升高，但当它发生时，就与广泛的脑水肿有关，提示预后不良，包括脑疝。

B. 诊断性检查

在心脏骤停的急性期，3 种标志物显示有预后判断的价值。血清神经元特异性烯醇化酶和 S-100 水平升高与预后不良有关。心脏骤停后 48 ~ 72 小时 CSF 中肌酸激酶 BB 的水平升高也预示了预后不良。

在缺氧性损伤的最初 24 小时内，CT 扫描通常是正常的。严重缺氧 24 ~ 48 小时后，皮质和基底节层面灰白质界限消失，往往提示细胞毒性水肿。

MRI 弥散加权成像显示皮质条带状高信号与急性层状坏死一致。分水岭梗死主要见于低血压而不是缺氧事件，也可被 CT 或 MRI 发现。

包括周期性现象、爆发抑制、脑电静息和称为 α 昏迷的 EEG 模式几乎都一致带来不良预后。EEG 对发现痫性发作较特异，可出现在高达 40% 的患者中。心脏骤停后，对不能解释的昏迷患者，伴或不伴惊厥性活动，应考虑行该检查。

体感诱发电位（somatosensory-evoked potential, SSEP）对心脏骤停后患者预后也有评估价值。心脏骤停后，双侧短潜伏期 SSEP 消失在预测不能苏醒的敏感性为 42%，阳性预测值为 100%。

◎ 治疗

心脏骤停后，一旦恢复自主循环，尽早的目标体温管理可改善患者的功能预后。最初 4 ~ 6 小时内将体温降至 32 ~ 36℃（89.6 ~ 93.2 ℉）并维持 24 小时。首先将冰袋放置在腋下、躯干和四肢周围，冰毯置于患者背部和胸部。在重症监护病房内，可应用血管内低温和体表低温装置。持续的体温监测和反馈可实现精准的温度控制。镇静并启动寒战流程很重要，当严重时，需要使用神经肌肉阻滞药（如维库溴铵）麻痹肌肉。寒战会增加全身代谢需求和高碳酸血症，加重缺血后代谢障碍，从而抵消低温带来的益处。低温约维持 24 小时，复温过程要缓慢、被动进行，以避免 ICP 反跳反应和钾离子再分布，后者可诱发致死性心律失常。

肌阵挛可以使用苯二氮䓬类药物、左乙拉西坦或丙戊酸治疗；痫性发作应按照标准癫痫流程处理。

◎ 预后

心脏骤停后 12 小时内患者可唤醒或完全清醒一般预后良好。相反，心脏骤停后 12 ~ 24 小时持续昏迷、脑干反射消失（角膜反射、瞳孔对光反射、头眼反射）多与植物状态或死亡有关。预后良好的患者在第 1 天有肢体回缩反应或活动、伴自发睁眼或声音刺激后睁眼。第 3 天，患者应有正常的眼球运动，第 7 天应能遵从指令。

临床医生在评价体格检查中的早期发现时应小心，以确保不混淆存在潜在的可逆性因素（如痫性发作）。同时，在体温过低的情况下，神经系统检查对预后判断的价值有限，因为这类患者大部分都接受镇静药、肌松药或神经抑制药。最后，如前所述，诊断工具拥有很高的阳性预测价值，但灵敏度却很低。

Bernard S A, et al. Treatment of comatose survivors of out-ofhospital cardiac arrest with induced hypothermia. *N Engl J Med* 2002;346:557-563. [PMID: 11856794]

Kandiah P, Ortega-Gutierrez S, Torbey MT. Biomarkers and neuroimaging of brain injury after cardiac arrest. *Semin Neurol* 2006;26:413-421. [PMID: 16969742]

Koenig M A. Brain resuscitation and prognosis after cardiac arrest. *Crit Care Clin* 2014;30:765-783. [PMID: 25257740]

危重症中的神经肌肉无力

诊断要点

- ◎ 危重症患者出现广泛肌无力，腱反射减弱或消失，有时可波及呼吸肌
- ◎ 常发生在使用了神经肌肉接头阻滞剂或糖皮质激素或同时使用上述两种药物的患者
- ◎ 脑脊液蛋白升高提示可疑的吉兰－巴雷综合征

◎ 概述

多种神经系统疾病会导致急性全身无力，需要重症监护。神经肌肉系统严重功能障碍可能导致通气不足和高碳酸血症，呼吸衰竭时需要机械通气。

◎ 临床表现

肌无力的形式可以帮助寻找潜在的疾病。吉兰－巴雷综合征（GBS）是一种急性单时相免疫介导的对称性进行性多发周围神经病，往往继发于潜在的感染，通常表现为从下肢开始的上升性瘫痪（见第 19 章）。约 1/3 的 GBS 患者需要入住重症监护病房进行机械通气；10% ~ 20% 患者发生严重的自主神经功能异常，需要密切监测血流动力学。患者合并有危重症多发神经病（critical illness polyneuropathy, CIP）和急性坏死性肌病也会出现广泛性肌无力和腱反射消失或减弱。相反，近端肌肉最容易波及，但远端无力也常见。在危重症患者中，感觉可能受损，但通常难以评估。除双侧面部无力外，通常不影响脑神经，这在机械通气患者中可能难以识别。重症肌无力危象通常由急性疾病或新药引起（见第 22 章）。

在急性失代偿之前识别呼吸肌无力的体征是非常关键的，可以决定是否需要气管插管和机械通气。延迟插管可能会导致吸入性肺炎（表 25-4）。

表 25-4　神经肌肉受累的呼吸衰竭表现

体征	警戒信号
临床	
进行性的四肢瘫痪	四肢瘫痪，抬头困难
延髓麻痹	吞咽困难，言语无力，双侧面瘫
咳嗽无力	排痰困难，喉中痰鸣
呼吸并发症	
呼吸困难	主诉呼吸费力
呼吸急促	不能讲完整一句话或连续数数到 20
端坐呼吸	夜间氧饱和度下降，需保持坐位
使用辅助呼吸肌	颈部和腹部肌肉参与呼吸
腹部反常呼吸	吸气时腹肌向内运动
应激体征	
心动过速	坐立不安
大汗淋漓	断续言语
监测	
肺活量检查（床旁）	肺活量小于 15-20ml/kg，下降，降幅达到 30%
动脉血氧饱和度	氧饱和度下降（迟发征象）
动脉血气：$PaCO_2$	高碳酸血症（迟发征象）
胸部 X 线	肺不张、肺炎

◎ 鉴别诊断和实验室检查

在危重症患者中的广泛性无力的诊断考虑包括 GBS、CIP、急性四肢瘫痪性肌病（acute quadriplegic myopathy, AQM）。很多患者可能与神经肌肉阻滞剂的使用有较大关系。肌松药（最常使用维库溴铵，其他药物也会）被认为是 AQM 的特殊诱因，因其与粗肌丝（肌球蛋白）变性有关。糖皮质激素可以导致类固醇性肌病，并可加重肌松药诱导的 AQM。然而，即使不使用外源性糖皮质激素，危重症患者本身就可分泌内源性糖皮质激素，使患者发生 AQM 的风险增加。

肌电图显示失神经电位和复合肌肉动作电位异常。神经传导检查可以证实轴突性神经病，但在这种情况下通常不可靠。血清肌酸激酶水平在 CIP 或类固醇肌病患者中可正常，而在 AQM 中典型地增高，但不是一成不变。这些综合征的确诊须依靠神经和肌肉活检。因为在 CIP 和 AQM 中，光学显微镜检查可能显示相似的肌肉损害表现，所以可能需要使用电子显微镜来专门诊断肌球蛋白缺失。

在 GBS 中，腰椎穿刺可以确定 CSF 蛋白浓度升高。对诊断该疾病非常重要，因为它需要静脉免疫球蛋白或血浆置换治疗。

◎ 治疗和预后

目前尚未证实静脉免疫球蛋白治疗CIP有效。CIP和AQM两者最终都会自发恢复，但可能瘫痪时间较长（长达6个月或更长时间）。肌肉活检仅适用于部分患者，对两种综合征患者建议持续物理治疗。作为预防策略，应谨慎使用肌松药，尤其是与大剂量皮质类固醇联合使用。

Sander H W, Golden M, Danon M J. Quadriplegic areflexic ICU illness: Selective thick filament loss and normal nerve histology. *Muscle Nerve* 2002;26:499-505. [PMID: 12362415]

Zhou C, Wu L, Ni F, Ji W, Wu J, Zhang H. Critical illness polyneuropathy and myopathy: A systematic review. *Neural Regen Res* 2014;9:101-110. [PMID: 4146320]

符 浩 **译** 张运周 **校**

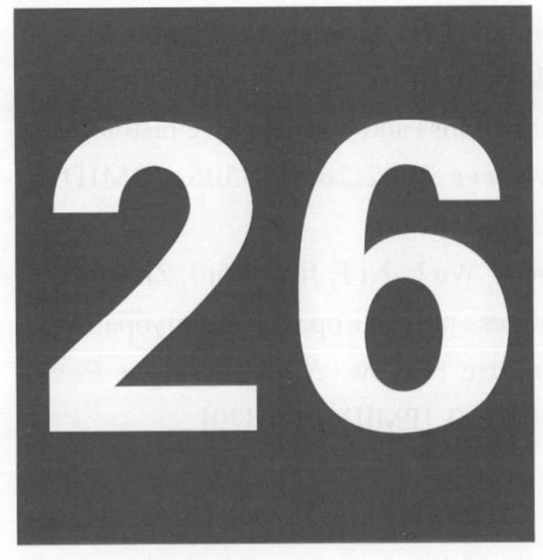

26 神经系统细菌、真菌和寄生虫感染

Barbara S. Koppel, MD
Kiran T. Thakur, MD
Adedoyin Akinlonu, MD, MPH

感染可以通过损害脑或其被膜（脑膜脑炎、脓肿、硬膜下积脓）、脊髓（脊髓炎、脊髓压迫）、腰骶丛、肌肉及神经，从而影响神经系统的功能。至少 1% 的住院与中枢神经系统感染有关。

细菌感染

细菌性脑膜炎

诊断要点

◎ 急性发作的头痛、颈项强直、意识模糊、昏睡或昏迷及发热

◎ 瘀点样皮疹提示脑膜炎球菌感染

◎ 最可能的病原学取决于患者的年龄，免疫状态包括疫苗接种史，以及暴露的特殊危险因素、手术史和用药史

◎ 脑脊液（CSF）分析显示初压升高，葡萄糖含量降低（正常值 0.6CSF/ 血清），白细胞超过 10 个 /μl（多核嗜中性细胞为主），以及蛋白升高

◎ 通过革兰染色可以看见包裹的微生物

◎ 概述

在美国，成人细菌性脑膜炎的发病率为 4 ~ 6/100 000 人，发展中国家为 50/100 000 人。超过 50% 的病例会发生严重脑水肿伴意识障碍和脓毒性休克，有报道死亡率高达 20%。幸存者中的后遗症包括 15% 的卒中，高达 25% 的认知功能受损及 10% ~ 20% 的耳聋。及时开始治疗是根本；到院后 6 小时才开始抗菌治疗（一般因腰椎穿刺检查延误）预后更差。因此，疑似脑膜炎合理的处理是在血培养后给予经验性抗感染治疗，甚至可以早于获得脑脊液之前。脑脊液特征（葡萄糖含量，蛋白含量，脑脊液白细胞计数和红细胞计数及细胞分类）可以为细菌或分枝杆菌、病毒、真菌或无菌性病因提供证据。分子快速诊断检测（molecular rapid diagnostic testing, mRDT），包括聚合酶链反应（PCR）及一些其他技术，可以缩短鉴别病原微生物的时间，但培养对于指导合理的治疗方案仍是必需的。在缺乏 mRDT，等待培养结果的同时，根据患者年龄、针对常见病原菌（如流感嗜血杆菌、肺炎链球菌或脑膜炎奈瑟菌）的疫苗接种史，免疫状态（酗酒、脾切除术后、激素依赖、HIV），流行病学或密切接触暴露，近期牙科或手术操作，或其他特殊情况等临床线索，可以用来预测细菌。常见病原微生物及其治疗见表 26-1 和表 26-2。

◎ 发病机制

大多数细菌进入脑脊液是由于从鼻咽部定植部位经血源播散至脉络丛（脑脊液生成部位）或毛细血管，并从这些部位进

表 26-1　细菌性脑膜炎的抗生素治疗

病原微生物	药物（2 周疗程）	剂量[a]	
		儿童	成人
脑膜炎奈瑟菌（脑膜炎双球菌；革兰阴性双球菌）	青霉素 G	50 000u/kg q4h，新生儿 0.15 ~ 0.2mU/kg · d^{-1}（q8 ~ 12h）	2400 万 u/d（q4 ~ 6h）
	或		
	氨苄西林	75mg/kg q6h，新生儿 50mg/kg q8h	2g q4h
	或		
	头孢曲松（如果青霉素耐药）	40 ~ 75mg/kg q12h	2g q12h
	或		
	头孢噻肟或头孢唑肟	50 ~ 75mg/kg q6h，新生儿 50 ~ 75mg/kg q12h	2 ~ 3g q6h
· 密切接触患者[b]	利福平（口服）	5 ~ 10mg/kg q12h 维持 2 天	600mg q12h 共 2 天
	或		
	环丙沙星（口服）	—	单次剂量 500mg
肺炎链球菌（肺炎球菌；革兰阳性球菌）			
· 青霉素敏感	青霉素 G	50 000U/kg q4h	400 万 U q4h
	或		
	头孢曲松	40 ~ 75mg/kg q12h	2g q12h
· 青霉素高度耐药	万古霉素	15mg/kg q6h 或 10mg/d IT	1 ~ 3g q6 ~ 12h 或 20mg/d IT
	加		
	三代头孢	40 ~ 75mg/kg q12h	2g q12h
	或		
	美罗培南	—	1 ~ 2g q8h
B 型流感嗜血杆菌（革兰阴性球菌）	氨苄西林	200 ~ 300mg/kg q4h	1 ~ 2g q4h
	或		
	头孢曲松	40 ~ 50mg/kg q12h	2g q12h
	或		
	头孢噻肟	200mg/kg q4 ~ 6h	1 ~ 2g q4h
单核细胞增生性李斯特菌[c]（革兰阳性棒状杆菌）	氨苄西林	75mg/kg q6h	2 ~ 3g q4h
	加		
	头孢曲松	50 ~ 75mg/kg q12h	1.7mg/kg q8h
	或		
	甲氧苄啶 - 磺胺甲噁唑	10mg/kg q12h	20mg/kg q6h
金黄色葡萄球菌（革兰阳性球菌）	苯唑西林或	35 ~ 50mg/kg q4h	1 ~ 3g q4h
	萘夫西林	35 ~ 50mg/kg q4h	2 ~ 3g q4h
表皮葡萄球菌	万古霉素[c]	15mg/kg q6h 或 0.5mg/kg · d^{-1} IT	1 ~ 3g q8 ~ 12h 或 20mg/d IT
· 耐甲氧西林金黄色葡萄球菌（MRSA）	利奈唑胺或	7.5mg/kg q8h	600 ~ 1200mg q12h
	奎奴普丁 - 达夫普丁	2mg/d IT	—
铜绿假单胞菌（革兰阴性棒状杆菌）	头孢他啶	45 ~ 50mg/kg q8h	2g q8h
其他革兰阴性菌[d]	头孢曲松或	50 ~ 50mg/kg q12h	2g q12h
	头孢他啶或	50mg/kg q6 ~ 8h	2g q6h
		50mg/kg q8h	1g q8h
B 组链球菌（革兰阳性球菌）	氨苄西林或青霉素 G 或	50mg/kg q4h	2 ~ 3g q4h
	万古霉素（监测水平）	15mg/kg q6h	1g q12h
不明病原	万古霉素	15mg/kg q6h，新生儿 20 ~ 30mg/kg · d^{-1}	15 ~ 20mg/kg q8h
	加头孢他啶	45 ~ 50mg/kg q8h	2g q8h

IT= 鞘内注射；IVT= 侧脑室内给药，q= 每（间隔）

[a] 无特殊说明的情况下所有治疗方式均为静脉给药

[b] 孕妇与奈瑟菌脑膜炎患者接触应给予阿奇霉素，500mg 口服，或头孢曲松 250mg 肌内注射（只需给药 1 次）

[c] 单核细胞增生性李斯特菌脑膜炎疗程为 3 周；万古霉素治疗葡萄球菌感染的疗程为体温正常后 1 周或 5 天

[d] 包括肠杆菌、克雷伯菌及鲍曼不动杆菌

表 26-2　年龄相关病原的经验性抗菌治疗

患者年龄	致病性微生物	抗生素	替代方案
新生儿	B 组链球菌，李斯特菌，大肠埃希菌	氨苄西林加三代头孢菌素	氯霉素加庆大霉素
3 个月 ~ 18 岁	脑膜炎奈瑟菌，肺炎链球菌，流感嗜血杆菌	如果耐药，三代头孢菌素加万古霉素	如果耐药，美罗培南加万古霉素
18 ~ 50 岁	肺炎链球菌，脑膜炎奈瑟菌，流感嗜血杆菌	三代头孢菌素	美罗培南
＞50 岁	肺炎链球菌，格兰阴性杆菌，李斯特菌	同上加氨苄西林加三代头孢菌素	氨苄西林加氟喹诺酮

入脑实质和蛛网膜下腔。然后，它们繁殖并在脑膜内释放促炎症反应的细胞因子。这些细胞因子，如肿瘤坏死因子和白介素 -1，破坏血脑屏障，引起水肿和细胞死亡。细菌的荚膜可以帮助逃避补体介导的杀伤和吞噬作用，细菌细胞壁分泌的囊泡可以改变免疫应答。蛋白导致的蛛网膜颗粒堵塞及白细胞导致的静脉窦栓塞会引起脑脊液重吸收减少和脑膜血管扩张，因而加重脑水肿。特殊的病原入侵机制包括耳炎或乳突炎等颅外感染导致的静脉栓塞，进而引起感染逆行播散。鼻部、乳突、鼻窦或颅脑术后，或贯穿性头部创伤后，硬膜受损使得定植于皮肤或窦腔的细菌经该通道入侵。与之相似，葡萄球菌可以在硬膜外皮质类固醇注射或麻醉后，或通过脊髓或脑深部起搏器置入，或腰大池或侧脑室引流等操作得以侵入中枢神经系统。即便是短暂的菌血症后，脑内异物，如侧脑室引流或分流装置、Ommaya 储液囊、脑深部或皮质电极也会被感染。

虽然脑膜炎仅指脑部被膜的炎症，但灾难性的后果却是由相邻脑实质炎症和静脉血栓及脑脊液吸收阻断后所继发水肿产生的。这些可引发脑积水或高颅压和脑疝。卒中可能是当大血管穿过颅底渗出物时形成血管炎的结果。脑脓肿和硬膜下积脓也是脑膜炎的严重后遗症。

具体到个体，病原体随地理位置而变化并受疫苗接种率影响。在美国，绝大多数脑膜炎由肺炎链球菌（58%）引起，其次是 B 组链球菌（18%）、脑膜炎球菌（13.9%）及 B 型流感嗜血杆菌（6.7%）。

◎ 预防

针对流感嗜血杆菌和脑膜炎奈瑟菌等常见病原的疫苗接种计划在 1990 年就已经覆盖婴儿，2000 年加入针对肺炎链球菌的疫苗。群体免疫可以在一定程度上保护成年人免受上述病原感染。由于有效性通常在接种 1 年后衰减，因此从婴幼儿期到儿童期严格执行推荐的疫苗接种计划非常重要。美国及其他一些国家和地区，由于在公共卫生疫苗方面的努力，脑膜炎（无法解释的和由上述病原引起的）的发病率已经出现显著性下降。感染中位年龄从 15 个月上升至 25 岁，许多患者年龄超过 60 岁。分析细菌血清型的监测计划，尤其是在肺炎链球菌和脑膜炎奈瑟菌种类中，使得包括致病血清型的强化、短期性疫苗接种计划成为可能。这已经成功地阻止了在尼日尔和其他一些非洲国家的学校、军营及“脑膜炎”带的区域性暴发。与男性发生性行为的男性也应接种脑膜炎奈瑟菌疫苗。准备接受脾切除术的患者都应接种肺炎链球菌疫苗。

由于先天性或获得性结构损害（创伤、肿瘤或神经外科术后）导致脑膜破坏的患者，尤其容易受到来自鼻咽、耳部或鼻旁窦微生物感染风险。修复性重建术是避免复发性脑膜炎的最佳方法。神经外科手术中戴双层手套，操作脑室导管前更换手套，脑脊液和手术切口引流减少操作和缩短引流时间（< 5 天）都可以降低院内感染。表面使用抗生素可能降低开颅手术及硬膜置入物的感染，但该技术缺乏临床对照研究。

通过广泛开展阴道培养妊娠妇女 B 组链球菌进行的产前筛查可以避免新生儿脑膜炎的发生。通过消除食物污染或使用益生菌和母乳喂养的努力，李斯特菌引起的新生儿脑膜炎的发病率已经出现下降。

某些合并二尖瓣脱垂（曾患心内膜炎）、风湿性心脏病、先天性心脏病和心脏瓣膜置换的患者，在进行牙科或其他手术操作之前，建议行预防性抗生素治疗。

◎ 临床表现

A. 症状和体征

细菌性脑膜炎的典型症状包括头痛、发热（80% ~ 95%）、屈颈而非侧方转动时颈项强直及意识状态改变。几乎所有患者都会出现上述 4 个症状中的 2 个，但典型的发热、意识状态改变和颈项强直三联征只在不足 50% 的患者中出现。细菌性脑膜炎的症状发展迅速，可与其他一些亚急性或慢性病程的疾病，如结核性脑膜炎或真菌性脑膜炎相鉴别。认知功能障碍可以从意识模糊和易激惹，难以集中注意力发展至反应迟钝，甚至昏迷。患脑膜炎的婴儿通常不会出现颈项强直，但通常会发热（虽然也可以出现体温降低），易激惹或哭闹不止，进食差或囟门膨出。如果不治疗，他们可能进展为昏睡和昏迷。由于对脑膜炎患者的临床经验减少，操作者经常不会直接碰到颈项强直或脑膜刺激征，导致这些检查的敏感性降低。克尼格征（即当患者髋部屈曲，检查者试图伸直患者膝关节时，出现疼痛或遇到阻力）和布鲁津斯基征（即当检查者向前屈曲患者颈部时，出现髋部屈曲）都是试图缓解发炎的脑膜因牵拉所诱发的疼痛，对疼痛不再有反应的昏迷患者中，这些体征就会消失。

高颅压的体征包括意识障碍、呕吐及眼底镜检查发现视盘水肿。婴儿可出现囟门膨隆或颅骨骨缝分离。局灶性体征的出现通常是脑梗死或小脑幕疝的结果。波动起伏的体征可能发生在未被目击的癫痫发作，以及发作后（“托德”）瘫痪。在缺少动脉供血范围缺血体征的情况下，化脓性血栓性静脉炎可引起癫痫发作和意识障碍。罕见地，局灶性体征先于脑膜刺激征，是由于脓肿破入脑室或蛛网膜下腔从而导致脑膜炎。

由于脑神经从脑膜中穿出，当炎症侵犯时可导致脑神经麻痹；高颅压时可出现滑车神经及展神经麻痹。第三脑神经麻痹，出现瞳孔或眼外肌功能障碍（发展顺序可变），通常提示小脑幕疝。总的来说，15% 幸存者会出现第Ⅷ脑神经受损导致的突发性永久性耳聋，是康复后最常见的神经功能缺损。

脑膜炎症的弥漫性微血管作用，合并的脓肿或硬膜下积脓，或少见地如志贺菌等微生物释放的全身性毒素，可导致局灶或全面性癫痫发作。

急性脑膜炎通常在数小时或数天内出现进展。即便给予合理的治疗，症状可持续至少 4 周。至少 25% 幸存者可出现认知功能受损，包括日常活动表现迟钝。

脑膜炎球菌性脑膜炎会伴有躯干、腿部及黏膜部位瘀点样皮疹。

脑膜炎的危险因素包括近期穿破硬膜的头颅或复杂脊椎手术，慢性鼻窦或乳突感染，心内膜炎或菌血症（洁牙，静脉毒品使用），非常年轻或高龄，HIV 感染 / AIDS，以及没有接种疫苗。补体途径缺陷，包括正在接受如依库珠单抗等针对单克隆抗体的治疗，使患者对某些致病性较低的细菌菌株易感。现在新生儿脑膜炎多由大肠埃希菌而不是 B 组链球菌导致；在妊娠人群中针对B组链球菌进行定植菌筛查(全球18%的妇女可检出）及产时抗生素治疗或疫苗接种可阻断高达50%的新生儿垂直传播。

B.实验室检查

确诊依赖脑脊液检查，细菌性脑膜炎通常呈云雾或浑浊状。如果由于局部感染、未纠正的凝血功能障碍、透视引导下穿刺失败或因巨大占位担心诱发脑疝等原因不能获得脑脊液时，其他提示脑膜炎是细菌性而非病毒性或无菌性的指标包括血清炎症指标升高，如降钙素原（>2ng/ml），C反应蛋白(>40mg/L)及红细胞沉降率等。偶尔，血培养或原发部位创面培养可检出病原。然而，通过腰椎穿刺获取脑脊液始终是诊断和指导治疗的金标准。尽管多项指南推荐及时获取脑脊液的重要性，腰椎穿刺之前进行头部影像学检查在临床实践中更常见。为了首先获取影像资料，开始经验性抗感染治疗而推迟腰椎穿刺检查，脑脊液不太可能培养出细菌。

初压升高（成年人>180mmH_2O，婴儿110mmH_2O，儿童150mmH_2O），高达40%的患者非常高（>400mmH_2O），尤其是那些觉醒程度下降的患者。脑脊液细胞增多，白细胞大于100～10 000W个/μl，通常80%～95%是嗜中性粒细胞，但也可以是淋巴细胞或单核细胞为主。脑脊液细胞不增加与预后差有关，可见于5%～10%的患者，尤其是免疫低下的个体。脑脓肿破裂可引起非常明显的细胞增多。蛋白浓度升高（>50mg/dl），50%的患者可超过200mg/dl。正常的脑脊液：血清葡萄糖比值为0.6；70%的病例脑脊液葡萄糖含量低于同步血清葡萄糖含量的30%。乳酸浓度高于35mg/dl符合细菌性脑膜炎的表现，不支持无菌性或病毒性感染。与葡萄糖不同，脑脊液乳酸不需要与血清浓度进行比较，且比其他标志物如蛋白浓度和细胞计数等更敏感，尽管它也会受到前期抗菌治疗的影响。其他一些情况可以引起乳酸水平升高，因此特异性不完美，但在一项纳入1800例患者的荟萃分析中其特异性为96%。如果脑脊液提示非细菌性感染源，需要进行真菌性(隐球菌)或病毒性(疱疹)感染辅助检查。

培养非常重要，尤其是出现常见病原体的耐药菌株。采取基于具体情况的预判，革兰染色结果可以指导初期治疗。70%～85%患者革兰染色有阳性发现（尤其是在肺炎链球菌，脑膜炎奈瑟菌和革兰阴性杆菌患者中）。收集的第一管标本可能受到污染，不能用于培养。抗菌治疗，即使在腰椎穿刺开始前4小时给予的抗菌治疗，培养阳性率约可降低45%，为了手术或非脑膜炎性感染前期给予的抗生素暴露也同样。针对如脑膜炎奈瑟菌、肺炎链球菌、大肠埃希菌、流感嗜血杆菌及B组链球菌等病原菌的抗原检测，敏感性为10%～50%，它们可以帮助诊断，尽管不能提供抗生素敏感性。干燥的脑脊液滤纸斑进行多重PCR越来越广泛地应用于多种微生物的检测，包括病毒、真菌及常见细菌。如果病原菌是肺炎链球菌、猪链球菌（与猪有接触的人中）和脑膜炎奈瑟菌，检测结果达到90%～100%敏感性和98%～100%的特异性（即使在抗菌治疗后数天）。为了促进针对特定血清型病原的疫苗研发和监测疫情暴发或流行，进行细菌的全基因组测序非常有帮助。血培养、痰培养，或来自鼻咽部或鼻窦部或任何褥疮或创面处的液体进行的培养，可为诊断提供线索。

C.影像学检查

大多数指南都强烈推荐在脑膜炎的初始评估中最小化或推迟影像学检查，因为脑脊液检查更有用，但当有脑疝征象、明显的局灶性神经功能缺损或意识不清时应及时进行。尽管常发现异常，但临床上只有不到5%的检查结果发现有诸如半球移位或大到足以引起脑疝的占位性病灶等。

造影剂增强 CT 和 MRI 可显示脑膜强化、脑沟消失（从外侧裂开始）、脑水肿、任何脑膜旁结构的感染，如硬膜下积脓或乳突炎（图 26-1）。如果 CT 或 MRI 发现鼻窦炎或乳突炎感染扩散的征象，应怀疑致病菌为肺炎链球菌或流感嗜血杆菌，抗菌治疗时间需要更长。胸片可以发现肺炎，作为肺炎链球菌性脑膜炎的感染源。影像学在诊断脑膜炎后期并发症中也有作用，如脑积水、脑脓肿、卒中及硬膜下积脓。在复发性脑膜炎中，通过颅底的薄层扫描可能发现颅底骨折，鼻窦压迫，或其他潜在脑膜破裂。在流感嗜血杆菌性脑膜炎中，常见硬膜下积液自发缓解。

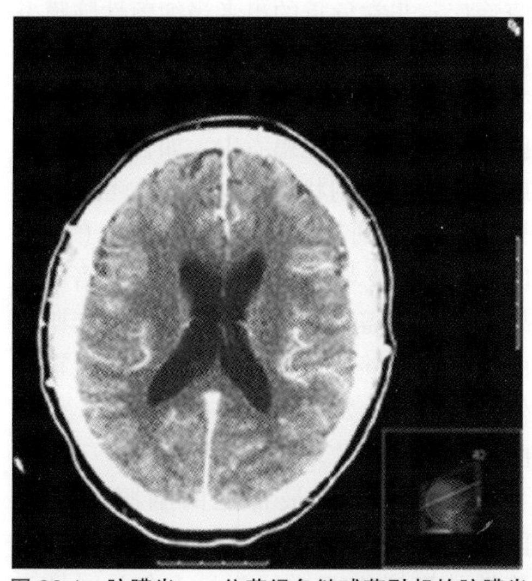

图 26-1 脑膜炎。一位草绿色链球菌引起的脑膜炎患者，造影剂增强 CT 扫描显示柔脑膜强化和中度脑积水

◎ 鉴别诊断

根据是否存在细菌，脑膜炎可以大致分为细菌性和无菌性两种。细菌性感染起病急，而真菌和结核性脑膜炎可以是亚急性或隐匿性的。后者脑脊液更可能出现淋巴细胞为主，尽管脑脊液葡萄糖浓度仍然降低。病毒性脑膜炎同样出现头痛、发热、颈项强直及畏光等症状，倾向于较细菌性脑膜炎轻，意识清楚，无癫痫发作及局灶性神经功能缺损。（病毒性脑膜炎的详细讨论，见第 27 章）。与脑膜炎相反，病毒性脑炎（单纯疱疹病毒、西尼罗河病毒，其他）与细菌性脑膜炎类似，存在发热、癫痫发作及意识状态改变，但头痛轻微。其他可以引起非细菌性脑膜炎的病原包括螺旋体、寄生虫、立克次体及支原体。

进入蛛网膜下腔的外来液体或血液，包括抗生素或神经外科手术时局部使用的消毒剂、腰椎穿刺前清洁皮肤的聚维酮碘、鞘内注射的化疗药物及脊髓造影使用的增强对比剂，可引起化学性脑膜炎。结节病、淋巴瘤、恶性上皮肿瘤、胶原 - 血管病和其他自身免疫疾病同样可以诱发脑膜炎。继发于如非甾体抗炎药或抗惊厥药等全身用药的脑膜炎通常较轻微。罕见地，葡萄糖转运缺陷可引起新生儿脑脊液低糖症。

突然起病的头痛和颈项强直提示蛛网膜下腔出血。

◎ 并发症

肺炎链球菌感染的患者死亡率为 21%，脑膜炎奈瑟菌感染（尤其合并沃 – 弗血小板减少综合征、弥漫性血管内凝血或肾上腺卒中导致的休克）的患者为 3% ~ 10%，单核细胞增生李斯特菌感染为 15%，B 组链球菌为 7%，流感嗜血杆菌为 6%。脾切除或功能性脾功能低下可导致如脑膜炎奈瑟菌和肺炎链球菌等有荚膜微生物感染者迅速死亡。总的来说，在 HIV 高发的撒哈拉以南非洲地区死亡率更高。

脑膜炎恢复期儿童的残疾率，包括永久的神经功能缺损，为 14%，但在资源匮乏地区，发病后 1 年可高达 39%，大部分由于听力损失或偏瘫（11%）和癫痫（5%）。尽管使用了地塞米松，当用听力计仔细筛查时，临床相关的感音神经性听力下降可以在 1 年随访中持续存在。从 B 组链球菌性脑膜炎中存活下来的新生儿，50% 有永久性后遗症。虽然 31% 的细菌性脑膜炎患者在急性期会出现痫性发作，但大部分都不会发展为癫痫，特别是在没有脑脓肿或卒中导致的结构性病灶的情况下（脓毒症本身可增加继发性癫痫的发病率）。成人肺炎链球菌感染较其他微生物并发症发生率高。长期高颅压的患者可能因视盘水肿会导致失明。高达 20% 的肺炎链球菌性脑膜炎患者可发生卒中，归因于大血管在穿过颅底黏稠的渗出物时发生的炎症反应。脑疝非常罕见，即使在影像学检查中出现半球移位的患者行腰椎穿刺检查后。

脓毒性休克和弥漫性血管内凝血增加脑膜炎患者死亡率。高达 25% 的脑膜炎患者出现血糖升高，可能是对中枢性血糖调节的非特异性反应，亦或侧面反映了糖尿病人群中脑膜炎（肺炎链球菌性为主）发病率更高。在抗生素治疗的患者中罕有发展成硬膜下渗出、积脓、硬膜外脓肿及脑实质脓肿。脑积水通常是由于蛛网膜颗粒脑脊液重吸收堵塞所致，尤其当脑脊液蛋白浓度较高或炎症反应较重时。

发育迟滞或智能行为障碍取决于感染的年龄，43% 脑膜炎幸存儿童长期随访发现存在上述情况。

◎ 治疗

A. 抗菌治疗

必须紧急启动恰当的抗生素治疗。同时或抗生素之前立即输注皮质类固醇对肺炎链球菌或流感嗜血杆菌感染尤其有用，因此如果可能应该给予。在抗生素治疗第一天后或连续使用 4 天后，不应启动类固醇治疗，因为皮质类固醇会阻碍抗生素进入脑脊液和脑部。虽然近期研究没能有效证实类固醇辅助治疗可降低死亡率、缩短重症监护停留时间和减少并发症发生率，但类固醇的使用仍常见。一项纳入 26 429 例患者的荟萃分析中，39% 的肺炎链球菌性脑膜炎和 16% 的全因脑膜炎用到。

经验性抗生素的选择取决于宿主因素，如年龄、免疫状态、是否存在补体途径缺陷、在社区或医疗机构获得感染、当地抗生素敏感性特点和抗生素进入脑脊液的能力（表 26-1 和表 26-2）。有多部指南可参考（内容的差异与所撰写的地域有关）；大部分都包括三代或四代头孢菌素，如头孢噻肟或头孢曲松，婴儿和老年患者加用氨苄西林，从皮肤或头皮扩散的脑膜炎患者（常见金黄色葡萄球菌感染且多为甲氧西林耐药）加用万古霉素。疗程取决于临床反应及是否存在异物，如引流条等，应该拔出，并根据培养出的微生物的敏感性，在 2 ~ 7 天内重新置入。根据脑脊液培养结果，当抗生素不是必需时，停止抗菌治疗。非常危重的患者当细菌性脑膜炎诊断有疑问时，除了抗菌治疗外，还应接受可覆盖疱疹性脑炎的抗病毒治疗。在那些非常严重或高危患者中，如合并艾滋病或其他免疫抑制状态，也可慎重考虑抗结核治疗，直到检测出其他微生物（通过 PCR、培养或革兰染色）或结核菌培养结果为阴性（需要 4 周）。为了保证李斯特菌脑膜炎足够的治疗强度，除了庆大霉素外，还应给予如阿莫西林或氨苄西林等 β-内酰胺类抗生素。

针对成年人最常见的脑膜炎致病菌——肺炎链球菌，首选青霉素治疗，耐药株的患者需要增加剂量（在美国见于 34% 的病原菌）。对于最耐药的菌株，美罗培南加三代或四代头孢菌素，加用万古霉素或一种氟喹诺酮可作为替代选择。对青霉素的耐药可跨越至头孢菌素（14% 的肺炎链球菌对头孢曲松耐药）和碳青霉烯类，因此，所有细菌培养都要进行及时的敏感性报告。然而某些菌株对万古霉素也是耐药的。如果微生物对某种抗生素敏感，那么这种抗生素的最低抑菌浓度与脑脊液浓度之比就是一个非常重要的变量，因为血脑屏障随着类固醇治疗或康复会变得紧密。

治疗持续时间随着病原的不同而不同，奈瑟菌脑膜炎需要 5 ~ 7 天，肺炎链球菌感染需要 10 ~ 14 天，单核细胞增多李斯特菌感染需要 3 ~ 4 周。短疗程抗生素已成功治疗儿童患者。

利福平可用于脑膜炎双球菌感染以消除鼻咽部带菌状态或降低与患者亲密接触后患脑膜炎的风险。脑膜炎球菌性脑膜炎患者是唯一需要呼吸道隔离 24 小时的。

厄他培南、吉米沙星、莫西沙星和达托霉素（一种恶唑烷酮）等药物在治疗脑膜炎方面同样展现出希望。由于这些药物的频繁使用，氟喹诺酮最易发生耐药。

脑膜发炎时，破坏的血脑屏障有助于抗生素进入脑脊液，尽管理论上担心添加皮质类固醇可能过早修复血脑屏障。虽然无法进入脑脊液被认为尤其是万古霉素的问题，但在一项研究中并没有证实检测到较低的脑脊液 - 血清水平。然而，有的指南推荐整个疗程应用高剂量的万古霉素或其他抗生素。采用替米沙坦调节血脑屏障中的葡萄糖转运来抑制葡萄糖再摄取的实验性方法正在进行研究。

治疗末期反复进行腰椎穿刺已经不再是标准的临床实践，但为了保证治疗方向正确，在 48 小时后对肺炎链球菌脑膜炎患者重复一次腰椎穿刺是有指征的。虽然发病后 48 小时脑脊液蛋白浓度升高，葡萄糖水平下降，以及细胞增多等异常仍然存在，但如果启动了合适的抗菌治疗，脑脊液培养应变成阴性。

在颅底骨折合并长期（> 7 天）脑脊液漏的情况下，除了手术修复，推荐进行抗菌治疗及接种肺炎链球菌疫苗。

B. 并发症管理

1. 皮质类固醇治疗　一些在儿童和成年人中开展的研究证实了地塞米松等糖皮质激素在减少死亡率（在肺炎链球菌脑膜炎中，34% ~ 14%）和残疾率（25% ~ 15%），包括耳聋、卒中和其他一些脑膜炎后遗症中的作用。当然仍存在争议，因为有时没有确诊的患者增加了死亡率。良好的作用限于有多聚糖荚膜的微生物（即革兰阳性菌），尤其是肺炎链球菌。采用地塞米松的标准治疗（成年人，每 6 小时 10mg，儿童每 6 小时 0.15mg/kg 共 4 天）应在第一剂抗生素之前半小时给予（如果患者病情稳定），以帮助预防由于细菌死亡触发的炎症反应。荟萃分析证实类固醇的益处仅限于对听力的保存。使用类固醇可能导致未诊断的结核感染进展。HIV 感染或李斯特菌脑膜炎患者的结局也会加重。谨慎监测高血糖。

2. 小脑幕疝　虽然小脑幕疝不是常见的并发症，但却是致命的。如果存在这种并发症，应采用过度通气、甘露醇、侧脑室置管引流脑脊液等标准流程进行处理。液体管理可能很困难；临床医生必须在维持足够的血压需求和避免增加颅内压之间取得平衡。在病情相对不是非常严重的患者中应用甘油反而导致死亡率增加，因为会诱导低体温。经颅多普勒超声可确认脑灌注下降。

3. 代谢紊乱　低钠血症比高钠血症常见（20% 比 7% 的患者），可能是由于抗利尿激素分泌不当综合征（syndrome of inappropriate antidiuretic hormone, SIADH），脑耗盐或液体管理不当导致。液体限制是有害的，因此在纠正血钠水平方面补充容量更重要。

4. 脓毒性休克　此类并发症需要特别仔细的管理，可以采用传统的胶体扩容剂，儿茶酚胺类，如多巴胺或磺酰脲，作为血管平滑肌的血管加压素 K_{ATP} 通道抑制剂。为了避免过度换气，必须纠正酸中毒。

5. 昏迷 / 痫性发作　昏迷可以来源于非惊厥性癫痫持续状态，后者的识别和治疗需要脑电图的证据。尽管所有感染中高达 31% 会发生癫痫发作，并且增加死亡率（OR 17.6），脑膜炎后远期癫痫发作仅发生于约 7% 的儿童。当可以进行监控（密切临床观察或电生理检测）时，没有指征给予预防性抗惊厥药物。

6. 化脓性血栓性静脉炎　可用抗凝药物治疗该并发症，尤其是上矢状窦血栓形成或没有其他引流途径时。如果合并明显的出血，应避免抗凝治疗。

7. 抗生素相关性并发症　瞻望见于 12 类抗菌药物 391 例个案的报道。伴有幻觉的精神症状最常见于磺胺、喹诺酮、大环内酯类及青霉素等药物。甲硝唑中毒与韦尼克脑病非常相似。如果不根据体重和肌酐清除率调整剂量和给药频率，几个 β-内酰胺类抗生素，如亚胺培南，可引发癫痫发作或肌阵挛。

◎ 预后

迅速识别及早期诊断和治疗的细菌性脑膜炎预后较好。在高收入国家，遵循指南的标准化方案及采用快速诊断方法已将死亡率降低至 10% ~ 30%，但在近期刚刚开展合理的免疫接种并且抗生素和诊断方法获得有限的低收入地区，死亡率仍高达 50%。在美国，肺炎链球菌感染的死亡率为 6.7%，全因脑膜炎为 8.2%，接近 15% 的非脑膜炎球菌性脑膜炎幸存者存在后遗症。脑膜炎球菌性脑膜炎的死亡率为 3%。神经功能缺损在脑膜炎球菌性脑膜炎患者中少见，但在合并血小板减少性沃 - 弗反应、弥漫性血管内凝血或休克的患者中，可发生截肢等严重并发症。

Ajdukiewicz K M, et al. Glycerol adjuvant therapy in adults with bacterial meningitis in a high HIV seroprevalence setting in Malawi: A double-blind, randomised controlled trial. *Lancet Infect Dis* 2011;11(4):293-300. [PMID: 21334262]

Bhattacharyya S, et al. Antibiotic-associated encephalopathy.*Neurology* 2016;86(10):963-971. [PMID: 26888997]

Bonten M J, et al. Polysaccharide conjugate vaccine against Pneumococcal pneumonia in adults. *N Engl J Med* 2015;372(12):1114-1125. [PMID: 25785969]

Brouwer M C, van de Beek D. Management of bacterial central nervous system infections. *Handb Clin Neurol* 2017;140:349-364 [PMID: 28187809]

Busl K M. Nosocomial infections in the neurointensive care unit.*Neurol Clin* 2017;35:785-807. [PMID: 28962814]

Citerio G, et al. External ventricular and lumbar drain device infections in ICU patients: A prospective multicenter Italian study. *Crit Care Med* 2015;43(8):1630-1637. [PMID: 25867904]

Costerus J M, et al. Impact of an evidence-based guideline on the management of community-acquired bacterial meningitis:A prospective cohort study. *Clin Microbiol Infect* 2016;22(11):928-933. [PMID: 27484018]

Esposito S, Canevini MP. Complications associated with antibiotic administration: Neurologic adverse events and interference with antiepileptic drugs. *Int J Antimicrob Agents* 2017;50(1):1-8. [PMID: 28414069]

Folaranmi T A, et al. Increased risk for meningococcal disease among men who have sex with men in the United States,2012-2015. *Clin Infect Dis* 2017;65(5):756-763. [PMID: 28505234]

Glimaker M, et al. Lumbar puncture performed promptly or after neuroimaging in adult bacterial meningitis: A prospective national cohort study evaluating different guidelines. *Clin Infect Dis* 2017. [PMID: 9020334]

Grogan J, Roos K. Serogroup B meningococcus outbreaks, prevalence,and the case for standard vaccination. *Curr Infect Dis Rep* 2017;19(9):30. [PMID: 28770496]

Gudina E K, et al. Adjunctive dexamethasone therapy in unconfirmed bacterial meningitis in resource limited settings: Is it a risk worth taking? *BMC Neurol* 2016;16(1):153. [PMID:27561331]

Hasbun R, et al. Epidemiology of meningitis and encephalitis in the United States, 2011-2014. *Clin Infect Dis* 2017;65(3):359-663. [PMID: 28419350]

Krishnan S, et al. *Escherichia coli* K1 modulates peroxisome proliferator-activated receptor γ and glucose transporter 1 at the blood-brain barrier in neonatal meningitis. *J Infect Dis* 2016;214:1092-1104. [PMID: 27456707]

Kwatra G, et al. Prevalence of maternal colonisation with group B streptococcus: A systematic review and meta-analysis. *Lancet Infect Dis* 2016;16(9):1076-1084. [PMID: 27236858]

Laguna del Estal P, et al. Bacterial meningitis secondary to spinal analgesia and anaesthesia. *Neurologia* 2011;(9):552-556. [PMID: 21093704]

McGill F, et al. Acute bacterial meningitis in adults. *Lancet* 2016;388:3036-3047. [PMID: 27265346]

Ouchenir L, et al. The epidemiology, management and outcomes of bacterial meningitis in infants. *Pediatrics* 2017;140(1):e20170476. [PMID: 28600447]

Pagliano P, Arslan F, Ascione T. Epidemiology and treatment of the commonest form of listeriosis: Meningitis and bacteraemia.*Le Infezioni in Medicina* 2017;3:210-216. [PMID: 28956537]

Parikh S R, et al. Effectiveness and impact of a reduced infant schedule of 4CMenB vaccine against group B meningococcal disease in England: A national observational cohort study.*Lancet* 2016;388:2775-2782. [PMID: 28366725]

Reznik M E, et al. Long-term risk of seizures in adult survivors of sepsis. *Neurology* 2017;89:1476-1482. [PMID: 28878047]

Ribes S, Abdullah M R, Saleh M. Thioredoxins and methionine sulfoxide reductases in the pathophysiology of pneumococcal meningitis. *J Infect Dis* 2016;214:953-961. [PMID: 27368348]

Rosain J, et al. Meningococci and complement deficiencies. *J Infect Dis* 2017;215:1334-1338. [PMID: 28368462]

Salazar L, Hasbun R. Cranial imaging before lumbar puncture in adults with community-acquired meningitis: Clinical utility and adherence to the Infectious Diseases Society of America guidelines. *Clin Infect Dis* 2017;64(12):1657-1662. [PMID:28369295]

Sulaiman T, Salazar L, Hasbun R. Acute versus subacute community-acquired meningitis: Analysis of 611 patients. *Medicine* 2017;96(36):e7984. [PMID: 28885354]

Thigpen M C, et al. Bacterial meningitis in the United States,1998-2007. *N Engl J Med* 2011;364:2016-2025. [PMID: 21612470]

Timbrook T T, Morton J B, McConeghy K W. The effect of molecular rapid diagnostic testing on clinical outcomes in bloodstream infections: A systematic review and meta-analysis. *Clin Infect Dis* 2017;64(1):15-23. [PMID: 27678085]

Tunkel A R, et al. 2017 Infectious Diseases Society of America's Clinical practice guidelines for healthcare-associated ventriculitis and meningitis. *Clin Infect Dis* 2017:64(6):701-706. [PMID:28203777]

Van Ettekoven C N, van de Beek D, Brouwer M C. Update on community-acquired bacterial meningitis: Guidance and challenges. *Clin Microbiol Infect* 2017;23(9):601-606. [PMID: 28478238]

Wall E C, et al. Prediction of outcome from adult bacterial meningitis in a high-HIV-seroprevalence, resource-poor setting setting using the Malawi adult meningitis score (MAMS). *Clin Infect Dis* 2017;64(4):413-419. [PMID: 27927860]

脑脓肿

诊断要点

◎ 作为扩张性占位，引起头痛、昏睡及颅高压征象

◎ 全身症状较少：发热，ESR 升高，中性粒细胞反应

◎ 癫痫发作（常见）

◎ 源自邻近部位的感染播散，穿通性头部创伤，开放性颅骨骨折，或颅内异物；或身体其他部位感染的血源性播散

◎ 概述

脑实质感染源自感染成分的血源性播散，尤其是从牙科操作后的口腔，常导致多发脓肿。合并先天性心脏缺陷、心脏瓣膜感染或肺动静脉瘘的患者同样是高危人群。脓肿可继发于脑膜炎向邻近部位的播散或鼻咽和鼻窦（额叶）或中耳和乳突（颞叶或小脑）等比邻结构的感染，也可继发于穿通性头部创伤、开放性颅骨骨折、神经外科手术，尤其是置入异物的操作（侧脑室引流，分流，颅内压监测），也可能存在未知的感染机制。总的来说，发病率为 0.4 ~ 0.9/100 000 人。

◎ 发病机制

脓肿以局灶性脑炎起始，引发血管周围炎症、坏死及水肿。脓肿内脓液（巨噬细胞或少突胶质细胞及中性粒细胞）产生的蛋白或积脓部位血浆产生的蛋白，除了刺激炎症发展，还具有神经毒性。例如，基质金属蛋白酶 -9 和中性粒细胞弹性蛋白酶不受抗生素或皮质类固醇影响。成纤维细胞在脓肿外形成致密包膜可限制其扩张，但脓肿周围的水肿可扩大其对脑功能的有害影响。对邻近结构的压迫导致症状逐渐进展，除了癫痫发作，一种常见的并发症或罕见地突然由于动脉炎导致卒中或脓肿破入脑室。一项队列研究报道已确认的致病微生物包括链球菌 60% ~ 70%，拟杆菌 20% ~ 30%，肠杆菌 25% ~ 33%，葡萄球菌 10% ~ 15%，以及李斯特菌和诺卡菌（少见）。

◎ 预防

理想的预防方式是在播散至脑部之前清除中枢神经系统以外的感染。特别要注意，在放置引流管或脑室内导管之前更换无菌手套及一发现有菌血症迹象时就拔出导管，可能会预防来自皮肤或血液的感染播散至脑部。在以下已知的中枢神经系统易感人群中接种疫苗非常有效：①脾切除、耳蜗置入或患镰状细胞贫血的个体（肺炎链球菌）；②紧邻疫区居住的年轻人（脑膜炎奈瑟菌）。未接种这些疫苗的老年人、儿童及免疫抑制的患者仍有风险。除此以外，已接种疫苗的个体会发生不同于疫苗中使用的，另外的血清型微生物感染。

◎ 临床表现

A. 症状和体征

脓肿的神经系统表现反映其病灶部位。癫痫发作在全面化之前通常有局灶性特征。皮质体征，包括人格改变、失语、偏瘫、偏身感觉障碍及视野缺损，可在数天或数周内逐渐进展。幕下体征包括共济失调、眼球震颤、脑神经功能障碍、恶心和呕吐。更弥漫性的体征，有时可存在数周，包括 75% 的患者可出现头痛，超过 50% 出现发热，50% 出现意识状态恶化及视盘水肿。反应迟钝或昏迷可能由高颅压引起，常由梗阻性脑积水，压迫脑干的脓肿尤其是小脑脓肿，或脓肿破入脑室诱发。下丘脑功能障碍可引起尿崩症或体温调节功能障碍，有时也可出现抗利尿激素分泌不当综合征（SIADH）而引起低钠血症。

通过检查皮肤、耳部、牙齿及心脏可获得感染源的线索。危险因素包括先天性

心脏病、糖尿病、酒精滥用、近期纹身史及牙列不良。免疫抑制状态易感染真菌、寄生虫或分枝杆菌；器官移植与诺卡菌感染有关。

B. 实验室检查

全身性异常不常见，但在50%的患者中可出现一定程度的ESR升高及轻度白细胞计数增多。血培养可揭示病原菌，尤其是在合并心内膜炎的患者。感染部位培养，诸如褥疮溃疡处，也可发现病原菌。脑脊液变化不具特异性，几乎不会检出脑脓肿内的病原微生物，除非脓肿破入脑室或蛛网膜下腔。如果脓肿位于脑表面，通常可安全地进行开放性活检。如果脓肿部位深在，立体定向装置引导下的细针穿刺可能是有必要的。在全部的病例中，有25%是多菌性脓肿。由于很多培养结果均无细菌生长，DNA测序的聚合酶链式反应在确认微生物存在方面可能有用但不能指导抗菌治疗的选择。相反，一旦聚合酶链式反应证实致病微生物，各医院独特的针对常见病原的抗生素敏感性生物图鉴可能有帮助。

在引起可耐受症状的脓肿（如没有脑疝形成的危险）中，经验性使用广谱抗生素治疗是安全的。脓肿的数量、大小及包膜厚度等影像学特征可用于监测对抗生素的反应，因为类固醇治疗可以减轻水肿，因此在观察抗菌治疗效果前，应将该因素考虑在内。

C. 影像学检查

CT扫描表现为边界模糊的低密度病灶，初期无造影剂强化。约2周后，会形成强化的边缘，代表着开始形成包膜（图26-2）。MRI对脓肿检测更敏感。在T2加权或液体衰减反转恢复序列（FLAIR）像上表现为低信号的坏死区域，周围环绕高信号病灶。弥散加权成像（DWI）敏感性和特异性较高，阳性预测值为98%，阴性预测值为92%；脓肿是高信号，与不含脓液的病灶（如囊性肿瘤）相比弥散系数下降。钆造影剂增强可勾画出包膜，但不能在肾功能衰竭患者中进行；必须预防肾源性系统性纤维化的发生。磁共振静脉成像可发现静脉血栓形成。脓肿，与肿瘤或多发性硬化不同，包膜最薄的层面倾向于在远离侧脑室的部位，并且包膜内壁光滑，不会不规则。CT扫描表现为边界模糊的低密度病灶，病程初期无造影剂强化。影像学检查也可显示梗死或硬膜下积脓等并发症（图26-3）。

实验性地，质子磁共振波谱已用于分类厌氧菌或难养菌，后者可引起“无菌”培养。治疗期间应每2周进行监测。

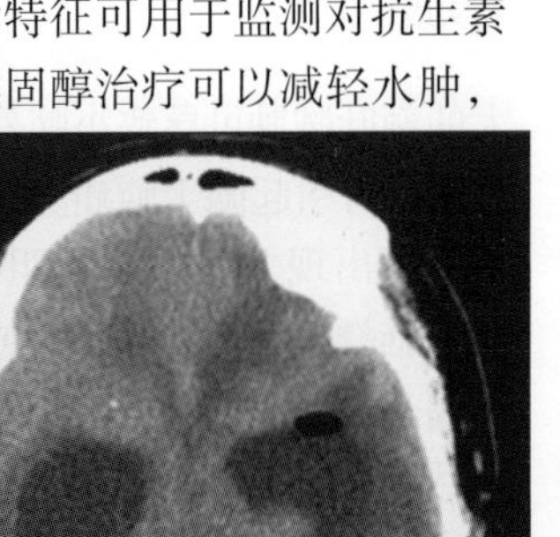

A

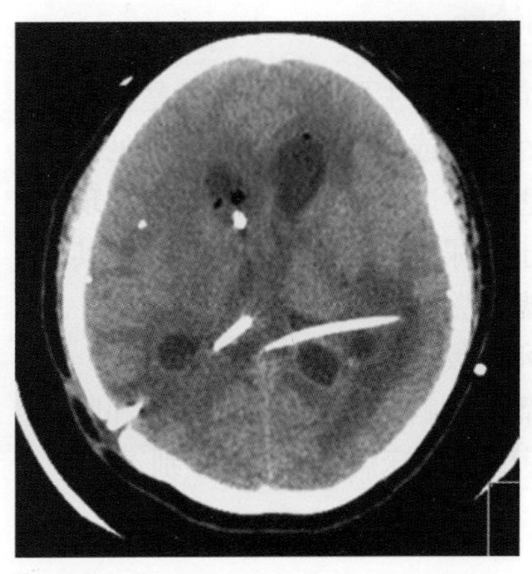

B

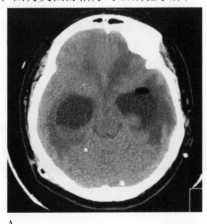

图26-2 脑室炎。造影剂增强的轴位CT扫描显示脑积水及脑室增强并多个分流装置迹象（脑积水是脑室型脑囊虫病后遗症）

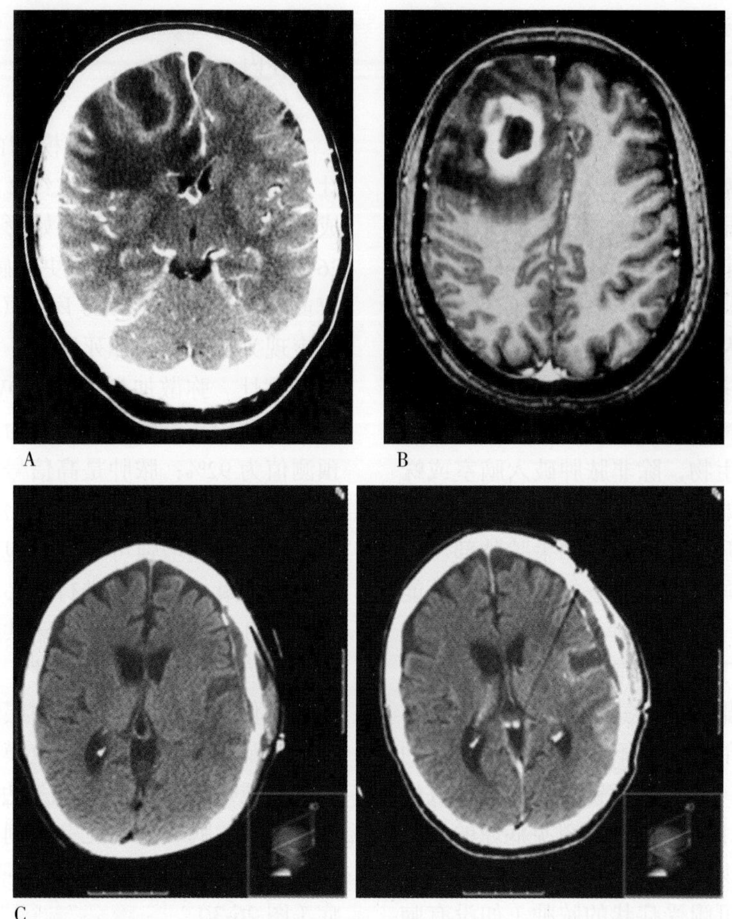

图 26-3 脑脓肿。造影剂增强的轴位 CT 扫描（A）及造影剂增强的轴位 T1 加权 MRI 扫描（B）显示右侧额叶环形强化的占位性病灶伴周围血管源性水肿。脑脓肿术后 1 个月，CT 平扫和增强扫描（C）显示颅骨切开术缺损下强化的颅外积液及符合急性炎症或脑炎表现的左侧顶部脑实质强化

◎ 鉴别诊断

占位性病灶主要的鉴别诊断是原发性或继发性肿瘤或淋巴瘤，后者尤其见于免疫抑制患者中。非细菌性脓肿也可出现，尤其见于糖尿病或免疫受损的宿主。其他需要考虑的鉴别诊断包括亚急性卒中，放射性坏死，吸收的血肿，疱疹性脑炎，包括急性播散性脑脊髓炎的神经炎症和脱髓鞘性疾病，但临床病史有助于鉴别。

◎ 并发症

即便在抗生素时代，10% ~ 15% 的成年人和 25% 的儿童可发生死亡。颞叶或巨大的额叶脓肿可导致小脑幕疝或中央疝，小脑脓肿可引起脑干脑疝。如果脓肿堵塞第四脑室可出现非交通性梗阻性脑积水。脓肿破入脑脊液可继发脑膜炎或脑室炎，死亡率可高达 85%。癫痫发作或癫痫持续状态可导致意识障碍。采用合适的抗生素足疗程治疗仍有 5% ~ 10% 的患者出现复发。

癫痫可能成为感染的永久性后遗症，而且单从脓毒症中幸存就增加 5 倍的癫痫发病风险。

预后的数据有限，但大部分幸存者预后较好。

◎ 治疗

A. 药物治疗

单纯的抗生素治疗可用于神经系统症状稳定且脓肿直径＜ 2.5cm 的患者。一旦根据患者的风险因素确认或有疑似的致病微生物，应按照敏感性模式选择抗生素（表 26-3）。静脉抗菌治疗维持 1 ～ 2 周，继之以口服治疗，总疗程 4 ～ 6 周或更长，取决于影像学检查出现脓肿缩小。碳青霉烯、氟喹诺酮和氨曲南都能很好地穿透进入脑脊液，但为了避免出现癫痫发作或震颤等中枢神经系统毒性，应根据体重和肾功能调整剂量。经验性抗菌治疗一般应包含一种四代头孢菌素和甲硝唑或美罗培南；如果怀疑葡萄球菌感染应加用万古霉素，如果敏感也可用萘夫西林或苯唑西林替代。有时也可采用 Ommaya 储液囊进行脓肿内或脑室系统内氨基糖苷类抗生素给药。结核性脓肿需要 4 种药物联合治疗：吡嗪酰胺、乙胺丁醇、异烟肼和利福平。皮质类固醇可能减缓抗生素分布及包膜形成，因此应限制在必须减轻显著的水肿或高颅压时，并且短期使用。

B. 手术治疗

神经外科手术干预有两种形式：活检和脓肿切除。如果脑炎晚期，进行立体定向细针活检或穿刺可帮助病灶减压，辨认致病微生物及指导合理的抗菌治疗，一旦囊肿周围形成包膜也有助于抗生素穿透进入。需要评估活检或切除是否安全。在脓肿位于脑深部的病例，通常推荐立体定向引导。在一项研究中，开颅手术时局部抗生素灌注可缩短 10 天的全身治疗，并且可预防复发。

仅少数病例需要脓肿清除：局限性脓肿，经恰当抗生素治疗扩大的，那些引起脑疝的，或如果病因是真菌性或由结核菌、诺卡菌和放线菌等不典型致病菌引起的脓肿。虽然侧脑室旁脓肿破入侧脑室的风险增加，应该切除，但其部位深在，使得手术在技术上很困难，因此，小的侧脑室旁脓肿通常单用抗菌治疗。虽然有些情况下暂时的外引流也有用，但黏稠的坏死组织使其不易流出。通常需要行耳炎、乳突炎、鼻窦炎、慢性脑脊液漏或齿科感染的附加手术，尤其是当反复发作脓肿或脑膜炎时。如果脓肿位于堵塞脑室系统的位置，如靠

表 26-3　脑脓肿的抗菌治疗

感染源	致病微生物	抗生素[a]
耳部，乳突，鼻窦	链球菌属，假单胞菌，厌氧菌，肠杆菌	甲硝唑，7.5mg/kg q6h 加头孢吡肟，2g q6h 或美罗培南，2g q8h
肺部	肺炎链球菌	甲硝唑，7.5mg/kg q6h 加头孢吡肟，2g q6h 或美罗培南，2g q8h
牙齿，口腔	厌氧链球菌，艾肯菌属，普氏菌属，放线菌	甲硝唑，7.5mg/kg q12h 加青霉素 G，400 万 u q4h 或头孢唑肟，3g q6h
术后感染，褥疮或疖	金黄色葡萄球菌或表皮葡萄球菌	头孢吡肟，2g q8h（或四代头孢如果疑似铜绿假单胞菌）加
		萘夫西林或苯唑西林，2g q4h
	耐甲氧西林的金黄色葡萄球菌（MRSA）	万古霉素，15 ～ 20mg/kg q8h 或 利奈唑胺，600mg q12h

q= 每（间隔）

[a] 所有药物应静脉给予

近第四脑室，脑积水可能需要进行暂时引流或永久性分流。

◎ 预后

预后总体是好的，在发达国家死亡率为 10%。幸存者中，高达 25% 有局灶性神经功能缺损，癫痫发病率差异较大。几乎没有合适的神经心理学测试来判断神经功能结局。在儿童中，尤其是合并紫绀性先天性心脏病的患儿，癫痫是最常见的后遗症，但仍有 15% 为静止性脑病。年龄超过 60 岁的患者，以及多个病灶，脓肿破裂，或发病时意识障碍的患者，预后更差。

Bajpai A, et al. Multimodal approach for diagnosis of bacterial etiology in brain abscess. *Magn Reson Imaging* 2014;32(5):491-496. [PMID: 24661636]

Brouwer M C, et al. Brain abscess. *N Engl J Med* 2014;371:447-456.[PMID: 25075836]

Hassel B, et al. The proteome of pus from human brain abscesses:Host-derived neurotoxic proteins and the cell-type diversity of CNS pus. *J Neurosurg* 2017;20:1-9. [PMID: 29053067]

Yu X, et al. CONSORT: May stereotactic intracavity administration of antibiotics shorten the course of systemic antibiotic therapy for brain abscesses? *Medicine (Baltimore)* 2017;96:21:e63359.[PMID: 28538360]

硬膜下积脓

诊断要点

◎ 在脑表面，包括颅窝，快速、单侧扩散的脓液

◎ 头痛和局限性触痛，发热，局灶性癫痫发作，进展性皮质体征；如果不治疗，可出现昏迷

◎ 起源于邻近鼻窦的感染或静脉窦血栓形成后，穿通性创伤或颅骨骨折

◎ 概述

硬膜下积脓，一种位于颅骨和硬脑膜下的感染性积液，是一种罕见的，具有潜在致命性的额窦或筛窦炎、中耳炎、乳突炎、脑膜炎和骨髓炎的并发症，也可继发于静脉窦血栓形成、颅骨骨折、穿通性创伤或开颅手术。提高认识并治疗鼻窦炎和脑脊液漏可预防硬膜下腔的感染。

◎ 临床表现

A. 症状和体征

在初始的颅外感染（如中耳炎、鼻窦炎）后数天或数周内，出现局部疼痛加重或头痛，反复发热，和发生皮质症状或局灶性癫痫。最后出现感觉减退，并伴有偏瘫和脑神经功能障碍，以及视盘水肿。如果问题迁延未被发现，可能出现卒中或脑脓肿。

B. 实验室检查

不推荐进行腰椎穿刺，因为有脑疝风险且不易发现细菌。脑脊液结果无特异性，如蛋白浓度增加，轻度淋巴细胞增多反应，葡萄糖水平正常，培养几乎无微生物生长。通过手术获得的组织直接涂片或培养可能会揭示致病微生物。

C. 影像学检查

应进行造影剂增强 CT 检查，可发现皮质表面（顺皮质延伸）的低密度积液，边缘强化（图 26-4）。MRI 显示脑表面 T1 加权像上高信号，T2 加权像上与脑脊液等信号的积液。与硬膜外积脓不同，硬膜下感染可扩散并跨过颅窝。

◎ 鉴别诊断

应与硬膜下血肿、脑膜瘤、肉芽肿（如结节病）及分枝杆菌感染相鉴别。

◎ 并发症

枕骨大孔疝和死亡罕见，除非病情进展未被发现的患者。在合并静脉窦血栓形成的

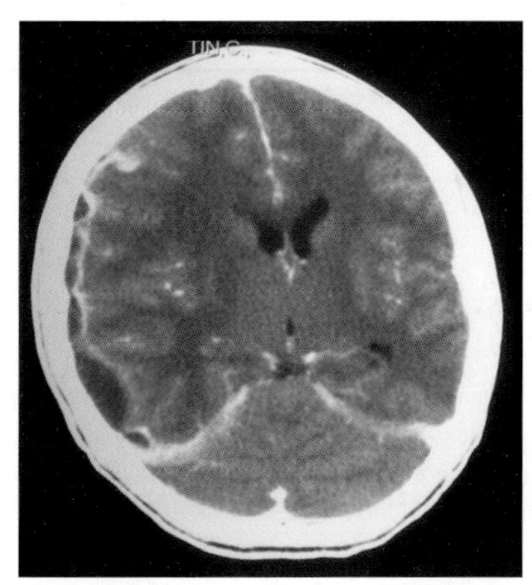

图 26-4 硬膜下积脓。造影剂增强的轴位 CT 扫描显示右侧大脑半球凸面外侧的低密度硬膜下积液

情况下可能出现卒中。慢性癫痫不常见。

◎ 治疗和预后

所有硬膜下积脓都有通过钻孔术引流脓液的指征，为了清除纤维组织和肉芽组织，通常需要进行开颅手术。推荐对感染源（如乳突、鼻窦）进行清创来预防复发和血栓形成。应根据培养结果选择抗菌治疗，并根据临床和影像学反应维持 4 ~ 6 周。如果血栓蔓延超过乙状窦或患者发热且神经功能缺损进展，推荐进行抗凝治疗。通过早期干预，通常可以取得完全康复。

硬膜外脓肿

（一）脑硬膜外脓肿

诊断要点

- ◎ 由术后感染或继发于慢性鼻窦炎或中耳炎的骨髓炎扩散发展形成
- ◎ 病变位于蛛网膜和硬膜外；蔓延受颅窝限制
- ◎ 当岩骨受累时可出现格拉代尼戈综合征（患侧第 Ⅶ和第 Ⅷ 脑神经麻痹）
- ◎ 与硬膜下积脓和脑脓肿比较，皮质症状（癫痫发作，局灶性神经功能缺损）更少

◎ 发病机制

大部分脓肿由多种微生物引起，最常见的是链球菌，其次是葡萄球菌和厌氧菌，但院内感染通常由假单胞菌或革兰阴性菌引起。

◎ 临床表现

A. 症状和体征

颅脑硬膜外脓肿与硬膜下积脓表现类似，但症状进展更为隐匿，并且脑疝形成的可能更低。颅底受累时可出现特异性的综合征，如格拉代尼戈综合征（表 26-4）。

B. 影像学检查

CT 或 MRI 扫描显示额部、颅中窝、枕部或后颅窝一个透镜形低密度区域，边缘不规整强化（图 26-5）。邻近部位可见骨质感染。

◎ 治疗

为了获得培养材料和减压，必须行手术治疗（钻孔术和少数开颅手术）。必须应用广谱抗生素治疗，直到获得培养结果（表 26-5）。

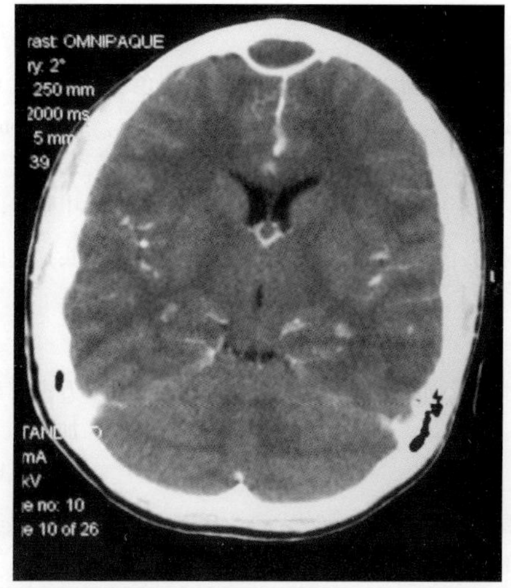

图 26-5 颅脑硬膜外脓肿。增强轴向 CT 扫描显示一个低密度的额中线硬膜外积液

表 26-4 颅底感染相关的综合征

综合征	受累颅神经	临床表现	病灶部位	感染源
弗氏 - 杰弗逊 Foix-Jeffson	Ⅲ，Ⅳ，Ⅴ-1，Ⅴ-2，Ⅴ-3(？)，Ⅵ	眼痛，眼肌麻痹，偏侧面部麻木，眼球突出	海绵窦	筛窦或蝶窦炎，毛霉菌病
托洛萨 - 亨特 Tolosa-Hunt	Ⅲ，Ⅳ，Ⅴ-1，Ⅵ	眼痛，眼肌麻痹，偏侧面部麻木，眼球突出，除了麻木局限于 V-1（前额）	海绵窦，外侧壁	筛窦或蝶窦炎，毛霉菌病
格拉代尼戈 Gradenigo	Ⅴ，Ⅵ	复视，（水平性）面部神经痛	岩骨，岩尖	耳炎，乳突炎
（未命名）	Ⅶ，Ⅷ	面肌无力，耳痛，耳聋	岩骨	中耳炎
韦氏 Vernet	Ⅸ ~ Ⅻ	吞咽困难，咽部麻木，声音嘶哑，斜方肌无力，颞叶癫痫	颅底，颈静脉孔	外耳炎，乳突炎
维拉雷氏 Villaret	Ⅸ ~ Ⅻ	与韦氏综合征相同，加上舌肌无力，交感性上睑下垂，瞳孔缩小，眼球内陷	颅底，腮腺后间隙	咽后脓肿或腮腺后淋巴腺炎

表 26-5 脑膜外感染的抗菌治疗[a]

感染源	致病微生物	抗菌素	
		首选方案	替代方案
耳部，乳突	厌氧菌，[b] 铜绿假单胞菌，奇异变形杆菌，金黄色葡萄球菌	青霉素 G，200 万~ 400 万 U IV q4 ~ 6h 加 氟喹诺酮[c] 加 甲硝唑，15mg/kg IV q12h，或如果对青霉素过敏，氯霉素，500mg IV q6h	头孢吡肟，2g IV q12h 或 头孢唑肟，3g IV q8h 或 美罗培南，2g IV q8h
鼻旁窦或筛窦	消化链球菌属，草绿色链球菌，咽峡炎链球菌，流感嗜血杆菌	青霉素 G，200 万~ 400 万 U IV q4 ~ 6h 加 甲硝唑，15mg/kg IV q12h	头孢曲松，2g IV q12h 加 甲硝唑，15mg/kg IV q12h
牙齿，口腔	拟杆菌属，普氏菌属，溶血孪生球菌	头孢唑肟，3g IV q6h	头孢曲松，2g IV q12h 加 甲硝唑，15mg/kg IV q12h
术后或创伤	金黄色葡萄球菌表皮葡萄球菌 肠杆菌科，MRSA	万古霉素，1g IV q12h 加 三代或四代头孢菌素	利奈唑胺，600mg IV q12h
身体其他部位	细菌学不定	根据感染源的培养和药敏结果选择	—

IV= 静脉给药；MRSA= 耐甲氧西林金黄色葡萄球菌

[a] 包括硬膜下积脓，脑或脊柱硬膜外脓肿，以及化脓性血栓性静脉炎

[b] 厌氧菌，如脆弱杆菌，梭状杆菌属，韦荣球菌，放线菌，痤疮丙酸杆菌，还有真杆菌属几乎培养不出来，且是多细菌合并感染

[c] 氟喹诺酮包括环丙沙星，400mg IV q12h；莫西沙星，400mg/d IV；左氧氟沙星，500mg/d IV；加替沙星 400mg/d IV

（二）脊柱硬膜外脓肿

诊断要点

◎ 来源于椎间盘感染，椎体骨髓炎，感染的深部褥疮，手术，创伤，或硬膜外麻醉注射或皮质类固醇注射等邻近部位扩散；或脓毒症血源性播散

◎ 症状慢性或急性发作

◎ 脊髓压迫或梗死病灶平面以下无力或感觉缺失（梗死时感觉可能后期恢复）

◎ 概述

脊柱感染是颈痛和背痛少见的病因，每 10 000 例住院患者中约有 3 例。椎间盘炎发病率为 0.1 ～ 2/100 000 人·年。椎间盘炎可能引起脊髓压迫。虽然多个脊椎节段的硬膜外间隙广泛受累提示这种感染实际上是积脓，但通常称之为脓肿。

◎ 发病机制

后部脓肿位于硬膜和脊柱之间的垂直间隙内，可蔓延数个节段，其感染源来自邻近受感染的结构的血源性播散（如腰大肌脓肿）或硬膜破损后。然而高达 40% 的病例不能确定感染源。在先前的创伤或手术部位容易发生感染，与这些部位血供差有关。前部硬膜外脓肿起源于椎间盘或椎体感染，几乎不会引起细菌性脑膜炎，与侵入性操作如脊柱手术、置入巴氯芬或吗啡注射泵、助产或骨盆手术的硬膜外麻醉、椎体成形术、关节面注射术或甚至腰椎穿刺术有关。虽然疼痛通常存在数天或数周，但急性进展（即在数小时内出现）的神经功能缺损通常是脊髓梗死的结果，因此是不可逆的。梗死可由血栓性静脉炎或严重的脊髓压迫引起。更常见的慢性进展是由肉芽组织和脓液沉积引起的，如果手术减压，通常是可逆的。骨质破坏导致的脊柱后突（驼背形成）同样可引起脊髓牵拉和功能障碍。

此类感染的高危人群是糖尿病、酗酒者、静脉毒品使用者，终末期肾病或肝病患者，还有慢性泌尿道感染、吸烟者及免疫抑制人群。

绝大部分病例可归因于皮肤的葡萄球菌感染播散，但慢性脓肿更常见于结核感染或真菌感染（尤其是曲霉菌）。少见的病原菌包括肺炎链球菌；大肠埃希菌、布鲁氏菌、假单胞菌和沙门氏菌等革兰阴性菌；还有梭状菌、放线菌、变形杆菌和诺卡菌属等厌氧菌。发现胸段脊髓好发与此处的硬膜外间隙较宽和盆腔通过无瓣（巴特森）静脉丛逆行感染扩散有关。曲霉菌病例中，从相邻的肺部或纵隔感染直接扩散可引起胸椎脓肿。

◎ 临床表现

A. 症状和体征

仅有很少的一部分患者出现典型的疼痛、发热和神经功能缺损三联征；三者当中疼痛是最常见的早期症状，约 75% 的患者出现，在受累及的椎间盘或椎骨部位疼痛最显著。1/2 的病例有发热，1/3 的病例有神经功能缺损。胸椎病灶导致病变水平以下截瘫和感觉减退，或少见的情况下因神经根压迫出现所支配皮节疼痛和麻木。一项纳入 104 例患者的研究中，位于椎管内背侧的病灶与截瘫或四肢瘫的相关性较腹侧的病灶更高。如果脓肿位于颈段，可出现上肢疼痛或力弱。颈段和上胸段病灶的膀胱症状有尿频、尿急、尿失禁及尿量减少。便秘常见。

如果腰椎或骶椎脓肿累及脊髓圆锥或马尾，由于充盈性尿失禁出现小便滴沥这样的膀胱功能障碍。也会发生根痛和盆部感觉缺损。任何节段的病灶都可出现性功能障碍。症状归纳于表 26-6。

B. 实验室检查

常见白细胞计数、ESR 及 C 反应蛋

表 26-6 脊柱硬膜外脓肿的临床表现

特征	部位			
	颈椎	胸椎	腰椎	骶椎
疼痛[a]	上肢	胸部束带样	腹股沟，下肢	下肢，盆部
麻木	根痛（针刺样），感觉平面	感觉平面，皮节（罕见）	感觉平面，皮区	下肢，阴道，阴茎
力弱	颈部以下，上肢和手	下肢	下肢	足
膀胱症状	上运动神经元	上运动神经元	下运动神经元	下运动神经元
反射[b]	上肢↓，下肢↑	下肢↑	下肢↓	踝↓

↓ = 减弱；↑ = 增强

[a] 疼痛伴对应椎体部位压痛

[b] 除腰骶部脓肿外都存在巴宾斯基征

白升高。结核分枝杆菌感染的病例中，纯化蛋白衍生物（purified protein derivative, PPD）皮试通常呈阳性。脑脊液表现为蛋白浓度和白细胞计数升高，葡萄糖水平正常。腰椎穿刺时避免将硬膜外脓肿内的物质带入到蛛网膜下腔非常重要。CT 引导下的脓肿穿刺可获取组织进行培养以指导抗菌治疗。

C. 影像学检查

细菌性硬膜外脓肿通常累及至少两个相邻的椎体，并伴椎体之间的椎间盘破坏（图 26-6），但结核性感染不会累及相邻椎体中的椎间盘。两节椎体都可出现椎体骨髓炎。相反，恶性病变几乎不会出现类似的跨越相邻椎体的情况。造影剂增强的 MRI 具有 90% 的灵敏度和特异性，可出现椎间盘间隙信号降低，伴受感染的椎间盘相邻部位终板消失，以及一个或多个节段蛛网膜下腔增强。邻近部位的骨质可出现低信号区域，在 T1 加权像上终板及皮质破坏，在 T2 加权像上椎间盘或椎体呈现高信号。通过脂肪抑制技术，可检出骨髓水肿和软组织。如果不能进行 MRI，静脉增强后的 CT 延迟成像可出现类似表现。鞘内注射甲泛葡胺造影剂的 CT 脊髓造影已经取代了传统的碘苯酯脊髓造影，因其不必进行 C1 ~ C2 穿刺来显示脓肿的上界，但有加重脊髓压迫的风险，仍然是一项侵入性操作。骨质破坏在 CT 上比 MRI 更易看到；如果病变严重，在平片上同样可以看出。核素显像在椎体骨髓炎时可出现摄取增加，但不能与肿瘤相鉴别。镓扫描可

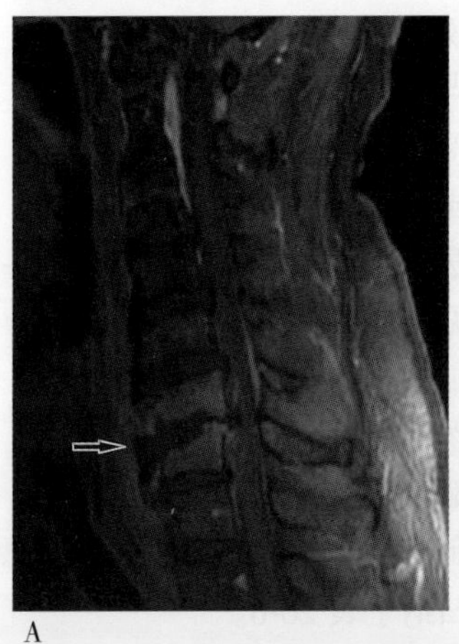

A

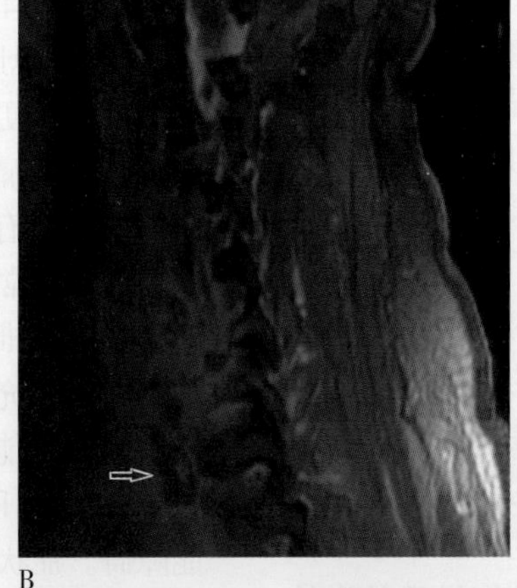

B

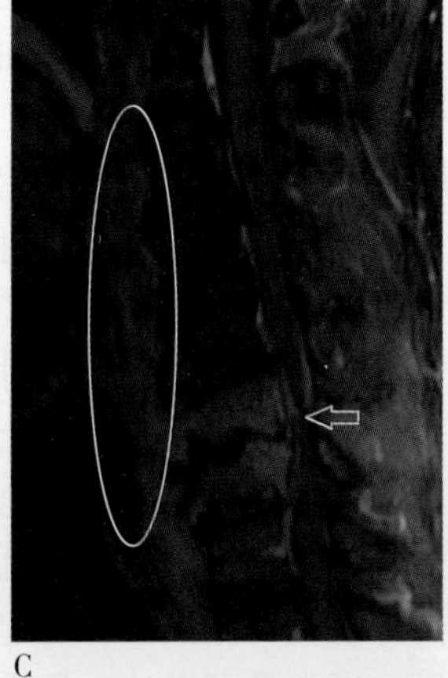

C

图 26-6 大肠埃希菌感染的骨髓炎和硬膜外脓肿。失状位钆造影剂增强脂肪抑制 T1 像显示 C6 和 C7 椎体异常强化，椎间盘未受累，增强的椎前脓肿（圆圈）及腹侧硬膜外脓肿（箭头所示）

检出脊柱旁的感染源。

◎ 鉴别诊断

转移性肿瘤、骨质疏松症压缩性骨折和表皮脂肪增多症构成了脊髓硬膜外脓肿主要的鉴别诊断。椎间盘膨出通常会引起根痛，但如果确实存在脊髓压迫，症状发生通常比脓肿更为急骤。罕见地，血吸虫或包虫囊肿寄生虫感染可类似细菌性脓肿的表现。此外，还应考虑病毒或细菌性髓内感染的可能。

◎ 并发症

瘫痪和其他神经功能缺损是否可逆与病程进展的时间相关。最可能导致永久性神经功能缺损的是由胸段脊柱病灶引起的脊髓压迫或脊髓梗死，但出现严重神经功能缺损的病例中，仍有 60% 获得功能性康复，改良 Rankin 评分小于 3 分。在超急性进展的神经功能缺损患者中，截瘫通常是由脊前动脉梗死引起的，因此通常是永久性的。罕见死亡，但截瘫缩短全因死亡率。

◎ 预防

使用双层手套及在放置硬膜外导管前更换手套等改良的手术操作技巧可降低术后感染的概率。

◎ 治疗

从血培养和通过 CT 引导穿刺或减压手术获得的组织培养中发现的致病微生物可帮助选择合适的抗生素。影像学检查中有明显脓液的患者，引流加抗菌治疗通常有效。神经系统检查恶化（特别是病灶位于颈段或胸段）和对抗菌治疗无反应的慢性感染患者，须行减压术。术后（院内）感染须假定为耐甲氧西林的金黄色葡萄球菌（methicillin-resistant S *aureus*, MRSA）感染，可能需要脑室内注射万古霉素，成年人 20mg/d，儿童 10mg/d。

治疗时间取决于导致复发的危险因素，如终末期肾病、未引流的椎旁脓肿和检出 MRSA。治疗至少持续 4 ~ 6 周，并且也推荐更长的持续时间。比时间更重要的是抗菌药物选择方面的关注，给药方式（静脉给药 vs. 口服），以及在 MRSA 治疗全程中维持足够的万古霉素的浓度。

移除的装置可在脑脊液培养转阴 10 天后再重新置入。

Lemaignen A, et al. Characteristics of and risk factors for severe neurological deficit in patients with pyogenic vertebral osteomyelitis: A case-control study. *Medicine (Baltimore)*2017;96(21):e6387. [PMID: 2853861]

Park K, et al. Optimal duration of antibiotic therapy in patients with hematogenous vertebral osteomyelitis at low risk and high risk of recurrence. *Clin Infect Dis* 2016;62:1262-1269. [PMID: 2691783]

颅内化脓性血栓性静脉炎

诊断要点

◎ 在儿童中，可为面部蜂窝织炎、耳部感染、鼻窦炎或脑膜炎的并发症出现

◎ 威胁生命的并发症：继发于静脉窦闭塞的高颅压（罕见）

◎ 发病机制

深静脉和浅静脉及硬膜静脉窦由于没有静脉瓣，允许血流双向流动，所以易于感染。因此，海绵窦静脉炎可导致眼眶感染，筛窦炎可引起颅内梗死，以及乳突炎或耳部感染可引起横窦梗塞。邻近部位感染同样可引发反应性（无菌性）小静脉炎。

◎ 临床表现

A. 症状和体征

局灶性表现，包括癫痫发作，反映了

受累静脉或静脉窦的部位［如海绵窦血栓形成导致第Ⅲ、第Ⅳ、第Ⅵ颅神经和第Ⅴ颅神经的第一支轻瘫或麻痹（以及眼球移位；详见表 26-4）］。在广泛的静脉血栓或失状窦血栓形成由于缺乏静脉引流可出现高颅压、反应迟钝、视物模糊及第Ⅵ对脑神经轻瘫。也可见头痛和言语笨拙卒中样进展的局灶性缺损。罕见的雷米尔氏症综合征伴有第Ⅵ脑神经，有时合并第Ⅸ、第Ⅹ和第Ⅻ脑神经麻痹，发生于咽部或扁桃体感染的年轻患者，是颈静脉炎引发的。

B. 影像学检查

静脉窦附近脑沟消失，偶可伴点状出血可推断有静脉梗死。如果累及大的静脉窦，可见更广泛的水肿。增强 CT 可显示静脉窦内充盈缺损或硬膜强化。MRI 在显示缺血改变方面比 CT 更灵敏，后者通常只显示继发性出血。磁共振静脉成像（magnetic resonance venography, MRV）特别有用。起初，栓子在磁共振 T1 加权像上为等信号，数天后与脑组织相比变为高信号。由于坏死组织中水含量增加，DWI 为高信号。如果不能行 MRV，应进行 CT 血管成像或导管血管成像以确诊。

◎ 鉴别诊断

在海绵窦，血管畸形如瘘，肿瘤，结节病，托洛萨－亨特综合征，眼带状疱疹及糖尿病性脑神经梗死等疾病与感染表现类似。在颈部，与创伤相关的动脉夹层，包括导管置入，可能与血栓性静脉炎近似。

◎ 并发症

最常见的并发症是卒中、出血、脑疝形成和癫痫发作。长期视盘水肿可导致视神经萎缩和视力减退。即使在抗生素时代，海绵窦血栓形成死亡率为 20% ~ 30%，幸存者中高达 75% 合并失明或脑神经麻痹。

◎ 治疗

需要给予至少 8 周的针对感染起源部位的致病微生物的长期抗菌治疗（详见表 26-1, 表 26-3 和表 26-5）。抗凝治疗与感染部位的出血风险升高相关。然而，抗凝治疗缩短脓毒性血栓或静脉炎病例的康复时间，在失状窦血栓形成等缺乏充足的侧支静脉回流通道的病例中可能是必需的。在非感染性静脉血栓形成中，没有指征进行长期抗凝治疗，在 3 个月后停止通常是安全的。

如果必要，高颅压应给予抬高头位、输注甘露醇（1g/kg）及过度换气等治疗措施。皮质类固醇不可能有帮助。如果上矢状窦血栓形成后出现脑积水，偶尔需要进行脑室腹腔分流术。

Johannesen K M, Bodtger U. Lemierre's syndrome: Current perspectives on diagnosis and management. *Infect Drug Resist* 2016;9:221-227. [PMID: 27695351]

恶性外耳炎和中耳炎

◎ 概述

糖尿病或免疫抑制的成年人患这种感染的风险最高。该感染可自外耳道蔓延至颞骨，或从颞颌关节或乳突蔓延至岩骨。

◎ 临床表现

A. 症状和体征

在 30% 的患者中，发生严重的耳痛继之以面神经压迫症状。偶尔，第Ⅴ和第Ⅵ脑神经在岩尖部会受累。其他孔道受累可影响在内穿行的脑神经，如颈静脉孔受累影响舌咽、迷走和副神经脊髓支，如果舌下神经管受累同时还会影响舌下神经。

◎ 发病机制

慢性耳部感染，通常是铜绿假单胞菌，

可自外耳道蔓延并累及骨质。一组慢性化脓性耳部感染伴颅内并发症的儿童中，58% 的病例发生脑脓肿。耳部真菌感染（毛霉菌、曲霉菌），分枝杆菌感染及恶性病因（浆细胞瘤、横纹肌肉瘤、淋巴瘤）导致的颅内并发症与细菌性感染类似。正在进行头部放疗的患者患病风险增加。

◎ 诊断

CT 显示骨质破坏及脓液经常自外耳道流出，即使已进行局部抗菌治疗也应行脓液培养。

◎ 治疗

必须手术清创，并应在神经外科和耳鼻喉科术式之间进行协调，因为通常需要行乳突切除术。事实上即使当耳部引流的脓液培养也可帮助合理选择抗生素。必须进行至少 2 ~ 3 周的胃肠外抗菌治疗，继之以长期口服抗菌药物。

◎ 并发症

缺血性卒中的比率在近期曾经有过包括中耳炎感染的患儿中较高，在接种过疫苗的患儿较低。如果发生横窦血栓形成，可能导致慢性高颅压。癫痫是一种众所周知的后遗症。一项在抗生素时代进行的 142 名印度儿童 15 年的系列研究中，有 4 例死亡。据报道，1 名慢性耳部感染的患者，在颞叶脓肿后出现了失语。

Fullerton H J, et al. Infection, vaccination, and childhood arterial ischemic stroke: Results of the VIPS study. *Neurology* 2015;85(17):1459-1466. [PMID: 26423434]

Jain A, et al. Intracranial complications of CSOM in pediatric patients: A persisting problem in developing countries. *Int J Pediatr Otorhinolaryngol* 2017;100:128-131. [PMID: 28802356]

Khaja M, Adler D, Lominadze G. Expressive aphasia caused by *Streptococcus intermedius* brain abscess in an immunocompetent patient. *Int Med Case Rep J* 2017; 23:10:25-30. [PMID: 28176963]

慢性和复发性脑膜炎

诊断要点

- ◎ 慢性脑膜炎：症状持续超过 4 周
- ◎ 复发性脑膜炎：急性症状反复出现超过 2 次，期间完全康复
- ◎ 两者都有无菌性和脓毒性病因

◎ 概述

所有脑膜炎病例中 10% 为慢性，复发性更少。亚急性（症状持续超过 5 天）和症状持续超过 1 个月的慢性脑膜炎与急性脑膜炎症状相同，但程度更轻。这些轻微的症状可能出现波动或自发缓解。在严重免疫抑制患者中，不能产生强大的炎症反应，慢性脑膜炎可能是由常与急性脑膜炎相关的毒性细菌所致。持续或反复头痛的脑膜炎不一定都是感染性疾病，甚至有可能是腰椎穿刺产生的脑脊液漏引发的“低颅压”头痛。

◎ 发病机制

慢性脑膜炎通常是由持续存在的感染引起的（表 26-7），特别是颅骨骨折或先前有过神经外科手术的患者；化学性因素，如表皮样囊肿破裂或造影剂或化疗药物注射；恶性肿瘤；类风湿性关节炎；干燥综合征及其他自身免疫疾病；或真菌、结核或毒力较弱的细菌性微生物感染（表 26-8）。复发性细菌性脑膜炎与先天性颅脑或脊髓窦道，颅底骨折或中枢神经系统术后等引起的脑膜保护性屏障缺损有关。

◎ 预防

脑膜炎的自身免疫性病因，如红斑狼

表 26-7 慢性脑膜炎的感染原因

病原	CSF		特殊考虑 / 实验室检查 / 治疗[a]
	细胞	葡萄糖	
细菌性			
放线菌	Neu	降低	不典型：真菌样；革兰染色阳性；青霉素
猪布鲁氏菌，流产布鲁氏菌，羊布鲁氏菌	Lym	降低	猪，牛；实验室意外；多西环素加庆大霉素（TMP-SMX < 8y）
诺卡氏菌	Neu	降低	不典型：真菌；脓肿形成；抗酸 TMP-SMX 加亚胺培南，阿米卡星如果磺胺过敏或耐药
真菌性			
隐球菌	Lym	降低	血清及 CSF Ag 和 Ab，墨汁染色
球孢子菌	Lym	降低 - 正常	地理分布：美国西南，墨西哥
组织胞浆菌病	Mono	正常 - 轻度降低	CSF 中 Ab，CF 或 RIA 地理分布靠近河谷
分枝杆菌属			
结核分枝杆菌	Neu（早期），Lym	降低	+PPD，PCR，抗酸染色，培养需 > 25ml
鸟型分支杆菌	Lym	降低	血液和 CSF 培养
立克次体			
立克次体	Lym	降低	复发；血清 Ab；多西环素
螺旋体			感染阶段影响 CSF；需要进行无损伤性腰椎穿刺
苍白密螺旋体（梅毒）	Lym	降低	+VDRL 或 RPR，寡克隆带；青霉素
伯氏疏螺旋体	Lym	降低	抗伯氏疏螺旋体 Ab CSF > 血清 ELISA；头孢曲松
钩端螺旋体	Lym, Neu	降低	血清凝集，培养，酶免疫分析，ELISA
病毒			
HIV	Lym	正常	寡克隆带并 IgG 指数升高
巨细胞病毒	Lym，Neu	降低	血清和 CSF Ab，PCR，培养
1 型或 2 型单纯疱疹病毒	Lym 或内皮细胞	正常到降低	（莫拉雷脑膜炎）PCR
肠道病毒	Lym	降低	暴露，儿童 > 成人
E-B 病毒	Lym	正常	血清转换
淋巴细胞性脉络丛脑膜炎	Lym	正常到降低	血清转换，血小板减少症
西尼罗河病毒	Neu	正常到降低	伴脊髓灰质炎样症状

Ab= 抗体；Ag= 抗原；CSF= 脑脊液；ELISA= 酶联免疫吸附试验；Eos= 嗜酸性粒细胞；Lym= 淋巴细胞；Neu= 中性粒细胞；Mono= 单核细胞；PCR= 聚和酶链反应；PPD= 纯化蛋白衍生物；RAI= 放射免疫分析法；SSPE= 亚急性硬化性全脑炎；TMP-SMX= 复方磺胺甲唑；VDRL= 性病研究实验室；+= 阳性

[a] 也可参考表 26-1

疮，需要进行免疫抑制治疗。放疗和化疗可预防脑膜炎的癌症性病因。接种卡介苗（bacille-Calmette-Guérin, BCG）可能有助于减少结核性脑膜炎的发病，肺炎链球菌疫苗可限制存在发病风险患者的感染复发。在敏感的患者中，避免重复暴露于已知的可诱发无菌性脑膜炎的药物，尤其是不需要处方即可使用的非甾体抗炎药，可预防复发性药物诱导的脑膜炎。

◎ 临床表现

A. 症状和体征

慢性或复发性脑膜炎的患者可出现不同程度的头痛和脑膜刺激征，发热、脑病，少见的情况下可出现局灶性体征。可能出现缓慢的自发缓解。在复发性或持续性细菌性脑膜炎病例中，检查皮肤窦道或颅底骨折病史或其他导致与皮肤产生沟通的缺损，可揭示感染源。

B. 实验室检查

采用无变应性试剂包、检测补体水平或 T4 辅助细胞计数等对免疫状态进行评估，可发现患者对复发性感染增高的易感性。脑脊液分析可显示葡萄糖水平降低或正常，轻到中度白细胞增多反应及蛋白浓度升高（结核或恶性肿瘤相关性脑膜炎极为明显）。一

表 26-8 “无菌性”脑膜炎的非感染性病因（脑脊液淋巴细胞增多）

病因	CSF		特殊考虑 / 实验室检查 / 治疗
	细胞	葡萄糖	
炎症性			
结节病	Lym	降低	ACE 水平，葡萄膜炎，尿崩症；放射影像增强病灶
白塞综合征	Lym，Neu	正常	黏膜病损；IgG
系统性红斑狼疮，干燥综合征	Lym，Neu	正常	+ANA，+dsDNA，抗 SMAb
疫苗接种后或支原体感染后反应	Lym	正常	病史；冷凝集素
小柳－原田综合征	Lym	正常	葡萄膜炎
韦格纳肉芽肿	Lym（轻度）	正常	鼻窦受累；血清 +cANCA；CSF 蛋白升高；出现 IgG
恶性疾病			
非 CNS 肿瘤（癌症）	Lym，Neu	降低	细胞学，寻找原发肿瘤，增强 MRI
淋巴瘤	Lym	降低	细胞学，CSF 免疫标志物
胶质瘤（原发性或 CNS 肿瘤）	Lym	降低	脑膜活检
化学性			
蛛网膜下腔出血	Neu，Lym	降低	发病后 1 周可出现脑积水
囊肿破裂	Lym，Eos	降低	角蛋白反应；颅咽管瘤；表皮样囊肿
铅或砷中毒	Lym	正常	脑病，↑颅内压；↑蛋白
鞘内注射造影剂，药物或清洁剂	Lym，Eos	降低或正常	操作病史；与院内脑膜炎不同
药物相关			
抗生素，NSAID，抗癫痫药物	Lym，Eos，Neu	正常	激发试验可确诊
静脉注射用免疫球蛋白	Lym，Neu	正常	病史
血清病	Neu，Lym	正常	循环的免疫复合物
未知			
肥厚性硬脑膜炎	Lym 或正常	正常	硬脑膜诊断性活检，类固醇治疗
良性淋巴细胞性脑膜炎	Lym	降低或正常	疱疹病毒？

ACE= 血管紧张素转换酶；ANA= 抗核抗体；CSF= 脑脊液；CNS= 中枢神经系统；dsDNS= 双链 DNA；Eos= 嗜酸性粒细胞；IgG= 免疫球蛋白 G；Lym= 淋巴细胞；Neu= 中性粒细胞；NSAID= 非甾体抗炎药；SMAb= 平滑肌抗体；+= 阳性，↑ = 增高，正常 CSF：血清葡萄糖比 =0.6

些引起慢性脑膜炎病因的脑脊液特征和辅助检查结果详列于表 26-7 和表 26-8。

C. 影像学检查

头部 CT 或 MRI 增强扫描可检出脑膜旁感染源，结节病或其他肉芽肿，以及诸如颅咽管瘤或表皮样囊肿（通过释放囊肿内容物可引起复发性、化学性脑膜炎）等肿瘤。鞘内注射同位素或染料，同时在鼻腔或耳部用拭子收集引流液，可以明确脑脊液漏的存在，但不能辨别脑脊液漏出的路径，除非在整个可疑区域采用薄层扫描成像。

◎ 鉴别诊断

慢性或复发性脑膜炎的感染原因包括低毒力或治疗不完全的细菌感染，或病毒、真菌或原虫感染。分枝杆菌感染可引起亚急性脑膜炎。在一系列莫拉雷脑膜炎中，一种复发性、良性、无菌性脑膜炎，伴有皮肤黏膜病损，脑脊液检出上皮细胞和淋巴细胞，84% 的病例是由于 2 型单纯疱疹病毒导致。复发性脑膜炎也可起源于未治疗的脑膜旁感染，通往皮肤的瘘管，或其他血脑屏障破坏。腰椎穿刺后复发性头痛可能是姿势性的。自身免疫性病因包括小柳－原田综合征（Vogt-Kovangagi-Haradi syndrom）和白塞综合征（Behçet syndrome）。这些和其他病因详列于表 26-8。

◎ 治疗

如前讨论所述，感染性病因应采用合理的抗生素治疗（详见表 26-1，表 26-2，表 26-5，表 26-7；阿昔洛韦可抑制病毒感染复发或慢性感染，真菌感染治疗见表 26-9。一旦给予合理的抗菌治疗或发现非感染性病因，皮质类固醇有时可以缓解症状。对于自身免疫性或胶原－血管性病因，有指征使用免疫抑制剂。要治疗癌性或淋巴瘤性脑膜炎，隐藏的原发肿瘤必须得到控制，有时需要行鞘内注射化疗。

◎ 预后

治疗前感染持续的时间决定预后。慢性脑膜炎的并发症包括失明、耳聋，其他脑神经麻痹、偏瘫、下丘脑或垂体功能障碍，还有卒中。

Abou-Foul AK, Buhary TM, Gayed SL. Herpes simplex virus type 2-associated recurrent aseptic (Mollaret's) meningitis in genitourinary medicine clinic: A case report. *Int Med Case Rep J* 2014;7:31-33. [PMID: 24623993]

Sulaiman T, Salazar L, Hasbun R. Acute versus subacute community-acquired meningitis: Analysis of 611 patients. *Medicine (Baltimore)* 2017;96(36):e7984. [PMID: 28885354]

表 26-9 真菌感染的治疗

病原菌	抗真菌药物[a]
曲霉	伊曲康唑，200mg/d IV 或 200 mg PO（混悬剂或片剂） 或 伏立康唑，4 mg/kg IV bid × 7 天，然后 200 mg PO q12h × 12 周 或 卡泊芬净，第一天 70 mg，然后 50 mg/d × 10
白色念珠菌	两性霉素 B，脂质，3 ~ 5 mg/kg · d^{-1} IV，加 5–FC，2.5 mg/kg PO q6h 或 伏立康唑，4 mg/kg[b] IV q12h 或 200 mg PO q12h 共 8 周 卡泊芬净，60 mg/d[b] IV 共 8 周
隐球菌	两性霉素 B,[c] 1 mg/kg · d^{-1} IV，加 5–FC, 1 mg/kg PO q6h 两周相同，然后氟康唑，[d] 400 mg/d 共 10 周
球孢子菌病	与隐球菌的病程相同；可能需要鞘内两性霉素 氟康唑，儿童 6 mg/kg · d^{-1} PO，成年人 400 ~ 600 mg/d PO 或 伊曲康唑，400 ~ 800 mg PO q24h 餐中 或 酮康唑，800 ~ 1200 mg/d
组织胞浆菌病	两性霉素 B, 0.6 mg/kg · d^{-1}, 继之酮康唑 , 200 mg，或在免疫抑制患者中伊曲康唑，200 mg/d

5–FC=5– 氟胞嘧啶；IV= 静脉内；PO= 口服（经口），q= 每（间隔）

[a] 疗程 4 ~ 6 周，除非另有说明。如果脑脊液（CSF）不是无菌或微生物血清乳胶凝集实验不接近 0，治疗继续

[b] 第一天给予每日剂量 1.5 倍的负荷剂量。5–FC 不能单独给予，因为耐药和骨髓毒性

[c] 可用两性霉素脂质剂型 ,5mg/kg · d^{-1} IV 6 周 , 然后每周 3 次，共 4 周。通过 Ommaya 储液囊鞘内给药或往返稀释注射（用 CSF 与药物混合然后注射）

[d] 氟康唑与许多药物相互作用

结核和其他肉芽肿性感染

中枢神经系统结核

中枢神经系统和全身性结核感染的发病率都在下降。据美国疾病控制和预防中心（Centers for Disease Control and Prevention, CDC）报道，美国 2015 年有 9557 例，发病率为 3/100 000 人，外国裔移民和旅客的相对比率为 15.4/100 000 人，本土裔人群为 1.2/10 000。30% 的病例为肺外结核，但所有病例仅有 2% 累及中枢神经系统。耐药正在成为疾病控制和治疗中的主要问题。

该病致病原，结核分枝杆菌，由于其细胞壁的脂质成分染色后不能被酒精溶解，因而被称为“抗酸”，它在齐尔－尼尔森染色中呈红色，因此有“红鲷鱼”的绰号。中枢神经系统结核感染的 3 种形式将在此进行论述：①结核性脑膜炎；②结核瘤或结核性脓肿；③ pott 病（脊柱结核病），伴有脊髓压迫可能的椎体感染。

（一）结核性脑膜炎

诊断要点

◎ 涉及的颅内病变（频率依次下降）：脑膜炎、血管病、脑积水及占位病变（结核瘤或脓肿）

◎ 脊髓病变由邻近椎体感染 Pott 病（脊柱结核病）、蛛网膜炎、髓内结核瘤和慢性脑膜炎

◎ 如果诊断和治疗不及时，致残率和死亡率高达 30%

◎ 不到 50% 的患者出现皮试（PPD，结核菌素）阳性结果

◎ 概述

结核性脑膜炎来源于肺部或淋巴结感染经血源性播散至脑实质，在经空气传播的结核菌获得之初几周，形成小的结节（Rich 病灶），然后破裂并进入蛛网膜下腔或脑室。较少见的情况是通过邻近部位耳部感染或颅骨感染蔓延而来或潜伏感染重新活动。另外一些患者，与亚急性脑膜炎形式不同，在多年无症状性感染后，因结核瘤破裂可导致暴发性脑膜炎。卒中可能源于在颅底炎性黏稠物质中穿行的大血管发生的动脉炎。如果脑膜炎性纤维化阻塞蛛网膜绒毛，慢慢地会发生交通性脑积水；如果室管膜下纤维化或中脑肿胀干扰脑脊液脑室间流动，可出现急性梗阻性脑积水。

◎ 预防

接种 BCG 疫苗仅提供中枢神经系统感染的部分保护（52% ~ 84%），但在高流行区域推荐接种。合并 HIV 感染与较高的脑膜炎和肺外感染发生率有关，所以对此进行筛查和治疗可以预防中枢神经系统受累。对接触暴露预防性地给予异烟肼有助于限制获得绝大部分感染。然而，广泛耐药性结核（extensively drug-resistant tuberculosis，XMDR）通过接触传播常见，而非在不充分的一线方案治疗过程中获得。因此，XMDR 流行的预防需要大量公共卫生方面的努力，用新的基因探针筛查及多种抗菌素长期治疗监控，而不是常规的直接观察到的治疗。

◎ 临床表现

A. 症状和体征

全身症状如头痛、厌食、低热、淡漠等人格改变，以及总体感觉“健康不佳”或不适，可在背痛和颈痛或强直等脑膜体征前数周出现。常见淋巴结肿大。1/3 的患者在确诊时合并脑神经受累，特别是第Ⅲ，Ⅳ及Ⅵ脑神经。渐进性的认知功能受损可能会进展为昏迷；罕有描述痴呆。在儿童中常见癫痫。锥体外系体征不常见，

但随着脑水肿进展可出现特殊姿势。低钠血症，可见于大约 50% 的脑膜炎患者，会导致意识不清和癫痫。尿崩导致的高钠血症较少见。成年人中，25% ~ 43% 的患者因高颅压导致恶心和呕吐，10% ~ 15% 伴有视盘水肿。儿童经常发生脑积水，同样可以引起高颅压。婴儿可出现囟门膨出或颅缝分离。大血管穿过颅底脑膜纤维化碎屑引发的血管炎，引起卒中，从而出现局灶性症状。25% 的儿童结核性脑膜炎或结核瘤有结核病家族史，通常是肺部，但偶尔是皮肤、淋巴结或其他部位。不经过治疗，从出现脑膜炎症状到死亡，平均病程为5 ~ 8周,但有的病例可呈现暴发性进展。

B. 实验室检查

脑脊液分析显示白细胞计数为 50 ~ 1000 个 /μl，平均值为 235 个 /μl。以淋巴细胞为主，尽管很多患者在疾病早期可见中性粒细胞。老年人和免疫抑制患者脑脊液中白细胞计数会更少，甚至可能是无细胞性的。脑脊液可以是清亮的或“磨玻璃”样外观，在收集试管的表面形成薄层凝固状沉渣。葡萄糖水平通常小于血清水平的一半，或 30mg/dl，但也可能正常。蛋白浓度升高，通常高于 150mg/dl，在纤维碎屑阻塞蛛网膜下腔的情况下会极度升高。乳酸升高水平与预后呈负相关。尽管腺苷脱氨酶可升高，但非结核感染特有。

脑脊液涂片（离心后沉淀）进行齐尔 – 尼尔森染色可以很快完成，但仅有不到 20% 的患者出现阳性结果。由于脑脊液细菌载量低，推荐收集三管大容量液体进行培养，并且必须使用特殊培养基。8 周无细菌生长才能确认培养结果阴性。尽管如此，只需一半的时间培养即可呈现阳性。为此，快速诊断随着基于核酸扩增反应（PCR）而大大改善，如 AMPLICOR 或 GeneXpert 等，其敏感性在 50% ~ 90% 的可变范围，但有极佳特异性，达到 98%。可以大幅改善诊断速度。理想情况下，无论何时一旦怀疑结核性脑膜炎，都应进行这些新技术及额外的对利福平耐药性的检测（GeneXpert MTB/Rif）。对其他抗生素的耐药性可以采用全基因组测序进行检测。虽然显微镜观察分析等技术出具报告的时间更短（6 天），但传统的培养方式需 3 周时间，仍然是监测抗生素敏感性的唯一确定的方法。在印度，采用 PCR 技术，多重耐药性结核性脑膜炎占分离出脑脊液的 3%，仅有 40% 培养呈阳性。除了对异烟肼和利福平耐药，广泛耐药细菌对氟喹诺酮或可注射的氨基糖苷类也无效。多重耐药感染的危险因素包括来自流行地区、HIV 感染、无家可归及贫困。

C. 影像学检查

CT 和 MRI 扫描显示 80% 的儿童和高达 23% 的成年人出现脑积水。基底部脑膜强化（图 26-7），在基底池有时甚至不用增强就可见增厚的“斑块状”脑膜。影像学检查中 15% ~ 30% 可见卒中，5% ~ 10% 可见结核瘤，高达 30% 的脑膜炎患者检查结果为正常。在 40% ~ 50% 的患者，胸片可显示结核感染的证据：肺尖瘢痕、肺

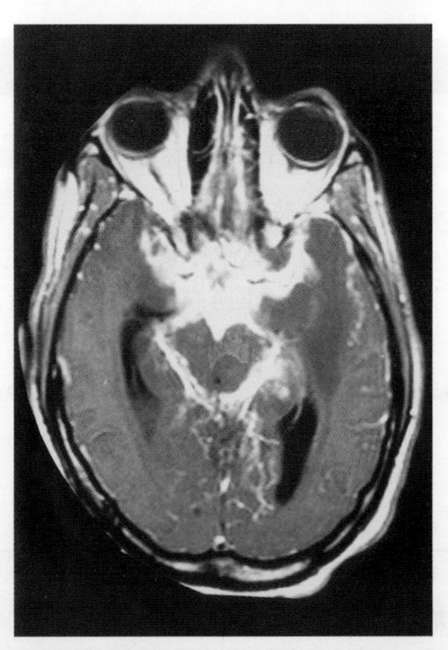

图 26-7　结核性脑膜炎。造影剂增强的轴位 T1 加权 MRI 扫描显示基底池明显强化和轻度梗阻性脑积水。左侧颞叶低信号可能代表梗死病灶

门淋巴结肿大和肺部浸润性病灶或粟粒性肺结核。

◎ 鉴别诊断

其他病因导致的感染，如真菌、梅毒、布鲁氏菌、治疗不充分的细菌及恶性病变（尤其是淋巴瘤）可类似结核性脑膜炎的表现。

◎ 并发症

儿童的致残率为 25% ~ 50%，比成年人的 10% 高。在非 HIV 感染的患者中，许多并发症都继发于严重的炎症反应，即使是给予皮质类固醇来限制。这些并发症包括由小血管或中血管的血管炎导致的卒中、结核瘤和急性脑积水。其他后遗症有癫痫、发育迟滞、SIADH 及低钠血症，后者有增加癫痫和脑水肿的风险。结核性脑膜炎多年后偶尔出现脊髓空洞症，可能是脊髓血管炎的后果。即使在有条件采用诊断措施和包括直接观察疗法的化学治疗药物的国家，文献报道的死亡率为 2% ~ 20%。年龄超过 60 岁及免疫缺陷的患者风险增加。视神经萎缩使结核感染或治疗变得复杂。抗菌治疗的神经系统并发症包括异烟肼诱导的神经病，乙胺丁醇诱导的视神经炎或视觉功能障碍，链霉素介导的耳毒性和前庭毒性，以及环丝氨酸诱导的癫痫。

30% 的严重免疫缺陷患者可发生免疫重建炎性综合征，可用类固醇治疗及通过推迟抗病毒治疗数周来预防。即使在没有感染 HIV 的患者中，可在脑脊液中出现一种伴有过高中性粒细胞反应的对治疗的反常应答，有时极端的炎症反应导致死亡率升高。这种情况可能与对类花生酸的遗传性影响有关，类花生酸可预测宿主对感染触发的免疫反应（相反，那些不能产生足够的炎症反应的患者死于感染）。

◎ 治疗

在美国，CDC 目前推荐一个三联口服抗生素疗法——异烟肼，每天 10 ~ 20mg/kg（成年人一般 300mg）；利福平，10 ~ 20mg/kg（600mg）；吡嗪酰胺，15 ~ 30mg/kg（最大剂量 2g/d）。英国指南增加了乙胺丁醇，15 ~ 25mg/kg · d^{-1}，持续至少 2 个月，继之以额外 4 个月的异烟肼和利福平。对感染必须高度警惕，当诊断明确前就应开始抗菌治疗。由于变异很常见，必须核查本地药物敏感性情况。虽然绝大部分信息基于肺部感染而非脑膜炎，耐药性最常见的是异烟肼和利福平，接着是氟喹诺酮和吡嗪酰胺，尽管大多数信息是基于肺部感染而不是脑膜炎。世界卫生组织推荐相同的疗法，加用链霉素，20 ~ 40mg/kg · d^{-1}（最大剂量 1g/d）持续 4 周，继之以 7 个月的异烟肼或利福平的治疗。针对免疫抑制或多重耐药菌感染高风险的患者，可加用链霉素 15mg/kg 每天肌内注射（或最大耐受剂量），对氨基水杨酸，乙硫异烟胺，环丝氨酸，卷曲霉素，卡那霉素，阿米卡星或氯法齐明，并持续至少 12 个月。由于对中性粒细胞反应差及有的抗菌药物存在快速乙酰化或中枢神经系统透过性差，这些治疗的疗程需要长期化和采用向上滴定剂量的方式。

除此以外，乙胺丁醇和链霉素是抑菌剂，不是杀菌剂。如果直接观察疗法允许保证坚持治疗的信心，通过培养建立药物敏感性后应弃用无效的抗生素。同样，利福平和异烟肼的剂量如果耐受是可以增加的，因为当药物昂贵及在资源有限的地区被需要时，传统剂量被定得尽可能低。在一项病案报道中，鞘内注射异烟肼是有益的，但实施困难。异烟肼必须与维生素 B_6 每天 50mg 配合使用来预防周围神经损伤。

地塞米松，0.5 ~ 1.5mg/kg · d^{-1}，可有效减少成年人和儿童死亡率，尽管致残率减少不确定。起初静脉给药，继之以口服，8 周后减量至治疗完成。功效与减轻细胞因子和感染的炎症反应有关。也可以使用非甾体抗炎药。

Bahr N C, et al. GeneXpert MTB/Rif to diagnose tuberculous meningitis: Perhaps the first test but not the last. *Clin Infect Dis* 2016;62(9):1135-1135. [PMID: 28919338].

Dodd P J, Sismanidis C, Seddon J A. Global burden of drug- resistant tuberculosis in children: A mathematical modelling study. *Lancet Infect Dis* 2016;16(10):1193-1201. [PMID: 27342768]

Horsburgh C R Jr, Barry C E III, Lange C. Treatment of tuberculosis. *N Engl J Med* 2015;373(22):2149-2160. [PMID: 26605929]

Khan S S, Ali Z. Tuberculosis versus pyogenic meningitis in a Pakistani population. *Indian J Tuberc* 2017;64(4):276-280.[PMID: 28941849]

Leonard J M. Central nervous system tuberculosis. *Microbiol Spectrum* 2017;5(2):TNM17-0044-2017. [PMID: 28281443]

Nakatani Y, et al. Intrathecal isoniazid for refractory tuberculous meningitis with cerebral infarction. *Intern Med* 2017;56(8):953-957. [PMC: 5465414]

Nhu N T, et al. Evaluation of GeneXpert MTB/RIF for diagnosis of tuberculous meningitis. *J Clin Microbiol* 2014;52(1):226-223.[PMID: 24197880]

Shah N S, et al. Transmission of extensively drug-resistant tuberculosis in South Africa. *N Engl J Med* 2017;376(3):243-253.[PMID: 28099825]

Thuong NTT, et al. Leukotriene A4 hydrolase genotype and HIV infection influence intracerebral inflammation and survival from tuberculous meningitis. *J Infect Dis* 2017;215(7):1020-1028.[PMID: 28419368]

Wilkinson R J, et al. Tuberculous meningitis. *Nat Rev Neurol* 2017;13(10):581-598. [PMID: 28884751]

（二）结核瘤和结核性脓肿

诊断要点

◎ 癫痫，进展性的局灶性症状和体征，或认知功能障碍

◎ 概述

结核瘤这个术语描述的是一个占位性病变——从脑实质内沉积的结核菌演化而来的干酪样物质聚集。这些病变被纤维组织包裹，并可以出现钙化。在资源匮乏国家的患者中，结核瘤是最常见的局灶性颅内占位病变。当结核瘤发生中心坏死和囊变时形成结核性脓肿，通常比结核瘤大，并且是多房的。

◎ 临床表现

A. 症状和体征

结核瘤患者会出现癫痫和局灶性体征，如果为多发病变，可导致高颅压，认知功能障碍和逐渐进展的意识障碍。多发性病变通常出现和见于合并结核性脑膜炎或无中枢神经系统症状的粟粒性结核。病灶大小为 1mm 至 5cm。脓肿倾向于比结核瘤增大得更快。即使在没有已知结核病病史的患者中，胸片通常可见先前肺部受累的证据。

B. 实验室检查

脑脊液检查显示蛋白浓度正常，如果占位病变靠近脑膜，蛋白可轻度升高。如果占位病变破入脑室，将会出现显著的细胞增多反应和蛋白升高。立体定向活检或手术切除可能发现抗酸杆菌。采用 DNA 扩增的 PCR 技术更为敏感。

C. 影像学检查

结核瘤可发生在脑的任何位置。31% 的患者表现为实质性病变，10% 为钙化病变，强化模式从环状到弥漫性增强不一（图 26-

7）。MRI T2 加权或 FLAIR 像上显示为低信号的核心和高信号的环，T1 加权像上为低信号或等信号（与脑实质相比）（图 26-8），其与坏死和细胞成分增加有关。在病灶被包裹之前，可见低信号，无强化。脑积水出现在 37% 的患者，并取决于结核瘤是否处于堵塞脑脊液流动的位置。脓肿产生更大的占位效应和周边水肿，在 CT 上是低密度，在 T2 加权 MRI 扫描中是高信号（图 26-9）。在印度或东南亚等结核病高流行区域，结核瘤占颅内病灶比例高达 30%。

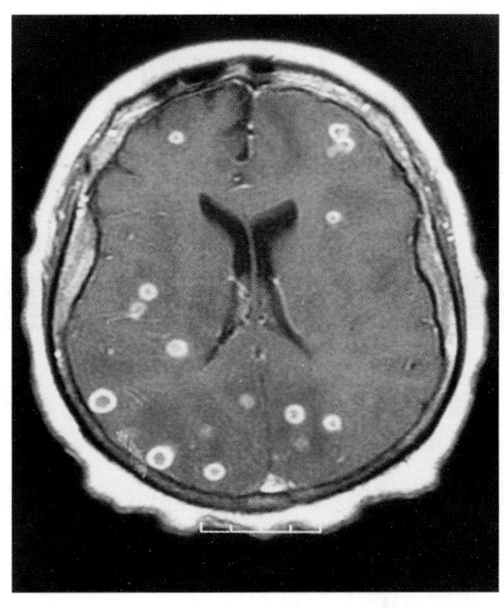

图 26-8　结核性肉芽肿。造影剂增强轴位 T1 加权 MRI 扫描显示多发、小的、实质环形强化病变

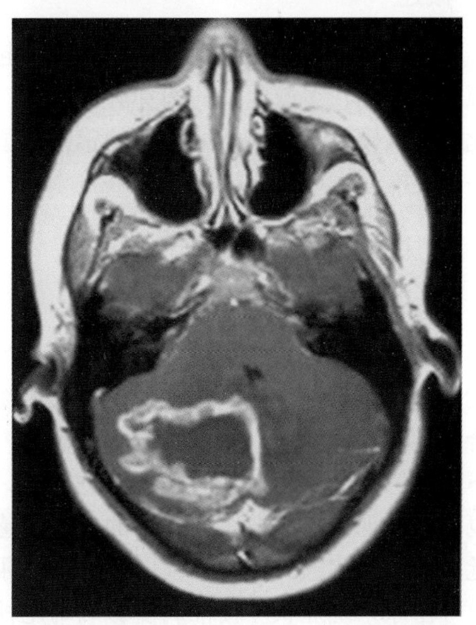

图 26-9　结核性脓肿。轴位 T1 加权 MRI 扫描显示小脑一个巨大、厚壁、环形强化占位性病变

◎ 鉴别诊断

结核瘤的鉴别诊断包括肿瘤、脑脓肿及其他中枢神经系统感染（尤其是囊虫感染）。除非需要进行手术，结核瘤可以通过对抗结核治疗反应的监控与囊虫病相鉴别。

◎ 治疗和预后

治疗方案包括与前述结核性脑膜炎相同的 4 种抗结核药物联合（异烟肼、利福平、吡嗪酰胺和乙胺丁醇），但疗程更长，具体取决于影像学表现。由于药物毒性，吡嗪酰胺和乙胺丁醇可在 2 个月后停止，但其他药物需要维持长达 1 年。在儿童中，乙胺丁醇替换为乙硫异烟胺。以上药物都能很好地进入脑部，但不是所有的都是杀菌剂。在一系列研究中，18% 的患者在治疗 9 个月后才出现反应，71% 的患者在治疗 18 个月后才出现一些缓解。如果治疗 8 周后仍未见反应，应该更换抗菌药物。大的病变（直径＞4cm）对药物治疗反应差，可能需要手术治疗。持续的脑积水可能需要永久性脑室腹腔分流。当病变小且治疗及时，会完全康复，预后很好。药物耐受的调整可能需要新型氟喹诺酮、氨基糖苷类及环丝氨酸等药物。

伴随性类固醇治疗可辅助降低颅内压，减轻脊髓梗阻和结核瘤周围的脑水肿；可能会预防治疗 3 个月后出现的反常性病变增大；理论上可通过减轻基底部脑膜纤维化而预防卒中。

Jolobe OMP. Neurocysticercosis vs disseminated intracranial tuberculomas. *QJM* 2017 [Epub ahead of print]. [PMID: 29040731]

Ramachandran R, et al. Dilemmas in

the diagnosis and treatment of intracranial tuberculomas. *J Neurol Sci* 2017;381:256-264.[PMID: 28991694]

（三）脊柱结核（Pott 病）

诊断要点

◎ 起源于椎体感染（胸腰椎最常见），侵入硬膜外间隙并缓慢生长的肉芽肿性感染

◎ 与椎体转移癌不同，伴有邻近椎体塌陷、驼背等椎体受累表现

◎ 椎旁肉芽肿偶可出现钙化

◎ 概述

Pott 病，也称为脊柱结核，是一种起源于椎体的、缓慢生长的肉芽肿性感染，此后侵入硬膜外间隙。最常见的感染部位是胸腰椎。

◎ 临床表现

A. 症状和体征

患者出现背痛、发热及全身不适，持续数周到数月，最终出现与受累节段相吻合的神经功能缺损。胸椎病变引起截瘫，下肢反射亢进，病变平面以下感觉丧失，也可能表现为神经根压迫导致的皮节型感觉障碍，双侧巴宾斯基征，以及尿频和尿急等泌尿系统症状。腰椎病变影响马尾神经根，泌尿系统可出现充盈性尿失禁症状、下肢疼痛、感觉异常，以及沿神经根分布的感觉丧失和肌力下降。完全性不可逆的截瘫伴后索功能保留是由脊前动脉供血区域梗死导致的。由于胸椎椎体感染和塌陷导致的驼背可引起严重的伴有脊柱失稳的后凸畸形，也可压迫脊髓。

B. 实验室检查

脑脊液检查显示蛋白浓度升高，淋巴细胞反应，以及不同程度的葡萄糖水平降低。活检组织包含肉芽肿性碎片及抗酸（齐尔 – 尼尔森）染色下可见的微生物。25% 的患者血清沉降率和 C 反应蛋白正常；如果升高，这些指标可用于治疗反应的随访。

C. 影像学检查

MRI T1 加权像上，表现为椎体内低信号区域，T2 加权像上椎间盘为高信号影像，感染的骨质出现强化，扩展至数个节段的占位性病灶，并产生脊髓移位。CT 影像表现类似，伴有引人注目的骨性终板破坏（在肿瘤中无此类表现）。相邻感染椎体之间的椎间盘，在细菌性感染中会受破坏，但在结核性感染中不受累及。肿瘤几乎不会累及相邻的椎体，但多发性转移瘤可出现非邻近椎体的骨质塌陷。结核性腰大肌脓肿钙化比细菌性感染更常见。

◎ 鉴别诊断

Pott 病的鉴别诊断包括转移性肿瘤、其他脊柱感染和血肿。

◎ 治疗

治疗方案应采用前面列举的与结核性脑膜炎相同的药物，并根据培养和药敏结果作出选择。皮质类固醇是有益的。偶尔需要进行清创，并对培养有帮助。哈氏棒或椎弓根螺钉置入传统上需要推迟至少 2 周，以保证抗菌治疗对手术区域灭菌。血清炎性标志物可用于检测治疗反应。

Jin W, et al. Complete debridement for treatment of thoracolumbar spinal tuberculosis: A clinical curative effect observation. *Spine J* 2014;14(6):964-970. [PMID: 24119880]

Yao Y, et al. Features of 921 patients with spinal tuberculosis: A 16-year investigation of a general hospital in Southwest China. *Orthopedics* 2017;20:1-7. [PMID: 29058758]

Zhang T, et al. One-stage anterolateral debridement, bone grafting, and internal fixation for treating lumbosacral tuberculosis. *Asian Spine J* 2017;11(2):305-301. [PMID: 28443176]

麻风（麻风分枝杆菌）

麻风的论述详见第 19 章。

感染性毒素

有这样的情况，出现中枢神经系统症状的部位无活动性感染组织侵犯，此时细菌从远处分泌的毒素可能负有责任。这样的例子包括导致腹泻的志贺毒素；链球菌感染后的溶血性尿毒症综合征；导致血小板减少的血管圆线虫感染；以及导致破伤风、肉毒中毒和白喉的毒素。

破伤风

诊断要点

- ◎ 局灶性或全身性肌肉僵硬
- ◎ 叠加发作性强制性痉挛（破伤风痉挛）
- ◎ 自主神经功能紊乱
- ◎ 意识状态正常

◎ 概述

破伤风是由损伤部位的破伤风梭状芽胞杆菌产生的神经毒素引起的，该菌为厌氧的革兰阳性菌。破伤风梭状芽胞杆菌的孢子分布于世界各地的土壤中。导致人类发病的入侵途径包括创伤和手术创面、注射部位（尤其是胃肠外毒品滥用者）、皮肤溃疡、烧伤及感染的脐带等。组织坏死和化脓使得细菌生长并产生毒素（破伤风痉挛毒素），被周围神经末梢摄取并在轴突内上行至脊髓或脑干。破伤风痉挛毒素阻断抑制性中间神经元，导致运动神经元过度放电，在严重的情况下出现自主神经功能紊乱。在美国，2016 年共报道 30 例破伤风，大部分来源于急性或慢性伤口。在缺乏足够的疫苗接种项目的发展中国家，由于未经消毒的分娩技术每年都有大量新生儿破伤风病例发生。

◎ 预防

推荐在 2，4，6，15 个月，以及 4 ~ 6 岁时，对新生儿和儿童进行 DPT（白喉、百日咳和破伤风类毒素）免疫接种，以后每 10 年进行增强免疫接种。在疫苗接种史不确定的患者中，对于有破伤风倾向的伤口（如被泥土、粪便或唾液污染的伤口；穿刺伤或飞弹伤；撕裂伤；烧伤）推荐采用人破伤风免疫球蛋白（human tetanus immune globulin, HTIG）进行被动免疫。

◎ 临床表现

A. 症状和体征

通常，从受伤到出现症状的潜伏期是 7 ~ 21 天。牙关紧闭（“lockjaw”）、颈部和脊旁肌肉僵硬是显著的早期症状，随着疾病进展可播散至肢体。面部肌肉僵硬产生苦笑面容，脊旁肌强直可产生角弓反张。

叠加阵发性疼痛性强直性痉挛（破伤风痉挛）可自发发作或通过触觉刺激或声响触发。咽部肌肉痉挛引起吞咽困难，喉部和呼吸肌痉挛引起窒息。复视和上睑下垂常见。即使当躯体痉挛得到控制，自主神经功能紊乱可引起发热、血压波动、严重的出汗及心律失常。大部分患者意识保持清醒。部分免疫的患者可发生局限于受伤肢体局部破伤风，或头部创伤或耳部感染后头部肌肉局部破伤风。

B. 实验室检查

脑脊液检查正常。没有特异的实验室检查可以明确诊断，确诊基于特征性体征。伤口可能不明显，即使存在，不一定能培养或鉴定出破伤风杆菌。

◎ 鉴别诊断

需要考虑的鉴别诊断包括神经抑制剂

诱导的肌张力障碍；脑膜炎；牙脓肿；癫痫持续状态；蛛网膜下腔出血；低钙血症性手足搐搦症；乙醇、镇静药或鸦片戒断；士的宁中毒；黑寡妇蜘蛛咬伤；僵人综合征；狂犬病。

◎ 治疗

患者需要在重症监护室治疗。伤口要进行清创并注射 HTIG（3000 ~ 6000u），在不同的肢体注射破伤风类毒素（需要注射破伤风类毒素因为破伤风杆菌感染不能产生对其自身的免疫力）。青霉素会加剧痉挛，由于其拮抗了抑制性神经递质 γ-氨基丁酸。因此甲硝唑，2g/d，持续 7 ~ 10 天，是抗微生物治疗的选择。伴破伤风痉挛的患者需要通气支持，因为气管内插管激发痉挛，通常有指征行气管切开。苯二氮䓬类，通常滴定至非常高的剂量，被用于控制痉挛和提供镇静，但在严重痉挛的患者中，神经肌肉阻断剂（如维库溴铵，6 ~ 8mg/h）可能是必需的。硫酸镁输注也可能有助。伴自主神经功能紊乱的患者，可给予拉贝洛尔 0.25 ~ 1.0mg/min 来对抗高血压，还有维拉帕米来对抗心动过速。治疗低血压有可能需要升压药，心动过缓可能需要起搏器。

◎ 预后

疾病在给予抗毒素 2 周后仍有可能进展，重型破伤风可能需要额外的数周来康复。即使在现代化的重症监护室，死亡率高达 25%。并发症包括骨折、脱水、肺炎和肺栓塞。

Mahieu R, et al. Admission of tetanus patients to the ICU: A retrospective multicentre study. *Ann Intensive Care* 2017;7(1):112. [PMID: 29116572]

肉毒中毒

由破伤风杆菌或肉毒杆菌引起伴有瘫痪的肉毒中毒论述见第 22 章。

白喉

白喉性多神经病的论述见第 19 章。

真菌感染

诊断要点

◎ 真菌性脑膜炎：发病更为隐匿且症状比细菌性脑膜炎更不显著

◎ 脑脊液检查显示初压升高，白细胞计数 20 ~ 1000 个（以淋巴细胞或单核细胞为主），葡萄糖轻度或明显降低，以及蛋白升高

◎ 免疫抑制是一个主要诱发因素

◎ 概述

在美国，真菌感染是中枢神经系统感染中一种少见病因，但在免疫抑制的患者中，可能产生严重的脑膜炎和坏死性脓肿。新型隐球菌是最常见的病原，其次是念珠菌、球孢子菌和组织胞浆菌。

可能的地理分布区或职业暴露史有助于这些感染的诊断。例如，隐球菌感染是由暴露于土壤或鸽粪中的真菌引起的。球孢子菌导致的感染见于美国西南部、墨西哥和中美洲的居民或旅行者。组织胞浆菌感染可发生在位于俄亥俄、密西西比或加勒比地区和拉丁美洲其他河谷污染的土壤暴露之后。脊柱的曲霉菌感染由肺部感染直接播散而来，可导致脑部出血性脓肿。其他曾报道过少见的真菌感染是由加特隐球菌、波氏假阿利什菌、巴西副球孢子菌、暗色丝孢霉（黑酵母），还有斑替支孢瓶霉、皮炎外瓶霉、麦氏枝氯霉及枝孢菌属引起的。

在免疫抑制的患者中，尤其是合并艾滋病，当 T 细胞计数降至 200 个 /μl 以下，

大部分隐球菌性脑膜炎的病例表现为现存感染的再次发作。隐球菌性脑膜炎是导致非洲艾滋病患者死亡的主要原因，占 HIV 相关的总死亡率的 20%。其他导致免疫抑制的因素，如器官移植受者使用的抗排异反应药物、化疗药物导致的中性粒细胞减少、糖尿病、恶性肿瘤、酗酒、使用皮质类固醇、妊娠或早产儿都是隐性感染的复发因素。相反，球孢子菌性慢性脑膜炎通常表现为新的原发感染。

◎ 发病机制

真菌无处不在，以霉菌（分枝的管状或单一的菌丝）和酵母（厚壁，单细胞）的形式存在。孢子可在儿童时被吸入或通过皮肤、黏膜、鼻窦或伤口侵入。具有免疫能力的宿主可感染球孢子菌慢性脑膜炎，但大部分真菌感染发生于 T 细胞免疫缺陷的宿主。其他有风险的患者包括暴露于大量蝙蝠粪便或鸟粪的人群（隐球菌），需要长期抗生素治疗的人群或非常年轻的患者（念珠菌），未控制的糖尿病或静脉注射毒品或烧伤人群（毛霉菌），以及暴露于含有曲霉菌、球孢子菌或组织胞浆菌孢子土壤的人群。

◎ 临床表现

A. 症状和体征

头痛在数周或数月内缓慢进展，可能变得非常严重。在真菌性脑膜炎中，脑膜刺激征、发热和意识状态改变通常比细菌性或结核性脑膜炎更少见、更不明显，但接近 50% 的患者发现脑病，并与脑脊液细胞增多反应和死亡率增加有关。昏迷意味着严重的高颅压、脑积水或抗利尿激素分泌不当导致的低钠血症。10% 的患者可见视盘水肿、复视和局灶性表现。癫痫和卒中是偶见的并发症。发热通常是低热。

念珠菌，曲霉菌，以及少见的芽生菌感染倾向于更常侵犯脑实质而不是脑膜炎，从而引起微小脓肿。

毛霉菌病，由接合菌纲真菌引起（如根菌，毛根菌或犁头霉），常见于粒细胞减少或合并高血糖酮症酸中毒的糖尿病患者或吸食过污染大麻的正常宿主。这种真菌感染引起眼眶蜂窝织炎和鼻部破坏，可继发海绵窦血栓形成和高度坏死的额叶脓肿。

曲霉菌感染通常在实质内，可因出血占位而突然产生局灶性症状。肺部感染可侵袭邻近椎体导致脊髓压迫。

球孢子菌性脑膜炎治疗困难，致残率（脑积水、血管炎、脓肿或梗死）和致死率显著。

B. 实验室检查

可通过脑脊液检查确诊，表现为中度葡萄糖降低（相对于血清的中位比率是 0.4），高蛋白含量（中位值 80mg/ml），白细胞计数 > 20 个 /μl，大部分是淋巴细胞。球孢子菌病可在脑脊液中产生嗜酸性粒细胞或中性粒细胞。中性粒细胞为主的细胞反应同样可见于组织胞浆菌病、芽生菌病，以及念珠菌、曲霉菌、接合菌或波氏假阿利什菌引起的感染。特殊染色可检出病原体，如在隐球菌感染中，墨汁染色发现有荚膜包被的圆形出芽细胞。必须考虑到导致蛋白浓度和白细胞计数升高的非特异性病因，如糖尿病或未经治疗的 HIV 感染；脑脊液和血清葡萄糖比值下降与感染相关的可靠性更高。

一些病原微生物可采用抗原测试法可靠检出：用脑脊液或血清隐球菌抗原（cryptococcal antigen, CrAG）乳胶流式分析或集落形成单位培养的方法检测新型隐球菌，放射免疫或酶免疫分析法检测组织胞浆菌，以及采用酶免疫分析法检测芽生菌。滴度与疾病严重负担的相关性很好，但在少于 1000 真菌细胞 /ml 脑脊液的患者中检测结果的敏感性较低（40%）。在脑脊液中，大多数真菌抗体可通过补体结合和放射免疫分析方法检测到。脑脊液滴度的上升或下降可用于随访疾病进展或治疗反应。血清滴度大于 1 ∶ 16 提示活动性感染。抗体之间的交叉反应可能有误导性。较之于脑脊液，抗球孢子菌抗体更可能出现在血清中。PCR 检测曲霉菌感染是可靠的，正成为标准。

大容量（> 15ml）的脑脊液有助于培养，但仍可能需要延长培养时间和反复腰椎穿刺。偶尔需要行脑组织或脑膜活检。

所有真菌性脑膜炎的患者都应接受 HIV 筛查，如果阴性，应进行恶性肿瘤评估。

C. 影像学检查

影像学检查可显示由室管膜炎或蛛网膜下腔阻塞导致的脑积水。几乎总是会出现脑膜强化，特别是基底部脑膜（图 26-10）。小的隐球菌瘤可出现在侧脑室旁区域，随着药物治疗后消失。增强 MRI 可检出念珠菌性微小脓肿，表现为环形出血性，通常为多发，且在脑内广泛分布。由血管炎导致的梗死较少见。出血是曲霉菌感染患者的常见表现。接合菌纲感染的患者可见合并梗死的坏死。芽生菌感染引起硬膜外脓肿和颅内脓肿。

D. 特殊检查

在有免疫能力的患者中，皮肤无反应性测试也许能检出前期对真菌的暴露，特别是球孢子菌和念珠菌。胸片可以记录到另一个感染的部位，可能会佐证肺泡灌洗液或痰收集液检测结果。

◎ 鉴别诊断

与真菌性脑膜炎表现相似的其他疾病包括如布鲁氏菌或土拉弗朗西斯菌等毒性较低的微生物引起的慢性脑膜炎，以及通常是急性但在免疫功能低下的患者中表现为惰性的脑膜炎。其他需要考虑的疾病有恶性肿瘤、自身免疫性、化学性和药物诱导的脑膜炎，以及结节病、白塞综合征和福格特 – 小柳 – 原田病。曲霉菌病或毛霉菌感染的患者出现的“真菌瘤”与肿瘤或细菌性脓肿类似。

◎ 并发症

并发症包括脑神经麻痹、合并梗死的

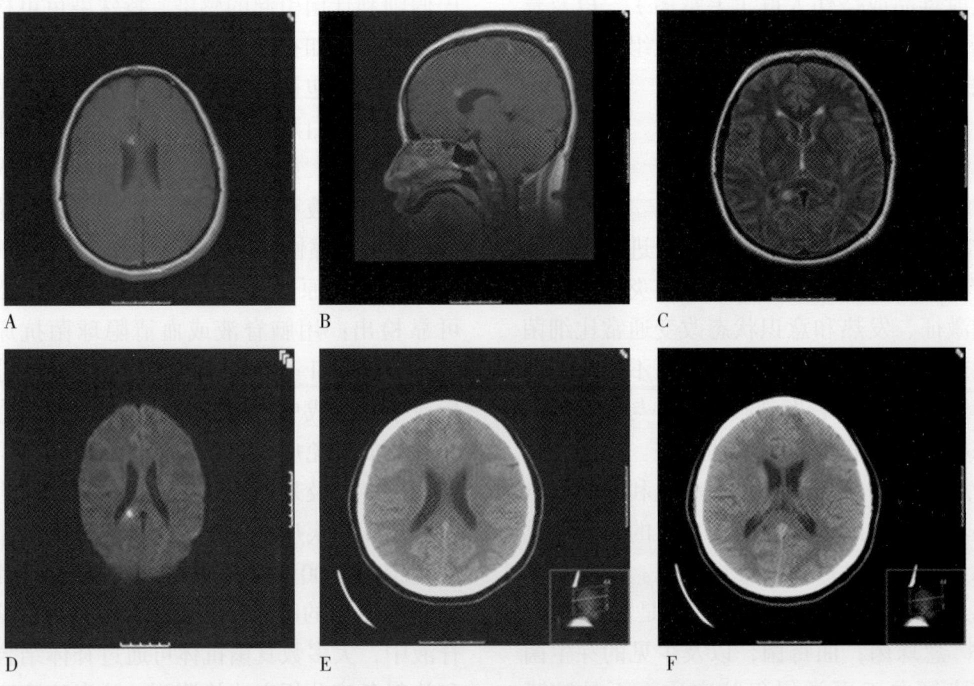

图 26-10　隐球菌性脑膜炎合并侧脑室旁隐球菌结节

动脉炎或血管炎、脑积水、颅内感染、SIADH、癫痫和痴呆。在有免疫能力的成年人中，每 26 名患者中有 6 名会发生脊髓蛛网膜炎，由于腰椎神经根功能障碍出现无力和尿失禁。神经系统并发症见于高达 40% 的隐球菌脑膜炎患者和 50% ~ 75% 的球孢子菌或组织胞浆菌脑膜炎患者。即使进行手术，仅有 25% 的曲霉菌和接合菌脓肿可被治愈。不采取有效的治疗，真菌性脑膜炎的死亡率非常高，尤其是免疫力低下并且免疫状态不能逆转的患者。不能靠疫苗进行预防。相反，预防包括教育高危人群避免潜在感染地点，如考古挖掘，建筑工地，孢子可从破坏的土壤中变成经空气传播，鸟笼，空调设备，含有蝙蝠粪便的洞穴，以及一些特定河谷。在 HIV 高负担区域如非洲，采用血清或脑脊液中 CrAg 筛查可预测会发展为隐球菌脑膜炎的患者，从而允许早期预防性治疗。

◎ 治疗

抗真菌药物可划分为五类：多烯（脂质或脂质体制剂的两性霉素）；三唑（酮康唑、氟康唑、伊曲康唑、伏立康唑、泊沙康唑和艾沙康唑）；嘧啶类似物（氟胞嘧啶）；棘白菌素（卡泊芬净、米卡芬净和阿尼芬净）；烯丙基胺（特比萘芬）。大部分药物通过破坏真菌细胞膜或细胞壁组成而起作用；5- 氟胞嘧啶干扰核酸中的嘧啶代谢。正在开发干扰铁代谢或血红素生物合成及信号传导通路新型制剂。奴卡菌，在结构上同时具有真菌和细菌的特点，可采用复方新诺明或亚胺培南和阿米卡星等抗生素治疗。免疫抑制的患者，任何隐球菌感染的初始治疗之后，需要氟胞嘧啶，200mg/d 口服，预防性辅助治疗持续 1 年直到 $CD4^+$ 淋巴细胞计数恢复至 100 个 /μl，病毒载量低于检测值至少 3 个月。标准治疗方案见表 26-9。球孢子菌感染需要采用氟康唑 400 ~ 1200mg 每天终身治疗，根据肾衰减程度调整剂量。如果治疗无反应，必须增加剂量或增加两性霉素鞘内注射。如果球孢子菌脑膜炎发生卒中，推荐使用类固醇，但在隐球菌脑膜炎中使用它们与致残率增加相关。伏立康唑是曲霉菌病的一线治疗。在一项 38 例患者的临床试验中，艾沙康唑在若干侵袭性真菌疾病中取得成功。由于药物与自身代谢产物发生相互作用很常见，在长期治疗中应检测唑浓度。为了控制费用，可联合使用舍曲林以显著提高它们的含量。唑类药物具有致畸性。

为了避免隐球菌感染中的免疫重建综合征（immune reconstitution syndrome, IRIS），抗反转录病毒治疗应至少推迟 4 周。其他导致免疫抑制的病因可通过采用干扰素或尼沃鲁单抗等免疫佐剂来调节免疫。支持性治疗包括反复腰椎穿刺或脑室引流以控制高颅压。虽然其有可能成为将来的潜在感染部位。如果脑积水持续存在，有必要进行永久性分流。虽然有争议，手术切除真菌球可能避免长期药物治疗的开销、毒性和无效。念珠菌的治疗通常需要移除感染的导管或引流管。

Barnes R A, et al. Diagnosis of aspergillosis by PCR: Clinical considerations and technical tips. *Med Mycol* 2017. [PMID:29087518]

Beardsley J, et al. Adjunctive dexamethasone in HIV-associated cryptococcal meningitis. *N Engl J Med* 2016;374(6):542-554.[PMID: 26863355]

Boulware D R, Makadzange T. Case 8-2017: A 39-year-old Zimbabwean man with a severe headache. *N Engl J Med* 2017;376:1065-1070. [PMID: 28296602]

Day J N, et al. Combination antifungal therapy for cryptococcal meningitis. *N Engl J Med* 2013;368:1291-1302. [PMID:23550668]

Galgiani J N, et al. 2016 Infectious Diseases Society of America (IDSA) clinical practice guideline for the treatment of coccidioidomycosis. *Clin Infect Dis;* 2016;63(6):717-722. [PMID:27559032]

Goldstein EJC, et al. Intrathecal amphotericin B: A 60-year experience in treating coccidioidal meningitis. *Clin Infect Dis* 2017;64(4):519-524. [PMID: 27927853]

Grimaldi D, et al. Nivolmab plus interferon-γ in the treatment of intractable mucormycosis. *Lancet Infect* 2017;17:18. [PMID:27998559]

Jarvis J N, et al. Determinants of mortality in a combined cohort of 501 patients with HIV-associated cryptococcal meningitis:Implications for improving outcomes. *Clin Infect Dis* 2014;58:736-745. [PMID: 24319084]

Lofgren S, et al. Differences in immunologic factors among patients presenting with altered mental status during cryptococcal meningitis. *J Infect Dis* 2017;215:69-67. [PMID: 28329080]

McCarthy M W, et al. Novel agents and drug targets to meet the challenges of resistant fungi. *J Infect Dis* 2017;216(S3):S474-S483. [PMID: 28911042]

Panackal A A, et al. Spinal arachnoiditis as a complication of cryptococcal meningoencephalitis in non-HIV previously healthy adults. *Clin Infect Dis* 2017;64(3):275-283. [PMID: 28011613]

Patterson T F, et al. Practice guidelines for the diagnosis and management of aspergillosis: 2016 update by the Infectious Diseases Society of America. *Clin Infect Dis* 2016;63(4):433-442. [PMID:29028998]

Rhein J, et al. Efficacy of adjunctive sertraline for the treatment of HIV-associated cryptococcal meningitis: An open-label dose-ranging study. *Lancet Infect Dis* 2016;16:809-818. [PMID:26971081]

Thompson GR III, et al. Isavuconazole treatment of cryptococcosis and dimorphic mycoses. *Clin Infect Dis* 2016;63(3):356-362. [PMID: 7164978]

Wake R M, et al. High cryptococcal antigen titers in blood are predictive of subclinical cryptococcal meningitis among HIVinfected patients. *Clin Infect Dis* 2017;64 [Epub ahead of print].[PMID: 29028998]

螺旋体感染

梅毒

诊断要点

- ◎ 视神经、前庭蜗神经及面神经受累（常见）
- ◎ 发生于感染第一年后任何时间的慢性脑膜炎
- ◎ 脑脊液检查显示淋巴细胞 100 ~ 1000 个 /μl，蛋白升高，寡克隆带，以及血清学检测阳性
- ◎ 迟发的神经系统表现：阿 - 罗瞳孔，痴呆，脊髓痨，还有卒中

◎ 概述

梅毒，一种由苍白密螺旋体导致的感染性疾病，可感染身体几乎所有的器官或组织。一期（下疳）和二期（弥漫的皮疹，黏膜病变）梅毒的症状可在不给予抗生素治疗的情况下缓解，导致 25% 的感染患者在 10 ~ 20 年后有进展为神经梅毒的可能。

苍白密螺旋体经常通过性接触传播。在 2016 年，美国共有 27 814 例一期和二期梅毒病例上报，发病率为 8.7/100 000 人。妊娠 10 周后从母亲至胎儿的胎盘传播（在非洲，每年苍白密螺旋体导致 300 000 人流产）引起先天性梅毒，耳聋是最常见的特征。

◎ 发病机制

螺旋形状的螺旋体通过脑膜到达中枢神经系统。在早期阶段，由于血管受累及发生卒中，腰椎穿刺可发现无症状性的脑

膜炎。史上著名但几乎很难碰到的三期梅毒综合征包括侵袭额叶（广泛性痴呆和痴呆），脑干上部（阿－罗瞳孔），或脊髓后索（脊髓痨）。因为几乎没有炎症反应，这些缓慢发展、导致萎缩和变性病理改变的确切机制尚不明确。少见地，硬膜附近发生炎性占位或树胶肿，症状反映病变部位；这些症状可能包括癫痫。

◎ 临床表现

A. 症状和体征

不同的神经系统表现与感染的阶段有关。一期梅毒发生在暴露后 21 天内，表现为无痛性生殖器溃疡（下疳），并在 3 ~ 6 周内自发痊愈。在这阶段，高达 25% 的患者发生无症状性中枢神经系统播散。接下来梅毒的任何阶段，中枢神经系统都可能受到累及。脑膜炎可发生于下疳愈合后的任何时间，通常至少在 4 ~ 10 周后。在这一较早阶段（二期梅毒），如畏光和头痛等脑膜炎症状可伴有一种高度易变的，具有潜在感染性的，倾向于手掌和脚掌的皮疹。5% 的患者出现脑神经功能障碍的症状，特别是前庭或听神经，伴有耳鸣或耳聋。眼部侵犯同样常见，由于葡萄膜炎或视网膜炎导致视力受损。步态和平衡功能障碍见于某些患者。累及中等大小血管的卒中，通常在抗生素治疗下是可逆的，这种卒中由血管炎性反应导致的比来自梅毒性主动脉炎的栓塞更多见；任何缺乏明显的血管病危险因素的年轻卒中患者都应该筛查梅毒。随后疾病潜伏数年，但脑脊液检查显示持续的无症状性感染。最终，三期梅毒的症状可见于 3% 病例；这些症状中的几个值得在此详细论述。

1. 脑膜血管性梅毒　10% 的患者在感染后 3 ~ 50 年可出现慢性脑膜炎背景下的卒中。局灶性症状数天进展，常在头痛或人格改变数周后发生。血管成像与累及大血管和小血管的血管炎表现吻合。

2. 脊髓痨　脊髓后索脱髓鞘病变导致闪电样背痛和下肢痛，脊柱刺痛，胃危象及莱尔米征（屈颈时出现一种沿背部向下的电击感）。除此以外，可出现阳萎，大便或小便失禁，还有便秘。足部或腿部位置觉和振动觉缺失（少数情况，针刺觉受损），伴下肢腱反射消失。感觉丧失导致膝关节或踝关节受损（沙尔科关节）。感觉性共济失调引起龙贝格征（闭目时站立不稳）及掴脚掌步态。膀胱是无张力性的。可出现耳聋及视力丧失，合并视神经萎缩。调节反射存在而对光反射消失的阿－罗瞳孔常见。脊髓痨出现于 10% 的未经治疗的梅毒患者。

3. 麻痹性痴呆　在约 5% 的未经治疗的梅毒患者，至少在感染 10 年后会出现麻痹性痴呆症状。慢性脑膜脑炎引起精神失常，痴呆并判断力差，“躁狂”行为，以及全面性麻痹。尽管被归入可治疗的痴呆之列，症状只会在神经元破坏之前给予抗生素治疗才有效。

4. 树胶肿　癫痫或额叶功能异常等局灶性症状由这种肉芽肿性病变引起，之前在感染后 1 ~ 46 年发生于 15% 的患者，但现在非常罕见。所有新近报道病例都见于 HIV－合并感染的患者。

5. 其他症状　脑积水，可以是交通性或梗阻性，由脑膜炎后脑脊液通路梗阻或由第四脑室颗粒性室管膜炎堵塞引起。先天性梅毒引起骨痛、角膜炎，以及第Ⅷ对脑神经功能障碍。

B. 实验室检查

梅毒的诊断依赖于血清学检查，见表 26-10。

1. 血清学检查　包括性病研究实验室（Venereal Disease Research Laboratory，VDRL）及快速血浆反应素（rapid plasma reagin，RPR）在内的筛查实验，采用是一种非常敏感但不是完全特异的脂样抗原反应，现已知在高达 2% 的病例中与

表 26-10 梅毒的血清和脑脊液检查

梅毒类型	非特异性非螺旋体（反应素）检查[a]	特异性螺旋体（荧光抗体）检查[b]	其他检查
一期	＞1 ∶ 4	阳性	—
二期	＞1 ∶ 4	阳性	—
治疗或晚期	持续 1 年后阴性[c]	终身持续阳性（特异，但不敏感，不能用于随访患者对治疗的应答）	—
神经梅毒	在脑脊液中有用（特异但敏感性较低；阴性结果不能排外中枢神经系统梅毒）	在脑脊液中没有用（但脑脊液阴性可排外中枢神经系统梅毒）	寡克隆带，单核细胞，聚合酶链反应

[a]VDRL，快速血浆反应素（RPR）和免疫球蛋白 G（IgG）检查

[b]吸附的荧光梅毒抗体（TA-Abs）；梅毒螺旋体血凝试验（TPHA）；微血细胞凝集－梅毒螺旋体（MHA-TP）

[c]持续阳性的 VDRL 提示再感染，假阳性结果，或治疗失败。未经治疗的患者 1/4 转为阴性。反应素检查（VDRL，RPR，IgG）筛查，特异性螺旋体检查（FTA-Abs，TPHA，MHA-TP）确证。采用滴度或 RPR 或 VDRL 的变化随访对治疗的应答。四倍滴度的改变有意义

心磷脂抗体和分枝杆菌抗体出现交叉反应。假阳性结果罕见，除非极高滴度产生“前界反应”，需要在处理前进行稀释。荧光螺旋体测定（fluorescent treponemal assay, FTA），梅毒螺旋体血凝试验（T pallidum hemagglutination assay, TPHA），以及酶联免疫吸附实验（enzyme-linked immunosorbent assay, ELISA）抗体检测是确证检查，比 VDRL 或 RPR 检查特异性更高。在抗生素时代，滴度对随访疾病进展或治疗反应是无用的。研究显示畏光、视力和听力受损，以及步态异常等症状与 VDRL 阳性概率相关，可增加至 2 ~ 3，但在腰椎穿刺评估的患者中，不到 25% 的 VDRL 呈阳性。随着感染年数的进展，VDRL 和 RPR 滴度下降，导致年龄较大的患者出现假阴性结果。相似地，血清学检查在免疫抑制的 HIV 阳性患者中不可靠；在这些患者中，必须进行腰椎穿刺。针对 TPP47 基因进行 PCR 检测目前正在研究。与雅司病（由细长苍白密螺旋体导致）的交叉反应可通过特殊的双平台检测来鉴别。

2. 显微镜检查　螺旋体太小以至于光镜下不可见，在暗视野分析中也几乎不能看到。

3. 脑脊液检查　如果血清滴度在治疗完成后 8 周不能显著下降（即 2 倍），或患者的交叉反应可通过特殊的双平台检测来鉴别。

合并 HIV 感染，或中枢神经系统症状持续，需要进行脑脊液检查。淋巴细胞或单核细胞性细胞增多反应可在梅毒感染整个阶段持续存在，二期、脑膜炎阶段为数百个细胞。葡萄糖水平通常是正常或轻度下降，脑脊液蛋白浓度可高达 100mg/dl，通常会出现寡克隆带。伴有艾滋病并接受神经梅毒治疗的患者应该在 6 个月后重复进行腰椎穿刺，以确定那些对标准疗程抗生素无反应的患者。淋巴细胞可出现于慢性 HIV 感染的任何阶段。

神经梅毒的预检概率可在解读所有检测结果时发挥一定作用，但不应采用敏感性较低的 RPR 检查。如果腰椎穿刺是非创伤性的（即＜ 15 个红细胞 /μl），脑脊液的 VDRL 是 100% 特异，但仅有 50% 敏感性；脑脊液的 FTA 是 30% 特异，但几乎 100% 敏感，因该值太高而不能允许成为神经梅毒筛查检查。除此以外，脑脊液的荧光螺旋体抗体吸附（fluorescent treponemal antibody absorption，FTA-ABS）检测尚未标准化，而且不能定量，只能用 1 ~ 4+ 表示荧光的亮度。为了避免 FTA 假阳性，

检测水平应与脑脊液总蛋白进行比较。微量血凝集检查（microhemagglutination tests, MHA-TP）可以测试滴度。总的来说，大致的解读就是脑脊液阳性 VDRL 意味着患者确实有神经梅毒，但脑脊液阴性 VDRL 不能排外；脑脊液阴性的 FTA 确实可以排外神经梅毒但脑脊液阳性 FTA 不能确诊。因为即使在治疗后，FTA 在患者整个一生会保持阳性，故不能用于随访患者对治疗的应答。

至于其他感染，如 CXCL13 水平的 PCR 获得更广泛的应用。一项研究显示，该检查在一个 40 例患者的队列中 42.5% 为阳性，同样的队列 VDRL35% 为阳性。该检查特异性为 93%。

C. 影像学检查

增强 CT 或 MRI 扫描中，脑膜炎症的征象应怀疑脑膜血管性梅毒。MRI 显示树胶肿曾被罕见地报道。磁共振血管成像或常规血管成像可展示血管闭塞。

◎ 治疗

表 26-11 概述了各种类型梅毒的治疗。一期、二期及早期潜伏（＜1 年）梅毒的治疗，由一次 240 万 u 的苄星青霉素肌内注射组成，或对青霉素过敏的患者口服多西环素，100mg 每天 2 次，共 2 周。目前正在研究阿奇霉素，500mg/d，连续 3 天的疗法，可能证实在治疗一期或二期梅毒中是有用的。治疗完成后 3 个月检测时，当血清滴度下降 2 倍或消失被确定为治疗成功。

晚期潜伏梅毒（＞1 年）、持续时间不详的梅毒和三期梅毒患者需要相同剂量的青霉素，每周重复一次持续 3 周，或口服多西环素，100mg 每天 2 次，持续 28 天。为了在中枢神经系统内达到杀死螺旋体的水平，神经梅毒（或眼部或耳部受累）需要青霉素 G 静脉治疗，300 万 ~ 400 万 u，每 4 小时 1 次，持续 2 周。对于不能或不愿意接受静脉治疗的患者，口服丙磺舒，500mg 每天 4 次，可增加中枢神经系统普鲁卡因青霉素（每天肌内注射 240 万 u 持续 2 周）的浓度，但失败率更高。静脉头孢曲松治疗，1g/d 持续 2 周，有 20% 的失败率。对青霉素过敏的患者，推荐脱敏治疗而不是疗程 1 个月口服多西环素 100mg 每天 2 次或米诺环素 100mg 每天 2 次的替代治疗；只有青霉素是可靠的螺旋体杀菌剂。如果血清滴度下降 4 倍，推测抗微生物治疗成功，但 HIV 阳性的患者应该在 6 个月后接受再次腰椎穿刺以确保治疗成功。有的专家推荐静脉治疗后，每周 3 次肌内注射，与初始治疗相同。

◎ 预后

梅毒性脑膜炎及终末器官受累前所有阶段的患者预后较好。某些并发症，如卒中或耳聋，即使经过治疗，也是不可逆的。

Davis AP, et al. How well do neurologic symptoms identify individuals with neurosyphilis? *Clin Infect Dis* 2017;216 [Epub ahead of print]. [PMID: 29020214]

Ghanem KG. Management of adult syphilis: Key questions to inform the 2015 Centers for Disease Control and Prevention sexually transmitted diseases treatment guidelines. *Clin Infect Dis* 2015;61(suppl 8):S818-S836. [PMID: 26602620]

Marks M, et al. Neurosyphilis in Africa: A systematic review. *PLoS Negl Trop Dis* 2017;11(8):e0005880. [PMID: 28859081]

Marks M, et al. Metaanalysis of the performance of a combined treponemal and nontreponemal rapid diagnostic test for syphilis and yaws. *Clin Infect Dis* 2016;63(5):627-633. [PMID: 27217216]

非性传播的密螺旋体病

其他螺旋体感染，如雅思病（纤细螺旋体）和品他病（斑点病密螺旋体），可引起破坏性皮肤和骨病变，几乎不累及神经系统，但肌痛和头痛可在感染晚期出现。与梅毒的血清学检查的交叉反应可引起混淆。

钩端螺旋体病

钩端螺旋体病是一种影响肝脏及其他器官急性的、通常是严重的感染，由一种

表 26-11 梅毒和神经梅毒的临床表现与治疗

梅毒类型	症状和体征	影像学特点	治疗	反应
一期	无痛性下疳	—	Bnz PenG240 万 u IM 一剂，或多西环素，100mg PO q12h 持续 14 天	
二期				
无症状性	无	—		—
梅毒性脑膜炎	头痛，卒中，CN Ⅱ和Ⅷ麻痹，颈强，葡萄膜炎，弥漫性皮疹	脑膜强化	PenG 300 万 ~ 400 万 u IV q4h 持续 10 天，或头孢曲松，1g/d IM 持续 14 天，或 Pro PenG 240 万 u/d IM 持续 14 天加丙磺舒，500mg PO 每天 4 次	治愈或最小缺损
早期潜伏（＜1 年）	血清 VDRL 阳性	正常	Bnz PenG 240 万 u IM 一剂	治愈
晚期潜伏（＞1 年）	血清 VDRL 持续阳性	正常	Bnz PenG 240 万 u IM 每周 3 次	治愈
三期				
脑膜血管性脑膜炎	↑ ICP，头痛，CN Ⅶ和Ⅷ麻痹	脑膜强化	PenG[a] 300 万 ~ 400 万 u IV q4h 持续 14 天，或头孢曲松，1g/d IV 持续 14 天	可逆转
脑血管性	急性局灶性体征，通常在 MCA 供血区	梗死 ± 强化	与脑膜血管性脑膜炎相同	可逆转
树胶肿	缓慢进展的局灶性体征；± ↑ ICP	占位病变	与脑膜血管性脑膜炎相同	稳定
脊髓炎（急性）	脊髓病，感觉平面，感觉异常	MRI 显示脊髓增强	与脑膜血管性脑膜炎相同；有的专家推荐持续 21 天	稳定或改善
脊髓痨（慢性）	电击样疼痛，共济失调，阿 - 罗瞳孔，反射消失，本体感觉差，Charcot 关节，视神经萎缩	脊髓萎缩	与脑膜血管性脑膜炎相同；加用加巴喷丁，阿米替林，巴氯芬进行症状性治疗	差
麻痹性痴呆	痴呆，躁狂，癫痫，人格改变	脑膜脑炎	与脊髓脊膜炎治疗相同；需要时给予抗精神病药物	差
视神经萎缩	视盘苍白，视力差	视神经萎缩	—	差
先天性	耳聋，痴呆，骨骼牙齿畸形，脊髓痨（少见）	萎缩	PenG 50 000 u/kg q8 ~ 12h 持续 10 天	可逆（早期诊断情况下）

Bnz PenG= 苄星青霉素；CN= 颅神经；↑ ICP= 颅内压升高；IM= 肌内注射；IV= 经静脉；MCA= 大脑中动脉；N/A= 不适用；PenG= 青霉素 G；PO= 口服（per os）；Pro PenG= 普鲁卡因青霉素 G；VDRL= 性疾病研究实验室；±：可能出现或可能不出现；q= 每（间隔）

[a] 所有对青霉素过敏的三期梅毒病例和妊娠妇女都应进行脱敏。HIV 感染患者可能需要更长的疗程

可感染鼠、狗、牛、猪，还有其他动物的螺旋体——钩端螺旋体引起。人类可能是通过食用被宿主（感染的）动物尿液污染的食物，或通过污染的土壤或水受到感染。

钩端螺旋体病的症状从轻度的与无菌性脑膜炎类似的脑膜刺激征，并伴有结膜炎、寒战、发热、头痛和假性脑膜炎，到合并肝功能和心功能衰竭的败血症不等。所有症状在暴露后 1 ~ 2 周出现，在缓解后可能再发。脑脊液检查（刚开始为无细胞性）最终会出现一些单核细胞及蛋白浓度升高，并血清转换，表现为免疫复合物和钩端螺旋体亚型 IgM 抗体。偶尔在脑脊液培养中可出现致病微生物生长。

如果早期发现，治疗由大剂量的静脉青霉素 G 或多西环素组成，口服或静脉给予，剂量同梅毒治疗。大部分患者在不治疗的情况下痊愈。在合并肝病的老年患者中，死亡率可达 50%。

莱姆病（神经疏螺旋体病）

诊断要点

◎ 游走性红斑，一种在蜱咬部位靶形、扩散的红疹

◎ 早期淋巴细胞性脑膜炎和面神经麻痹

◎ 早期累及心脏、关节和肌肉

◎ 晚期痛性神经根炎，斑片状多神经病及脑病

◎ 概述

伯氏疏螺旋体，一种导致美国的莱姆病和欧洲的蜱源性脑膜多神经炎（Bannwarth 病）的致病螺旋体，在 1983 年从硬蜱成虫中被分离出来。目前每年约有 27 000 个病例上报至 CDC，大部分发生于春季和夏季。伯氏疏螺旋体是一种具有螺旋形鞭毛的细菌，需要附着和持续饲养才能存活。这种螺旋体的毒力取决于构成鞭毛的蛋白，这些蛋白决定了宿主表面的附着程度。包柔氏螺旋体的很多株都能在世界不同地区找到，包括伽氏疏螺旋体、孤星疏螺旋体和宫本疏螺旋体。硬蜱家族可分为肩胛硬蜱（前称达明硬蜱）、太平洋硬蜱、蓖子硬蜱、全沟硬蜱和全环硬蜱；宿主包括鹿、白足田鼠、牛、蜥蜴、狗、鸟，还有其他啮齿动物，根据地区不同而不同。

◎ 预防

由于最开始市场化的疫苗不能再供人类使用，减少暴露的简单措施可以进行预防。这些措施包括对杂草区域进行环境美化或使用杀螨剂，这些区域可使人类暴露于蜱，避免到可能藏匿最常见的中间宿主（白足鹿鼠和鹿）的森林区域或植被。行为方式，随时间流逝而变成众所周知的无效，特别是当人们在很长的一段时间内暴露于自己后院的蜱，而不是在树木繁茂的栖息地娱乐性地停留。当处于流行区域户外时，杀虫剂和诸如长袖衬衫、袜子及长裤等衣物可降低蜱咬伤的机会。因为传染率与蜱停留的时间成比例，24 小时被认为是传染必需的，所以推荐每天检查蜱的存在（在它们的若虫期非常小）并轻柔地将它们移除（这也可能解释了每天洗澡的幼儿中感染率相对较低，因其家长有机会发现蜱）。一旦移除后，硬蜱没必要再进行检查，因为没有螺旋体出现可能意味着螺旋体已经被注入患者体内。年龄超过 8 岁的患者中，在蜱咬伤时给予一剂多西环素药物预防可能有助于避免莱姆病的发生。

◎ 临床表现

A. 症状和体征

1. 早期局灶性感染（第 1 阶段） 感染最早的症状是典型的靶形，至少 5cm，红色皮疹，被称为游走性红斑，在约 1 周后，从蜱初始附着部位开始扩散，并持续至少 36 小时。皮疹有的时候是一样的，也可能

中心色深而非均质。随后出现流感样不适。

2. 早期播散性感染（第 2 阶段） 神经系统受累是由于在 2 ~ 4 周的潜伏之后中枢神经系统血源性播种。感染的个体出现流感样不适，导致头痛、轻度颈强、肌痛，以及显著而持续的疲劳。根性症状可与皮疹不一致，提示螺旋体的传播是弥漫性而不是局灶性的。约 1 个月后，患者可出现关节痛（60% 累及膝关节）、脑膜刺激征、心脏炎并传导阻滞、结膜炎，以及颅神经麻痹，特别是面神经，偶尔可是双侧性。

3. 晚期持续感染（第 3 阶段） 晚期症状（3 个月后出现）包括了可能对抗生素治疗有反应的根痛、葡萄膜炎、脑病，以及在经过治疗的成年患者，伴有轻度斑片状感觉缺失、感觉异常和不同程度的无力的轴索性神经病。脊髓病和横贯性脊髓炎罕见。因为这些神经病代表了一种毒性周围神经免疫反应，对进一步的抗生素治疗无反应。神经疏螺旋体病导致的周围神经病在第 19 章已详细论述。

在欧洲，伽氏疏螺旋体或伯氏疏螺旋体感染可引起持续的白质脑炎伴痴呆、尿失禁及痉挛性截瘫。更常见的，在欧洲为人熟悉的是合并 Bannwarth 综合征，与患莱姆病的美国人表现类似，伴有面瘫和神经根病并且几乎不会出现持续性截瘫。

神经精神性“慢性或后 – 莱姆综合征”不太可能是由持续存在的感染引起的，也不太可能对延长的抗生素治疗有反应。症状包括注意力集中困难，认知功能减退，弥漫性肌痛，以及易疲劳。经过治疗的患者，这些症状发生的概率与普通人群相近。

其他一些像趣闻轶事一样可归因于莱姆病的并发症包括小脑炎、颅内动脉瘤、帕金森症、良性颅高压（特别是高脑脊液蛋白浓度的儿童）、血管炎诱发的卒中和急性听力下降。关节炎和慢性萎缩性肢端皮炎可在感染后迟发或持续存在。

B. 实验室检查

莱姆病的实验室异常，由血或脑脊液中的血清学反应构成，通常在 2 周时出现，但可能需要至少 3 个月才能建立。致病螺旋体培养极为困难，但有时通过皮疹穿刺活检可能可以获得。

对于有风险的患者人群（即在莱姆病流行的户外区域停留过的人）应行血清学检查。这种疾病现在分布广泛，几乎美国每个州及哥伦比亚特区都有病例报道。血清学检查包括 ELISA 及免疫荧光抗体（immunofluorescence antibody, IFA）。采用 ELISA 或 IFA 检测阳性或模棱两可的标本需要 Western 免疫印迹确认，这一过程使诊断延迟。IgM 会出现至少 2 条，最高 8 条特异性条带；条带在红斑皮疹发作后 2 ~ 4 周开始出现，在 6 ~ 8 周时最强，然后逐渐消退。IgG 条带在皮疹出现 6 ~ 8 周后开始显现，4 ~ 6 个月时达到高峰，可能在患者终生持续存在。采用 C6 莱姆酶免疫分析进行筛查与标准化的全细胞 EIA 同样敏感（79.8 较之于 81.6），但由于特异性为 94%，需要确证实验。一种适合办公室的快速检测方法采用的是为初始检测设计的免疫层析检测包，用于分析重组蛋白，但仍然需要更特异性的 Western 免疫印迹进行确证。滴度增加 4 倍证实存在新近感染。假阳性反应提示自身免疫性胶原 – 血管病、其他感染或之前的莱姆感染。假阴性反应，可出现于最高 10% 的确诊病例，可能是恰当的早期治疗阻止了抗体产生的结果。

脑脊液抗体反应没有血中的抗体可靠，并需要更长的时间产生。基于这一原因，脑脊液中 IgG/ 血清 IgG 与脑脊液总 IgG/ 血清总 IgG 的值（即抗伯氏疏螺旋体抗体指数）之比大于 2 为阳性，对于排除非特异性脑脊液抗体原因非常有帮助。只要脑膜炎反应持续存在，脑脊液单核细胞和淋巴细胞增多就会持续，有时是数月，但是在感染早期和晚期，脑脊液是阴性的。脑脊液葡萄糖水平降低不常见，但蛋白升高常见，最高可达 300mg/dl。只有约 50% 的病例脑脊液中出现自由抗体，另外少量病例出现免疫复合物。40% ~ 50% 的脑膜炎患者脑脊液 PCR 检测为阳性。感染的替代证据包括来自螺旋体胞膜的 OspA 抗原的出现，见于 25% 的患者。采用这项抗原检测可避免因原先感染或创伤性腰椎穿刺导致的假阳性抗体检测结果。脑脊液可能含有非特异性炎性标志物，如寡克隆带，或特异性鞘内产生的抗伯氏疏螺旋体，因为脑脊液滴度比血清滴度更高可以佐证。

C. 影像学检查

认知功能障碍的患者，SPECT 扫描可出现额叶代谢下降，MRI 可出现让人联想到多发性硬化的白质病变。

D. 特殊检查

在一些经过筛选的患者中，莱姆病后遗症的检测包括神经传导速度检查，可出现运动和感觉诱发反应波幅下降，与轴索性神经病一致，或 F 波延迟，与近端神经或根性功能障碍一致。神经心理学检查有时显示反应变慢或记忆力下降。

◎ 鉴别诊断

其他白质疾病，包括多发性硬化、进行性多灶性白质脑病及急性播散性脑脊髓炎，包含于鉴别诊断当中。病毒或支原体感染后继发的横贯性脊髓炎可能再次产生脊髓症状。

◎ 并发症

神经系统并发症在欧洲病例中更显著，但知晓度提高和早期治疗降低了他们的发生率。这些神经系统并发症包括慢性神经根病、睡眠障碍、头痛、疲劳、脑病和脊髓病。罕见情况下，血管炎引起伴有认知和情感障碍的永久性白质病变。后 - 莱姆（慢性）脑病不是感染性的，对长期抗生素治疗无反应，最可能由精神疾病引起，如抑郁症。

◎ 治疗

不伴脑膜刺激征或脑脊液检查阴性的面瘫患者可作为早期莱姆病进行治疗，采用口服 14 ~ 21 天的多西环素，100mg 每天 2 次，或阿莫西林，500mg 每天 3 次。伴有严重头痛或脑脊液异常的神经根病的患者应接受神经疏螺旋体病的治疗，需要抗生素水平足以在脑脊液中达到持续杀菌活力，可静脉给予头孢曲松，2g 每天 1 次，或头孢噻肟，2g 每 8 小时 1 次，至少持续 2 周，以实现这一目标。

如果在症状出现头 5 周内分次给予胃肠外青霉素 G，180 万 ~ 240 万 u/d，同样有效。对青霉素过敏或不能长期注射治疗的患者，口服多西环素，100 ~ 200mg 每天 2 次持续 10 ~ 28 天，或用米诺环素替代，需要注意避免阳光暴露。因其对牙齿和骨骼有作用，不应给予妊娠妇女和年龄小于 8 岁的儿童多西环素。儿童应接受 4 周头孢曲松治疗，75 ~ 100mg/kg · d^{-1}，或头孢噻肟，150mg/kg · d^{-1}，或青霉素 G，200 万 ~ 400 万 u/kg · d^{-1}，分 6 次。

对抗生素治疗的临床反应可能需要花数周时间，而且可能不完全。可采用非甾体抗炎药治疗头痛。对于那些存在急性症状的患者，应避免使用皮质类固醇，因为可能对抗生素杀菌活性有干扰。然而，对于慢性病程的患者，皮质类固醇可用于控制关节和中枢神经系统炎症。对于面瘫的患者，皮质类固醇可在确诊之前安全地使用。

对于合并严重症状的患者，包括对前述抗生素无反应的癫痫和头痛，可能存在其他疏螺旋体菌株，如宫本疏螺旋体，或如埃里克体等同样是蜱媒的其他细菌属，或诸如巴贝西虫和巴尔通氏体等梨形虫（表 26-12）的混合感染。巴贝西虫病疗程需要 7 天，额外加抗生素，如阿奇霉素，第一天500mg继之以250mg/d，加阿托伐醌，成年人750mg每天2次，或对于儿童，克林霉素，20～40mg/kg·d^{-1}，儿童加奎宁，25mg/kg·d^{-1}。对于威胁生命的病例，必要行血浆置换治疗（即超过5%寄生虫血症的患者）。

慢性形式的中枢神经系统莱姆感染是极为反常的，但有人认可数月或数年的静脉抗生素治疗，不管有多少研究都不能使他们建立感染与头痛、抑郁、疲劳及认知功能差等非特异性症状之间的联系。对后-莱姆综合征的患者进行抗生素治疗被证实只能缓解疲劳，但不能改善认知功能障碍或疼痛。治疗应旨在缓解症状，可采用抗抑郁药物，以及莫达非尼改善疲劳，而不是抗生素。

◎ 预后

采取及时的抗生素治疗，患者可获得完全康复，特别是面瘫。感染不能获得免疫保护；复发是可能的。

Hinckley A F, et al. Effectiveness of residential acaricides to prevent Lyme and other tick-borne diseases in humans. *J Infect Dis* 2016;214:2:182-188. [PMID: 26740276]

Hu L T. In the clinic: Lyme disease. *Ann Intern Med* 2016;165(9):677-680. [PMID: 27802469]

Lantos P M, et al. Poor positive predictive value of Lyme disease serologic testing in an area of low disease incidence. *Clin Infect Dis* 2015;61(9):1374-1380. [PMID: 26195017]

Ogrinc K, et al. Course and outcome of early European Lyme neuroborreliosis (Bannwarth syndrome): Clinical and laboratory findings. *Clin Infect Dis* 2016;63(3):346-353. [PMID: 27161773]

Patrick D M, et al. Lyme disease diagnosed by alternative methods:A phenotype similar to that of chronic fatigue syndrome. *Clin Infect Dis* 2015;61(7):1084-1091. [PMID: 26082507]

Pritt B S, et al. Identification of a novel pathogenic *Borrelia* species causing Lyme borreliosis with unusually high spirochaetaemia:A descriptive study. *Lancet Infect Dis* 2016;16:556-564. [PMID:26856777]

立克次体、原虫和蠕虫感染

立克次体及其他节肢动物传播的感染

诊断要点

◎ 通过蜱，或少见的情况下，螨虫、跳蚤和虱子传播

◎ 发热、头痛和经常出疹的流感样不适

◎ 各种脑病表现

◎ 概述

立克次体病以皮疹而闻名，继而出现头痛、发热和其他症状，但那些引起斑疹伤寒的疾病往往具有脑病的特征，皮疹发生率较低。表26-12中回顾了最近发现的一些也被认为是由立克次体家族成员的微生物引起的疾病。这些疾病包括单核细胞性或粒细胞性埃里希体病、战壕热、Q热、恙虫病，以及免疫抑制患者中的杆菌性血管瘤病，还有在正常宿主中来自同一微生物的猫抓病。蜱是除巴尔通体相关疾病外所有疾病的传播媒介。巴尔通体相关疾病是由跳蚤或虱子传播的，恙虫病是由恙虫传播的。

虽然不是立克次体属的成员，微小巴贝虫和分歧巴贝虫等梨形虫也通过蜱虫传播，并在伴有贫血和血小板减少的莱姆病患者中作为共病原出现。由毒素而不是由微生物传播引起的蜱瘫痪已在第22章中讨论。

◎ 流行病学

落基山斑疹热（Rocky Mountain spotted

表 26-12　引起神经系统症状的节肢动物传播的感染

疾病	致病微生物	载体	中间宿主	地理分布	神经系统表现
巴贝虫病	微小巴贝虫和分歧巴贝虫	肩突硬蜱和蓖子硬蜱	牛，啮齿动物	世界各地	头痛，抑郁，疲劳，DIC
南欧斑疹热[b]	康氏立克次体	血红扇头蜱[a]	啮齿动物	非洲，欧洲，中东，亚洲	头痛
黑死病	鼠疫耶尔森菌	人蚤	大鼠，猫，人类	世界各地	脑膜炎罕见
猫抓病，杆菌性血管瘤病[d]	汉赛巴尔通体[e]	猫蚤	猫	世界各地	发热，腺病，皮肤损伤
埃里希体病（人单核细胞增生性）	查菲埃里希克体	美洲钝眼蜱，变异革蜱	啮齿动物，鹿	美国南部	头痛，谵妄，痴呆；血钠、血小板计数和白细胞计数减少；嗜中性的桑葚胚
埃里希体病（人粒细胞增生性）	嗜噬胞埃里希体	肩突硬蜱	田鼠，鹿	美国东部和北部，加利福尼亚	神经丛神经病，脱髓鞘性多神经病，横纹肌溶解
莱姆病	伯氏疏螺旋体	肩突硬蜱	鹿，田鼠	世界各地	无菌性脑膜炎，脑神经麻痹（面神经），脑膜脑炎，神经根炎，脑病
Q 热	贝纳柯克斯体[c]	蜱或直接动物接触	牛，山羊，绵羊，猫，鸟，蟒蛇	农场，皮革，屠宰场工人	无菌性脑膜炎，脑炎（< 1%），流感样不适，癫痫，视神经炎
回归热	疏螺旋体属	钝缘蜱属	鸟，啮齿动物	世界各地；美国西部	头痛，脑神经麻痹罕见
落基山斑疹热	立氏立克次体	革蜱属	狗，啮齿动物，负鼠，兔	美国，南美	头痛，肌痛，癫痫，失眠，昏睡，谵妄，昏迷
战壕热	五日热巴尔通体	人虱	田鼠	欧洲，美国	头痛，背部和眼痛
土拉菌病	土拉弗朗西斯菌	革蜱属[f]	野生或家养动物	北半球	头痛，DIC，不适
斑疹伤寒：鼠型	斑疹伤寒立克次体	轮状异种杆菌	大鼠	美国西南部，南美	头痛（轻微）
斑疹伤寒：恙虫病	恙虫病东方体	纤恙螨属[a]	大鼠，小鼠，地鼠，田鼠	亚洲，印度，澳大利亚	头痛，背痛，结膜炎，脑膜炎，脑炎

DIC= 弥漫性血管内凝血

[a] 除印鼠客蚤，一种蚤；人虱，一种虱；和血红扇头蜱和纤恙螨属，螨虫以外，所有载体都是蜱。

[b] 同义词反映起源地点，包括地中海、马赛、非洲、肯尼亚及印度蜱热。

[c] 贝纳柯克斯体被正式归类于贝氏立克次体；不会有皮疹出现。

[d] 杆菌性血管瘤病可见于免疫缺陷的宿主。

[e] 巴尔通体是立克次体家族的一员。

[f] 兔虱包括变异革蜱和安氏革蜱和美洲钝眼蜱；硬蜱和血蜱属可累及其他动物，现已知其他节肢动物也可传播。

fever, RMSF），不论它的名字如何，并不局限于落基山脉，事实上在美东地区的中部和南部最流行。它也发生在阿拉斯加和中美洲。RMSF 由相关微生物引起的，伴有发热、瘀点和多器官衰竭的相似疾病在全世界都有发现。有的病例中，皮疹包括斑疹、瘀斑和紫癜（如 RMSF、斑疹伤寒）；其他的含有小水疱（立克次体痘）。

人粒细胞性和单核细胞性埃里希体病、蜱源性感染分别是由查菲埃里希体和嗜噬胞埃里希体引起的，可在同一时间获得，与疏螺旋体病来自相同的蜱。它们是美国东北部和中西部及德克萨斯州和加利福尼亚州的地方病。

◎ 临床表现

A. 症状和体征

1. 落基山斑疹热（RMSF） RMSF 的临床特点，包括神经系统症状，是由于内皮细胞损伤导致出血、血栓形成、炎症和血脑屏障破坏。内皮细胞和红细胞膜磷脂的抗体形成进一步促成皮肤、心脏、肾脏和大脑的血管炎。头痛是一个突出的表现，不同程度发热伴有寒战、肌肉疼痛、虚脱，严重时精神状态改变。病情较轻的患者抱怨有畏光或失眠，看上去显得焦躁不安或神志不清。皮疹为瘀斑或紫癜，可能局限于咬伤附近区域、手掌和脚底或弥漫性。咬伤后最迟 2 周开始出现症状，并持续 2 ~ 3 周。未经治疗的患者死亡率为 20%。其他斑疹热也有类似的神经系统表现，此外还有在蜱虫叮咬的部位一个黑色的焦痂形成的表现。

2. 斑疹伤寒样疾病 这些疾病的患者出现严重的头痛，伴有周期性波动的发热，但没有皮疹。由于再次感染或免疫力下降，症状会反复出现。恙虫病，由注射恙虫病东方体的恙螨传播，可引起癫痫发作。局灶性表现类似于疱疹性脑炎可能使 Q 热复杂化，Q 热有一种反复发作的特点，由吸入立克次体引起，而不是由蜱虫叮咬传播。

3. 埃里希体病 感染会产生流感样不适的症状，在夏季可流行数月。脑炎可能很严重。被与莱姆病一样的蜱虫叮咬可导致同时感染。

4. 猫抓病 由汉赛巴尔通体和少见的五日热巴尔通体感染，表现为小猫或猫抓伤部位或跳蚤咬伤处的丘疹。1 ~ 2 周后继发局部淋巴结炎，偶尔继发结膜炎、发热和乏力；2 个月后通常是自愈。淋巴结炎后的 1 ~ 6 周可出现神志不清，甚至发展为昏迷。80% 的患者出现癫痫发作；癫痫持续状态在儿童中尤其常见。无痛性视神经炎或视网膜炎会导致视力丧失，尤其辨别颜色的能力。有时可出现偏瘫、单侧震颤、共济失调或舞蹈症等局灶性表现。

免疫抑制的患者，包括艾滋病患者，杆菌性血管瘤病可由汉氏巴尔通体引起。在细菌进入的部位，小血管增生产生一种让人联想到卡波西肉瘤的病变。其他症状包括性格改变、痴呆和精神症状。

B. 实验室检查

实验室确诊可以取皮疹部位获得的皮肤活检标本染色，或通过检测对立克次体、巴尔通体及其他蜱媒细菌的血清抗体来进行。PCR 扩增可提供更及时的诊断。脑脊液检查表现为血糖正常，蛋白浓度升高，少量白细胞，但在 20% ~ 30% 的汉氏巴尔通体感染患者脑脊液分析显示单核细胞增多（对于出血时间较长的患者，应避免腰椎穿刺）。

C. 影像学检查

影像学可表现为梗死、脑膜强化或弥漫性水肿。在恙虫病和汉氏巴尔通体引起的类斑疹伤寒中，CT 扫描或血管成像通常正常，提示无明显梗死的血管炎是产生症状的原因。

D. 特殊检查

脑电图表现为慢波或周期性单侧癫痫样放电。

◎ 治疗

A. 一般治疗

所有立克次体感染的治疗由静脉或口服多西环素组成，200mg 每 12 小时持续 3 天，然后 100mg 每 12 小时持续 4 天，或环丙沙星或氧氟沙星等一种喹诺酮药物，400mg 每 12 小时静脉或口服。另外，氯霉素，12.5 ~ 20mg/kg 或 500mg 静脉注射或口服每 6 小时持续 7 天，可用于对喹诺酮类药物耐药的感染或无法服用多西环素的患者，如孕妇。阿奇霉素在体外具有良好的药效；应立即开始，并持续 7 天或直到发热消退后 2 天。

B. 特殊感染

埃里希体病用四环素治疗，25mg/kg·d^{-1}，分 4 次，或多西环素，成年人 100mg，8 岁以上儿童 3mg/kg，每 12 小时一次持续 14 天。猫抓病的治疗由静脉注射多西环素组成，200mg 每 12 小时一次持续 3 天，然后 100mg 每 12 小时一次持续 4 ~ 8 周。替代方案包括使用喹诺酮类药物，如环丙沙星（400mg 静脉注射或 500mg 口服每 12 小时一次）、加替沙星（400mg 静脉注射或口服每 24 小时一次）、左氧氟沙星（500mg 静脉注射或口服每 24 小时一次），或莫西沙星（400mg 静脉注射或口服每 24 小时一次），或阿奇霉素（500mg 静脉注射或 250mg 口服每 24 小时一次）疗程相同。氯霉素可按之前段落论述的剂量使用。

杆菌性血管瘤病也可由汉氏巴尔通体或五日热巴尔通体引起，用口服红霉素治疗，500mg 每 6 小时一次，或口服多西环素，100mg 每 12 小时一次，持续 14 天。

原虫感染

（一）阿米巴感染

诊断要点

- ◎ 脑膜脑炎，占位，或脑和脊髓的囊肿
- ◎ 在温暖的淡水湖或游泳池暴露后 3 天内出现症状
- ◎ 通常是致命的

◎ 概述

致病的自由生活的阿米巴原虫无处不在，常见于湖泊、游泳池、自来水、暖气和空调设备中。神经系统综合征很少发生，但一旦发生往往是致命的。出现三种综合征：脑膜脑炎、其他肉芽肿性病变（尤其是大脑和皮肤）和角膜炎。儿童和年轻人的原发性阿米巴脑膜脑炎（primary amebic meningoencephalitis, PAM）是由福氏纳格里属阿米巴性鞭毛虫引起的，而在免疫功能不全的患者中，则是由狒狒巴拉姆希阿米巴（正式称谓是细胶丝阿米巴）或棘阿米巴虫属引起的。肉芽肿性阿米巴脑炎是由棘阿米巴引起的。由这些微生物引起的感染在全世界都有发生。

福氏耐格里阿米巴是一种嗜热生物，常见于温暖或受污染的水域，如未氯化的游泳池，很少出现在土壤或灰尘中。福氏耐格里阿米巴种植导致的未预料到的 PAM 聚集性病例。被发现继发于采用灌有市政自来水的洗鼻壶进行鼻窦冲洗类似地，棘阿米巴属在淡水或半咸水、温泉、消毒不良的隐形眼镜或医疗溶液中以滋养体生活，在土壤中则为囊肿。土壤和淡水是狒狒巴拉姆希阿米巴的储藏所。溶组织内阿米巴最常见于发展中地区，与粪便污染的食物或水有关。

◎ 临床表现

A. 症状和体征

福氏耐格里阿米巴通过筛状板进入中枢神经系统。经过 2 ~ 15 天的潜伏期，快速进展为出血性坏死性脑膜脑炎，常迅速致命。在发热、头痛、嗜睡、鼻炎和咽炎 2 天内出现呕吐、定向障碍和颈部僵硬；昏迷和死亡通常发生在疾病的第 5 天或第 6 天。该综合征临床上与急性细菌性脑膜脑炎无法区分。

棘阿米巴属的成员，如卡氏棘阿米巴、柯氏棘阿米巴和狒狒巴拉姆希阿米巴，通过肺、皮肤或眼睛进入后，在皮肤、鼻或眼黏膜、肺、大脑和其他器官引起缓慢的肉芽肿（超过数月）。典型地症状发作隐袭，发病至死亡的平均时间约 1 个月。脑炎通

常表现为波动性认知功能障碍，伴脑膜和局灶性征象，并反映了囊肿的位置。在脑膜炎迁延过程中，由于内皮细胞破坏，可能发生卒中。狒狒巴拉姆希阿米巴感染与棘阿米巴相似，皮肤受累是诊断的重要线索。这些红斑或溃疡通常见于面部或四肢。

溶组织内阿米巴感染很少导致脑脓肿。然而，这些最常见于有症状的肺和肝脓肿患者。

B. 实验室检查

显微镜检测发现寄生虫形态是诊断中枢神经系统阿米巴感染的常规方法。为了诊断，首选脑脊液和皮肤、鼻窦、肺和脑组织活检。最好是新鲜标本，因为冷藏会干扰阿米巴的培养。脑脊液或活检标本细菌和真菌染色阴性。脑脊液含有淋巴细胞和红细胞。在 CDC 可获得由单克隆或多克隆抗体进行的精确血清分型，但患者通常在抗体检测出来之前死亡。在手术标本上，纳氏虫属的阿米巴滋养体在血管周围分布，周围有许多多核细胞，而由棘阿米巴和狒狒巴拉姆希阿米巴的包囊或滋养体形成的伴有单核细胞、出血和血管炎。

C. 影像学检查

多发斑片状强化病灶伴有少量占位效应进展为环形强化病灶。T1 加权 MRI 扫描信号强度降低，T2 加权图像信号增强。存活 3 个月的患者在 CT 上可能看到最终的钙化。

◎ 治疗和预后

虽然目前还没有已知的有效的治疗方法，但已尝试几种药物，三唑磺胺甲嘧唑、利福平和酮康唑及阿苯达唑取得了罕见的部分成功。手术和皮质类固醇没有帮助。诊断延误很常见，预示预后差。许多幸存者（约 50%）因合并早于中枢神经系统感染数周到数月的皮肤表现而获得早期诊断。对幸存患者的回顾性分析显示，受影响部位手术切除和使用多种抗生素联合治疗效果最佳。

Centers for Disease Control and Prevention. DPDx-Laboratory Identification of Parasites of Public Health Concern. https://www.cdc.gov/dpdx/free livingamebic/index.html

Diaz J H, Boudreaux J P. Emerging trends in free-living amebic infections of the brain: Implications for organ transplantation. *J La State Med Soc* 2013;165(6):314-318. [PMID: 25073256]

Orozco L, et al. Neurosurgical intervention in the diagnosis and treatment of Balamuthia mandrillaris encephalitis. *J Neurosurg* 2011;115(3):636-640. [PMID: 21619411]

Samuels M A, et al. Case 3-2017: A 62-year-old man with cardiac sarcoidosis and new diplopia and weakness. *N Engl J Med* 2017;376:368-377. [PMID: 28525256]

Yoder J S, et al. Primary amebic meningoencephalitis deaths associated with sinus irrigation using contaminated tap water. *Clin Infect Dis* 2012;55(9):e79-85. [PMID: 22919000]

（二）弓形虫病

人一生都对刚地弓形虫易感。刚地弓形虫的血清流行率随年龄增长而增加，并且在经常食用生肉的人群中较高。由缓殖子组成的休眠组织囊肿可以在免疫抑制期间重新激活，转化为活跃的、增殖的速殖子。在 HIV 血清阳性患者中，机会性感染随着细胞介导的免疫功能的减弱而出现；在没有接受适当的化学预防的人群中，弓形虫病是中枢神经系统中最常见的机会性感染。脑脓肿，也被称为弓形虫脑炎，常位于丘脑、基底节和小脑。

避免猫粪和适当烹煮肉类可以降低幼儿感染弓形虫的风险，但艾滋病患者中的大多数弓形虫病病例代表着重新激活。永久性后遗症非常少见，但脑疝和死亡可以发生在快速进展的未经治疗的病例。治疗方法是乙胺嘧啶和磺胺嘧啶的联合治疗，或对过敏患者使用复方新诺明。对血清阳性伴典型中枢神经系统病变的患者可以进行经验性治疗，但要避免使用类固醇，以确保治疗时病灶减小反应是出于对感染的控制，而不是对类固醇的非特异性反应（类固醇也是淋巴瘤的治疗方法）。第 28 章将详细讨论弓形虫病和 HIV 感染的其他并发症。

Bowen L N, et al. HIV-associated opportunistic CNS infections: Pathophysiology, diagnosis and treatment. *Nat Rev Neurol* 2016;12(11):662-674. [PMID: 27786246]

（三）疟疾

诊断要点

◎ 隔天或第 3 天复发一次、持续 4 ~ 6 小时的寒战、发热和出汗

◎ 脑型疟疾：严重的、进行性头痛，精神错乱、癫痫、高热、昏迷，高达 40% 的患者出现死亡

◎ 概述

人类疟疾由疟原虫属的 4 种引起，即间日疟原虫、三日疟原虫、卵形疟原虫和恶性疟原虫，但只有恶性疟原虫引起脑型疟疾。该病已在热带区域之外完全根除，但在非洲、加勒比、中美洲和南美洲、中东、印度、亚洲和大洋洲仍然是一个主要的卫生问题。恶性疟原虫是非洲的优势物种，是包括脑型疟疾在内的严重疟疾的主要病因。恶性疟疾表现为弥漫性脑病伴癫痫发作或癫痫持续状态。尽管在 2010 年至 2015 年期间，撒哈拉以南非洲地区的恶性疟原虫患病率下降了 50%，临床疾病发病率下降了 40%，但据估计，严重疟疾每年造成超过 100 多万人死亡。在美国，每年报道的病例约为 1700 例，大多数发生在从疾病流行的国家返回人员中。极少情况发生在输注了感染血液的人，或由于蚊子叮咬和感染人引起的小规模局部暴发。

根据世界卫生组织的说法，脑性疟疾是一种临床综合征，其特征是痫性发作终止或纠正低血糖后的昏迷，持续至少 1 小时，患者外周血涂片存在无性形式的恶性疟原虫或间日疟原虫，没有任何其他原因来解释昏迷，疟疾治疗反应良好。脑型疟疾的致残率和死亡率很高，孕妇和 5 岁以下儿童风险最高。然而，年龄较大的儿童和没有或有部分免疫力的成年人仍然容易感染这种寄生虫新的毒株，这种新毒株是由于疟疾的地方性发生变化而产生的。

疟原虫通过雌性按蚊在人与人之间传播，或少见的情况下通过输血或母体传播获得。这种蚊子吸入以配子体形式存在的寄生虫。随后形成的孢子体在蚊子进食时被接种到下一个人体内。寄生虫在肝脏和红细胞中繁殖，在红细胞中连续的繁殖导致红细胞破裂，释放出子代寄生虫。感染的严重程度由含寄生虫红细胞的百分比来判断；5% ~ 10% 的比率见于严重感染，20% 通常是致命的。

◎ 发病机制

WHO 对脑性疟疾的定义如下：①恶性疟原虫寄生虫血症的表现（虽然也有间日疟和诺氏疟原虫病例的报道）；②出现昏迷；③排除其他昏迷原因，包括低血糖；④抗疟治疗效果良好。大多数中枢神经系统损伤是由于肿胀和缺氧造成的。含寄生虫的红细胞被隔离并附着在大脑毛细血管和小静脉内皮上，形成玫瑰花环样、“环状”出血和肉芽肿性结节（Dürck 肉芽肿），从而减少血流量和导致缺氧，伴有无局灶性表现的昏迷。此外，寄生虫引起小静脉充盈导致弥漫性脑水肿，可能引发脑疝。由于对感染的免疫反应而释放的细胞因子和化学因子，特别是肿瘤坏死因子 -α，同

样可以导致对神经元和星形胶质细胞的直接毒性。马拉维的一项研究发现，脑容量显著增加（水肿）与84%的儿童死亡相关，27%的幸存者患有严重的脑水肿。事件性记忆缺陷和糟糕的学习成绩可能是由反复低血糖或海马损伤癫痫或昏迷导致。

◎ 预防

避免蚊子暴露是最好的预防措施，包括在睡觉时使用经杀虫剂处理过的蚊帐、长袖衣服、屏风或空调，以及杀虫剂。预防性使用抗原虫药并不能提供完全的保护（见后面的讨论），但对于那些之前没有暴露过或暴露时间间隔太长因而没有机会产生免疫力的旅行者来说，这是必不可少的。疫苗接种正在进行试验，同时在高感染地区大规模施用药物，以减少寄生虫的生物量，辅以如驱蚊喷雾和分发蚊帐等媒介控制措施。

◎ 临床表现

A. 症状和体征

典型的疟疾感染可引起连续的寒战、高热［41℃（105° F）］或以上，以及持续超过4 ~ 6小时的明显出汗。继发性症状包括疲劳、头痛、头晕、恶心或腹泻、肌痛、关节痛、背痛和干咳。间日疟原虫、卵形疟原虫或恶性疟原虫引起的发作遵循每3天的模式，每隔1天重复一次，而由三日疟原虫引起的发作遵循每4天的模式，每隔3天重复一次。在两次发作之间，患者一般都很好，或可能感到疲倦。急性症状4天后出现脾大和轻度肝大。无并发症和未经治疗的原发性疟疾发作通常持续2 ~ 4周（恶性疟原虫发作持续时间约为2倍）。复发可能发生在感染自然终止之前。

脑型疟疾是最严重的形式，表现为快速起病的意识丧失，通常无局灶性体征；癫痫发作在儿童中尤其频繁，他们也往往有严重贫血。它也可能表现为精神运动兴奋或急性精神病行为；患者会变得焦躁不安、困惑、迷失方向，或出现暴力行为或幻觉性谵妄。当满足其他诊断标准时，疟疾视网膜病（黄斑或周围视网膜和血管的白色斑片状变色伴视网膜出血）是脑型疟疾的特异性表现。

B. 实验室检查和影像学检查

用厚和薄血膜吉姆萨或瑞氏染色行显微镜检查是确认疟疾诊断的金标准。基于抗体的快速诊断测试现在得到了更广泛的应用。血液涂片上有寄生虫的人出现昏迷并不一定能诊断脑性疟疾，因为疟疾流行地区的许多患者都伴有偶然性的寄生虫血症。如果没有颅内压升高的征象，应进行腰椎穿刺以排除细菌性、隐球菌性或其他原因引起的脑膜脑炎。

MRI表现为弥漫性脑肿胀，T2信号异常，皮质深部灰质和白质弥散受限。

◎ 鉴别诊断

其他与疟疾症状类似的发热原因包括流感、尿路感染、伤寒、传染性肝炎、登革热、基孔肯雅、黑热病、阿米巴肝脓肿、钩端螺旋体病和由立克次体感染引起的复发性发热，也应考虑细菌、病毒和真菌病因导致的急性脑膜脑炎。

◎ 并发症

并发症包括高热、弥漫性血管内凝血、血红蛋白尿、急性肾小管坏死引起的肾功能衰竭、心律失常、乳酸酸中毒和电解质失衡、低血糖、代谢性酸中毒、肺水肿、革兰阴性败血症、肝功能衰竭、严重溶血性贫血、癫痫和休克。奎宁治疗可继发溶血，引起“黑尿热”。

脑型疟疾的死亡率很高，即使在接受治疗的患者中也是如此（儿童死亡率为20%），但矛盾的是，大多数昏迷幸存者没有神经后遗症，而神经后遗症在成年人和儿童幸存者中占10% ~ 30%。这些后遗症包括神经行为障碍、虚弱、耳聋、癫痫和皮质盲。

◎ 治疗和化学预防

旅行者应被告知预防性措施不能提供疟疾的完全保护；停止预防后8周可能会患病。化学预防一般包括以下的一种：氯喹500mg/d，阿托伐醌250mg加氯胍100mg/d，多西环素100mg/d，或甲氟喹250mg/周，但随着时间推移这些推荐方案会随着新的地质区域耐药性的发展而改变。应该遵守CDC的最新指南。您可以在拨打疟疾热线（770）488–7788，或在非工作时间拨打（770）488–7100，或查看本讨论结束时列出的CDC网站，获得这些信息。

脑型疟疾基于暴露地区CDC治疗指南总结于表26-13（相对于预防指南）。虽然不需要寄生虫学的证实，但可以从中获得有用的信息。寄生虫血症的密度，除了决定严重程度，如果每天测量可以提供治疗反应的依据。如果寄生虫血症没有迅速降低，应该推测存在微生物治疗抵抗（以小时为单位；临床反应需要2 ~ 3天）。疑似恶性疟原虫感染的患者应住院治疗，预计会出现上述严重并发症。应积极治疗发热和低血糖。青蒿琥酯或奎尼丁的静脉治疗有指征用于不能摄入或维持口服药物，有脑型疟疾或多种全身并发症，或血液涂片显示5%或更高的无性寄生虫血症的患者。与奎宁相比，以青蒿素为基础的联合治疗具有显著的降低死亡率的优势。随着对青蒿素的耐药性持续增长，人们正在尝试新的治疗方法，如奎宁铁（一种4–氨基喹啉）。疗程结束后，应每周检查血液涂片持续4周，以确保没有感染复发。

支持治疗包括对即将有循环衰竭危险的低血压儿童给予静脉输液。在最初的24小时内，补液应谨慎，因为其有引起非心源性肺水肿的风险。一开始的癫痫发作即需要药物治疗，尤其是在癫痫持续状态常见时，但不需要长期使用抗癫痫药物。肾功能衰竭可能需要透析。应用对乙酰氨基酚使患者体温保持在38.5℃（101.3°F）以下。临床有明显弥漫性血管内凝血的患者

表26-13 疟疾的治疗

类型	药物疗法
无并发症的疟疾	磷酸氯喹，1g（600 mg基础量），继之以500 mg（300 mg）在第6，24，48小时，均为PO
间日疟或卵形疟原虫	磷酸氯喹，1g（600 mg基础量），继之以500 mg（300 mg）在第6，24，48小时，均为PO 加 磷酸伯氨喹，52.6mg（30mg基础量）每日PO持续14天；不能用于G6PD缺陷的患者
氯喹抵抗	硫酸奎宁，[a]650mg（500mg基础量）每8小时一次 加 多西环素，[b]200mg每12小时一次持续3天，然后100mg每12小时一次持续4天；可能的话均为PO（如果需要的话可以IM或SC）
重型	葡萄糖酸奎宁，1 ~ 2小时内10mg基础量/kg（15mg盐）IV，继之以0.0125mg基础量或0.02mg盐/kg·min^{-1}持续24小时，或1 ~ 1.5mg/kg·h^{-1}，除非48小时前给过预防药物或青蒿琥酯2.4mg/kg q12h IV × 1d然后每天一次
寄生虫血症＜1%	变更为硫酸奎宁口服，与上述氯喹抵抗疾病相同，如果是非洲或南美持续3天，如果是南亚获得的7天 加 多西环素或四环素，100mg IV或PO每12小时一次持续7天

G6PD=葡萄糖–6–磷酸脱氢酶；IM=肌内注射；IV=经静脉；PO=口服（经口）；SC=皮下注射

[a] 如果需要奎宁和氯喹可以SC或IM给予。需要持续监测低血糖、QRS波变宽或QT间期延长。

[b] 妊娠或儿童期，克林霉素，600mg IV每8小时一次或300mg PO每12小时一次，应代替多西环素和四环素。

应采用新鲜全血、凝血因子或血小板治疗，避免使用肝素、皮质类固醇、阿司匹林、消炎药、右旋糖酐和去甲肾上腺素。当预期或出现昏迷、贫血、肾功能衰竭、肺水肿或弥漫性血管内凝血等并发症时，必须强制性收住重症监护单元。

Barber B E, et al. Effects of aging on parasite biomass, inflammation,endothelial activation, microvascular dysfunction and disease severity in *Plasmodium knowlesi and Plasmodium falciparum* malaria. *J Infect Dis* 2017;215:1908-1916. [PMID:28863470]

Centers for Disease Control and Prevention. Parasites-Malaria. https://www.cdc.gov/parasites/malaria/index.html.

Chen I, et al. Mass drug administration for malaria: A means to what end? *J Infect Dis* 2016;214:1790-1792. [PMID: 27923945]

Held J, et al. Ferroquine and artesunate in African adults and children with *Plasmodium falciparum* malaria: A phase 2, multicenter, randomized, double-blind, dose-ranging noninferiority study. *Lancet Infect Dis* 2015;15(12):1409-1419.[PMID: 26342427]

Kampondeni S D, et al. MRI Findings in a cohort of brain injured survivors of pediatric cerebral malaria. *Am J Tropical Med and Hygiene* 2013;88(3):542-546. [PMID: 23339204]

Moxon C A, et al. Safety of lumbar puncture in comatose children with clinical features of cerebral malaria. *Neurology* 2016;87(22):2355-2362. [PMID: 27794112]

Mu J, et al. High-sensitivity assays for *Plasmodium falciparum* infection by immune-polymerase chain reaction detection of PfIDEh and PfLDH antigens. *J Infect Dis* 2017;216:713-722.[PMID: 28934434]

Seydel K B, et al. Brain swelling and death in children with cerebral malaria. *N Engl J Med* 2015;372(12):1126-1137. [PMID:25785970]

World Health Organization. World malaria report. http://www.who.int/malaria/publications/world malaria-report-2015

（四）锥虫病：非洲变异型（昏睡病）

诊断要点

◎ 在撒哈拉以南非洲地区，经采采蝇叮咬传播

◎ 隐袭性脑病继发于一个淋巴阶段，如果不治疗，可在数年内导致死亡

◎ 概述

非洲锥虫病是由细胞外有鞭毛的原虫布氏冈比亚锥虫（西非和中非）和罗得西亚锥虫（东非）引起的；两者都是通过采采蝇叮咬传播的，采采蝇生活在河流沿岸的阴凉处。炎症发生在叮咬部位，在宿主上形成下疳。锥虫进入淋巴系统，然后这种病的血液淋巴形式会持续数周至数月，接着为伴有睡眠周期紊乱的脑膜脑炎。

在非洲，每年约有 100 000 人死于锥虫病。从东非野生动物园返回的美国人面临风险，但据报道，这种疾病在美国非常罕见。

◎ 发病机制

脱髓鞘和炎症改变是由细胞因子和前列腺素介导的，在白质和侧脑室周围区域最明显。下丘脑损伤是神经内分泌异常的原因，间脑损伤是睡眠周期功能障碍的原因。

◎ 临床表现

A. 症状和体征

罗得西亚锥虫病是一种比冈比亚锥虫病更为紧凑的版本，伴有下疳的发展（冈比亚锥虫病通常注意不到），3 ~ 10 天后出现血淋巴闭塞，几周后出现脑炎。冈比亚锥虫病的形式有一个更隐蔽的血淋巴期，可以持续数月，而脑病阶段可以持续数年。

血淋巴阶段以周期性的高热、剧烈头痛、关节痛、肌痛、皮疹和不适为特征，每隔约 2 周出现一次，与寄生虫血症的波

动相对应。大多数患者出现大而无痛的淋巴结肿大。罗德西亚锥虫感染中，在进展为脑炎之前，心肌受累可能导致死亡。脑炎的早期征象是失眠或睡眠周期昼夜节律紊乱、厌食症、性格变化、冷漠和头痛。在极度嗜睡和昏迷之前，会出现震颤、语言障碍和步态异常。患者变得严重消瘦。死亡常由于继发性感染导致。

B. 实验室检查

非特异性表现包括贫血、ESR 升高、血小板减少和血清球蛋白升高。嗜酸性粒细胞增多症未见。确诊需要在吉姆萨或瑞氏染色的血涂片或下疳、淋巴结、骨髓的穿刺物的湿膜或脑脊液中分离出活动的生物体。脑脊液、血液、骨髓或组织培养可在液体培养基或接种小鼠中进行。可靠的血清学检查仅存在于冈比亚锥虫感染。40 年前开发的锥虫病卡片凝集试验在控制布氏冈比亚锥虫病方面发挥了关键作用，它可采用从指尖血、血浆或血清中收集的血液来进行。凝集反应在 5 分钟后直接观测评分。血清蛋白组学检测具有较高的敏感性和特异性，可替代目前尚不广泛应用的 PCR 和抗原检测。

脑脊液外观清亮，初压升高，细胞数多于 5 个淋巴细胞，最高达 2000 个 /μl，血糖正常，蛋白浓度升高。为了在寄生虫裂解前检测到微生物，应在 20 分钟内对脑脊液进行检查。没有发现锥虫并不排除诊断。第 1 期疾病由 5 个 /μl 或更少的白细胞组成，且没有锥虫，而第 2 期疾病由锥虫或每微升中更多的白细胞组成。场适应凝集试验（敏感性约 96%，特异性高）可检测循环和脑脊液抗原，以确定 IgM 指数，尤其在感染后期，当寄生虫血症和全身循环抗体无法检测时，此试验会有帮助。而 Mott 细胞（大的嗜酸性浆细胞）很少见到。

C. 影像学检查

有 1 例患者 MRI 表现为基底节区、中脑、内囊、脑室旁非增强性高信号，1 年后同一区域信号减弱，伴脑萎缩。

D. 特殊检查

脑电图显示过度 δ 活动（慢波），多导睡眠监测显示严重的慢波睡眠和快动眼睡眠序列的变化，伴睡眠昼夜节律的整体破坏。

◎ 鉴别诊断

昏睡病很容易与其他原虫感染区分开来，如发生在类似的热带气候中的疟疾和虫媒病毒性脑病。它可能类似于脑炎后帕金森病或罕见朊蛋白病导致的致死性家族性失眠症（见第 29 章）。应考虑白血病和淋巴瘤引起的副肿瘤性边缘叶脑炎及精神病的紧张症形式。

◎ 预防

建议在采采蝇生活的地区使用防护服和驱虫剂。预防感染的药物是没有用的。采取脑脊液检查及早发现中枢神经系统受累，可预防严重的损伤。虽然以前的感染提供了一定的免疫力，但由于这些微生物突变迅速，目前还没有疫苗计划。

◎ 治疗

由于所有的用于治疗这种感染的疗法都有毒性，治疗前需要检测到该生物体。药物选择，如表 26-14 所示，随病情的发展而变化。常规使用 5 种药物：治疗第一阶段疾病的喷他脒和苏拉明，治疗第二阶段疾病的美拉胂醇、依氟鸟氨酸和硝呋替莫。要确定正确的治疗方法，必须检查脑脊液，并根据中枢神经系统疾病的阶段作出选择。

Priotto G, et al. Nifurtimox-eflornithine combination therapy for second-stage African Trypanosoma brucei gambiense trypanosomiasis:A multicentre, randomized, phase III, non-inferiority trial. *Lancet* 2009;374 (9683):56-64. [PMID: 19559476]

Simarro PP, et al. Human African

trypanosomiasis in nonendemic countries (2000-2010). *J Travel Med* 2012;19:44-53. [PMID: 22221811]

（五）锥虫病：美国变异型（恰加斯病）

诊断要点

◎ 通过猎蝽（“接吻虫”“刺客虫”）、输血或经胎盘传播

◎ 心脏衰竭、吞咽困难、便秘和（很少）脑膜脑炎

◎ 在艾滋病患者中，脑炎和脑脓肿常见

◎ 概述

美国锥虫病，又称为恰加斯病，是由一种鞭毛原生动物克鲁兹锥虫引起的，发现于中美洲和南美洲。它通过被感染的猎蝽虫叮咬，或黏膜或结膜粪便污染、输血，或胎盘等传播。寄生虫侵入心肌细胞、平滑肌细胞和中枢神经系统，引起细胞破坏、炎症和纤维化。

全世界估计有 1600 万 ~ 2500 万人被感染，其中高达 70% 没有症状。每年感染造成 5 万人死亡，其中主要是农村贫困

表 26-14　锥虫感染的抗微生物治疗

疾病 / 阶段	药物治疗方案
冈比亚锥虫（西非睡病）	
早期阶段（血淋巴期）	喷他脒，4mg/kg IM 或 IV 每天 1 次 ×10 天 或 苏拉明[a] 测试剂量 100mg IV，然后在第 1，3，7，21 天 1g IV 或 依氟鸟氨酸，100mg/kg IV 每 6 小时 1 次 ×14 天，继之以 300mg/kg · d^{-1} PO×3 ~ 4 周
晚 期 阶段（CNS）	依氟鸟氨酸，100mg/kg IV 每 6 小时 1 次 ×14 天，继之以 300mg/kg · d^{-1} PO×3 ~ 4 周 或 依氟鸟氨酸 200mg 每 12 小时一次 IV×7 天加硝呋替莫 5mg/kg q8h×10 天 美拉砷醇[a] 3.6mg/kg IV 在第 1，2，3，10，11，12 天，如果脑脊液中白细胞计数高第 19 ~ 21 天加用；与泼尼松龙一起给予 加 苏拉明 100 ~ 200mg（测试剂量）IV，继之以 20mg/kg 每 5 天 1 次 ×12 次注射
罗得西亚锥虫	
东非睡病 早期阶段（血淋巴期）	苏拉明，[a] 测试剂量 100mg IV，然后 1g 或 20mg/kg 在第 1，3，7，14，21 天 或 喷他脒，4mg/kg IM 每 24 小时 1 次 ×7 ~ 10 天 或 依氟鸟氨酸，100mg/kg IV 每 6 小时 1 次 ×14 天，继之以 300mg/kg · d^{-1} PO×3 ~ 4 周
晚期（CNS）	美拉胂醇，[a] 2 ~ 3.6mg/kg IV 每 24 小时 1 次 ×3 天；第 1 周重复 1 次、第 2 周或第 3 周重复 1 次；与泼尼松龙一起给予
恰加斯病（南美锥虫病）	硝呋替莫 · 成年人：2mg/kg PO 每 6 小时 1 次持续 3 ~ 4 个月 · < 10 岁的儿童：4 ~ 5mg/kg PO 每 6 小时 1 次持续 3 ~ 4 个月苄硝唑，3.5mg/kg PO 每 12 小时 1 次 ×2 个月（只有通过 CDC 可获得）

CNS= 中枢神经系统；IM= 肌内注射；IV= 经静脉；PO= 口服（经口）

[a] 苏拉明、美拉砷醇和硝呋替莫只能从寄生虫病药物服务中心、疾病控制和预防中心获得；亚特兰大，GA 30333:（404）639-3670 或 639-2888。另一种选择是，美拉砷醇可以按照每天注射 4 次的计划给药，剂量从 1.2mg/kg 至 3.6mg/kg 逐次增加，每 7 天重复一次。毒性（脑病和神经病）可见于 5% ~ 20% 的患者；皮质类固醇可帮助缓解。

人口。

◎ 临床表现

A. 症状和体征

这种寄生虫通常在进入的部位产生炎症反应，即眼睛或皮肤，然后是发热、不适、头痛、肝大、轻度脾大和全身淋巴结肿大。约 10% 的患者发生急性心肌炎。脑膜脑炎，通常是致命的，仅见于通常 2 岁以下的儿童。

潜伏期（中间期）可能持续 10 ~ 30 年。慢性期通常表现为心脏疾病，开始于第三或第四个十年，以心律失常为特征，包括心室纤维化、充血性心力衰竭、室壁瘤和起源于室壁血栓的栓子。心脏栓子性卒中，恰加斯心脏病是其他形式的心肌病的 2 倍，据推测每年每 100 000 例患者中有至少 2 ~ 7 例。在流行区域经历过缺血性卒中的患者，约 1/3 存在无症状性克鲁兹锥虫感染。卒中也发生在心脏正常的患者，提示中枢神经系统血管炎。调节食管和肠道运动的自主神经节的破坏导致便秘、顽固便秘、巨食管。痴呆和脑病可能很少发生，通常只在免疫功能低下的患者。晚期 HIV 感染的患者可出现弥漫性脑膜脑炎、坏死性脑炎或颅内脓肿。

B. 实验室检查

大多数急性和先天性疾病患者的血液中都检测到可运动的锥虫，40% 的慢性疾病患者的组织穿刺物或皮损活检中可发现无鞭毛体。在疾病的慢性阶段，寄生虫血症出现低并且是间歇性的，从而使直接寄生虫学和基于 PCR 的诊断方法不可靠。因此，慢性感染的诊断依赖于通过检测抗克鲁兹锥虫的 IgG 抗体的血清学检测。腰椎穿刺无特异性，但有可能揭示寄生虫；为了确认诊断，可能需要进行颅内活检。组织病理检查显示出血性坏死性脑炎伴有明显的闭塞性血管炎，并且在光镜和电镜下可以在胶质细胞、巨噬细胞和内皮细胞中看到克鲁兹锥虫的无鞭毛体形式。

C. 影像学检查

头颅 CT 扫描显示单个或多个增强病灶，周围环绕水肿，类似弓形虫病或中枢神经系统淋巴瘤。对于栓塞性卒中患者，应进行动态心电图和心脏超声检查。

◎ 预防

与所有热带病一样，预防涉及病媒控制，特别是在目前还没有疫苗接种计划的情况下（尽管已经完成了克鲁兹锥虫的基因组测序）。

◎ 治疗

表26-14总结了恰加斯病的药物治疗。治疗往往无效或有毒。这种寄生虫的突变导致了对硝呋替莫和苄硝唑的抗药性。在慢性疾病中，治疗可能导致寄生虫血症消失，对心功能没有作用。

硝呋替莫的副作用包括胃肠道不适、体重减轻、震颤、周围神经病，罕见地有幻觉、肺部浸润和惊厥。苄硝唑的不良反应有粒细胞减少、皮疹和周围神经病。心脏支持性药物包括作为抗心律失常药物的胺碘酮、心脏起搏器或除颤器、血管紧张素转换酶抑制剂（而非地高辛）和充血性心力衰竭手术。

Cardoso R N, et al. Chagas cardiomyopathy is associated with higher incidence of stroke: A meta-analysis of observational studies. *J Card Fail* 2014; 20:931-938. [PMID: 25230241]

Carod-Artal F J. Policy implications of the changing epidemiology of Chagas disease and stroke. *Stroke* 2013;44:2356-2360.[PMID: 23760217]

蠕虫感染

嗜酸性脑膜炎虽然只占所有脑膜炎病例的 2%，但蠕虫感染却是最常见的表现。由于蠕虫迁移，在大脑和脊髓也可发生占位性病变。这个家族包括绦虫（cestode），如猪带绦虫和细粒棘球绦虫；吸虫（trematode），如血吸虫和肺吸虫；线虫（nematode），如旋毛虫、犬弓蛔虫、猫弓蛔虫、广州管圆线虫、棘颚口线虫、原肠巴氏蛔虫、粪类圆线虫等。

这些微生物可引起不同的肌肉感染（旋毛虫、弓蛔虫），脑膜炎（棘颌口虫、类圆线虫、管圆线虫），或最严重的并发症，脑或脊髓的囊性占位（血吸虫、棘球绦虫、蛔虫、猪带绦虫）。总的危险因素包括：与动物密切，特别是狗、猫和浣熊；卫生条件差，暴露于受粪便污染的食物或水；或游泳。出现嗜酸性粒细胞，偶尔在粪便中可检测到寄生虫。

（一）囊虫病

诊断要点

◎ 脑囊虫病由猪绦虫（猪带绦虫）的幼虫形式引起

◎ 小的脑实质、蛛网膜下腔或脑室囊肿

◎ 寄生虫死亡的反应导致脑膜炎

◎ 概述

脑囊虫病（neurocysticercosis, NCC）是最常见的中枢神经系统寄生虫病，全世界有 5000 万例。在农村和流行地区，有 30 ~ 40% 的癫痫患者存在 NCC。来自流行地区的旅行和移民导致美国出现的病例数量不断增加。流行区域包括中美洲和南美洲、撒哈拉以南非洲、印度和东亚。

◎ 发病机制

成虫的卵产于受感染的寄主的粪便中，如果用作“夜土”肥料或受污染的水，可被蔬菜摄取。食用含有带绦虫卵的未煮熟的猪肉的肌肉，就会获得这种形式的后绦幼虫。在肠内附着后，幼虫会迁移到眼睛、大脑及其他器官中；当寄生虫死亡时，如果靠近大脑表面，会激发局部实质和脑膜强烈的炎症反应。宿主组织内的包囊经历了几个阶段的发育，从未成熟到幼虫包囊需要数月时间。通常一旦囊肿开始退化和（或）宿主的炎症反应就会出现临床症状，直到包囊变成钙化的肉芽肿。超过 60% 的 NCC 患者发生实质囊肿。在蛛网膜下腔或侧脑室腔内蔓状形式的感染由葡萄样成簇病灶组成，可导致阻塞。幼虫死后肉芽肿钙化。钙化通常很小，可以是单发的，也可以是多发的。除了癫痫发作，它们没有任何症状。

◎ 预防

通过公共卫生措施，确保适当的卫生设施和避免粪便污染食品，中断绦虫的生命周期，可减少这种感染和其他寄生虫感染的发生率。可能感染的食品处理人员必须接受治疗和卫生方面的培训。人类的排泄物不应用作肥料。

◎ 临床表现

A. 症状和体征

钙化的囊肿通常无症状或产生局灶性或全面性癫痫发作。罕见卒中。临床表现通常与癫痫和头痛有关，尽管许多病变是偶然发现。当幼虫死亡时，对囊肿死亡的脑膜炎性反应可能会很强烈，伴有头痛和其他脑膜症状，这种症状很少持续超过 2 周。视暗点表现为视网膜受累。由第四脑室的囊肿引起的阻塞性脑积水可导致头痛和反应迟钝。对于囊肿较大的患者，占位效应是一种并发症。

B. 实验室检查

ELISA 血清学可靠，但对于诊断来说通常不是必要的。脑膜炎期间，脑脊液检查出现嗜酸性粒细胞占白细胞的 10% 以上，血糖正常，蛋白浓度正常。在 CDC，可以用免疫印迹法检测更多的不寻常感染，以资鉴别。修订后的诊断标准已简化为三类，把临床实验室特征、神经影像学表现和暴露史纳入考虑范畴。以下任何一个绝对标准，包括寄生虫的组织病理学证据、检出囊性病变内的头节或视网膜下囊肿的证据，都可以作出最终诊断。一项回顾性研究发现，当使用这些诊断标准评价 NCC 时，敏感性为 93.2%，特异性为 81.4%。

C. 影像学检查

CT 和 MRI 上，尤其是 FLAIR 序列，可见囊肿，部分钙化，含有头节（图 26-11，图 26-12）。它们在死亡期间增强。诊断基于这种特征性发现，尤其是发现头节，并伴有在流行地区旅行史或生活史。钙化的囊肿周围会出现水肿，数年后消失，并与癫痫发作有关。

◎ 鉴别诊断

脑肿瘤，尤其是少突胶质细胞瘤和其他脑脓肿或感染构成鉴别诊断。蛛网膜囊肿无钙化，通常不会与囊虫病混淆。

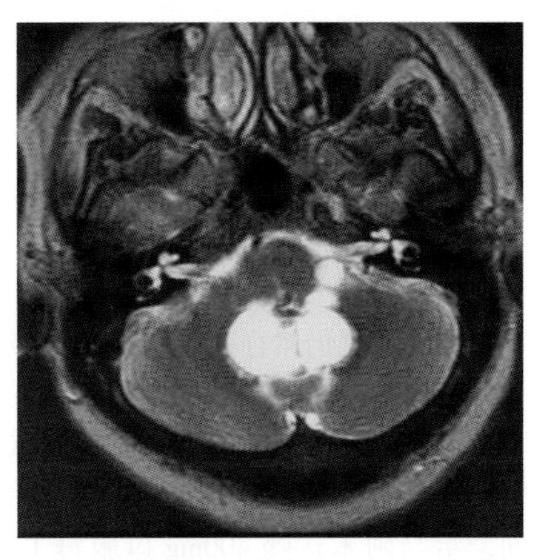

图 26-12　**脑室囊虫病。轴位 T2 加权 MRI 扫描显示第四脑室有几个 T2 高信号囊肿，向外延伸至左侧隐窝**

◎ 并发症

脑积水（图 26-2）和颅内压增高的 2 年死亡率为 50%。即使在所有蠕虫死亡后，

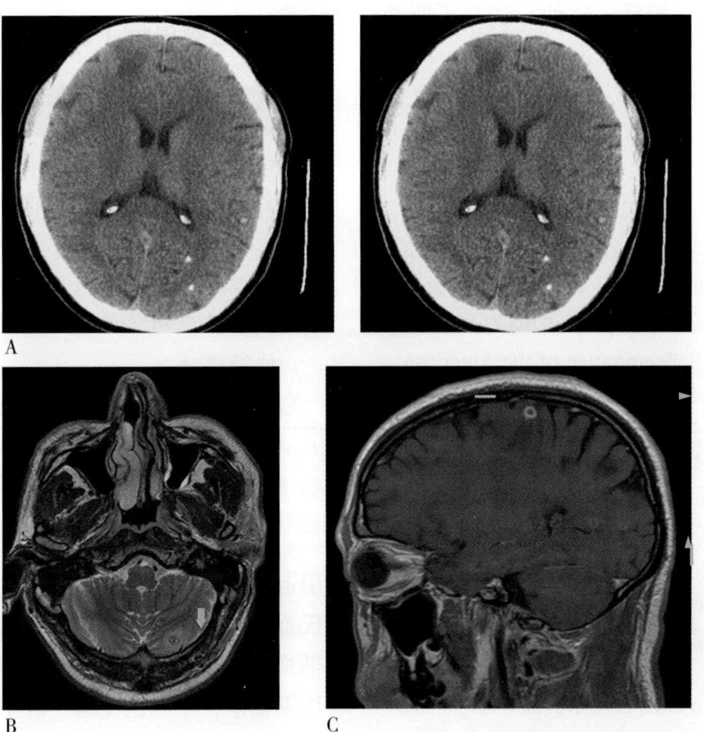

图 26-11　**囊虫病。非增强的 CT 扫描显示多发性钙化（A）。T2 加权轴位 MRI 扫描显示左侧小脑囊性病变伴偏心性头节（蓝色箭头所示）（B）。T1 加权钆增强矢状位图像显示多发环形强化病灶，周围水肿，最大位于左顶叶（蓝色箭头所示）**

癫痫仍然会持续存在，可以通过切除囊肿引起的癫痫病灶来治疗。卒中是一种罕见的并发症。认知功能低下和痴呆可在许多患者的神经心理测试中表现出来。

◎ 治疗

囊虫的治疗仍然存在争议。在影像学检查中发现活动性感染不能预测症状的发展。推荐使用抗惊厥药物，至少在症状性癫痫发作后的最初几个月期间。囊虫治疗期间，给与阿苯达唑 400mg 口服每 12 小时 1 次，持续 10 天，预防性地添加皮质类固醇以防止癫痫发作（在一个队列研究中减少了 41%）及使脑膜反应最小化。对照试验显示，与吡喹酮 50mg/kg 每天持续 15 天相比，阿苯达唑反应更好，但是在一项小型研究中，就囊肿消除的比例而言，两种药物的联合使用更有效。由于 2/3 的患者囊肿自行消退，因此杀胞囊治疗的益处还存在疑问。相反，这种疗法并不能消除所有囊肿。当存在视网膜病变时，不应给予任何杀胞囊治疗，以避免因炎症反应而失明。只有合并巨大、症状性或脑室内囊肿的患者才需要手术减压。

Baird R A, et al. Evidence-based guideline: Treatment of parenchymal neurocysticercosis. Report of the Guideline Development Subcommittee of the American Academy of Neurology. *Neurology* 2013;80(15):1424-1429. [PMID: 23568997]

Burneo JG, Cavazos J E. Neurocysticercosis and epilepsy. *Epilepsy Currents* 2014;14(S2):23-28. [PMID: 24955072]

Carpio A, et al. New diagnostic criteria for neurocysticercosis:Reliability and validity. *Ann Neurol* 2016;80(3):434-442.[PMID: 27438337]

Del Brutto O H, et al. Revised diagnostic criteria for neurocysticercosis.*J Neurol Sci* 2017;372:202-210. [PMID: 28017213]

Garcia H H, et al, for the Cysticercosis Working Group in Peru.Cysticidal efficacy of combined treatment with praziqantel and albendazole for parenchymal brain cysticercosis. *Clin Infect Dis* 2016;62(11):1375-1379. [PMID: 26984901]

Garcia H H, et al, for the Cysticercosis Working Group in Peru. Elimination of *Taenia solium* transmission in Northern Peru. *N Engl J Med* 2016;374(24):2335-2344. [PMID: 27305193]

Moyano L M, et al. Neurocysticercosis as a cause of epilepsy and seizures in two community-based studies in a cysticercosis-endemic region in Peru. *PLoS Neglected Tropical Dis* 2014;8(2):e2692. [PMID: 24551255]

Nash T E, Ware JM, Mahanty S. Natural history of patients with perilesional edema around Taenia solium calcified granulomas. *J Infect Dis* 2017;215(7):1141-1147. [PMID: 28368546]

（二）血吸虫病（裂体吸虫病）

诊断要点

◎ 在淡水中游泳或工作获得，如稻田

◎ 主要发生在撒哈拉以南非洲、加勒比地区（波多黎各罕见）和南美洲

◎ 脑部肉芽肿引起癫痫发作

◎ 当脊髓或马尾受累时，发生脊髓病或神经根病

◎ 肝脏严重受累的患者可发展为肝性脑病

◎ 概述

血吸虫病是由血吸虫这种吸虫（fluke）引起的，其中影响人类的主要有 5 种：曼氏血吸虫、日本血吸虫、埃及血吸虫、间插血吸虫和湄公血吸虫。这种寄生虫生活周期复杂；中间宿主是一种小型水生生物，如蜗牛。寄生虫通过皮肤进入人体，卵子最终到达不同的器官。日本血吸虫倾向于定植在大脑半球，而曼氏血吸虫在脊髓。在流

行地区，通过检测粪便样本确定的患病率为25% ~ 100%，但大多数病例没有症状。

◎ 预防

净化供水和改善卫生的公共卫生措施减少了血吸虫病的发病率。用杀软体动物剂或灌溉管道内衬有蜗牛不能通过的混凝土来除去中间宿主同样有效。作为“被忽视的热带病”项目的一部分，吡喹酮的大规模治疗降低了流行地区神经系统并发症的发生率。

◎ 临床表现

A. 症状和体征

斑丘疹可能发生在尾蚴穿透的部位；对那些没有免疫力的人来说，感染后的几小时内就会出现这种情况（在曾经感染过的人身上，可能会出现游泳者瘙痒，当他们再次感染了不侵入人类的血吸虫物种时，如导致鸟类血吸虫病的物种，这种瘙痒会在敏感的人身上发生）。红斑和瘙痒可能发生在感染部位。脑或脊髓的局灶性体征反映肉芽肿的位置，肉芽肿通常是孤立的。好发于椎管的腰段，此处神经根行疼痛和麻木占主导地位，但脊髓内任何地方的脓肿都能产生节段以下无力和感觉丧失的症状，并伴有膀胱和肠道功能障碍。如果存在多个或较大的病灶，或脑脊液循环受阻，会发生颅内压增高。意识波动或感觉迟钝、震颤和扑翼样震颤是肝性脑病的征象，可继发于肝脏感染。

B. 实验室检查

在慢性感染患者不会出现嗜酸性粒细胞增多症。血清学检查结果可能为阴性，但通常能检测到抗体。在产生神经系统症状的慢性状态下，粪便样本很少含有这种寄生虫。

C. 影像学检查

MRI 是诊断感染的最佳方法，尤其是脊髓感染，尽管脑部 CT 扫描可能会出现钙化。

◎ 治疗

吡喹酮，20mg/kg 口服分每 12 小时 1 次 2 次给药，或奥沙尼喹，15mg/kg 口服 1 次给药（南美研究）或 20mg/kg 每日 3 次给药（非洲研究）都是有用的。皮质类固醇应该伴随治疗。

Centers for Disease Control and Prevention. Parasites-Schistosomiasis, Prevention & Control. https://www.cdc.gov/parasites/schistoso miasis/prevent.html

Coyle C M. Schistosomiasis of the nervous system. *Handb Clin Neurol* 2013;114:271-281. [PMID: 23829918]

Ross A G, et al. Neuroschistosomiasis. *J Neurol* 2012;259(1):22-32.[PMID: 21674195]

（三）包虫病（棘球蚴囊肿）

诊断要点

◎ 囊肿可能存在于肝脏（65%），肺（25%），以及骨骼或中枢神经系统（少见）

◎ 癫痫发作、脑神经麻痹、局灶性脑体征和脑积水

◎ 概述

细粒棘球绦虫或罕见的多房棘球绦虫，可见于在狐狸、绵羊和一些其他动物中。通过经常治疗（或在牧场或屠宰场将狗与牛分开）来清除狗身上的寄生虫可消除中间宿主。避免饮用可能被狗粪污染的水或蔬菜，避免与舌头上可能携带棘球蚴卵的狗密切接触，也可限制人类的暴露。

◎ 临床表现

大多数病例无症状，但如果囊肿足够大，发生由部位决定的局灶性症状或癫痫发作。当脑室囊肿达到足够堵塞脑脊液流

动的大小时，出现脑积水。感染后8个月内出现症状。

◎ 实验室检查和影像学检查

ELISA和Western免疫印迹检测具有敏感性和特异性。一般来说，血液中的嗜酸性粒细胞通常与寄生虫感染有关，但脑脊液中不会发现嗜酸性粒细胞。

需要CT或MRI检查大脑或脊髓病变。囊肿多为单房性而非多房性。它们不增强，缺乏周围水肿。有时，可能在囊壁内可见原头蚴或“包虫砂”。肝受累可通过超声检测。

◎ 治疗

治疗一般采用外科手术，在取出囊肿时注意不要将囊肿内容物溢出。一些外科医生在去除囊肿内容物之前先注入一种杀囊剂，如乙醇或高渗盐水。取出后，给予阿苯达唑，400mg口服每12小时1次，或甲苯达唑，50mg/kg · d^{-1}口服，直到放射学检查证实治愈。

Centers for Disease Control and Prevention. Parasites-Echinococcosis: Epidemiology & Risk Factors. https://www.cdc.gov/parasites/echinoco ccosis/epi.html

（四）颚口线虫病

棘颚口线虫可引起嗜酸性脑膜炎，脑脊液中也常含有红细胞。症状可以从一个脑神经或脊髓根转移到另一个，脊髓炎患者出现截瘫，脑炎患者出现昏迷。这种生物偶尔能在眼睛里看到。治疗以手术为主，继之给予阿苯达唑。

Centers for Disease Control and Prevention. Parasites-Gnathostomiasis (Gnathostoma Infection). https://www.cdc.gov/parasites/gnathostoma/faqs.html

（五）肺吸虫感染

卫氏并殖吸虫是一种大型吸虫，在非洲、中南美洲、印度和远东地区流行。这种吸虫最初感染肺部，导致80%的患者胸片异常。脑部症状可能类似于栓塞性卒中、肿瘤或慢性癫痫。治疗方法为手术治疗，继之以吡喹酮，25mg/kg口服，每8小时1次持续2天，或硫氯酚，50mg/kg口服每48小时1次连续10天。在美国曾报道过3名患者，克氏并殖吸虫通过移行至大脑引起了中枢神经系统疾病。

（六）旋毛虫病

诊断要点

◎ 当肌肉感染时，旋毛虫引起流感样综合征，只有在极端情况下才会出现无力

◎ 大多数感染获得来自猪肉；15%来自野生动物，尤其是在非洲

◎ 概述

旋毛虫的幼虫存在于猪的肌肉中，人类通过进食受感染的未煮熟的肉而感染。这种线虫在摄食2天后成熟，在肠道内交配，并释放可通过血循环传播的幼虫；这些幼虫在最活跃的肌肉中结束它们的旅程，如四肢、膈肌、腰椎和下颌的肌肉。一旦进入肌肉，幼虫生长6周并用一个囊肿包裹自己，囊肿6个月后就会钙化。尽管形成抗体，但仍有可能再次感染。出现脑梗死伴发热、肌痛、眼眶周围水肿和嗜酸性粒细胞增多的患者，应考虑神经旋毛虫病。

20世纪80年代，美国每年只报道44例旋毛虫病，尸检显示1970年患病率为2%。最近疫情暴发的报告可追溯至食用野生动物或直接购买来自不受监管的农场，而不是美国农业部检查过的屠宰场的猪肉。

◎ 预防

通过对屠宰场进行旋毛虫病检疫和从残羹剩饭中及从垃圾中的食物里清除生肉，实际上消除了国内病例发现的问题；食用熊、野猪等野味者或未经检疫的鲜肉对导致现在的大部分病例。将肉烹调到57℃（134.6℉）或冷冻到 -15℃（5℉）可以杀死寄生虫。旋毛虫幼虫可在中枢神经系统内迁移引起弥漫性病变、血管阻塞和炎性浸润。

◎ 临床表现

A. 症状和体征

感染的患者通常无症状；每克肌肉需要 10 ~ 100 个寄生虫才能产生症状。潜伏期通常持续 10 天，但从 1 ~ 43 天不等。15% 的患者发生肠胃炎（肠内，第一阶段），继而出现发热、寒战、头痛、眼睑肿胀、结膜和指甲下出血、肌痛和肌炎，在极端情况下（肠外或全身阶段）伴有无力。感染负担过重也可导致皮疹和呼吸道、心脏和脑膜症状。死亡极其罕见。

神经系统受累可能发生在 0.2% ~ 52% 的旋毛虫病例中，通常发生在受影响最严重的患者中。大脑的灰质或白质，小脑、脑桥或脊髓都可能累及。周围神经受影响的频率较低。

欧洲疾病控制中心对旋毛虫病的病例定义如下：

1. 下列 6 项临床表现中至少 3 项：发热；肌肉酸痛及疼痛；胃肠症状；面部水肿；嗜酸性粒细胞增多；结膜下、指甲下和视网膜出血。

2. 至少进行以下 2 项实验室检查之一：在肌肉活检获得的组织中有旋毛虫幼虫的证据，以及间接免疫荧光法，ELISA 或 Western 印迹显示旋毛虫特异性抗体反应的证据（即血清转化）。

3. 下列 3 种流行病学标准中的至少一种：食用实验室已确认被感染的肉类，食用来自实验室已确认的受感染动物的可能被感染的产品，或与实验室确认的人类病例有流行病学关联，并暴露相同感染源的。

B. 实验室检查

所有患者均有嗜酸性粒细胞增多症（> 6%），绝大多数伴有白细胞计数增多。ELISA 阳性合并 IgG 抗体滴度升高提示近期感染；间接免疫荧光法的灵敏度稍低。通过血清肌酸激酶或乳酸脱氢酶的水平来测定肌肉破坏。很少需要活检。在大多数情况下，脑脊液正常，但检测结果可能偶尔显示蛋白质含量略有增加和中度的细胞增多（淋巴细胞和嗜酸性粒细胞）。

C. 影像学检查

如在摄入该微生物后超过 6 个月进行肌肉 X 线检查可能显示钙化的囊肿。

鉴别诊断

由胶原血管疾病引起的肌肉疼痛，如多发性肌炎，是一种对称性的，以近端为主，病程较长。流行性感冒和其他病毒性感染的急性肌痛可能类似旋毛虫病。

◎ 治疗

幼虫进入肌肉后治疗无效，但暴露的人群可以给予甲苯达唑（200 ~ 400mg 每天 3 次持续 3 天，继之以 400 ~ 500mg 每天 3 次持续 10 天）或阿苯达唑（400mg 每天 2 次持续 8 ~ 14 天），联用糖皮质激素以缓解症状（在心脏或脑部感染的情况下是必需的）。

Centers for Disease Control and Prevention. Parasites-Trichinellosis (also known as Trichinosis): Trichinellosis FAQs. https://www.cdc.gov/parasites/trichinell osis/gen_info/faqs.html

Neghina R, et al. Reviews on trichinellosis: Neurological involvement. *Foodborne Pathog Dis* 2011;8(5):579-585. [PMID: 211869933]

（七）其他感染

管圆线虫可引起脑膜炎、伴有脑神经受累的脊神经根脑膜脑炎和脑出血。弓蛔虫感染可通过猫或狗获得，也可引起脑膜炎。贝利蛔线虫由浣熊携带，也会引起嗜酸性脑膜炎或导致水肿或脑积水的脑部病变。所有患者均接受阿苯达唑和类固醇治疗。

Bahr N C, et al. Eosinophilic meningitis due to infection with *Paragonimus kellicotti*. *Clin Infect Dis* 2017;64(9):1271-1274.[PMID: 28158416]

Dudley RWR, et al. A cervical spine mass caused by *Onchocercalupi*. *Lancet* 2015;386:1372. [PMID: 25843892]

Macharia A-M, et al. A 10-year-old girl with lower extremity weakness, incontinence and eosinophilia. *Clin Infect Dis* 2017;64(10):1459-1460.

McBride A, et al. *Angiostrongylus cantonensis* is an important cause of eosinophilic meningitis in Southern Vietnam. *Clin Infect Dis* 2017;64(12):1784-1787. [PMID: 28158507]

Niessen L, Stothard R. Equitable control of schistosomiasis and helminthiasis. *Lancet Infect Dis* 2016;16:990-991. [PMID:27286969]

张明智　**译**　张家堂　**校**

神经系统病毒感染

Kiran Thakur，MD
James M.Noble，MD，MS

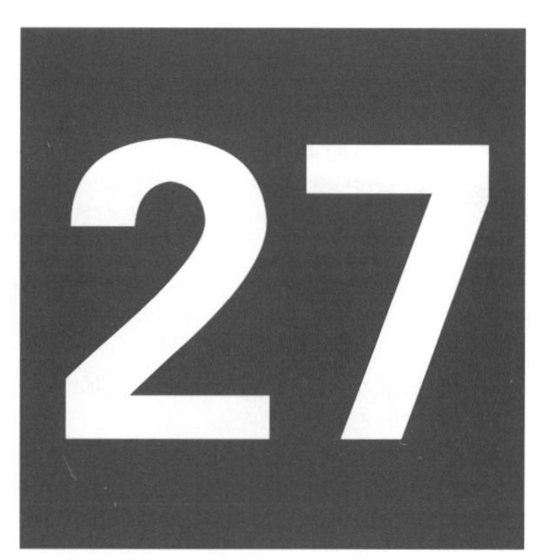

急性病毒性脑炎

◎ 概述

脑炎是通过出现脑部炎症来定义，并与神经功能障碍的临床证据相关。据报道，引起脑炎的病原体中大多数是病毒。属于不同家族的超过 100 种病毒可能导致脑炎。病毒可通过急性原发性感染或合并感染或感染后免疫介导的反应引起脑炎。根据回顾性的国际疾病分类（International Classification of Disease, ICD）数据，从 1998 年至 2010 年，估计美国发生了 263 352 例脑炎相关的住院病例；这种估计与每年平均 20 258 例脑炎相关住院病例吻合。单纯疱疹病毒 1 型（herpes simplex virus type 1, HSV-1）、节肢动物传播病毒（虫媒病毒）、西尼罗病毒和肠道病毒是成年人最常见的病因。表 27-1 概述了引起脑炎的特定病毒的流行病学和临床特征。

◎ 临床表现

A. 症状和体征

急性或亚急性起病的发热、头痛和精神状态改变是急性病毒性脑炎的主要特征。精神状态改变可能从轻度谵妄到症状明显的昏迷。常见人格变化、知觉障碍（错觉和幻觉）和定向障碍，可能是先兆症状。许多其他神经系统的体征和症状反映了大脑受影响的区域，往往伴随着该综合征。伴随脑炎最常见的是脑膜炎（脑膜脑炎）的证据，可表现为克尼格或布鲁津斯基征。较不常见的综合征包括脑干脑炎（脑干受累）或脑脊髓炎（脊髓受累），脑炎患者可同时累及。与受累区域相关的其他临床特征包括失语、共济失调、偏瘫、运动障碍、视野缺损、脑神经缺损、局灶性癫痫发作（伴或不伴继发性泛化），以及病理反射。

上呼吸道感染（流行性腮腺炎、肠道病毒）或胃肠道感染（肠道病毒）的一般躯体症状，以及如皮疹（肠道病毒、麻疹、风疹、疱疹病毒），腮腺炎或睾丸炎（腮腺炎或淋巴细胞性脉络丛脑膜炎）等征象，或蚊子的存在（虫媒病毒），蜱（波瓦桑病毒，科罗拉多蜱病毒），或动物（狂犬病）叮咬可以提供了解病原体类型的线索。

B. 实验室检查

经典的脑脊液（CSF）表现为淋巴细胞增多（10 ~ 500 个 /μl）和中度升高的蛋白（0.5 ~ 1.5g/L）。然而，大多数儿科的队列研究报道，在疾病最早期抽取的 CSF 可能是正常的或以多形核细胞为主。CSF 葡萄糖水平可正常或轻度下降，蛋白浓度可中度升高（50 ~ 500mg/dl），初压可轻度升高（20 ~ 30cmH_2O）。免疫缺陷患者，包括 HIV/AIDS 和移植患者，往往具有不典型的无细胞性 CSF 模式或很高的 CSF 白细胞计数。脑脊液中免疫球蛋白 G（IgG）合成率及 CSF：血清寡克隆条带明

表 27-1 病毒性脑炎：特定病因的流行病学

病毒	一年中的时间	地理分布	频率（美国）	临床表现
疱疹病毒				
HSV-1	任何时间	世界范围	1000/ 年；在美国，偶发性脑炎最常见的原因	偏好眶额叶和颞叶 常见人格变化、认知障碍、局灶性神经功能缺损（失语症、象限盲、轻偏瘫）和癫痫发作 即使在接受阿昔洛韦治疗的患者中，高达 30% 的死亡率和高致残率 有慢性和复发性脑炎的病例报道
HSV-2	任何时间	世界范围	不常见	新生儿脑炎的常见原因 成年人的表现与 HSV-1 相似，但病程通常较轻 成年人更可能并发脑膜炎、神经根炎和脊髓炎
CMV	任何时间	世界范围	罕见	急性或亚急性发作 视网膜炎、多神经根炎、脊髓炎或多灶性神经病可伴随脑炎 通常发生在全身感染的情况下；因此，CMV DNA 的血清 PCR 扩增应呈阳性 免疫功能受损的人群处于风险之中（如艾滋病；见第 28 章）
EBV	任何时间	世界范围	罕见	可能伴有视神经炎、脊髓炎、多神经根炎或小脑炎 小脑炎和脑膜炎是比较常见的并发症
VZV	任何时间	世界范围	罕见	脑炎，脊髓炎，或小脑炎罕见 由小血管或大血管中枢神经系统血管炎引起的梗死更为常见，发生带状疱疹出疹期间或几周内 老年或免疫功能受损的人群处于风险之中（如艾滋病；见第 28 章）
HHV-6	任何时间	世界范围	未知	病程似乎类似 HSV-1 大多数病例报道来自接受免疫抑制治疗的器官移植受体
节肢动物传播病毒				
东方马脑炎病毒	蚊虫季节	大西洋和墨西哥湾沿岸	0 ~ 15/ 年	暴发性起病，以基底节区和丘脑为好发部位高 致残率、死亡率和神经系统后遗症的风险高 儿童和老年人的患病风险更高
西方马脑炎病毒	蚊虫季节	美国西部	0 ~ 40/ 年	与其他虫媒病毒感染相比，症状较轻 致残率和死亡率低 儿童风险最高
圣路易斯型脑炎病毒	蚊虫季节	美国全境	2 ~ 250/ 年；偶尔流行	脑膜炎在儿童中更为常见；老年人为脑炎 通常发病突然，症状范围可从轻微到严重 震颤和肌阵挛，反映基底神经节受累的倾向 肌病常见
加州血清型（拉克罗斯）	蚊虫季节	美国东部和中部	30 ~ 160/ 年	脑膜炎可能更常见 症状和 MRI 表现可能类似 HSV-1 癫痫发作常见 低死亡率 儿童的风险最高
西尼罗河脑炎	蚊虫季节	美国全境但主要是西部	100 ~ 1000s/ 年（自 1999 年以来）	50% 的脑膜脑炎患者出现神经肌肉无力（急性弛缓性麻痹病例 / 脊髓灰质炎样综合征，吉兰 – 巴雷样综合征或广泛的脊髓神经根炎） 运动障碍可与脑膜脑炎一起发生 也可通过组织移植、输血或子宫内传播 极端年龄风险最高

续表

病毒	一年中的时间	地理分布	频率（美国）	临床表现
玻瓦桑病毒	五月－十二月	美国北部	＜10/年	通过硬蜱（土拨鼠蜱）传播的蜱传脑炎 暴发性病程可类似 HSV-1 脑炎 高致残率、死亡率和神经后遗症的风险
科罗拉多蜱热	春，秋	落基山	＜50/年	由安德生革蜱引起 脑膜炎比脑炎更常见 典型的双相热；全身性体征和症状，白细胞计数减少，血小板计数减少 红细胞可能为持续性细菌感染提供条件
日本脑炎	夏，秋	亚洲大部分地区，俄罗斯部分地区	＞10000/年	不是美国特有的，而是全世界最常见的脑炎病因
肠道病毒				
71 种血清型，包括柯萨奇病毒、脊髓灰质炎病毒、埃可病毒	秋，冬	世界范围	100s/年(美国)	高达 10% 的脑炎病例可归因于肠道病毒 通常是温和的病程，与其他全身性特征相关（如皮疹、咽炎、腹泻），低致残率、死亡率和神经系统后遗症 脊髓灰质炎在美国非常罕见；通常表现为非对称性弛缓性麻痹或球部体征 脑炎、横贯性脊髓炎、小脑炎罕见
其他病毒性病因				
腺病毒	冬，春	世界范围	不常见	通常发生在严重呼吸系统疾病的背景下 有在儿童中暴发的报道 免疫功能受损可能存在更高的风险
流行性腮腺炎	冬，春	世界范围	罕见	脑炎是轻微的 脊髓炎、视神经炎或周围神经炎可共存 前驱症状包括呼吸道症状、腮腺炎、睾丸炎、胰腺炎、甲状腺炎
麻疹	冬，春	世界范围	罕见	脑炎被认为是由对感染的免疫反应而不是病毒本身引起的 前驱症状包括出疹和其他上呼吸道感染症状
风疹	冬，春	世界范围	罕见	成年人的风险更高 前驱症状包括出疹和其他上呼吸道感染；症状并不总是存在
狂犬病	任何时间	世界范围	＜5/年	从暴露到脑炎的潜伏期可变（1 周至 1 年） 1 期：全身症状、叮咬部位感觉异常和肌束震颤 2 期：症状明显的脑炎伴谵妄、幻觉、癫痫发作、轻瘫和自主神经功能障碍 3 期：球部功能障碍一旦出现早期症状通常是致命的罕见情况下，表现类似吉兰－巴雷综合征
尼帕病毒	任何时间	东南亚，澳大利亚	流行	引起中枢神经系统和全身内皮感染，除脑炎外导致血管炎、血栓形成和脑缺血 流行均以养猪的村落为中心

CMV= 巨细胞病毒；EBV=E-B 病毒；HHV= 人类疱疹病毒；HSV= 单纯疱疹病毒；PCR= 聚合酶链式反应；VZV= 水痘－带状疱疹病毒

显升高，提示鞘内产生免疫球蛋白，但对病因无特异性。在 HSV-1 脑炎患者中，黄变和红细胞常见。与明显的脑脊液异常相关的病毒见表 27-2。

为克服传统诊断技术的若干局限性，分子学方法，主要是基于聚合酶链反应（PCR）的扩增，逐渐成为检测和鉴定 CSF 中微生物病原体的主要手段。与传统方法相比，分子方法（表 27-3）的检出率更高。基于 PCR 的分子方法已经进入临床微生物实验室，提供一种快速准确诊断的工具。然而，当 CSF 在急性期或亚急性期获得时，这些试验的有效性就被抛弃了。尽管分子技术取得了进步，但仍存在一些挑战。结合使用传统的和分子诊断方法，约 50% 的临床脑炎患者的病因不明。目前的重点正转向发展超越核酸检测的先进技术。

其他血液检查可能显示非特异性异常，包括白细胞计数增多和低钠血症。CSF、咽喉、鼻腔和直肠道病毒培养在分离和鉴定病毒分离物方面的产量较低。

C. 辅助检查

脑钆造影剂增强的 MRI 是诊断疑似脑炎的首选影像学检查方法，但就感染性病因或鉴别自身免疫性边缘叶脑炎而言，其典型表现往往是非特异的。急性病毒性脑炎的典型表现包括灰质和白质 T2 加权像上信号升高。感染部位和脑膜通常在钆造

表 27-3　特定的神经系统病毒感染的实验室检查

病毒	实验室检查
腺病毒	急性期：IgM 抗体效价；在适当的临床背景下从咽部、粪便或结膜中培养病毒；或脑脊液 PCR 慢性期：IgG 抗体效价是急性至恢复期的 3 倍
虫媒病毒 加州血清型 东方马型脑炎 波瓦桑病毒 圣路易型脑炎病 西尼罗病毒 西方马型脑炎	急性期：PCR 实验，但仅对一些病毒可用 亚急性期：IgM 抗体效价 慢性期：IgG 抗体效价是急性至恢复期的 3 倍或 CSF－血清 IgG 抗体比值升高 [a]
科罗拉多壁虱热	从红细胞中分离病毒
肠道病毒	急性期：CSF PCR 检测大多数血清型；CSF（以及类便和咽喉）培养
疱疹病毒 CMV EBV HSV-1 及 HSV-2 VZV	急性期：CSF PCR 亚急性期：IgM 抗体效价 慢性期：IgG 抗体效价是急性至恢复期的 3 倍或 CSF－血清 IgG 抗体比值升高
淋巴细胞性脉络丛脑膜炎病毒	急性期：IgM 抗体效价或 PCR

CMV= 巨细胞病毒；EBV=E–B 病毒；HSV-1，2=1 型和 2 型单纯疱疹病毒；

IgG= 免疫球蛋白 G；IgM= 免疫球蛋白 M；PCR= 聚合酶链式反应；VZV= 水痘－带状疱疹病毒

[a] 检测中病毒间存在显著的交叉反应

表 27-2　病毒性脑膜炎和脑炎的各种脑脊液特征

病毒性疾病	非常高的淋巴细胞增多	PMN 脑脊液细胞增多	低葡萄糖	红细胞升高或脑脊液黄变
淋巴细胞性脉络丛脑膜炎			×（请参考原著）	
东方马脑炎		×（请参考原著）		
埃可病毒 9（肠道病毒）		×（请参考原著）		
流行性腮腺炎	×（请参考原著）		×（请参考原著）	
1 型单纯疱疹病毒（HSV-1）			×（请参考原著）	×（请参考原著）
水痘－带状疱疹			×（请参考原著）	
科罗拉多壁虱热				×（请参考原著）
加州血清型脑炎				×（请参考原著）

PMN= 多形核中性粒细胞

影剂下出现强化。对于大多数脑炎的病因，检查结果不能提示特异性病毒。

包括 HSV-1 在内的某些嗜神经细胞感染有特定的模式。如果强烈怀疑 HSV-1 脑炎，在最初的评估中，建议紧急行非增强的头部 CT 来评估出血和（或）脑水肿，因为两者都是 HSV-1 脑炎危及生命的表现。MRI 上，最典型的特征是单侧 T2/ 液体衰减反转恢复的高信号，累及岛叶、内侧颞叶和额叶下部，伴或不伴邻近边缘结构受累。人类疱疹病毒 6 型（human herpes virus 6，HHV-6）脑炎是一种仅见于移植患者的疾病，同样对颞叶有偏好，最常累及钩回、杏仁核和海马体。巨细胞病毒（cytomegalovirus, CMV）脑炎患者，可看到脑室周围的增强，提示潜在的脑室脑炎。先天性 CMV 感染的婴儿的 CT 成像典型地表现为脑室周围分布的颅内钙化、脑积水和皮质萎缩。日本脑炎，是亚洲最常见的脑炎病因，主要累及丘脑、基底神经节和脑干。西尼罗病毒脑炎最常累及基底神经节、丘脑、颞叶内侧和脑干。

脑电图可显示不同程度的全导联变慢或其他非特异性异常。在 HSV 病例中，可见局灶性脑电图改变，如周期性偏侧性癫痫样放电、局灶性颞叶尖波或慢波。

在不明原因的脑炎病例中，尤其是存在 T1 成像增强病灶的情况下，应考虑脑组织活检。受影响区域的脑组织活检可以帮助区分病毒性脑炎和其他非病毒性中枢神经系统病变（如自身免疫性脑炎），而且采用合适的染色，可以鉴别病原体。表 27-4 列出了脑膜炎和脑炎的非病毒性原因，在鉴别诊断时应加以考虑。

表 27-4 病毒性脑膜炎和脑炎的鉴别诊断

细菌性	猪肉绦虫（囊虫病）
部分治疗的细菌性脑膜炎	恶性疟原虫（脑疟疾）
副脑膜性细菌感染	旋毛虫
钩端螺旋体属	**药物反应**
伯氏疏螺旋体病（莱姆病）	NSAID
结核分枝杆菌	抗生素（甲氧苄氨嘧啶 - 磺胺甲噁唑、青霉素、异烟肼）
梅毒螺旋体（梅毒）	雷尼替丁
肺炎支原体	盐酸苯偶氮吡胺
立克次体属	抗 -CD3 单克隆抗体
埃利希体属	硫唑嘌呤
布鲁氏菌属	静脉注射免疫球蛋白
衣原体属	**自身免疫性**
巴尔通体属	结节病
军团菌	白塞综合征
惠普尔病（惠普尔养障体）	红斑狼疮
单核细胞增生性李斯特菌	伏格特 - 小柳 - 原田综合征
诺卡氏菌属	急性播散性脑脊髓炎
放线菌属	β- 淀粉样蛋白相关性血管炎
真菌性	**恶性肿瘤**
新型隐球菌	淋巴瘤
粗球孢子菌	白血病
组织胞浆菌	转移瘤
毛霉菌	破裂的颅内囊性肿瘤（皮样、表皮样、颅咽管瘤）
念珠菌属	**血管性**
曲霉属	脑血管炎
皮炎芽生菌	伴有细胞增多反应的偏头痛综合征
申克孢子丝菌	硬膜静脉窦血栓形成
寄生虫性	
广东血管圆线虫	
弓形虫	

NSAID= 非甾体抗炎药

◎ 治疗

阿昔洛韦，每 8 小时静脉注射 10mg/kg，可降低与 HSV 脑炎相关的致残率和死亡率，因此应在考虑脑炎诊断时立即开始使用。肾功能不全应调整剂量。阿昔洛韦对水痘 - 带状疱疹病毒（VZV）血管炎和脑炎患者同样有效。更昔洛韦，每 12 小时静脉注射 5mg/kg，和膦甲酸，90 ~ 120mg/kg · d^{-1}，均被证实在治疗 CMV 中枢神经系统感染中有效。免疫缺陷的 HHV-6 脑炎患者应使用更昔洛韦或膦甲酸治疗。对 B 病毒（与猕猴有关的猕猴疱疹病毒 1 型）的高危暴露应采取口服伐昔洛韦 1g 每日 3

次治疗。疑似狂犬病病例必须立即用人狂犬病免疫球蛋白和狂犬病疫苗治疗。西尼罗脑炎的治疗仍然是支持性的。最后，虫媒病毒和蜱传播感染可向当地卫生官员或疾病控制和预防中心报告。

应密切监测患者是否有颅内压（ICP）升高的迹象。在病毒性脑炎中，ICP升高的发生率或治疗的证据是有限的。在这样的背景下，可使用所有“标准的”降低CSF压力的治疗性干预措施（如皮质类固醇、甘露醇），但没有一种疗法显示出得到确认的获益。

◎ 预后

急性脑炎的症状通常持续数天到数周，但可能会在几个月发生缓慢恢复，长期神经功能缺损可能会持续数年。常见的后遗症包括人格改变、认知障碍，包括短期记忆丧失和注意力不集中、头痛、焦虑、易怒、震颤、头晕和疲劳。在脑炎期间发生的局灶性神经损伤可成为与局灶性癫痫相关的病灶。HSV脑炎患者中，年龄＜30岁，症状持续时间短（＜4天），治疗时神经功能良好（格拉斯哥昏迷评分＞6分）是预后良好的预测因素。

Berger J R, Houff S A. Neurological infections: The year of PML and influenza. *Lancet Neurol* 2010;9(1):14-17. [PMID: 20083028]

Bloch K C, Tang Y W. Molecular approaches to the diagnosis of meningitis and encephalitis. In: Persing DH, et al, eds. *Molecular Microbiology: Diagnostic Principles and Practice.* 3rd ed.Washington: American Society for Microbiology Press; 2016.

Centers for Disease Control and Prevention. About the Division of Vector-Borne Diseases. https://www.cdc.gov/ncezid/dvbd/about.html

Cohen J I, et al. Recommendations for prevention of and therapy for exposure to B virus (cercopithecine herpesvirus 1). *Clin Infect Dis* 2002;35(10):1191-1203. [PMID: 12410479]

Gilden D H, et al. Neurologic complications of the reactivation of varicella-zoster virus. *N Engl J Med* 2000;342:635-645. [PMID:10699164]

Ginocchio C C, et al. Development, technical performance, and clinical evaluation of a NucliSens basic kit application for detection of enterovirus RNA in cerebrospinal fluid. *J Clin Microbiol* 2005;43(6):2616-2623.

Glaser C A, et al. In search of encephalitis etiologies: Diagnostic challenges in the California Encephalitis Project, 1998-2000.*Clin Infect Dis* 2003;36(6):731-742.

Granerod J, Crowcroft N S. The epidemiology of acute encephalitis. *Neuropsychol Rehabil* 2007;17(4-5):406-428. [PMID: 1767652]

Gyure K A. West Nile virus infections. *J Neuropathol Exp Neurol* 2009;68(10):1053-1060. [PMID: 19918117]

Meyer T, et al. Improved detection of bacterial central nervous system infections by use of a broad-range PCR assay. *J Clin Microbiol* 2014;52(5):1751-1753.

Sejvar J J, Uyeki T M. Neurologic complications of 2009 influenza A (H1N1). Heightened attention on an ongoing question. *Neurology* 2010;74:1020-1021.

Solomon T. Flavivirus encephalitis. *N Engl J Med* 2004;351:370-378. [PMID: 15269317]

Storch G A. Diagnostic virology. *Clin Infect Dis* 2000;31(3):739-751.

Tang Y W. Laboratory diagnosis of CNS infections by molecular amplification techniques. *Expert Opin Med Diagn* 2007;1(4):489-509.

Tyler K. West Nile virus infection in the United States. *Arch Neurol* 2004;61:1190-1195. [PMID: 15313835]

Tyler KL. Herpes simplex virus infections of the central nervous system: encephalitis and meningitis, including Mollaret's. Herpes 2004;(11 suppl 2):57A-64A.

Tunkel A R, et al. The management of encephalitis: Clinical practice guidelines by the Infectious Diseases Society of America. *Clin Infect Dis* 2008;47(3):303-327. [PMID: 18582201]

病毒性脑膜炎

◎ 概述

病毒性脑膜炎，被划入一个更为宽泛的术语——无菌性脑膜炎，是由一种全身性病毒感染引起的，其中中枢神经系统的感染性仅限于脑膜、室管膜和蛛网膜下腔。这种疾病很常见，但诊断不足；每年有超过 3.5 万人因推测的诊断而入院。

在成年人中，非脊髓灰质炎肠道病毒［柯萨奇病毒和人类肠道病毒（埃可病毒）］、节肢动物传播的病毒（特别是自 1999 年以来的西尼罗河病毒）和疱疹单纯型病毒 2 型（HSV-2），似乎引起大多数病例（表 27-5）。大部分情况下，病毒绝不会被分离出来，而是根据感染的季节，暴露因素（如游泳池；实验室动物、啮齿动物和昆虫；与患病人员接触；旅行），以及出现的系统性伴随症状（如皮疹、腮腺炎、腹泻或咽炎）来推测。无菌性脑膜炎的非病毒性病因列于表 27-4。

表 27-5 无菌性脑膜炎的病毒性病因

常见
柯萨奇病毒 B（肠道病毒）
埃可病毒（肠道病毒）
HIV
HSV-2
西尼罗病毒（虫媒病毒）
少见
柯萨奇病毒 A（肠道病毒）
拉克罗斯（加利福尼亚亚组，虫媒病毒）
淋巴细胞脉络丛脑膜炎病毒
其他肠道病毒血清型
圣路易斯病毒（虫媒病毒）
罕见
腺病毒
东部马脑炎病毒（虫媒病毒）
流行性腮腺炎
细小病毒 B19
西部马脑炎病毒（虫媒病毒）
H1N1 型流感（猪流感；尽管 2009—2010 年大流行）

◎ 临床表现

A. 症状和体征

发热、头痛和颈项强直是主要症状。常见的相关症状包括全身乏力、肌痛、恶心、呕吐、畏光、腹泻和皮疹（表 27-6）。深部肌腱反射可短暂增强；此外，值得注意

表 27-6 特定的病毒性脑膜炎病因的临床考虑

病毒	季节	相关症状	其他
腺病毒	冬，春	上呼吸道感染症状，肺炎，结膜炎，脑炎	—
肠道病毒			
埃可病毒	夏，秋	斑丘疹	病毒性脑膜炎最常见的病因
柯萨奇病毒 A	夏，秋	手足口病，疱疹性咽峡炎	
柯萨奇病毒 B	夏，秋	心肌炎，心包炎，胸膜痛	
HIV	全年	单核细胞增多症样综合征	任何患病毒性脑膜炎及 HIV 危险因素的个体有指征进行 HIV 检测
HSV-2	全年	生殖器疱疹，有时伴有多神经根炎	成年人复发性病毒性脑膜炎的一种常见病因
淋巴细胞性脉络丛脑膜炎病毒	任何季节，特别是凉爽的月份	上呼吸道，腮腺炎，白细胞计数减少	与动物接触有关（实验室小鼠、仓鼠）
流行性腮腺炎	春季	上呼吸道感染症状，腮腺炎，睾丸炎	美国少见

的是，神经系统体格检查可以没有异常发现。未接种疫苗的个体，腮腺炎强烈提示流行性腮腺炎的诊断。弛缓性瘫痪伴脑膜炎提示西尼罗病毒的肠道病毒感染。

B. 实验室检查

CSF 检查的特点是淋巴细胞性细胞增多反应（10 ~ 500 个 /mm^3），蛋白浓度轻度升高，葡萄糖水平正常。超急性期以多形核的中性粒细胞增多为主。

病毒特异性 PCR、抗体效价和培养的检测应与上一节关于病毒性脑炎的讨论一致，可支持临床诊断。

在急性感染期间，其他血清检查通常没有帮助。唾液、漱口液和粪便检查可确认是否有病毒，但除了一些肠道病毒外，诊断效能很低。

尽管可以看到软脑膜增强，脑部成像（CT 和 MRI）很少提供诊断线索。

◎ 治疗

病毒性脑膜炎是一种自限性疾病，只需要使用镇痛药、止吐药和静脉水化进行支持性治疗。HIV 和 HSV-2 是例外，在这两种病毒中，可以开始治疗（分别是抗反转录病毒治疗和阿昔洛韦），但可能对脑膜炎本身的病程没有直接影响。通常在 1 ~ 2 周内完全康复。

Deigendesch N, Stenzel W. Acute and chronic viral infections. *Handb Clin Neurol* 2017;145:227-243. doi: 10.1016/B978-0-12-802395-2.00017-1.

McGill F, Griffiths M J, Bonnett LJ et al. Incidence, aetiology, and sequelae of viral meningitis in UK adults: a multicentre prospective observational cohort study. *Lancet Infect Dis* 2018;18(9):992-1003. doi: 10.1016/S1473-3099(18)30245-7.

McGill F, Griffiths M J, Solomon T. Viral meningitis: current issues in diagnosis and treatment. *Curr Opin Infect Dis* 2017;30(2):248-256. doi: 10.1097/QCO.0000000000000355.

Khetsuriani N, et al. Viral meningitis-associated hospitalizations in the United States, 1988-1999. *Neuroepidemiology* 2003;22:345-352. [PMID: 14557685]

Romero J R, Newland JG. Viral meningitis and encephalitis: Traditional and emerging viral agents. *Semin Pediatr Infect Dis* 2003;14:72-82. [PMID: 12881794]

Rotbart H A. Viral meningitis. *Semin Neurol* 2000;20:277-292. [PMID: 11051293]

病毒性中枢神经系统血管病

◎ 概述

血管炎是指血管壁的炎症，可影响大、小血管，取决于病因。虽然只有 VZV 被证实在血管壁上复制，但有几种病毒与增加缺血性和出血性卒中的风险有关。免疫抑制的个体患 VZV– 相关血管病的风险升高。HIV– 相关性血管病包括任何颅内或颅外血管异常，直接或间接由 HIV 感染引起，不包括相关的机会性感染性血管炎或肿瘤所累及。尽管 HIV-1 不太可能是嗜血管的，但该病毒会影响内皮细胞的稳态和功能，从而启动和促进动脉粥样硬化形成。丙型肝炎病毒感染也与罕见的中枢神经系统血管炎有关。

◎ 临床表现

A. 症状和体征

VZV 血管病通常表现为缺血性卒中，但也可引起出血性卒中、动脉瘤、蛛网膜下腔出血、脑出血、动脉扩张和颈动脉夹层。与 VZV 感染相关的卒中往往会影响大脑的深层结构，包括基底节和内囊，以及由大脑中动脉分支供应的大脑皮质。VZV 可作为急性感染（水痘），或再激活的形式，导致血管病。约 2/3 的患者在发病前的最近几个月内有带状疱疹或水痘疱疹的病史。VZV 可引起多灶性血管病，表现为巨细胞动脉炎和颞动脉感染的临床与实验室特征。这类患者可因继发于丘脑和（或）视网膜动脉 VZV 感染引起的缺血性视神经病而发展为视力丧失。HIV 患者可发生颅内或颅外动脉瘤样扩张及局灶性狭窄。

B. 实验室检查

脑脊液异常在 VZV 血管病患者中很常见。约 2/3 的患者可见中度的细胞增多，通常少于 100 个 /mm^3，主要为单核细胞。脑脊液蛋白通常会升高，而葡萄糖正常且常出现寡克隆条带。血清学诊断试验应包括抗 VZV IgG 和脑脊液 VZV DNA（通过定量 PCR 检测）检查。脑脊液中抗 VZV IgG 抗体的检测通常比 VZV DNA 的检测具有更高的效能。所有患者都应进行 HIV 检测，在出现危险因素或其他全身症状的情况下，应考虑行肝炎血清学检查。

C. 影像学检查

VZV 血管病累及大动脉和小动脉。脑部影像在几乎所有病毒学上证实的 VZV 血管病病例都有缺血性或出血性梗死。MRI 通常显示浅表和深部病变，包括灰质和白质，特别是灰 - 白质交界处。在灰 - 白质交界处的缺血性或出血性脑梗死应及时考虑血管检查，如磁共振动脉成像、CT 血管成像，或常规的造影剂血管造影结合病毒学检查。VZV 引起的典型血管造影改变包括节段性收缩，常伴有狭窄后扩张。这些特征也可以在其他中枢神经系统血管炎患者中看到。

◎ 治疗

及时治疗疑似 VZV 血管病对降低致残率和死亡率至关重要。当考虑到 VZV 血管病变的诊断时，以及患者正在等待用于确定诊断的脑脊液中抗 VZV IgG 抗体或 VZV DNA 检查时，建议立即开始治疗，静脉注射阿昔洛韦（10 ~ 15mg/kg，每日 3 次）。治疗时间取决于临床反应。患者应接受至少 14 天的治疗，密切监测临床和神经影像学表现。如果缺乏临床反应，出现新的病变，或有持续升高的脑脊液细胞增多症，应考虑进一步治疗 2 ~ 4 周。如果 HIV 患者是初治，应使用抗反转录病毒药物治疗，并应考虑手术治疗动脉瘤样扩张。

Benjamin L A, et al. The role of human immunodeficiency virus-associated vasculopathy in the etiology of stroke. *J Infect Dis* 2017;216(5):545-553.

Gilden D, Cohrs RJ, Mahalingam R, Nagel MA. Varicella zoster virus vasculopathies: Diverse clinical manifestations, laboratory features, pathogenesis, and treatment. *Lancet Neurol* 2009; 8:731.

Nagel M A, et al. Multifocal VZV vasculopathy with temporal artery infection mimics giant cell arteritis. *Neurology* 2013;80:2017.

Nagel M A, et al. The value of detecting anti-VZV IgG antibody in CSF to diagnose VZV vasculopathy. *Neurology* 2007;68:1069.

Nagel M A, et al. The varicella zoster virus vasculopathies: Clinical, CSF, imaging, and virologic features. *Neurology* 2008;70:853.

急性病毒性脊髓炎

◎ 概述

脊髓炎指的是脊髓的炎症。病毒性脊髓炎的发病机制与病毒性脑炎相似，大多数引起脑炎的病毒也会引起脊髓炎。脊髓炎可同时伴发神经根炎（称为脊髓神经根炎）和罕见的脑炎（脑脊髓炎），或两者同时发生（脑脊髓神经根炎）。与脑炎一样，临床医生必须确定脊髓炎是由病毒直接感染、对先前病毒感染的免疫介导反应（感染后脊髓炎）、原发性免疫介导过程（如多发性硬化症或狼疮），或其他过程引起的（表 27-7）。病毒性脊髓炎缺乏良好的流行病学数据，有部分原因是它并不常见，而且大多数病例的根本病因往往无法确定。表 27-8 列出了最常见的病毒。

表 27-7　急性脊髓病的鉴别诊断*

感染性
细菌性：莱姆病，单核增生性李斯特菌，支原体，硬膜外脓肿
真菌性：隐球菌脓肿
寄生虫：弓形虫脓肿
自身免疫性
多发性硬化和德维克病
系统性红斑狼疮
干燥综合征
结节病
感染后脊髓炎
疫苗接种后反应
结构性
源自脊髓疾病的压迫（退行性，感染性，炎症性）髓核突出，或骨赘复合体形成
血管性
脊髓梗死（栓塞，血管畸形，血管炎，纤维软骨性栓塞）
肿瘤
原发脊髓肿瘤
转移性脊柱肿瘤
其他
特发性
挫伤

*表 27–8 列出了鉴别诊断中的病毒性病因

表 27-8　急性脊髓炎的病毒性病因

疱疹病毒
HSV-2
水痘 – 带状疱疹病毒
HSV-1
E–B 病毒巨细胞病毒
人类疱疹病毒 6
肠道病毒
脊髓灰质炎病毒
肠道病毒 70
埃可病毒
柯萨奇病毒
虫媒病毒
西尼罗河病毒
其他
流行性腮腺炎
HIV
登革热

◎ 临床表现

A. 症状和体征

虚弱、病变水平以下的感觉丧失和自主神经功能障碍是绝大部分病毒性脊髓炎的主要特征。临床症状取决于脊髓损伤的程度和位置。脊髓的任何水平都可能受到影响，可能累及多个相邻水平（或甚至非相邻），在脊髓横断面上的病变可以是部分性的，也可以是完全性的。当脊髓整个横断面受累时（横贯性脊髓炎），病变下方的所有感觉和运动功能都受到影响。当只累及部分脊髓时（部分性脊髓炎），可导致脊髓半切综合征。一般来说，病毒更有可能导致完全（横贯性）脊髓炎，而其他原因（如多发性硬化症）往往是部分性和不对称的。视神经脊髓炎是一种中枢神经系统的炎症性疾病，其特点是严重的、免疫介导的脱髓鞘和轴索损伤。与多发性硬化症和感染性病因患者相比，视神经脊髓炎患者为长节段脊髓脱髓鞘。神经根也可能受累，导致神经根炎。在急性期，患肢的张力降低，反射消失或减弱。仔细的针刺检查可以确定一个感觉水平，通常在实际的脊髓损伤平面以下 1 ~ 2 个节段水平。肛门括约肌张力、提睾反射、肛门反射和球海绵体反应消失或减弱。通常情况下出现尿潴留和肠道功能障碍，自主神经不稳定常见。在慢性期，受影响肢体出现合并痉挛的病理反射。

脊髓灰质炎病毒可引起一种独特的下运动神经元无力综合征（脊髓灰质炎病毒），西尼罗河病毒和肠道病毒 71 型和 D68 型也有报道。麻痹性脊髓灰质炎出现在一种包括脑膜炎的急性病毒综合征的几天内，无力的起病急骤，通常是不对称的，腿部比胸部、腹部或球部肌肉更容易受到影响。在受影响的区域，肌张力减弱，反射消失；膀胱功能障碍在急性期常见；而感觉系统则不受影响。

B. 诊断性检查

脑脊液检查显示轻度至中度淋巴细胞增多症（10 ~ 500 个 /mm^3），蛋白浓度升高（100 ~ 500mg/dl），葡萄糖水平正常或轻度下降。蛋白水平显著升高（> 500mg/dl）提示脊髓肿胀导致椎管堵塞（弗洛因综合征）。脑脊液中 IgG 合成率和寡克隆条带明显升高，提示免疫球蛋白的鞘内合成，但对病因无特异性。应进行病毒特异性的 PCR 和抗体效价检测（参见前面关于病毒性脑炎的讨论）。应进行广泛的检查以评估脊髓炎的其他原因（表 27-7）。

必须行脊髓 MRI 检查。受影响的区域通常出现肿胀，T1 加权图像上钆造影剂增强，T2 加权图像上显示为高信号。与非病毒性病因的急性脊髓炎相比，整个横断面通常受到影响。与感染后脊髓炎或自身免疫性脊髓炎相比，大多数病毒感染很少同时累及大脑和脊髓。因此，当脊髓炎的病因不明时，大脑或视神经的异常发现可能有助于缩小病毒性的鉴别诊断，或提示另一种病因，如多发性硬化或急性播散性脑脊髓炎。

◎ 治疗

抗病毒治疗需要根据特定的致病病毒进行调整。如果怀疑有 E-B 病毒、VZV、HSV-1 或 HSV-2，则应使用阿昔洛韦（每 8 小时静脉注射 10mg/kg）。如果怀疑有巨细胞病毒，应使用更昔洛韦（每 12 小时静脉注射 5mg/kg）或膦甲酸（90 ~ 120mg/kg · d^{-1}），或两者同时使用。没有证据支持使用糖皮质激素治疗病毒性脊髓炎；然而，当其发病机制尚不清楚且免疫介导的过程在鉴别诊断上被考虑时，它们的应用是有指征的。通常在慢性期出现的痉挛可以通过巴氯芬、苯二氮䓬类药物和替扎尼定得到缓解。

Anderson O. Myelitis. *Curr Opin Neurol* 2000:13;311-316. [PMID:10871257]

Cao N J, Ranganathan C, Kupsky W J, Li J. Recovery and prognosticators of paralysis in West Nile virus infection. *J Neurol Sci* 2005;236:73.

Chen C Y, et al. Acute flaccid paralysis in infants and young children with enterovirus 71 infection: MR imaging findings and clinical correlates. *AJNR Am J Neuroradiol* 2001;22:200.

Fux C A, Pfister S, Nohl F, Zimmerli S. Cytomegalovirus-associated acute transverse myelitis in immunocompetent adults. *Clin Microbiol Infect* 2003;9:1187.

Jeha L E, et al. West Nile virus infection: A new acute paralytic illness. *Neurology* 2003;61:55.

John T J. Spinal cord disease in West Nile virus infection. *N Engl J Med* 2003;348:564-566. [PMID: 12575663]

Kelley T W, Prayson R A, Isada C M. Spinal cord disease in West Nile virus infection. *N Engl J Med* 2003;348:564.

Kincaid O, Lipton H L. Viral myelitis: An update. *Curr Neurol Neurosci Rep* 2006;6:469.

Kraushaar G, Patel R, Stoneham G W. West Nile virus: A case report with flaccid paralysis and cervical spinal cord: MR imaging findings. *AJNR Am J Neuroradiol* 2005;26:26.

Majid A, et al. Epstein-Barr virus myeloradiculitis and encephalomyeloradiculitis. *Brain* 2002;125:159-565. [PMID: 11834601]

Solomon T, Willison H. Infectious causes of acute flaccid paralysis. *Curr Opin Infect Dis* 2003;16:375.

Transverse Myelitis Consortium Working Group. Proposed diagnostic criteria and nosology of acute transverse myelitis. *Neurology* 2002;59:499-505. [PMID: 12236201]

神经根炎和神经节炎

◎ 概述

神经根炎是神经根或脑神经近端的炎症。当神经节受到影响时，如面神经的膝状神经节或背根神经节，可采用更具体的术语——神经节炎。带状疱疹是迄今为止最常见的神经节炎，仅在美国每年就发生约 500 000 例。它是由在背根或脑神经节内的 VZV 重新激活引起的，该病毒在儿童时期初次暴露后潜伏于此。由于年龄增长、免疫抑制疗法或肿瘤疾病导致的病毒特异性 T- 细胞免疫减弱，以及在 1 岁之前暴露于 VZV，会使人有患带状疱疹的风险。带状疱疹在 50 岁以下具有免疫能力的人群中并不常见。由其他感染原因引起的神经根炎或神经节炎并不常见，但有过伴随其他几种病毒感染的记录，包括 HSV-2、E-B 病毒、CMV，以及罕见的西尼罗河病毒。本节的重点是带状疱疹。

◎ 临床表现

A. 症状和体征

带状疱疹的特征是突然起病的尖锐、烧灼、针刺样疼痛，并伴随一个或多个皮节的水疱或大疱性皮疹。疼痛通常发生在出现皮疹 3 ~ 5 天之前。超过 50% 的病例为胸段皮节受累；三叉神经，通常为眼支（眼部带状疱疹）、颈段、腰段和骶段皮节各占约 10%；很少涉及面神经（见后面的讨论）。可能累及多个相邻或非相邻的皮节，尤其是免疫抑制患者。感觉检查可发现感觉减退和痛觉异常（非有害刺激引起的疼痛）。

目前已经发现了 3 种相对罕见的带状疱疹变异型。第一种是伴肢体或膈肌无力的带状疱疹（带状疱疹轻瘫），代表相应的前根受累；第二种是非暴发性带状疱疹（无疹性带状疱疹）；第三种是拉姆齐亨特综合征，发生在面神经膝状神经节受到影响时，表现为周围性面瘫，通常伴有包括外耳、硬腭或舌前部在内的同侧皮疹。

神经根炎的其他病毒性病因通常表现为无力（代表前根受累），可能伴有感觉障碍、皮疹或出疹。腰段和骶神经根是最常见的受累部位，可累及多个相邻或非相邻的根（多神经根炎）。吉兰 – 巴雷综合征可发生在某些急性病毒感染（不是必须在感染期后），包括艾滋病病毒、西尼罗河病毒，以及罕见情况下的狂犬病病毒。

B. 诊断性检查

在大多数患者中，不需要进一步的检查，通过临床表现就可以很容易地诊断出带状疱疹。钆增强的 MRI 可显示病变神经根增强。脑脊液检查可能出现以淋巴细胞为主的轻度细胞增多反应。急性期脑脊液中可扩增出 VZV DNA。水疱液中 VZV 抗原的直接荧光抗体检测可确诊。对于年龄小于 50 岁的不明原因带状疱疹患者，需要对艾滋病病毒或其他免疫抑制原因进行进一步的检查。

神经根炎的非带状疱疹原因需要类似于病毒性脊髓炎的检查。血液和脑脊液应进行病毒特异性 PCR 和抗体检查，通常需要 MRI 检查整个脊髓。

◎ 治疗

在大多数情况下，采用非甾体抗炎药或麻醉药来缓解疼痛是必要的。阿昔洛韦（800mg 口服，每日 5 次）、泛昔洛韦（500mg 口服，每日 3 次）或伐昔洛韦（1000mg 口服，每日 3 次）抗病毒治疗 7 ~ 10 天可能有助于减轻疼痛、缩短疗程，以及预防带状疱疹后神经痛，特别是在出疹后 3 天内给予。泼尼松联合治疗（60mg 口服连续 7 天，随后 14 天逐渐减量）可缩短症状持续时间，但似乎不能降低带状疱疹后神经痛的风险。

眼部带状疱疹被认为是眼科急症。应立即进行抗病毒治疗，并考虑静脉注射阿昔洛韦 10mg/kg，每 8 小时 1 次。一些作者描述了与口服阿昔洛韦、伐昔洛韦和泛昔洛韦相似的效果。应进行裂隙灯检查（最好由眼科医生进行），以评估潜在的视力威胁性角膜炎、巩膜外层炎和虹膜炎。

巨细胞病毒多神经根炎，在任何艾滋病患者中都应被怀疑，是一种神经系统急症，需要立即使用更昔洛韦治疗，5mg/kg 每 12 小时 1 次，或膦甲酸，90 ~ 120mg/kg · d^{-1}，或两者合用（进一步讨论见第 28 章）。

◎ 预后和并发症

在出疹后持续超过 30 天的疼痛被认为是带状疱疹后神经痛。年龄是一个重要的危险因素，60 岁以上的人约 40% 会患上该种疾病。这种疼痛可以是无情的，使人丧失行为能力，而且往往对任何形式的治疗都有耐药。利多卡因贴剂（5%）或涂于皮疹的辣椒素霜，试用卡马西平、阿米替林、苯妥英钠、加巴喷丁、泼尼松或阿片类药物通常是治疗的一线选择。在极端情况下，应考虑神经阻滞、射频消融术、脑深部或脊髓刺激、手术切除或鞘内注射皮质类固醇。

缺血性卒中、脑神经病（尤其是动眼神经）和视网膜坏死很少发生在急性带状疱疹发病期间或发病后不久。在大多数病例中，推测的机制是病毒引起的血管炎。HIV 携带者或 AIDS 患者的风险似乎最大（参见第 28 章关于水痘 – 带状疱疹血管炎的讨论）。

Anders H J, Goebel F D. Cytomegalovirus polyradiculopathy in patients with AIDS. *Clin Infect Dis* 1998;27:345-352. [PMID:9709885]

Eberhardt O, et al. HSV-2 sacral radiculitis (Elsberg syndrome). *Neurology* 2004;63:758-759. [PMID: 15326269]

Gnann J W, Whitley R J. Clinical practice. Herpes zoster. *N Engl J Med* 2002;347:340-346. [PMID: 12151472]

Majid A, et al. Epstein-Barr virus myeloradiculitis and encephalomyeloradiculitis. *Brain* 2002; 125(pt 1):159-165. [PMID:11834601]

Pavan-Langston D. Herpes zoster antivirals and pain management. *Ophthalmology* 2008; 115(2 suppl):S13-S20. [PMID:18243927]

Sweeney C J, Gilden D H. Ramsay Hunt syndrome. *J Neurol Neurosurg Psychiatry* 2001; 71:149-154. [PMID: 11459884]

◎ 慢性病毒感染

（一）亚急性硬化性全脑炎

亚急性硬化性全脑炎（subacute sclerosing panencephalitis, SSPE）是一种致命的中枢神经系统进行性退行性疾病，通常发生在自然麻疹病毒感染 7 ~ 10 年后。其发病机制尚不清楚，但可能与中枢神经系统内麻疹病毒变异株持续感染有关。SSPE 是一种不常见的疾病，估计每 100 000 例麻疹感染中有 4 ~ 11 例。它在很大程度上与低疫苗接种率的地区有关，如中东，那里每 100 000 人中有 360 例麻疹发生在 1 岁以前。在罕见的情况下，SSPE 可发生在儿童早期接种过适当疫苗但推测宿主对疫苗的反应不完全。大多数病例发生在儿童，通常在 8 ~ 11 岁及麻疹感染后至少 6 年之后；一些研究表明，在 2 岁以前感染麻疹的儿童中发病率最高。证据不支持麻疹疫苗接种是 SSPE 的一个病因。

这种疾病的起病包括亚急性发病的认知障碍和行为改变，包括精神异常。肌阵挛和之后不久出现的共济失调，神志状态持续恶化为症状明显的痴呆。大量的其他神经系统症状和体征也可能存在，包括无力、僵硬、痉挛、肌张力障碍、自主神经不稳定和病理反射。可能发生绒毛膜视网膜炎、视盘水肿和视神经萎缩，在罕见的情况下，这些可能是唯一表现出来的症状。在疾病的晚期，肌阵挛消失，患者在痉挛性、无动性缄默状态下变得卧床不起。已确定一种成年发病的形式，主要影响男性，平均发病年龄为20岁，潜伏期长得多。这种综合征可能首先表现为视觉症状，然后是上述典型的病程。

脑脊液可能出现细胞轻度增多反应和蛋白浓度升高。脑脊液IgG水平和IgG合成率常升高，且出现寡克隆条带，都归因于鞘内产生抗麻疹抗体所致。脑脊液麻疹IgG抗体效价大于1∶4，血清抗体效价大于1∶256，或脑脊液/血清效价比小于1∶200，均支持SSPE的诊断。采用PCR技术，数例SSPE患者在脑脊液中检测到了麻疹RNA。

脑电图在疾病过程中不断演变。早期症状期和终末期的特征是全面性慢波。该疾病的中期有一个近乎病理性的慢波复合波特征，这是与肌阵挛发作相一致的高幅多相δ波的周期性暴发（4～6秒）。

脑部MRI在T2加权图像上显示高信号，主要影响皮质下白质。顶枕叶通常在早期受到影响，但最终整个大脑都会受到影响。灰质最终会受到影响，而U型纤维通常被豁免。许多患者在出现症状后3年内死亡；儿童和那些临床进展迅速的成年人的病程下降最快。晚期患者可能持续数年而无变化；很少有长期自发性缓解的报道，现在认为约占所有病例的5%。

每周鞘内α-干扰素联合每日口服异丙肌苷治疗，约1/3的患者取得慢性进展，疾病稳定，或罕见情况，良好恢复。为此，建议所有患者至少开始时采用该联合方案治疗。然而，还没有研究显示最终死亡率可以获益。肌阵挛癫痫可以用丙戊酸钠控制。痉挛可以用替扎尼定、巴氯芬或苯二氮䓬类控制。

Garg R K. Subacute sclerosing panencephalitis. *Postgrad Med J* 2002;78:63-70. [PMID: 11807185]

Gutierrez J, Issacson R S, Koppel BS. Subacute sclerosing panencephalitis: An update. *Dev Med Child Neurol* 2010;52(10):901-907.

Wendorf K A, et al. Subacute sclerosing panencephalitis: The devastating measles complication that might be more common than previously estimated. *Clin Infect Dis* 2017;65(2):226-232.

（二）人类嗜T淋巴细胞病毒相关性脊髓病

人类嗜T淋巴细胞病毒（HTLV）相关性脊髓病曾被称为热带痉挛性截瘫，是一种慢性进展性脊髓病，由HTLV 1型（HTLV-1）或罕见的2型（HTLV-2）持续感染中枢神经引起。HTLV-1感染在散布世界各地的人群中流行，特别是在加勒比盆地（西印度群岛、中南美洲的部分地区及美国东南部）、日本、西非和中非及巴西。这些国家中，在有大量儿童时期暴露的移民地区，也会有该病患者。在某些人群中，血清感染率高达30%，但幸运的是，只有不到5%的人会发展成神经系统并发症。缓慢进展的脱髓鞘脊髓病是最常见的神经后遗症，但也有脑膜炎和多发性肌炎的记载。先前典型的缓慢进展的病程基础上叠加快速恶化应引起对继发性过程的怀疑；与HTLV相关的白血病可在这些患者中同时发生，在极少数情况下伴有神经系统并发症。女性比男性更容易受到影响；症状通常始于第4个十年。该病毒通过性接触、母婴传播（通常通过母乳喂养）、血液制品输注或共用受污染的针头（静脉吸毒者）而感染。这种感染一旦获得就会伴随终生。

发病时症状隐匿，包括腰痛、导致步态异常的下肢无力和僵硬，以及腿部感觉异常。当被特别询问时，大多数患者告知小便习惯的改变和性欲丧失或阳萎。通常直到病程后期才会累及上肢。体格检查可发现典型的脊髓病体征：痉挛；无力；病理反射，包括足底伸肌反射（巴宾斯基征）；痉挛步态。感觉障碍相对较轻，显著感觉障碍平面不常见。更少见的表现包括小脑性共济失调、视神经萎缩、震颤、脑神经或周围神经病、脑膜炎、肌肉萎缩或多肌炎。

诊断是在适当的临床情况下检测脑脊液中 HTLV-1 或 HTLV-2 的 IgG 抗体。脑脊液检查可能显示轻度淋巴细胞增多、蛋白浓度升高、高 IgG 合成率和寡克隆条带。脊柱 MRI 表现为正常或脊髓萎缩。也可在大脑中发现非特异性的白质病变。在检查中，慢性进行性痉挛性瘫痪的其他病因，特别是艾滋病病毒，应予以考虑。

尽管最近有一项 1 ~ 2a 期研究显示莫加穆利珠单抗可减少脊髓病患者 HTLV 感染的细胞数量和炎症标志物的水平，但尚无有效地治疗 HTLV 相关性脊髓病的方法。临床试验正在评估治疗效果。皮质类固醇和干扰素疗法的研究仅限于小规模或开放标签的试验，但总体上没有显示出持续的获益；包括齐多夫定和拉米夫定在内的抗反转录病毒药物也没有显示出疗效。治疗主要是支持性的或基于症状的痉挛可通过巴氯芬、苯二氮䓬类和替扎尼定，辅以物理治疗来减轻。已有采用合成代谢类固醇达那唑取得适度改善步态和膀胱功能的报道。需要特别注意保持足够的肠道和膀胱功能。在大多数情况下，该病进展缓慢，大多数患者在出现症状后 10 年内仍能行走。

Araujo A, Hall WW. Human T-lymphotropic virus type II and neurological disease. *Ann Neurol* lymphotropic virus 1 neurologic 2004;56:10-19. [PMID: 15236397]

Araújo A, Lima M A, Silva MT. Human T-disease. *Curr Treat Options Neurol* 2008;10(3):193-200. [PMID: 18579023]

Gonçalves D U, et al. Epidemiology, treatment, and prevention of human T-cell leukemia virus type 1-associated diseases. *Clin Microbiol Rev* 2010;23(3):577-589. [PMID: 20610824]

Sato T et al. Mogamulizumab in HTLV1-Associated myelopathy. *New England Jouranl Med* 2018; 378:529-538.

（三）进行性多灶性白质脑病

这种亚急性脱髓鞘疾病是由脑部感染 JC 病毒引起的，伴有与胶质细胞溶解有关的特定病理改变。尽管大多数美国成年人都曾接触过 JC 病毒，但在前 HIV 时代，进行性多灶性白质脑病（progressive multifocal leukoencephalopathy，PML）的终生患病率为每 4.4/100 000 人，主要发生在合并影响细胞免疫功能的潜在疾病的患者中。今天，大多数 PML 病例发生在 HIV 和 AIDS 的背景下。也有 PML 发生于血液恶性肿瘤、特发性 CD4 淋巴细胞减少症和自身免疫性疾病导致免疫抑制的患者的报道。一些药物与 PML 风险增加有关，包括治疗多发性硬化症的纳他利珠单抗，在 24 次注射后，1000 例中约 1.56 例发展为 PML。利妥昔单抗也与 PML 有关，但其中许多患者接受淋巴增生性疾病的治疗，使得该病和按照特定的危险因素的治疗区分变得困难。慢性皮质类固醇的使用也与 PML 有关。

不管潜在的免疫紊乱，PML 表现为亚急性发作的认知和局灶性神经功能缺损（临床和诊断性特征的完整描述，见第 28 章）。在临床和神经影像学特征一致的患者中，通过 PCR 显示脑脊液中存在 JC 病毒 DNA，从而确定 PML 的诊断。脑活检仍然是诊断的金标准。在很多情况下，这种疾病通常在几个月内会发展到死亡。没有感染艾滋病病毒的患者的中位生存期只有 3 个月。在有效的抗反转录病毒治疗之前，只有 10% 的 HIV 感染和 PML 患者存活超过 1 年。通过抗反转录病毒治疗，1 年生存率已增加到 50% 或更多。现有的证据表明，在多发性硬化症患者中出现纳他利珠单抗相关的 PML 的，在 PML 诊断 1 年后的生存率是 80% 以上，但大多数幸存者有中度至严重的残疾。

目前还没有针对 PML 的特异性治疗，治疗的主要方法是恢复宿主的适应性免疫反应，这一策略似乎可以延长生存期。这些策略包括对 HIV 感染患者启动或优化有效的抗反转录病毒，对未感染 HIV 的患者（在可能的情况下）停用免疫抑制药物，对纳他利珠单抗相关的 PML 患者停止纳他利珠单抗并开始血浆置换。当有明显神经功能恶化及脑肿胀的临床或影像学证据，对出现炎性 PML- 免疫重建综合征（immune reconstitution syndrome，IRIS）的患者推荐大剂量糖皮质激素治疗。基于早期效果的证据，一些药物已经用于治疗 PML（如阿糖胞苷和西多福韦）或假定的阻断 JC 病毒的机制（如拓朴替康、米氮平、甲氟奎）和免疫重建炎症综合征（如马拉维罗）。然而，在随机试验或前瞻性研究中测试的药物（即阿糖胞苷、西多福韦和甲氟奎），没有一种显示出临床效益。剩下的证据只来自少数 PML 患者。

Berger J R, Levy R M, Flomenhoft D, Dobbs M. Predictive factors for prolonged survival in acquired immunodeficiency syndrome-associated progressive multifocal leukoencephalopathy. *Ann Neurol* 1998;44:341.

Calabrese L. A rational approach to PML for the clinician. *Cleve Clin J Med* 2011;78(suppl 2):S38.

Clifford D B, DeLuca A, Simpson DM, Arendt G, Giovannoni G, Nath A. Natalizumab-associated progressive multifocal leukoencephalopathy in patients with multiple sclerosis:Lessons from 28 cases. *Lancet Neurol* 2010;9(4):438-446.[PMID: 20298967]

Sahraian M A, et al. Progressive multifocal leukoencephalopathy:A review of the neuroimaging features and differential diagnosis. *Eur J Neurol* 2012;19:1060.

Tan C S, Koralnik IJ. Progressive multifocal leukoencephalopathy and other disorders caused by JC virus: clinical features and pathogenesis. *Lancet Neurol* 2010;9(4):425-437. [PMID:20298966]

Vermersch P, et al. Clinical outcomes of natalizumab-associated progressive multifocal leukoencephalopathy. *Neurology* 2011;76:1697.

Wenning W, et al. Treatment of progressive multifocal leukoencephalopathy associated with natalizumab. *N Engl J Med* 2009;361:1075.

新发和复发的嗜神经病毒感染

从最近寨卡病毒和埃博拉病毒的暴发可以看出，新发和复发的嗜神经病毒感染疾病对全球健康构成了重大危胁。新发感染性疾病是指首次在人体宿主中发现的疾病。复发感染性疾病是指历史上曾经感染人类，但在新的地点或以耐药形式继续出现，或在明显得到控制或消除后又重新出现的疾病。

最近，埃博拉病毒在中枢神经系统中持续存在及其潜在通过病毒宿主后续传播的可能成为关注的热点。一个病例报道一名护士在帮助塞拉利昂开展人道主义工作时感染了埃博拉病毒。出院 9 个月后（在最初 28 天的住院疗程之后），该患者经历了迅速起病的严重头部和颈部疼痛、畏光、呕吐，逆转录聚合酶链反应显示脑脊液中埃博拉病毒 RNA 的含量远高于血液。她的临床表现与脑膜脑炎是一致的，这引起了对晚期复发和潜在的病毒在中枢神经系统持续存在的关注。后来的检查并没有在脑脊液中发现埃博拉病毒 RNA，但目前正在进行更大规模的研究。

近期伴有神经系统合并症的公共卫

生事件见于肠道病毒 71（enterovirus 71，EV71）和肠道病毒 D68。由于亚太地区已经发生过许多 EV71 疫情，亚太地区的个人感染该疾病的风险在增加。在一项研究中，西班牙加泰罗尼亚暴发的一次疫情中的同时表现出神经症状和 EV71 检测阳性的 57 名患者，其中 41 人（72%）患有脑干脑炎，7 人（12%）患有无菌性脑膜炎，6 人（11%）患有脑炎，3 人（5%）患有脑脊髓炎。2013 年澳大利亚悉尼的疫情暴发期间，进行了一项儿童前瞻性研究，检查了 61 名感染者。在 57 名幸存者中，23 名（40%）患有脑脊髓炎，20 名（35%）患有脑干脑炎，6 名（11%）患有脑炎，4 名（7%）患有急性弛缓性瘫痪，4 名（7%）患有合并神经源性肺水肿的自主神经功能调节异常。目前没有针对 EV71 或其他肠道病毒的特效治疗，因为抗病毒治疗是无效的。静脉注射免疫球蛋白（IVIG）也许可改善预后和降低表现为严重神经系统症状患者的死亡率，但 IVIG 的使用并没有在随机临床试验中得到证据支持。

寨卡病毒是一种节肢动物传播的正链 RNA 黄病毒，在 2015—2016 年迅速蔓延至太平洋岛屿、中南美洲和加勒比海地区。据泛美卫生组织称，截至 2017 年 8 月 25 日，美洲 48 个国家和地区已证实经媒介传播的寨卡病毒，美洲 5 个国家已有性传播证据的报道。20% 左右的感染者中出现寨卡病毒的临床表现，典型发病时间为感染后 2 ~ 14 天。症状通常较轻，可包括急性起病的发热伴瘙痒性斑丘疹、结膜炎、关节痛、不适或头痛。这种疾病是自限性的，通常持续 2 ~ 7 天。因寨卡病毒住院并不常见，死亡也极其罕见。一旦个体感染了寨卡病毒，他们就有可能免受未来感染。最初的症状可能与其他虫媒病毒感染相似，正确的诊断对正确的管理和治疗至关重要。该病毒与几种严重的神经系统并发症有关，包括先天性寨卡病毒综合征、吉兰 – 巴雷综合征、脊髓炎、眼部表现和脑膜脑炎。当感染发生在妊娠的前 3 个月或第二个 3 个月时，新生儿后遗症的风险最大，但如果感染发生在妊娠的第三个 3 个月时，仍然可能出现并发症。一项系统性综述发现，在确诊感染寨卡病毒的胎儿中，最常见的先天性异常包括脑室扩大（33%）、小头畸形（24%）和颅内钙化（27%）。寨卡病毒感染患者推荐给予支持性治疗。先天性寨卡综合征患儿应给予密切监测和康复治疗。

Billioux B J, et al. Cerebrospinal fluid examination in survivors of Ebola virus disease. *JAMA Neurol* 2017.

Bowen L, et al. Survivors of Ebola virus disease have persistent neurological deficits. *Neurology* 2016;86(16 suppl):S53.

Brasil P, et al. Zika virus infection in pregnant women in Rio de Janeiro. *N Engl J Med* 2016;375(24):2321-2334.

Casas-Alba D, et al. Outbreak of brainstem encephalitis associated with enterovirus-A71 in Catalonia, Spain (2016): A clinical observational study in a children's reference centre in Catalonia. *Clin Microbiol Infect* 2017.

Chen L H, Hamer D H. Zika virus: Rapid spread in the western hemisphere. *Ann Intern Med* 2016;164(9):613-615.

Chang P-C, Chen S-C, Chen K-T. The current status of the disease caused by Enterovirus 71 infections: Epidemiology, pathogenesis, molecular epidemiology, and vaccine development. *Int J Environ Res Public Health* 2016;13(9):890.

Dasgupta S, et al. Patterns in Zika Virus testing and infection, by report of symptoms and pregnancy status-United States, January 3-March 5, 2016. *MMWR* 2016;65(15):395-399.

Lee K Y. Enterovirus 71 infection and neurological complications. *Korean J Pediatr* 2016;59(10):395-401.

Lee T-C, Guo H-R, Su H-JJ, Yang Y-C, Chang H-L, Chen K-T. Diseases caused by enterovirus 71 infection. *Pediatr Infect Dis J* 2009;28(10):904-910.

Morens D M, Fauci A S. Emerging infectious diseases: Threats to human health and global stability. *PLoS Pathog* 2013;9(7):e1003467.

Morse S S, et al. Prediction and prevention of the next pandemic zoonosis. *Lancet* 2012;380(9857):1956-65.

Teoh H-L, et al. Clinical characteristics and functional motor outcomes of enterovirus 71 neurological disease in children. *JAMA Neurol* 2016;73(3):300-307.

World Health Organization. Zika virus [database on the Internet].2017.

Vouga M, Baud D. Imaging of congenital Zika virus infection: The route to identification of prognostic factors. *Prenatal diagnosis* 2016;36(9):799-811.

Zhang Q, et al. Severe enterovirus type 71 nervous system infections in children in the Shanghai region of China: Clinical manifestations and implications for prevention and care. *Pediatr Infect Dis J* 2014;33(5):482-487.

张明智　**译**　张家堂　**校**

HIV 神经病学

Deanna Saylor, MD, MHS
Ned sacktor, MD
Jeffrey Rumbaugh, MD
Jeffrey Sevigny, MD
Lydia B. Estanislao, MD

HIV 是一种反转录病毒，属于慢病毒亚家族成员，所谓慢病毒是因为从初期感染到艾滋病的典型特征和 $CD4^{+}$T 细胞耗竭期期间的潜伏期很长。在该潜伏期，免疫系统失调并发展为一种慢性促炎症状态，表现为高丙球蛋白血症和多种细胞因子分泌增加。许多神经系统并发症，尤其是在艾滋病发病前出现的，可归因于免疫介导。如果病毒没有控制，最终整个免疫系统的组成部分（特别是细胞免疫）都会出现缺陷，从而导致机会性感染和恶性肿瘤的发生。

据估计，至少 1/3 的 HIV/AIDS 患者患有 HIV 相关的神经系统疾病。但是，自 1996 年广泛使用联合抗反转录病毒治疗（combination antiretroviral therapy，CART）和谨慎使用其他预防感染药物（如氟康唑和磺胺甲噁唑 - 甲氧苄啶）以来，这些并发症的流行病学发生了显著变化。总的来说，神经系统相关并发症的发生率已经下降。但随着生存率的提高，许多人的并发症患病率似乎在上升。因此，神经科医生正越来越多地看到 HIV/AIDS 患者患有慢性 HIV 相关疾病或非 HIV 相关神经系统疾病，而不是急性、危及生命的 HIV 相关疾病。

当接诊一名 HIV 感染患者时，神经科医生必须记住以下原则：整个神经系统，从大脑到肌肉，都可能会受到影响；疾病一元论的规则经常被违反，某些临床表现可能不只涉及一种病理过程；并发症的类型往往与感染 HIV 的持续时间和免疫抑制的程度有关（表 28-1）。早期阶段（$CD4^{+} > 500/\mu l$）神经并发症，如原发性感染期间发生的并发症，通常由 HIV 本身或免疫介导过程引起，中期阶段（$CD4^{+}200 \sim 500/\mu l$）并发症往往由免疫介导过程或药物毒性引起；晚期阶段（$CD4^{+} < 200/\mu l$）并发症往往由机会性感染、免疫介导过程或药物毒性引起。获取完整的病史就等于建立了一系列行之有效的鉴别诊断，表 28-2 列出了一些关键的特征。

表 28-1　**按发生阶段分类的 HIV 常见神经系统并发症**

早期（$CD4^{+} > 500$）
HIV 脑膜炎（急性反应综合征）
带状疱疹（水痘 - 带状疱疹病毒）
急性炎性脱髓鞘性多发性神经病（AIDP）
中期（$CD4^{+}200 \sim 500$）[a]
末梢感觉性多发性神经病（DSP）
HIV 相关性痴呆（HIVD）
HIV 相关神经肌肉无力综合征
多发性单神经病
HIV 相关肌病
后期（$CD4^{+} < 200$）
中枢神经系统弓形虫病
隐球菌性脑膜炎
原发性中枢神经系统淋巴瘤（PCNSL）
进行性多灶性白质脑病
HIV 相关脊髓病
水痘 - 带状疱疹病毒性血管炎
巨细胞病毒脑室管膜炎或多发性神经根炎（$CD4^{+} < 100$）

[a] 中期发生的并发症也可发生在晚期

表 28-2　构成 HIV 相关鉴别诊断的重要

HIV 感染持续时间
HIV 相关疾病的病史
$CD4^+$ 细胞计数（当前值和最低值）
HIV RNA 水平
用药情况和依从性
· 当前和过去抗反转录病毒药物的使用情况
· 预防感染药物（磺胺甲噁唑 - 甲氧苄啶、氟康唑、阿昔洛韦）
血清弓形虫 IgG 抗体状态
血清梅毒抗体状态

与 HIV 有关的中枢神经系统疾病

隐球菌性脑膜炎

诊断要点

◎ HIV 感染的一种晚期并发症。

◎ 亚急性起病的头痛、全身不适和发热，随后是脑病和颅内压增高引起的脑神经病变

◎ 脑脊液中检出隐球菌抗原和培养阳性可以确诊

◎ 概述

隐球菌是 HIV 阳性患者脑膜炎最常见的原因。隐球菌性脑膜炎是由新型隐球菌（cryptococcus neoforman）这种真菌引起的，这种有荚膜的酵母广泛存在于土壤和鸟类粪便中。隐球菌进入肺部后，引起无症状的肺炎，并通过血液传播。中枢神经系统（CNS）是最常见的继发感染部位，并且大多数患有全身隐球菌血症的 AIDS 患者如果不治疗将会进展为脑膜炎。隐球菌一旦在 CNS 内定植，慢性进展性脑膜炎就会接踵而至。它是 HIV 感染的晚期并发症，典型地发生在 $CD4^+T$ 淋巴细胞计数小于 100 个 /μl 的患者中。在未接受抗反转录病毒治疗的 HIV^+ 患者中，如在医疗资源有限国家的新诊断病例，球菌性脑膜炎是最常见的 CNS 机会性感染之一，见于 5% ~ 13% 的患者。

◎ 临床表现

A. 症状和体征

非特异性头痛和发热是隐球菌性脑膜炎的主要特征。恶心、呕吐、畏声和畏光（偏头痛症状）在感染早期罕见。临床病程在数周内通常是缓慢而隐袭的，当早期症状未引起注意，出现脑病、复视、视物模糊、假性脑膜炎、恶心和呕吐，通常预示出现颅内压升高。癫痫发作和少数情况下的卒中与隐球菌性脑膜炎有关。在感染早期，神经系统阳性体征很少。脑膜炎的典型体征和症状甚至是缺乏的，因为免疫抑制的患者体内不能对这种病原体产生足够强烈的炎症反应。然而，脑膜和脑实质都可被感染，所以可能会出现局灶性神经功能缺损。随着感染的进展和颅内压的升高，脑病、脑神经病变（尤其展神经麻痹）和视盘水肿也会出现。考虑到早期感染千变万化的特征，晚期 HIV 感染患者出现不典型的或新的头痛类型或其他与 CNS 有关的症状或体征，需要进行一系列隐球菌性脑膜炎的筛查。罕见地，隐球菌脑膜炎表现为暴发性综合征。

B. 实验室检查和影像学检查

大多数情况下，脑脊液检查提供明确诊断的依据。脑脊液隐球菌培养阳性或隐球菌抗原的出现可确诊隐球菌性脑膜炎。墨汁染色可能不具有同等的特异性或敏感度（＜ 50%），但可以在其他测试待定时快速进行。脑脊液常规指数通常显示非特异性异常，包括轻度到中度淋巴细胞增生、蛋白质浓度升高，葡萄糖正常或轻度下降。注意：脑脊液检查结果可以是正常的，也可以仅显示轻微的单核细胞增多或蛋白质轻度升高，特别是晚期 AIDS 患者；明显的指数异常需要针对替代诊断或伴随诊断行进一步检查。脑脊液初压通常很高（＞ 250mm H_2O），所有怀疑患有隐球菌性脑

膜炎的患者都应测量脑脊液压力，以在治疗过程中提供指导。

血清隐球菌抗原检测和真菌培养是隐球菌血症敏感的试验。当患者有腰椎穿刺禁忌证或脑脊液结果正常，包括罕见的脑脊液隐球菌抗原或培养假阴性时，血清抗原或培养阳性支持推测的隐球菌性脑膜炎的诊断。事实上，血清隐球菌抗原在脑膜炎起病的 3 周前即可检测到，是临床脑膜炎和死亡的独立预测因子。但是，血清抗原测试阴性使得隐球菌性脑膜炎的诊断不太可能成立，但并不排除该诊断。

发现局灶性神经系统症状、视盘水肿或脑病的患者需要在腰椎穿刺前行影像学检查。然而，CT 和 MRI 都不能提供足够的证据来诊断隐球菌性脑膜炎。MRI 可显示血管周围间隙（Virchow-Robin space）增大或脑膜强化。有指征进行至少一项影像学检查，最好是增强对比，以排除隐球菌瘤或其他伴随的中枢神经系统病变过程。

◎ 治疗

对于 CD4 细胞计数＜ 100 个 /mm^3 和血清隐球菌抗原阳性的患者，世界卫生组织（WHO）推荐启动预防治疗：口服氟康唑 800mg/d 维持 2 周，继之以 400mg/d 维持 8 周。对于已知中枢神经系统感染的患者，应给予静脉注射两性霉素 B 诱导治疗，0.7 ~ 1.0mg/kg · d^{-1}，同时 25mg/kg 氟胞嘧啶口服每 6 小时 1 次，持续 2 周，或直到脑脊液呈无菌性（以较晚发生者为准），之后口服氟康唑 400mg/d，完成至少 10 周的疗程。在无法获得氟胞嘧啶的情况下，推荐使用两性霉素 B 和氟康唑的诱导治疗，这种疗法与临床结局成正相关。诱导治疗完成后，口服氟康唑 200mg/d 作为巩固治疗继续进行。何时停用氟康唑尚有争议。一些临床医生会无限期地继续使用，而另一些临床医生则考虑在免疫系统恢复到 CD4 细胞计数＞ 200 个 /mm^3 后停止使用。

颅内压升高的管理对降低死亡率至关重要。当颅内压升高（＞ 250mmH_2O）时，只要颅脑影像不提示即将发生脑疝的危险，就需要频繁地进行腰椎穿刺检查。即使脑脊液是非无菌性的，脑室引流或腰椎分流术均可应用于长期或恶性颅内压增高的患者。糖皮质激素没有指征应用于隐球菌性脑膜炎。脑积水可能是隐球菌性脑膜炎的晚期表现，需要行永久性脑脊液分流手术。

◎ 预后

意识水平降低，脑脊液初压大于 250mm H_2O，脑脊液中 T 细胞较少，真菌负荷较高提示不良预后。血清隐球菌抗原滴度不一定与疾病活动相关，不需要反复检测，但脑脊液隐球菌抗原滴度通常会随着治疗的成功而降低。虽然从技术上讲隐球菌性脑膜炎虽然是一种可治愈的感染，但隐球菌可能会被隔离在中枢神经系统，导致脑膜炎复发。

Greene G, et al. Looking for fungi in all the right places: Screening for cryptococcal disease and other AIDS-related mycoses among patients with advanced HIV disease. *Curr Opin HIV AIDS* 2017;12:139-147. [PMID: 28134711] (A review of the strategy to screen and treat patients with advanced HIV disease for asymptomatic cryptococcemia.)

Lofgren S, Abassi M, Rhein Boulware DR. Recent advances in AIDS-related cryptococcal meningitis treatment with an emphasis on resource limited settings. *Expert Rev Anti Infect Ther* 2017;15:331-340. [PMID: 28111998] (A thorough review of the treatment of cryptococcal meningitis in various settings.)

Williamson P R, et al. Cryptococcal meningitis: Epidemiology, immunology, diagnosis and therapy. *Nat Rev Neurol* 2017;13:13-24. [PMID: 27886201] (A comprehensive review of cryptococcal meningitis.)

中枢神经系统弓形虫病

诊断要点

◎ 一种 HIV 感染的晚期并发症
◎ 局灶性神经功能缺损、亚急性脑病和发热
◎ MRI 多发环状强化病灶
◎ 血清弓形虫 IgG 抗体的出现
◎ 乙胺嘧啶联合磺胺嘧啶或克林霉素治疗的临床和影像学改善

◎ 概述

中枢神经系统弓形虫病是艾滋病患者中局灶性占位病变最常见的原因。这是艾滋病的晚期并发症，通常只在 CD4⁺T 淋巴细胞计数低于 200 个 /μl 后发生。大多数病例是由一种潜伏的很小的胞内原生动物——刚地弓形虫感染的复燃导致，是通过摄入未煮熟的肉、污染的水或猫粪便获得的。刚地弓形虫不是一种普遍存在的微生物，因此，中枢神经系统弓形虫病的流行反映了此种微生物的区域流行和毒力，以及宿主的饮食习惯、猫的接触史、免疫状态和遗传易感性。随着联合抗反转录病毒治疗的广泛使用和磺胺甲噁唑 - 甲氧苄啶的使用，中枢神经系统弓形虫病的发病率显著下降。磺胺甲噁唑 - 甲氧苄啶主要用于预防卡氏肺孢子虫肺炎，但也具有抗弓形虫活性的作用。

◎ 临床表现

A. 症状和体征

亚急性起病的头痛、发热、一种或多种局灶性神经功能缺损和神志状态改变是最常见的症状。25% 的患者出现症状性癫痫。极少数患者可表现为眼部疼痛和视力丧失（弓形虫病性视网膜脉络膜炎）、脊髓病症状（脊髓弓形虫病）或弥漫性脑炎。也有病例报道合并基底节区弓形虫脓肿的患者出现单侧舞蹈征或投掷运动，以及其他运动障碍。

B. 实验室检查和影像学检查

结合病史及血清检测和颅脑影像结果可以作出临床拟诊。血清 IgG 抗体滴度提示暴露于刚地弓形虫，因此中枢神经系统弓形虫病的概率提高，但不是每个抗体阳性的个体都患有中枢神经系统弓形虫病。滴度阴性不能排除弓形虫病感染，因为在晚期 AIDS 患者中抗体反应可能减弱，或在新获得的（原发性）弓形虫感染中可能还没有出现可检测到的抗体反应。然而，滴度阳性比滴度阴性的个体发生弓形虫脑病的可能性高出 35 倍不止。IgM 抗体阳性与抗体绝对滴度值对临床意义不大。应该获取当前 CD4⁺T 淋巴细胞计数；＞ 300 个 /μl 提示应考虑备选诊断。

腰椎穿刺通常是禁忌证，而且，脑脊液分析几乎对诊断中枢神经系统弓形虫病没有帮助。轻度到中度的细胞增生、蛋白浓度增高和正常到偏低葡萄糖水平是常见的结果。弓形虫抗体滴度无帮助。通过聚合酶链反应（PCR）对脑脊液弓形虫 DNA 进行检测缺乏敏感性，但当结果阳性时有助于确诊。此外，随着技术提高，这些 PCR 方法正在变得更为敏感，因此它们可能在不久的将来成为更准确的诊断工具。

颅脑 MRI 和 CT 扫描典型的表现为多发环性强化、占位性病变，伴周围血管源性水肿。弓形虫对基底节和大脑半球灰白质交界区有偏好。MRI 因为灵敏度较高，是首选的影像学检测方法。孤立病变很少见，提示原发性中枢神经系统淋巴瘤（primary CNS lymphoma, PCNSL）或出血性病灶。磁共振波谱分析，还有铊颅脑 SPECT 表现为弓形虫脓肿吸收降低，以及 PET 和弓形虫血清检测可以帮助鉴别中枢神经系统弓形虫病和 PCNSL（表 28-3）。

◎ 治疗

一般来说，AIDS 患者脑占位性病变首先考虑弓形虫病。乙胺嘧啶诱导治疗［200mg 负荷量口服，然后每天口服 50mg（＜60kg）或 75mg（＞60kg），并立即开始磺胺嘧啶［1000mg（＜60kg）或 1500mg（＞60kg），每 6 小时口服 1 次］和醛氢叶酸（10 ~ 25mg/d 口服）治疗。对于磺胺类过敏患者可给予克林霉素（每 6 小时口服 600mg），二线用药阿奇霉素（每 12 小时口服 900 ~ 1200mg）或阿托伐醌（每 12 小时口服 1.5mg）可替代磺胺嘧啶。在医疗资源有限的条件下，可选择甲氧苄啶（10mg/kg·d^{-1}）和磺胺甲噁唑（50mg/kg·d^{-1}）疗程维持 4 周。新的研究表明，这套治疗方案可能与医疗资源较好条件下使用的一线药物一样有效。除非临床上出现危及生命的血管源性水肿，否则应避免使用糖皮质激素，因为 PCNSL 和中枢神经系统弓形虫病的症状对它们的使用都有反应，从而使实际诊断存在疑问。

如果临床和影像学检查经治疗 2 周内改善，同时没有使用糖皮质激素，诊断中枢神经系统弓形虫病更有依据。如果在 2 周内没有好转，应强烈倾向诊断 PCNSL。急性期治疗应持续 6 周或直至病灶不再增强，以较晚出现者为准。由于复发的风险很高，应继续维持乙胺嘧啶（50mg/d）和磺胺嘧啶（500 ~ 1000mg，每天口服 4 次）或克林霉素（800mg，每天 3 次）的治疗，直到免疫系统充分恢复至 CD4 细胞计数＞200 个 /mm^3。此后，应考虑磺胺甲噁唑 – 甲氧苄啶预防治疗。

当同时给予糖皮质激素和抗弓形虫感染治疗时，应尽快使患者逐渐减少糖皮质激素用量，完善 PCNSL 相关检查，同时继续进行抗弓形虫感染治疗。如果患者对抗弓形虫的试验性治疗没有反应，应进行活检，以评估是否有其他占位性病变（如肿瘤、细菌性脓肿、结核性肉芽肿、隐球菌性肉芽肿）的可能。

◎ 预后

对大多数患者来说，应期待完全康复。中枢神经系统弓形虫病可能会复发，特别是在严重免疫抑制的情况下。这类患者通常需要活检以确定诊断和耐药性测试。病灶远隔部位异常放电导致的癫痫也是常见的并发症。

表 28-3 中枢神经系统弓形虫病与原发性中枢神经系统淋巴瘤的鉴别

	弓形虫病	PCNSL
部位	基底节区 灰白质交界区	脑室旁
病灶数量	多发	单个＞多个
强化形式	环形强化	不均匀或均匀强化
水肿	中度至显著	不同程度水肿
T2 加权成像（病变与白质比较）	高信号	等信号至低信号
弥散加权成像	通常为低信号	多是高信号（阳性）
磁共振灌注	降低	增加
磁共振波谱分析	乳酸峰显著增高	胆碱峰显著增高
铊相关 SPECT（病变与白质比较）	“冷病灶”：没有铊吸收	“热病灶”：铊吸收增多
其他	弓形虫 IgG 抗体阳性（90% 的患者）	在 CSF 中 E-B 病毒 DNA PCR 扩增阳性（大多数患者）

PCNSL= 原发性中枢神经系统淋巴瘤（primary CNS lymphoma）；SPECT= 单光子发射计算机断层扫描

Basavaraju A. Toxoplasmosis in HIV infection: An overview. *Trop Parasitol* 2016;6:129-135. [PMID: 27722101] (A review of the epidemiology, presentation, diagnosis, and treatment of toxoplasmosis in HIV infection.)

Bowen LN, et al. HIV-associated opportunistic CNS infections: Pathophysiology, diagnosis and treatment. *Nat Rev Neurol* 2016;12:662-674. [PMID: 27786246] (A comprehensive overview of opportunistic infection occurring in HIV, including toxoplasmosis.)

Hernandez A V, et al. A systematic review and meta-analysis of the relative efficacy and safety of treatment regimens for HIV-associated cerebral toxoplasmosis: Is trimethoprim-sulfamethoxazole a real option? *HIV Med* 2017;18:115-124.[PMID: 27353303] (A systematic review of the data behind different toxoplasmosis treatment strategies.)

原发性中枢神经系统淋巴瘤

诊断要点

- ◎ 一种 HIV 感染的晚期并发症
- ◎ 局灶性神经功能缺损和亚急性脑病
- ◎ MRI 显示的增强占位病变
- ◎ 脑脊液 E–B 病毒 DNA 阳性（PCR 扩增）

◎ 概述

原发性中枢神经系统淋巴瘤（PCNSL）是仅次于中枢神经系统弓形虫病的晚期艾滋病患者脑占位病变的常见原因。在大多数情况下，它是一种 EB 病毒（EBV）介导的高级 B 细胞性非霍奇金淋巴瘤。它发生在晚期艾滋病患者中，典型的 $CD4^+T$ 淋巴细胞计数＜ 50 个细胞 /μl。由于广泛使用联合抗反转录病毒治疗（CART），PCNSL 的发病率明显下降，可能发生在不到 5% 的艾滋病患者中。

◎ 临床表现

A. 症状和体征

PCNSL 典型表现为亚急性局灶性神经功能缺损、脑病、头痛和癫痫。与中枢神经系统弓形虫病相比，发热并不常见。淋巴瘤通常局限于中枢神经系统，因此，没有全身系统的临床表现。

B. 实验室检查和影像学检查

如果没有禁忌，应进行腰椎穿刺。脑脊液典型表现为淋巴细胞为主的轻度增生，正常到轻度升高的蛋白质浓度和正常的葡萄糖水平。最有用的测试是对 EBV 的 PCR 扩增检测；脑脊液检测 EBVDNA 阳性，同时出现 SPECT 显示铊摄取量增多的孤立的占位病变（表 28-3），强烈提示 PCNSL 的诊断。然而，EBV DNA 阴性并不能排除诊断，阳性结果也不排除与弓形体病共存状态。如果有足够的细胞存在，细胞学和分子学分析可能会有所帮助。血清学化验对 PCNSL 的诊断无帮助，但弓形虫 IgG、培养物和其他恶性肿瘤标志物的测试可能有助于鉴别。

CT 或 MRI 扫描典型表现为一个孤立的增强性病变，多发性增强病灶较为不常见，通常累及额叶和脑室周围区域（表 28-3）。PCNSL 可通过胼胝体穿过中线。增强往往是不均匀强化，而不是弓形虫病所看到的环形强化。血管源性水肿的出现各不相同。MRI 是首选的检查。T2 加权像的信号强度是可变的，但在弥散加权图像上往往是高信号。灌注加权成像显示病灶区域血容量增加，与弓形虫病所见的低血容量区域形成对比。铊 SPECT 成像显示 PCNSL 摄入增加，磁共振波谱分析也有助于区分淋巴瘤和弓形体病（表 28-3）。然而，这些成像结果都不是 PCNSL 特征性的。

活检提供了一个明确的诊断，应考虑在对抗弓形虫感染治疗没有在短期内取得影像学或临床改善的所有疑似患者中行该检查。

◎ 治疗

PCNSL 引起的脑水肿可以使用固醇类药物治疗。也可采取全脑分区的放射治疗或化学治疗药物如甲氨蝶呤等辅助治疗，但这些决定需要在个案基础上，与肿瘤科医生一起根据具体情况作出（见第 12 章）。与此同时 HIV 的抗病毒治疗同样重要，因此，应在初诊患者中启动 CART，并在患者接受治疗的过程中根据血浆中的 HIVRNA 检测水平进行方案调整。

◎ 预后

化学药物治疗和全脑放射治疗可以延长生存期，但如果没有对 HIV 患者抗病毒治疗，诊断后的生存期仍几个月左右。如果启动 CART 治疗，存活时间可以延长。事实上，患者确诊后抗病毒治疗比甲氨蝶呤或全脑放射治疗后的预后更好。

Rios A. HIV-related hematologic malignancies: A concise review. *Clin Lymphoma Myeloma Leuk* 2014;14(suppl):S96-S103. (An overview of all hematologic malignancies associated with HIV infection, including an overview of PCNSL.)

Yanagisawa K, et al. Epstein-Barr viral load in cerebrospinal fluid as a diagnostic marker of central nervous system involvement of AIDS-related lymphoma. *Intern Med* 2013;52:955-959.[PMID: 23648713] (A retrospective review of the diagnostic utility of CSF EBV viral load in both PCNSL and systemic lymphoma in AIDS patients.)

进行性多灶性白质脑病

诊断要点

- ◎ 一种 HIV 感染的晚期并发症
- ◎ 亚急性起病的局灶性神经功能缺损和痴呆
- ◎ 颅脑 MRI 表现为 T2 加权成像上白质（包括 U 纤维）信号增高
- ◎ 脑脊液中 JC 病毒 DNA 阳性（经 PCR 扩增）。

◎ 概述

进行性多灶性白质脑病（progressive multifocal leukoencephalopathy，PML）是一种影响中枢神经系统的脱髓鞘性的感染性疾病。致病因素是 JC 病毒，一种普遍存在的病毒，在美国约 80% 的成年人因先前暴露已经产生抗体。在免疫受损状态下，病毒在中枢神经系统内或在肾脏、淋巴组织等神经外部位重新激活，随后扩散到中枢神经系统，造成大量少突胶质细胞感染，导致其凋亡和随后的脱髓鞘。

PML 被认为是艾滋病的晚期并发症。尽管也有病例报道 T 细胞计数超过 500 个 /μl 的患者也出现 PML，但多见于 $CD4^+T$ 淋巴细胞计数＜ 100 个细胞 /ul 的患者。只有不到 5% 的艾滋病患者会出现 PML，并且随着抗反转录病毒治疗的改善，这个数字正在下降。

◎ 临床表现

A. 症状和体征

PML 患者以亚急性、进行性局灶性神经功能缺损起病。轻偏瘫、言语障碍、认知障碍、头痛、视野缺损、共济失调和感觉缺失是最常见的初始症状。随着疾病的发展，多发性神经功能缺损是常见症状，癫痫发作并不少见，特别是在疾病后期。脊髓受累罕见，周围神经系统，包括脑神经总是很少累及。小脑颗粒细胞病变导致的小脑综合征和弥漫性脑炎是中枢神经系统 JC 病毒感染疾病中不常见的表现。

B. 实验室检查和影像学检查

PCR扩增检测脑脊液中JC病毒DNA的敏感性为65%～90%，特异性为90%～100%。阴性的PCR结果不能排除诊断（假阴性）。血液中JC病毒抗体检测和JC病毒DNAPCR检测结果通常是阳性的，但不一定与神经系统疾病有关，阴性结果可能不支持PML的诊断。脑脊液检查可以正常，也可以表现出轻微的、非特异性的紊乱。

颅脑MRI成像是首选的影像学检查。可见孤立或多灶性白质病灶，表现为T2加权成像上高信号和T1加权成像低信号。病变通常位于幕上，但也可见于脑干和小脑。病灶区在DWI成像上显示高信号，可误诊为卒中。随着疾病的发展，受累及的病灶有融合成片的趋势，最终U纤维受累。占位效应、强化、灰质受累是罕见的，而局灶性萎缩和脑容量减少常见。CT扫描显示脑白质低密度和萎缩。氟脱氧葡萄糖正电子发射断层扫描（Fluorodeoxyglucose-positron emission tomography，FDG-PET）可能显示低代谢或高代谢病变，先前的研究显示，艾滋病患者的PET扫描中PML和PCNSL病变没有差异。

尽管临床病史、脑脊液中的JC病毒DNA（通过PCR扩增）和特征性MRI异常支持可能的PML诊断，但它们很少出现标志性改变。此外，MRI上的白质异常在HIV患者中很常见。当诊断不能确定时，需要进行脑活检，以MRI上的异常区域为目标，以提供明确的诊断。典型的脑活检发现包括广泛的多灶性和融合性脱髓鞘病变、增大的少突胶质细胞，核肿胀内含嗜酸性病毒包涵体，异常增大的星形胶质细胞，以及用SV40多瘤病毒抗体进行免疫染色呈阳性反应。

◎ 治疗

应该启动CART治疗来重建免疫系统。特殊的疗法是否更有效尚不确定。对于在起病时已经在使用病毒学控制有效的CART治疗的患者，几乎没有选择，但应考虑添加中枢神经系统渗透性高的抗反转录病毒药物。其他药物尚未证明其有效性；对西多福韦、阿糖胞苷和甲氟喹在艾滋病患者中的临床试验均告失败。然而，尽管有过米氮平、白细胞介素-7和白细胞介素-2治疗成功的体外研究和病例报道，但并未见到相关药物的随机对照研究。

◎ 预后

使用CART治疗显著提高了生存率，甚至有完全缓解的病例报道。神经功能缺损的逆转并不常见。CART初治的患者，没有严重的神经功能缺损，$CD4^+$细胞计数＞100个/μl，神经影像学有病灶增强的患者，提示预后更好。

Berger J R, et al. PML diagnostic criteria: Consensus statement from the AAN neuroinfectious disease section. *Neurology* 2013;80:1430-1438. [PMID: 23568998] (A review of the most common presentations of PML and the diagnostic criteria for PML.)

Bowen L N, et al. HIV-associated CNS opportunistic infections:Pathophysiology, diagnosis and treatment. *Nat Rev Neurol* 12;662-674. [PMID: 27786246] (A comprehensive review of opportunistic infections involving the CNS, including PML.)

Loignon M, Toma E. Treatment options for progressive multifocal leukoencephalopathy in HIV-infected persons: Current status and future directions. *Expert Rev Anti Infect Ther* 2016;14: 177-191. [PMID: 26655489] (A review of current and future treatment approaches for PML in HIV-infected patients.)

HIV 相关神经认知功能障碍

诊断要点

◎ 一种 HIV 感染的中晚期并发症

◎ 亚急性到慢性起病的认知功能障碍，运动迟缓（精神运动性迟缓）和行为改变，无局灶性神经功能缺损

◎ 颅脑 MRI 表现为 T2 加权成像上皮质下白质信号增强，并有中枢萎缩改变

◎ 概述

在病毒血症感染的初期数周内，HIV 毒主要是通过单核细胞从外周的转运侵入中枢神经系统。单核细胞、巨噬细胞和小胶质细胞是导致中枢神经系统感染的主要细胞类型，但是 HIV 也可少量感染星形胶质细胞。HIV 不会感染神经元。随后出现慢性脑炎，其病理学特征为血管周单核细胞浸润、小胶质细胞结节、多核巨细胞增多、白质脱髓鞘、星形胶质细胞增生和神经元退变和消失。显著的痴呆症只有在持续数年的免疫抑制后才会形成，因此被认为是 HIV 感染的晚期表现。即使没有明显的免疫抑制，也可能发生轻度的神经认知障碍。神经系统的大部分损伤不是直接由 HIV 本身造成的，而是由具有神经毒性的 HIV 蛋白质引起的，感染细胞出现免疫介导的炎症介质增多，对神经元及其支持细胞造成毒性环境。

HIV 相关神经认知障碍（HIV-associated neurocognitive disorder, HAND） 由 3 种严重程度不同的临床综合征组成，分别为无症状神经认知障碍（asymptomatic neurocognitive impairment, ANI）、轻度神经认知障碍（mild neurocognitive disorder, MND）和 HIV 相关痴呆（HIV-associated dementia, HIVD）。自 1996 年引入 CART 治疗以来，HIVD（以前称为艾滋病 – 痴呆复合征）的发病率急剧下降，反映出 HIV 感染者的免疫状态有所改善。然而，在那些晚期感染 HIV 的人中，包括那些有耐药性和依从性差的人，其患病率可能高达 5% ~ 10%。无论如何，轻度认知障碍（ANI 和 MND）的患病率可能高达 35% ~ 40%。年龄大于 50 岁的老年 HIV+ 个体发生 HIVD 的可能性是年龄小于 50 岁的年轻 HIV+ 个体的 2 倍。全球 40 岁以下的痴呆患者，HIVD 是最常见的病因，严重影响患者的正常工作，因此对社会经济造成沉重的负担。

◎ 临床表现

A. 症状和体征

HIVD 以导致日常生活能力退化的认知障碍、运动障碍和行为改变三联征为特点。精神运动迟缓是这种综合征最好的表述。早期认知障碍涉及执行功能，包括注意力不集中、信息处理受损和心理应激能力差。记忆功能相对保留直到痴呆症后期；与阿尔茨海默病不同，记忆受损反映了回忆困难而非识记困难。语言和视觉空间系统相对保留。运动迟缓是一种常见的早期症状。体格检查时，瞬目运动和轮替动作是缓慢的，而（通常有齿轮样）肌张力增高。舞蹈症、手足徐动症和肌张力障碍罕见。局灶性功能缺损提示有另一种或合并其他的诊断。应该牢记，HIV 相关脊髓病可能伴随着 HIVD，在这种情况下，会出现与脊髓相关的症状。行为症状与抑郁症相似：社交退缩、冷漠、易激惹和情绪迟钝。

在评估 HIV 阳性个体的认知障碍时，还需要考虑导致认知障碍的重叠情况。这些疾病包括与年龄相关的脑血管疾病、酒精或非法药物使用的影响、病毒性混合感染（如丙型肝炎感染）或伴随的精神疾病（如严重抑郁症或失眠）。

B. 实验室检查和影像学检查

HIVD 是一种临床诊断。辅助测试可以支持诊断并排除其他诊断。无症状神经系统症状 HIV 患者的脑脊液特征通常表

现为轻度的细胞增生、轻度的蛋白质浓度升高和正常的葡萄糖水平。血清及脑脊液的几项免疫活性指标、HIVRNA水平在抗反转录病毒初治的HIV阳性的HIVD患者表现为阳性，但对经过CART治疗的HIV阳性患者，它们对明确诊断或预测进一步神经损伤方面的作用仍然是可疑的。经CART治疗的大多数HIV阳性个体脑脊液中HIV、RNA是检测不到的。在研究中，脑脊液神经纤维蛋白是检测中枢神经系统的轴索损伤的指标，与HIVD有很好的相关性，但与轻度认知障碍的相关性较小。需要排除痴呆症的其他原因，标准检查应包括表28-4中列出的项目。神经心理学测试可以展示一种与其他痴呆不同的HIVD的损害模式，并有助于量化缺陷的严重程度。

MRI典型的表现为皮质下白质区T2加权高信号和脑萎缩。萎缩部位可能优先累及基底节区，尤其是尾状核。头部的CT扫描表现为片状白质疏松和皮质萎缩，这些表现是非特异性的。MRI在评估HIV+个体中的主要作用是排除中枢神经系统局灶性病变，如中枢神经系统机会性感染、恶性肿瘤或卒中。

◎ 治疗

治疗的目的是降低血浆和脑脊液中的HIVRNA水平至检测不到，并重建免疫系统。对于未接受任何抗反转录病毒治疗的患者，应启动CART治疗。对于经CART治疗后血浆HIV RNA水平已经检测不到，但脑脊液中可检测到的患者，一种方法是使用能够穿透血脑屏障（中枢神经系统渗透剂的抗反转录病毒药物治疗方案，即齐多夫定、司他夫定、依美他滨、阿巴卡韦、依法韦伦、尼韦拉平、德拉维定、茚地那韦、洛匹那韦、夫沙那韦、麦拉维克、雷特格韦）。然而，这一方法仍存在争议。关于CART疗法中枢神经系统渗透剂对HIV+患者的神经认知功能是有益还是有害的研究一直存在争议。例如，在体外实验中，一种常用的抗反转录病毒（依法韦伦）的代谢物可能引起神经元损伤，最近的临床观察提示它对神经认知有负面影响。建立维持药物依从性的规范诊疗对于有效的病毒学抑制和HIVD的治疗至关重要。

表28-4 合并亚急性或慢性认知功能障碍的HIV患者初步诊断性检查

	诊断性检查
血清	甲状腺功能检查
	肝功能和血氨检查
	隐球菌抗原
	PCR检测CMV DNA
	RPR / FTA-ABS
	代谢情况
	毒物检测
	维生素 B_{12} 检测
	$CD4^{+}T$ 淋巴细胞计数
	HIV RNA水平
脑脊液	细胞计数和分类
	蛋白质含量
	葡萄糖含量
	VDRL（考虑FTA-ABS）
	隐球菌抗原
	PCR检测EBV DNA
	PCR检测CMV DNA
	PCR检测VZV DNA
	PCR检测HSV DNA
	PCR检测JC病毒DNA
	细菌、真菌和抗酸杆菌培养
	± HIV RNA水平
小便	毒物学检测
影像学	颅脑MRI平扫和轧剂增强

CMV=巨细胞病毒；EBV=E-B病毒；FTA-ABS=荧光密螺旋体抗体，吸收（测试）；HSV=单纯疱疹病毒；RPR=快速血浆反应素；VDRL=性病研究实验室（检测梅毒）；VZV=水痘－带状疱疹病毒

在一些启动CART治疗的患者中，特别是当他们的 $CD4^{+}$ 淋巴细胞计数很低时，$CD8^{+}T$ 淋巴细胞可能进入大脑，导致炎症反应。如果当一个HIV+患者启动初始CART治疗方案，尽管病毒学抑制，但出现了新的认知损害症状，则应考虑中枢神

经系统免疫重建炎症综合征（CNS immune reconstitution inflammatory syndrome，CNS-IRIS），因为已有罕见病例报道显示抗病毒治疗过程中出现新的认知问题。中枢神经系统免疫重建炎症综合征既可以是对 HIV 本身的反应，也可以是对中枢神经系统机会性感染的反应。

对于出现抑郁症状的患者，应考虑使用选择性 5- 羟色胺再摄取抑制剂。此外，最近对帕罗西汀治疗 HAND 的一项试验表明，控制了抑郁状态的同时，神经认知也有所改善，提示该药物可能是一种应用可以更广的治疗方法。然而，需要更大的研究来证实这种效应。针对已知的对中枢神经系统造成直接损伤的免疫和炎症产物的治疗还有待开发，但目前有几种假定的治疗方法正处于不同的研究阶段。

HIV 根治疗法（“休克和杀死”疗法）目前正在治疗 HIV 感染的研究中进行评估。根除 HIV 的一个核心前提是激活潜在病毒库，以成为消灭 HIV 的目标。在开展根除治疗的同时，作为潜在的病毒库，中枢神经系统不应被忽视。

◎ 预后

几项研究表明，在接受 CART 治疗后患者得到持续数年的临床改善，这可能反映了 HIV 的病毒学控制和免疫系统的改善。在没有 CART 治疗情况下，痴呆症会在数月内发展到死亡。

Bhatia N S, Chow F C. Neurologic complications in treated HIV-1 infection. *Curr Neurol Neurosci Rep* 2016;16:62. [PMID:27170369] (A review of neurologic complications of HIV in the CART era, including a review of HAND in CART-treated patients.)

Ellero J, Lubomski M, Brew B. Interventions for neurocognitive dysfunction. *Curr HIV/AIDS Rep* 2017;14:8-16. [PMID:28110422] (A review of recent advances in the treatment of HAND and current barriers to the treatment of HAND and cure of HIV.)

Saylor D, et al. HIV-associated neurocognitive disorderpathogenesis and prospects for treatment. *Nat Rev Neurol* 2016;12:234-248. [PMID: 26922546] (A comprehensive review of the current epidemiology, diagnosis, and treatment potential for HAND.)

HIV 相关脊髓病

诊断要点

◎ 一种 HIV 感染的晚期并发症

◎ 起病隐袭的排尿和勃起功能障碍、痉挛性截瘫和共济失调步态

◎ 概述

HIV 相关脊髓病，也称为空泡样脊髓病（*vacuolar myelopathy*），是一种 HIV 晚期并发症，当 $CD4^+$ 细胞计数＜200 个 /μl 时出现。在广泛使用 CART 治疗之前，10% 的艾滋病患者进展为这种疾病；现在这种情况已不常见。在临床和组织病理学上，HIV 脊髓病与维生素 B_{12} 缺乏症相关的脊髓病相似，若干研究提示，维生素 B_{12}- 依赖性转甲基途径的异常是背后的病因。

◎ 临床表现

A. 症状和体征

HIV 相关脊髓病是一种起病隐袭、通常不对称的慢性疾病，其特征是排尿和勃起功能障碍、痉挛性截瘫和脊髓后索受累引起的共济失调步态。腿部和足部皮肤可能出现轻度短暂的感觉异常。因为脊髓的胸段最先受到影响，而手臂直到疾病晚期才受累。

检查表现为痉挛性截瘫，足趾的振动

觉和本体感觉减退，反映脊髓后索功能障碍。疼痛和温度感觉相对保留。其他体征包括踝反射、膝腱反射活跃，病理征阳性，痉挛步态和龙欠格征阳性。随着疾病的发展，类似的体征和症状也会累及手臂。当与 HIV 相关的周围神经病变同时发生时，各种感觉都可能受损，反射和肌张力可能会减弱或消失。

B. 实验室检查和影像学检查

HIV 相关脊髓病是一种基于脊髓（特别是后索）体征和症状的隐匿病程，以及排除其他原因脊髓疾病的临床诊断（表 28-5）。血清试验虽然不能帮助确诊，但可以排除脊髓病的其他病因。脑脊液检查可出现轻度的细胞增生和蛋白质浓度升高。脊髓 MRI 表现为脊髓萎缩，脊髓后索 T2 加权像上信号增强。体感诱发电位可能有助于病变轻微的病例，出现胫神经中枢传导时间延长。对于症状急性发作，存在感觉障碍平面，脑脊液白细胞＞ 30 个 /ml 或蛋白质浓度＞ 100mg/dl，或背痛的患者有必要进行替代诊断的探索。

表 28-5　非急性脊髓病的鉴别诊断

HIV 介导
人类嗜 T 淋巴细胞病毒，1 型或 2 型
水痘 – 带状疱疹病毒
单纯疱疹病毒，1 型或 2 型
神经梅毒
脊髓或硬膜外脓肿（化脓性，结核分枝杆菌，弓形虫）
髓内或髓外肿瘤
脊柱结构性病变（如椎管狭窄、颈椎病、椎间盘突出、脊髓转移瘤）
维生素 B_{12} 缺乏
自身免疫性疾病（多发性硬化、系统性红斑狼疮）
血管性（梗死、动静脉畸形）

◎ 治疗

对症治疗是主要的治疗方法（表 28-6）。有报道显示，用 CART 进行病毒学控制后，症状有所改善。维生素 B_{12}、蛋氨酸、糖皮质激素和静脉注射丙种球蛋白对改善症状或延缓进展无效。

表 28-6　HIV 相关脊髓病的对症治疗

症状	治疗
肢体无力和痉挛；步态或行走困难	物理治疗（强化训练、运动范围训练、步态训练等） 肌松药： 巴氯芬，滴定至 20mg 每日 3 次 或 盐酸替扎尼定，滴定至 8mg 每日 3 次，不超过 36mg/d
排尿障碍	尿频：奥昔布宁，5mg 每日 2 ~ 3 次 尿失禁：丙咪嗪，睡前 25 ~ 75mg
勃起功能障碍	西地那非（咨询泌尿科医生，没有禁忌证后使用）

HIV 脑膜炎

诊断要点

◎ HIV 感染患者无菌性脑膜炎的一个常见原因

◎ 通常发生在血清转化时

◎ 自限性疾病

这种自限性单相病程的无菌性脑膜炎发生在原发性 HIV 传播期间，作为急性转化综合征的一部分，少数见于停止抗反转录病毒治疗后（反转录病毒反弹综合征）。HIV 脑膜炎的发病率尚不清楚，但推测是一种相对常见但往往未被诊断的疾病，原因是被掩盖或归因于症状类似于流感的急性转化综合征。HIV 被认为可直接导致脑膜炎。罕见情况下，脑病可伴发脑膜炎。相关的脑神经受损也很少见。

脑脊液检查与无菌性脑膜炎一致，淋巴细胞增生至 20 ~ 300 个。HIV DNA 可以在脑脊液中扩增，尽管这一现象并不排除其他并发疾病的原因。MRI 可表现为脑膜增强。血清 HIV 抗体检测通常仍为阴性，但血清 HIV 病毒量应可以检出。

针对此类脑膜炎无推荐的特异性治疗。当出现脑炎时，应开始使用阿昔洛韦（每天静脉注射 3 次，每次 10mg/kg），直到排除单纯疱疹病毒性脑炎，并考虑立即使用中枢神经系统渗透性抗反转录病毒药物治疗。

水痘－带状疱疹病毒性血管炎

诊断要点

◎ 孤立于中枢神经系统的小血管炎
◎ 发热、头痛、脑病和局灶性神经功能缺损，通常发生在带状疱疹出现几周内
◎ 脑脊液检查出现水痘－带状疱疹病毒（varicella-zoster virus，VZV）DNA（PCR 扩增）阳性，VZV IgM 抗体阳性，或脑脊液和血清 VZV IgG 抗体滴度升高可明确诊断

虽然典型的皮肤成簇的带状疱疹是早期和晚期 HIV 感染的常见并发症，但中枢神经系统很少受到影响。可以进展为小血管炎或脊髓炎（见下文讨论），通常发生在 HIV 感染的晚期，或在皮肤带状疱疹出现后的数周至数月内。VZV 血管炎的症状包括发热、头痛、脑病、脑神经受损（特别是动眼神经麻痹）、局灶性卒中样神经功能缺损和癫痫。这些症状可能发展迅速，波动，或缓慢进展，造成一种令人困惑的临床表现。

脑脊液通常表现为轻度到中度淋巴细胞或单核细胞增生、蛋白质浓度升高和正常到低葡萄糖水平。应同时检测脑脊液中 VZV DNA（通过 PCR）和抗体（IgM 和 IgG）。脑脊液中 VZV DNA 或 IgM 抗体的出现或脑脊液与血清 IgG 抗体增高可明确诊断。MRI 的典型表现为在 T2 和弥散加权图像上显示多个高信号区域，提示急性或亚急性梗死。其中一些区域可能会出血。经颅多普勒和磁共振血管成像可分别显示血流速度不对称增快和局灶性血管狭窄，尤其是远端动脉。对于血清学和 PCR 检测阴性的疑似病例，应考虑行脑部和脑膜活检或常规血管造影。

所有疑似 VZV 血管炎患者应立即给予阿昔洛韦（10mg/kg，每天 3 次静脉注射）维持至少 14 天。阿昔洛韦可产生耐药性，因此，在以前接受过阿昔洛韦的患者中应考虑使用膦甲酸（每 12 小时 90mg/kg）。优化的 CART 治疗也应紧随其后。

Gutierrez J, Ortiz G. HIV/AIDS patients with HIV vasculopathy and VZV vasculitis: A case series. *Clin Neuroradiol* 2011;21:145-151. [PMID: 21773670] (A case series of HIV infected patients presenting with stroke and the clinical and demographic factors associated with HIV vasculitis vs VZV vasculitis as the etiology of their strokes.)

巨细胞病毒性脑炎

诊断要点

◎ 一种 HIV 感染的晚期并发症
◎ 亚急性、渐进性认知和行为改变
◎ 巨细胞病毒（cytomegalovirus，CMV）多发性神经根炎和其他局灶性神经功能缺损
◎ 脑脊液检查出现轻度到中度细胞增生，蛋白质升高，血糖正常到降低
◎ CMV DNA 的 PCR 扩增对中枢神经系统疾病是特异和敏感的

这是一种具有毁灭性的感染，发生在 CD4 细胞计数＜ 50 个 /mm^3 艾滋病极晚期，但目前几乎未见 CART 治疗的 HIV 阳性个体感染。有记录的脑炎有两种形式：一种是脑室脑炎，更常见于 HIV 病毒感染者；另一种是小结节性脑炎。

脑室脑炎典型的表现为亚急性的认知和行为改变，在数周内发展到死亡。CMV 多发性神经根炎和其他皮质、小脑或脑干临床表现常伴随这种神经系统综合征。系统性表现包括视网膜炎、结肠炎和肺炎经

常出现，总是使临床表现复杂化。

脑脊液指标随感染严重程度而出现不同程度的异常。典型的特征是轻度到中度的单核细胞增多、蛋白质浓度升高和葡萄糖水平降低。然而，当存在多发性神经根炎时，可见明显的多核细胞增多和低糖水平。用聚合酶链反应（PCR）扩增法对脑脊液进行CMV DNA检测是敏感和特异的。应获取血清 CMV 的 PCR 扩增来支持系统性感染的存在。室管膜和脑室周围强化的典型 MRI 表现在约 2/3 的脑室脑炎患者中。

在所有疑似病例中，应开始使用更昔洛韦（每 12 小时静脉注射 5mg/kg）和膦甲酸（每 12 小时注射 90mg/kg）联合用药 3 ~ 6 周。然后应提供缬更昔洛韦（900mg/d 口服）和膦甲酸的终身维持治疗。必须咨询传染病专家，以优化抗反转录病毒治疗和指导进一步的检查，其中必须包括眼科检查，以评估 CMV 视网膜炎。大多数病例预后差。

Bowen L N, et al. HIV-associated CNS opportunistic infections Pathophysiology, diagnosis and treatment. *Nat Rev Neurol* 2016;12:662-674. [PMID: 27786246] (A comprehensive review of opportunistic infections involving the CNS, including CMV.)

Silva C A, et al. Neurologic cytomegalovirus complications in patients with AIDS: Retrospective review of 13 cases and review of the literature. *Rev Inst Med Trop Sao Paulo* 2010;52:305-310.[PMID: 21225213] (A case series of the demographic and clinical characteristic of CMV-associated neurologic disease among HIV+ patients in a hospital in Brazil.)

周围神经系统并发症

阅读本节时，请参阅表 28-7。

巨细胞病毒多发性神经根病变

诊断要点

◎ 一种 HIV 感染的晚期并发症

◎ 急性至亚急性起病的背痛、感觉障碍、下肢无力和膀胱或肠道功能障碍

◎ 脑脊液中的 CMV DNA（通过 PCR 扩增）阳性可诊断

◎ 概述

巨细胞病毒（CMV）是艾滋病患者多发性神经根病变最常见的感染性病因，但由于广泛使用 CART 治疗，目前该病例已很少见。它几乎完全作为晚期并发症发生，通常当 $CD4^+$ 细胞计数＜ 50 个 /μl 时出现。多神经根病变的一种正在增长的更常见的原因是结构性脊柱或椎间盘病变，较少见的原因包括疱疹类病毒（VZV，EBV 和单纯疱疹病毒 1 型和 2 型）、梅毒和淋巴瘤。

◎ 临床表现

A. 症状和体征

急性到亚急性起病的神经根性背痛、感觉异常、排尿障碍和下肢无力是常见的症状。症状往往是不对称单侧起病，继而迅速蔓延到对侧腰骶部神经根。在检查中发现下运动神经元症状：软瘫、反射消失、所有感觉丧失（通常为腓侧鞍区分布），以及肠、膀胱功能障碍。当合并继发性脊髓神经根病（myeloradiculopathy）时出现相应的脊髓病变特征。

B. 实验室检查和影像学检查

明显的脑脊液多核细胞增生及低糖水平，中度升高的蛋白浓度支持诊断。脑脊液中出现 CMV DNA（经 PCR 扩增）明确诊断。该试验的敏感性和特异性均＞ 90%，因此，对脑脊液甚至血浆中的 CMV DNA（CMV 感染是一种全身性的疾病）PCR 试验阴性强烈反对该诊断。肌电图显示运动

表 28-7 HIV 感染相关的周围神经系统并发症

受损部位	并发症	临床表现	诊断相关检查	治疗
神经根	CMV 多发性神经根病变	急性起病，下肢软瘫，感觉障碍（“鞍区”），排尿障碍，以及反射消失	CSF：多核细胞增生及 CMV PCR 阳性 EMG/NCV：多发性神经根病变	针对 CMV 多发性神经根病变抗 CMV 治疗；针对其他病因选择合适的治疗
	带状疱疹（VZV）[a]	发病急骤的与一个或多个皮节相关的疼痛，随之出现对应节段的疱疹	对疱液进行直接荧光抗体试验来检测 VZV 抗原 采用直接荧光抗体试验检测皮肤水疱中的带状疱疹病毒抗原	抗 VZV 治疗
神经	远端对称性多神经病	亚急性至隐匿性起病的长筒袜样分布的痛性感觉异常，晚期呈手套样分布；远端反射减弱	EMG/NCV：异常的感觉神经波幅，远端轴索损伤	镇痛药（主要治疗和辅助治疗），停用或减量神经毒性药物，病毒学控制
	多发性单神经病	急性或亚急性起病的足下垂或垂腕，面部无力，局灶性疼痛	EMG/NCV：多灶性轴索神经病	免疫调节治疗；迟发性多发性单神经病可考虑抗 CMV 治疗
	急性炎症性脱髓鞘性多发性神经病（AIDP）	急性或亚急性起病的无力及感觉异常，通常下肢先受累，反射消失	CSF：淋巴细胞增生（10 ~ 50 个/μl），蛋白升高 EMG/NCV：脱髓鞘性神经病	免疫调节治疗(IVIG，血浆置换)；CD4[+] < 200 个/ml 的患者考虑抗 CMV 治疗
神经和肌肉	HIV 相关神经肌肉无力	亚急性起病的全身无力及不适（恶心，呕吐，疲劳）	血清：高乳酸血症和酸中毒 EMG/NCV：轴索损伤>脱髓鞘的神经病；肌病 神经肌肉活检：线粒体异常或线粒体 DNA 减少	停用神经毒性的抗病毒药物；支持治疗
肌肉	HIV 相关肌病	急性或亚急性起病的局灶性或弥漫性肌无力	血清：CK 增高 EMG：肌源性损害，异常自发电位 肌肉活检：伴有炎性浸润的肌纤维萎缩	停用神经毒性抗病毒药物，免疫调节治疗，抗生素
运动神经元	HIV 相关运动神经元疾病	类似肌萎缩侧索硬化的进行性局灶性无力和延髓麻痹	EMG：急性失神经电位	尽早使用 CART 治疗并考虑中枢神经系统通透性高的药物

CART= 联合抗反转录病毒治疗；CK= 肌酸激酶；EMG= 肌电图；NCV= 神经传导速度；

[a] 有关带状疱疹的更多讨论，请参阅第 27 章

单位数量减少，无力肌肉的自发电位异常。神经传导速度只是轻微异常。可见腰段神经根节段严重和广泛的近端轴索病变。腰骶部脊髓钆增强 MRI 可出现神经根强化，提示一种活跃的炎症过程，但不是特异性表现。

在排除 CMV 的患者中，应包括对急性多神经根病变的其他病因如单纯疱疹（1 型和 2 型）、EBV、VZV、淋巴瘤、梅毒和结构性脊柱疾病的相关检查。

◎ 治疗

所有疑似 CMV 多发性神经根病变的患者应开始用更昔洛韦（每 12 小时静脉注射 5mg/kg）或膦甲酸（每 12 小时注射 90mg/kg）进行 3 ~ 6 周的抗病毒治疗，随后用缬更昔洛韦和膦甲酸进行终身维持治疗。有指征咨询传染病专家，以提供其他疗法（如单药疗法与双药抗 CMV 疗法选择及使用 CART）、治疗持续时间，以及评估 CMV 造成的其他系统性损伤。

◎ 预后

及时诊断和治疗是避免不可逆神经根坏死和永久性残疾的关键。即使及时治疗，CMV 多发性神经根病变的致残率也很高。未经治疗的 CMV 多发性神经根病变具有很高的死亡率。

Bowen L N, et al. HIV-associated CNS opportunistic infections Pathophysiology, diagnosis and treatment. *Nat Rev Neurol* 2016;12:662-674. [PMID: 27786246] (A comprehensive review of opportunistic infections involving the CNS, including CMV.)

远端对称性多神经病

诊断要点

- ◎ 以一种 HIV 感染的中期及晚期并发症出现
- ◎ 由 HIV 介导的炎症过程和 CART 治疗引起，尤其是核苷反转录酶抑制剂
- ◎ 急性至隐匿性起病的呈手套袜套样分布的感觉异常（通常是痛性）

◎ 概述

周围神经病变是 HIV 人群中神经系统致残的主要原因，影响超过 30% 的艾滋病患者。在年龄较大的 HIV+ 患者中更常见。远端对称性多发性神经病（distal symmetric Polyneuropathy, DSP）是最常见的类型（见第 19 章）。由 HIV 介导的炎症途径（如细胞因子上调或病毒蛋白诱导的）或抗反转录病毒治疗毒性引起。在目前批准的抗反转录病毒药物中，双脱氧核苷类似物双腺苷（ddI）、扎西他滨（ddC）和司他夫定（d4T）可能通过损害线粒体功能而导致大多数 DSP，导致目前这些抗反转录病毒药物的使用显著减少。临床和实验室检查不能使临床医生区分这两种病因。然而，抗反转录病毒相关的 DSP 往往是急性或亚急性发作，与启动或增加药物相关，并可能发生在 HIV 感染的任何阶段。相反，HIV 介导的 DSP 倾向于一种更隐匿的过程，并且主要发生在 $CD4^+$ 淋巴细胞低于 200 个 /μl 的患者中。然而，DSP 和 $CD4^+$ 细胞计数之间的相关性在 CART 治疗时代似乎正在减弱；最近的几项研究表明，较高的 $CD4^+$ 计数与 DSP 之间也有关联。

◎ 临床表现

A. 症状和体征

HIV 介导的和抗反转录病毒相关的 DSP 都具有难以区分的临床症状，即对称性疼痛（灼痛或痉挛）感觉异常和袜套样针刺和温度觉减退，在晚期出现手套样分布。关节位置觉通常保留；可能存在痛觉异常和痛觉过敏；与膝反射相比，踝关节反射缺失或降低。足部内在肌群无力可能出现于病程晚期。

B. 实验室检查和诊断性检查

实验室检查通常不具有特征性，但筛查其他常见的神经病病因，如维生素 B_{12} 缺乏、丙型肝炎和糖尿病，是谨慎的做法。通常不需要进行脑脊液检验，非典型临床表现除外（见第 19 章）。

神经电生理检查可能出现 F 波轻度延长，波幅降低，腓肠神经反应缺失——神

经轴索损害的非特异性改变——或可能是与见于小纤维神经病一样的正常结果。肌电图可显示多发的慢性失神经支配电位，远端肌肉的神经重新支配或正常。总的来说，电生理学检查在 20% 符合 DSP 临床标准的患者中是正常的；更进一步的，这些检查不能区分 HIV 介导的和抗反转录病毒相关的 DSP。除了疾病特征不典型的患者外，几乎没有必要进行神经活检，但是皮肤活检检查小的神经纤维可以确诊小纤维神经病。在大多数临床情境中，特别是在医疗资源有限的情况下，基于症状和体征的临床诊断就足够了，只有在不典型病例中才使用相应的特异性检查。

◎ 治疗

控制疼痛是大多数 DSP 患者的主要治疗目标，WHO 癌症疼痛管理指南可能适用于这一目标。除了使用温和的镇痛药外，加巴喷丁（滴定至 300 ~ 1200mg 每天 3 次口服）、普瑞巴林（每天 3 次口服 50 ~ 100mg）、拉莫三嗪（每天 2 次口服 200mg）、阿米替林（25 ~ 150mg/d 口服）或度洛西汀（每天 20 ~ 60mg/d 口服），可以适当缓解疼痛。利多卡因贴片或凝胶，外用辣椒素，或针灸也可能是有效的。

HIV 介导的 DSP 通常在持续的病毒学控制下得到改善。在抗反转录病毒相关的 DSP 患者中，减少或避免使用有害性药物及在不牺牲病毒学控制的情况下使用神经毒性较少的药物可能足以缓解症状。在替代性抗反转录病毒药物不能在不影响 HIV 控制的情况下使用时，用曲马朵（一种阿片类 μ- 部分激动剂）或麻醉药物进行症状性镇痛治疗，同时继续毒性的抗反转录病毒治疗可能是合理的。

Benevides M L, et al. Prevalence of peripheral neuropathy and associated factors in HIV-infected patients. *J Neurol Sci* 2017;375:316-320. [PMID: 28320159] (A hospital-based study of prevalence and risk factors for DSP in hospitalized HIVents in Brazil.)

Bhatia N S, Chow F C. Neurologic complications in treated HIV-1 infection. *Curr Neurol Neurosci Rep* 2016;16:62. [PMID:27170369] (A review of DSP in the current CART era.)

Cherry C L, Wadley A L, Kamerman P R. Diagnosing and treating HIV-associated sensory neuropathy: A global perspective. *Pain Manag* 2016;6:191-199. [PMID: 26988147] (A comprehensive review of the diagnosis and management of HIV-associated DSP.)

多发性单神经病

诊断要点

- ◎ 伴有相应的运动和感觉障碍的多发性神经病的症候群
- ◎ 可发生在 HIV 感染的任何阶段
- ◎ 原因通常是感染性的或免疫介导的

多发性单神经病是 HIV 感染的神经病中一种相对罕见的形式。它表现为不对称分布的多发运动和感觉缺失。腓总神经（足下垂）、股外侧皮神经（感觉异常性疼痛）、面神经（面部无力）和膈神经（膈肌麻痹）的受累都有报道。多发性单神经病可能发生在早期 HIV 疾病中，病因与免疫介导机制相关；也可发生在晚期 HIV 疾病中，感染性疾病，如 CMV 可能发挥作用。其他已报道的原因或辅助因素包括乙型肝炎和丙型肝炎、淋巴瘤浸润神经、冷球蛋白血症和血管炎（更多讨论见第 19 章）。

应考虑进行针对乙型肝炎和丙型肝炎、巨细胞病毒、冷球蛋白血症、糖尿病和淋巴瘤的检查，特别是不典型或晚期艾滋病患者。电生理学检查可以证实临床诊断，但不能提供病因。神经电生理典型表现为轴索损伤，包括复合肌肉动作电位减少和感觉神经动作电位波幅降低，传导速度减慢，以及肌电图出现的受累神经的去神经支配电位。对于有进行性或多相症状的患者，应进行神经活检以明确诊断，以排除血管炎、CMV 或淋巴瘤。

治疗是根据潜在的病因而定的。糖皮质激素、血浆置换或静脉注射免疫球蛋白对病因不明的严重症状患者或血管炎性多发性单神经病患者可能是有益的，可以考虑行抗 CMV 经验性治疗（参见之前的巨细胞病毒多发性神经根病）。

Kaku M, Simpson DM. HIV neuropathy. *Curr Opin HIV AIDS* 2014;9:521-526. [PMID: 25275705] (A comprehensive review of peripheral neuropathies associated with HIV, including mononeuritis multiplex.)

急性炎性脱髓鞘性多发性神经病

诊断要点

◎ 通常在血清转化后不久发生（早期并发症）

◎ 快速进展的上行性肢体无力

◎ 脑脊液检查出现细胞增生和蛋白质升高

急性炎症性脱髓鞘性多发性神经病（acute inflammatory demyelinating Polyneuropathy, AIDP，是一种不常见的疾病，通常见于血清转化后不久，当 CD4⁺ 细胞计数＞500 个 /ul 时，表现为快速进展的上行性肢体无力、轻微感觉症状和全身性反射消失。这种疾病推测由免疫介导所致，尽管尚未鉴定出责任性抗体。

脑脊液检查表现为轻度到中度的脑脊液淋巴细胞增生，与 HIV 血清阴性的 AIDP 患者中发现的脑脊液无细胞增生不同。事实上，在进行性弛缓性麻痹的患者脑脊液中淋巴细胞超过 5 个 /mm^3，应引起对 HIV 感染的怀疑。根据腰椎穿刺的时间，蛋白质浓度可能轻微到中度升高，但葡萄糖水平正常。

电生理学检查提示运动和感觉神经传导速度降低，传导阻滞，远端潜伏期延长，复合肌肉动作电位减少和感觉神经动作电位波幅降低，与肌无力程度成比例的运动单位募集电位减少。

HIV 血清阳性患者的 AIDP 治疗与血清阴性患者相同。为了密切观察病情变化，住院是必要的，因为可能很快就会出现需要通气支持的必要。起病后应立即予以静脉注射免疫球蛋白（IVIG, 0.4mg/kg · d^{-1}），持续 5 天）或血浆置换。一些临床医生主张先进行血浆置换，然后进行静脉注射免疫球蛋白。

$CD4^+$ 细胞计数＜200 个 /μl 的患者有必要接受更昔洛韦（每 12 小时静脉注射 5mg/kg）或膦甲酸（每 12 小时注射 90mg/kg）的经验性抗 CMV 治疗，直至 CMV 多发性神经根病被排除。

Kaku M, Simpson DM. HIV neuropathy. *Curr Opin HIV AIDS* 2014;9:521-526. [PMID: 25275705] (A comprehensive review of peripheral neuropathies associated with HIV, including AIDP.)

HIV 相关神经肌肉无力综合征

诊断要点

◎ 在核苷抗反转录病毒治疗中出现类似 AIDP 的急性起病上行性的肢体无力

◎ 血清乳酸升高

这种综合征表现为类似 AIDP 的快速进行性肢体无力，不同点在于存在高乳酸血症或乳酸性酸中毒。大多数病例与核苷抗反转录病毒的使用有关，线粒体受损可能是该疾病潜在的病理生理学的基础。

神经肌肉受损特征包括在数天到数周内出现的上行性无力。感觉障碍的表现多样。在某些情况下，肌肉无力的迅速进展可能导致呼吸衰竭和死亡。相关的全身症状包括恶心、呕吐、疲劳、体重减轻、腹胀、肝大和脂肪萎缩。

出现血浆乳酸水平升高和乳酸酸中毒血症。脑脊液检查正常，但必须进行相应检查以排除急性上行性无力的其他潜在原因，包括 CMV 多发性神经根病变和 AIDP。电生理学检查典型表现为轴索损害的迹象，但也可见脱髓鞘神经病变和肌病的证据。肌肉活检可能发现线粒体异常。

目前的治疗包括在密切监测下的支持性治疗、乳酸酸中毒的医学管理及停用核苷抗反转录病毒药物。疾病的预后是可变的。禁止再次使用核苷抗反转录病毒治疗。

Lyons J, Venna N, Cho TA. Atypical nervous system manifestations of HIV. *Semin Neurol* 2011;31:254-265. [PMID: 1964844](A review of uncommon neurologic manifestations of HIV infection, including HIV-associated neuromuscular weakness syndrome.)

HIV 相关肌病

诊断要点

- ◎ 一种不常见的并发症，可发生在 HIV 感染的任何阶段
- ◎ 通常会引起弥漫性或局灶性肌无力和肌痛
- ◎ 病因通常是感染性或免疫介导
- ◎ 血清肌酸激酶通常升高

HIV 相关肌病可能发生在 HIV 感染的任何阶段，并由多种原因引起，包括齐多夫定（AZT）治疗、炎症性肌病（多发性肌炎）、血管炎和感染（金黄色葡萄球菌、分枝杆菌、CMV 和弓形虫）。表现因潜在原因而异，但缓慢进行的弥漫性近端无力呈现的大多是免疫、毒性或代谢相关病因的临床特征，而亚急性局灶性无力则大多数是感染相关病因的特征。25% ~ 50% 的患者出现肌痛。

神经系统体格检查显示局灶性或对称性肌无力，通常影响近端肌肉。肌肉牵张反射是正常的，除非有并发的脊髓或神经病变。肌肉可能是松弛或萎缩状态（多见于慢性病患者）。

血清肌酸激酶水平有不同程度的升高。肌电图对肌病的诊断具有敏感性和特异性，显示出波幅降低、短时限的异常运动单位动作电位，以及一种以早期完全病理干扰相为特征的异常募集电位。在疑似感染导致肌病的患者中，MRI 通过显示受累部位脓肿或炎症病灶对诊断可能是有帮助的。在大多数情况下，肌肉活检在诊断中是必不可少的。

治疗需要根据根本原因进行。皮质类固醇或 IVIG 治疗对免疫介导和炎症性肌病可能提供获益。如果无法确定其他病因，则应停止使用 AZT。第 23 章已讨论 HIV 相关肌病。

Robinson-Papp J, Simpson DM. Neuromuscular diseases associated with HIV-1 infection. *Muscle Nerve* 2009;40:1043-1053. [PMID: 19771954] (A comprehensive review of neuromuscular seen in HIV+ patients, including HIV-associated myopathy.)

HIV 相关运动神经元疾病

诊断要点

- ◎ 一种不常见的并发症，可发生在 HIV 感染的任何阶段
- ◎ 通常表现为局灶性无力和延髓麻痹症状
- ◎ 体格检查出现上、下运动神经元联合受损的体征
- ◎ 常经 CART 治疗而改善

HIV 相关运动神经元疾病是一种罕见的 HIV 并发症，在 HIV 感染的任何时间点

都可能发生。其临床表现与肌萎缩侧索硬化（amyotrophic lateral sclerosis，ALS）难以区分，均表现为局灶性和进行性无力、痉挛和延髓麻痹，如吞咽困难和构音困难。最后，膈肌无力会导致呼吸衰竭。神经系统体格检查显示上运动神经元联合受损的体征，包括腱反射亢进、肌张力增高和巴宾斯基征阳性，以及下运动神经元的体征，如萎缩和肌束颤。痉挛性构音障碍和假性延髓麻痹是常见的。肠和膀胱功能通常得以保留。然而，这种情况往往发生在年轻的 HIV 感染人群，并且症状可能通过 CART 治疗达到部分或完全缓解。神经电生理检查可以确诊，提示多个节段的急性失神经支配电位。

一些证据表明，这种综合征可能是由于人类内源性逆转录病毒 K（human endogenous retrovirus K，HERV-K）的激活。HERV-K 是一种普遍存在的内源性反转录病毒，整合在个体基因组的多个位置。表达 HERV-K 包膜蛋白的转基因小鼠已被证实会出现 ALS 样综合征，并且 HIVTat 蛋白已被证明能够激活 HERV-K 转录。在一个小样本的进展为 HIV 相关运动神经元病的 HIV 感染患者的队列研究中，3/5 的患者在发病时 HERV-K 基因表达水平升高，随着 CART 治疗的启动而缓解。这些患者同时出现临床的改善。

考虑到这种综合征的潜在可逆性，所有出现与 ALS 一致的运动神经元综合征的 HIV+ 患者应尽快开始 CART 治疗。对于已经行 CART 治疗的患者，可以考虑采用中枢神经系统透过率高的药物治疗，但这种方法尚未在临床试验中进行评估。

Bowen L N, et al. HIV-associated motor neuron disease: HERV-K activation and response to antiretroviral therapy. *Neurology* 2016;87:1756-1762. [PMID: 27664983] (A case series of five patients presenting with HIV-associated motor neuron disease and exploration of its potential relationship to HERV-K activation.)

免疫重建炎症综合征

诊断要点

- ◎ 在抗反转录病毒治疗开始后的数周内发生
- ◎ 病因可能是以前未确诊或以前治疗过的机会性感染，或可能是对 HIV 自身的反应
- ◎ 随免疫重建炎症综合征的触发因素临床表现多样
- ◎ 严重恶化的患者应考虑使用皮质类固醇

免疫重建炎症综合征（immune reconstitution inflammatory syndrome，IRIS）是一种在免疫恢复期间出现临床表现恶化的影响中枢神经系统的疾病，通常发生在抗反转录病毒治疗开始后的数周内，并且 CD4 T 细胞计数较低或血浆病毒负荷下降较快的个体中更容易发生。IRIS 可发生在对先前未确诊或未治疗的中枢神经系统机会性感染的反应，或对先前治疗的机会性感染的持久抗原的反应。在少数病例中，没有发现感染病因，炎症反应被认为是由 HIV 本身触发的。尽管 IRIS 可以对任何感染作出反应，但最常见的是与隐球菌性脑膜炎或进行性多灶性白质脑病（PML）有关。临床表现因潜在的触发因素而异，通常包括局灶性神经功能缺损，在最严重的病例中出现意识水平下降。

IRIS 的治疗重点在于正确诊断和治疗潜在的感染性触发因素。此外，应继续进行抗逆转录病毒治疗，避免出现抗反转录病毒治疗的耐药性。对于有明显临床恶化的患者，如意识障碍或即将发生脑疝，应启动大剂量皮质类固醇（甲泼尼龙 1g/d 静

脉点滴），并在 4 ~ 6 周内逐渐减量。在病情恶化程度较轻的患者中，可以采用泼尼松 60mg/d 开始治疗，随后逐渐减量。然而，为了控制潜在的感染，特别是 PML-IRIS 患者，免疫反应往往是必要的，因此不是所有的患者都应该使用糖皮质激素。在轻度恶化或仅有 IRIS 影像证据的患者中，没有指征使用类固醇。

Johnson T P, Nath A. New insights into immune reconstitution inflammatory syndrome of the central nervous system. *Curr Opin HIV AIDS* 2014;9:572-578.

黄文皎 **译** 孟 强 张明智 **校**

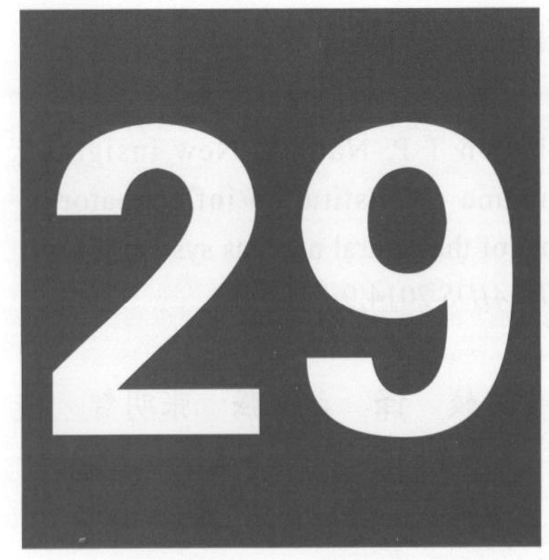

29 朊蛋白病

Lawrence S. Honig, MD, PhD

朊蛋白病是一组少见的神经退行性疾病，以快速进展性痴呆为特征。少数几种其他疾病与该临床综合征类似（表 29-1）。朊蛋白疾病是由一种称为朊蛋白（prion Protein, PrP）的异常结构细胞蛋白在大脑中堆积而引起的。朊蛋白病在神经退行性疾病中不常见，除了具有散发性和遗传性的形式外，少数病例也可能通过医源性感染传播，或在变异型克 – 雅病（Creutzfeldt-Jakob disease, CJD）情况下，可以经口传播。

PrP 由 20 号染色体上的朊蛋白基因（*PRNP*）编码，是一种功能不清楚的细胞表面糖蛋白。它可以在全身不同类型的细胞中表达，但主要在大脑中表达。神经元中发现存在正常细胞的 PrP（称为 PrP^{c}），可能参与铜转运和突触信号传递，在疾病状态下，PrP 翻译后发生异常变化，产生一种称为 PrP^{sc}（瘙痒病诱发因子）或 PrP^{res}（抗蛋白酶）的致病结构，其与正常 PrP 在氨基酸序列上没有差异但物理特征不同：病理形态包括更大的 β- 折叠结构，使蛋白质相对不溶，抗蛋白酶，易形成蛋白质沉积。是什么促发了从 PrP^{c} 到 PrP^{res} 的构象转变尚不清楚；然而，一旦出现，PrP^{res} 可通过招募和转换非病理的 PrP^{c} 到 PrP^{res} 的形式自我增殖传播。在 1% 的 CJD 中描述了朊蛋白病的另外一种分子形式，这种异常结构朊蛋白对蛋白酶消化具有异常敏感性而不同于普通对蛋白酶抵抗的朊蛋白。

除了 CJD 之外，朊蛋白病还可导致一些人类临床已公认的疾病；这些疾病包括变异型克 – 雅病（variant Creutzfeldt-Jakob Disease, vCJD）、格斯特曼（Gerstmann-Sträussler-Scheinker）综合征、致死性家族性失眠症和库鲁病。朊蛋白病可能具有散发性、遗传性或传播性发病机制。

克 – 雅病

诊断要点

◎ 快速进展性痴呆、肌阵挛和步态异常临床三联征，常伴局灶性神经功能缺损

◎ CSF 呈无细胞增多，但总蛋白、14-3-3 蛋白和 tau 蛋白可能升高，实时振动诱导转化（RT-QulC）试验可能阳性

◎ MRI 在弥散加权（DWI）和 T2 液体衰减反转恢复（FLAIR）成像显示特征性异常

◎ 脑活检可提供明确的诊断

◎ 概述

最常见的朊蛋白病，CJD，可以细分为散发型（sCJD）、家族型或遗传型（gCJD）、医源型（iCJD）和变异型（vCJD）。

sCJD 可能是翻译后蛋白结构变化的

表 29-1　快速进展性痴呆伴异常运动的鉴别诊断

朊蛋白病
路易体痴呆
电压门控钾离子通道相关脑炎
其他边缘叶脑炎和副肿瘤综合征
类固醇反应性脑病（桥本脑病）
疱疹病毒及其他病毒性脑炎（HIV，狂犬病等）
中毒性脑病（如高氨血症，锂中毒）
线粒体病
亚急性硬化性全脑炎
癌性脑膜炎
血管内淋巴瘤

结果，尽管不能排除身体内自发 *PRNP* 基因突变。sCJD 占所有 CJD 病例的 85% ~ 90%，全球年发病率为 1 ~ 2/1 000 000 人。大多数患此病的患者年龄为 50 ~ 80 岁。没有明确的病因或环境危险因素，也没有性别差异。已知的主要遗传危险因素是 *PRNP* 基因 129 号密码纯合子，同时有证据表明多态性 219 号密码子具有保护作用。

gCJD，遗传性或家族性朊蛋白病，是一种显性遗传性疾病。它是由 20 多个公认的点突变（最常见的是 E200K）或在 *PRNP* 基因中的插入突变引起的。gCJD 占 CJD 病例的 10% ~ 15%。在某些病例中，没有家族史，可能是基因突变。遗传性朊蛋白病的表型通常与 sCJD 相似。然而，发病年龄常较早（如 30 ~ 50 岁），并且在某些情况下病程更长（如 1 ~ 10 年）。

iCJD 是人传人的结果。已报道了多种含有神经系统组织移植的病例，包括角膜移植、硬脑膜移植、受污染的脑内电极或神经外科设备的重复使用，以及人垂体生长激素的使用。目前还没通过输血传播 CJD 的病例，但有 4 例变异性 CJD 病例中发现了这种传播。

◎ 临床表现

A. 症状和体征

快速进展性痴呆、局灶性神经功能缺损和肌阵挛是 sCJD 的典型临床表现。最早的症状可能是意识模糊和体质变差（失眠、厌食或疲劳）或精神症状（抑郁、焦虑、情绪不稳定）。继之不久，出现认知障碍（记忆、注意力、失语症、知觉障碍）、局灶性神经功能缺损（偏盲、局灶性无力、共济失调）和精神异常（幻觉和妄想）。肌阵挛，尤其是由惊吓引起的，在疾病的中晚期 80% 以上的患者会出现。神经系统可在数月内恶化为运动障碍性缄默症，然后死亡。

其他形式的 CJD 包括海登海因（Heidenhain）变异型 CJD，其最初症状主要是视觉相关知觉障碍（视幻觉或错觉和皮质盲），因为枕叶皮质显著受累。有些形式的 CJD 可能表现为小脑明显受累（布劳尔内 – 奥本海默变异），类似于格斯特曼综合征，或表现为丘脑受累（散发性家族性失眠），类似于致死性家族性失眠。

B. 诊断性检查

可能的诊断基于临床病史和体格检查，影像学和实验室检查可提供支持。

1. CSF 分析　CSF 细胞计数和葡萄糖水平通常正常，而蛋白质水平可能轻微升高。脑脊液 14-3-3、神经元特异性烯醇化酶、S100 蛋白和 tau 蛋白升高，脑脊液中的神经元蛋白可在各种原因引起的急性神经元损伤后显著升高，但结合相应的临床表现，可支持 CJD 的诊断，这些标志物中最有用的是 tau 蛋白，通常显著升高。然而，它们的存在并不排除其他诊断，其检测阴性也不排除 CJD 的诊断。近年来，随着高灵敏度和特异性试验的发展，实时振动诱导转化（RT-QuIC）试验提高了 CSF 试验的诊断准确度（从刷鼻液的检测也可能是阳性的）。然而，所有这些测试都缺乏敏感性，在一些缓慢发展型 CJD 病例中，如变异型 CJD 和一些遗传型 CJD 患者中敏感性更低。

2. 脑电图　在疾病过程中的某个时刻发现典型异常。在 sCJD 患者中，非特异性慢波背景见于疾病早期；慢波背景节律下出现周期性、同步性、双相或三相尖慢复合波叠加见于中晚期 70% 的患者；慢波背景节律见于疾病终末期。相应的临床表现结合周期性的尖慢复合波的存在有力地支持了 sCJD 的诊断。周期性的尖慢复合波在 iCJD 和 gCJD 中不常见。

3. 神经影像　MRI 是支持 sCJD 诊断最敏感的无创检查。DWI 序列的高信号通常发生在疾病早期。异常信号在皮质带、基底节（尾状核、苍白球和壳核）尤其明显，丘脑较少见。大脑相同区域出现 T2 加权和 FLAIR 像上高信号，可能发生在较 DWI 异常晚的疾病时期。

4. 脑活检　脑活检可以确诊。神经病理学检查通常显示典型的海绵状改变，这是一种弥漫性神经毡空泡化，以及显著的星形胶质细胞增生和神经元丢失。少数病例可见到朊蛋白组成的淀粉样斑块沉积。脑组织的生化检测对 CJD 高度敏感且具有特异性，可以对这种疾病进行“分型”。美国凯斯西储大学国家朊蛋白病病理监测中心可对脑组织进行免疫印迹分析，检测是否存在异常的 PrP。根据 PrP 的糖基化，已鉴定出四种不同的条带模式：1 型和 2 型见于 sCJD，3 型见于 iCJD，4 型见于 vCJD（见下文）。

5. 基因检测　可以从血液白细胞或组织中的 DNA 进行 DNA 分析，以检测 PRNP 基因的多态性或突变。对于具有明确家族史的患者，出现症状且存在已知致病性突变即可确诊。

变异型克 – 雅病

这种类型的 CJD 最早于 1996 年在英国被发现，当时发现了 10 例伴有感觉异常和精神症状的年轻起病的 CJD 患者。人们认识到 vCJD 与在奶牛中传播的一种牛海绵状脑病（bovine spongiform encephalopathy, BSE）即“疯牛病”之间的关系，这引起了许多恐慌，因为这是第一类通过食用动物向人类传播海绵状脑病的病例。在过去的 20 年里，全世界报道了约 230 例病例，然而，在过去的 6 年中只有 2 例。绝大多数病例来自英国，尽管在美国的一些奶牛中报道了 BSE，这些奶牛几乎都是从加拿大进口的，还没有报道 vCJD 病例来源于美国生产的牛的暴露。

◎ 临床表现

A. 症状和体征

该综合征与 sCJD 不同（表 29-2）。受影响的人往往更年轻（一般＜ 40 岁）。精神症状（抑郁、焦虑、精神病）在疾病早期表现突出，85% 的患者可出现精神症状。疼痛性感觉异常在疾病早期很常见，可能是丘脑受累所致。几个月内，可能会出现更广泛的神经系统症状，包括认知障碍、小脑性共济失调和异常运动（舞蹈症、肌阵挛和肌张力障碍）。神经和精神症状均呈不间断进展。尽管少数患者的发病至死亡时间可长达数年，但多数自发病后平均 14 个月死亡。

B. 诊断性检查

CSF 指标通常正常，一些病例蛋白质升高。在大多数病例，CSF14-3-3 蛋白不升高，RT-QuIC 检测通常为阴性。MRI 是最有用的无创性检查，DWI 和 T2 加权成像上 90% 的患者中显示了背丘脑（丘脑枕征）的信号增高。脑电图可显示非特异性异常，如慢波背景，但不存在周期性的与 sCJD 相关的尖波复合波。由于疾病影响了淋巴网状系统，扁桃体活检显示抗蛋白酶 PrP 可提供诊断信息。脑活检可以作出明确的诊断，具有特征性的组织病理学变化和在免疫印迹分析中存在典型的抗蛋白酶朊蛋白（4 型）。脑尸检可显示大脑皮质和小脑中有红色淀粉样斑块，海绵状改变，包括基底节和丘脑，神经元丢失和神经胶质增生。虽然基因检测发现患者蛋氨

表 29-2 散发型 CJD 与新型变异型 CJD 的鉴别要点

	散发型 CJD（sCJD）	变异型 CJD（vCJD）
发病平均年龄	66 岁；50 岁以下少见	29 岁；50 岁以上少见
发病至死亡时间	平均 4 个月	平均 14 个月
临床症状	痴呆，早期出现神经症状	皮肤感觉异常，精神异常，晚期出现神经症状
危险因素	纯合型 PRNP 基因 129 号密码子	蛋氨酸纯合型 PRNP 基因 129 号密码子；BSE 感染的食品暴露
MRI 表现	DWI 序列：皮质区及深部核团（基底节区，丘脑少见）或两个部位高信号 FLAIR 序列信号异常少见：皮层区或深部核团	DWI 序列：背侧丘脑高信号异常（丘脑枕部或“曲棍球征”） FLAIR 序列：背侧丘脑高信号异常（丘脑枕部或“曲棍球征”）
脑脊液 14-3-3 蛋白升高	平均 60% ~ 100% 敏感性	平均 50% 敏感性
脑脊液 RT-QuIC 试验异常	平均 80% ~ 100% 敏感性	< 10% 敏感性
扁桃体活检	PrP^{res} 免疫染色阴性	PrP^{res} 免疫染色阳性
脑电图表现	周期性尖慢复合波	无特异性改变

BSE = 牛海绵状脑病；PrP^{RES} = 蛋白酶抗性朊蛋白；RT-QuIC = 实时振动诱导转换

酸 129 号密码子均为纯合子，但在受影响的患者中未发现 *PRNP* 基因突变。

格斯特曼综合征

诊断要点

- ◎ 多为家族性（常染色体显性）
- ◎ 共济失调和痉挛是早期的显著特征
- ◎ 痴呆是典型的晚期特征
- ◎ CSF 正常，无异常标志物
- ◎ MRI 通常正常
- ◎ 神经病理学检查可支持诊断
- ◎ 朊蛋白基因突变的 DNA 测序可以确诊

格斯特曼（GSS）综合征是一种以共济失调和痉挛为特征的朊蛋白病。大多数病例是家族性的，常染色体显性遗传，与 *PRNP* 基因 102、105、117 或 198 密码子突变有关。GSS 综合征很少见，每年 1 亿人中约有 5 例发生。

携带 GSS 突变的个体通常在 40 ~ 70 岁时出现症状。根据突变基因不同，症状也存在差异。在最常见的形式（密码子 102 突变）中，小脑性共济失调和步态异常（共济失调、痉挛、僵硬）是核心症状。痴呆症发生在疾病晚期，肌阵挛不常见。在其他基因突变病例中，痴呆（尤其是密码子 117 突变）、痉挛（密码子 105 突变）和帕金森综合征（密码子 117 和 198 突变）是鉴别特征。通常情况下，疾病的进展超过 5 ~ 10 年，最终死亡。

GSS 综合征的诊断基于家族史和临床病史。CSF 化验无明显变化，并且 RT-QuIC 通常为阴性。脑电图和 MRI 可能仅显示非特异性异常，后者有时显示脑萎缩，特别是小脑。神经病理学改变与 CJD 相似，许多淀粉样斑块沉积，特别是在小脑区域。一些病例中可见神经纤维缠结。蛋白免疫印迹分析可见抗蛋白酶 PrP。若 DNA 测序显示与该病相关的一个 *PRNP* 基因突变，可能确诊。

致死性家族性失眠

诊断要点

- ◎ 绝大多数是家族性（常染色体显性）
- ◎ 显著的睡眠障碍和自主神经功能障碍
- ◎ 在有遗传史病例中 DNA 基因型提供了明确的诊断

致死性家族性失眠（fatal familial

insomnia, FFI）是一种非常罕见的疾病，是一种家族性朊蛋白病，通过常染色体显性基因突变传递，该突变发生在同一染色体的 PRNP178 号密码子和蛋氨酸 129 号密码子。还报道了一些散发病例（现在称为 sFI）。在家族性和散发性两种类型中，患者通常出现在 40 ~ 60 岁，伴有进行性睡眠障碍和自主神经功能障碍。几个月后，共济失调和痴呆症接踵而至。睡眠障碍的特征是昼夜睡眠活动节律失常，表现为失眠、在清醒时出现梦幻样意识模糊状态和发生做梦状态。自主神经障碍可表现为血压和心律失常、多汗症、高热和大量流泪。

在大多数情况下，临床病史和家族史会给出可能的诊断。脑脊液化验无明显异常，14-3-3 蛋白和 RT-QuIC 分析通常为阴性。内分泌失调相关症状已被报道。

脑电图显示异常的睡眠结构，包括睡眠的慢波和快动眼睡眠阶段及整个睡眠时间的丧失。这一类 CJD 患者中没有周期性的尖慢复合波。MRI 没有明显的异常。大脑皮质活检可能会漏诊，因为病变似乎相对局限组于丘脑，尤其是丘脑前结节和背内侧核。受累的组织提示抗蛋白酶 PrP、神经元丢失、神经胶质增生和轻微的海绵状改变。通过对 *PRNP* 基因的 DNA 测序，可以对 FFI 进行确诊。

库鲁病

库鲁病是人类首次发现的可传染的神经退行性疾病。直到 1968 年，这一疾病仅在新几内亚区域内流行，通过准备与食用尸体组织的宗教仪式过程中，在人与人之间传播，经过几年到几十年的潜伏期，症状在 9 ~ 24 个月内发展。早期有明显的共济失调，晚期引有痴呆。病理结果包括海绵状改变、神经元丢失、星型胶质细胞增生和抗蛋白酶 PrP 阳性（尤其是小脑）。

朊蛋白病的治疗

奎纳克林和多西环素在动物和体外研究中可以防止朊蛋白异常折叠，但对人类疾病无效。因为目前还没有针对朊蛋白疾病的有效治疗方法，所以只有支持性的护理治疗，包括临终关怀服务。死亡通常发生在症状出现后的几个月到几年内。朊蛋白病可向公共卫生当局报告。尸检是监测、研究和确诊病例的重要手段。遗传咨询对于那些怀疑有家族史或遗传基础的患者是必不可少的。

Diack A B, et al. Variant CJD. 18 years of research and surveillance. *Prion* 2014;8:286-95. [PMID: 25495404]

Du Plessis D G. Prion protein disease and neuropathology of prion disease. *Neuroimaging Clin N Am* 2008;18:163-182. [PMID:18319161]

Fragoso D C, et al. Imaging of Creutzfeldt-Jakob disease: Imaging patterns and their differential diagnosis. *Radiographics* 2017;37:234-257. [PMID: 28076012]

Gambetti P, et al. A novel human disease with abnormal prion protein sensitive to proteases. *Ann Neurol* 2008;63:697-708. [PMID: 18571782]

Gambetti P, et al. Sporadic and familial CJD: Classification and characterisation. *Br Med Bull* 2003;66:213-239. [PMID:14522861]

Head M W. Human prion diseases: Molecular, cellular and population biology. *Neuropathology* 2013;33:221-236. [PMID: 23331517]

Ironside J W, et al. Prion diseases. *Handb Clin Neurol* 2017;145:393-403. [PMID: 28987186]

Johnson R T, Gibbs C J Jr. Creutzfeldt-Jakob disease and related transmissible spongiform encephalopathies. *N Engl J Med* 1998;339:1994-2004. [PMID: 9869672]

Malek N, et al. Electroencephalographic markers in dementia. *Acta Neurol Scand*

2017;135:388-393. [PMID: 27430350]

Rudge P, et al. Imaging and CSF analyses effectively distinguish CJD from its mimics. *J Neurol Neurosurg Psych* 2017. [PMID:29142140]

Schmitz M, et al. Hereditary human prion diseases: An update. *Mol Neurobiol* 2017;54:4138-4149. [PMID: 27324792]

Van Everbroeck B, et al. Cerebrospinal fluid biomarkers in Creutzfeldt-Jakob disease. *Clin Neurol Neurosurg* 2005;107:355-360. [PMID: 16023527]

Zerr I, et al. Updated clinical diagnostic criteria for sporadic Creutzfeldt-Jakob disease. *Brain* 2009;132:2659-2668. [PMID:19773352].

Zerr I et al. Cerebrospinal fluid in Creutzfeldt-Jakob disease. *Handb Clin Neurol* 2017;146:115-124. [PMID: 29110766]

黄文皎 译 孟 强 赵 忠 校

脑脊液循环障碍

John C.M. Brust, MD

颅内压增高可继发于颅内占位性病变（如肿瘤、感染、血肿、梗死），或者由脑水肿所致（如缺氧/缺血、瑞氏综合征、高血压脑病）。还可见于脑静脉压的增加（如充血性心力衰竭、脑静脉血栓形成）和脑脊液循环障碍。

脑脊液循环障碍包括梗阻性脑积水、正压性脑积水、低颅压和假性脑瘤。

成年人正常脑脊液压力 100 ~ 180mmH_2O，儿童 30 ~ 60mmH_2O。脑脊液容量范围为 70 ~ 160ml，每天产生约 500ml，因此每天可更替数次。脑脊液由侧脑室、三脑室、四脑室的脉络丛产生，并经联系四脑室和蛛网膜下腔的枕大孔和卢施卡孔流出脑室系统。脑脊液主要通过脑表面和脊髓神经根处的蛛网膜颗粒吸收，随后进入硬脑膜窦和静脉丛导入静脉系统。当吸收小于分泌时，脑脊液压力就会增高。

梗阻性脑积水

诊断要点

- ◎ 婴儿：可有头围增大、智力低下、视觉缺失
- ◎ 成年人急性发生：可有头痛、呕吐
- ◎ 成年人隐匿性：步态不稳、性格改变、小便障碍

◎ 概述

梗阻性（张力性）脑积水既可由于脑室系统脑脊液循环通路阻塞导致（包括连接三脑室与侧脑室的室间孔、中脑附近连接三脑室与四脑室的导水管），也可由位于脑底的蛛网膜下腔（基底池）阻塞所致（过去的分类包括“交通性脑积水”，顾名思义，是脑室与蛛网膜下腔直接存在交通区域，而“非交通性脑积水”则指上述交通区域不存在。上述分类目前没有意义，因为张力性脑积水梗阻不可能完全，一旦出现可导致患者死亡）。

单侧或双侧室间孔可被三脑室的胶样囊肿或其他肿瘤阻塞，导水管堵塞可以是先天性的，也可以是后天性的，包括室管膜炎性的、出血、肿瘤性的。侧脑室室间孔可被先天闭塞（如丹迪 – 沃克综合征），基底池可被出血或脑膜炎后的纤维素性物质堵塞。

张力性脑积水是否由大脑半球蛛网膜颗粒堵塞所致，目前仍有争议。现在有大量反面证据。随着影像学技术发展，扩大的蛛网膜下腔间隙往往是被脑膜囊肿或硬脑下积液填充。

脑积水也可继发了非进展性疾病，因为脑脊液吸收与分泌保持平衡，如果脑脊液压力增加则吸收就会增加；如果脉络丛受挤压则分泌就会减少。导致脑脊液压力

维持在正常高限的 150 ~ 180mm H_2O，我们称之为“正压性脑积水（NPH）”

◎ 临床表现

A. 症状和体征

在婴幼儿时期，张力性脑积水导致头围增大，如果未经治疗，可出现精神智力异常、视力缺失。如果颅骨闭合后，脑积水不会导致头围增大，临床表现取决于梗阻的程度和发展的速度。

急性梗阻性脑积水（如发生在动脉瘤破裂导致的急性蛛网膜下腔出血后），可表现为头痛、昏睡到昏迷不同程度的意识障碍，还可以表现为视盘水肿、展神经麻痹、腱反射活跃（释放体征）等体征。如果未给予治疗，则会因脑干反射消失、循环衰竭导致死亡。

症状上“隐匿性”梗阻性脑积水（NPH）起病缓慢、不典型。他们可能有蛛网膜下腔出血、脑外伤或脑膜炎病史，但在许多患者中，不管病因是否去除，都难以被证实。在一些病例研究发现，血管危险因素与 NPH 密切相关，如高血压、少体力活动、脑血管疾病及周围血管疾病。

隐匿性脑积水往往有三联征表现，包括步态异常、精神行为异常和膀胱功能障碍。大部分患者首先出现的就是步态异常，可表现为平衡失调、拖曳、抬脚困难等，与帕金森病患者类似，但没有帕金森病患者的震颤和活动迟缓。背部前屈常见，后期可表现为独自站立和行走困难。

精神行为异常一般与步态异常共同存在，不像阿尔茨海默病（早期表现为记忆减退，但精神行为正常）。隐匿性脑积水的精神行为异常往往提示额叶功能障碍：反应迟钝、计划和维持困难，后续逐渐出现认知障碍，包括远期记忆和视空间障碍。小便障碍最后出现，早期表现为尿频、尿急和小便失禁。

部分 NPH 患者，由于脑室扩大压迫皮质延髓束导致吞咽困难。

B. 实验室检查

腰穿脑脊液压力一般正常或轻度升高，但在脑室连续测压偶可见间断性高压波形。

C. 影像学检查

不论是急性还是隐匿性脑积水，CT 和 MRI 都可见脑室扩大，与脑沟脑回的扩大不成比例。在老年患者中，还可同时发现脑萎缩（有时不恰当地称之为脑积水空洞），但影像学相对比较模糊。部分 NPH 患者，弥散张量成像（DTI）、弥散微结构成像可以发现在脑白质区有不可逆的轴索损伤。

◎ 治疗和预后

急性脑积水的治疗主要是脑室导管引流脑脊液。

隐匿性脑积水可行脑室引流或脑室腹腔分流，但预测患者术后良好预后比较困难。良好预后的指标有：蛛网膜下腔出血或脑膜炎后的积水，脑室扩大没有脑沟脑回扩大，脑脊液压力大于 155mmH_2O，腰穿释放 20 ~ 30ml 脑脊液后步态改善的患者。

脑脊液引流的并发症包括术后硬膜下血肿、硬膜下积液、感染、引流管堵塞和过度引流后的低颅压头痛。

关于 NPH 的文献报道中也提到：

1. 典型三联征患者大概不到 60%；
2. 单一的症状没有特异性；
3. 经过长期随访，脑室腹腔分流获益逐渐减少；
4. 无论影像指标还是临床指标预测脑脊液分流手术效果均不可靠；
5. 从已获得的神经病结果发现，在老年人中变性病（阿尔茨海默病、路易体痴呆、进行性核上性麻痹）发病率比我们预测得更多。

作者呼吁开展对分流效果对照试验。

Espay AJ, et al. Deconstructing normal pressure hydrocephalus:Ventriculomegaly as an early sign of neurodegeneration.*Ann Neurol* 2017;82:503-513. [PMID: 28892572] (A literature review that questions a number of assumptions regarding NPH and calls for a controlled study to test the efficacy of shunting.)

Isrealsson H, et al. Vascular risk factors in INPH: A prospective case-control study (the INPH-CRasH study). *Neurology* 2017;88:577-585. [PMID: 28062721] (The authors conclude that NPH might be a form of vascular dementia.)

Jo KVV, et al. Oropharyngeal dysphagia in secondary normal pressure hydrocephalus due to corticobulbar tract compression:Cases series and review of literature. *Acta Neurochir* 2017;59:1005-1011. [PMID: 28421284] (Dysphagia may be more common in NPH than previously recognized.)

Kamiya K, et al. Diffusion imaging of reversible and irreversible microstructural changes within the conticospinal tract in idiopathic normal pressure hydrocephalus. *Neuroimag Clin* 2017;14:663-671. [PMID: 29348958] (Diffusion microstructural imaging might be a useful tool in identifying NPH patients with and without irreversible brain damage.)

Picascia M, et al. Spectrum of cognitive disorders in idiopathic normal pressure hydrocephalus. *Funct Neurol* 2016;31:143-147. [PMID: 27678207] (Patients with NPH display a broad range of cognitive impairments.)

低颅压

诊断要点

◎ 低颅压头痛

◎ 脑脊液压力减低

◎ MRI 示硬脑膜强化

◎ 概述

腰椎穿刺后头痛，一般是由于脑脊液从穿刺针间隙渗漏导致，往往发生在站立时，有时伴有颈部僵硬、恶心和呕吐，卧位可缓解。重复腰椎穿刺，部分患者脑脊液细胞数增加和 MRI 示硬脑膜强化。最大程度减少腰椎穿刺后头痛的办法是使用 22G 或 24G 的穿刺针。最有效的治疗方法是“血液贴附”，即将患者的自体血注入脊髓硬膜外间隙。

自发性低颅压（spontaneous intracranial hypotension，SIH）症状同上，多见于用力和外伤后，部分患者没有明确病因，推测可能是蛛网膜撕裂导致。已证实的撕裂，绝大部分出现在胸段脊柱。脊柱骨性病变和结缔组织病增加了自发性低颅压的风险。

◎ 临床表现

A. 症状和体征

最常见的症状是头痛，表现为站立加重而卧位减轻。头痛可以是固定的，也可以是波动性的，可位于前额部、后枕部或比较弥漫。可伴有恶心、呕吐。颈痛或肩背痛可先于头痛，历经数周或数月后，头痛持续存在，而且站立位和平卧位无差异。

拉到脑神经可有视物模糊、复视、面肌感觉异常、面肌痉挛或味觉改变。牵拉到神经根可有根痛。内耳压力改变可有眩晕、耳鸣、听力改变。

B. 实验室检查

脑脊液压力降低或测不出。脑脊液蛋白轻度增高，脑脊液细胞学可见淋巴细胞增多或见到血液，脑脊液葡萄糖正常。

C. 影像学检查

通常可行鞘内注射放射性核素扫描（如铟 -3），核素会在 24 小时内分布到脑表面，如有脑脊液渗漏，放射性核素会同步渗漏，可找到渗漏的部位。

头部 MRI 可见硬脑膜广泛强化，为代偿性颅内血容量增加所致。可见基底池缩小。硬膜下积液或血肿足以产生占位效应。

脊髓造影或 CT 脊髓造影可能会明确渗漏部位。

◎ 治疗

部分患者经过卧床休息数日后，渗漏口自然愈合。硬膜外血肿贴附成功率为 30%（远低于腰椎穿刺后头痛）。多次血液贴附治疗效果不佳的患者可尝试、外科修补手术，但关键难点在于渗漏口的准确寻找。

Davidson B, et al. Spontaneous intracranial hypotension: A review and introduction of an algorithm for management. *World Neurosurg* 2017;101:343-349. [PMID: 28192268]. (Management recommendations based on an extensive literature review.)

特发性颅高压

诊断要点

- ◎ 头痛、复视、视力丧失
- ◎ 脑脊液压力增高，成分正常
- ◎ 影像学无脑室扩大或占位

◎ 概述

特发性颅内压增高（idiopathic intracranial hypertension，IIH），也称为“脑性假瘤”，是一组颅内压增高不伴有颅内占位病变的综合征。其发病率为 0.9/100 000 人，20 ~ 44 岁体重达到或超过理想体重的 20% 女性人群，发病率可高达 19/100 000 人。女性发病率是男性的 9 倍。过去将其称之为“良性颅高压”是错误的，因为部分患者有永久失明的风险。

◎ 病理生理学

许多原因都会导致 IIH（表 30-1）。可能常见的病理生理机制是脑脊液通过蛛网膜颗粒吸收进入静脉窦障碍导致。这可解释 IIH 患者脑室大小正常而梗阻性脑积水脑室扩大。实际上，对 IIH 患者进行静脉窦成像往往可见横窦狭窄发生率较高。

表 30-1　脑性假瘤的病因

特发性颅高压	**脑脊液蛋白增加**
药物	吉兰 – 巴雷综合征
维生素 A 和异维甲酸	脊髓少突胶质细胞瘤
四环素和相关抗生素	**脑静脉压力增加**
呋喃妥英	静脉窦阻塞（高凝状态、外伤、手术、中耳感染）
苯妥英钠	动静脉畸形
磺胺	严重充血性心力衰竭
喹诺酮类抗生素	上腔静脉综合征
雌激素	阻塞性睡眠呼吸暂停
胺碘酮	**血液病**
吩噻嗪类	缺铁性贫血
阿糖胞苷	冷球蛋白血症
十氯酮	抗心磷脂抗体综合征
环孢素	**脑膜的和感染性**
碳酸锂	慢性感染性与肉芽肿性脑膜炎（真菌、结核、螺旋体、结节病）
萘啶酸	癌性和淋巴瘤脑膜受累
代谢	白塞病
糖皮质激素治疗与撤退	莱姆病
库兴综合征	艾滋病
艾迪森综合征	儿童病毒感染、
甲状腺功能亢进	**其他**
黏液水肿	系统性红斑狼疮
甲状旁腺功能减退	特纳综合征
月经期、怀孕、口服避孕药	
肥胖、月经不规律	
多囊卵巢综合征	
尿毒症	

◎ 临床表现

A. 症状和体征

几乎所有的患者都有头痛，常为每日醒后或眼球运动时加重。头痛常为搏动性，伴有恶心、呕吐，经常有颈、背部疼痛。约 75%

的患者可有一过性视力障碍，可以单侧或双侧，持续数秒。2/3 的患者可合并有搏动性耳鸣或复视。早期可有视野图缺损，可快速进展为全盲。据报道，约 15% 的患者第一次就医时即有视觉敏锐度下降。

视盘水肿（绝大部分存在，但非全部所有）可以是单侧或双侧。视野图检查可欠生理盲点扩大及周边视野缩小。可有单侧或双侧的外直肌麻痹。上述症状和体征归因于颅内压增高及视盘水肿。

B. 实验室检查

脑脊液压力可超过 250mmH_2O，成年人压力在 200 ~ 249mmH_2O 是可以接受的。脑脊液成分一般正常。

C. 影像学检查

CT 或 MRI 显示脑室正常或略小，蝶鞍一般扩大并被脑脊液填充（空蝶鞍综合征）。颅内一般无明显占位病变。IIH 人群中，94% 的患者在 MRI 或 MRV 上可见双侧横窦有狭窄，而对照组仅有 3%。

◎ 鉴别诊断

首先考虑静脉窦阻塞、隐匿性颅内占位和慢性脑膜炎（包括癌性病变和淋巴瘤）。脉络丛乳头状瘤可因脑脊液过度分泌超过吸收能力，引起颅内压增加。

◎ 治疗和预后

肥胖患者治疗应包括减重。可以使用减少脑脊液分泌的药物，包括乙酰唑胺、呋塞米、托吡酯（有减重的优势，表 30-2）。大部分患者对上述药物有良好反应，但停药后症状反跳。糖皮质激素可以快速缓解颅内压，但机制不明确，适用于拟行手术干预的紧急情况。也可使用甘露醇。腰椎穿刺释放脑脊液可以快速降颅压，赢得治疗时间，特别是伴有视力进行性下降的患者。但腰椎穿刺后脑脊液压力恢复较快，需要重复进行。妊娠前半程脑脊液释放是非常重要的方法。

外科手术干预可保存视力，包括视神经鞘减压、腰大池分流。据报道，各种术式均可改善并稳定患者的视力。如果再恶化，往往需要再次行手术干预。据报道，对于难治性 IIT 患者，横窦内支架可缓解视力症状。没有证据表明哪种手术对 IIH 患者更优。

表 30-2　脑性假瘤的治疗

减重
药物
乙酰唑胺 1 ~ 4g/d，分次服用
呋塞米 20 ~ 80mg，每天 2 次
糖皮质激素
甘露醇
重复腰椎穿刺
手术
视神经鞘开窗减压
腰大池分流
静脉窦支架

Chan J W. Current concepts and strategies in the diagnosis and management of idiopathic intracranial hypertension in adults. *J Neurol* 2017;264:1622-1633. [PMID: 28144922] (An up-todate review.)

Morris P P, et al. Transverse sinus stenosis is the most sensitive MR imaging correlate of idiopathic intracranial hypetension. *Am J Neuroradiol* 2017;38:471-477. [PMID: 28104635] (Transverse sinus stenosis might be a common cause of IIH.)

Puffer RC, Mustafa W, Lanzino G. Venous sinus stenting for idiopathic intracranial hypertension: A review of the literature. *J Neurointervent Surg* 2013;5:483-486. [PMID: 22863980] (In patients with IIH and focal venous sinus stenosis, stenting provides symptomatic relief in a large majority.)

符　浩　译　张运周　校

睡眠障碍

Andrew J. Westwood, MD
Carl Bazil, MD, PhD

优质睡眠的重要性日益受到重视，但作为综合医疗评估的一部分，睡眠障碍仍未得到妥善处理。睡眠障碍会增加许多疾病的风险，并使已有的疾病（如癫痫）恶化。睡眠不佳也会影响社交和情绪健康，还可能被误诊为注意力障碍而进行治疗。

在许多发达国家，行为诱发的睡眠不足综合征开始流行。世界卫生组织和国家睡眠基金会等组织推荐每 24 小时内应分配 7 ~ 8 小时的睡眠时间。对睡眠进行评估时，需要考虑入睡时间、持续时间、睡眠质量及可能妨碍睡眠的外在因素。

睡眠周期

睡眠周期包括四个阶段，分别为 N1、N2、N3 和 R 期，每个阶段以 30 秒为一帧根据脑电图的特征来定义（图 31-1）。其中 N1 和 N2 期是“浅睡眠”阶段，N3 期也称为慢波睡眠、深睡眠或 delta 睡眠。R 期会出现自主神经功能不稳定，呼吸不规则，身体瘫痪，进入快速眼动（rapid eye movement，REM）睡眠。在正常年轻成年人中睡眠周期各阶段占比通常为：N1 期 5%，N2 期 45%，N3 期 25%，R 期 25%。在睡眠期间，N1、N2、N3 和 R 期循环出现，每次循环周期约数小时（超日节律）。然而，大部分 N3 期出现在睡眠期的前 1/3，大部分 R 期出现在睡眠期的后 1/3。N3 期的持续时间逐渐变短，R 期的持续时间逐渐变长。从睡眠不足的状态恢复时，可以在后续睡眠时间内观察到 N3 期增加，而后 R 期增加的现象。

睡眠监测

入睡时间和睡眠持续时间可以用睡眠日志或日记来评估，也可以用体动记录仪等仪器。体动记录仪通常佩戴在手腕上，通过测量睡眠期间的运动来计算睡眠参数。睡眠追踪的个人健康设备并不准确，不能单独用于睡眠评估。家庭睡眠呼吸暂停检测（home sleep apnea test, HSAT）可用于呼吸障碍的评估，但可能无法评估睡眠周期。HAST 还可能低估呼吸相关睡眠障碍的严重程度或产生假阴性结果。但 HAST 使用简便，对于睡眠持续时间短或存在不明原因日间嗜睡的患者，可作为一线筛查方法。

使用多导睡眠图（polysomnogram, PSG）可对睡眠进行全面评估，包括睡眠周期、心律、呼吸和肌张力等多个参数，同时可进行视频录像，记录睡眠中的异态睡眠和其他异常行为。

对于嗜睡（睡眠时间延长但睡眠质量不足）的患者，可进行多次小睡睡眠潜伏期测试（multiple sleep latency test, MSLT）。在至少 6 小时的正常睡眠后，患者进行 4 ~ 5 次小睡，每次小睡间隔 2 小时，同步记录每次小睡的入睡时间和 REM 的出现情况。鉴于日间嗜睡的患者通常不能准确

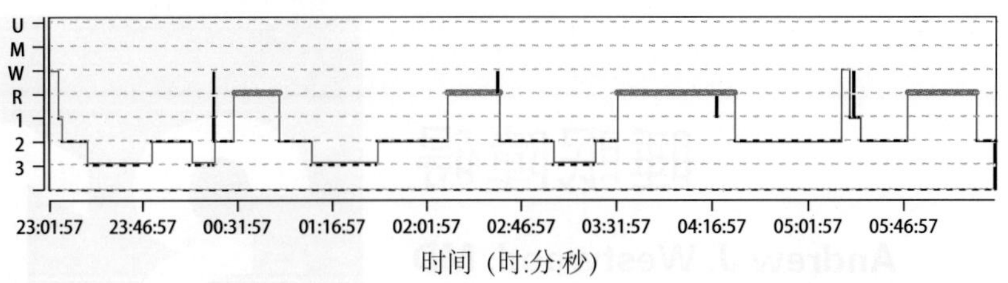

图 31-1 **睡眠周期示意图：经过多个阶段（R,1,2,3）后成功进入深睡眠（3）和快速眼动睡眠（R），而后逐渐清醒（W）**

提供相关信息，MSLT 是定量评价日间嗜睡严重程度及其他觉醒障碍的一种准确性较高的方法。

Epworth 嗜睡评分（Epworth sleepiness scale, ESS）常用于日间嗜睡的评估，ESS ≥ 10 分须考虑病理性嗜睡。此外，觉醒维持试验（maintenance of wakefulness, MWT）能评估个体在有利于睡眠的环境中保持清醒的能力，可用于评价是否适合须保持清醒的工作（如运输工人）。

Kapur V K, et al. Clinical practice guideline for diagnostic testing for adult obstructive sleep apnea: An American Academy of Sleep Medicine Clinical Practice Guideline. *J Clin Sleep Med* 2017;13(3):479-504.

Littner M R, et al. Practice parameters for clinical use of the multiple sleep latency test and the maintenance of wakefulness test. *Sleep* 2005;28(1):113-121.

失眠

诊断要点

- ◎ 尽管有合适的睡眠机会和睡眠环境，依然对睡眠时间和（或）睡眠质量感到不满足
- ◎ 睡眠质量差引起的主观或客观的日间社会功能障碍

◎ 概述

失眠曾分为原发性和继发性失眠，但这两种情况的多种亚型之间存在重叠，促使失眠目前的分类标准主要以时间为依据。短期失眠是指存在睡眠障碍和相关症状的时间小于 3 个月。在短期失眠中，通常有一种可识别的影响因素会不定期出现。影响日间社会功能是诊断失眠的必要条件，否则可能导致短睡者被误诊为失眠。

◎ 临床表现

A. 症状和体征

失眠表现为入睡困难、睡眠维持困难和早醒，这些症状也可以继发于其他睡眠障碍。入睡困难可能与昼夜节律紊乱、不宁腿综合征、药物使用、焦虑或睡眠环境有关。明确患者上床睡觉时间及计划起床的时间也很重要。小睡可能导致睡眠延迟或减少睡眠持续总时间，应进行适当的干预。

睡眠维持困难可能与睡眠呼吸紊乱、酒精和药物使用、胃酸反流或精神障碍有关。早醒通常与饮酒（包括日间饮酒）或睡眠时相前移综合征有关。一般情况下，失眠患者的 Epworth 嗜睡评分并不高。发作性睡病也可有片段化的睡眠时间，可能会被误诊为失眠。

B. 诊断性检查

在失眠的患者中，详细的用药情况、使用的补剂和服药时间常被忽视，通过患者教育可以解决此类问题。记录睡眠日志有助于评估睡眠模式在工作日与周末之间变化的趋势，帮助患者建立良好的睡眠卫生习惯。睡眠测试（PSG 或 HSAT）有助于排除潜在疾病所致的睡眠障碍，特别是

阻塞性睡眠呼吸暂停综合征。对于合并此类疾病的失眠治疗与原发性失眠不同，使用镇静催眠药物可能导致症状加重。

◎ 治疗

对于原发性失眠的患者，认知行为疗法应作为一线治疗，尤其是慢性失眠患者（表 31-1），可增强其入睡驱动力。建立良好的睡眠卫生习惯，治疗合并的精神障碍也很重要。这些资源可从网络获取，也能向专业的睡眠行为专家（通常是心理治疗专家）寻求帮助。短期失眠能自发缓解（如倒时差综合征），也可进行药物治疗（表 31-2）。对于需要长期药物治疗的睡眠障碍，

表 31-1　失眠的认知行为疗法

刺激控制疗法——睡眠时间外不接触床
睡眠限制——部分睡眠剥夺以增加入睡驱动力
睡眠卫生健康教育——评估咖啡因，尼古丁，运动和睡前习惯
改善睡眠环境——凉爽，黑暗，安静
放松训练——冥想，意念和肌肉放松
反向意图——避免小睡和躺下休息

表 31-2　FDA 批准的治疗失眠的药物

药物	可用剂型（mg）	备注
非苯二氮䓬结构的苯二氮䓬类受体激动剂		
唑吡坦	1.75，3.5,5,10	有口服片剂、喷鼻剂和舌下含服片
唑吡坦控释剂	6.25,12.5	
扎来普隆	5,10,20	用于早醒的治疗
右佐匹克隆	1,2,3	作用持续时间长
苯二氮䓬类药物		
艾司唑仑	1,2	
氟西泮	15,30	
夸西泮	7.5,15	
替马西泮	7.5,15	
三唑仑	0.125，0.25	
褪黑素受体激动剂		
雷美替胺	8	
组胺受体拮抗剂		
多塞平	3,6	用于维持睡眠
食欲素受体拮抗剂		
苏沃雷生	5,10,15,20	

可选择有助于失眠合并症治疗的药物，因其常具有镇静的作用（表 31-3）。

应告知患者停止服用治疗失眠的药物后可能出现反弹性失眠，特别是苯二氮䓬类药物和非苯二氮䓬类受体激动剂。这样有助于减轻患者对停药后就无法入睡的恐惧。

表 31-3　推荐用于治疗失眠合并症的药物

合并症	考虑加用	考虑停用
头痛	阿米替林，赛庚啶，可乐定，异丙嗪，加巴喷丁	阿片类药物，咖啡因，兴奋剂
不宁腿综合征	加巴喷丁，普瑞巴林，可乐定，多巴胺受体激动剂	SSRI, SNRI，咖啡因
抑郁	阿米替林，曲唑酮，SSRI	镇静催眠药
多梦	阿米替林	SSRI
梦魇障碍	哌唑嗪，可乐定，胍法辛	褪黑素，曲唑酮，普萘洛尔
心境障碍	加巴喷丁，米氮平	
癫痫	加巴喷丁，普瑞巴林，氯巴占，丙戊酸钠	拉莫三嗪夜间服用
高血压	可乐定	兴奋性药物
磨牙症	加巴喷丁	SSRI
REM 睡眠期行为障碍	褪黑素，氯硝西泮	SSRI
夜间进食行为	托吡酯，可乐定	米氮平
睡眠相关性痛性勃起	氯硝西泮，加巴喷丁，巴氯芬	
眩晕	异丙嗪，桂利嗪，茶苯海明	倍他司汀
精神病	喹硫平，利培酮	多巴胺受体激动剂
食管痉挛	曲唑酮	
NREM 期的异态睡眠	氯硝西泮，丙咪嗪	唑吡坦

NREM= 非快速眼动（睡眠）；SNRI 5- 羟色胺和去甲肾上腺素再摄取抑制剂；SSRI= 选择性 5- 羟色胺再摄取抑制剂

Anderson K N. Insomnia and cognitive behavioural therapy—How to assess your patient and why it should be a standard part of care. *J Thorac Dis* 2018;10(suppl 1):S94-S102.

Asnis G M, Thomas M, Henderson MA. Pharmacotherapy treatment options for insomnia: A primer for clinicians. *Int J Mol Sci* 2015;17(1).

Atkin T, Comai S, Gobbi G. Drugs for insomnia beyond benzodiazepines:Pharmacology, clinical applications, and discovery.*Pharmacol Rev* 2018;70(2):197-245.

Schutte-Rodin S, Broch L, Buysse D, Dorsey C, Sateia M. Clinical guideline for the evaluation and management of chronic insomnia in adults. *J Clin Sleep Med* 2008;4(5):487-504.

发作性睡病和特发性睡眠过度

诊断要点

发作性睡病

◎ PSG 和 MSLT 检查平均睡眠潜伏期 ≤ 8 分钟，出现 ≥ 2 次的睡眠初始 REM 周期

发作性睡病 1 型：存在猝倒发作，或使用相同标准的免疫反应法检测脑脊液中 hypocretin-1 浓度 ≤ 110pg/ml 或正常参考值的 1/3

发作性睡病 2 型：不符合 1 型的诊断标准

◎ 可伴有睡眠麻痹、入睡前 / 觉醒前幻觉和自动症

◎ 反复发生白天小睡

◎ 发病机制

发作性睡病 1 型的发病机制与下丘泌素 / 食欲素的缺乏有关，常被认为是一种自身免疫性疾病，但尚未得到证实。发作性睡病 2 型的发病机制仍不明确。

发作性睡病表现为反复发作的短暂性睡眠，醒后感到精力充沛；相比之下，特发性睡眠过度的睡眠效率高，小睡后精力充沛的感觉不明显。但重复进行睡眠监测时，发作性睡病 2 型或特发性睡眠过度的患者可能被重新分类。对于这种存在争议的情况，需要行进一步的研究。

◎ 临床表现

A. 症状和体征

白天有不可抗拒的短暂睡眠发作是诊断发作性睡病的必备条件，EES 评分通常超过 14 分。发作性睡病患者可伴或不伴有其他症状，包括猝倒、入睡前幻觉和睡眠麻痹。

猝倒是由一过性部分或全身肌张力完全丧失引起的，可被强烈的情绪刺激（大笑、愤怒或惊吓）诱发。患者通常无意识障碍，症状持续时间短。深反射在猝倒发作时可消失，也可部分保留。猝倒可能出现在睡眠过度之后。对于年轻人群，出现不完全性双侧眼睑下垂和面部肌肉无力可能是猝倒的征象。

睡眠开始或结束时可出现睡眠麻痹，表现为暂时不能移动、说话或睁开眼睛，伴或不伴有生动、可怕的入睡前幻觉（即刚入睡时的幻觉）和（或）觉醒前幻觉。这是典型的视觉现象，与 REM 出现过快有关。在健康人群中，过渡到快速眼动睡眠（R）期通常需要超过 90 分钟的时间。

年轻人群（＜ 40 岁）出现梦境行为演绎多考虑为发作性睡病，而不是 REM 睡眠期行为障碍。

B. 诊断性检查

发作性睡病，特别是发作性睡病 2 型的诊断主要依靠临床表现，辅助检查用于排除其他类似疾病。

1. 多导睡眠图和多次小睡睡眠潜伏期测试　为排除日间嗜睡的其他原因，必须进行 PSG，可发现睡眠初始 REM 周期（sleep-onset REM period），即在睡眠开始

后 15 分钟内进入 REM 睡眠期。MSLT 能记录每次小睡的入睡时间和 REM 出现情况。在检测 2 周前通过睡眠日记或体动记录仪进行睡眠记录，有助于排除既往存在的睡眠剥夺。

对于可能影响 R 期的药物，如选择性 5- 羟色胺再摄取抑制剂，至少应在测试前 2 周停药。理想情况下，测试前 2 周也应停用兴奋性药物。

2. 实验室检查　目前美国尚缺乏稳定可靠的脑脊液下丘泌素检测方法，不作为常规使用。除临床表现外，进行人类白细胞抗原检测并不能进一步提高诊断效率，且敏感性较低，也不建议常规进行。

◎ 鉴别诊断

对于存在睡眠麻痹或 REM 潜伏期缩短的患者，应注意既往是否存在睡眠剥夺。在睡眠开始时出现颅内爆裂样响声或闪光的患者，应考虑爆炸头综合征。部分患者可在无梦、清醒状态下出现复杂的视幻觉，这种幻觉常表现为人或动物的形式，可随着环境光线的增加而消失。对于此类患者，须考虑是否存在神经退行性疾病或视力丧失，也须注意是否与大脑脚性幻觉和药物使用有关。

伴有片段化睡眠的疾病也可出现发作性睡眠的相关症状，导致 MSLT 出现假阳性结果。也须注意与睡眠时相延迟综合征中的长睡综合征鉴别，其在 MSLT 中可表现为睡眠潜伏期逐渐延长。

猝倒是一种少见病，可继发于 C 型尼曼氏（Niemann-Pick）病、卒中或脑干脱髓鞘疾病。如果发作性睡病患者出现猝倒，必须评估是否存在其他原因。表现为孤立性猝倒，但不合并发作性睡病的情况是非常罕见的。

若患者存在周期性发作性睡眠过多，可持续数天至 1 周，甚至数月，则应考虑克莱恩－莱文（Kleine-Levin）综合征的诊断。

◎ 治疗

发作性睡病目前无法治愈，主要是对症治疗。小睡和药物治疗有助于改善日间嗜睡。药物治疗通常是必需的（表 31-4）。猝倒的治疗需要在用药的同时避免诱发因素。片段化睡眠也可通过药物改善。也应关注发作性睡眠给患者的精神负担和对社会功能的影响，互助支持小组可能有所帮助。

表 31-4　FDA 批准的治疗发作性睡病和猝倒的药物

药物	可用剂型（mg）	备注
哌醋甲酯	5,10,20	
哌醋甲酯控释片	20	
右苯丙胺	2.5,5,7.5,10,15,20,30	
solriamfetol	FDA 延长审查期限	
pitolisant	FDA 延长审查期限	
莫达非尼	100,200	
阿莫非尼	50,150,200,250	每天 1 次
羟丁酸钠	3 ～ 4.5g	用于入睡时或入睡后 2 ～ 4 小时出现的猝倒

Dauvilliers Y, Barateau L. Narcolepsy and other central hypersomnias. *Continuum (Minneap Minn)* 2017;23(4, Sleep Neurology):989-1004.

Pillen S, Pizza F, Dhondt K, Scammell TE, Overeem S. Cataplexy and its mimics: Clinical recognition and management. *Curr Treat Options Neurol* 2017;19(6):23.

Ruoff C, et al. The MSLT is repeatable in narcolepsy type 1 but not narcolepsy type 2: A retrospective patient study. *J Clin Sleep Med* 2018;14(1):65-74.

异态睡眠

异态睡眠是入睡时、睡眠中或从睡眠中觉醒时发生的不良身体事件（动作、行为）或体验，可造成睡眠紊乱，对患者本人或同床者产生精神压力。

（一）快速眼动睡眠期行为障碍

诊断要点

◎ 睡眠中反复出现的发声和（或）复杂的行为表现
◎ PSG 提示 REM 睡眠期骨骼肌失张力发作，有明确的梦境演绎行为，有临床发作史或 PSG 记录到明确发作

快速眼动睡眠期行为障碍（REM sleep behavioral disorder, RBD）的患者常在睡眠周期的 R 阶段出现骨骼肌失张力发作，在梦中发生异常睡眠行为。梦的内容可能会有所不同，但常与暴力有关，可对患者本人或同床者造成伤害。越来越多的证据表明，RBD 可能是神经退行性疾病的前驱期，最常见的是 α- 突触核蛋白疾病。部分 RBD 患者会进展为 α- 突触核蛋白疾病。

睡眠监测有助于排除伴有梦境演绎行为的其他疾病。骨骼肌失张力（PSG 证实）及梦境演绎行为（临床症状）是 RBD 最主要的诊断标准，因 PSG 并不能保证每次检查都获得阳性结果。需要注意的是，睡眠中出现的运动并不都等同于 RBD，儿童在非 REM（non-REM，NREM）异态睡眠中也可出现类似行为，但对过程不能回忆。睡眠中的梦境演绎行为也可以发生在健康个体中。NREM 异态睡眠与神经退行性疾病无关。应评估任何可能干扰 REM 睡眠的因素，包括其他潜在的睡眠障碍、药物使用 / 戒断及酒精摄入 / 戒断。当儿童和 40 岁以下成年人出现 RBD 时，应考虑发作性睡病的可能。

目前暂无 RBD 治疗的随机对照试验发表。确保患者及其同床者的安全至关重要，包括仔细清除床边可能导致危险的物品，正确放置垫子，戴柔软的手套，或睡在舒适的睡袋里以限制运动。应积极治疗合并的其他睡眠障碍，如阻塞性睡眠呼吸暂停综合征或周期性肢体运动障碍。氯硝西泮是目前证据级别最高的药物，但在老年患者中使用容易出现对苯二氮䓬类药物副作用不能耐受的情况，尤其是合并猝倒和记忆障碍的患者。可以考虑使用褪黑素（缓释剂），常用剂量为 3 ~ 15mg。建议控制酒精摄入，保持规律的睡眠时间表，以减少睡眠剥夺和 REM 反弹。保证 RBD 患者的安全是首要任务。安装警报、床栏，移除可能导致危险的物品，有助于创造安全的睡眠环境。可考虑停用选择性 5- 羟色胺再摄取抑制剂，或过渡到使用安非他酮，因为越来越多的证据表明选择性 5- 羟色胺再摄取抑制剂参与了 REM 骨骼肌失张力的过程。

（二）NREM 异态睡眠

诊断要点

◎ 睡眠中反复出现的行走、说话等复杂行为
◎ 发生于睡眠周期的前 1/3 阶段（NREM 睡眠期）
◎ 对过程不能回忆
◎ 无相关的自主神经症状

◎ 概述

睡眠中被唤醒可能导致精神混乱，甚至出现行走、说话、喊叫、进食和性活动等自发行为，最常见于睡眠周期的前 1/3 阶段，主要是 NREM 睡眠期。

NERM 异态睡眠（NREM parasomnias）可被增加慢波睡眠的事件诱发，如时差、既往存在的睡眠剥夺、镇静催眠药物和发热，也可被影响睡眠的因素（压力、疼痛、疾病、阻塞性睡眠呼吸暂停综合征、环境刺激）诱发。最常见的起病年龄为 5 岁，可持续至成年期。对于无明确青春期前患病史的新发 NERM 异态睡眠患者，应进行详细评估，停用相关药物（最常见的是唑

吡坦）可能有效。对于梦游者，还应注意是否合并未确诊的不宁腿综合征。

◎ 临床表现

A. 症状和体征

梦游症是从在床上混乱觉醒的感觉开始的。患者的眼睛通常睁开，但处于没有焦点的凝视状态。患者难以被唤醒，可能变得混乱且具有攻击性。患者可能会参与涉及跑步的活动，在活动结束后能返回床边，但对过程毫无记忆。尽管患者可以回答问题，但反应迟钝，表情呆滞，言语缓慢，时间及地点定向力下降。在同一个晚上可能会发生不同的事件。

睡惊症可能是患者对强烈恐惧的自主防御和情绪反应。患者可以离开床，出现不连贯的自言自语，可能会对自己或周围的人造成伤害，但这种伤害很难使患者清醒。这种暴力行为并不是目标导向的，通常只是原始的防御行为。

B. 诊断性检查

具有典型临床表现的 NERM 异态睡眠通常不需要进行辅助检查，但在成年人中新发的 NERM 异态睡眠应进行有 EEG 的 PSG 检测，可以记录从深睡眠到逐渐醒来过程中的 EEG 模式的变化。由于仪器线路的长度限制，在实验室中观察和记录到的事件可能是不完整的。重要的是明确患者是否合并导致慢性睡眠紊乱的其他睡眠障碍，因其可能会使病情恶化。

◎ 鉴别诊断

NERM 异态睡眠在与夜间进食综合征（患者完全清醒，有意识）、睡眠相关进食障碍（患者处于睡眠中但可能模糊地回忆起相关事件）的鉴别诊断中，最重要的是判断患者处于清醒状态还是睡眠状态。分离性障碍和癫痫发作也须考虑。夜惊常发生在睡眠的前 1/3 阶段，但对恐怖事件（如果存在）的回忆有限。与此相反，噩梦常发生在睡眠后半阶段的 REM 睡眠期，患者能够回忆梦境内容。夜间惊恐发作的患者觉醒时可能出现自主神经症状，但与梦境无关，白天可无焦虑或惊恐发作的表现。

◎ 并发症

发生自伤是最严重的并发症，强行干扰或唤醒患者可能导致精神错乱和攻击行为，伤人自伤。

◎ 治疗

应避免尝试唤醒患者，可温柔地帮助患者回到床上，保护患者免受伤害，直至发作自然终止。应告知患者父母这种情况不属于精神疾病，通常是短暂的，青春期后可缓解。应鼓励患者在固定的时间进行充足的睡眠，并避免睡眠环境带来潜在的危险。门窗应被锁定或部分锁定，以防患者出入。如果症状持续或反复发作，可考虑在睡前服用低剂量的短效苯二氮䓬类药物或三环类抗抑郁药。放松训练可能是有效的，也有人使用催眠术。通过设定闹钟在典型症状开始前唤醒患者的方法是有效的，特别是对存在夜惊的患者。

Dubessy A L, Leu-Semenescu S, Attali V, Maranci J B, Arnulf I. Sexsomnia: A specialized non-REM parasomnia? *Sleep* 2017;40(2).

Jung Y, St Louis EK. Treatment of REM sleep behavior disorder. *Curr Treat Options Neurol* 2016;18(11):50.

Stallman H M, Kohler M, White J. Medication induced sleepwalking:A systematic review. *Sleep Med Rev* 2018;37:105-113.

Zadra A, Desautels A, Petit D, Montplaisir J. Somnambulism:Clinical aspects and pathophysiological hypotheses. *Lancet Neurol* 2013;12(3):285-294.

睡眠相关的呼吸障碍

诊断要点

◎ 睡眠期出现打鼾、气促、鼻音
◎ 日间嗜睡，注意力难集中
◎ 存在上气道梗阻

◎ 概述

睡眠相关的呼吸障碍是一种谱系疾病，包括多种存在呼吸功能障碍的疾病，如打鼾（上呼吸道器官组织的振动），低通气综合征（动脉血二氧化碳分压升高），低氧血症（动脉血氧饱和度≤ 88%，持续时间＞ 5 分钟），以及呼吸暂停（可能是中枢性或阻塞性的呼吸暂停）。这些疾病可能存在共同的病理生理过程。

阻塞性睡眠呼吸暂停（obstructive sleep apnea, OSA）/ 低通气综合征的患者存在日间嗜睡，可导致其发生高血压（40%）、冠状动脉粥样硬化性心脏病、心律失常、卒中和机动车事故死亡的风险增加。中枢性睡眠呼吸暂停可以单独发生或与 OSA 合并存在。呼吸暂停的特征在于因呼吸动力不足导致气流减少，其病因多样，包括心力衰竭、高海拔、小脑扁桃体下疝（Arnold-Chiari）畸形、服用治疗药物或药物滥用，尤其是阿片类药物。

◎ 临床表现

A. 症状和体征

OSA 常被漏诊，通常（但不总是）表现为打鼾、夜间觉醒、气促或窒息感、晨起头痛和白天嗜睡。患者并不知道自己打鼾，而是通过同床者的抗议才了解自己打鼾或呼吸暂停的严重程度。晨起头痛、日间嗜睡、尿道肿胀或夜间出汗等主观感觉也是患者到医院就诊的常见原因。

在儿童中，OSA 可能与多动和注意力不集中有关。OSA 与肥胖、男性和酒精摄入也有关。然而，解剖学因素同样重要，由于气道相对狭窄，亚洲人群 OSA 的患病率很高。

OSA 患者的 Epworth 嗜睡量表评分通常是升高的，但有 1/3 的严重 OSA 患者可能无法报告白天嗜睡。出现认知障碍和反应迟钝可能影响患者的清醒程度，因此，在运输工作者中准确地诊断和治疗 OSA 尤为重要。

B. 诊断性检查

睡眠呼吸暂停在一般人群中普遍存在，任何出现睡眠觉醒的人都应考虑睡眠呼吸暂停的诊断，特别是表现为睡眠维持障碍的失眠患者。使用商业仪器进行家庭睡眠呼吸暂停测试是一线推荐的方法，但也存在假阴性可能，必要时须进行 PSG 来明确。家庭睡眠呼吸暂停测试得到的结果是呼吸事件指数（respiratory event index, REI），但不能获得真实的睡眠时间（通过 EEG 获得）。虽然问卷调查、病史和体格检查有助于诊断，但确诊和评估病情严重程度仍须进行睡眠监测。每小时睡眠时间中低通气（气流减少＞ 30% 伴 EEG 改变或血氧饱和度下降）的次数加上呼吸暂停（气流减少 90% ~ 100%）的次数即为呼吸暂停 – 低通气指数（Apnea-Hypopnea index, AHI）。

◎ 治疗

维持睡眠期间呼吸道的通畅是治疗 OSA 的前提。仰卧位、镇静药物、酒精摄入和体脂过高可能使 OSA 加重，针对这些因素进行的行为调整在部分患者中能有效改善症状。虽然莫达非尼和阿莫达非尼被批准用于治疗 OSA 相关的日间嗜睡，但尚无药物被批准直接用于 OSA 的治疗。目前已有多种 OSA 的治疗设备，包括口腔仪器、气道正压（通常认为是一线治疗）和神经刺激器。手术治疗对部分经过筛选的患者可能有效，但不能确保疗效。即使积极治疗，患者仍可能持续出现日间嗜睡，此时应进一步评估是否合并其他睡眠障碍，必要时可使用兴奋剂治疗。

中枢性睡眠呼吸暂停的治疗主要包括气道正压装置、神经刺激及药物治疗，常用药物为乙酰唑胺或茶碱类药物。针对潜在病因的治疗，如治疗心力衰竭或停止药物滥用（如阿片类药物），可能是有效的。

Bargiotas P, Bassetti CL. Sleep-related movement disorders and disturbances of motor control. *Curr Opin Neurol* 2017;30(4):405-415.

Javaheri S, et al. Sleep apnea: Types, mechanisms, and clinical cardiovascular consequences. *J Am Coll Cardiol* 2017;69(7):841-858.

Osman A M, Carter SG, Carberry JC, Eckert DJ. Obstructive sleep apnea: Current perspectives. *Nat Sci Sleep* 2018;10:21-34.

Wray C M, Thaler ER. Hypoglossal nerve stimulation for obstructive sleep apnea: A review of the literature. *World J Otorhinolaryngol Head Neck Surg* 2016;2(4):230-233.

睡眠相关的运动障碍

诊断要点

◎ 下肢短暂的抽搐或背屈运动

◎ 通常出现在睡眠周期的 N1 或 N2 期

◎ 常合并不宁腿综合征

◎ 伴有不能恢复体力的睡眠或日间认知功能障碍

不宁腿综合征（restless legs syndrome, RLS）已在第 11 章讨论。约 80% 的 RLS 患者会出现睡眠期周期性肢体运动（periodic limb movements of sleep, PLMS）。PLMS 在 PSG 中是常见的，但可能没有临床意义。在睡眠监测报告中容易误诊 PLMS，但 PLMS 的诊断必须排除其他引起日间困倦的疾病，包括睡眠障碍、药物、精神和神经系统疾病。因此，PLMS 并不常见，其治疗通常参考 RLS 的治疗方案。

睡眠惊跳（也称为睡眠肌阵挛）常发生在刚入睡时，而片段性肌阵挛持续时间更短，阶段性 REM 活跃期为 5 ~ 15 秒，但 PLMS 的运动都没有周期性。此外，入睡前出现的运动也可能是一种自我舒缓的行为，特别是在儿童中，通常不需要治疗，除非这些运动可能导致受伤（如撞头）。

与 RLS 不同，PLMS 发生在睡眠周期的 N1 或 N2 期，患者容易出现早醒，影响睡眠的连续性，进而导致日间嗜睡。发作性的抽搐或背屈运动常见于下肢，也可累及上肢。大多数 RLS 患者都有 PLMS，但只有 1/3 的 PLMS 患者合并 RLS。

多导睡眠图检查如果观察到 RLS 相关的周期性肢体运动，这种运动通常会导致睡眠潜伏期的延长，也可导致睡眠周期紊乱和早醒。这种运动相关的早醒可伴有明显的 EEG 改变，但心率变化通常不明显。

PLMS 应与多种疾病进行鉴别。夜间腿部痉挛是一种常见病，表现为小腿大肌群的突发性、痛性收缩。这种痉挛发作是非周期性的，持续时间短。睡眠惊跳（也称为睡眠肌阵挛）是一种发生在睡眠和觉醒过渡期明显的肌肉抽搐，可见于健康人群。在 REM 睡眠期，可出现片段性肌阵挛，表现为短暂、快速地抽搐，上肢明显，可反复发作但无明显节律性或周期性。睡眠期癫痫发作可表现为轻微的局灶性抽搐，但也可能与遗尿症有关。

当 PLMS 患者的睡眠完整性受到运动干扰或合并 RLS 时，须进行治疗。PLMS 的治疗通常参考 RLS 的治疗方案（见第 11 章）。应在睡前及 RLS 症状出现前给药（如在夜间放松前或至少在入睡 30 分钟前）。患者应避免摄入兴奋剂（咖啡因、药物）和酒精，适当运动但不要过度，睡前 4 小时内避免运动，并保持良好的睡眠卫生习惯。

昼夜节律睡眠障碍

诊断要点

◎ 内源性昼夜节律与期望/所需的睡眠－觉醒节律的不一致
◎ 日间嗜睡和（或）失眠
◎ 造成明显的压力或功能障碍

昼夜节律对睡眠的影响可用“两过程模型”（two-process theory）来阐述，该模型将睡眠和觉醒时间看作是由睡眠稳态和昼夜节律共同调节的结果。睡眠稳态与入睡驱动力的累积有关，在开始睡眠后逐渐减弱。昼夜节律与调节警觉水平的内源性昼夜节律有关。大多数人的昼夜节律略长于24小时，但可在授时因子（指外部刺激因素），如光照、进食时间和温度的影响下重置。人造光、电子屏幕、温度调节和食物获取途径对外部环境造成的影响，以及快速穿越时区的变化，可能导致生物钟的紊乱，使患者出现困倦、恶心、混乱感、认知功能障碍，以及难以入睡的挫败感。

睡眠时相延迟综合征表现为睡眠时段后移，无法按照传统的作息时间入睡。患者会担心早晨起床后仍须进行工作或活动，进而导致睡眠时间缩短，在高睡眠倾向期间产生觉醒并且在早晨出现明显的醒来（睡眠惯性）。睡眠日志和体动记录仪显示睡眠潜伏期延长，这种情况在自由日和休假期间也可能持续存在。

睡眠时相前移综合征表现为睡眠时段前移，常见于中老年人。患者的入睡时间和觉醒时间都明显早于传统的作息时间，可能被误诊为失眠，患者也会抱怨过早醒来。

非24小时睡眠－觉醒节律障碍是一种罕见的疾病，表现为睡眠期出现长期每天恒定的延迟。通常在缺乏外部刺激因素的情况可出现此病，如视网膜性失明的患者不能通过感受光照来调整每日的昼夜节律。

倒班综合征是指由于工作被安排在睡觉时间而产生的失眠或过度嗜睡，会影响患者在工作中的操作能力，还会使警觉性降低。

◎ 治疗

光照是最重要的授时因子。在昼夜节律障碍的治疗中，通过改变环境光照来调节昼夜节律至关重要。强光刺激能提高警觉性，而使用灯箱、太阳镜或蓝光眼镜可以减少光照刺激。部分患者可能需要通过药物来改善昼夜节律紊乱，可考虑使用褪黑素或褪黑素受体激动剂（拉米替隆，雷美替胺）。每天保证7～8小时的睡眠时间，并在每周7天/夜实施固定的睡眠时间表，都是非常重要的。

Figueiro M G. Delayed sleep phase disorder: Clinical perspective with a focus on light therapy. *Nat Sci Sleep* 2016;8:91-106.

Kim J H, Duffy J F. Circadian rhythm sleep-wake disorders in older adults. *Sleep Med Clin* 2018;13(1):39-50.

杨莹 译 孟强 校

系统性和代谢性疾病

Laura Lennihan, MD
Jason Diamond, MD

营养不良

诊断要点

◎ 多发性神经病（对称性足部麻木、刺痛、疼痛，伴反射减弱或消失），偶尔伴有中枢神经系统症状

◎ 进食障碍、慢性胃肠疾病或手术（包括减肥手术）、社会经济贫困、酗酒和怀孕有关

几种维生素 B 缺乏状态与神经系统疾病有关。严重维生素 B_1（硫胺素）缺乏可导致“湿性”脚气病，伴有心肌病引起的周围水肿，以及周围神经病变和韦尼克－科尔萨科夫综合征。在工业化国家，因维生素 B_1 缺乏引起神经系统症状最常见的原因是酗酒，也可能是因为各种各样的原因导致的恶病质，包括晚期恶性肿瘤，艾滋病病毒，或妊娠剧吐，或当给予营养不良的患者肠外营养治疗如静脉输注葡萄糖时，而这些因素又会消耗可用的维生素 B_1。轻度维生素 B_1 缺乏可单独引起周围神经病变，称为“干性”脚气病。血清维生素 B_1 水平不能准确反映机体维生素 B_1 缺乏与否。尽管在大多数急性情况下，可通过经验给予维生素 B_1 补充剂（静脉注射每 8 ~ 12 小时 100mg），然后长期口服维持（50 ~ 100mg/d），但全血维生素 B_1 水平或红细胞转酮酶活性仍可能会明显降低。

维生素 B_{12}（氰钴胺素）缺乏会导致神经系统疾病，最常见的是脊髓神经病变，可以合并巨幼红细胞性贫血，当然患者也可仅表现为巨幼红细胞性贫血。一般很少因有饮食而导致的维生素 B_{12} 缺乏，但可以发生在严格的素食主义者中。更常见的原因包括胃疾病，如恶性贫血、胃切除术、减肥手术、萎缩性胃炎和胃酸缺乏症；回肠功能紊乱，如细菌过度生长，鱼阔节裂头绦虫感染和外科手术；炎症性肠病。一氧化二氮能降低维生素 B_{12} 的活性，因此，一氧化二氮滥用或在亚临床维生素 B_{12} 缺乏症患者中，治疗量的一氧化二氮均可能导致脊髓神经病。维生素 B_{12} 缺乏症已在第 19 章中讨论。

严重吸收不良或异烟肼、环丝氨酸、肼屈嗪或青霉胺治疗导致的维生素 B_6（吡哆醇）缺乏可引起周围神经病变。正在服用异烟肼的患者每日服用维生素 B_6（口服 25mg/d）是标准的治疗。过量服用维生素 B_6 还可引起感觉神经病变，临床上表现为感觉共济失调。维生素 B_3（烟酸）缺乏症（糙皮病）在发达国家很少见，会导致痴呆和与皮炎和腹泻相关的神经病。

神经系统紊乱可能导致脂溶性维生素的缺乏更加恶化。维生素 A 缺乏可导致夜盲症，并可导致角膜溃疡和瘢痕，造成永久性失明。维生素 D 缺乏的成年人会出现软骨病，伴有骨痛和近端无力。除了吸收不良，维生素 D 缺乏的危险因素还包括日晒减少（包括制度化）、许多抗癫痫药物、肥胖。维生素 E 缺乏，是由慢性脂肪吸收不良、无 β 脂蛋白血症或作为一种家族疾病导致的，可导致神经病和小脑共济失调。维生素 K 缺乏并没有公认的神经综合征，尽管由此引起的凝血病易导致硬膜下血肿或脑出血。

铜缺乏，由于吸收不良或过多的锌摄入，可导致类似于维生素 B_{12} 缺乏造成的脊髓神经病变。肌肉无力和失用发生在蛋白质 – 热量营养不良状态，如恶性营养不良、消瘦和严重恶病质。同时存在的维生素缺乏（表 32-1）可能导致这种情况下的神经功能损害。严重肥胖的减肥手术可能会因神经紊乱而复杂化，包括周围神经病变。在许多情况下，这似乎是由于硫胺或钴胺缺乏症导致的。

表 32-1　维生素缺乏：神经系统和全身的临床表现

维生素	神经系统表现	全身表现
维生素 A（β– 胡萝卜素）	夜盲症	角膜溃疡
维生素 B_1（硫胺素）	韦尼克脑病（典型的意识混乱、共济失调和眼动异常三联症） 柯萨科夫遗忘综合征 周围神经病变	充血性心力衰竭
维生素 B_3（烟酸，尼克酸）	脑病 多发性神经病	皮炎 舌炎 腹泻
维生素 B_6（吡哆醇）	周围神经病变 新生儿癫痫发作（成人异烟肼过量）	皮脂溢出 舌炎 小细胞贫血
维生素 B_{12}（氰钴胺素）	脊髓神经病（亚急性联合变性） 认知损害 视神经病变	大细胞贫血
维生素 D（钙化醇）	近端肌无力	骨痛
维生素 E（α– 生育酚）	脊髓小脑综合征 周围神经病变	无

Kumar N. Neurologic presentations of nutritional deficiencies. *Neurol Clin* 2010;28:107. [PMID: 19932379] (Exhaustively referenced review, emphasizing these disorders in association with bariatric surgery and alcoholism, in specific international settings.)

Polavarapu A, Hasbani D. Neurological complications of nutritional disease. *Semin Pediatr Neurol* 2017;24:70. (Update of neurologic impact of deficiency and excess of vitamins and minerals.)

电解质紊乱

诊断要点

◎ 代谢性脑病（意识水平下降或波动，瞳孔有反应，无偏侧体征），伴有各种神经肌肉疾病（痛性痉挛、肌无力、肌束颤）

◎ 慢性、轻度电解质异常患者可能无症状；急性、严重的电解质紊乱更可能导致伴或不伴神经肌肉症状的脑病

◎ 通常是可逆的

（一）钠失衡

高钠血症最常见的原因是饮水困难、腹泻、无感性的失水增多或较少见的尿崩症引起的净失水，但其可能使高渗盐水治疗复杂化。随着钠浓度的持续升高，最初的易怒和口渴的抱怨最终转为代谢性脑病地不断恶化——从轻微的嗜睡发展到昏迷。细胞失水会导致大脑萎缩，在极少数情况下会撕裂桥静脉，导致脑实质或硬膜下出血。

低钠血症常见，可根据患者的体液状态进行全面的鉴别诊断：低血容量（肾脏、肠道或过度出汗导致的钠流失）、正常血容量（抗利尿激素分泌异常综合征、皮质功能减退、甲状腺功能减退）或高血

容量（心力衰竭、肝硬化或肾脏疾病等体液超负荷状态）。脑病的范围从轻微的混乱状态，有时伴有头痛、呕吐、抽搐和肌束颤，到昏迷，并可能因癫痫发作或脑水肿而进一步复杂化。对于手术后或剧烈运动（如长跑）后精神状态改变的患者应考虑低钠血症的可能。低钠血症对女性造成永久性神经损伤或死亡的风险更高，尤其是绝经前。

快速纠正或过度纠正低钠血症可导致中央桥脑髓鞘溶解，也被称之为渗透性脱髓鞘综合征。典型的临床表现包括闭锁状态或昏迷伴四肢瘫痪。

（二）钾失衡

肾功能不全、低皮质激素血症或钾离子在细胞外空间的分布可导致高钾血症。肌无力是主要的神经系统异常症状，极少引起中枢神经系统表现。高钾血症的潜在致命并发症是恶性心律失常。利尿药或盐皮质激素过量引起的肾性失钾、呕吐或腹泻引起的胃肠道失钾、摄入不足或细胞外钾进入细胞内均可能导致低钾血症。低于3mEq/L的水平会导致肌肉无力，偶尔还会导致横纹肌溶解。重度低钾血症合并碱中毒可引起手足抽搐。大脑症状很少见。

（三）钙失衡

钙在神经元和肌细胞功能中起重要作用，因此中枢神经系统和神经肌肉功能障碍是钙失衡的突出临床特征。与大多数电解质紊乱一样，快速发展的紊乱比逐渐发展的紊乱更有可能导致症状的发生。

恶性肿瘤是高钙血症的常见原因，相反，高钙血症也是脑病性癌症患者的诊断考虑因素。除了已知的恶性肿瘤外，原发性甲状旁腺功能亢进与噻嗪类利尿剂和维生素D等药物一样，也是重要的诊断考虑因素。血清钙水平的显著升高可导致昏睡或昏迷。在轻度高钙血症中，人格改变或记忆障碍可能被误认为精神疾病或痴呆。神经肌肉综合征包括抽筋、近端消瘦和虚弱，但血清肌酸激酶水平正常；肌电图和活检能显示典型的肌病特征。

低钙血症是甲状旁腺功能减退（包括甲状腺或甲状旁腺手术）、严重肾功能衰竭、维生素D缺乏、大量输血或胰腺炎等疾病导致的结果。大脑和神经肌肉的表现都以神经组织的刺激性为特征：癫痫发作（包括非惊厥性癫痫持续状态）、焦虑、谵妄和手足抽搐。严重的手足抽搐引起强直性痉挛，包括手部（手痉挛）、躯干（角弓反张）或喉（鸣）。长期甲状旁腺功能低下患者的CT显示基底节钙化，而小脑、脑干和皮质钙化较少。偶尔患者有舞蹈病、强直或其他锥体外系功能障碍，但大多数无症状（CT扫描显示的大多数基底节钙化是特发性的，而不是甲状旁腺功能减退的表现）。潜在的手足抽搐可能由过度通气、缺血（嫁妆征）或叩击面神经（低钙击面征）引起。钙的补充可以逆转神经系统的症状和体征。

（四）镁失衡

高镁血症主要见于接受硫酸镁静脉注射治疗子痫前期或子痫的患者，或摄入过量镁，特别是某些抗酸剂和泻药的肾功能衰竭患者。严重的高镁血症是否会损害大脑功能仍是一个争论的话题，但其显然会导致神经肌肉功能受损。深层肌腱反射抑制可能是即将瘫痪的信号；嗜睡是对严重肌肉无力所引起的低氧血症和高碳酸血症的反应，而不是由大脑病变直接导致。

低镁血症的原因是摄入不足，胃肠吸收受损，或利尿药使用后的肾脏流失。低镁血症常出现于酒精戒断的过程中。其神经病学特征与低钙血症相似：易怒、躁动、癫痫、震颤、反射亢进、轻微或明显的手足搐搦。低镁血症会降低甲状旁腺激素的活性，可能还会降低其水平。因此，对于补钙治疗效果不佳的症状性低钙血症患者，须考虑是否同时合并存在低镁血症的情况。

（五）磷失衡

高磷血症通常由急性或慢性肾功能衰竭引起。磷酸盐升高不会直接导致神经功能障碍，但会通过结合钙导致症状性低钙血症。低磷血症可因营养不良或肾损失增加而导致。脑神经所支配的肌肉和四肢肌肉无力是一个突出的症状，特别是在血清水平低于 1mg/dl 时，可表现为呼吸衰竭或无法摆脱机械通气。

Espay AJ. Neurologic complications of electrolyte disturbances and acid-base balance. *Handb Clin Neurol* 2014;119:365.(Review of clinical findings, laboratory investigations, pathophysiology,and management.)

Yee AH, Rabinstein AA. Neurologic presentations of acid-base imbalance, electrolyte abnormalities, and endocrine emergencies. *Neurol Clin* 2010;28:1. [PMID: 19932372] (Well-referenced survey of the neurologic manifestations of common metabolic disturbances and endocrinopathies.)

高血糖和低血糖

糖尿病酮症酸中毒（diabetic Ketoacidosis, DKA）和高渗性高血糖状态（hyperosmolar hyperglycemic state，HHS）是糖尿病的急性代谢并发症。感染是一种常见的诱因。高血糖引起的渗透性利尿导致严重的容量消耗，同时伴随钠、钾、磷酸盐、镁和钙的不足。DKA 在 1 型糖尿病和 HHS 在 2 型糖尿病中均有典型的发生，尽管这些联系并不是一成不变的。DKA 的发展通常需要数小时，而 HHS 则需要数天甚至数周。酸中毒深大呼吸库斯莫尔呼吸在 DKA 中可见，而在 HHS 中没有。在这两种疾病中，不同严重程度的脑病是其最突出的神经系统症状。局灶性或全身性癫痫和类似卒中的局灶性脑表现在 HHS 中比在 DKA 中更常见。胰岛素和液体治疗的一个严重并发症是脑水肿，尽管这在现代液体和电解质管理中似乎已不常出现。应彻底检查是否存在感染（包括中枢神经系统感染）。此外，应警惕卒中、癫痫、头部外伤或其他神经事件可能使患者无法服用规定的降糖药，从而导致高血糖。

轻度低血糖可激活自主神经系统，引起焦虑、头晕、颤抖和出汗。如果反馈调节机制不能提高血糖，脑葡萄糖供应不足会导致兴奋性谵妄、局灶性或全面性癫痫、昏迷和局灶性脑功能障碍（如偏瘫）等表现。危险因素包括胰岛素治疗和先前的低血糖发作。神经症状和体征通常会随着及时的诊断和治疗而迅速逆转，但长时间的低血糖会导致永久性的大脑功能障碍，可以表现为从偏瘫到持续的植物状态不等。

Guettier J-M, Gorden P. Hypoglycemia. *Endocrinol Metab Clin North Am* 2006;35:753. [PMID: 17127144] (Discusses risk factors,pathophysiology, etiologies outside the setting of diabetes,and treatment.)

Kitabchi AE, et al. Hyperglycemic crises in adult patients with diabetes. *Diabetes Care* 2009;32:1335. [PMID: 19564476] (Concise,clinically oriented review of DKA and HHS.)

高血压脑病和后部可逆性脑病综合征

诊断要点

◎ 头痛、精神状态改变、视力障碍、癫痫、视盘水肿、伴有重度高血压（常伴有视网膜出血、主动脉夹层、心肌缺血、充血性心力衰竭、肾功能不全）

◎ 子痫前期、移植或化疗后，或伴随自身免疫性疾病、代谢紊乱或某些药物也可诱发

◎ MRI 扫描显示顶枕叶白质水肿

涉及心脏、肾脏或大脑的终末器官损

害可将高血压急症与其他紧急病症区分开来。大脑受累通常会随着持续数小时的头痛、视觉障碍、精神状态改变、癫痫和视盘水肿。如果不进行治疗，可能会出现脑缺血、出血或两者兼而有之，伴有局灶性脑症状或体征。其他靶器官可能同时受到影响，但高血压性脑病发生时可无颅外器官的受累。

类似的脑病综合征在神经影像学（尤其是 MRI）上表现为明显的视觉症状和体征，以及双侧顶枕叶水肿，可使子痫前期（全球孕产妇死亡的主要原因）处理更加复杂。最近，有研究显示，在癌症化疗或骨髓、干细胞或实体器官移植后，或自身免疫性疾病，如系统性红斑狼疮、脓毒症、与血栓性血小板减少性紫癜、内分泌疾病、代谢紊乱等疾病中，或涉及药源性因素时，也可出现类似影像学表现的脑病综合征，且可能不与高血压相关。这种有症状的血管源性脑水肿的临床放射学图像被称为后部可逆性脑病综合征（posterior reversible encephalopathy syndrome, PRES）。

◎ 临床表现

在 70% ~ 80% 的患者中，血压会明显升高，最典型的临床表现是原发性高血压患者发生急进型高血压。PRES 还可能使嗜铬细胞瘤或可卡因等药物引起的严重继发性高血压处理变得复杂。急性脑事件，如头部外伤、卒中和中枢神经系统感染，也可导致脑病和高血压。在这些疾病中，特别是缺血性卒中，积极的抗高血压治疗可使神经系统状况恶化。

实验室检查结果取决于临床证据。在急进型高血压中，研究可能揭示急性肾功能衰竭、血尿或心肌缺血的证据。PRES 合并妊娠在子痫前期患者可能伴有蛋白尿，也可能伴有溶血、肝酶升高和血小板计数减少（HELLP 综合征）。神经影像学常用于鉴别缺血性或出血性卒中。MRI 在显示双侧半球水肿方面优于 CT，最突出的是 PRES 典型的顶叶和枕叶病灶（图 32-1），尽管有时也可以看到全半球和小脑受累。根据大脑（脑组织受累）的不同部位，影像学表现可能类似于双侧大脑后动脉闭塞引起的动脉缺血或静脉窦血栓形成引起的静脉缺血。由此产生的视觉症状往往在及时的抗高血压治疗后好转。除了脑脊液压力升高，常规的脑脊液检查通常正常。

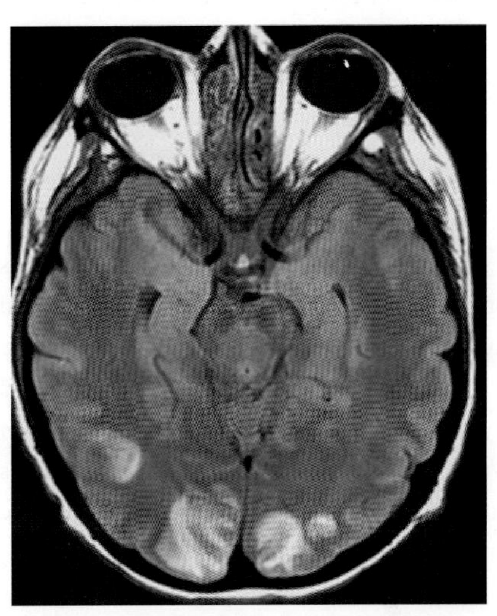

图 32-1　后部可逆性脑病综合征的磁共振成像

由急进型高血压导致的 PRES 的一线治疗药物（表 32-2）是 β 受体阻滞剂拉贝洛尔和钙通道阻滞剂尼卡地平，在重症监护环境中密切血流动力学监测下，静脉给药。由于担心对脑血流量的不良影响，硝普钠和硝酸甘油不是降低PRES患者血压的首选药物。

表 32-2　可逆性脑病综合征的降压治疗

药物	剂量	注意事项
拉贝洛尔	负荷剂量：20mg IV 超过 2 分钟，20 ~ 80mg IV 每 10 分钟可追加一次维持：2 ~ 3mg/min IV	哮喘，心动过缓，心脏传导阻滞，严重充血性心力衰竭
尼卡地平	初始速率：5mg/h IV，每 5 分钟增加 2.5mg/h，最大速率为 15mg/h	主动脉狭窄，心脏传导异常，严重的充血性心力衰竭

◎ 治疗

血管紧张素转换酶抑制剂对孕妇禁用，因为它对胎儿肾脏有不良影响。癫痫发作的处理方法与一般方法相同，但子痫除外，因为静脉注射镁剂已被证明优于苯妥英钠。甚至在血压恢复正常之前，脑病就可能开始逆转。

神经系统的恶化而不是预期的改善，提示血压升高是继发于原发性脑事件，或 PRES 已经发展为脑缺血或出血。如早期治疗，PRES 患者可以完全康复。

Fischer M, Schmutzhard E. Posterior reversible encephalopathy syndrome. *J Neurol* 2017;264:1608. (Summarizes pathogenesis,clinical features, associated medical conditions, imaging, and treatment.)

Price RS, Kasner SE. Hypertension and hypertensive encephalopathy.*Handb Clin Neurol* 2014;119:161. (Reviews the causes and management of hypertensive injury of the brain, including hypertensive encephalopathy.)

Zeeman GG. Neurologic complications of preeclampsia. *Semin Perinatol* 2009; 33:166. [PMID: 19464507] (Discusses the pathogenesis,clinical features, neuroimaging findings, and management of PRES in the context of preeclampsia.)

心脏疾病

（一）心脏手术

心脏手术可能因术后谵妄而复杂化。谵妄需要进行广泛的鉴别诊断，包括代谢紊乱、药物作用、卒中和缺氧缺血性脑损伤。临床上缺血性卒中事件比颅内出血更为常见，在冠状动脉旁路移植术（coronary bypass Graft, CABG）中的发生率几乎高达 5%。局灶性体征通常见于大血管梗死。相反，多发的小血管梗死可表现为持续的难以解释的脑病，没有神经影像学检查无法确定诊断，特别是 MRI。手术中或术后低血压或低氧血症可引起不同程度的缺氧缺血性脑病。即使患者在手术中和术后的疗程完全正常，患者有时也会抱怨手术后几个月到几年“感觉不太好”，神经心理测试可显示出细微但明确的异常。大脑的微栓子可解释该现象。使用动脉滤器减少栓塞可能，提高术中平均动脉压以避免低灌注，降低体温以保护神经，以及在没有体外循环的情况下进行 CABG 手术，这些手段已被提出用于防脑并发症，但暂未常规使用。

此外，接受胸骨切开术的患者偶尔会出现周围神经损伤，如膈神经损伤伴膈肌麻痹，复发性喉返神经损伤伴声音嘶哑或咳嗽无力，或臂丛神经病变伴麻木、疼痛和单手或双手无力。隐静脉离断可导致隐神经损伤，导致下肢内侧及足部麻木、疼痛性感觉异常，但不伴乏力。

（二）心内膜炎

多达 1/3 的心内膜炎患者会发生神经并发症，并且可能是其主要表现。伴有局灶性脑功能障碍和已知或疑似心内膜炎的患者需要神经影像学来区分缺血性卒中、细菌性动脉瘤破裂或脑脓肿。经 CT 或脑脊液检查确定的蛛网膜下腔出血或脑实质出血的患者，应行血管造影以寻找细菌性动脉瘤。许多这种动脉瘤仅用抗生素就能治愈，但可能需要手术切除或血管内介入治疗。心内膜炎的心源性栓塞可能没有临床症状，或表现为短暂性脑缺血发作及缺血性脑卒中。抗血小板或抗凝治疗不常规使用，因为有颅内出血的风险。患有人工瓣膜心内膜炎的患者或因无法控制的感染和其他适应证而需要更换瓣膜的患者发生缺血性卒中时，在治疗上尤其具有挑战性。瓣膜置换术中必需的抗凝治疗增加了近期大血管梗死发生出血转化的风险。

在心内膜炎患者中，脑脓肿通常是多发性的而不是单发的，可表现为头痛、脑病或癫痫，伴或不伴局灶性脑功能障碍。虽然患者通常可以通过药物治疗，但仍应进行神经外科会诊。

对于脑功能弥漫性损害、头痛或两者兼而有之的患者，另一个考虑的诊断是脑膜播散后细菌性脑膜炎。表现为头痛，精神状态正常，脑脊液淋巴细胞增多但无出血或黄染的患者，可能是由菌血症或脑膜旁感染而导致的无菌性脑膜炎。颈部或背部疼痛、神经根病或脊髓病的患者可能有脊柱骨髓炎、硬膜外脓肿，或两者兼有，需要紧急行脊柱MRI检查及请神经外科会诊。

（三）缺氧缺血性脑病

尽管在重症监护方面取得了进展，但大多数存活下来的心脏骤停患者在复苏后处于昏迷状态。在过去几十年里，心脏骤停后的出院率仍然很低。脑损伤是心脏骤停后残疾率和死亡率的主要原因。虽然功能出血显著恢复，但心脏骤停1年后最常见的结局仍是植物状态或死亡。

这种可怕的预后引发了对神经保护策略的广泛研究。对照研究表明，对昏迷患者在心室颤动心跳停止后数分钟至数小时内降温至32～34℃，并持续12～24小时，其预后有所改善。推荐在心脏骤停后进行低温治疗，目前的指南建议降温至33～36℃。

患者的预后通常无法在心脏骤停后的最初几小时内明确。但心脏骤停后最初几天的神经系统检查确实能预测未降温患者的预后。在心脏骤停后72小时，对于未接受低温治疗的成年患者，如果没有瞳孔和角膜反射、保持伸肌姿势或对有害刺激没有反应，则其神经功能明显恢复的可能性很小。有证据显示，对于实行了低温保护治疗的患者，天后维持较差的运动功能可能并不构成可靠的预后指标，因此在这种情况下，神经系统检查标准应谨慎使用。当使用检查来确定预后时，低血压、体温过低、镇静药和神经肌肉阻断药均可能成为干扰因素。

全面性强直阵挛性发作或非同步多灶性肌阵挛可能发生于心脏骤停后，不具有预后价值，但肌阵挛癫痫持续状态是预后不良的标志。

一些中心使用躯体感觉诱发电位（somatosensory-evoked potential, SSEP）作为检查的补充。低温治疗前中位SSEP双侧N20反应缺乏提示预后较差，但尚不确定这是否适用于已降温的缺氧缺血性脑病患者。

Johnson MD, Johnson CD. Neurologic presentations of infective endocarditis. *Neurol Clin* 2010;28:311. [PMID: 19932388](Covers the epidemiology, clinical syndromes, and common treatment dilemmas in patients with neurologic complications of endocarditis.)

McDonagh DL, et al. Neurological complications of cardiac surgery.*Lancet Neurol* 2014;13:490. (Discusses risk assessment and amelioration, diagnosis, and management.)

Mulder M, Geocardin RG. Neurology of cardiopulmonary resuscitation. *Handb Clin Neurol* 2017;141:593. (Up-to-date review of science and management of neurologic injury after cardiopulmonary resuscitation.)

Novy E, et al. Neurological complications of infective endocarditis:New breakthroughs in diagnosis and management. *Med Mal Infect* 2013;43:443. (Clinical diagnosis and management decisions.)

◎ 肺部疾病

急性或慢性呼吸衰竭患者的神经系统症状是由于缺氧、高碳酸血症导致的，或两者因素都有，即使在足够的循环条件下。严重缺氧可导致昏迷，并可能伴有瞳孔、角膜和其他脑干反射的消失。缺氧程度较轻时，清醒状态可能会相对保持；患者可能诉头晕或视力下降，或表现为认知功能受损。恢复情况取决于缺氧的严重程度和持续时间。慢性呼吸衰竭患者的高碳酸血症可导致认知和行为改变，有时与扑翼样震颤有关。头痛可能是突出的，可能是由于脑血管舒张，偶尔伴有视盘水肿。

过度通气同时也是低碳酸血症的症状，包括头晕，口周和远端感觉异常，手足痉挛，或手足搐搦。

Dreibelbis JE, Jozefowicz RF. Neurologic complications of respiratory disease. *Neurol Clin* 2010;28:37. [PMID: 19932374] (Concise review of clinical features and pathophysiology.)

肝脏疾病

诊断要点

◎ 精神状态改变伴或不伴扑翼样震颤，合并伴门脉高压的慢性肝功能衰竭或急性肝功能衰竭

◎ 急性肝功能衰竭患者并发脑水肿和颅内压增高

◎ 概述

肝性脑病可使伴有肝硬化的慢性肝病和急性肝衰竭患者病情恶化，对于两者来说均是不良预后的征象。门脉高压患者在明显的诱因后，如低钾血症、消化道出血、蛋白质摄入过多或镇静药物包括用于控制酒精戒断的药物），变得糊涂或昏迷，诊断可能不那么困难。但识别早期疾病则可能更具挑战性。近 70% 肝硬化患者存在轻微、隐性或亚临床肝性脑病，这对生活质量有不利影响。

◎ 临床表现

临床表现为代谢性脑病，早期表现为注意力不集中、思维混乱、情绪和人格改变。随后定向障碍，通常伴有扑翼样震颤，进展到警觉性下降和昏迷。脑电图可能显示三相波，但这种异常，以及扑翼样震颤，也可能伴随其他代谢性脑病。

◎ 鉴别诊断

鉴别诊断包括的范围很广，包括其他代谢紊乱、药物作用、戒断状态（包括酒精）、中枢神经系统感染和韦尼克 – 柯萨科夫综合征。许多严重到足以引起肝性脑病的肝硬化患者有凝血因子合成障碍导致的凝血病、继发于脾功能亢进的血小板减少症，或两者兼而有之。这些异常增加了硬膜下血肿的风险，即使没有外伤史。

◎ 治疗

一旦排除了其他诊断可能性（通过适当的血液检测、脑部 CT 扫描和相关患者的腰椎穿刺），应根据需要寻找肝性脑病的起因并治疗。限制蛋白质和药物（表 32-3）以促进从肠道中清除氨化合物，是主要的治疗方法。乳果糖等不可吸收的双糖通过泻药作用和降低结肠 pH 值来达到这一目的，而降低结肠 pH 值会抑制产尿素酶细菌的生长。抗生素也可以减少细菌性氨合成，如利福昔明或甲硝唑，尽管长期使用甲硝唑治疗可导致周围神经病变。长期的新霉素治疗可并发肾毒性和耳毒性。

表 32-3　慢性肝脏疾病肝性脑病的药物治疗

药物	剂量	注意事项
乳果糖	开始 30ml 口服（或胃管），每天 2 ~ 4 次，直到滴定至每天有数次软便	半乳糖血症或便秘慎用，过量服用可引起严重腹泻之后电解质紊乱
利福昔明	550mg 口服，每 12 小时 1 次	如果在治疗中发生腹泻需考虑艰难梭菌感染

急性肝功能衰竭患者肝性脑病可伴有脑水肿和颅内压增高。虽然关于侵入性监

测的风险和降低颅内压治疗的益处仍存在争议，但颅内压监测可以指导高渗治疗。

Cash WJ, et al. Current concepts in the assessment and treatment of hepatic encephalopathy. *QJM* 2010;103:9. [PMID: 19903725](Covers the pathophysiology and management of hepatic encephalopathy complicating cirrhosis.)

Cordoba J. New assessment of hepatic encephalopathy. *J Hepatol* 2011;54:1030. (Clinical assessment and grading of encephalopathy to aid in the diagnosis of even mild hepatic encephalopathy.)

Wendon J, Lee W. Encephalopathy and cerebral edema in the setting of acute liver failure: Pathogenesis and management.*Neurocrit Care* 2008;9:97. [PMID: 18688582] (Concise discussion of putative pathophysiologic mechanisms and management options.)

肾脏疾病

诊断要点

◎ 急性肾功能衰竭所致的代谢性脑病

◎ 透析失衡综合征，痴呆，和韦尼克脑病作为透析的并发症

◎ 单神经病作为动静脉分流器放置的并发症

◎ 在慢性肾功能衰竭中，远端对称性多发性神经病伴或不伴不宁腿综合征

肾功能衰竭的急性并发症包括与尿毒症和透析相关的脑病综合征。代谢性脑病是急性尿毒症的主要神经病学特征，范围从轻度注意力受损和人格改变到谵妄和昏迷。可发生扑翼样震颤、多灶性肌阵挛或全面性癫痫。氮质血症的程度并不总是与脑功能障碍的严重程度相关。慢性肾功能不全引起的症状通常比急性肾功能衰竭少。

CT 和脑脊液检查有助于排除硬膜下血肿或中枢神经系统感染，但也可显示非特异性的表现，如脑萎缩或轻度脑脊液蛋白升高。脑电图显示低电压和慢波，提示广泛性脑功能障碍。脑病的其他原因可能与肾功能衰竭共存。例如，多囊性肾病患者更容易发生脑动脉瘤，因此当该类患者发生精神状态改变时，需要考虑是否发生了蛛网膜下腔出血。高血压、糖尿病、血管炎和其他导致终末期肾病的原因可能会导致卒中或其他急性大脑疾病。晚期肾功能衰竭会增加中枢神经系统感染的风险，如脑膜炎，尤其是单核细胞增多性李斯特菌感染。

尿毒症脑病是透析的适应证，但透析过程本身也可能产生神经并发症。透析失衡综合征由尿素水平的快速变化和脑水肿引起，表现为头痛、躁动和痉挛。这些症状会发展为伴有肌阵挛的谵妄或癫痫，并进一步导致颅内压增高。该综合征可使血液透析和腹膜透析变得棘手，不过在现代透析技术中较少见。透析期间或透析后精神状态改变的其他诊断考虑包括电解质紊乱和韦尼克脑病。即使没有外伤，尿毒症相关的血小板功能障碍和血液透析期间使用的抗凝剂使患者容易出现硬膜下出血。

透析性痴呆与口服氢氧化铝后的铝暴露和透析液有关。透析期间及透析后构音障碍和吞咽困难综合征，进一步持续发展会合并肌阵挛、癫痫、共济失调和广泛性认知障碍等，不过随着透析液和口服磷酸盐螯合剂而改变，这些症状已变得很罕见。慢性肾脏疾病（chronic kidney disease, CKD）是认知障碍的一个危险因素，独立于其他血管危险因素，即使在不需要透析的患者中也是如此。肾移植可以改善认知功能。

患有不宁腿综合征（restless legs syndrome, RLS）的患者会诉腿部蠕动感、爬行感和其他不舒服的感觉，会随着运动而得到改善。肾功能衰竭，以及 CKD 患者

常伴有的铁缺乏和周围神经病变均是导致 RLS 的继发性因素。

尿毒症性多发性神经病困扰着超过 50% 的透析患者。临床综合征是远端对称多发性神经病，类似于糖尿病、酒精性或 HIV 神经病：逐渐开始麻木、疼痛，和开始于足部的感觉异常，伴有踝反射减弱或消失及感觉消失，尤其是振动觉。阳萎、膀胱和直肠功能障碍、直立性低血压和心脏猝死可能意味着自主神经功能障碍，这种情况偶尔也发生在无相关远端对称性多发性神经病的情况下。CKD 合并的局灶性神经病包括动静脉瘘后缺血性单肢神经病和腕管综合征。CKD 的其他神经肌肉疾病表现包括尿毒症肌病，表现为近端肌肉萎缩和无力，尤其是在腿部，而其肌酸激酶水平正常。

肾功能不全的神经并发症见表 32-4。

表 32-4 肾功能不全的神经并发症

	中枢神经系统表现	神经肌肉表现
肾功能衰竭		
急性	脑病	手足抽搐
慢性	肌阵挛，扑翼样震颤	（如伴有低钙血症）
	癫痫	
	感染，尤其单核细胞增多性李斯特菌脑膜炎	神经病变
		肌病
	硬膜下血肿	
	痴呆	
	肌阵挛，扑翼样震颤	
	不宁腿综合征	
透析	平衡综合征	动静脉瘘相关的单神经病
	痴呆	

Brouns R, DeDeyn PP. Neurological complications in renal failure: A review. *Clin Neurol Neurosurg* 2004;107:1. [PMID:15567546] (Extensively referenced, comprehensive review of CNS and neuromuscular disorders in renal failure.)

Krishnan AV, Kiernan MC. Neurologic complications of chronic kidney disease. *Nature Rev Neurol* 2009;5:542. [PMID:19724248] (Surveys clinical features, pathophysiology, and management of common cerebral and neuromuscular complications of CKD.)

胰腺疾病

急性胰腺炎患者若临床表现为代谢性脑病，同时又无其他明显病因者，须考虑胰性脑病。胰腺炎可能并发低钙血症和高血糖或低血糖，在这种情况下应考虑有胰腺脑病的可能。因酒精中毒导致胰腺炎的患者须考虑有酒精戒断、肝病和韦尼克 – 柯萨科夫综合征的可能性。血脑屏障破坏、细胞因子生成增加、脑微循环障碍和低氧血症可能是其发病机制，但尚未得到证实。

Zhang X-P, Tian H. Pathogenesis of pancreatic encephalopathy in severe acute pancreatitis. Hepatobiliary *Pancreat Dis Int* 2007;6:134. [PMID: 17374570] (Briefly summarizes clinical features, followed by a survey of hormonal, inflammatory,hemodynamic, and other putative mechanisms.)

内分泌疾病

诊断要点

◎ 大脑或神经肌肉功能受损（或两者皆有）

◎ 全身症状，其他器官系统障碍

◎ 全面认知功能障碍、精神症状、肌无力和多发性神经病

（一）甲状腺疾病

甲状腺功能亢进可引起头痛、情绪紊乱、精神病、认知障碍、震颤或舞蹈病，单发或多种组合。近端肌肉萎缩和无力常

见，通常伴随正常的肌酸激酶，尽管横纹肌溶解偶尔是发甲状腺危象（未完全治疗或未诊断的甲状腺功能亢进合并创伤、感染或其他诱因）的并发症。有时会发生周期性瘫痪，尤其是亚洲男性。症状性周围神经病变也可能发生。甲状腺功能亢进中的格雷夫斯病可发展为眼病，表现为眼睑水肿、眼球突出、眼肌瘫痪。

格雷夫斯眼病可因角膜溃疡、眼压升高或视神经压迫而导致外貌改变和视力下降。甲状腺功能亢进的神经系统表现通常在经过治疗，甲状腺功能正常后得到改善。格雷夫斯眼病是一个明显的例外，即使在内分泌病得到适当的治疗后也可能发生，需要额外的治疗，包括类固醇、眼眶放疗，或偶尔也需要手术。

甲状腺功能减退可导致脑病，其严重程度从情绪障碍、认知功能减退到黏液性水肿昏迷，并伴有体温过低和低钠血症。肌病是最常见的神经系统表现。患者反映无力、痛性痉挛和肌痛。检查显示近端无力，肌水肿，反射异常，特别是松弛期延迟。即使在无症状的患者，血清肌酸激酶水平也有可能升高。甲状腺功能减退症易引起腕管综合征等神经卡压症，也可引起多发性神经病。其他神经症状包括小脑性共济失调、中枢性和阻塞性睡眠呼吸暂停及听力丧失。神经功能通常因甲状腺素替代治疗而得到改善，但可能不会完全恢复。伴有精神发育迟滞、痉挛和锥体外系功能障碍的先天性甲状腺功能减退症，或呆小症，是由母体碘缺乏引起的，使其成为一种全球常见的、可预防性的脑疾病。

在桥本甲状腺炎，因为抗甲状腺抗体导致免疫介导的腺体损伤，故短暂的甲状腺功能亢进后常变为甲状腺功能减退。除了甲状腺疾病的神经系统表现外，桥本甲状腺炎和格雷夫斯病一样，有时还与重症肌无力有关，而格雷夫斯病为另一种自身免疫性甲状腺疾病。桥本脑病（Hashimoto encephalopathy）是一种罕见的具有多种表现形式的脑功能障碍综合征，包括行为异常、卒中样综合征、运动障碍和癫痫发作，与抗甲状腺过氧化物酶或抗甲状腺球蛋白抗体有关，并对皮质类固醇治疗有反应。甲状腺功能检查可能正常或显示甲状腺功能减退或亢进。脑脊液蛋白常升高，无细胞增多，无特异性神经影像学或神经病理学表现。抗甲状腺抗体是否致病，还是自身免疫性脑疾病的一个标志物，对于桥本脑病而言目前仍然还具有争议。

甲状腺疾病及其他内分泌疾病的神经并发症见表 32-5。

（二）甲状旁腺疾病

原发性甲状旁腺功能亢进，最常见的原因是甲状旁腺腺瘤，很少进展到肾结石、骨病和消化性溃疡（“结石、骨骼和腹痛”）的完全三联征，因为常规血清钙测定可使早期诊断成为可能。脑和神经肌肉表现为高钙血症的症状，早前讨论过，常在甲状旁腺切除术后改善。虽然在长期肾功能衰竭继发性甲状旁腺功能亢进中更为常见，但在原发性甲状旁腺功能亢进中也可发生棕色肿瘤，并可导致压迫性脊髓病，需要紧急神经外科干预。甲状腺或甲状旁腺手术后可发生甲状旁腺功能减退，引起低血钙和低磷血症。如前所述，神经系统表现为低钙血症的症状。

（三）肾上腺疾病

高皮质激素血症，或库欣综合征，可引起认知或情感障碍，肌酸激酶正常肌病，更少见的是，硬膜外脂肪瘤病伴压迫性神经根病或脊髓病。肾上腺素缺乏，或艾迪生综合征，也可引起易怒和近端无力，以及高钾性周期性瘫痪。相关的高钾血症、低钠血症、低血糖或低血压可以为潜在的内分泌紊乱提供重要线索。

表 32-5 内分泌障碍：中枢神经系统和神经肌肉的表现

疾病	中枢神经系统特征	神经肌肉特征
甲状腺功能亢进	焦虑，人格改变，谵妄，精神病，昏迷 震颤、舞蹈病	近端肌无力（CK 水平正常，甲状腺危象除外） 周期性瘫痪（亚洲男性尤其危险） 眼病，重症肌无力（格雷夫斯病） 周围神经病变
甲状腺功能减退	反应变慢，抑郁，精神病，认知功能障碍 昏迷（黏液水肿） 共济失调 中枢性（和阻塞性）睡眠呼吸暂停	近端肌无力（CK 常升高） 腱反射异常（松弛期延迟） 易患腕管综合征和其他卡压性神经病 重症肌无力（伴有桥本甲状腺炎） 周围神经病变
甲状旁腺功能亢进	记忆受损、情绪紊乱、谵妄、精神病 压迫性脊髓病（棕色肿瘤）	近端肌无力（CK 水平正常）
甲状旁腺功能减退	痴呆、精神病 癫痫 舞蹈病、震颤	手足抽搐
皮质醇增多症	认知功能障碍、情感障碍 压迫性脊髓病（硬膜外脂肪瘤）	近端肌无力（CK 水平正常）
肾上腺功能减退	易怒、认知功能障碍	近端肌无力（CK 水平正常） 高钾周期性瘫痪

Agarwal L, Zeina H, Emanuele NV. Neurologic disorders of mineral metabolism and parathyroid disease. *Handb Clin Neurol* 2014;120:737. (Review of calcium, phosphorus, and magnesium metabolism, together with pathophysiology, clinical manifestations,and management of associated disorders.)

Bertorini TE, Perez A. Neurologic complications of disorders of the adrenal glands. *Handb Clin Neurol* 2014;120:749. (Clinical manifestations, diagnosis, and management of hyper- and hypoadrenal function.)

Anglin RE, Rosebush PI, Mazurek MF. The neuropsychiatric profile of Addison's disease: Revisiting a forgotten phenomenon. *J Neuropsychiatry Clin Neurosci* 2006;18:450. [PMID: 17135373](Case report and discussion of associated changes in mental status.)

Fraser WD. Hyperparathyroidism. *Lancet* 2009;374:145. [PMID:19595349] (Comprehensive review, highlighting the changing clinical presentations over time.)

Schiess N, Pardo CA. Hashimoto's encephalopathy. *Ann NY Acad Sci* 2008;1142:254. [PMID: 18990131] (Reviews the history,clinical features, and controversies surrounding the syndrome.)

Shoback D. Hypoparathyroidism. *N Engl J Med* 2008;359:391.[PMID: 18650515] (Case-driven review of the differential diagnosis and evaluation of the patient with hypocalcemia, including assessment of neuromuscular irritability.)

Wood-Allum CA, Shaw PJ. Thyroid disease and the nervous system.*Handb Clin Neurol* 2014;120:703. (Comprehensive review of neurologic manifestations of hyper- and hypothyroidism.)

血液疾病

诊断要点

◎ 缺血性卒中（静脉和动脉）和出血性卒中使许多血液疾病治疗变得复杂
◎ 在高蛋白血症和骨髓增生障碍疾病中的高黏滞综合征（出血、视力障碍、局灶性脑障碍）
◎ 贫血时头痛、疲劳和晕厥
◎ 中性粒细胞减少状态下中枢神经系统感染的风险增加，具有难以琢磨的临床特征和不寻常的病原体

（一）红细胞病

任何原因引起的贫血患者都可能经历头痛和疲劳，但某些贫血症与额外的神经功能有关。神经并发症在镰状细胞病(sickle cell disease, SCD）中很常见，包括缺血性和出血性卒中、癫痫、中枢神经系统感染、听力丧失、认知功能障碍，不过很少出现脊髓梗死。卒中是SCD发病和死亡的最常见原因。镰状红细胞增加了血液黏度，可阻塞大小血管。大血管内膜纤维化导致血管狭窄会引起烟雾病，导致小血管侧支代偿，从而在血管造影时表现如同“烟雾”。静息性梗死可导致认知功能损害，可通过MRI检查。溶栓治疗在SCD患者中尚未得到很好的研究，但在其他方面符合条件的急性缺血性卒中患者可能需要考虑溶栓治疗。急性缺血性脑卒中患者应行换血疗法，目的是将血红蛋白S降低到30%以下，血红蛋白升高到10 ~ 12g/dl。慢性交换输血对有缺血性卒中的SCD患者是有效的二级预防措施，当经颅多普勒超声发现颅内主要动脉的血流速度很快（> 200cm/s）时，它们作为卒中一级预防措施也是有效的。出血性卒中是成人SCD患者最常见的神经并发症，应及时进行神经外科会诊。除了烟雾或脑梗死的出血转化外，静脉窦血栓形成和脑动脉瘤破裂也是考虑诊断。包括SCD在内的任何原因导致脾功能不全的患者感染有荚膜微生物(包括脑膜病原体肺炎链球菌和流感嗜血杆菌)的风险都在增加。

地中海贫血的髓外造血通常发生在淋巴网状组织中，但有时可发生在脊髓硬膜外间隙，引起脊髓病或神经根病。治疗可能包括减压手术、局部放射治疗、皮质类固醇激素治疗和各种联合输血治疗。

在真性红细胞增多症中，缺血性和出血性卒中是令人担忧的并发症。因为静脉和静脉窦及脑动脉和小动脉的血栓形成导致脑缺血，这些都归因于血黏度增加。静脉闭塞性疾病可以是慢性的，显著头痛，往往是弥漫性和进展性的，并可能继发静脉缺血、癫痫或出血。出血、视觉症状和局灶性脑体征的三联征提示高黏滞综合征，这种综合征也可发生在其他骨髓增生性疾病中，如原发性血小板增多症和高蛋白血症。

（二）血栓性微血管病

这些疾病的特征是脑内外小血管血栓形成，包括血栓性血小板减少性紫癜（thrombotic thrombocytopenic purpura, TTP）。典型的五联征包括发热、肾功能不全、血小板减少、溶血性贫血和神经系统异常。神经系统异常包括头痛、精神状态改变、癫痫和各种局灶性脑综合征。鉴别诊断包括弥漫性血管内凝血、溶血性尿毒症综合征、免疫性血小板减少性紫癜和肝素诱导性血小板减少症。血浆置换可以挽救TTP患者的生命。

（三）白细胞病

白细胞计数降低或功能受损易发生感染，包括中枢神经系统。粒细胞功能障碍，如发生在癌症化疗中，增加了患者对细菌感染的易感性。细胞介导免疫功能受损，合并晚期HIV感染或慢性皮质类固醇或细胞毒性治疗，会增加感染少见细菌(包括结核分

枝杆菌）、病毒、真菌和原生动物的风险。在移植受者和其他免疫功能低下的患者中中枢神经系统感染的发病率和死亡率很高，这些患者常表现出轻微的症状和体征。早期诊断依赖于较高的怀疑指数和较低的检查标准，以快速综合评估神经影像学和脑脊液。

急性白血病是白细胞增多症的常见原因，或白细胞计数超过 100 000/mm^3。神经系统症状包括头痛、脑病、缺血性或出血性卒中或高黏滞综合征。白血病的其他并发症包括在急性髓系白血病中，脊髓、眼眶或硬膜髓样白血病母细胞（氯瘤）占位病变，软脑膜白血病浸润，和化疗相关性中枢神经系统感染或神经毒性。

单克隆免疫球蛋白血症合并骨髓瘤或巨球蛋白血症可引起周围神经病变。涉及脊柱的多发性骨髓瘤可导致神经根病、脊髓病或两者皆可，需要紧急干预，包括 MRI、高剂量皮质类固醇、放疗和神经外科咨询。这两种高蛋白状态也会导致高黏滞综合征。

（四）凝血障碍

静脉血栓形成的遗传性危险因素包括固有的抗凝因子缺乏，如抗凝血酶 3 和蛋白 C、蛋白 S，以及Ⅴ因子 Leiden 或凝血酶原基因 G20210 促凝突变。口服避孕药是一个重要的外因。脑静脉血栓形成表现为头痛合并脑病、局灶性脑功能障碍或癫痫。尽管静脉梗死有出血转化的风险，但抗凝通常是必要的。在这种情况下发生动脉缺血性卒中提示存在有静脉血栓栓塞伴卵圆孔未闭或其他心脏从右到左分流（反常栓塞）的可能。

凝血病可能是遗传性的，如血友病，或后天获得性的（抗凝治疗、肝硬化合并凝血因子合成障碍），易发生出血性卒中、硬膜下血肿、脑和脊髓硬膜外血肿。

Adams BD, et al. Myeloproliferative disorders and the hyperviscosity syndrome. *Emerg Med Clin North Am* 2009;27:459.[PMID: 19646648] (Covers presenting features, evaluation,and acute management of symptomatic hyperviscosity due to hyperproteinemia, as well as myeloproliferative disorders.)

Austin S, Cohen H, Losseff N. Haematology and neurology.*J Neurol Neurosurg Psychiatry* 2007;78:334. [PMID: 17369588](Update on blood disorders commonly seen in neurologic practice.)

Berg S, Nand S. Neurological complications of the leukemias across the ages. *Curr Neurol Neurosci Rep* 2017;2:13. [PMID:28229399]

Kassim AA, et al. How I treat and manage strokes in sickle cell disease. *Blood* 2015;125(22):3401. [PMID: 4467906] (Reviews the neurologic complications of sickle cell disease and discusses approach and management of patients with acute neurologic deficits.)

Tsitsopoulos P, et al. Lumbar nerve root compression due to extramedullary hemopoiesis in a patient with thalassemia: Complete clinical regression with radiation therapy: Case report and review of the literature. *J Neurosurg Spine* 2007;6:156. [PMID:17330584] (Describes a patient with radiculopathy managed successfully with radiation, followed by a review of reported cases involving the spine.)

骨关节疾病

诊断要点

◎ 颅神经病，脊髓病，神经根病，马尾综合征，伴有头部或脊柱疼痛

◎ 寰枢椎不稳定具有潜在生命威胁

骨佩吉特病是一种发生于中老年及以后的疾病，表现为骨痛和畸形，也可因其他原因在平片上被发现。破骨细胞活性的增加导致骨重建和结构紊乱。神经并发症

包括颅底疾病引起的耳聋或其他脑神经病变，后颅窝压迫引起的脑积水，以及脊柱受累引起的神经根病或脊髓病。血清碱性磷酸酶通常升高。虽然活检可能是必要的，但平片检查的结果通常足以确定诊断。治疗包括双膦酸盐或降钙素；可能需要进行脊柱减压手术。在骨佩吉特病中，骨肉瘤变性是一种不祥的并发症。

纤维发育不良是一种骨骼发育障碍，可累及一块骨骼（单块）或几块骨骼（多块），包括颅骨和脊柱。骨痛和病理性骨折是常见的表现。患者，通常是儿童和年轻人，可能出现颅骨肿块。脑神经受压可导致视力损害、听力丧失或嗅觉丧失，脊柱疾病可导致脊柱侧弯，偶尔压迫脊髓。平片和CT可提示诊断，可通过活检确诊。怀疑脊髓受压的患者应行MRI检查。治疗手段应依据患者症状而决定，可能包括双膦酸盐和手术。

软骨发育不全的患者由于骨异常可能会发展为颅颈交界处颈髓受压。临床表现包括头后部疼痛或颈部疼痛、四肢瘫痪、直肠和膀胱功能障碍、中枢性和阻塞性睡眠呼吸暂停及呼吸停止。该区域的MRI（或CT）可以记录减压手术前的压缩程度。其他神经并发症包括梗阻性或交通性脑积水、神经根病或腰椎管狭窄引起的神经源性跛行，以及由于咽鼓管异常引起的复发性耳部感染导致的听力损失。神经并发症可能早在婴儿时期就出现。

强直性脊柱炎是一种HLA B27相关的炎症性关节病，主要影响脊柱和骶髂关节，通常在青少年和年轻人中出现症状。除了脊柱疼痛、微骨折、骨质疏松和脊柱后凸外，即使是轻微创伤，强直性脊柱炎患者也易发生脊柱骨折。神经并发症并不常见，但包括寰枢椎失稳、脊髓病和伴有或不伴有骨折相关的神经根病，以及蛛网膜炎引起的马尾综合征。当结合病史和检查时，X线平片上的典型特征通常足以确定诊断。治疗包括非甾体类消炎药和抗肿瘤坏死因子制剂。有神经根或脊髓症状或体征的患者需要进行脊柱MRI检查，并可能需要手术治疗。

寰枢椎失稳是指由于韧带或骨异常导致Cl（寰椎）和C2（枢椎）之间过度运动。颈痛、四肢瘫痪、直肠和膀胱功能障碍、肢体无力和呼吸停止可能是由于颈髓交界处受压而发生的。许多与寰枢椎失稳相关的疾病，包括强直性脊柱炎、类风湿关节炎（稍后讨论）、创伤和唐氏综合征。对于怀疑或证实寰枢椎失稳的患者，应进行神经外科会诊。

Baujat G, et al. Achondroplasia. *Best Pract Res Clin Rheumatol* 2008;22:3. [PMID: 18328977] (Covers the genetics,pathophysiology, epidemiology, diagnosis, complications and management.)

Braun J, Sieper J. Ankylosing spondylitis. *Lancet* 2007;369:1379.[PMID: 17448825] (Comprehensive review, from epidemiology and pathogenesis to new therapeutic options.)

Lee JS, et al. Clinical guidelines for the management of craniofacial fibrous dysplasia. *Orphanet J Rare Dis* 2012;7:S1. [PMID:22640797] (Reviews diagnosis and management.)

Mundwiler ML, et al. Complications of the spine in ankylosing spondylitis with a focus on deformity correction. *Neurosurg Focus* 2008;24:E6. [PMID: 18290744] (Neurosurgical perspective on inflammatory and noninflammatory spine disease in ankylosing spondylitis.)

Ralston SH, Langston AL, Reid IR. Pathogenesis and management of Paget's disease of bone. *Lancet* 2008;372:155. [PMID:18620951] (Comprehensive review of pathogenesis and clinical aspects of Paget disease.)

神经系统结节病

诊断要点

◎ 结节病确诊患者的任何神经系统综合征

◎ 任何患者中的脑神经病变，无菌性脑膜炎，中枢神经系统占为病变，局灶性或弥漫性神经病，或不明原因的肌肉疾病

◎ 已确诊患者的治疗中，需考虑免疫抑制剂和其他药物的神经并发症

◎ 概述

结节病是一种特发性多系统肉芽肿性疾病，多达10%的患者临床上出现明显的神经系统症状，而尸检研究则显示，神经系统受累甚至更为频繁。相关文献包括累及整个神经轴的报道：脑膜疾病、颅神经病变、MRI表现类似多发性硬化或血管炎的脑白质病变、影响大脑或脊髓的轴内或轴外肉芽肿、周围神经病和肌病。当临床表现为神经系统疾病时，诊断尤其具有挑战性。

◎ 临床表现

颅神经病是最常见的神经表现，以面神经最常受影响，导致类似于贝尔麻痹的面神经无力。第Ⅷ脑神经受累会威胁听力。视神经或第Ⅲ、Ⅳ、Ⅵ脑神经功能障碍可能反映脑膜疾病或肉芽肿侵犯或压迫眼眶中的神经。单时相或复发性无菌性脑膜炎或慢性脑膜炎，有时会并发脑积水，一般表现为脑脊液单核细胞增多、蛋白浓度升高、葡萄糖水平低或正常。脑部病变可能累及下丘脑，随后出现内分泌疾病，或表现为颅内肿块。脊髓内或周围的肉芽肿可引起脊髓病。结节病可引起多发性单神经病和远端对称性多发性神经病。肌肉受累在病理上比临床上更常见，但偶尔会导致近端无力。

结节病的最终诊断需要组织活检显示非干酪样肉芽肿。在已知的全身性疾病患者中，基于临床、MRI和脑脊液检查结果的一致性，神经结节病的诊断是可以推定的。在接受慢性皮质类固醇或其他免疫抑制疗法治疗系统性结节病出现神经症状和体征的患者，必须警惕其鉴别诊断，因为有增加中枢神经系统感染的风险。在没有确定的结节病患者中，如果他们发展成一种无法解释的兼容性神经系统综合征，仔细搜索细微的全身疾病，尤其是肺部或皮肤，可能会发现一个神经系统以外的部位可进行组织活检诊断。虽然高分辨率的胸部CT和脱氧葡萄糖（FDG）-正电子发射断层扫描（PET）可以提高系统性结节的检出率，但胸部X线或镓扫描也可能会有所帮助。血清和脑脊液血管紧张素转换酶水平可能对诊断有帮助，但缺乏敏感性。

◎ 治疗

尽管缺乏对照数据，神经结节病在大多数情况下需要治疗。虽然环孢素、硫唑嘌呤、甲氨蝶呤和其他减少剂量的药物皮质类固醇激素已在不同程度上获得成功，但使用皮质类固醇激素的经验是最丰富的。积极拮抗肿瘤坏死因子-α的药物，如己酮可可碱、沙利度胺和英夫利昔单抗，已在治疗全身和神经系统结节病取得了一些成功的应用，尤其是在皮质类固醇和其他药物是难以治疗的患者之中。脑积水的患者可能需要分流手术。癫痫发作通常对抗癫痫药物有反应。神经结节病患者的总体预后较全身性疾病患者差。而颅神经病和无菌性脑膜炎的预后较好。

Hoyle JC, Jablonski C, Newton HB. Neurosarcoidosis: Clinical review of a disorder with challenging inpatient presentations and diagnostic considerations.

Neurohospitalist. 2014;4(2):94-101. [PMID: 24707339] (Reviews common neurologic presentations and provides a systematic approach to diagnosis and management.)

Terushkin V, et al. Neurosarcoidosis: Presentations and management. *Neurologist* 2010;16:2. [PMID: 20065791] (Comprehensive review, including numerous brain and spine MRI scans demonstrating typical findings in neurosarcoidosis.)

血管炎和结缔组织疾病

诊断要点

◎ 脑病、缺血性（动脉或静脉）或出血性卒中、脊髓病、多发性单神经炎或肌病，与关节、皮肤、肾脏或其他神经系统以外的疾病有关

◎ 常见轻度或无症状的远端对称性多发性神经病

◎ 在长期血管炎或结缔组织病患者中，注意免疫抑制的神经并发症和器官衰竭

（一）血管炎（表 32-6）

50 岁后开始的头痛或视觉症状，应立即考虑巨细胞动脉炎（giant cell arteritis, GCA）。虽然没有其相关病症风湿性多肌痛常见，但 GCA 是最常见的全身性血管炎。常见的全身症状包括发热、疲劳和体重减轻。颈血管肉芽肿性炎症，尤其是颈外分支，引起许多神经和眼科症状，如头痛、视力丧失和下颌跛行。常见因视网膜或视神经缺血造成的视力丧失，若不给予治疗，一只眼睛视力丧失，接着另一只眼睛的视力也同样会丧失。识别一过性黑矇至关重要，因为在 GCA 中已固定的视力损失很少能够得到改善。较少见的表现包括眼外肌缺血引起的复视、颈内动脉或椎动脉受累引起的缺血性卒中及周围神经障碍。检查可发现颞动脉触痛增粗。

慢性贫血常见，80% 以上的患者红细胞沿降率（ESR）超过 40 ~ 50mm/h。当 ESR 正常时，C 反应蛋白（CRP）可能升高。对于疑似 GCA 的患者，必须进行眼科会诊，

表 32-6　系统性血管炎

	神经系统表现	全身表现	特点
巨细胞动脉炎	头痛、视力下降、卒中；周围神经系统受累（颅神经病变、多发性单神经炎、远端对称性多发性神经病）	全身症状很常见	大血管 年龄＞ 50 岁 与风湿性多肌痛有关
Takayasu 血管炎（大血管炎）	由锁骨下动脉盗血综合征引起的头晕和其他后循环症状，卒中；周围神经系统受累很少见	全身症状，关节痛，周围脉搏减弱，肢体跛行，肾血管性高血压，腹痛	大血管 年龄＜ 50 岁
川崎病	神经系统受累并不常见，但可能包括无菌性脑膜炎、肌炎、卒中、面神经麻痹	发热、结膜炎、皮疹、嘴唇和口腔黏膜红斑、淋巴结病	中血管 儿童疾病
结节性多动脉炎	周围神经系统受累（单神经病，多发性神经病或多发性单神经炎）；中枢神经系统（卒中、脑病）受累常见	肾血管性高血压，皮肤变化，全身症状	中血管和小血管
肉芽肿性多血管炎（韦格纳）	肉芽肿直接累及颅底或中枢神经系统，颅神经病和硬脑膜炎，周围神经系统受累包括多发性神经病、多发性单神经炎	全身症状，上、下呼吸道受累，肾小球肾炎，皮肤改变	小血管 ANCA 相关
嗜酸性肉芽肿性多血管炎（Churg-Strauss）	周围神经系统受累是常见的（典型的多发性单神经炎，多发性神经病）；中枢神经系统很少见但卒中也有报道	哮喘，慢性鼻窦炎，皮肤改变是常见的，但任何器官系统都有可能受累；外周的嗜酸性粒细胞增多症	小血管 ANCA 相关

ANCA= 抗中性粒细胞胞浆抗体

进行仔细的眼底检查和颞动脉活检。虽然影像学可能有助于辅助诊断，颞动脉活检仍然是金标准。虽然没有取到病变组织的活检可能导致假阴性结果，但有证据表明，1cm的活检标本可能足以诊断。

鉴于对视力的威胁，应立即开始高剂量皮质类固醇（泼尼松 $1mg/kg \cdot d^{-1}$）或甲泼尼龙 1000 mg/d 静脉注射）。在开始皮质类固醇经验性治疗 1 周内，不会显著降低活检的成功率。全身症状通常在几天内改善，ESR 在几周内恢复正常。在大多数患者中，根据全身症状、ESR 和 CRP，皮质类固醇的剂量可在数年内逐渐减少。托西珠单抗已被批准用于 GCA。配合甲氨蝶呤和环磷酰胺的使用可以减少类固醇的剂量。小剂量阿司匹林可能有助于降低视力丧失或缺血性卒中的风险。

另一种具有明显不同人群特征的大血管炎是大动脉炎（Takayasu 动脉炎），最常影响儿童和年轻人，但也可能早在婴儿期或晚至 50 岁时发病。大多数患者为女性，美国的大多数病例其患者为亚洲人。与 GCA 的另一个显著区别是，Takayasu 动脉炎最常见的累及部位是主动脉及其主要分支。除了手臂或腿部缺血或腹痛外，半数或半数以上的患者还会出现头晕，这可能是源于锁骨下盗血、短暂性脑缺血发作或缺血性卒中。肾血管性高血压易引起出血性卒中。非侵入性磁共振血管成像或 CT 血管成像是诊断的必要手段。糖皮质激素是治疗的主要方式。

川崎病（Kawasaki disease）主要是一种中血管炎，最常影响婴儿和儿童。发热和其他全身炎症体征，如结膜炎、皮疹和淋巴结病是典型的特征。冠状动脉受累可导致心肌缺血；神经系统受累并不常见，但可能包括无菌性脑膜炎、下部面肌无力、癫痫发作，偶尔也可引起卒中事件。

结节性多动脉炎（polyarteritis nodosa）是一种中、小血管的坏死性动脉炎，影响大多数器官系统，可能与乙型或丙型肝炎病毒感染有关。肾脏和皮肤受累是一个常见的全身特征。神经肌肉疾病（多发性单神经病、神经根病、神经丛病或感觉运动多发性神经病）发生在半数以上的患者中。缺血性或出血性卒中发生在约1/4的患者中。

上、下呼吸道肉芽肿，局灶性节段性肾小球肾炎和坏死性全身血管炎组成了肉芽肿性多血管炎（韦格纳肉芽肿病）特征性三联征，其是一种小血管炎。脑综合征包括颅底肉芽肿性浸润、脑神经病变、缺血性或出血性卒中和硬脑膜炎。周围神经表现为远端对称性多发性神经病和多发性单神经炎。在有相关的临床证据情况下，抗中性粒细胞胞浆抗体（antineutrophil cytoplasmic antibody, ANCA）阳性可以提示诊断，尽管活检可能仍然是必需的。嗜酸性肉芽肿性多血管炎（Churg-Strauss）是另一种与 ANCA 相关的小血管炎，以哮喘、慢性鼻窦炎和明显的嗜酸性粒细胞增多症为特征。常见周围神经系统受累，首发症状为多发性单神经炎，随后出现对称性或非对称性的痛性多发性神经病。

其他系统性血管病变的原因包括感染，如水痘－带状疱疹病毒和梅毒；丙型肝炎合并冷球蛋白血症；以及拟交感神经药物，如可卡因、精神兴奋剂和苯丙醇胺。

原发性中枢神经系统血管炎（primary angiitis of the CNS）影响大脑和软脑膜的中、小血管，不累及全身。发病高峰出现在 40 ~ 60 岁人群；头痛和脑病是常见的表现特征。MRI 和脑脊液通常是异常的，但没有特异性。血管造影可能对诊断有用。脑和软脑膜活检是诊断的金标准。据称可使用皮质类固醇和其他免疫抑制剂治疗。

（二）结缔组织病

系统性红斑狼疮（systemic lupus erythematosus）的神经并发症可累及整个神经轴。自身抗体、血管病变、器官衰竭的代谢并发症，以及包括免疫抑制在内的治疗并发症都可能导致神经疾病。常见的表现包括认知功能障碍、谵妄、精神病和癫痫，这些症状在整个病程中都可能发生。这些不是起源于血管性的，但在某些情况下可能与抗体介导的神经损伤有关，而且也需要考虑肾功能衰竭、免疫抑制或狼疮其他方面及其治疗等所导致的并发症。狼疮性血管炎是罕见的。卒中可能与抗磷脂抗体，以及加速的动脉粥样硬化和慢性类固醇使用导致高血压有关。有血清抗磷脂抗体的动脉或静脉卒中患者复发的风险较高，有指征使用抗凝或抗血小板药物。可能发生运动障碍，如舞蹈病或横贯性脊髓炎。周围神经系统的临床表现可能包括颅神经病、多发性神经病和多发性单神经炎。近端无力可能提示相关的肌炎，但皮质类固醇和其他药物引起的肌病也是额外应考虑的因素。

类风湿关节炎（rheumatoid arthritis）的神经并发症包括神经肌肉疾病，如压迫性神经病、多发性单神经炎，以及由皮质类固醇、静止不动或炎性肌炎引起的轻微的多发性神经病和肌病。令人担忧的并发症是伴有寰枢椎半脱位的脊柱疾病。颈痛可能是唯一的早期症状，由于脊髓压迫和缺血，后期发展为脊髓病。上颈椎至枕骨融合手术可能是必要的，尽管手术的最佳时机仍存在争议，部分原因是同时存在骨质疏松症和慢性免疫抑制剂治疗使手术在技术上困难，并阻碍伤口愈合。

干燥综合征（Sjögren syndrome）是由于免疫介导的泪腺和唾液腺损伤所致的眼干和口干症状。神经综合征可能是其表现特征，包括认知和行为改变、类似多发性硬化的脱髓鞘综合征、脊髓病、感觉共济失调的背根神经节病和感觉运动脱髓鞘性神经病。

Chew SSL, Kerr NM, Danesh-Meyer HV. Giant cell arteritis. *J Clin Neurosci* 2009;16:1263. [PMID: 19586772] (Reviews the epidemiology, clinical features, and management of the most common systemic vasculitis.)

Frohman L, et al. New developments in giant cell arteritis. *Surv Ophthalmol* 2016;10:400. [PMID: 26774550] (Reviews recent developments in diagnosis, including imaging modalities and the differentiation between GCA, polymyalgia rheumatica, and Takayasu arteritis.)

Rossi CM, Di Comite G. The clinical spectrum of the neurological involvement in vasculitides. *J Neurol Sci* 2009;285:13. [PMID:19497586] (Comprehensive review of nonsystemic and systemic vasculitides affecting the nervous system.)

Voss EK, Stangel M. Nervous system involvement of connective tissue disease: Mechanisms and diagnostic approach. *Curr Opin Neurol* 2012;25:306. [PMID: 22487566] (Reviews the neurologic complications of connective tissue disease and provides a systematic diagnostic approach.)

温度调节紊乱

诊断要点

◎ 核心体温在极端情况时，不同程度的脑病，包括昏迷

◎ 危险因素包括高龄、残疾、药物治疗、内分泌失调、感染、环境暴露

（一）高热

高热可能由多种原因引起，包括感染、药物治疗、内分泌和神经紊乱。神经系统疾病可能包括下丘脑卒中、脑出血和癫痫发作。药物史对高温患者很重要。精神药物和抗胆碱能药物是许多可能导致严重高温的药物中的几种。吸入麻醉药全身麻醉后高热提示恶性高热。对于服用多巴胺阻

断剂抗精神病药或止吐药或 5- 羟色胺能药物的患者须考虑有抗精神病药恶性综合征或 5- 羟色胺综合征（本章稍后将介绍）的可能。中暑定义为体温高于 40℃并伴有脑功能障碍，由暴露在高温环境（典型或非劳力性中暑）或剧烈的体力活动（劳力性中暑）所导致。任何原因引起的体温过高都可能导致认知功能障碍，可能包括脑病、谵妄和癫痫。可能发生小脑功能障碍，并可能是持久性的，因为小脑特别容易受到高热的影响。在急性脑损伤的情况下，体温过高也会导致更糟的预后。

高热状态的其他特征包括低血压、心律失常、横纹肌溶解、肾或肝功能衰竭及弥漫性血管内凝血。缺血性或出血性卒中之后可能加重高热患者的脑功能障碍。

◎ 治疗

中暑是一种急症，把患者从炎热的环境中移开并迅速降低体温至关重要。蒸发冷却（以温水擦拭皮肤并使用风扇降温）或其他外部方法（冷水浸泡或降温毯）通常足够。偶尔，患者可能需要内部降温干预，如静脉注射冷盐水、胃或腹腔灌洗，或采用目标性温度管理系统。除了机械通气、液体复苏和血压支持外，患者可能需要抗癫痫药物，应监测弥漫性血管内凝血、肾和肝功能衰竭和脑水肿。降温期间的神经系统恢复是一个有利的信号，但幸存者可能会留下持续性的大脑功能障碍。本章后面将讨论抗精神病药物恶性综合征和血清素综合征的治疗。

（二）体温过低

低温暴露是常见的原因，但在败血症、严重甲状腺功能减退症和韦尼克脑病中也可能发生体温过低。危险因素与高热相似：高龄、残疾、环境暴露和药物治疗。在亚低温症（32 ~ 35℃）中，颤抖是很明显的。中度体温过低（28 ~ 32℃）时，可出现精神状态改变、构音障碍和运动功能障碍。严重体温过低（＜ 28℃）时，心动过缓、低血压和低通气伴随着精神状态的恶化出现。脑死亡判定方案包括一个最低体温标准，因为严重的低温也会导致昏迷，脑干反射丧失。临床表现并不总是精确地与体温相关，因此测量核心温度很重要。实验室检查可能提示电解质或酸碱紊乱、肾功能不全、肝功能异常或凝血障碍。医生应该预料到心律失常和其他心电图异常的情况的可能性。

◎ 治疗

体外复温操作可以是被动的（毯子）或主动的（加热毯，热水浸泡）；体内复温技术包括吸入温暖气体，静脉补液，或体腔冲洗（胃、膀胱、结肠、腹膜、胸膜）。为保护气道，可能需要气管插管。严重体温过低，尤其是合并心律失常时，可能需要体外循环。同时存在的疾病，如药物中毒或败血症也必须加以管理。已复温的患者应给予密切观察，以预防因血管舒张和心律失常引起的低血压，这些症状可能对心脏复律和药物无效。年龄、体温过低的病因、药物和神经合并症是重要的预后因素。

Aslam AF, et al. Hypothermia: Evaluation, electrocardiographic manifestations, and management. *Am J Med* 2006;119:297.[PMID: 16564768] (Covers clinical features, with a focus on cardiac manifestations and rewarming strategies.)

Edward JW, Mike C. The neurological and cognitive consequences of hyperthermia. *Crit Care*. 2016;20:199. [PMID: 4944502] (Review of neurologic effects of hyperthermia.)

药物所致的神经系统影响

诊断要点

◎ 脑症状（精神状态改变、头痛、无菌性脑膜炎、癫痫、卒中、锥体外系综合征、小脑疾病）、视力或听力丧失、脊髓病、神经肌肉疾病
◎ 使用处方药或非处方药
◎ 开始服药后不久（或增加剂量中）或长期接触后偶然发病
◎ 老年患者特别容易受到影响

（一）精神状态改变（表 32-7）

抗抑郁药、抗精神病药、镇静药、抗惊厥药和阿片类药物对大脑有治疗作用，所以大脑副作用很常见也就不足为奇了。年龄较大、正在服用多种药物或已有脑疾病的患者风险更高。临床表现包括类似痴呆的认知障碍、情感症状、精神病或谵妄。也可能表现为昏迷，但通常保留脑干反射，尽管过量服用抗胆碱能药物可以导致瞳孔固定和扩大。许多抗生素也与住院患者的谵妄和精神病有关。

抗精神病药物恶性综合征（neuroleptic mal ignant syndrome）患者会出现发热、自主神经不稳定、谵妄和僵直，是多巴胺拮抗剂的一种罕见且可能致命的并发症。更罕见的是，在停止用于治疗帕金森病的多

表 32-7　重要的药物引起的精神状态改变

临床特征		选择的药物
认知障碍	记忆障碍	抗精神病药物，抗抑郁药物
	思维缓慢	镇静药物：苯二氮䓬类，巴比妥类药物，其他
		阿片类药物
		抗惊厥药物
		抗胆碱能类
		β- 受体阻断剂
情感障碍	抑郁症	镇静药，β- 受体阻断剂，干扰素
	躁狂症	皮质类固醇，依法韦伦，美氟喹，拟交感神经药
		抗惊厥药物：如左乙拉西坦
精神病	错觉	滥用药物：麦角酸二乙胺，甲斯卡林，苯环克林，拟交感神经药
	幻觉	多巴胺类药物：左旋多巴，溴隐亭，培高利特，吡格索，罗平奈尔，恩他卡彭
	意识保留	其他：糖皮质激素，甲氟喹，抗胆碱能类
谵妄	定向力障碍	抗抑郁药物（包括 5- 羟色胺综合征[a]），抗精神病药物（包括抗精神病药物恶性综合征[a]）
	波动性警觉状态	镇静药物：苯二氮䓬类，巴比妥类药物
	注意力不集中	抗惊厥药物
	激动	抗生素：磺胺类，喹诺酮类，大环内酯类，普鲁卡因青霉素
	偏执	多巴胺能：金刚烷胺，左旋多巴，溴隐亭，培高利特，普拉克索，罗平奈尔，恩他卡彭
		其他药物：锂，抗胆碱，甲氟喹，一氧化二氮
		停药反应：酒精，镇静药
昏迷	无反应	抗精神病药，抗抑郁药，锂
	对称性，反应性瞳孔反射	镇静药物：苯二氮䓬类，巴比妥类药物
		阿片类药物
	无偏侧运动体征或反射	抗惊厥药物
		滥用毒品：乙醇，可卡因，安非他明
	不对称	其他：对乙酰氨基酚，水杨酸酯，抗组胺

[a] 见文中详细讨论

巴胺能药物后，这种症状会发生。停止致病药物（或在停用多巴胺能药物导致抗精神病药物恶性综合征时，恢复使用这些药物）、避免使用其他抗精神病药物、积极支持治疗（通常在重症监护室）、监测和治疗升高的血清肌酸激酶水平是所有患者治疗的主要内容。肌肉松弛剂丹曲林或多巴胺激动剂溴隐亭可能有助于重症患者。

5-羟色胺综合征（serotonin syndrome）是指患者在服用一种或多种5-羟色胺能药物时，会出现激越性谵妄，伴有发热、血流动力学不稳定和高动力性运动障碍，尤其是震颤。除了选择性5-羟色胺再摄取抑制抗抑郁药外，涉及的药物包括甲哌啶、单胺氧化酶抑制剂、曲唑酮、曲马朵、曲坦类药物、右美沙芬、甲氧氯普胺等。与抗精神病药物恶性综合征一样，诊断取决于将临床综合征与近期药物治疗的变化联系起来。虽然弥漫性血管内凝血、横纹肌溶解和肾功能不全可能同时存在，但目前尚无病因学检查。鉴别诊断包括那些类似抗精神病药物恶性综合征的疾病。治疗包括停止诱发药物和在重症监护室的支持治疗。可能需要使用苯二氮䓬类药物镇静，在严重情况下可能使用5-羟色胺拮抗剂（赛庚啶）治疗。

（二）其他脑综合征（表32-8）

用于治疗勃起功能障碍的磷酸二酯酶5（PDE-5）抑制剂、硝酸盐、双嘧达莫和质子泵抑制剂会引起头痛，停止服用咖啡因和过度使用急性头痛药物也会引起头痛。伴有头痛和视盘水肿的假脑瘤使维生素A过多症和皮质类固醇和一些抗生素的治疗更加棘手。各种鞘内、肠外（免疫球蛋白）和口服制剂（非甾体消炎药，一些抗生素）可引起药物性无菌性脑膜炎。当头痛、发热和颈部僵硬并伴有脑脊液淋巴细胞增多时，通常怀疑为病毒性脑膜炎。如果没有能够明确诱发药物作为真正的病因，而继续行抗病毒治疗，那么疾病将持续存在，类似于慢性脑膜炎。在这种情况下，鉴别诊断包括结核性、真菌性、肿瘤性脑膜炎和自身免疫性疾病。偶尔患者有脑脊液的多形核或嗜酸性细胞增多，提示细菌性或寄生虫性脑膜炎。

抗精神病药物和抗抑郁药物会降低癫痫发作阈值。尽管许多临床医生避免使用安非他酮，但大多数癫痫患者仍可安全使用此药。抗生素，特别是盘尼西林和头孢菌素，可能会在使用几天内引起癫痫。突然停止慢性苯二氮䓬类药物或巴比妥类药物治疗（或乙醇）可促发撤药性癫痫。

口服避孕药会增加缺血性卒中的风险。出血性和缺血性卒中可在使用拟交感神经药物后发生，包括合法的（非处方减轻充血药）和非法的（可卡因、甲基苯丙胺）。锥体外系综合征，如多动或少动障碍，使得多巴胺拮抗性抗精神药、止吐药，以及少见情况下其他精神病药物和非法药物的治疗复杂化。小脑功能障碍，如眼震和共济失调，常发生于抗惊厥药物治疗中，尤其是苯妥英钠和苯二氮䓬，并且治疗剂量较高时。锂剂中毒时可导致不可逆的神经损伤，最常见的症状是小脑功能障碍，但也可包括脑干功能障碍、锥体外系症状和痴呆。

（三）神经肌肉综合征（表32-9）

多发性神经病使许多药物治疗复杂化。长度相关的感觉或感觉运动神经病是最常见的综合征。抗微生物药物中，异烟肼、甲硝唑、达泊松，以及“d-药物”核苷类抗反转录病毒药物扎西他滨（ddC）、迪达诺辛（ddI）和斯塔夫定（d4T）可引起神经病。癌症化疗药物长春新碱、紫杉醇和顺铂也会引起神经病变。已经存在糖尿病、酒精中毒、艾滋病病毒感染或其他原因导致的神经病变患者因这些药物所致的症状可能更为严重，且进展迅速。引起毒性神

表 32-8 重要的药物所致的脑综合征

临床特征		选择性药物
头痛	偏头痛或紧张型头痛	包括但不限于硝酸盐、质子泵抑制剂、双嘧达莫、磷酸二酯 -5 抑制剂；咖啡因的停药反应；急性头痛过度治疗（曲坦类药物、麦角胺衍生物、阿片类药物、含布他比妥的联合镇痛药）
无菌性或慢性脑膜炎	头痛 假性脑膜炎 脑脊液细胞增多	非甾体抗炎药 抗生素：三甲氧嘧啶 - 磺胺甲噁唑，复方新诺明，环丙沙星，β- 内酰胺 其他：硫唑嘌呤，静脉注射免疫球蛋白，卡马西平，鞘内给药，或造影剂
癫痫	单次或多次全面性癫痫发作 癫痫持续状态	抗抑郁药：安非他酮；适用于所有种类 抗精神病药物：氯氮平；适用于所有种类 阿片类药物：哌替啶 局部麻醉药 抗生素：青霉素和头孢菌素 癌症化疗 钙调素抑制剂：他克莫司，环孢素 拟交感神经药物：苯丙胺，可卡因，苯丙醇胺，伪麻黄碱 支气管扩张剂：氨茶碱，茶碱 撤药反应：乙醇，苯二氮䓬类，巴比妥类
卒中	急性局灶性脑功能障碍，包括昏迷	口服避孕药 拟交感神经药：安非他命，可卡因，苯丙醇胺，伪麻黄碱 5- 羟色胺激动剂：曲坦类药物，麦角胺
锥体外系综合征	静坐不能 舞蹈手足徐动症 肌张力障碍 震颤 肌阵挛 帕金森症 抗精神病药物[a] 恶性综合征[a] 5- 羟色胺综合征[a]	抗精神病药物[a]：典型和非典型 抗抑郁药：三环类抗抑郁药，选择性 5- 羟色胺再摄取抑制剂[a]，曲唑酮，锂 止吐药：丙氯拉嗪，甲氧氯普胺 拟交感神经药：苯丙胺，可卡因，苯丙醇胺，伪麻黄碱
小脑功能障碍	共济失调 眼球震颤	抗惊厥药物：苯妥英，卡马西平 镇静药：苯二氮䓬类，巴比妥类药物 其他：锂，环孢素，癌症化疗，甲硝唑

表 32-9 选择性药物引起的神经肌肉综合征

临床特征		选择性药物
神经病	麻木，无力，疼痛：通常为远端对称 远端无力 反射减弱或消失	抗生素：异烟肼、乙胺丁醇、呋喃妥英、甲硝唑、氨苯砜 抗反转录病毒：地达诺新（ddI）、扎西他滨（ddC）、司他夫定（d4T） 癌症化疗药：长春碱类、顺铂、紫杉醇、多西他赛、苏拉明 其他：胺碘酮、乙醇、苯妥英钠、双硫仑、维生素 B_6、秋水仙碱、金、沙利度胺
神经肌肉阻滞	全身无力 机械通气脱离呼吸机失败	抗生素：氨基糖苷类、大环内酯类 心血管药物：抗心律失常药、β 受体阻滞剂、钙离子通道阻滞剂 其他：青霉胺、氯奎、苯妥英、局部麻醉剂
肌病	肌痛 近端无力 肌酸激酶升高 横纹肌溶解	降胆固醇药物：他汀类、氯贝丁酯、吉非贝齐、烟酸 药物滥用：乙醇、可卡因、安非他命、苯环克林、海洛因 其他：胺碘酮、齐多夫定、吐根、皮质类固醇、青霉胺、秋水仙碱

经病的其他药物较多，包括胺碘酮、苯妥英钠、秋水仙碱、金、双硫仑和沙利度胺。

氨基糖苷类药物是一类经典的药物，神经肌肉阻断是该药物一种意想不到的副作用。大环内酯类抗生素和奎尼丁、苯妥英等多种抗心律失常药物也有牵连。对于重症肌无力患者，应该谨慎地使用这些药物，而且对于以前没有被诊断出重症肌无力的患者，这些药物偶尔也加重而被明确诊断。

局部肌肉损伤可能发生在肌内注射后，肌病或横纹肌溶解可能使各种药物治疗复杂化。所有降脂药物，尤其是他汀类药物，都会导致肌病。筛查血清肌酸激酶水平似乎没有帮助，但如果近端肌肉无力或肌红蛋白尿在进展，在开始治疗前的基线水平的测量能方便比较。核苷类抗反转录病毒药物齐多夫定在长期使用（＞6 个月）后可引起线粒体肌病。危重患者的神经肌肉阻断剂和高剂量皮质类固醇是导致危重肌病的危险因素，如伴有四肢瘫痪则往往需要长期的机械通气支持。慢性皮质类固醇治疗可导致较轻的肌病，通常肌酸激酶水平是与正常的。其他导致肌病的药物包括急性或慢性酒精摄入、胺碘酮、秋水仙碱、催吐剂和青霉胺。

（四）其他神经系统综合征（表 32-10）

视网膜或前（视神经）或后（枕叶）通路功能障碍均可导致视力损害。氯喹引起视网膜病变。乙胺丁醇、利奈唑胺和胺碘酮可引起视神经病变，而使用 PDE-5 抑制剂与非动脉性前部缺血性视神经病变的发生有暂时的关系。环孢素和他克莫司与可逆性后部脑病综合征有关。服用非甾体消炎药（特别是阿司匹林）、氨基糖苷类或其他抗生素、袢利尿剂或癌症化疗的患者，若出现耳鸣或眩晕应立即考虑药物的耳毒性。肾功能不全会增加前庭和耳蜗损伤的风险，如果不迅速停止致病药物，前庭和耳蜗损伤可能是永久性的。

脊髓功能障碍有时使鞘内用药复杂化。接受抗凝治疗的患者发生硬膜外血肿，或长期接受糖皮质激素治疗的患者发生硬膜外脂肪增生，均可能导致压迫性脊髓病。

Bhattacharyya S, et al. Antibiotic-associated encephalopathy. *Neurology* 2016;10:963. [PMID: 26888997] (Reviews the clinical features, encephalographic, and MRI findings in antibiotic-associated encephalopathy.)

Dalakas MC. Toxic and drug-induced myopathies. *J Neurol Neurosurg Psychiatry* 2009;80:832. [PMID: 19608783] (Practical review of clinical features and pathogenesis of myopathies caused by prescription and recreational drugs.)

Ferrari A. Headache: One of the most common and troublesome adverse reactions to drugs. *Curr Drug Saf* 2006;1:43.

表 32-10 其他药物引起的神经系统综合征

临床特征		选择性药物
视力损害	视网膜病变	氯奎
	视神经病变	乙胺丁醇，利奈唑胺，胺碘酮，磷酸二酯酶 –5 抑制剂
	皮质盲	环孢素，他克莫司
耳毒性	耳鸣	抗生素：氨基糖苷类，米诺环素，红霉素，甲硝唑
	听力丧失	化学疗法：长春新碱，顺铂，博来霉素
	眩晕	其他：袢利尿药，非甾体消炎药
脊髓病	痉挛性瘫痪或四肢瘫痪	鞘内化疗
	感觉平面	一氧化二氮
	直肠、膀胱或性功能障碍	抗凝剂（硬膜外血肿）
		皮质类固醇（脊椎受压或硬膜外脂肪增生）

[PMID:18690914] (Tabulates the frequency of headache associated with various drugs and drug classes.)

Haddad PM, Dursun SM. Neurological complications of psychiatric drugs: Clinical features and management. *Hum Psychopharmacol* 2008;23(suppl 1):15. [PMID: 18098217] (Review emphasizing extrapyramidal symptoms, neuroleptic malignant syndrome, and serotonin syndrome.)

Hopkins S, Jolles S. Drug-induced aseptic meningitis. *Expert Opin Drug Saf* 2005;4:285. [PMID: 15794720] (Discusses implicated drugs and pathogenesis of this easily missed condition.)

Li J, Tripathi RC, Tripathi BJ. Drug-induced ocular disorders. *Drug Saf* 2008;31:127. [PMID: 18217789] (Reviews ophthalmologic side effects of medications, including retinopathy and optic neuropathy.)

Pratt RW, Weimer LH. Medication and toxin-induced peripheral neuropathy. *Semin Neurol* 2005;25:204. [PMID: 15937736] (Covers common drugs and toxins, organized by class, implicated as peripheral neurotoxins.)

Toledano R, Gil-Nagel A. Adverse effects of antiepileptic drugs. *Semin Neurol* 2008;28:317. [PMID: 18777478] (Readable review of acute, idiosyncratic, and long-term effects, as well as teratogenicity,carcinogenicity, and pharmocokinetic and pharmacodynamic interactions.)

Wills B, Erickson T. Drug- and toxin-associated seizures. *Med Clin North Am* 2005;89:1297. [PMID: 16227064] (Survey of pathogenetic mechanisms, implicated drugs, and management.)

生物神经毒素

（一）动物神经毒素（表 32-11）

不同种类的蛇毒对神经肌肉连接、凝血途径、肌肉、心脏和肾脏的毒性不同。海蛇可能不会留下咬痕；有毒的陆地蛇咬伤经常引起局部疼痛和肿胀。在被海洋和一些陆地蛇（眼镜蛇和一些蝰蛇、响尾蛇）咬伤数小时后，就可能会出现瘫痪，以及呼吸衰竭和死亡。全身表现包括凝血病、横纹肌溶解、严重低血压、急性肾功能衰竭和继发性伤口感染。治疗包括抗蛇毒血清、伤口护理和积极的医疗支持，通常需要在重症监护室进行监护治疗。

蜘蛛、蝎子和蜱是能够导致神经症状的有毒昆虫。红腹蜘蛛包括黑寡妇蜘蛛，它的咬伤会引起腹痛、发汗、心动过缓和肌肉痉挛。蝎子螫伤引起的局部疼痛和肿胀之后是胆碱能期（绞痛、唾液和支气管分泌过多、发汗、心动过缓和阴茎异常勃起），接着是肾上腺素能期（高血压、心动过速和躁动），偶尔还有呼吸衰竭。蜱虫麻痹是突触前神经肌肉阻滞的一种疾病，主要发生在儿童身上，它会导致类似吉兰－巴雷综合征的上升性麻痹。必须小心翼翼地将蜱虫从头皮上清除，因为蜱虫可能会在头皮上潜伏数天或数周。若蜱虫病由北美特有的矩头蜱属引起时，临床症状通常会迅速改善。一般来说，对许多昆虫咬伤，特别是在成年人中，与蛇咬伤相比，使用抗蛇毒血清更有争议。

食用海鲜会导致神经系统中毒，其原因是微生物毒素在食物链中积累。腹部症状，如恶心、呕吐、痉挛、腹泻常见，并伴有随之而来的感觉运动和其他神经症状。鱼肉中毒与食用大型食肉性鱼类有关，如来自热带地区的石斑鱼和鲷鱼，包括佛罗里达和夏威夷。口服后数小时内开始出现口周感觉异常，随后出现肢体感觉异常，其特征是温度觉逆转，即冷刺激被视为热刺激（反之亦然），这种情况可能会持续几天到几周。尽管证据不足，但甘露醇可能有帮助。加巴喷丁已被证明对神经病症状有帮助。治疗在其他方面是支持性的。

表 32-11 动物神经毒素

综合症	神经系统表现	特点
蛇咬伤（神经毒性中毒）[a]	全身无力（伴有呼吸衰竭） 横纹肌溶解	陆生蛇：响尾蛇，眼镜蛇，克莱斯蛇，曼巴斯蛇，珊瑚蛇 海蛇
蝎子蛰[a]	初始胆碱能期：呕吐、出汗、唾液分泌过多、心动过缓、休克、阴茎异常勃起 肾上腺素能期：激动、心动过速、高血压 全身无力（伴有呼吸衰竭）	
黑寡妇蜘蛛蛰[a]	类似于蝎子蛰了后的表现	
蜱瘫痪症	上升性无力（伴有呼吸衰竭）	去除蜱虫是有疗效的
海洋藻类毒素		
鱼肉毒素	口周感觉异常 温度感觉异常	热带地区 大型肉食性鱼类 有时是致命的
神经毒性的贝类中毒	口周感觉异常 温度感觉异常 步态异常	类似于鱼肉中毒，但更短暂 新西兰，墨西哥湾，加勒比海
引起遗忘的贝类中毒	头疼 短期记忆丧失（可能是永久性的） 癫痫、昏迷	北美东部，美国本部 有时是致命的
引起麻痹的贝类中毒	口周感觉异常 全身无力（伴有呼吸衰竭）	美国西北部和东北部，北海，日本，智利南部 可迅速致命
其他海洋毒素		
河豚鱼中毒	口周感觉异常 濒死感 进展性麻痹（伴有呼吸衰竭）	日本，中国
鲭鱼	口周感觉异常、疼痛 头疼	食用变质的鱼

a. 可获得抗蛇毒毒情

神经毒性贝类中毒比鱼肉毒素中毒更为短暂。在新西兰海域、墨西哥湾和加勒比海海域，鞭毛藻产生的双鞭甲藻神经毒素可打开电压敏感的钠通道。这种与鱼肉毒素的作用机制相似，但临床综合征较温和，即感觉异常、腹泻和体温感觉逆转。麻痹性贝类中毒是在食用贻贝和其他双壳类动物后发生的，这些动物已经摄入了产生贝类毒素和相关毒素的鞭毛藻类。症状在几分钟到几小时后开始，包括麻木和无力，逐渐发展为全身瘫痪和呼吸停止死亡。河豚中毒也有类似的症状。河豚鱼皮和内脏中的细菌会产生河豚毒素。尽管训练有素的厨师精心准备了去除这些组织的方法，但在日本把鱼（河豚）当作美味佳肴的地方每年都会发生死亡事件。

人类如果食用了吞食产软骨藻酸（一种兴奋性神经毒素）的甲藻假单鞭毛虫的贝类就会导致健忘症性贝类中毒。症状可以表现为胃肠道症状、头晕、癫痫和短期记忆丧失，这些症状可能是永久性的。大多数海产品中毒综合征的诊断包括鲭亚目鱼毒性，对金枪鱼、鲭鱼、海豚鱼等的不当处理会产生组胺和因细菌增殖导致相关化合物的产生，从而导致这种毒性。组胺能综合征在接触后几分钟到几小时内就会开始出现症状，包括脸红、口周疼痛和刺痛、胃肠道症状、头痛、出汗、荨麻疹和结膜充血等。

（二）植物神经毒素

植物是一种丰富的药物来源，其中一些是针对神经系统的，因此，有意或无意地摄入一些植物性物质会产生神经系统症状，这并不令人惊讶。烟草、毒芹和其他一些植物含有尼古丁、松柏碱和相关生物碱。烟草工人的经皮肤吸收或意外摄入可导致毒蕈碱的症状和体征（瞳孔缩小、流泪、唾液分泌、支气管痉挛、呕吐、腹部绞痛、心动过缓、排尿）或烟碱样症状体征（癫痫、昏迷、无力、肌束颤动）或两者兼有。曼陀罗（曼陀罗草）可引起中枢和外周抗胆碱能症状。

真菌毒素可能被蘑菇采食者意外摄入，也可能被寻求精神刺激的个体故意摄入。毒鹅膏菌（致死伞形毒菌）是毒蕈中毒致死的主要原因，由伴有急性肝性脑病的肝衰竭和颅内压增高引起。毒蝇和豹斑毒伞（苍蝇和黑豹毒伞）含有谷氨酰胺能异噁唑，可引起躁动性谵妄和共济失调。杯伞属（漏斗帽）和丝盖伞属含有足够数量的毒蕈碱，可引起急性外周胆碱能综合征，包括唾液分泌、流泪、呕吐、支气管分泌物增多、排尿和腹泻，伴有瞳孔缩小和支气管痉挛。鹿花菌属（假羊肚菌属）引起自限性的胃肠道症状，偶尔伴有眩晕、谵妄和癫痫。裸盖菇属、斑褶菇属和锥盖伞属（迷幻蘑菇）含有裸盖菇素和其他致幻化合物。饮酒后 72 小时内食用鬼伞属蘑菇（漆黑的伞盖）会导致头痛、感觉异常、脸红、恶心和呕吐等双硫仑反应。最近发现的蘑菇中毒症候群包括油口蘑（黄色口蘑）导致的横纹肌溶解症和 acromelalga 杯伞或 amoenolens 杯伞（毒竹蘑菇）引起的红斑性肢痛症（红斑和远端肿胀伴有严重的烧灼痛）。

Diaz JH. Syndromic diagnosis and management of confirmed mushroom poisonings. *Crit Care Med* 2005;33:427. [PMID:15699849] (Comprehensive, readable review of classic and newly recognized toxidromes following mushroom ingestion.)

Edlow JA, McGillicuddy DC. Tick paralysis. *Infect Dis Clin North Am* 2008;22:397. [PMID: 18755381] (Comprehensive review,including the history and a comparison of Australian and North American cases.)

Froberg B, Ibrahim D, Furbee RB. Plant poisoning. *Emerg Med Clin North Am* 2007;25:375. [PMID: 17482026] (Comprehensive review of botanical toxins, including images of source plants, mechanisms of toxicity, clinical manifestations, and management.)

Junghanss T, Bodio M. Medically important venomous animals:Biology, prevention, first aid, and clinical management. *Clin Infect Dis* 2006;43:1309. [PMID: 17051499] (Practical review of commonly encountered poisonous insects, snakes, fish, and coelenterates around the world.)

Sobel J, Painter J. Illnesses caused by marine toxins. *Clin Infect Dis* 2005;41:1290. [PMID: 16206104] (Concise discussion of seafood algal and bacterial toxins, as well as scombroid and puffer fish poisoning and emerging marine toxins.)

重金属和工业化合物引起的神经毒性

诊断要点

◎ 脑病，锥体外系综合征，周围神经病变

◎ 皮肤，血液，胃肠疾病

◎ 与职业或环境（罕见）接触、药物滥用、自杀或谋杀有关重金属、有机化学物质和其他化合物可导致急性和慢性综合征，涉及大脑、神经肌肉系统，或两者兼而有之。脑表现包括谵妄、痴呆和其他脑病及锥体外系综合征。神经肌肉疾病包括周围神经病变和神经肌肉接头功能障碍（在有机磷的情况下）。

（一）重金属（表 32-12）

处在危险环境中的个人，如化工工人，当他们有脑病，周围神经病变，或两者兼而有之时，特别有厌食症，贫血，胃肠症状，皮肤、指甲或牙龈异常应考虑有重金属中毒的可能。接触重金属通常是职业性或环境性的，但偶尔也会因故意谋杀而导致重金属中毒。将患者从接触源中移除是至关重要的，而有时也会被忽视。关于螯合剂的适应证和积极使用的争论仍在继续，如二巯丙醇（英国抗路易斯酸盐），乙二胺四乙酸，d- 青霉胺和琥巯酸。其他可能暴露在这种环境的人应该接受隔离。

急性和亚急性接触铅可导致脑病，尤其是儿童。在成年人中，运动神经病变是主要的神经综合征。血液和尿液中铅含量升高通常伴有低色素小细胞性贫血。

砷暴露可引起脑病、胃肠道症状和感觉运动神经病变，急性暴露后可迅速发展，类似于吉兰 - 巴雷综合征的症状。随着长期接触，患者可以表现为神经精神异常、皮肤变化和痛性神经病变。尿液检测比血液检测更有用，因为砷能迅速从血液中清除。

急性单质汞暴露通常通过吸入蒸汽发生，由此导致的肺、肾和胃肠道功能障碍可导致代谢性脑病。之前在毡帽制造商中发现的长期接触会导致行为改变（“像帽匠一样疯狂”）和颤抖。无机汞暴露似乎也与感觉运动多神经病的发展有关。甲基汞是一种有机汞化合物，很容易穿过血脑屏障，导致脑病、视觉和听觉障碍、共济失调和震颤。微生物对汞的甲基化最终导致大型食肉鱼类体内汞的积累。日本南俣

表 32-12 重金属中毒：神经系统和全身特征

	神经系统表现	全身表现
铅	脑病（头痛、癫痫、脑水肿，尤其是儿童） 运动神经病，特别是在上肢	贫血（小细胞，低色素性，伴有嗜碱性颗粒）便秘，痛性痉挛 牙龈铅线
砷	感觉运动神经病（可能类似吉兰 - 巴雷综合征）	肠胃炎 皮炎，指甲 Mees 线 贫血（伴有嗜碱性颗粒） 肌红蛋白尿，肾功能衰竭
汞元素（急性）	脑病（精神病、震颤）	间质性肺炎、肺水肿 恶心、呕吐、腹痛 肾功能不全
汞元素（慢性）	脑病（行为改变、震颤） 感觉运动神经病	胃肠症状 剥脱性皮炎
有机汞（甲基汞）	脑病（痴呆、精神病、震颤、共济失调）伴有视觉和听力丧失	胃肠症状
铊	脑病 感觉运动神经病	恶心、呕吐、腹泻 脱发 贫血 肾功能不全 肝炎
锰	脑病（精神病，锥体外系综合征）	

湾倾倒的工业废料导致了大量“甲基汞中毒”的案例，这些患病的儿童和成年人都来自暴露源地。

铊中毒可引起毒性脑病和小纤维多神经病，可伴有自主神经功能障碍。脱发是一种晚期表现，可以作为一种有用的诊断线索。锰中毒可引起一种毒性精神病，伴有构音障碍、震颤和不协调，以及帕金森症的锥体外系综合征或肌张力障碍。

（二）工业化合物

六碳水化合物、甲苯和其他有机溶剂由于其高脂溶性而能够迅速进入大脑。因其挥发性在通风不良工作区域的个人将面临巨大的风险，一些物质也被用于娱乐（“huffing”）。一旦患者离开接触源，症状通常在数小时到几天内就会消失。长期接触工业化合物的患者可以表现为慢性神经精神症状，特别是长期接触甲苯的患者。接触一些有机溶剂，特别是正己烷、二硫化碳、甲基正丁基酮等，患者容易并发周围神经病变。

有机磷是一种胆碱酯酶抑制剂，运用于许多种农药之中。摄入、吸入或经皮吸收可导致与外周和中枢胆碱能过度活跃有关的症状和体征。毒蕈碱样的临床表现包括支气管分泌物增多、出汗、心动过缓、腹部绞痛和腹泻。烟碱突触的激活导致无力和肌束颤动。大脑的影响包括精神状态改变和癫痫发作。气道管理和通气支持是治疗的关键，同时根据暴露途径对皮肤或肠道进行消毒。可用阿托品对毒蕈碱症状进行对症处理。氯解磷定能激活磷酸化胆碱酯酶，治疗烟碱症状。关于其获益的争论仍在继续，但如果使用，应该在阿托品之后使用。这两种药物都不能逆转中枢神经系统的症状。

有机磷暴露后数天内发生的眼外肌的、延髓的、颈部的、四肢的和呼吸肌的无力可能是由于去极化的神经肌肉阻滞所致。随着急性自主神经和神经肌肉表现的消退，明显虚弱的长度依赖性感觉运动神经病变在数周后发生，被称为有机磷诱导的迟发性神经毒性。其发生在接触了一些有机磷之后，包括在禁药时期添加到专利药物牙买加生姜提取物（Jake）中的三邻苯二甲酸三甲酯，以干扰其乙醇含量的检测。持续的远端腿部无力被称为“杰克腿”。

摄入甲醇或乙二醇可导致脑病并伴有严重的代谢性酸中毒，并可进展为多器官衰竭和死亡。摄入的原因常包括误食，意图自杀，或试图替代乙醇。甲醇是挡风玻璃雨刷液、罐装加热产品和油漆去除剂的成分，它可能会污染私酒。甲醇中毒的症状在暴露后几小时内出现，而不是立即出现，因为是其代谢物而不是母体化合物具有神经毒性。视觉症状提示它的一种代谢物如甲酸具有毒性。脑病、癫痫和昏迷可能随之而来，以及迟发性锥体外系综合征。乙二醇接触经常通过摄入防冻剂的方式发生，其甜味和明亮的颜色使乙二醇中毒成为儿童摄入的一个考虑因素。甲吡唑具有竞争性地抑制酒精脱氢酶，阻止有毒代谢物的产生，是美国FDA批准用于治疗甲醇或乙二醇中毒的药物。

一氧化碳与血红素紧密结合，从而阻碍血红蛋白的携氧能力。暴露可能是有意的或意外的，如来自汽车尾气、熔炉、烤箱或空间加热器，轻度时引起头痛和头晕，严重时引起昏迷、癫痫和死亡。长期并发症包括认知障碍、行为改变和帕金森症。

氰化物中毒表现为剧烈的头痛、躁动、癫痫和昏迷，通常是致命的。在幸存者中可以表现为帕金森症和肌张力障碍等延迟综合征。

Brent J. Fomepizole for ethylene glycol and methanol poisoning. *N Engl J Med* 2009;360:2216. [PMID: 19458366] (Case-based discussion, pathophysiology, evidence, and clinical use of the alcohol dehydrogenase inhibitor to manage these serious ingestions.)

Eicher T, Avery E. Toxic encephalopathies. *Neurol Clin* 2005;23:353. [PMID: 15757789] (Covers cerebral disorders resulting from heavy metals, solvents, pesticides, and biological neurotoxins.)

Ibrahim D, Froberg B, Wolf A. Heavy metal poisoning: Clinical presentations and pathophysiology. *Clin Lab Med* 2006;26:67. [PMID: 16567226] (Well-referenced and readable review,including illustrative cases and historical anecdotes.)

London Z, Albers JW. Toxic neuropathies associated with pharmaceutic and industrial agents. *Neurol Clin* 2007;25:257.[PMID: 17324727] (Survey of common toxic neuropathies,organized by clinical and electrodiagnostic syndrome.)

王全玉 译 孟 强 杨瑞晗 校

酗酒

John C.M. Brust, MD

诊断要点

- ◎ 身心依赖
- ◎ "酗酒问题"
- ◎ 酒精中毒和戒断
- ◎ 内科和神经系统并发症

◎ 概述

酗酒缺乏统一的定义。从广义上讲，它包括任何类型的"饮酒问题"（也就是说不仅适用于精神上或身体上依赖酒精的人，也适用于那些即使在大多数时间内不饮酒、一旦饮酒就会出现问题的人）。除了本身对酒精的依赖性，与酒精有关的神经系统问题还包括中毒、戒断和一系列特定的神经功能障碍。

◎ 流行病学

在美国，7% 的成年人和 19% 的青少年是问题饮酒者。每年与酒精相关的死亡人数超过 10 万，占全美死亡人数的 5%。

◎ 发病机制

酒精影响中枢神经系统（central nervous systern, CNS）的许多神经递质，但其最重要的药理反应是抑制谷氨酸兴奋性传递并促进 GABA 抑制性传递。这些效应可能与导致中毒、戒断和长期毒性的临床特征有关。

酒精中毒

诊断要点

- ◎ 失抑制
- ◎ 昏睡或昏迷
- ◎ 呼吸抑制

◎ 流行病学

在美国，每年有超过 1000 人死于急性酒精中毒，另有 2500 人死于用酒精服下其他药物（通常是镇静药）。

◎ 临床表现

酒精是中枢神经系统的抑制剂，中毒的早期症状往往表现为大脑失抑制而不是兴奋。影响酒精中毒严重程度的因素很多，包括受试者所处环境和耐受程度，表 33-1 中的相关性仅是一般概括。血液中乙醇浓度（blood ethanol concentration, BEC）达到 500mg/dl 时有 50% 的致死率。死亡原因主要是呼吸抑制。

病理性中毒是指突然的兴奋，伴随着非理性或暴力行为，有时伴有妄想和幻觉，可发生在小剂量的酒精作用之后。这些情况持续数分钟或数小时，清醒之后不记得所发生的事情。酒精性失忆是指受试者在酒精中毒情况下的记忆丧失，期间完全没有意识。

表 33-1 血液中的乙醇浓度和相应症状

血液中的乙醇浓度（mg/dl）	症状
50 ~ 150	欣快或烦躁不安；失抑制；注意力和判断力障碍
150 ~ 250	口齿不清、共济失调步态、复视、恶心、心动过速、嗜睡、情绪不稳定
300	昏睡与好斗交替出现、呼吸深大、呕吐
400	昏迷
500	呼吸抑制，死亡

◎ 鉴别诊断

酗酒者出现的昏睡或昏迷常被误认为是中毒症状，而没有考虑到其他可能危及生命的情况。这些情况包括脑外伤、脑膜炎、出血性脑卒中、低血糖、韦尼克脑病、痫性发作、肝性脑病和其他药物中毒。

◎ 治疗

人工通气是严重酒精中毒的主要治疗方法（表 33-2）。目前还没有能够加速乙醇代谢的药物；在非酗酒的饮酒者中，血液中 400mg/dl 的乙醇浓度约需要 20 小时才能完全代谢。血液中的乙醇浓度大于 500mg/dl，严重酸中毒，同时摄入甲醇，乙二醇或其他可透析药物，或重度中毒的儿童可考虑行血液透析或腹膜透析。

酒精依赖和戒断

诊断要点

◎ 震颤

◎ 痫性发作

◎ 幻觉

◎ 谵妄

◎ 概述

任何人在过量饮酒后都会出现宿醉——头痛、恶心、不适、震颤、出汗。酒精戒断意味着身体对酒精的依赖，分为早期和晚期综合征。

表 33-2 酒精中毒的治疗

躁动患者
隔离、安静的环境
避免使用镇静药
严密观察
意识模糊或昏迷的患者
呼吸抑制时收入 ICU 进行
人工通气治疗
怀疑低血糖时静脉注射 50% 葡萄糖
静脉或肌肉注射维生素 B_1 100mg 及复合维生素
监测血压；纠正低血容量、酸碱失衡
避免不良刺激
避免催吐或洗胃
呼吸暂停、深昏迷或严重酸中毒时进行血液透析
排除其他原因引起的昏迷

◎ 临床表现

早期戒断，通常在最后一次饮酒后几天内发生，包括持续性震颤、幻觉和痫性发作，可单独或同时出现。震颤是最常见的戒断症状，往往出现在酗酒几天后的早晨，再次饮酒后消失。随着不饮酒时间的延长，震颤变得剧烈，伴随着失眠、躁动、出汗、恶心、呼吸急促和心动过速。虽然精神状态正常，但震颤可以持续数周甚至更久。

酒精性幻觉是指错觉或幻觉，通常是视觉性的，但有时可以是听觉性或触觉性的。形成的图像（昆虫、动物、人）通常是零碎的，每次持续数秒或数分钟至数天。谵妄不是特征性表现且见解各异。少数情况下，反复发作的幻觉逐渐发展为慢性状态，变为类似精神分裂症的妄想。

酒精能诱发任何形式的痫性发作。酒精相关痫性发作是指酒精为唯一原因的痫性发作。通常发生在戒断早期，但有时也可发生在饮酒期间，或不饮酒之后几天甚至几周。痫性发作通常是大发作，可孤立发作或在短时间内集中发作；少见癫痫持续状态。诊断需要结合脑电图和 CT 或 MRI 结果分析。

与震颤、幻觉和痫性发作不同，谵妄通常开始于最后一次饮酒 48 ~ 72 小时后，主要发生在那些因其他原因住院的患者身上。这种综合征可以在早期戒断症状之后出现，也可以新发。震颤常伴有精神错乱（严重的注意力不集中，通常是躁动）和自主神经功能失调（发热、心动过速、大量出汗和血压波动）。幻觉是从患者的行为中推断出来的。该病死亡率高达 15%；死亡通常继发于其他疾病，如肺炎或败血症，但也可继主于自主神经功能障碍。

◎ 鉴别诊断

和酒精中毒一样，必须与可能引起酗酒者精神改变的其他原因相鉴别，特别是脑外伤和脑膜炎。

◎ 治疗

酒精戒断的治疗包括预防和减轻早期症状，预防谵妄及出现谵妄后的管理。苯二氮䓬类药物与乙醇交叉耐受，可口服改善早期症状，但需滴定剂量以避免中毒和震颤，几天后，可尝试逐渐减量。抗精神病药不与乙醇交叉耐受，同时会降低痫性发作的阈值，一般不用，即使伴有幻觉也不适用。痫性发作通常不需要治疗，除非反复发作或怀疑继发于乙醇，尤其是苯妥英在预防酒精性痫性发作方面无效。另一方面，癫痫持续状态按常规治疗。酒精性痫性发作的长疗程治疗是多余的，因为戒酒者不需要药物治疗，饮酒者则往往不会服用药物。癫痫症患者由酒精导致的痫性发作应给予抗惊厥治疗。

谵妄一旦出现，任何药物均无效。胃肠外途径给予苯二氮䓬类药物并以滴定的剂量给药，有时需极高剂量以达到镇静。这是一种急症，最好在重症监护室治疗，进行严密的生命体征监测、维持水盐电解质平衡（表 33-3）。其他酒精相关性疾病（包括低血糖、胰腺炎、脑膜炎和硬膜下血肿）可伴有谵妄。镇静药物可加重肝性脑病，药物治疗后昏迷时间更长。

表 33-3　**酒精戒断的治疗**

预防或减轻早期轻微症状
首日给予氯氮䓬 25 ~ 100mg 或地西泮 5 ~ 20mg 每 8 小时口服 1 次，3 ~ 6 天后逐渐减量
维生素 B_1 100mg，复合维生素
对于更严重的症状，包括谵妄
地西泮 10mg 静脉注射或劳拉西泮 2mg 静脉或肌肉注射，5 ~ 15 分钟重复一次，直到平静、生命体征恢复正常；维持剂量，每 1 ~ 4 小时按需给与
苯二氮䓬类耐药则予苯巴比妥 260mg 静脉注射，若病情需要可 30 分钟后重复给药
苯巴比妥耐药则予戊巴比妥 3 ~ 5mg/kg 静脉注射，同时气管插管、重复给药进行全身麻醉
注意维持液体和电解质平衡；可能每天需要补充几升生理盐水，甚至使用升压药
对于发热者采用冰毯降温或酒精擦浴
防治低血糖
补充维生素 B_1 和复合维生素
注意合并症（如肝衰竭、胰腺炎、败血症、脑膜炎、硬膜下血肿）

经同意使用：Brust JCM. *Neurological Aspects of Substance Abuse*, 2nd ed. Philadelphia, PA: Elsevier Butterworth-Heinemann; 2004.

韦尼克 – 科萨科夫综合征

诊断要点

- ◎ 韦尼克综合征：急性全脑意识障碍，眼球运动异常，共济失调步态
- ◎ 科萨科夫综合征：慢性遗忘症

◎ 概述

韦尼克综合征和科萨科夫综合征具有相同的病理改变，即内侧丘脑、下丘脑和中脑的导水管周围灰质的组织学上特征性的病变。然而，在临床表现上它们是截然不同的。韦尼克综合征是一种精神、眼球

运动和步态异常的三联征。科萨科夫综合征只是一种精神障碍，与韦尼克综合征有本质的区别。两者都是由维生素 B_1 缺乏引起的。

◎ 临床表现

韦尼克综合征的全脑功能异常在数天或数周内进展，表现为注意力不集中、淡漠、自发性言语减少、记忆力受损和嗜睡，若不治疗可能会进展为昏迷。重要的是，尸检结果表明，在没有眼球运动异常或共济失调的情况下，韦尼克综合征的精神症状可单独出现（包括后期的昏迷）。

眼球运动异常包括眼球震颤、外直肌不全性麻痹和水平凝视障碍，随后眼球垂直运动障碍并进展为完全性眼肌麻痹。瞳孔对光反射一般保留。躯干性共济失调导致站立或行走困难，罕见构音障碍和肢体性共济失调。大多合并全身性营养不良和自主神经功能紊乱的体征，较常见的是心动过速和直立性低血压。发热通常意味着感染。

科萨科夫综合征是一种更纯粹的记忆减退性疾病，也是韦尼克综合征的其他精神症状治疗后的常见表现。记忆缺失可以是顺性和可逆性的，警觉性、注意力和行为功能相对保留。虚构是多变的、模糊的。观察力的改变各不相同。

◎ 治疗与预后

未经治疗的韦尼克综合征是致命的。治疗包括肠外途径给予维生素 B_1，每天 50 ~ 100mg，加上复合维生素。自主神经功能紊乱者需要严格地卧床休息。患者合并的肝衰竭、感染或戒断症状可增加治疗的难度。水盐电解质紊乱常表现为低镁血症。经治疗后，眼球运动异常通常在数小时内改善，1 周内痊愈，但可能遗留眼球震颤。共济失调步态治疗效果不确定。慢性科萨科夫失忆症是一种常见的精神障碍。

酒精中毒的其他神经系统并发症

◎ 酒精性小脑变性

酗酒者常仅出现躯干性共济失调，而没有韦尼克综合征的其他表现。症状逐渐出现，治疗效果差。相应病灶包括小脑蚓部前方的神经元丢失。营养不良和酒精直接毒性作用在此类疾病中扮演的角色尚不确定。

◎ 酒精性多发性神经病

感觉运动性多神经病在酗酒者中很常见。初始症状通常是肢体远端的感觉异常，逐渐进展为感觉丧失或严重的疼痛。早期体征是肢体远端振动觉消失和踝反射消失。无力可发生在任何时候，也可以很严重。与糖尿病性周围神经病变相比，自主神经功能紊乱发生率低，主要包括尿失禁、低血压、心律失常和出汗异常。酒精性多发性神经病的病因包括营养不良性和中毒性。临床和病理研究表明，单纯的维生素 B_1 缺乏性神经病主要表现为运动障碍，呈急性进展性，主要影响大纤维神经轴突，而纯酒精性（毒性）神经病主要表现为感觉障碍，呈缓慢进展性，主要影响小纤维神经轴突。大多数患者是两者兼而有之。

酒精性多发性神经病通过戒酒和营养补充可使病情稳定或改善。

酗酒者容易出现压迫性麻痹，常见的是影响桡神经和腓神经。

◎ 酒精性弱视

酗酒者视神经脱髓鞘导致视力受损，持续数天或数周，眼底检查可见双侧中央暗点和视盘颞侧苍白。该病主要继发于视神经营养障碍，但酒精毒性及烟草烟雾中所含的化合物也会加重损伤。酒精性弱视不会进展为完全失明，戒酒和营养治疗后可改善（通常不能完全缓解）。

◎ 糙皮病

酒精中毒的营养不足包括维生素 B_1 以外的维生素，尤其是叶酸，其缺乏会引起大细胞性贫血；烟酸的缺乏会导致糙皮病，包括皮肤病变、胃肠炎和神经系统症状。在数小时、数天或数周内精神状态发生变化，导致失忆、精神病或谵妄。在烟酸和其他维生素治疗后改善。

◎ 酒精性肝病

酗酒者的精神状态异常总是增加患肝性脑病的可能性。酒精性肝硬化的患者在门静脉分流后会出现精神异常、肌阵挛和脊髓病变综合征。反复发生肝昏迷的患者有时会出现获得性慢性肝性脑病、痴呆、共济失调、舞蹈病、肌强直和扑翼样震颤综合征。

◎ 低血糖症

酗酒者的低血糖症是饥饿、缺乏肝糖原，尤其是在暴饮暴食期间烟酰胺腺嘌呤二核苷酸的消耗和糖异生损害的结果。酗酒者出现的昏迷或痫性发作总是会增加低血糖的可能性，而不应被视为中毒或戒断。

◎ 酒精性酮症酸中毒

大量饮酒过程中饥饿，脂肪分解增加和脂肪酸氧化受损会导致乳酸和 β- 羟基丁酸积聚。症状包括厌食、呕吐、憋气和过度换气。血糖可能低、正常或中度升高。阴离子间隙增大，但硝普钠测试（Acetest）未检测到 β- 羟基丁酸酯。治疗包括输注葡萄糖（加上维生素 B_1 和多种维生素），纠正脱水或低血压，纠正电解质失衡及根据需要补充碳酸氢钠。

◎ 感染

酗酒者存在免疫抑制，当出现痫性发作或精神障碍时必须考虑包括结核在内的感染性脑膜炎。酒精中毒是艾滋病病毒感染的危险因素。

◎ 创伤

酗酒者易受创伤，凝血功能异常会增加头部外伤后发生颅内血肿的可能性。

◎ 脑卒中

大量研究已经证实摄入酒精与缺血性脑卒中患病风险之间存在“J 型关联”，与戒酒者相比，低度至中度酒精摄入降低了脑卒中风险，而大量酒精摄入则增加了脑卒中风险。在美国，不同性别（男性和女性）、不同酒类（烈酒、啤酒和葡萄酒）之间都证实存在这种关联。大量饮酒是否会带来额外的风险，葡萄酒是否会带来特殊获益，这一点尚不清楚。获益和风险机制尚不确定，可能多种因素参与。此外，一些研究表明，与戒酒相比，适度饮酒无益。有人提出，适度饮酒可能只是反映了总体健康的生活方式，或戒酒（尤其是既往饮酒者）可能反映了先前的健康问题。

酒精性心肌病易导致栓塞性脑卒中。

关于酒精和出血性脑卒中的关系也各有报道、意见不一。然而，大多数研究报道提示任何剂量的酒精都会增加患病的风险。

◎ 肌病

酒精可引起不同程度的肌病。有些患者肌酸激酶水平升高、肌电图改变、有或无间歇性痉挛或无力。有些患者有类似多发性肌炎的进行性近端肌无力，但随着戒酒而改善。有些患者存在急性横纹肌溶解症，伴有严重的肌无力、肌痛、肿胀和肌红蛋白尿。肌病的病因是酒精毒性，而不是营养缺乏，有时症状可在大量饮酒时出现。常合并酒精性心肌病。

◎ 胼胝体变性

胼胝体变性即胼胝体内脱髓鞘，其病理学改变与临床症状的严重程度不呈正比，这些症状包括精神病、失语症、痴呆、痫性发作、偏瘫和共济失调，通常在几个月内进展为昏迷和死亡。胼胝体变性几乎只发生在酗酒者身上，但病因不明。MRI 可以检测到病变，病变程度有时会随着临床症状的改善而减轻。

◎ 酒精性痴呆

动物研究和人类研究都支持这样一种观点：在排外营养不良、脑外伤或其他间接机制的情况下，酒精可以直接损害神经元而导致进行性智力下降。另一方面，试图确定酒精性痴呆的安全剂量阈值时，发现了类似酒精和缺血性卒中的“J 形关联”：低至中度酒精摄入可降低血管性痴呆和阿尔茨海默型痴呆的可能性。风险增加的机制可能是谷氨酸兴奋毒性的增加，而保护机制则可能是酒精饮料的抗氧化特性。与脑卒中一样，并不是所有的关于酒精和认知的研究都显示出“J 型关联”，一些研究报道称任何乙醇含量都会导致认知能力下降。

◎ 胎儿酒精综合征

妊娠期摄入酒精将导致胎儿精神运动发育迟滞和先天性畸形。胎儿酒精综合征（fetal alcohol syndrome, FAS）包括脑功能障碍、生长缺陷和明显的面部异常，心脏、骨骼、泌尿生殖器官、皮肤和肌肉异常的频率较低（表 33-4）。精神发育迟滞可能很严重，在一些 FAS 病例中，子宫内暴露于酒精将会导致胎儿精神缺陷和行为障碍（“fetal alcohol effects”，FAE），此时可没有 FAS 的其他特征。这种综合征已在动物体内复制，但尚未确定导致 FAS 的酒精剂量。据估计，在美国，FAS 和 FAE 的总

表 33-4 胎儿酒精综合征的临床特征

特征	常见	罕见
中枢神经系统	精神发育迟滞 小头畸形 低张力 协调性差 多动症	—
生长发育情况	产前、产后生长发育迟滞，影响身高和体重 脂肪组织减少	—
面部眼睛	眼睑裂隙变小	眼睑下垂 斜视 内眦赘皮 近视 小眼畸形 眼睑痉挛 白内障 视网膜色素异常
鼻子	短，上翘 鼻梁变低	—
嘴巴	唇边呈淡朱红色 婴儿期的逆行颚 青春期的小颌或长颌畸形	突出的腭侧脊 唇腭裂 小牙釉质不良
上颌	骨骼发育不全 —	— 后向旋转
耳朵		耳郭形成不良
骨骼	—	漏斗胸或鳞齿 并指畸形、指弯曲异常或曲指畸形 关节运动受限 指甲发育不全 桡尺骨骨性联接 脊柱侧凸 先天性颈椎融合畸形
心脏	—	间隔缺损 大血管异常
皮肤	—	手掌异常皱褶 血管瘤 婴儿多毛症
肌肉	—	膈疝、腹股沟疝或脐疝 直肠异位
泌尿生殖系统	—	阴唇发育不全 尿道下裂 旋转小肾脏 肾积水

经许可转载：Brust JCM. *Neurological Aspects of Substance*, 2nd ed. Philadelphia, PA: Elsevier Butterworth-Heinemann；2004.

发生率接近所有活产婴儿的 1%。在怀孕早期摄入 30ml 酒精的孕妇所生的婴儿中，有 1% 可能受到 FAE 影响。大量饮酒的孕妇产下的孩子中有 30% 以上受到 FAS 的影响，这可能是西方国家智力障碍的主要原因。

慢性酒精中毒的治疗

治疗酒精中毒有很多方法：心理疗法、团体心理疗法、家庭或社会网络疗法、行为（厌恶）疗法、药物疗法、住院治疗、职业康复、戒酒协会的治疗，但疗效均有限。其中，匿名戒酒协会治疗的成功率约为 34%。

截至 2017 年，美国 FDA 仅批准了 3 种针对酒精中毒的药物。双硫仑通过抑制乙醛脱氢酶，在降解乙醇时引起乙醛蓄积，导致脸红、头痛、恶心、呕吐、出汗、心悸、低血压和无力，严重者可持续数小时，可危及生命。双硫仑并不能缓解酒精戒断症状及减少酒精依赖，故被认为是二线治疗。与酒精摄入无关的双硫仑样反应包括精神状态改变、痫性发作、共济失调和周围神经病变。

在人群疗效报告之后，FDA 批准了 U 型阿片拮抗剂纳曲酮治疗酒精中毒。治疗效果差异较大，患者可能减少大量饮酒但不能完全戒酒。

阿坎酸能阻断谷氨酸受体，与社会心理支持相结合能有效地戒酒。阿坎酸和纳曲酮可以一起服用。

在临床试验中有效的药物包括托吡酯、加巴喷丁和伐尼克兰（对于有尼古丁依赖的酗酒者有潜在的特殊获益）。更具争议的治疗药物是纳美芬和巴氯芬。镇静药存在药物依赖及药物 – 乙醇相互作用的风险。

Bell S, et al. Association between clinically recorded alcohol consumption and initial presentation of 12 cardiovascular diseases:Population based cohort study using linked health records.*BMJ* 2017 [Epub]. [PMID: 28331015] (Moderate drinkers have a reduced risk of ischemic stroke and myocardial infarction compared to nondrinkers, but the association is complex.)

Brust JCM. Ethanol and cognition: Indirect effects, neurotoxicity,and neuroprotection: A review. *Int J Environ Res Public Health* 2010;7:1540-1557. [PMID: 20617045] (Heavy alcohol consumption produces lasting cognitive impairment, whereas low to moderate consumption reduces the risk of dementia,including Alzheimer type. An up-to-date review.)

Chen C-J, et al. Alcohol use and the risk of intracerebral hemorrhage. *Neurology* 2017;88:2043-2051. [PMID: 28446657] (Heavy alcohol consumption increases the risk of intracerebral hemorrhage.)

Fung P, Pyrsopoulos N. Emerging concepts in alcoholic hepatitis.*World J Hepatol* 2017;9:567-585. [PMID: 28515843] (An upto-date review.)

Hoyme HE, et al. Updated clinical guidelines for diagnosing fetal alcohol spectrum disorders. *Pediatrics* 2016;138(2):e20154256.[PMID: 27464676]

Jones SB, et al. Midlife alcohol consumption and the risk of stroke in the Athersclerosis Risk in Communities Study. *Stroke* 2015;46:3124-3130. [PMID: 26405203] (In contrast to most other studies, light-to-moderate alcohol consumption did not reduce the risk of ischemic stroke compared to abstention.)

Kattah JC. The spectrum of vestibular and ocular motor abnormalities in thiamine deficiency. *Curr Neurol Neursci Rep* 2017;17:40. [PMID: 28365885] (What one is likely to encounter in patients with Wernicke encephalopathy.)

Koike H, et al. Alcoholic neuropathy is clinicopathologically distinct from thiamine-deficiency neuropathy. *Ann Neurol*

2003;54:19. [PMID: 12838517] (A clinical, electrodiagnostic,and pathologic study that demonstrates that ethanol toxicity and thiamine deficiency each cause a distinctive form of peripheral neuropathy.)

Palmer BF, Clegg DJ. Electrolyte disturbances in patients with chronic alcohol-use disorder. *N Engl J Med* 2017;377:1368-1377. [PMID: 29320656] (An up-to-date review.)

Topiwala A, et al. Moderate alcohol consumption as risk factor for adverse brain outcomes and cognitive decline: Longitudinal cohort study. *BMJ* 2017. [Epub ahead of print] [PMID:28588063] (Hippocampal atrophy was associated with both moderate and heavy alcohol consumption.)

张 蕾 译 孟 强 赵 忠 校

药物依赖

JohnC. M. Brust, MD

诊断要点

◎ 精神依赖（成瘾）：渴望、觅药
◎ 身体依赖：躯体戒断症状和体征
◎ 药物特有的症状和体征
◎ 内科和神经并发症

药物依赖有两种类型，一种是精神依赖，导致渴望、药物成瘾。另外一种是身体依赖，产生躯体戒断症状和体征。精神依赖和身体依赖可以共存，也可以单独发生。成瘾是精神上的依赖。

耐受性是指需要更高剂量的药物，以达到期望的效果。敏感性（与耐受性相反）指的是通过严格反复的管理增加药物的效果（包括渴望）。

在世界范围内，有数百种不同的制剂因它们的精神活性而被用于娱乐目的。表 34-1 中列出了在北美和欧洲流行的药物类别。这些药物的成瘾倾向，以及与中毒、过量服用和戒断有关的症状和体征各不相同，有时使用它们后会出现内科和神经并发症。

表 34-1　药物依赖的种类

阿片类药物
精神兴奋药
安眠药 / 镇静药
大麻
致幻药
吸入剂
苯环己哌啶
抗胆碱能药物
烟草
乙醇

药物依赖

◎ 阿片类药物

阿片类药物包括激动剂、拮抗剂和混合激动 – 拮抗剂（表 34-2）。在故意达到的中毒水平上，阿片类兴奋剂可产生昏昏欲睡的欣快感、瞳孔缩小、痛觉缺失、咳嗽抑制，并常引起恶心、呕吐、瘙痒、体温过低、直立性低血压、便秘和性欲下降。注射或吸食海洛因（最广泛滥用的阿片类药物）可产生一过性短暂的狂喜欣快感，以及放松的“点头”或极度的亢奋。

在过去的 20 年，针对慢性疼痛的阿片类药物处方在全球范围内激增，导致处方阿片类药物和非法阿片类药物（尤其是海洛因和芬太尼类似物）被泛滥地应用于娱乐目的。2016 年，美国阿片类药物过量导致 58 000 多人死亡（芬太尼和其类似物 20 100 人；海洛因 15 400 人；处方阿片类药物 14 400 人），比 2015 年增长 22%。

药物过量会导致昏迷、针尖样瞳孔和呼吸抑制，治疗包括呼吸支持和纳洛酮。静脉注射纳洛酮 2mg，需要时重复使用，最高可达 20mg。如果呼吸不受抑制，则给予较小的剂量，0.4 ~ 0.8mg，以避免药物

表 34-2 目前在美国可用的阿片类药物

激动剂
鸦片粉剂
鸦片酊
复方樟脑酊
吗啡（硫酸吗啡注射液，硫酸吗啡控释片，硫酸吗啡缓释片）
海洛因（纯化的鸦片生物碱用于研究是合法的）
美沙酮（多罗芬）
芬太尼（sublimaze，依诺伐，duragesic 贴剂）
舒芬太尼（sufenta）
阿芬太尼（alfenta）
羟吗啡酮（numorphan）
氢吗啡醇（dilaudid）
可待因
二氢可待因（synalgos，复方）
羟可酮（奥施康定、复方，如复方羟考酮、扑热息痛、泰勒宁）
氢可酮（复方，如二氢可待因酮，氢可酮和对乙酰氨基酚片剂，氢可酮片，氢可酮镇咳药，凡可汀）
羟甲左吗喃（左吗喃）
哌替啶（赔替丁，度冷丁）
阿法罗定（安那度）
丙氧芬（达尔丰）
地芬诺酯
精神刺激类药物
精神兴奋药包括安非他命类药物、可卡因、哌甲酯和一些化合物
他喷他多
曲马朵（盐酸曲马多片剂）
洛哌丁胺
克腊托姆（帽柱碱）
拮抗剂
纳洛酮（盐酸烯丙羟吗啡酮）
环丙甲羟二羟吗啡酮
纳美芬
混合激动剂 – 拮抗剂
喷他佐辛（镇痛新）
布托啡诺（酒石酸布托啡诺制剂）
丁丙诺啡
纳布啡

戒断综合征。因纳洛酮是短效药物，患者必须被严密监测。

停止使用阿片类兴奋剂会导致易怒、流泪、流鼻涕、出汗、打哈欠、瞳孔散大、肌痛、肌肉痉挛、发抖、恶心、呕吐、腹部绞痛、发热、面部潮红、心动过速、高血压和性高潮。在成年人中，癫痫和谵妄并不是阿片类药物戒断的特征，几乎不会危及生命。相比之下，癫痫发作和肌阵挛易发生在新生儿阿片类药物戒断期，如果不治疗可能致命。阿片类药物戒断的治疗方法是滴定剂量的美沙酮和丁丙诺啡。

有效治疗阿片类药物依赖的药物是长效阿片类受体激动剂美沙酮（一种精神Ⅱ类药物，仅用于联邦政府批准的美沙酮维持治疗项目中的门诊患者），另外一种是混合激动剂 – 拮抗剂丁丙诺啡（附表Ⅲ类药物，可由注册的私人内科医生开具）。纳曲酮是一种 μ– 拮抗剂，也已被美国 FDA 通过，可口服或作为延迟释放剂注射使用。

◎ 精神兴奋药

精神兴奋药包括安非他命类药物、可卡因、哌甲酯，以及减充血剂、减肥药、膳食补充剂里面的一些成分（表 34-3）。流行的精神兴奋药的原料包括卡西酮的衍生物，被称作“浴盐”。

预期的效果包括欣快感、增加肌肉活动力和增强耐力。摇头丸（MDMA）的作用与苯丙胺、致幻药如墨斯卡林类似。在“狂欢聚会”中，摇头丸（MDMA）是一种流行的药物，可以使人伴随着响亮的音乐狂舞数小时。

可卡因可以通过鼻吸入，静脉注射，或作为生物碱被吸入。一种可以点燃吸食的苯丙胺被称为“冰毒”。静脉或吸食可卡因及甲基苯丙胺产生的冲动与阿片类药物明显不同。重复使用会导致刻板的行为发展为磨牙症或其他运动障碍，也会导致心理偏执发展为幻觉性精神障碍。过量会导致头痛、胸痛、严重高血压、心动过速、房性或室性心律失常、发热、兴奋、谵妄、肌阵挛、癫痫和肌红蛋白尿。同时也可能导致昏迷，休克甚至死亡；恶性高热和弥

表 34-3 精神兴奋药

苯丙胺（安非他命）
右旋苯丙胺（右旋安非他命）
苯丙胺和右旋苯丙胺（口服的胆固醇药）
甲基苯丙胺（梅太德林，甲基苯丙胺，甲安非他命）
二亚甲基双氧苯丙胺（MDMA，摇头丸）甲基二乙醇胺（MDEA）
可卡因
卡西酮，甲卡西酮及其他的“浴盐”
麻黄碱
伪麻黄碱
哌甲酯（盐酸哌醋甲酯）
匹莫林（塞洛德）
维洛沙泰（苯甲恶嗪）
二乙胺苯丙酮（盐酸安非拉酮，盐酸二乙胺苯丙酮）
苄非他明（甲苯异丙胺）
芬氟拉明（蓬迪敏）（撤消）
右芬氟拉明（氟拉明）（撤消）
苯二甲吗啉（苯甲曲秦，苯丙胺）
苯丁胺（芬他命，苯丁胺盐酸盐，芬特明盐酸盐，芬特明）
马吲哚（美新达、咪吲哚）
苯丙醇胺（消旋去甲麻黄碱，在减充血剂及减肥药里面）（撤消）
环己丙甲胺（环己丙甲胺吸入剂）
萘甲唑啉（鼻眼净滴鼻液，盐酸萘甲唑啉滴眼液）
四氢唑林（四氢苯唑林滴鼻液，盐酸萘四氢唑林滴眼液）
羟甲唑啉（羟甲唑啉滴鼻液，羟甲唑啉滴眼液）
丁苯唑啉（欧太林滴鼻液）苯氧唑啉（滴鼻液）
苄基哌嗪
莫达非尼

散性血管内凝血也被报道发生。治疗包括镇静、吸氧、碳酸氢盐、抗惊厥药、降温、降压、心电监测，以及呼吸和血压支持。

精神兴奋药的戒断可产生疲劳、饥饿和抑郁，但几乎没有客观症状。自杀意念是主要的危险。

◎ 镇静药

镇静药包括巴比妥类药物、苯二氮䓬类药物和复方制剂（表 34-4）。药物过量和戒断症状类似于乙醇。与巴比妥类药物相比，苯二氮䓬类药物的呼吸抑制作用要

表 34-4 镇静药和安眠药

种类	药物
巴比妥酸盐	
长效	苯巴比妥（鲁米那及多种混合物，如 bellergal, donnatal, gustase, kinesed, primatene, quadrinal, tedral）
	甲苯比妥（甲苯巴比妥）
	巴比妥
	去氧苯巴比妥（扑米酮）
中效	异戊巴比妥（阿米妥或吐诺尔）
	烯丙异丙巴比妥（alurate）
	仲丁巴比妥（布塔巴比妥）
	异丁巴比妥（只用于混合制剂中，如 esgic, fiorinal, fiorinal, fioricet, medigesic, pacaps, phrenilin, repan, sedapap, tencet, tencon）
短效	环己巴比妥
	戊巴比妥（戊巴比妥钠）
	司可巴比妥（速可眠）
超短效	美索比妥（戊炔巴比妥）
	硫戊巴比妥（丙烯硫喷妥钠）
	硫喷妥钠（硫喷妥）
苯二氮䓬类药物	
镇静药	阿普唑仑（赞安诺）
	二甲氯氮䓬（赛诺菲）
	氯氮䓬（里面宁）
	地西泮（安定）
	哈拉西泮
	劳拉西泮（安定文）
	奥沙西泮（舒宁）
	普拉西泮
催眠药	艾司唑仑
	氟西泮
	夸西泮
	替马西泮
	三唑仑
抗惊厥药	氯硝西泮
麻醉诱导剂	咪达唑仑
非巴比妥，非苯二氮䓬镇静－催眠药	
	丁螺环酮（buspar）
	水合氯醛（noctec, 其他）
	氯美扎酮（trancopal）
	苯海拉明（苯那君，非处方安眠药，如 miles nervine, nytol, sleep-eze, sominex, compoz）
	乙氯维诺（placidyl）
	炔乙蚁胺（瓦尔米，在美国已经没有生产）

续表

种类	药物
	格鲁米特（多睡丹，在 1991 年才被许可）
	羟嗪（安泰乐，安他乐）
	甲丙氨酯（眠尔通，安宁；常与阿司匹林苯乃静合用镇痛）
	甲喹酮（安眠酮，在美国已经停产）
	甲乙哌酮（甲普龙，在美国已经停产）
	副醛
	磷酸乙三氯酯（在美国已经停产）
	扎来普隆
	唑吡坦（安必恩，史谛诺斯）
	γ- 羟丁酸
	加巴喷丁

弱，可用于治疗药物过量（药物过量的治疗手段是支持治疗）。一种特殊的苯二氮䓬拮抗剂，氟马西尼（romazicon），具有短暂的作用时间，因此在诊断药物过量上比治疗药物过量更有用。戒断性震颤和癫痫可以用滴定剂量的巴比妥或苯二氮䓬类药物预防或治疗。与乙醇中毒一样，震颤性谵妄是一种需要重症监护的医学急症。

20 世纪 90 年代，γ- 羟基丁酸（γ-hydroxybutyric acid GHB）成为一种流行的欣快剂，既是狂欢派对上的主要成分，也是一种“约会强奸”药物。GHB 和它的两个前体，γ- 丁内酯和 1，4- 丁二醇，通常以许多不同的名字出售。如果与乙醇一起服用，它们会引起镇静和呼吸抑制，以及躁动、幻觉和昏迷。治疗手段主要是支持治疗。GHB 产生的药物依赖及戒断症状类似于乙醇和其他镇静药。

◎ 大麻

大麻是从植物大麻（Cannabis sativa）的叶和花提取的，大麻叶和花含有大量的大麻素化合物，其中 Δ-9- 四氢大麻酚（Δ-9-THC）是主要的精神活性物质。印度大麻制剂，由植物树脂制成，Δ-9-THC 的浓度特别高。丁烷哈希油（“dabs”，“耳垢”）是印度大麻中的一种，是由大麻提炼的树脂与丁烷混合而成。

在大脑里发现大麻素受体和配体（内源性大麻素），从而使合成大麻素受体激动剂和拮抗剂有了进一步发展。这些化合物中有许多在美国被称为“K2”，在欧洲被称为“香料”，并通过互联网成为流行的娱乐药物。K2 比 Δ-9-THC 强很多倍，具有更强的依赖性和多器官毒性。

大麻在食用时具有药理活性，但如果是吸食，就会产生梦幻般的欣快感和诙谐感；可能会产生抑制解除、人格解体、主观时间减慢、心动过速和直立性低血压。高剂量会引起幻听和幻视、精神错乱，但是致命剂量目前还没有明确。戒断症状是轻微的，包括神经过敏和头痛，但心理渴求将导致精神上的依赖。

与大麻或印度大麻制剂相比，K2 或香料的急性中毒可导致精神错乱、谵妄、心脏毒性、癫痫、急性肾损伤、恶性高热和死亡。

◎ 致幻药

迷幻性的植物在世界范围内被用于仪式目的或娱乐目的。在美国，致幻剂包括从仙人掌和几种蘑菇中提取的天然化合物，也包括合成药物麦角酸二乙胺（LSD）（表 34-5）。许多流行的致幻药都有“苍

表 34-5　迷幻类化合物

麦角衍生物
D- 麦角酸二乙酰氨（LSD）
吲哚烷胺类生物碱
磷酰羟基二甲色胺
二甲 -4- 羟色胺
N，N- 二甲基色胺（DMT）
N，N- 二乙基色胺（DET）
苯烷胺类
麦司卡林
2, 4- 二甲氧基 -4- 甲基苯丙胺（DOM）
4- 溴 -2, 5- 二甲氧基苯丙胺（DOB）
2, 5- 二甲氧基 -4- 乙基苯丙胺（DOET）
3- 甲氧基 -4, 5- 甲烯二氧苯丙胺（MMDA）
3, 4- 甲烯二氧苯丙胺（MDA）

蝇”和“克布罗莫－蜻蜓”这样的街道诨名。鼠尾草（Salviadivinorum）也是受欢迎的一种致幻药。

这些药物的急性效应包括感知觉上（扭曲或幻觉，通常是视觉上的，并且栩栩如生）、心理上的（情绪改变或人格解体）和躯体上的（震颤、头晕和感觉异常）。使用后可能会出现偏执或恐慌，而“病理性重现”——不服用药物的情况下，几天到几个月后会再次出现药物症状。高剂量的 LSD 会导致高血压、警觉性下降、癫痫发作和致命的症状，但直接致死剂量至今还没有明确。对药物过量的治疗包括维持一个平静的环境，让患者消除顾虑，如果必要还需要使用苯二氮䓬类药物。致幻药一般没有戒断症状。

◎ 吸入剂

吸入剂在娱乐场所中尤其受儿童和青少年欢迎，它包括一系列含有多种不同化学物质的产品（表 34-6）。预期的效果类似于酒精中毒，但过量会导致幻觉、癫痫及昏迷。致死原因包括心律失常、意外事故、吸入呕吐物及从塑料袋中吸食时窒息。症状通常在几个小时内就会消失；管理包括呼吸和心脏监测。戒断仅会产生心理渴求。

◎ 苯环己哌啶

苯环己哌啶（phencyclidine，PCP；“天使粉”）通常是吸食的。相关药物氯胺酮、右美沙芬和甲氧基胺，通常也被用于娱乐目的。PCP 中毒症状与剂量有关（表 34-

表 34-6 吸入剂滥用的产品及其成分

产品	成分
气雾剂（制冷剂、清洁剂、止咳剂、发胶、支气管扩张剂、除臭剂、防腐剂、镇痛药）	氟化烃、丙烷、异丁烷
干洗液、去污剂、家具亮光剂、脱脂剂	氯代烃、石脑油（汽油烃类）
胶水、水泥、橡皮擦	甲苯、丙酮、苯、脂肪族乙酸酯、正己烷、环己烷、三氯乙烯、二甲苯、丁醇、二氯乙烯、甲基乙基酮、甲基乙基异丁基酮、氯仿、乙醇、磷酸三甲酚
打火机油	脂肪族和芳香烃
灭火剂	溴氯二氟甲烷
指甲油去除剂	丙酮、脂肪族乙酸酯、苯
瓶装燃气	丁烷、丙烷
打字机修正液	三氯乙烷、三氯乙烯
天然气	甲烷、乙烷、丙烷、丁烷
记号笔	甲苯、二甲苯
樟脑球	萘、对二氯苯
厕所除臭剂	对二氯苯
绘画原料，搪瓷，涂料，油漆和油漆稀释剂	甲苯、二氯甲烷、脂肪族乙酸酯、苯、乙醇
石油（汽油、石脑油、轻质汽油）	许多脂肪族、芳香族和其他碳氢化合物（如烯烃、萘－甲烷），包括丁烷、正己烷、戊烷、苯、甲苯和二甲苯；四乙铅
麻醉药（手术用品，奶油分配器）	一氧化二氮、乙醚、氟烷、氯仿、恩氟烷、异氟烷、三氯乙烯
房间增香剂	戊基、丁基、亚硝酸异丁酯

经同意使用：Brust JCM. *Neurological Aspects of Substance Abuse*, 2nd ed. Philadelphia, PA: Elsevier Butterworth-Heinemann; 2004

7）。严重精神障碍或谵妄的治疗需要苯二氮䓬类药物镇静，而且常需要无力约束，安慰很少有效。同时给予降压药、抗惊厥药、降温、利尿，对于心脏、呼吸和肾功能的监测也可能是必要的。最好避免使用会加重低血压、癫痫和肌红蛋白尿的神经抑制药。通常运用 PCP 会发生精神依赖，但戒断症状（紧张、颤抖）并不常见。

表 34-7 **苯环己哌啶中毒：随着剂量的增加，症状发生的大致顺序**

放松、极度兴奋
焦虑、情绪不稳定，烦躁，偏执
主观时间变慢
感官知觉降低
体象障碍，感官错觉
健忘
激动、怪异或暴力行为
痛觉缺失
副感觉（共同感觉）
眼球震颤
瞳孔缩小
心动过速、高血压
喘息
发热
唾液分泌过多、出汗
构音障碍，共济失调，眩晕
精神障碍（偏执或紧张性精神症）
幻觉
肌张力障碍，角弓反张
肌阵挛
横纹肌溶解
癫痫发作
伴有呆视的昏睡或昏迷
伸肌姿态
呼吸抑制
低血压

◎ 抗胆碱能药物

用于娱乐目的的抗胆碱药物，包括曼陀罗（Datura stramonium）（在美国青少年中很流行）及使用三环类抗抑郁药或抗帕金森药，中毒会导致口干、出汗减少、心动过速、发热、瞳孔散大、幻觉性谵妄，这些症状可能发展为肌阵挛、癫痫、昏迷和死亡。治疗包括使用毒扁豆碱（0.5 ~ 3mg，必要时每 30 分钟至 2 小时重复 1 次）、洗胃、降温、导尿、呼吸和心脏监测，同时可能需要给予抗惊厥药，但具有抗胆碱能特性的神经抑制药是禁忌证。使用抗胆碱能药物不会发生戒断症状。

◎ 烟草

烟草中使人上瘾的化学物质是尼古丁。虽然躯体依赖轻微，但心理渴求可能强烈。

在美国，每年有近 50 万人死于吸烟，占死亡人数的 20% 以上。电子尼古丁（电子香烟）是否是一种更安全的娱乐消遣，还存有争议。

滥用药物致内科和神经并发症

◎ 外伤

外伤常伴随药物的急性作用而发生（例如，大麻或其他吸入剂者发生车祸或其他意外伤亡，使用精神兴奋药者的暴力行为，致幻药使用者的自残行为）。同时镇静药是老年人跌倒的重要原因。然而，非法药物使用者的外伤，经常是在他们非法生产和传播这些药物过程中发生的。

◎ 感染

非肠道给药者容易受到一系列局部和全身感染，包括蜂窝织炎、骨髓炎、肝炎、心内膜炎、脑膜炎、脑脓肿、破伤风、肉毒杆菌感染和疟疾，且神经并发症很常见。2015 年，美国疾病控制与预防中心报告的 39 513 例艾滋病病毒感染病例中，有 6% 与注射毒品（IDU）有关，另有 3% 同时与男性之间的性接触和注射毒品有关。与其他群体一样，非肠道药物滥用者也会有艾滋病的神经并发症，他们特别容易感染梅毒和肺结核（包括耐药型）。

静脉注射药物者感染人 T 淋巴细胞病

毒后会发生进行性脊髓病，包括人体 T 细胞白血病病毒 –1（HTLV-1）和人体 T 细胞白血病病毒 –2（HTLV-2）。

◎ 癫痫

滥用药物者会导致（间接性的）癫痫发作（如由于中枢神经系统感染），它是一种中毒的表现，或是戒断后的症状。包括苯二氮䓬类在内的镇静药，停药后可能引起癫痫发作。除新生儿外，阿片类药物戒断不会引起疼痛（癫痫）。阿片类药物可降低癫痫发作的阈值，但在过量使用海洛因期间出现癫痫发作的情况非常罕见，发生此现象的原因需要进一步寻找。哌替啶和其他阿片类药物相比更容易引起癫痫和肌阵挛，是因为它能够产生一种活性代谢物，即去甲哌替啶。

可卡因使用者在没有其他中毒性迹象的情况下也可能发生癫痫发作。在使用安非他命类精神兴奋药（包括含有苯丙醇胺的产品）的人群中，这种情况并不常见。

与吸食大麻相比，癫痫发作是 K2 或香料的常见并发症。因为大麻二酚是一种非精神活性大麻类化合物，具有抗惊厥作用。

◎ 卒中

非肠道药物滥用者有罹患卒中的风险，而卒中与心内膜炎、肝炎和艾滋病等系统性疾病有关。在没有其他明显危险因素的情况下，海洛因也可能通过免疫机制引起卒中。在某些情况下，阿片类药物注射剂会引起缺血性卒中，因为外来物质会通过获得性肺动静脉分流进入大脑。使用安非他命类精神兴奋药的人有在急性高血压后导致脑出血的风险。同时也可能因免疫介导的血管炎发生缺血性卒中。据报道，在 600 多例与可卡因有关的卒中病例中，约 50% 是出血性卒中，50% 是缺血性卒中。导致出血性卒中的一个主要原因是突然的高血压，而其他许多出血性卒中患者在脑血管造影中则发现了潜在的动脉瘤或血管畸形。大多数缺血性卒中可能是脑血管直接收缩的结果，但可卡因很少与血管炎有关。在摇头丸（MDMA）使用者中有报道曾发生脑出血和蛛网膜下腔出血。

由于减肥药和含有苯丙醇胺的减充血剂与卒中有关，它们已被 FDA 禁止使用。含有麻黄的非处方“食品补充剂”也被禁用。

麦角酸二乙基酰胺（LSD）和五氯苯酚（PCP）可引起血管收缩，在使用者中也发生过闭塞性和出血性卒中。

许多病例报告和流行病学研究支持大麻是缺血性卒中的独立危险因素。可能的机制是可逆的脑血管收缩。病例也报告了在香料 /K2 使用者中发生的卒中事件。

◎ 心理状态改变

非法吸毒者可能继发于头部受伤、感染（包括艾滋病）、营养不良或同时滥用酒精之后而产生持久的认知功能障碍。很难将认知或行为障碍归因于药物本身，因为吸毒者精神状态基线很少为人所知，且许多吸毒者共患精神疾病，甚至可能是因为先前已有的症状才开始使用毒品。

阿片类药物和致幻药可能不会直接导致永久性的认知功能障碍，因为接受美沙酮维持治疗数十年的患者在智力和行为上均保持正常。另一方面，磁共振弥散成像显示依赖处方阿片类药物的受试者边缘区域的功能连通性下降。

神经心理学对功能和结构成像研究，以及动物研究都提供了证据，证明大麻会导致持久的认知障碍。在一项大规模的前瞻性人群研究中，青少年时期大量吸食大麻与 38 岁时智商下降 8 个百分点有关。流行病学研究也有证据表明，年轻人吸食大麻会增加日后患精神分裂症的风险。

安非他命、甲基苯丙胺和二亚甲基双氧苯丙胺（MDMA，摇头丸）会损伤突触神经末梢，长期服用可能会导致持久的认知障碍。可卡因不会引起突触损伤，但也会引起认知功能障碍，可能是源于广泛性大脑缺血的间接效应。

脑白质病变和痴呆被报道发生于甲苯成分产品的吸食者中。

老年吸烟者发生认知功能下降、血管性痴呆和阿尔茨海默痴呆的风险都在增加。

◎ 胎儿的影响

毒品对胎儿发育的影响容易与暴露于酒精或烟草、营养不良、缺乏产前护理和不适当的家庭环境相混淆。海洛因（以及包括美沙酮在内的其他阿片类药物）会导致严重的新生儿戒断综合征。一些（但不是所有）调查人员发现，接触海洛因的婴儿在同胎龄中个头较小，有呼吸窘迫的风险，并可能在以后的生活中出现认知功能障碍。在子宫内的胎儿可卡因暴露会导致婴儿时期弥漫性或轴性肌张力增高，但症状通常在 24 个月内就会消失，对照研究没有发现之后的认知障碍。暴露于其他精神兴奋药（包括 MDMA）是否对之后的智力发展有害尚不确定。大麻暴露与出生时体重和身长低有关；对后期执行功能的影响是微小的。甲苯和其他吸入剂均具有致畸作用。

◎ 其他系统的影响

A. 肌肉、神经和脊髓

海洛因、可卡因、其他精神兴奋药和

PCP 的使用会引起横纹肌溶解和肾功能衰竭。海洛因可能会因免疫学作用而引起吉兰 – 巴雷型周围神经病变和臂或骶神经丛病。严重的感觉运动神经病变与吸食 *n*- 正已烷产品有关。脊髓神经病与一氧化二氮吸食者中的维生素 B_{12} 缺乏难以鉴别。急性脊髓病与使用海洛因有关，可能与血管病变有关。

B. 大脑

在加州发现不可逆帕金森病与哌替啶类似物 1- 甲基 -4- 苯基 -1，2，3，6- 四氢吡啶（MPTP）有关，其代谢物对黑质神经元具有毒性。海绵状白质脑病可导致痴呆、四肢瘫痪、失明，通常死亡的原因是“追龙”——该俚语是指吸入金属箔上加热的海洛因烟雾，但其毒性机制尚不清楚。

C. 小脑

甲苯吸食者可出现共济失调和小脑白质改变。

D. 激素水平

大麻可抑制黄体生成和刺激卵泡的激素的产生，从而导致男性可逆性阳萎和不育，女性月经不规律。

Benowitz NL. Nicotine addiction. *N Engl J Med* 2010;362:2295-2303. [PMID: 20554984] (A review of the mechanisms underlying addiction to tobacco, with emphasis on genetics,vulnerability, and implications for treatment.)

De Win MML, et al. Sustained effects of ecstasy on the human brain: A prospective neuroimaging study in novel users.*Brain* 2008;131:2936-2945. [PMID: 18842607] (Novice users of methylenedioxymethamphetamine [MDMA; “ecstasy”]develop sustained cognitive impairment and abnormalities on neuroimaging.)

Dinakar C, O’Connor GT. The health consequences of electronic cigarettes. *N Engl* J Med 2016;375:1372-1381. [PMID: 27705269](Describes how e-cigarettes work and their biological effects.)

Ford BM, et al. Synthetic pot: Not your grandfather’s marijuana. *Trends Pharmacol Sci* 2017:38:257-276. [PMID: 28162792] (A comprehensive review of the pharmacology, dependence liability,and neurologic complications ot synthetic cannabinoid compounds.)

Le Bee PY, et al. Cannabis and psychosis:

Search for a causal link through a critical and systematic review. *Encephale* 2009;35:377-385. [PMID: 19748375] (A meta-analysis of epidemiologic studies providing evidence that marijuana use increases the risk of schizophrenia independently of several confounders.)

Manchikanti L, Kaye AM, Kaye AD. Current state of opioid therapy and abuse. *Curr Pain Headache Rep* 2016;20:34. [PMID:27048483] (Describes the origins of the opioid epidemic.)

McQueen K, Murphy-Oikonen J. Neonatal abstinence syndrome. *N Engl J Med* 2016;375:2468-2479. [PMID: 28002715] (Discusses epidemiology, clinical features, and management of neonatal opioid withdrawal.)

Meier MH, et al. Persistent cannabis users show neuropsychological decline from childhood to midlife. *PNAS* 2012;E2657-2664.[PMID: 22927402] (The most convincing report to date demonstrating lasting cognitive impairment among adolescent users of marijuana.)

Upadhyay J, et al. Alterations in brain structure and functional connectivity in prescription opioid-dependent patients. *Brain* 2010;133:2098-2114. [PMID: 20558415] (This diffusion tensor imaging study showed reduced fractional anisotropy and functional connectivity in certain brain regions of subjects dependent on oxycodone, hydrocodone, or tramadol.)

王全玉 **译** 孟 强 杨瑞晗 **校**

35 精神障碍

Eric R. Marcus, MD

精神障碍的诊断标准手册是美国精神病学会的《精神障碍诊断和统计手册（第五版）》（DSM-5）。该手册提供了精神障碍的分类系统并罗列了公认的症状列表。尽管如此，当面对精神障碍患者的某些精神症状时，精神科医生有时仍无法简单地把它归于某一列表。本章内容有助于为患有神经系统疾病同时有精神症状的患者作出鉴别诊断，然后可以通过参照DSM-5来进一步阐明和验证诊断。

精神障碍患者的诊断方法

◎ 观察

对患者精神状态的检查需要观察其语言功能及能反映其心理功能的行为，特别需要理解患者是如何组织及传递信息的。可通过观察患者在讲述病史和个人史时如何组织相应信息来评价患者的精神状态。正常情况下患者应能够自发地将这些信息组织并表达出来，且具有逻辑性和条理性及主观评价。

逻辑思维主要包括归类、排序，以及对数据、事件和观点的逻辑关系的理解。正常情况下，患者在讲述病史时应能够合理地、有条理地组织内容。讲述事件和表达对事件的感受应相对独立。患者在归类事件时应表现出一定的抽象思维能力。患者还应能灵活改变对事件的排序及从不同的角度对事件进行概括。

观察患者对事件的叙述能很大程度上帮助临床医生评价患者的记忆能力，因为记忆能力可通过对日期及时间顺序前后描述的一致性上反映出来。描述的一致性不仅能展示患者的工作记忆能力、处理信息的灵活性、对长时记忆的提取能力，还能展示患者与检查者的沟通能力及对问题的专注能力。

情绪是观察和评价精神状态的另一主要内容，需要观察患者对情绪波动的调节能力、控制能力及情绪的波动是否与患者的认知相关。当患者在讲述患病过程中的一个悲惨事件时，应能够观察到一定程度的情绪起伏。

当某一种情绪影响到所有的心理内容时，就称其为心境。心境的广度和深度都可观察到。当心境变得更加强烈时，它所产生的影响也更大，个体对心境的感觉也更加深刻。

态度是情绪的主要内容之一，它可以影响人际关系。患者的态度可从其对事件的叙述及对医患关系的处理中观察到。

心理能力的另一种表现形式是行为能力。临床医生需要观察患者对冲动行为的控制是否是刻板的或不受控制的。此能力会影响患者社交的得当程度。同样，此能力可从患者的言谈和他与医生间的互动中观察到。

认知功能中需要特殊观察和特定检查

的一项是现实检验能力。现实检验能力是指大脑对感官信息和逻辑分析与情绪反应进行比较的能力。大脑应能够在有意识的理解后将上述两类信息作出区分，并且以感官信息和逻辑分析作为获取外部现实经验的基础，就算获得的经验是错误的。当现实检验障碍出现在心理功能的某一方面或所有方面时，即为精神障碍。

◎ 精神障碍对心理功能的影响

精神障碍通常影响个体的两种体验模式：一是思维体验，二是感官体验。

在认知方面失去现实检验能力被称为妄想。错乱的想法即妄想。妄想指的是现实检验缺失的想法。在评估现实检验能力是否受损时，询问患者的信念基础及是否存在某些疑虑非常必要。近乎妄想或假性妄想是指现实检验似乎缺失，然而当患者情绪稳定后要求患者再进一步作出解释时，现实检验又出现。夸大观念仅是一个具有重要心理学意义的讨论热点，它并无现实检验的缺失。

精神病性的感官体验称为幻觉。幻觉是真实发生的感觉事件，是指患者在没有相应的刺激存在时出现的真实感官体验。如果听到声音，患者可以描述出音量的高低、来自男性或女性、来自一个人还是多个人，以及是否说了话，如果说了则内容是什么。由于这些感官体验没有现实来源，患者可能对此有一种妄想的解释，缺乏现实检验。患者觉得听到的声音在现实中有一个具体的来源。

幻觉症发生在对幻觉的出现有自知力的患者中。幻觉症是真实发生的感觉事件，没有相应的刺激存在，但患者的现实检验能力完整。因此，当患者明知看到的东西并不存在时，会说自己“疯了”。从严格意义上说，这些患者不是精神病患者，但他们确实有严重的疾病，通常是大脑的神经系统疾病。

近乎妄想或假性妄想并非真实的感觉事件，因为经过询问后患者无法描述感官体验的具体内容。最初看似缺失的现实检验，随着提问的继续深入而出现，尤其是当患者变得平静时。

错觉仅是对刺激的错误分析。它是真实发生的感觉事件，因为现实中有相应的刺激存在。虽存在短暂的现实检验混乱，但能快速恢复正常。

主要精神疾病

主要精神疾病在 DSM-5 诊断手册中被纳入轴 I 的疾病类别中，包括器质性脑综合征、躁狂 – 抑郁症（双向情感障碍）和精神分裂症。这些疾病中任何一种都可能存在精神病性或非精神病性表征。

器质性脑综合征

诊断要点

- ◎ 记忆力障碍
- ◎ 注意力障碍
- ◎ 执行功能认知障碍
- ◎ 情绪管理障碍

器质性脑综合征是指由于器质性疾病导致大面积或广泛性脑损伤所产生的一系列症候群，如痴呆、谵妄和意识水平改变。这些症状通常是由神经系统疾病引起而非精神障碍。临床医生需要注意的是，一些精神症状如幻觉、妄想和情绪改变也可能是某些神经系统疾病的显著特征。这些神经系统疾病在本书的其他章节中有专门论述。记忆障碍，特别是近事记忆和工作记忆障碍，是器质性脑综合征的主要特征，尤其常见于急性器质性脑综合征的谵妄状态。不仅如此，器质性脑综合征中大部分类型都可影响认知顺序、时间定向、情绪管理和持续性注意的执行能力。这些心理功能的改变可通过倾听和观察患者口语表达中观点的衔接度、流畅度、韵律性、专注度、情绪管理能力来快速识别。要求患者复述或进一步陈述几分钟前提到的内容是检查患者工作能力的常用方法。

Suarez RE. *Diagnostic and Statistical Manual of Mental Disorders*, 5th ed. American Psychiatric Association; 2013.

躁狂 – 抑郁症

诊断要点

◎ 情绪变化循环交替发作（高涨、低落、交替出现或混合出现）
◎ 疾病严重程度可从轻度到重度

◎ 概述

躁狂 – 抑郁症是指患者既有抑郁发作又有躁狂发作的一类疾病，抑郁相和躁狂相可同时或交替出现。两组症状可出现各种组合形式和发作顺序。如果患者同时有抑郁和躁狂，不论两者是同时存在或交替发作，都诊断为双向情感障碍或躁狂 – 抑郁症的双相型。躁狂 – 抑郁症的一些不同分型在 DSM-5 中被分类列出。其病理学特征归属为心境障碍。

◎ 流行病学

除器质性脑综合征外，心境障碍比其他精神疾病都更常见。一般人群中重度抑郁症的终身罹患风险大约为 8% ~ 25% 或以上。而在某些人口亚群中，如需要心脏或胃肠护理的患者，抑郁症的患病率可能高达 50%。有心境障碍遗传倾向的人群患病风险更高。患有严重心境障碍患者的家族史通常显示家族双方都有多个受此疾病影响的亲属。

任何形式的儿童期虐待或遗弃都有增加个体遗传易感性的风险。精神虐待，如处于长期被苛责和贬低的环境中，无论是童年期还是成年期，都会增加患病风险。任何年龄段遭受丧失父母、配偶、亲人、工作、理想受挫等重大打击都可能引发情绪波动。

所有年龄组都受心境障碍影响，但面临成长和社会发展急剧挑战的群体是最脆弱的，如青少年或老年人。自身感知、社会地位和生活地点的变化（如去上大学或退休）是心理适应的主要压力来源。一个被认为是积极的重大变化所带来的压力可能与被认为是消极变化的压力相一致。在特殊的生理变化期，如青春期、产后期、更年期或老年期，社会环境的变化可能影响更大。对预后至关重要的是社会环境的稳定，尤其是家庭、朋友和工作中积极的和支持的情感关系。

自杀风险存在于心境障碍（抑郁和躁狂）患者中。自杀率最高的是抑郁症，这也使得这种精神疾病特别危险。在某些类型的疾病中自杀率可接近 15%，如未经治疗的精神病性抑郁症。由于精神病性抑郁症的治疗与非精神病性抑郁症的治疗不同，因此临床医生必须明确这些类型抑郁症的诊断。可通过评价患者的现实检验是否受损并由此导致绝望和否定的妄想观念来辅助诊断，若出现这些症状则表明疾病的严重程度较高。

（一）抑郁症

诊断要点

◎ 持续的心境低落，影响所有或几乎所有的精神内容和领域
◎ 迟钝型表现：悲观、快感减少、食欲缺乏、睡眠减少、性欲下降、思维迟钝、晨间早醒和对未来悲观
◎ 激越型表现：焦虑、悲观、精神运动性激越、注意力不集中、睡眠初期和中期失眠

抑郁症的发生发展是一个从轻度到重度、从急性到慢性、从一两次发作到多次发作，以及从完全康复到无法康复的连续过程。在躯体疾病中，包括神经系统疾病中，抑郁症的发病率较高。

◎ 临床表现

抑郁症的主要情绪表现是悲观，当然也可表现出除了悲观之外的其他症状，如无反应力、嗜睡、思维贫乏。在这种抑郁类型中往往伴随有绝望，即使只是针对病情的绝望。悲观绝望可能围绕着一个特定的观念，这个观念可能属于也可能不属于妄想的范畴，但患者所有的心理内容都会受其心境的影响。患者对任何事物都有同样的悲观和绝望（表 35-1）。

表 35-1　重度抑郁发作的 *DSM–5* 诊断标准

· 几乎每天和每天大部分时间都处于抑郁心境
· 活动兴趣或愉悦感明显减少
· 体重明显减轻
· 失眠或睡眠过多
· 精神运动性激越或迟滞
· 疲劳或精力不足
· 无价值感或不适当的自罪感
· 思考能力减退或注意力不能集中
· 反复出现死亡的想法或自杀观念

资料摘自：Data from American Psychiatric Association. *Diagnostic and Statistical Manual of Mental Disorders*, 5th ed. Washington DC: American Psychiatric Association Publishing; 2013.

抑郁症分为两型：激越型和迟钝型。激越型患者焦虑程度较高，可由一个抑郁观念为主导，而患者对细节的阐述可能很广泛。睡眠严重受到影响，通常有睡眠初期失眠障碍，可伴有频繁夜醒，症状典型的患者通常有晨间早醒。患者醒后感到疲劳和焦虑。

迟钝型患者则表现出迟缓，有时可出现疲倦和嗜睡。思维内容可能减少且缺乏细节。可出现睡眠过多。

两种类型的抑郁症中都有悲观的情绪表现。激越型患者多表现出焦虑和哭泣，而迟钝型患者多表现出叹息和忧郁。

与其他类型的抑郁症相比，慢性轻度抑郁似乎更温和，但可长年影响患者的人际关系、工作效率和享受生活能力。因此，它们是使人衰弱的疾病。药物治疗和心理治疗对轻度抑郁症患者可能都有效，尽管病程较长，但有时会起效迅速且疗效满意。

思维可能会受到抑郁症的影响，当这种情况发生时，多为与心境相关的思维内容受累，而在重度抑郁时对信息的处理多是感性先于理性。在器质性精神障碍中，由于患者对信息的混淆，所说的话很难被理解。而心境障碍患者的思维则很容易跟得上，因为患者对信息的组织明显地围绕其主要心境展开。患者所说的话是合乎情理的，虽然临床医生可能认为患者的情绪反应与患者所描述的事件不匹配或太过极端。

因为抑郁症通常有躯体不适感，患者可能会以身体的某部分或某些功能紊乱（躯体形式障碍）为主诉。患者的这种感觉可持续存在，程度可从疑病恐惧和焦虑到精神病性的躯体错觉。患者可能会到内科或神经科医生而不是精神科医生处就诊。许多自杀的患者在死前 3 个月里都曾到全科医生处就诊，这也促使所有医生都必须有鉴别诊断抑郁性疑病症尤其是躯体错觉的能力。

尽管 *DSM-5* 将躯体形式障碍归类为一组独立的综合征，但在临床实践中，躯体形式障碍是抑郁症非常常见的症状之一。

◎ 治疗

药物治疗和心理治疗联合治疗抑郁症是最有效的（表 35-2）。治疗药物包括较老但非常有效的三环类抗抑郁药，然而这些药物可能有奎尼丁样的心脏副作用。在新型的抗抑郁药中有选择性 5– 羟色胺再摄取抑制剂，这类药物的耐受性稍高，但对重度抑郁症来说效果可能不如前者。一

表 35-2　心境障碍的治疗药物

药物类型	药品名	商品名	急性期剂量（每 24 小时）	维持期剂量（每 24 小时）	副反应
三环类抗抑郁药	去甲替林	pamelor	10 ~ 25mg	75 ~ 150mg	抗胆碱能效应：便秘、口干、排尿延迟、直立性低血压、眼压升高、快速型心律失常
	丙咪嗪	tofranil	10 ~ 50mg	100 ~ 300mg	
	地昔帕明	norpramin	10 ~ 50mg	100 ~ 200mg	
	阿米替林	elavil	10 ~ 50mg	100 ~ 300mg	
	多塞平	sinequan	25 ~ 50mg	75 ~ 300mg	
5- 羟色胺再摄取抑制剂	氟西汀	百忧解	10 ~ 20mg	10 ~ 60mg	紧张、激越、镇静、震颤、头痛、性欲减退、恶心、头痛、体重增加或减轻
	帕罗西汀	赛乐特	20mg	20 ~ 50mg	
	舍曲林	左洛复	50mg	50 ~ 250mg	
	氟伏沙明	兰释	50mg	50 ~ 300mg	
	西酞普兰	喜普妙	10mg	10 ~ 60mg	
	艾司西酞普兰	来士普	10mg	5 ~ 20mg	
非典型抗抑郁药	文拉法辛	怡诺斯	25mg，分 3 次口服每次 100mg，每天 1 次	200 ~ 275mg/ 天，分次口服	高血压
	安非他酮	wellbutrin		300mg/d，分次口服	高血压性心律失常
情绪稳定剂	碳酸锂	eskalith	—	300 ~ 1500mg，分次口服或睡前服用[a] 最大剂量	震颤、恶心、腹泻、脱水、长期肾脏和甲状腺功能失调[b]
	丙戊酸钠	德巴金	—	60mg/kg · d^{-1} 分次口服[a] 或睡前服用	体重增加、脱发、震颤、肝毒性、致畸性、胰腺炎[b]
	卡马西平	得理多	—	800 ~ 1200mg/d 分次口服[a] 或睡前服用	骨髓抑制、皮疹、头晕、困倦、恶心、抗利尿激素分泌异常[b]
	奥卡西平	曲莱	—	150 ~ 600mg/d 分次口服或睡前服用	

[a] 由血药浓度决定剂量；[b] 与血药浓度相关

些新的和非典型抗抑郁药作用于去甲肾上腺素和（或）多巴胺通路。如果患者极度激越或焦虑，可予临时联合抗抑郁药和小剂量镇静药物治疗。对于有精神病症状的患者，必须同时使用抗精神病药物治疗。电休克疗法对有妄想症状和严重自杀倾向的患者一般都能快速起效。因其起效快，该疗法通常作为首选。单一用药可大大减少药物副作用。经颅磁刺激是一种非侵入性的门诊抑郁症辅助治疗方法，虽然目前该方法的疗效研究结果不完全一致。

几乎任何形式的心理治疗都是有益的辅助治疗。认知行为疗法，侧重于对消极思想的认识的治疗；人际疗法，侧重于改善社会关系的强度和质量；心理动力学疗法，侧重于改善对疾病的情感体验和对此前失去的理解。这些疗法的疗效可能差别不大。不同的患者对自己的疾病有不同的体验、不同的心理承受能力，以及不同的洞察能力和对被深入分析的不同容忍度，因此，心理治疗需要针对个体进行调整。心理治疗尤其适用于合并有人格障碍的患者。

Ebmeier KP, Donaghey C, Steele JD. Recent development and current controversies in depression. *Lancet* 2006;367:153-167. [PMID: 163413879] (A review of the spectrum of depression.)

（二）躁狂症

诊断要点

- ◎ 间断发作的情绪高涨或易激惹，影响到人际关系和所有的心理内容
- ◎ 思维奔逸、注意力不集中、睡眠初期和中期失眠、晨间早醒
- ◎ 社会判断力差、夸大观念，挥霍行为或性欲亢进（或两者兼而有之）

躁狂是一种以思维奔逸、情绪高涨和活动增多为主要表现的心境障碍。心境主要为情绪高涨或（和）易激惹，后者较前者少见（表 35-3）。症状范围从极端和混乱到轻微和集中，病程从间歇性到慢性不等。疾病随着生命周期变化通常会发生变化，但这不是诊断的必要条件。

表 35-3　DSM-5 躁狂症的诊断标准

在一个明确时段里有明显不正常的、持续的情绪高涨或易激惹。 在情绪异常期间出现下列症状： · 自我评价过高或夸大 · 睡眠需求减少 · 言语增多或有持续讲话的压力感 · 意念飘忽或主观体验到的思维奔逸 · 注意力不集中或随境转移 · 活动增加 · 行为过度和缺乏判断力（如无节制的购物、轻率的性行为和不计后果的商业投资）

资料摘自：Data from American Psychiatric Association. *Diagnostic and Statistical Manual of Mental Disorders*, 5th ed. Washington DC: American Psychiatric Association Publishing; 2013.

◎ 临床表现

重度躁狂症包括急性发作的激越、行为混乱和精神病性错觉或妄想。这是一种医疗紧急情况，患者需要住院和快速药物治疗，因为疾病发作时的危险行为和身体过度疲劳可导致死亡。处于极度躁狂状态的患者可能不吃不喝，也不睡觉，因为他们的情绪处于高度兴奋状态。自杀的风险很高，尤其是当患者烦躁和产生幻觉时。中度躁狂发作是指符合上述症状但无幻觉或妄想。

慢性轻躁狂症患者表面上看起来很有工作效率，但当工作需要更缜密的思考和判断时则可能无法胜任。慢性轻躁狂症可能对患者的亲密人际关系造成严重破坏，因为疾病的影响持续存在，患者的情绪可能是易激惹的且注意力总是关注在自身，关心和照顾他人的能力较欠缺。

◎ 治疗

躁狂和轻躁狂的治疗包括情绪稳定剂，如经典药物锂和许多抗癫痫药物（表 35-2）。在门诊患者的治疗中，情绪稳定剂最好从低剂量的初始剂量给药，根据耐受性和药效缓慢增加。小剂量的增量产生的药物副作用一般会逐渐消失，随后可再次增加剂量。情绪稳定剂是躁狂症和双相情感障碍抑郁相患者的一线治疗用药。

在给躁狂症患者药物治疗过程中临床医生常见的一个问题是患者通常喜欢疾病带来的能量充沛和精力旺盛的感觉，他们倾向于最小化或忽视疾病的弊端，因为疾病的不良影响首先体现在社会环境方面，其次才影响到患者本身。因此，如果要让患者接受药物治疗，还需要联合来自精神科医生的具有支持性和强制性的心理治疗。

心理治疗在促使躁狂和轻躁狂患者接受药物治疗、修复社会关系、稳定正常的自我评价模式中是非常必要的。不同类型的心理治疗方法中存在一些共同特点：支持患者的自尊心、帮助患者认识其行为产生的影响、探讨过度兴奋和易激惹情绪。

其目的是通过将情绪与那些可导致患者不喜欢的后果的行为和态度联系起来，使这些通常令患者愉快的躁狂症状成为不愉快的症状。

Swann AC, et al. Practical clues to early recognition of bipolar disorder: A primary care approach. *Prim Care Companion J Clin Psychiatry* 2005;7:15-21. [PMID: 15841189] (A review of the spectrum of depression.)

精神分裂症

诊断要点

◎ 想法、观念的形成和表达呈分裂状态

◎ 影响日常生活中的思考、情感体验、人际关系和自我呈现

◎ 行为缺乏逻辑、情感和人际意识

◎ 分裂的幻觉和错觉（常见）

◎ 概述

与器质性脑综合征和双相情感障碍相似，精神分裂症是由一组症候群所组成的临床综合征。与器质性脑综合征不同的是，精神分裂症可能是微分子改变而不是大细胞损害的脑疾病。精神分裂症的病理学改变可能涉及神经递质、神经受体、突触连接、细胞结构、神经连接体或微细胞器官，如膜结构或线粒体。确切的病理机制和病因目前尚不清楚。

针对所有种族和社会经济群体的研究显示精神分裂症的终身患病率约为 0.5%。收养和双生子研究显示了疾病很强的遗传易感性，但和高血压等其他疾病一样，其遗传性为多基因遗传而不是孟德尔遗传。

◎ 临床表现

精神分裂症是一种思维障碍，其特征是精神功能的分裂。大脑的概念组织能力受损，信息无法被整合成连贯的想法。疾病影响信息处理的各个方面。患者的认知、情感反应、感觉信息和行为都是支离破碎的。因此，即使是日常生活中的自我呈现也是支离破碎和怪异的。患者的叙述无论是从逻辑上或情感上都无法被理解。一些相反观点的片段可能会连续出现在叙述中而患者不加以任何解释（表 35-4）。

表 35-4 DSM-5 精神分裂症的诊断标准

· 思维和言语散乱、逻辑松散、频繁出现偏题或不连贯
· 内容几乎没有或完全没有意义的幻听
· 严重紊乱或紧张的行为
· 不符合逻辑的分裂的幻想
· 情感淡漠、语言贫乏、意志减退

资料摘自：Data from American Psychiatric Association. *Diagnostic and Statistical Manual of Mental Disorders*, 5th ed. Washington DC: American Psychiatric Association Publishing; 2013.

精神分裂症中的精神病性症状由于思维障碍而高度分裂。幻觉和妄想没有逻辑或情感上的意义，表现出形象、观念、感觉情感体验和叙述解释的分裂。患者试图以图形的方式表现这种分裂，结果导致了怪异行为、恐惧和悲伤情绪的产生。

在诊治精神分裂症患者时，医务人员应实事求是，具有高度的组织性、针对性和耐心。

精神分裂症的诊断通常并不复杂，一经确诊须转诊到精神科医生处，因为精神分裂症的治疗需要全面综合的治疗，而目前的药物治疗方案既复杂又经常变化。

◎ 治疗

精神分裂症的治疗包括抗精神病药物治疗（表 35-5）。氯氮平可能是最有效的，但由于可能引起粒细胞缺乏症等其他严重的副反应，因此仅限于精神科医生指导使用。药物治疗应与心理治疗相结合，如教育性和规划地家庭治疗，协同教育性和规划性地心理治疗，这些心理治疗通常在首次急性发病经治疗出院后在日

表 35-5　精神分裂症的治疗药物

药物类型	药品名	商品名	急性期剂量（每 24 小时）[a]	维持期剂量（每 24 小时）[a]	副反应
酚噻嗪类	氯丙嗪	thorazine	25 ~ 100mg PO	25 ~ 1000mg PO	EPMD、高泌乳激素血症
	奋乃静	trilafon	2 ~ 4mg PO	2 ~ 16mg PO	EPMD
	氟奋乃静	prolixin	2.5 ~ 10mg PO; 5 ~ 10mg IM	10 ~ 40mg PO; 12.5 ~ 50mg IM 每月注射 1 次	EPMD
	美索达嗪	serentil	50 ~ 100mg PO	100 ~ 400mg PO	—
	三氟拉嗪	stelazine	1 ~ 5mg PO	5 ~ 40mg PO	EPMD
丁酰苯类	氟哌啶醇	haldol	2 ~ 10mgPO; 2 ~ 10mgIM	1 ~ 20mgPO; 50 ~ 100mgIM 每月注射 1 次	EPMD
硫杂蒽类（噻吨类）	替沃噻吨	navane	2 ~ 5mgPO	5 ~ 10mgPO	EPMD
非典型抗精神病药	利培酮 奥氮平 奎硫平	risperdal zyprexa seroquel	1 ~ 4mgPO 5 ~ 15mgPO 25mgPO 每天 2 次	2 ~ 8mgPO 5 ~ 20mgPO 50 ~ 600mgPO/ 天	EPMD 较少发生；心律失常和 2 型糖尿病

EPMD= 锥体外系运动障碍；IM= 肌内注射；PO= 口服

[a] 剂量为每 24 小时，除非另有说明

间病房进行。因此，对精神分裂症患者来说，最好的诊疗来自精神科医生或是精神分裂症专家。

◎ 预后

根据报道，在未经治疗的患者中约 1/3 为单次发作且无进展，1/3 出现多次发作但进展程度低，1/3 出现一次或多次发作且严重恶化。而经过积极治疗的患者约 80% 可以达到病情稳定和症状改善。

焦虑障碍

慢性焦虑（广泛性焦虑障碍）

诊断要点

◎ 无明确对象或固定内容的长期的焦虑和担心

◎ 过度关注自身健康或担心人际交往不良

◎ 将极小的不良事件当成重大灾难

◎ 入睡困难

◎ 概述

焦虑障碍患者的特征是表现出焦虑情绪和轻到中度的抑郁情绪。缺乏平静或轻

表 35-6　DSM-5 广泛性焦虑障碍和惊恐发作的诊断标准

广泛性焦虑障碍

- 难以控制的过分焦虑和担忧
- 焦虑与不安、疲劳、易怒或睡眠障碍相关

惊恐发作

在一定时间内突然发作的极度恐惧或强烈不适，症状包括：

- 心悸或心率加快
- 出汗
- 震颤或发抖
- 呼吸急促或窒息的感觉
- 胸痛或不适
- 恶心或腹痛
- 头晕、脚步不稳、头重脚轻或昏厥
- 现实解体（感觉不真实）或人格解体（感觉脱离了自己）
- 害怕失去控制或发疯
- 濒死感

资料摘自：Data from American Psychiatric Association. *Diagnostic and Statistical Manual of Mental Disorders,* 5th ed. Washington DC: American Psychiatric Association Publishing; 2013.

松的感觉，常伴有睡眠障碍，人格适应可能倾向于逃避的态度和行为（表 35-6）。

焦虑症是常见的疾病，其发病率和患病率取决于诊断类别和严重程度。由于广泛性焦虑障碍往往有心境改变，以抑郁常见，而且由于家族史往往显示有心境障碍的亲属，因此，焦虑障碍，特别是伴有或不伴有惊恐障碍的广泛性焦虑障碍，在很大程度上可能是一种心境障碍。

◎ 临床表现

患者看起来很焦虑且表达出焦虑和担忧，通常伴有抑郁情绪，可能存在精神运动性激越。患者的思维和记忆正常，可能有对身体的担心，如担心身体损伤、变形或躯体疾病。

◎ 治疗

对慢性焦虑障碍患者最有效的治疗方法是由抗抑郁药和情绪稳定剂组成的药物治疗。此外，联合针对患者的焦虑内容、患者觉得有安全感和依恋感的过往经历来展开的心理治疗是非常有帮助的。

惊恐发作

诊断要点

◎ 对即将发生的不良事件的恐惧

◎ 由焦虑引发的躯体症状

惊恐发作是焦虑障碍的急性发作形式。惊恐发作时患者极度焦虑，伴有濒死感或灾难体验。患者可出现心率加快、呼吸急促、气短、胸痛、颤抖、出汗，以及人格解体和现实解体等应激反应（表 35-6）。治疗药物包括：选择性 5- 羟色胺再摄取抑制剂用于预防发作，苯二氮䓬类药物用于急性期治疗。联合心理治疗将非常有益。

人格障碍

诊断要点

◎ 看待自己和他人的方式长期固定不变，情感强度可因人际关系不同而有所差别，但内容和模式持久不变

◎ 疾病严重程度可从轻度到重度，症状严重时相当于“准妄想状态”

◎ 概述

人格障碍患者有一种早年便已形成的固化的情绪态度，他们以相同的情感模式来处理所有或大部分的人际关系。同样的态度在患者日常的待人处事中反复出现。患者刻板和僵化的行为模式无法适应人际交往和社会环境中的细微差别和变化（表 35-7）。

表 35-7　人格障碍

分类	特点
偏执型	缺乏信任和多疑
自恋型	夸大自我和贬低他人
强迫型	对道德感、秩序、以及掌控感过分关注
表演型	情绪不稳定和引人关注的表现欲
依赖型	情感上不成熟、过分依赖他人
受虐型	长期处于受虐、挫败感中

[a] 主要态度强加在人际交往过程中，包括医患关系。

◎ 流行病学

由于此疾病本质上是对正常人格的过分夸大，因此根据症状严重程度将其归类为病理性疾病稍显武断且疾病的严重程度难以量化。此外，症状较轻的患者难以诊断，因此该病的流行病学不明确。

◎ 临床表现

A. 症状和体征

人格障碍是指固化的情感反应和适应障碍，在人际关系的处理中尤其明显。人格障碍的患者处理社会关系时仅有一个或

非常类似的一类情感反应模式，这种模式体现在他们对自我及他人的态度中。行为态度从社会现实的偏离度可从轻度到极度不等。如果极度偏离，则会影响到患者的所有人际关系且会在患者个人史的陈述中被反复提及，也能在医患关系中被观察到。

患者可能同时合并有心境障碍但不易察觉，临床医生应积极诊断并予以治疗。人格障碍因其固化的观念和反应模式可能会影响到医患关系及患者对疾病和疗效的感受，因此可能会影响到其他疾病的治疗。精神科医生会诊有助于人格障碍患者接受药物治疗的急性期管理，并有助于获得患者的配合。

B. 精神状态检查

心理状态检查的基础是与患者的交流，而这很大程度上取决于患者的情绪态度。这种态度可以来自多疑的患者、高需求和不易满足的患者、即使做错事也自我感觉良好的患者、必须完全掌控治疗各个方面的患者。

◎ 治疗

因为人格障碍往往会破坏亲密的人际关系及医患关系，建议转诊到精神科医生处诊治。若患者合并有心境障碍或焦虑障碍时，就是心境障碍为轻度，药物治疗也是最有效的。对于有重度心境障碍患者，抗抑郁药或情绪稳定剂的使用至关重要。固定和僵化是人格障碍合并心境障碍的主要特征。药物治疗可以改善患者的僵化行为，从而使患者人格态度的适应性得到提高。

心理治疗在人格障碍的治疗中必不可少。认知行为疗法和人际关系疗法都可用于人格障碍急性期的治疗，然而只有心理动力学方法适用于慢性期的治疗。心理动力治疗师和心理分析师接受过系统使用医患关系的培训，从而能正确通过医患关系来深入了解患者而不是一味地回避医患关系甚或是被医患关系左右而诊治。

Haas LG, et al. Management of the difficult patient. *Am Fam Physician* 2005;73:2063-2068. [PMID:16342837] (Helpful tactics in managing difficult patients, often those with personality disorders.)

唐　浩　**译校**

儿童和青少年神经系统疾病

Claudia A. Chiriboga, MD, MPH
Marc C. Patterson, MD, FRACR

成人科医生有时说儿童只是小成人。儿童神经专科医生认为成人只是大儿童，尽管可能性较小。为了达到对儿童神经系统疾病精确定位和诊断的目标，必须通过全面理解正常发育的顺序和变异，去学习对成人精确定位和诊断至关重要的神经系统解剖学与生理学知识。儿童神经病学面临的挑战和希望在于，儿童在面对可能毁灭成人的损害时，有超凡的恢复和发育潜能。他们不仅容易患发生在成人的所有疾病，也易患许多脑发育过程中特有的其他疾病。本章着重介绍这些年龄相关脑病中最突出的要点。

新生儿神经系统疾病

缺氧缺血性脑病

诊断要点

◎ 急性脑损伤是由围生期缺氧缺血性事件造成

◎ 神经系统的损伤程度从激惹到深昏迷

◎ 概述

缺氧缺血性脑病（hypoxic-ischemic encephalopathy, HIE）可能是出生时窒息或高危妊娠的结果，在高危妊娠中胎儿存在与生产过程无关的产前问题。新生儿脑病是指婴儿出生时的抑制与缺氧缺血损伤无关（如感染）。HIE 指南包括：显著的代谢性或混合性酸血症（pH < 7），Apgar 评分持续在 0 ~ 3 分长于 5 分钟，多个器官受累（如肾、肺、肝、心脏、肠道）和神经系统症状（见下）。临床检查和神经影像是评估中枢神经系统损害的最重要指标。

◎ 临床表现

A. 症状和体征

足月儿和早产儿 HIE 的临床表现不同。在足月儿，分为三度：①轻度，在第一个 24 小时出现，以过度兴奋状态为特征；②中度，在第一个 24 小时以嗜睡或感官抑制和自发活动减少为特征（当被唤醒时，婴儿激惹）；③重度，以迟钝或昏迷、惊厥、肌张力低下、反射消失、吸吮和吞咽抑制为特征。早产儿 HIE 的临床表现不典型。

B. 实验室检查

乳酸性酸血症（pH < 7.0）通常见于出生时。HIE 常与其他系统的缺氧性损伤有关（如肾功能衰竭或坏死性小肠结肠炎）。

C. 影像学检查

未达到 HIE 脑病诊断标准的短暂一过性缺血可引起基底节梗死或浦肯野细胞坏死，临床表现为手足徐动型脑瘫或浦肯野细胞的手足徐动形式，前者可导致临床出现手足徐动型脑瘫，后者可导致共济失调。

D. 特殊检查

脑电图检查有助于确定足月儿的结局：脑电图正常的婴儿预后良好；脑电图显示抑制背景或爆发 – 抑制波形的婴儿预后不良。

◎ 鉴别诊断

HIE 主要的鉴别诊断是新生儿败血症。所有初步诊断为 HIE 的婴儿都要怀疑新生儿败血症，直到证实排除。而且应检查胎盘有无绒毛膜羊膜炎的征象。

◎ 并发症

HIE 增加发生脑室内出血、抗利尿激素分泌异常综合征和癫痫发作的风险。

◎ 治疗

支持治疗包括限制液量（针对抗利尿激素分泌异常综合征）和抗惊厥药物治疗。苯巴比妥（负荷量 20mg/kg）仍然是治疗新生儿惊厥的一线用药。第二剂负荷量可以在 24 小时后用到最大量 40mg/kg。如果临床发作持续存在，可加用苯妥英钠（负荷量 20mg/kg）。亚低温治疗有利于改善急性中到重度窒息足月儿和早产儿的结局。一些研究表明，保持中心温度在 33.5 ~ 34.5℃持续 72 小时，在生后 6 小时内开始，全身或头部降温，能有效降低死亡率和 18 月龄时致残率（降低风险＞ 20%）。持续降温是关键，在亚低温治疗中即使一次测量达 38℃也会增加不良结局的风险。

◎ 预后

轻度 HIE 的婴儿预后良好，中度 HIE 预后不确定，重度 HIE 总体预后差。在 48 ~ 72 小时内，中度 HIE 可以向任一方向进展；重度 HIE 常进展到脑死亡。亚低温治疗过程中，24 小时 Sarnat 脑病评分在 2 级和 3 度，48 小时脑电图显示低振幅，以及不论是否行亚低温治疗，MRI 显示重要的脑部异常，都预示结局不良。

Marret S, Vanhulle C, Laquerriere A. Pathophysiology of cerebral palsy. *Handb Clin Neurol* 2013;111:169-176. [PMID:23622161]. (Update on pathophysiology of CP.)

McAdam RM, Juul SE. Neonatal encephalopathy: Update on therapeutic encephalopathy and other novel therapeutics. *Clin Perinatol* 2016;43(3):485-500. [PMID:27524449]. (Update on existing and potential therapy for neonatal encephalopathy.)

Sabir H, Cowan FM. Prediction of outcome methods assessing short- and long-term outcome after therapeutic hypothermia. *Semin Fetal Neonatal Med* 2015;20(2):115-121. [PMID:25457081] (Excellent review of predictive outcome factors in therapeutic hypothermia.)

脑室内出血

诊断要点

◎ 不同严重程度的生发基质出血会延伸至脑室或脑实质

◎ 早产儿或窒息的足月儿风险增加

◎ 概述

脑室周围的生发基质和小血管在妊娠后 3 个月成熟。生发基质自发出血通常发生在早产儿、窒息或可卡因暴露的婴儿。基于影像学上观察到的出血分布范围，脑室内出血（intraventricular hemorrhage, IVH）分为四级：1 级，仅是生发基质出血；2 级，生发基质和脑室内出血；3 级，2 级加脑积水；4 级，实质出血。

◎ 临床表现

这种疾病可表现为临床静寂型，或与癫痫发作、肌张力低下和精神活动抑制相关联。脑脊液呈血性。头部的连续超声、床旁无创显像模式，容易确定出血（高回声）和脑室大小。

◎ 鉴别诊断

败血症、脑膜炎、脑炎和癫痫发作均可伴有急性精神状态改变。

◎ 并发症

约半数 3 级 IVH 婴儿伴发进展性脑积水；其中，约 1/2（全部 3 级 IVH 婴儿中的 1/4）需要行外科分流术。

◎ 治疗

进行性脑积水在 IVH 发生后很快出现，其治疗方法是通过反复腰椎穿刺或 Ommaya 储液囊移除脑脊液。如果腰椎穿刺不成功，可以放置相关装置（如 Leroy 储液囊）。晚期进行性脑积水（如在最初 IVH 后 4 ～ 6 周出现的脑积水），在婴儿足够大时（约 5 磅或 2.5kg），需要行脑室腹腔分流术。

◎ 预后

1 级或 2 级 IVH 的婴儿预后良好，而 3 级或 4 级 IVH 的婴儿出现神经发育后遗症的风险高。

Ballabh P. Intraventricular hemorrhage in premature infants:Mechanism of disease. *Pediatr Res* 2010;67(1):1 [PMID:19816235] (A review of the mechanism of IVH, including novel imaging studies.)

Robinson S. Neonatal posthemorrhagic hydrocephalus from prematurity:Pathophysiology and current treatment concepts.*J Neurosurg Pediatr* 2012;9(3):242-258. [PMID: 22380952] (A review of the pathogenesis of IVH and treatment of its associated hydrocephalus.)

脑室旁白质软化

诊断要点

◎ 脑室旁白质区域缺血

◎ 早产儿发生风险增高

早产儿易于在脑室旁白质区域发生缺血［脑室旁白质软化（periventricular leukoencephalomalacia，PVL）］，这个区域位于深部动脉边缘区，有前少突胶质细胞和对缺血 / 氧化损伤过度敏感的未成熟细胞。有严重肺部疾病和压力被动血管系统的早产儿最高危。这种类型的血管系统缺乏自动调节，因此全身血压的变化完全传递到脑［如低血压时系统更易于缺血（PVL），或高血压时更易于出血（IVH）］。PVL 可以发生于那些虽然缺氧程度不及 HIE 但缺氧时间更持久的足月儿，如先天性心脏病的婴儿。新生儿期常没有临床表现。后期临床表现包括脑瘫（痉挛性双瘫）和认知损害。

PVL 分为两型：囊性和弥散性。最不常见（5%）但最严重的形式是囊性 PVL，通过头部超声显示无回声易于确定，经常与 IVH 同时发生。脑 MRI 对检测弥散性 PVL 更敏感；在弥散加权像能敏锐探测到梗死；在足月，可显示脑室扩大（从容积丢失）或脑室旁白质信号改变。

鉴别诊断有限，尤其在 IVH 和早产的情况下。先天性感染可以有相似的临床表现和神经影像发现。其他类似 PVL 的疾病包括室管膜下囊肿、脉络膜丛囊肿、脑穿通畸形和罕见的线粒体疾病（如 PHD 缺乏症）。

治疗一般采用姑息治疗，包括物理疗法和作业疗法。

PVL 与痉挛性双瘫型脑瘫和认知损害相关。因为脑室扩大与认知功能障碍相关，所以脑室扩大提示更差的发育预后。

Coq JO, Delcour M, Massicotte VS, Baud O, Barbe MF. Prenatal ischemia deteriorates white matter, brain organization, and function: Implications for prematurity and cerebral palsy. *Dev Med Child Neurol* 2016;58(suppl 4):7-11. [PMID:27027601] (Reviews the impact of white matter damage on neural function.)

Elitt CM, Rosenberg PA. The challenge of understanding cerebral white matter injury in the premature infant. *Neuroscience* 2014;276:216-238. [PMID: 24838063] (Comprehensive review of PVL that includes clinical and preclinical studies.)

Kwon SH, Vasung L, Ment LR, Huppi PS. The role of neuroimaging in predicting neurodevelopmental outcomes of preterm neonates. *Clin Perinatol* 2014;41(1):257-283. [PMID:24524459] (Excellent review of neuroimaging in premature infants, scoring methods, and predictive factors of different modalities.)

新生儿卒中

诊断要点

◎ 可能没有临床表现或表现为局灶性癫痫和轻偏瘫

◎ 可以缺血性或出血性

新生儿生理上处于高凝状态。这一卒中倾向的条件，解释了与老年人相比，新生儿缺血性卒中的高发生率原因。新生儿缺血性卒中可由母亲、产时或生后因素造成（见表 36-1）。因生理上不成熟导致的新生儿卒中不要求生后行抗凝治疗。大脑中动脉是最常受累的血管区域。出血性卒中可以因产科创伤、凝血障碍、血小板减少症和动静脉畸形破裂引起。约 40% 的新生儿卒中病因不明。

新生儿卒中可表现为局灶性癫痫发作，但常没有临床表现，由于新生儿期不强壮而表现隐匿。临床表现通常在婴儿期出现，表现为早期优势手（1 岁前），随后出现偏瘫型脑瘫。与 CT 相比，MRI 检测卒中更敏感。

表 36-1 新生儿卒中的高危因素

产前因素
不孕病史
羊水过少
初产
产妇易栓症
可卡因 / 吸入剂
糖尿病
先兆子痫
产时因素
胎膜早破时间长
绒毛膜羊膜炎
母亲发热
羊水粪染
脐带绕颈
第二产程延长
胎头吸引失败
产科创伤
出生窒息
异常胎监（心电描计）
新生儿高危因素
脑膜炎，其他感染
留置导管
心脏异常
体外膜肺氧合（extracorporeal membrane oxygenation, ECMO）
遗传因素
载脂蛋白 e
易栓症
基因多态性
红细胞增多症

实际上，癫痫发作是新生儿卒中的主要并发症。由于新生儿骨缝和囟门未闭合，临床上颅内压显著增高很少发生在新生儿。

高凝状态（纯合突变）通常需要抗凝治疗。大血肿很少需要外科清除。累及大脑中动脉的卒中与不同程度的偏瘫有关，但语言和认知通常不受累。

Cole L, et al. Clinical characteristics, risk factors, and outcomes associated with neonatal hemorrhagic stroke: A population-based case-control study. *JAMA Pediatr* 2017;171(3):230-238.[PMID: 28114647) (Focuses on etiology and outcome in hemmorhagic neonatal stroke.)

Martinez-Biarge M, Cheong JL, Diez-Sebastian J, Mercuri E, Dubowitz LM, Cowan FM. Risk factors for neonatal arterial ischemic stroke: The importance of the intrapartum period.*J Pediatr* 2016;173:62-68. [PMID: 27049002] (Recent large study reviewing neonatal risk factors.)

van der Aa NE, Benders MJ, Groenendaal F, de Vries LS. Neonatal stroke: a review of the current evidence on epidemiology, pathogenesis, diagnostics and therapeutic options. *Acta Paediatr* 2014;103(4):356-364 [PMID: 24428836] (Updated review on neonatal stroke.)

发育障碍

精神发育迟滞

诊断要点

◎ 智力低于平均水平［全量表智商（IQ）＜ 70］

◎ 不能更好地用其他残障解释的社交、学校或工作表现障碍

◎ 18 岁前发作

◎ 概述

依诊断标准、诊断有效性和研究人群不同，精神发育迟滞的患病率为 1% ~ 10%。精神发育迟滞是一个重大的公共健康问题，对患者本人和他们的家庭也是巨大的负担。过去认为，诊断精神发育迟滞的可能性与障碍的严重程度直接成正比。遗传学进展表明，许多轻微表型可能是特异的变异，而基于 DNA 序列精确部位的变异，单基因能引起有不同系统表现的各种精神发育迟滞表型。

男孩患精神发育迟滞多于女孩，这一性别不平衡归因于 X 连锁精神发育迟滞综合征的频率，已有 200 多种被确认。这些综合征中最常见的是与家族性精神发育迟滞 1（*FMRI1*）基因的三核苷酸重复扩增相关的脆性 X 染色体综合征。

◎ 发病机制

当大脑皮质出现广泛或弥漫的功能异常而非局灶病变时，发生精神发育迟滞。大部分精神发育迟滞起因可能是染色体或基因。最容易理解的症状与基因相关，这些基因的产物涉及关键的细胞和神经元过程，如 DNA 转录和蛋白质糖基化。对致畸物反应的放大表达可能是唐氏综合征（21 三体）发育异常的基础。获得性全脑损伤，包括 HIE、脑膜脑炎、创伤（特别是非意外的）或控制不好的癫痫发作也可能引起精神发育迟滞，通常与运动或感觉体征相关，或与两者均相关。

◎ 临床表现

患者表现为认知功能的广泛障碍。严重迟滞的儿童表现为婴儿期广泛发育落后，但大多数精神发育迟滞儿童直到开始上学、不能跟上同龄人时才被发现。

A. 症状和体征

较严重的儿童表现为发育落后，特别是语言迟滞；较轻损害的儿童表现为早期上学困难。儿童常因为不能跟上同龄人而受挫，可能发展为行为问题，这些行为问题转移了看护人对主要问题的关注。

B. 实验室检查

常规实验室检查通常是正常的。确保苯丙酮尿症和甲状腺功能减退症的新生儿筛查已做，尤为重要。没有证据表明其他隐匿的慢性疾病或营养缺乏症会损害智力表现。

C. 影像学检查

在轻微受累者，CT 扫描通常是正常的。MRI 扫描可以显示微小的发育异常，包括胼胝体发育不全和较严重病例的各种皮质异常。病变范围从最严重的无脑回畸形和前脑无裂畸形到较轻微的移行缺陷。继发精神发育迟滞的儿童表现出与原发损伤相关的变化。

D. 特殊检查

所有疑似精神发育迟滞的儿童必须行正规听力和视力检测。如果怀疑患隐匿性癫痫，应行脑电图检查。大多数专家推荐用高分辨率染色体核型分析和筛查来检测脆性 X 染色体综合征（*FMR1* 基因突变）。在缺乏明确前瞻性研究的情况下，进行代谢和其他基因研究的程度存在争议。

使用与年龄和文化相符的工具进行正规的智力测试，对准确诊断至关重要。应该注意，用于婴儿的标准化发育量表在运动功能方面严重偏差，而且发育商与 IQ 没有很好的相关性。

◎ 鉴别诊断

精神发育迟滞可能与下列这些疾病混淆或共同存在：视力和听力损害，广泛性发育障碍，基于语言的发育障碍疾病，或各种先天性和获得继发性病因，包括先天性代谢异常、脑畸形、先天性感染的后遗症、创伤、围生期缺氧和缺血。

◎ 并发症

未被识别的精神发育迟滞患者可能被剥夺了恰当的教育和社会心理支持，这些支持能让他们认识到自己的潜力。精神发育迟滞的典型社交障碍可能导致常见的生理和心理疾病被忽略，直到病程晚期、出现严重后果才被发现。对精神发育迟滞患者，如果没有明显的原因出现功能恶化，就应考虑可治愈疾病，尤其是抑郁症的可能性。

◎ 治疗

早期诊断能保证建立教育支持（特殊学校或对个别学生量身定制住宿的普通学校）。对患者和家庭的心理支持至关重要，应包括超出患儿父母能力和生命周期的长期照顾计划。

◎ 预后

如果能得到恰当的支持措施，大多数精神发育迟滞患儿都能成功融入社会，成为有生产力的一员。期望寿命可能因为潜在疾病或未认识到的疾病而减少。

Battaglia A, Carey JC. Diagnostic evaluation of developmental delay/mental retardation: An overview. *Am J Med Genet* 2003;117C:3-14. [PMID: 12561053] (Provides an overview of the workup of mental retardation.)

Kaufman L, Ayub M, Vincent JB. The genetic basis of nonsyndromic intellectual disability: A review. *J Neurodev Disord* 2010;2(4):182-209. [PMID: 21124998] (An update on the genetics of mental retardation including autism.)

Xiang B, Li A, Valentin D, Nowak NJ, Zhao H, Li P. Analytical and clinical validity of whole-genome oligonucleotide array comparative genomic hybridization for pediatric patients with mental retardation and developmental delay. *Am J Med Genet A* 2008;146A(15):1942-1954. [PMID: 18627053] (Describes the utility [sensitivity and specificity] of comparative genomic hybridization in detecting etiologies of mental retardation and developmental delay.)

脑瘫

诊断要点

- ◎ 围生期发生的非进行性疾病
- ◎ 影响张力和姿势
- ◎ 随着生长，痉挛可能加重
- ◎ 2 岁前诊断

◎ 概述

脑瘫（cerebral palsy, CP）是一种非进行性的张力和姿势异常的非进行性疾病，由获得性产前或产后（最多至 30 天）获得性损伤造成，并非由明显的先天异常（如脊柱裂）引起。许多围生期高危因素与 CP 相关，包括早产、PVL、IVH、先天性感染如寨卡病毒和 TORCH［弓形虫、其他先天性感染（如梅毒）、风疹、巨细胞病毒和单纯疱疹］、创伤、新生儿感染或围生期暴露于炎性细胞因子、HIE 和卒中。有些专家将胆红素脑病（核黄疸）归为 CP 的一种形式。

◎ 发病机制

CP 发生机制包括缺血、炎症和感染，尽管越来越多的遗传因素被确认。HIE 是足月儿 CP 的常见明确病因；然而，在大多数患脑瘫的足月儿中，没有发现引起脑瘫的产科病因。发展为痉挛型四肢瘫脑瘫的足月儿血中存在高水平的细胞因子，这提示母亲炎症（绒毛膜羊膜炎）是导致这些病例的一个原因。肌张力降低常通常由基底节或浦肯野细胞（小脑脑瘫）孤立性缺氧缺血损害所致，而同时累及皮质和皮质下结构的弥漫性损伤或血管性卒中损伤引起肌张力增高。

◎ 临床表现

A. 症状和体征

除个别病例外，脑瘫在出生时没有典型表现。4 月龄检查更能预测脑瘫，但直到 2 岁才有明显的临床表现。脑瘫根据肌张力异常的类型和范围进行分组（表 36-2）。脑瘫的临床表现可以是混合的（如轴性肌张力降低和肢体痉挛）。

痉挛型四肢瘫或四肢瘫提示上肢和下肢同样受累。患儿不能走路。双侧半球损害引起延髓功能障碍，表现为吞咽困难和构音困难。患儿有发生癫痫发作、吸入性肺炎和夭折的风险。

痉挛型双瘫提示下肢比上肢受累严重。患儿通常能走路，尽管需要支持，常脚尖着地行走、剪刀脚和蹲伏。

偏瘫指单侧无力（表 36-2）。

表 36-2　据临床表现的脑瘫分型

脑瘫类型	临床表现
肌张力低下型	
四肢瘫	广泛肌张力低下，包括脊肌和四肢；发育落后，包括大运动和精细运动
双瘫	下肢肌张力降低，不能支撑体重，大运动落后
肌张力低下合并手足徐动型	以单纯肌张力低下型脑瘫起病；到 2 ~ 3 岁发展为手足徐动型
肌张力增高型或痉挛型	
四肢瘫	上肢和下肢屈曲姿势，大运动和精细运动落后，假性延髓麻痹
偏瘫	单侧运动障碍或痉挛，单侧肌萎缩
双瘫	腰大肌、腿后肌群和腓肠肌痉挛；足尖着地走路和剪刀脚；上肢较下肢受累轻
肌张力障碍型	面部呲牙咧嘴，收缩肌和拮抗肌同时收缩，角弓反张
小脑共济失调型	步态不稳，大运动落后，协调和平衡问题（~ 3%）

B. 实验室检查

脑瘫是临床诊断。实验室检查有助于确定先天性感染的病因学：母亲和婴儿的巨细胞病毒滴度（特别是 IgM），多聚酶链反应和尿培养。当没有找到病因，或有异常特征、其他畸形时，须做基因检测（微阵列和核型分析）。

C. 影像学检查

MRI 常显示脑结构改变，包括感染、萎缩、梗死（皮质或皮质下）、脑软化、神经胶质增生、钙化和脑发育异常（如前脑和移行障碍）。MRI 也可能是正常的，尤其是共济失调型脑瘫。

◎ 鉴别诊断

由于静止或缓慢进展的过程，一些神经退行性和神经代谢性疾病与脑瘫类似[如快乐木偶综合征，葡萄糖载体（glut1）缺乏症，丙酮酸脱氧酶障碍，佩－梅病）。因此，应考虑行基因检测，特别是当没有发现病因时。

◎ 治疗

脑瘫儿童的治疗是多学科综合治疗。物理疗法、作业疗法和支持疗法对几乎所有类型的脑瘫都有用。痉挛型的药物治疗依受累范围不同而异。全身痉挛型（如四肢瘫）口服抗痉挛药物有效（如巴氯芬，替扎尼定，苯二氮䓬类），而节段型/局灶型需要更有针对性的治疗，有肉毒杆菌毒素、支持治疗、整形手术或神经外科手术［巴氯芬泵放置或选择性脊神经后根切断术（selective dorsal rhizotomy, SDR）］。SDR 对痉挛型双瘫、走路时需或不需支撑的幼儿尤为有效。干细胞治疗对脑瘫没有显示出明显的临床益处。

◎ 预后

痉挛型脑瘫常随时间增长而加重，由于生长、肌肉进一步拉伸，反之，肌张力低下型随着年龄增长可能改善。一些儿童可治愈；然而，他们仍然有发生认知损害和学习障碍的高风险。脑瘫常与精神运动发育迟滞相关，但严重的运动障碍可能智力正常。

MRI 有助于明确病因和评估预后。存在小头畸形时，发育障碍的风险较大。

Lee RW, et al. A diagnostic approach for cerebral palsy in the genomic era. *Neuromol Med* 2014;16(4):821-844. [PMID:25280894] (Describes utility of gene testing in CP.)

Novak I, Walker K, Hunt RW, Wallace EM, Fahey M, Badawi N. Concise review: Stem cell interventions for people with cerebral palsy: Systematic review with meta-analysis. *Stem Cells Transl Med* 2016;5(8):1014-1025. [PMID: 27245364] (Comprehensive meta-analyses of the limitations of stem cell treatment for CP.)

Vadivelu S, Stratton A, Pierce W. Pediatric tone management. *Physl Med Rehab Clin N Am* 2015;26(1):69-78. [PMID: 25479780](Up-to-date review of different modalities for treating spasticity in children.)

自闭症和广泛性发育障碍

诊断要点

损害发生在以下每一个方面，3 岁前发病：

◎ 社交（视线交流差或无；不正常的姿势、面部表情和同龄人关系）

◎ 交流（说话迟或不会说话，不能正常交谈或玩耍）

◎ 有限的兴趣和重复行为（全神贯注于一个或一些兴趣，顽固，机械重复，特殊习惯）

◎ 概述

广泛性发育障碍（pervasive development disorder, PDD）经常与自闭症换用，用于描述那些在生后头几年表现出异常语言发育、社交障碍、兴趣单一和重复行为的个体。当满足三方面（上面列出）的标准时，就可诊断为自闭症。然而，如果只是满足部分标准，就用“广泛性发育障碍，未另说明”的诊断。

这组疾病也包括雷特综合征阿斯伯格综合征和极少诊断的儿童期分裂障碍。现在已知雷特综合征与 *MECP2*（甲基化 CpG 结合蛋白 2）基因突变相关。阿斯伯格综合征的诊断标准除了语言功能正常，其他与自闭症相符合。儿童期分裂障碍的诊断是在近 20 世纪首次被明确，随后研究者发现患此病的大部分儿童有可诊断的进行性脑部疾病。然而，这类诊断很少用于患不明原因获得性认知功能恶化的儿童。

最近研究表明，自闭症的发病率显著增高，其原因尚不明确且有争议。对医生和其他看护人更广泛的教育可能促进诊断标准更频繁和恰当的应用，以及更高的诊断确认率。一些学者认为，近年来环境因素（包括毒物接触）影响增大，可能是患病儿童数量增多的病因元凶或辅助因素。可能所有的这些因素在特定个体和人群中都起作用。

◎ 发病机制

PPD 主要是遗传起因，大多数病例可能都是多基因，尽管与几种单基因病存在关联，最典型的是结节硬化症。有先证者的家系中再发率高，在一级亲属中共患疾病更常见。即使如此，在其他有多个病因的年龄相关性脑病中（如婴儿痉挛症），PPD 表型似乎代表了对多种不同发育损害的最终常见通路反应。

◎ 临床表现

A. 症状和体征

大部分患儿表现为异常社会交往和语言发育迟滞，虽然在约 1/3 的病例中观察到清晰的倒退模式。患儿可能在学习新词语的同时忘记以前用过的词语，最终结果是小的静态的词汇量。特征表现是，患儿视他人如物体而非有知觉的生物，且深入专注于一些有限的兴趣。对环境刺激的敏感性，特别是触碰和质地，以及不能适应不熟悉的环境很典型。一些自闭症患儿在特定的领域，如计算、记忆或艺术造诣方面，展现出众的能力（自闭症天才）。大头畸形常见，有报道面部低张力是广泛性发育障碍的特征。自闭症患儿癫痫的发病率增高，因此应适当治疗癫痫发作。

B. 实验室检查

先天代谢异常和杜氏肌营养不良症最初可出现自闭症特点，以致一些学者建议筛查肌酸肌酶和氨基酸、有机酸。许多临床医生把染色体核型分析和筛查脆性 X 染色体综合征作为 PPD 诊断检查的一部分，但在缺乏特定临床指征的情况下，专业机构的指南不支持这样的检查。

C. 影像学检查和其他检查

大多数患儿的标准 MRI 扫描正常，但是容积研究显示各种异常，主要是在小脑。在自闭症人群，癫痫和脑电图异常的发生率增加。

D. 特殊检查

已设计了几种量表用于 PPD 的诊断，许多学区要求在提供服务前用这些量表来确定诊断。自闭症诊断观察量表（the Autism Diagnostic Observational Scale，ADOS）是公认的金标准，授权有资质的测试者，并且要求几小时的测试，有时需要不止一次。自闭症诊断指标（修订版）（the Autism Diagnostic Index，Revised，ADI-R）作为补充，是用于父母和其他看护人的检查表。

◎ 鉴别诊断

智力落后者可能有自闭症的特征。应排外语言发育障碍和耳聋。实际上，任何儿童期静止或进展缓慢的脑病都能表现自闭症特点。这些疾病中最主要的是结节硬化症和脆性 X 染色体综合征。

诊断易与获得性言语听觉失认症（兰道 – 克莱夫纳综合征）混淆，该病特征以前语言正常的患儿失去他们的语言表达能力，表现得像聋了一样。此类患儿可以有单侧或双侧癫痫样放电，伴或不伴明显的癫痫发作。

◎ 治疗

治疗方法多样，包括应用行为分析和

其他几种行为方案。利培酮对异常行为有对症治疗作用，但不影响发育结局，剂量是：体重 20 ~ 45kg 的儿童每日 2.5mg，体重大于 45kg 的儿童每日 3.5mg。

有效治疗癫痫发作或癫痫发作自发消失，可能与语言功能改善相关或不相关，特别是在替代诊断为获得性癫痫性失语（兰道 – 克莱夫纳综合征）时。提出了几种治疗方法，但没有对照研究来评估疗效。这些方法包括抗癫痫药物、糖皮质激素，以及在极端病例，积极处理孤立的脑电异常（如那些没有临床关联的），包括手术切除受累的皮质。

◎ 预后

智商是预测结局的最佳指标；IQ 低于 50 的患儿较 IQ 高于 70 的患儿，到成年期有更差的结局。然而，大多数自闭症患儿的沟通和社交能力明显受损，并且持续到成年期。

Johnson CP, Myers SM; American Academy of Pediatrics Council on Children With Disabilities. Identification and evaluation of children with autism spectrum disorders. *Pediatrics* 2007;120(5):1183-1215. [PMID: 17967920] (A nice review of autistic spectrum disorders, including identifiable causes.)

学习障碍

诊断要点

◎ 全量的 IQ 量表在正常范围

◎ 标准测试检测出在一个或多个学习能力（阅读、计算、写作表达）明显受损

◎ 概述

智力等其他方面正常的儿童，由于一个或多个特定的学习障碍，在学校可能表现差。其中最常见的是阅读困难，发生于多达 20% 的学龄期儿童。早期识别和治疗，就极有可能成功控制这些疾病。学习障碍的主要风险是随之而来的升学和就业受限。

◎ 发病机制

最容易理解的学习障碍是阅读困难，通过影像学检查能发现解剖异常和最近的功能异常。功能 MRI 检查显示，与对照组相比，阅读困难患儿参与识字的左侧枕颞部皮质活动减少，而布洛卡区活动增加。

◎ 临床表现

尽管已努力学习，但仍有明显的一个或多个学习能力（阅读、拼写、书写、计算）不成比例的困难。患儿通常因他们的困难而受挫，并且想出策略来避免困难的任务，偶尔表现为拒绝上学或行为问题。

常规实验室检查正常，常规 MRI 通常也正常。容积 MRI 可以显示阅读困难患儿的颞平面对称（正常是不对称的）；功能 MRI 可以显示语言区域活动减弱。学习困难的诊断标准是：正式心理智能测试提示一个或多个学习能力特异缺陷（至少在均数两个标准差以下），而总体智力正常。

◎ 鉴别诊断

鉴别诊断包括精神发育迟滞、视力或听力缺陷（不被识别，通常是微小的）、注意力缺陷/多动症（attention-deficit/hyperactivity disorder, ADHD）和进行性脑病。

◎ 治疗

如果早期开始治疗，针对学习替代方法的特异性治疗最有效。例如，基于自然拼读的学习方法和适当的适应，包括有足够的时间完成作业，能成功治疗阅读困难的患儿。

◎ 预后

采用恰当的教学技巧时，特定学习困难的患儿能取得学业和职业成功。功能性 MRI 已显示出与临床治疗成功相一致的功能改善。即使一些人没有认识到自己的能力缺陷，他们付出巨大的个人努力仍能取得成功。

Demonet JF, Taylor MJ, Chaix Y. Developmental dyslexia. *Lancet* 2004;363:1451-1460. [PMID: 15121410] (Reviews recent advances in dyslexia from a European perspective.)

Shaywitz SE, Shaywitz BA. Paying attention to reading: The neurobiology of reading and dyslexia. *Dev Psychopathol* 2008;20(4):1329-1349. [PMID: 18838044] (Overview from the US leaders in dyslexia research.)

注意力缺陷 / 多动症

诊断要点

◎ 持续的注意力不集中和（或）多动 – 冲动模式

◎ 行为干扰功能或发展（社会、学习或职业活动）

◎ 12 岁以前发作

◎ 概述

注意力缺陷 / 多动症（ADHD）是儿童期最常见的行为疾病之一，影响 5% ~ 10% 的学龄期儿童。诊断是依据 *DSM-5* 的严格临床标准。按持续行为特征分类：注意力不集中，多动 – 冲动，或混合型。男孩较女孩发病多。大部分病例是特发性、家族性且智力正常，小部分病例与其他脑部疾病相关（如脆性 X 染色体综合征、极早早产）。

◎ 发病机制

ADHD 与单胺能系统不稳定相关联，单胺能系统作用于影响觉醒调控和执行功能的额叶纹状体系统［如多巴胺（dopamine, DA）和去甲肾上腺素（norepinephrine, NE）］。ADHD 是一种异质性疾病，没有一个单基因被确定为因果关系。多巴胺转运体、多巴胺受体（DA receptor, D_4）和 5- 羟色胺能转运体基因已被证实相关，但这些遗传标记物的作用小。影像学检查，功能 MRI 显示负责执行功能的额叶低代谢，也显示前额叶区域和纹状体容积异常。

◎ 临床表现

混合型 ADHD 是最常见的亚型，既有注意力不集中，又有多动 – 冲动行为的表现。注意力不集中型对学习成绩有更明显的影响。除有潜在疾病外，实验室检查是正常的。

标准化行为问卷有助于确定诊断和评估治疗疗效。康纳斯行为量表和阿肯巴赫儿童行为检查（Child Behavioral Check List，CBCL）可用于父母、老师和其他照料者。基于计算机的持续性警觉测试［如警觉和注意力测试（Test of Vigilance and Attention，TOVA）］对评估治疗反应也是有用的。有注意力问题的儿童行常规脑电图检查不是必要的，因为从临床表现上，癫痫发作通常可区别于 ADHD。

◎ 鉴别诊断

失神发作和复杂部分发作很少与 ADHD 相混淆。躁郁症和广泛性焦虑症是主要需要考虑鉴别的疾病。在躁郁症儿童中观察到的快速转换、静坐不能患者表现出的烦躁不安和注意力不集中，以及焦虑症患者表现出的担忧常与 ADHD 混淆。通常，患这些疾病的儿童对兴奋药治疗无反应或疗效差。阻塞性睡眠呼吸暂停也与上课注意力不集中有关。

◎ 并发症

ADHD患儿有较高概率合并学习障碍，尤其是注意力不集中型。最常见的共病包括对立违抗性障碍、品行障碍、焦虑和抑郁。

◎ 治疗

兴奋药（哌甲酯或苯丙胺）是一线治疗。表 36-3 列出了 ADHD 的治疗流程。现有的许多兴奋药制剂的制备和持续过程各不相同（表 36-4）。长效药物每天 1 次，需要整颗吞下。为了避免这种局限性，采用了替代兴奋药制剂（表 36-3）。10% ~ 30% 的患儿没有使用兴奋药，是由于缺乏疗效或副作用影响。在这种情况下，推荐使用非兴奋药物，如去甲肾上腺素再摄取抑制剂托莫西汀或 α 受体激动剂（胍法辛和可乐定）。α 受体激动剂治疗外化行为（如攻击和冲动）和过度警觉比治疗注意力不集中更有效。它们也是兴奋性治疗有用的佐剂，能够提高兴奋治疗的有效性和增强每种药物低剂量的疗效。如果 ADHD 或注意力障碍影响至学习和社交，就需要治疗。

表 36-3 **注意力缺陷 / 多动症治疗流程**

Ⅰ. 试用一种兴奋药，4 周内逐渐增加剂量；如果没有效果，换另一种兴奋药（A，B；或 B，A）
A. 哌甲酯（长效剂量依赖于制剂）
第一周：5mg，每日 3 次[a]
第二周：10mg，每日 3 次
第三周：15mg，每日 3 次
第四周：20mg，每日 3 次（体重＞ 20kg 的儿童）
或
B. 安非他明
第一周：2.5mg，每日 2 次
第二周：5mg，每日 2 次
第三周：7.5mg，每日 2 次
第四周：10mg，每日 2 次（体重＞ 20kg 的儿童）
Ⅱ. 如果任一兴奋药都无效，则试着增加剂量（若耐受）
A. 托莫西汀：每日 1 ~ 2mg/kg，分为每日一次或每日 2 次
第一周：每日 0.5mg/kg
第二周：每日 1mg/kg
第四周：每日 1.5mg/kg（如果需要）
或
B. 盐酸胍法辛 1 ~ 4mg 每日 1 次；或盐酸可乐定 1 ~ 4mg 分为每日 1 次或每日 2 次，每周增加 1 片（单独使用或与兴奋药联合使用）

[a] 可用等剂量的长效制剂，每日 2 次；每日 1 次

数据源自：Pliszka SR, et al. A feasibility study of the children's medication algorithm project（CMAP）algorithm for the treatment of ADHD, *J Am Acad Child Adolesc Psychiatry*. 2003 Mar; 42（3）:279–287.

◎ 预后

多动和冲动随着年龄增长而改善；然而，注意力、组织和计划（如执行功能）困难常终生存在。许多成年人需要持续药物治疗。有效的早期药物干预与 ADHD 患者的社会心理改善有关，主要是降低了共患抑郁、品行障碍、焦虑和成瘾的发生率。

Catalá-López F, et al. The pharmacological and non-pharmacological treatment deficit hyperactivity disorder in children and adolescents: A systematic of attention review with network meta-analyses of randomised trials. *PLoS One* 2017;12(7):e0180355.[PMID: 28700715]. (Comprehensive review of comparative efficacy of various treatments in ADHD.)

Cortese S, Castellanos FX. Neuroimaging of attention-deficit/hyperactivity disorder: current neuroscience-informed perspectives for clinicians. *Curr Psychiatry Rep* 2012;14(5):568-578.[PMID: 22851201] (Review of neuroimaging in ADHD and its neurobiologcal implications.)

Matthews M, Nigg JT, Fair DA. Attention deficit hyperactivity disorder. *Curr Top Behav Neurosci* 2014;16:235-266. [PMID:24214656] (Comprehensive overview of ADHD from a genetic,imaging, neurobiological perspective.)

Reale L, et al. Comorbidity prevalence and treatment outcome in children and adolescents with ADHD. *Eur Child Adolesc Psychiatry* 2017;26(12):1443-1457. [PMID: 28527021] (Large study revealing improved comorbid outcome with ADHD treatment.)

表 36-4　按种类分组的可用的兴奋药制剂

	释放模式	峰效应（小时）	持续时间（小时）	制剂	品牌 / 剂型
兴奋药					
外消旋哌甲酯（MPH）					
哌甲酯	IR	1 ~ 2	3 ~ 5	TAB	利他林 5,10,20mg 片剂哌甲酯咀嚼片 20,30
盐酸哌甲酯短效混悬液	IR	1 ~ 2	3 ~ 5	SUSP	5mg/5ml；10mg/5ml
盐酸哌甲酯缓释混悬液	IR–20% ER–80%	2 ~ 4	12	SUSP	25mg/5ml
盐酸哌甲酯速释 / 缓释片	ER	4 ~ 5	4 ~ 8	TAB	普通（10,20mg 片剂）；哌甲酯缓释片（20mg）；利他林速释片（20mg 片剂）；甲林缓释片
盐酸哌甲酯缓释胶囊	扩散剂 30%IR 70%ER	IR 3 ~ 4h ER 6h	10	CAPS（sprinkles）	10,20,30,40mg
盐酸哌甲酯控释片	ER OROS	IR 2 ~ 4 ER 6 ~ 8	12	TAB	18,27,36,54mg
利他林短效片	SODAIR ~ 50% ER ~ 50%	IR 1 ~ 3 ER 6	8	TAB	10,20,30,40mg
哌甲酯缓释咀嚼片	ER	5	8	TAB（咀嚼型）	20,30,40mg
哌甲酯皮肤贴剂（贴皮肤 9 小时）	缓释	2 小时起效	10	皮肤药贴（1/d）	10 ~ 1.1mg/h, 15mg ~ 1.6mg/h, 20mg ~ 2.2mg/h, 30 ~ 3.3mg/h
右旋哌甲酯					
盐酸右哌甲酯控释胶囊	IR	1 ~ 1.5	4 ~ 6	TAB	2.5,5,10mg
盐酸右哌甲酯缓释胶囊 右哌甲酯缓释胶囊	IR ~ 50% ER ~ 50%	1 ~ 1.5 6.5	12	TAB	5,10,20mg
外消旋苯丙胺（AMP）					
阿德拉	IR dAMP/lAM P3:1	2 ~ 3	4 ~ 6	TAB	5,7.5,10,12.5,15,20,30mg
阿德拉缓释胶囊	IR ~ 50% ER ~ 50%	7[a]	7 ~ 12	TAB	5,10,15,20,25,30mg
安非他明缓释口崩片	ER	5.2	7 ~ 12	ODT	6.3,6.3,9.4,12.5,15.7,18.7mg
右旋苯丙胺					
二甲磺酸赖右苯丙胺 甲磺酸赖氨酸安非他明 右旋苯丙胺	1 IR	3.5 ~ 4.5	8 12	CAPS 和 TAB（咀嚼型）	10,20,30,40,50,60,70mg
非兴奋药					
托莫西汀（NERI）	IR QD–BID	1 ~ 2	4.5 ~ 19	TAB	10,18,25,60,80,100mg（1 ~ 1.5mg/kg · d^{-1}）
α 激动剂					
可乐定	IR	2 ~ 4	12 ~ 16	TAB	0.1,0.2（4 ~ 5mcg/kg）每日分 2 ~ 3 次
盐酸可乐定缓释片可乐定缓释片	ER	5 ~ 6	＞17	TAB	0.1,0.2（最大量 0.4mg 每日分 2 次）[a]
胍法辛	IR（每日 2 次）	1 ~ 3	13	TAB	1,2mg 每日分 2 次
胍法辛缓释胶囊 intuniv	ER	3 ~ 5	17	TAB	1,2,3,4mg（最大量 0.4mg）[a]

CAPS= 胶囊；ER= 缓释；IR= 速释；NERI= 去甲肾上腺素再摄取抑制剂；ODT= 口腔崩释片；OROS= 渗透压控释口服给药系统；SODA= 口服小丸药物吸收；SUSP= 悬液；TAB= 片剂

[a] 儿科推荐：持续时间据临床经验和药物半衰期估计，但存在个体差异

遗传性疾病

近年来随着人类遗传学研究进展，越来越多涉及调控神经系统发展的基因被识别，阐明了许多原来认识不足的儿童期神经系统疾病的发病基础。目前这些研究进展主要有助于诊断。然而，随着疾病发病机制的明确，有理由预测，将有新的治疗方法可用。本部分着重介绍一些较常见的儿童神经遗传性疾病。

Gropman AL, Batshaw ML. Epigenetics, copy number variation, and other molecular mechanisms underlying neurodevelopmental disabilities: New insights and diagnostic approaches. *J Dev Behav Pediatr* 2010;31(7):582 - 591. [PMID: 20814257] (Describes role of epigenetic and genetic mechanisms in disorders associated with intellectual impairments that are amenable to diagnostic testing.)

Stankiewicz P, Beaudet AL. Use of array CGH in the evaluation of dysmorphology, malformations, developmental delay, and idiopathic mental retardation. *Curr Opin Genet & Dev* 2007;17(3):182 - 192. [PMID: 17467974] (Describes the pros and cons of the utility of CGH in evaluating genetic diseases, specifically those with dysmorphic features and intellectual abnormalities.)

染色体病

诊断要点

◎ 与全身或仅一些组织中染色体物质结构的净增加、减少或混乱相关的系统性疾病

◎ 先天畸形（常存在，但不一定都有）

◎ 诊断需要行染色体分析或染色体微阵列分析（chromosomal microarray, CMA）。染色体分析通过荧光原位杂交（fluorescence in situ hybridization, FISH）染色完成，CMA采用基于微阵列的染色体比较基因组杂交（comparative genomic hybridization, CGH），培养细胞（包括淋巴细胞、纤维母细胞和头发毛囊）来源于一个或多个组织

染色体疾病干扰一个或多个基因的功能，常导致不同严重程度的停滞性脑病并合并各种多系统异常。

（一）唐氏综合征

唐氏综合征是最常见的染色体疾病之一。大多数病例由21三体造成，是减数分裂期染色体不分离的结果。较不常见原因是14号和21号染色体易位。通过淋巴细胞染色体分析以明确诊断至关重要，因为如果父母一方携带平衡易位，易位型唐氏综合征可能在将来妊娠中再次发生。纤维母细胞的核型分析对诊断嵌合型唐氏综合征可能是必要的，嵌合型临床表现一般比完全型轻。

临床表现包括合并不同的心脏（心内膜垫）缺损、十二指肠闭锁、发育迟缓和智力落后、矮身材、典型先天性畸形（包括小头、睑裂上斜、内眦赘皮、断掌，一些儿童出现虹膜布鲁什菲尔德斑）。

唐氏综合征的并发症包括心力衰竭、甲状腺功能减退、早发型阿尔茨海默病和寰枢椎半脱位。最新提到的并发症是这些儿童在参加集体体育运动如特殊奥林匹克运动会时，有颈髓受伤的风险。筛查应该包括屈伸位X线片或颈椎MRI扫描。

唐氏综合征儿童也易患烟雾病。这种增生性动脉病引起获得性双侧颈内动脉床突上段部分狭窄，导致基底节区细小侧枝血管的发育，血管造影表现为“烟雾喷出”，这种疾病因此而得名。合并烟雾病的儿童可能发生缺血或出血性卒中。

唐氏综合征儿童的预期寿命和生活质量与智力功能、并发症、寻求医疗护理和支持服务直接相关。随着照顾得到改善，

表 36-5 重要的染色体疾病

	染色体异常	表型
“天使综合征”或“快乐木偶综合征”	15q13 缺失（母亲等位基因），或父本单亲二倍体，或 *UBE3A* 基因突变	小头，大口，共济失调（“木偶动作”），精神发育迟滞伴严重语言障碍；癫痫
脆性 X 染色体综合征	在无叶酸培养液中染色体过度脆弱；*FMR1* 基因三联重复扩张突变	精神发育迟滞；身材高大；长脸；大而软的耳朵；青春期后睾丸大；成年男性共济失调
克氏综合征	47,XXY	男性乳腺发育，性腺功能减退，精神发育迟滞
普拉德－威利综合征	15q13 缺失（父亲等位基因），或母本单亲二倍体	肌张力低下，疝，婴儿期不能存活；贪食，儿童期肥胖；精神发育迟滞，性腺功能减退，身材矮小
XYY 综合征	47,XXY	身材高大，学习障碍
X 三体综合征	46,XXX	临床表现从无表现到轻度先天畸形，身材高大伴学习障碍或重至精神发育迟滞（极少）
特纳综合征	45,X	身材矮小，颈蹼，新生儿期手和脚水肿；精神发育迟滞；X 连锁隐性疾病的全部表现（如杜氏肌营养不良）
威廉姆斯综合征	7q 缺失（弹性蛋白基因受累）	主动脉瓣狭窄，新生儿期高钙血症，丑陋面容

以及较轻临床表现患者（包括烟雾病）被精确诊断，唐氏综合征人群存活至成年期的比例持续上升。基本上，所有存活至 50 岁或以上的唐氏综合征患者都患阿尔茨海默病。

（二）其他染色体疾病

表 36-5 总结了其他常见的染色体疾病。新技术，如检测亚端粒倒转和缺失的 FISH 技术，使发生在约 5% 非特异性精神发育迟滞儿童中的微小染色体异常被认识。

Esbensen AJ. Health conditions associated with aging and end of life of adults with Down syndrome. *Int Rev Res Ment Retard* 2010;39(C):107-126. [PMID: 21197120] (Non-neurological complications associated with aging patients with Down syndrome.)

Gardiner K, et al. Down syndrome: From understanding the neurobiology to therapy. *J Neurosci* 2010;30(45):14943-14945.[PMID: 21068296] (Interesting update on the topic.)

Menéndez M. Down syndrome, Alzheimer's disease and seizures.*Brain Dev* 2005;27(4):246-252. [PMID: 15862185] (Review of neurologic complications linked with Down syndrome as patients age.)

先天性代谢异常

诊断要点

◎ 由于基因产物（经典的是酶）缺乏或不足引起的内环境平衡受损

◎ 小分子疾病：表现为新生儿期脑病或发作性功能性失代偿，因间歇感染或底物负载导致

◎ 大分子疾病：引起慢性神经退行性病变，伴或不伴有器官巨大症、骨骼异常（多发性成骨异常）或先天畸形

◎ 复合性疾病：包括大分子疾病和小分子疾病的特征

◎ 合适的时机、处理和样本分析对诊断至关重要；筛查阴性结果和缺乏典型特征不能排除这些疾病

◎ 概述

先天性代谢异常（inborn errors of metabolism, IEM）个别罕见但总体常见。溶酶体贮积症（典型的大分子疾病）的发

生率是 1∶8000 活产儿，小分子疾病的发生率是 16∶100 000 活产儿。虽然这些疾病中只有一些有特异治疗方法，但几乎所有这些疾病都可以用分子生物学或分子方法明确诊断，通过遗传咨询或人群筛查能够提供预防的机会。现已证明，人群筛查能有效显著减少疾病负担，如苯丙酮尿症和泰－萨克斯病。表 36-6 列举了先天性代谢异常的分类。

作者所说的小分子疾病是指受损代谢途径的底物和产物是氨基酸或有机酸或中间代谢、能量产生或神经递质中相似分子的一类疾病。IEM 家族包括能通过食物治疗（如苯丙酮尿症予限制苯丙氨酸摄入）或协同治疗（如维生素 B_6）依赖予补充维生素 B_6）的特殊疗法治疗的疾病。最严重的表型表现为新生儿期危及生命的急症。轻型临床表现出现晚，在儿童期甚至成年期才出现，表现为发作性失代偿，由代谢压力（如发热性疾病相关的高分解代谢状态）或底物负担（如胃肠道出血中的蛋白质）引起。

大分子疾病是指那些大分子（复合蛋白质、脂类或糖类）聚积在细胞和组织中的疾病，导致进行性神经退行性变，伴或不伴器官增大、骨骼异常（多发性成骨异常）、面部特征粗化和预期寿命缩短。

◎ 发病机制

典型的 IEM 是由于酶功能缺陷，通过突变影响酶本身、转运分子、协同因子或其他代谢途径的促进物。底物聚积，产生直接毒性效应或触发下游效应的级联反应，包括替代途径的活化和损害或异常的细胞内和细胞间信号通路。产物缺乏可以产生相应症状，也可以因底物聚积、失去抑制反馈而产生症状。不同表现度的 IEM 可以反映出突变特异性效应、修饰基因效应或组织异质性，后者的遗传物是线粒体。

◎ 临床表现

A. 症状和体征

小分子疾病患儿，由于底物负载或并发疾病表现为间歇性昏迷、呕吐、癫痫发作或运动障碍。也可出现停滞性脑病，伴精神发育迟滞、行为障碍或阳性体征（神经系统和全身性）。诊断线索包括特异性体味（有机酸尿症）、皮疹（生物素酶缺乏）、头发异常（门克斯病，尿素循环缺陷）、中性粒细胞减少和血小板计数减少（有机酸尿症）。大分子疾病引起进行性神经退行性变伴痴呆和不同程度的器官增大、面部特征粗化、多发性成骨异常。

B. 实验室检查

不同疾病有特异的实验室检查异常，见表 36-6。

C. 影像学检查

许多小分子疾病患儿的 CT 和 MRI 扫描是正常的。一些疾病可见到异常（如甘氨酸脑病的胼胝体发育不全，策尔韦格综合征的多小脑回）。引起脑白质营养不良的 IEM 可表现为弥漫性白质疾病（如 X 连锁肾上腺脑白质营养不良）。基底核和脑干的对称性变化是能量产生障碍的典型表现（如利氏病）。

◎ 鉴别诊断

IEM 可能与下列疾病相混淆（或同时存在）：先天异常（过氧化物酶体病，O-连接糖基化疾病）；感染或免疫介导的疾病，包括脑炎；急性播散性脑脊髓膜炎；多发性硬化；血管炎；卒中（氧化磷酸化疾病，先天性糖基化疾病）；非意外创伤（戊二酸血症 1 型，门克斯病）；肿瘤或副肿瘤病。

◎ 并发症

许多小分子疾病、大多数大分子疾病和复杂疾病可缩短寿命，引起与疾病和突

表 36-6　先天性代谢异常

主要分类和机制	亚组	分析物	举例
DNA 疾病			
DNA 维持和转录	细胞周期检验点调控	基因：*ATM*	共济失调毛细血管扩张症
	核苷酸剪切修复	基因：*XPA,XPD,CSA,CS*	着色性干皮病（科凯恩综合征）
翻译	剪接体功能	基因：*SMN*	脊髓性肌萎缩
	翻译起始	eIF2B	CACH
小分子疾病			
能量产生	OXPHOS 缺失	乳酸，丙酮酸，肉碱	MELAS, MERRF，卡恩斯－塞尔综合征
	脂肪酸氧化缺陷	二羟酸，肉碱	MCAD
中间代谢	尿素循环	氨，乳清酸，瓜氨酸，精氨酸	OTCD
	氨基酸病	血浆和尿氨基酸	苯丙酮尿症
	有机酸尿症	尿有机酸	枫糖尿病
神经递质合成	生物胺合成障碍	5- 羟基吲哚乙酸，5- 羟色胺	GTPCH
大分子疾病			
合成代谢	卟啉症	卟啉	急性间歇性卟啉症
	固醇合成障碍	胆固醇，7- 脱氢胆固醇	史－莱－奥综合征，甲羟戊酸尿症
分解代谢			
溶酶体贮积症	神经鞘脂贮积症	神经节苷脂，脑苷脂，溶酶体水解酶	泰－萨克斯病，尼曼－匹克病
	黏多糖贮积症	黏多糖，溶酶体水解酶	赫勒综合征，亨特综合征
	糖蛋白贮积症	尿寡糖，溶酶体水解酶	甘露糖贮积症，岩藻糖苷贮积症，"唾液酸贮积病" I 型细胞病，假赫勒综合征
	黏多糖症	黏多糖，尿寡糖，血浆和细胞溶酶体水解酶	型黏脂症，4 型黏多糖症 1 ~ 8 型 NCL
	NCLs	尿多萜醇，溶酶体水解酶	
过氧化物酶合成和蛋白质运输	过氧化酶病	血浆长链脂肪酸，血浆胆汁酸	脑肝肾综合征，X 性联肾上腺脑白质营养不良
复合性疾病			
共翻译和翻译后糖基化	先天性糖基化障碍	转铁蛋白异构型，凝血因子，溶酶体酶，肽激素	CDG 1a（PMM 缺陷）
糖原贮备和动员	糖原贮积症	血糖，尿酸，组织糖原	酸性麦芽糖酶缺乏症，麦卡德尔病，糖原贮积症Ⅶ型"垂井病"

CACH= 儿童期共济失调伴髓鞘形成减少（消失性白质疾病）；CDG= 先天性糖基化疾病；eIF2B= 转录起始因子 2B；GTPCH=GTP 环氧化酶缺乏症（多巴反应性肌张力障碍）；MCAD= 中链酰基辅酶 A 脱氢酶缺乏症；MELAS= 线粒体脑脊髓病伴乳酸酸中毒和卒中样发作；MERRF= 线粒体脑脊髓病伴破碎红纤维；NCLs= 神经元蜡样脂褐质沉着症；

OTCD= 鸟氨酸氨甲酰基转移酶缺乏症；OXPHOS= 氧化磷酸化；PMM= 磷酸甘露糖酶缺乏症

变特异的重要神经与全身残疾。

◎ 治疗

对小分子疾病患者，饮食限制、辅助因子治疗、透析和替代能量来源有效。酶替代或增强治疗、干细胞移植和实验性小分子疗法（底物合成抑制）用于治疗大分子疾病患者。举例见表 36-7。

◎ 预后

小分子疾病患者，如果诊断和处理及时，能接受饮食或辅助因子治疗，可能拥有正常寿命和功能；其他小分子疾病引起不同程度的残疾和寿命减少。大多数大分子疾病与进行性神经退行性变和过早死亡相关。

Levy PA. Inborn errors of metabolism: Part 1: Overview. *Pediatr Rev* 2009;30(4):131-137. [PMID: 19339386] (Updated primer on the subject.)

Poll-The BT, Maillette de Buy Wenniger-Prick LJ, Barth PG,Duran M. The eye as a window to inborn errors of metabolism.*J Inherit Metab Dis* 2003;26:229-244. [PMID: 12889663] (A beautifully illustrated review of the ocular findings in IEMs.)

Shevell M. Metabolic evaluation in neurodevelopmental disabilities.*Ann Neurol* 2009;65(4):483-484. [PMID: 19399872] (Focuses on the association between inborn errors of metabolism,some of which have specific therapies, and neurodevelopmental disabilities.)

先天性脑发育异常

诊断要点

◎ 发生在胚胎形成各个阶段的脑发育异常

◎ 发育早期出现的疾病与较严重表型（畸形特征和精神运动发育迟缓）和早期死亡相关

表 36-8 总结了这些疾病。一般而言，异常在妊娠期发生越早，临床缺陷就越严重。病因本质上大部分是遗传或发育所致，但一些先天性异常是继发于获得性疾病（感染、缺血、暴露于药物或射线）。

患儿表现为发育迟缓、精神发育迟滞和癫痫发作。在任一型移行障碍的患儿中，癫痫发作尤其常见。前脑发育异常疾病通常与面部中线（鼻子和眼睛）异常相关。

MRI 是识别中枢神经系统异常最敏感的影像检查。

Barkovich AJ, Millen KJ, Dobyns WB.

表 36-7 先天性代谢异常的治疗选择

治疗	举例	现状
底物限制	苯丙酮尿症：限制苯丙氨酸饮食	标准照顾；当密切随访能有效保持正常功能
底物移除	枫糖尿病：腹膜透析治疗	短期治疗有效
底物合成抑制	溶酶体贮积病：美格鲁特（抑制葡萄糖神经氨酰合成）	批准用于选择戈谢病 1 型患者治疗；对尼曼－匹克病和戈谢病 3 型，临床试验进行中
酶增强		
·协同药物治疗	维生素 B_6 依赖性癫痫发作：维生素 B_6	有效控制惊厥；不能防止发育迟滞
·分子伴侣治疗以提高残余酶活性	法布里病心脏变异：半乳糖注射	改善心脏功能；限用于残余酶活性和合适突变的患者
酶替代治疗	戈谢病 1 型：伊米苷酶注射	逆转疾病的全身表现；对神经表现无效

表 36-8　先天性脑发育异常

异常类型	举例	临床表现 / 相关特征
神经胚形成	先天无脑畸形	完全没有脑发育和覆盖
		脊髓和脑干存在
神经管闭合疾病		早期死亡
孕 7 ~ 28 天	脊髓裂	后神经管未闭合；影响全脊柱
	脑膨出	前神经管未完全闭合；脑膨出缺陷（70% ~ 80% 是枕部）
	脊柱裂	后神经管未完全闭合
	·隐性（有皮肤覆盖）	T4 ~ L2 损害截瘫伴神经性膀胱功能障碍；S3 ~ S5 损害，孤立神经性膀胱功能障碍
	·囊性（无皮肤覆盖）	与 Chiari Ⅱ型畸形相关
前脑发育	无脑	没有端脑和间脑的形成
		脑干退化
前脑不发育或分裂	前脑无裂畸形	脑没有分为 2 个半球——无叶（完全），半脑叶（后方融合）
		丘脑整合
孕 5 ~ 7 周		与中线面部缺陷有关
增殖疾病	小头畸形；径向微脑	由于较少的神经元，脑小但形成良好
神经元无增殖		由于非毁灭性过程
孕 2 ~ 3 个月		精神发育迟滞，多动行为
迁移疾病	无脑回畸形	完全无迁移
神经元从脑室区的异常迁移		无脑回（光滑脑）
		1 型——自发性或与 Miller-Dieker 综合征相关联
孕 3 ~ 5 个月	脑裂畸形	2 型——见于伴先天性肌营养不良与异位皮质关联的分裂样缺陷
	双皮质	一半神经元迁移到皮质，剩下的神经元显示带状异位（X 连锁）
	局灶性发育不良	孤立区域的异常迁移
		癫痫发作的常见病因
	神经元异位	神经元位于室管膜下区、深层白质（弥散或结节）和皮质
		见于代谢性和遗传性疾病
		完全性或部分性（只有后胼胝体）
孕 9 ~ 12 周	胼胝体发育不全	通常与其他迁移异常和基亚里Ⅱ型畸形相关（见下）
先天性脑积水		宫内或新生儿期出现
		由于各种原因
		遗传——X 连锁中脑导水管狭窄，基亚里或丹迪 - 沃克畸形
		获得性（如 TORCH 感染）
		2/3 的患者精神发育迟滞
小脑异常	“基亚里”Ⅰ型畸形	通过枕骨大孔的小脑扁桃体疝
后脑缺陷		能引起脑积水、脑干压迫和脊髓空洞症
	“基亚里”Ⅱ型畸形	与基亚里Ⅰ型相同，再加上鸟嘴样顶盖、脊髓畸形
		与脊柱裂关联
		出生时或婴儿早期出现症状
	丹迪 - 沃克综合征	第四脑室囊性扩张
		小脑蚓部完全性或部分性发育不全，脑积水
	“朱伯特”综合征	小脑蚓部发育不全，发作性呼吸过快，异常眼部运动

TORCH= 弓形虫，其他先天感染（如梅毒），风疹，巨细胞病毒和疱疹病毒

A developmental and genetic classification for midbrain-hindbrain malformations. *Brain* 2009;132:3199-3230. [PMID: 19933510] (Informative embryological review of brain development with illustrative examples and thoughtful classification.)

神经皮肤综合征

最常见的神经皮肤综合征是神经纤维瘤病 1 型和 2 型、结节性硬化症、颅颜面血管瘤综合征（斯德奇 – 韦伯综合征）和共济失调毛细血管扩张症，下面将简要讨论。其他神经皮肤综合征总结在表 36-9 中。

神经纤维瘤病 1 型

诊断要点

◎ 出现 6 个或以上牛奶咖啡斑和利氏小结

◎ 中枢神经系统肿瘤和神经纤维瘤（结节和丛状）

◎ 不同程度浸润

◎ 概述

神经纤维瘤病 1 型（neurofibromatosis type 1, NF1）以皮肤和神经系统（中枢和外周）异常为特征。利氏小结（虹膜错构瘤）和腋窝雀斑是 NF1 的特异体征。

◎ 临床表现

中枢神经系统肿瘤包括视神经胶质瘤（通常为双侧）、胶质瘤（特别是丘脑和脊髓）、成神经管细胞瘤和错构瘤。外周神经肿瘤包括神经鞘瘤和神经纤维瘤。神经纤维瘤可以是结节或丛状。神经根的哑铃型肿瘤可压迫脊髓。常见于神经纤维瘤病的脊柱侧凸可以是特发性，或是继发于硬脑膜扩张或脊柱肿瘤（髓内或髓外）。巨头、学习损害和 ADHD 在 NF1 患儿常见。遗传方式是常染色体显性遗传，伴高自发突变率（＞ 50%）。

MRI 可显示错构瘤（在 T2 加权或液体衰减反转恢复影像上观察到高信号）和脑或脊髓肿瘤。

◎ 治疗

丛状神经纤维瘤可能高度变形，但不需要特别干预，除非压迫到重要结构（如气管）或发生恶变。恶性程度低的胶质瘤通常不需要治疗，可以观察进展。其他中枢神经系统肿瘤，依位置和组织病理，需要手术、化疗、放疗或联合这些方法治疗。

◎ 预后

与非 NF1 患儿的类似肿瘤相比，NF1

表 36-9　较少见的神经皮肤疾病

疾病	遗传	临床表现
冯 · 希佩尔 · 林道病（小脑视网膜血管瘤病）	常染色体显性，可变的外显率	小脑和视网膜血管瘤；肾脏、胰腺和附睾的囊性损害；肾细胞癌；嗜铬细胞瘤（3% ~ 17%）
脱色性色素失禁症（伊藤色素减少症）	散发（经常与染色体嵌合相关）	涡轮状线性色素减退，虹膜色素减退，半侧巨脑症，移行障碍，癫痫发作，精神发育迟滞，牙齿异常
舍格伦 – 拉松综合征（神经皮肤鱼鳞病）	常染色体隐性	鱼鳞病，精神发育迟滞，癫痫发作，强直状态，幼年期黄斑变性
色素失禁症	X 连锁染色体显性	大脑发育不全，小脑畸形，癫痫发作，精神发育迟滞，黄斑变性
着色性干皮病	常染色体隐性	阳光敏感，皮肤和眼睛高发赘生物，听力丧失，神经退行性变，精神发育迟滞
神经皮肤黑色素沉着症	自发突变	巨大的多毛皮肤痣，软脑膜黑变病伴恶变倾向
线性皮脂腺痣	未知	线性斑块上的黄色丘疹，精神发育迟滞，癫痫发作

患儿的中枢神经系统肿瘤攻击性较小。

Jett K, Friedman JM. Clinical and genetic aspects of neurofibromatosis 1. *Genet Med* 2010;12(1):1-11. [PMID: 20027112](Updated review on the subject.)

神经纤维瘤病 2 型

诊断要点

◎ 双侧听神经瘤

◎ 单侧听神经瘤，一级亲属患病

双侧听神经瘤是这种神经皮肤综合征的主要诊断标准，但神经纤维瘤可影响其他颅神经。

Evans DG, et al. Management of the patient and family with neurofibromatosis 2: A consensus conference statement. *Br J Neurosurg* 2005;19:5-12. [PMID: 16147576] (Clearly described current management guidelines.)

Goutagny S, Kalamarides M. Meningiomas and neurofibromatosis. *J Neurooncol* 2010;99(3):341-347. [PMID: 20714782](Reviews of NF2 clinical presentations.)

结节性硬化症

诊断要点

◎ 皮肤损害（白色叶状斑，皮脂腺瘤，鲨鱼皮斑）

◎ 脑部损害（错构瘤，室管膜下结节异位）

◎ 癫痫发作和不同严重程度的精神发育迟滞

◎ 概述

结节性硬化症是一种脑、皮肤、肾脏和心脏受累的神经皮肤综合征。患者可以智力正常或严重精神发育迟滞。惊厥是疾病特征，包括婴儿痉挛；全身强直 – 阵挛发作、强直发作、部分发作或肌阵挛发作；跌倒发作。

◎ 临床表现

早期发病、严重或顽固性癫痫与较严重的精神发育迟滞相关。在出生时可无皮肤表现，但随着时间发展。典型的皮损是白色叶状斑损害，这是一种色素减退斑，如果没有伍德灯（紫外灯）检查，在皮肤白皙的儿童难以看到。鲨鱼皮斑是一种似皮革、褐色、隆起的皮损，通常位于骶骨区。皮脂腺瘤，更准确的术语是血管纤维瘤，是位于颧骨表面的小的皮肤错构瘤，在 2 ~ 4 岁时逐渐明显。结节性硬化症患儿也可出现指甲下或甲周纤维瘤（科龙瘤）。

眼部表现包括视网膜错构瘤（晶状体瘤）或桑葚样损害（视网膜星形细胞错构瘤）。特征性的脑部表现是错构组织或错构瘤和室管膜下结节性异位伴继发钙化（所谓的蜡烛蜡滴）。错构组织是没有生长的神经胶质组织的发育畸形（如结节），而错构瘤包含相似的细胞，经历非肿瘤性生长。肿瘤见于脑（室管膜下巨细胞星形细胞瘤）、肾脏（儿童肾囊肿，成人肾血管平滑肌脂肪瘤）和心脏（横纹肌瘤）。最近西罗莫司获 FDA 批准用于治疗不可切除和室管膜下巨细胞星形细胞瘤。约 50% 的心脏横纹肌瘤由结节性硬化症引起。遗传方式是常染色体显性遗传，伴可变外显率；然而，这种疾病自发突变率高。

Orlova KA, Crino PB. The tuberous sclerosis complex. *Ann N Y Acad Sci* 2010;1184:87-105. [PMID: 20146692] (Comprehensive review describing phenotype and genotype issues.)

斯德奇－韦伯综合征

诊断要点

◎ 三叉神经分布区域的葡萄酒色样痣
◎ 身体同侧的软脑膜血管瘤
◎ 顽固性癫痫发作和精神发育迟滞

◎ 概述

这种疾病以三叉神经分布区葡萄酒色痣（主要影响第一分支）、身体同侧软脑膜血管瘤、对侧轻偏瘫、癫痫发作和精神发育迟滞为特征。癫痫发作常是部分发作，但也可是全身性发作或肌阵挛发作。当痣位于眼部，表现为先天性青光眼。到近 20 岁时，通常在顶枕叶皮质层见到钙化（所谓的火车轨道标志）。

◎ 治疗

对抗惊厥治疗效果差的癫痫发作患者，手术切除受累脑叶可能有效。可通过激光疗法治疗葡萄酒色样痣。青光眼须给予药物治疗，常需要外科干预。

Puttgen KB, Lin DD. Neurocutaneous vascular syndromes. *Childs Nerv Syst* 2010;26(10):1407-1415. [PMID: 20582592] (Review of Sturge-Weber and PHACE syndromes.)

共济失调－毛细血管扩张症

诊断要点

◎ DNA 修复疾病
◎ 神经退行性变（脊髓小脑和运动疾病）
◎ 窦肺感染和淋巴组织增生瘤

◎ 概述

共济失调－毛细血管扩张症已在第 16 章中详细讨论过。这种疾病以脊髓小脑退化（小脑共济失调，感觉神经病和后柱受累）和舞蹈病或肌张力障碍为特征。儿童易发生窦肺感染、免疫功能低下和淋巴组织增生瘤。通常可观察到眼球运动共济失调伴甩头。在 2 ~ 3 岁时，眼皮肤的毛细血管扩张症随着共济失调的发生而进展。随着疾病进展，MRI 显示小脑萎缩。

超过 80% 的患者在 2 岁以后甲胎蛋白水平升高。免疫球蛋白（IgA，IgE，IgG）水平常低。遗传方式是常染色体隐性遗传。

共济失调－毛细血管扩张症是由 ATM（共济失调－毛细血管扩张突变）基因突变所致，导致染色体的自发断裂。

◎ 治疗和预后

采用姑息治疗，主要针对运动障碍治疗。由于神经功能总体下降或瘤形成，这种疾病与早期死亡相关。

Biton S, Barzilai A, Shiloh Y. The neurological phenotype of ataxia-telangiectasia: Solving a persistent puzzle. *DNA Repair* (Amst) 2008;7(7):1028-1038. [PMID: 18456574] (Good overview with an intriguing discussion of the neuropathology of ataxia-telangiectasia.)

杨景晖 **译** 孟强 **校**

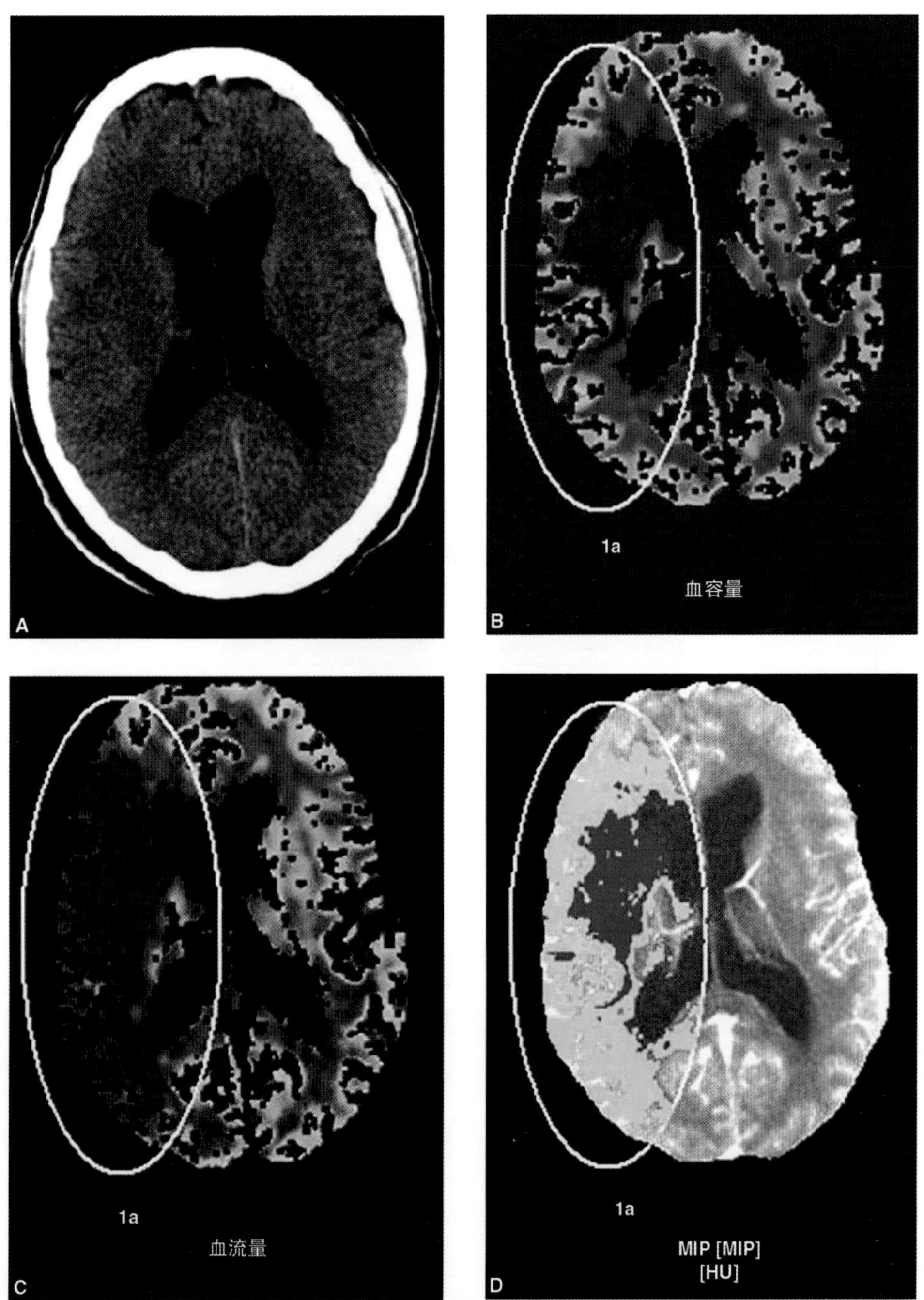

▲插图 1　A. 头颅非增强轴位 CT 扫描显示无出血；B. 灌注 CT 血容量图像显示在右侧基底节一个梗死核心；C. 灌注 CT 血流量图像显示一个更大范围血流量下降缺血区；D. 不匹配范围显示在血容量和血流量叠加图像上（经 Dr Ke Lin 同意使用）

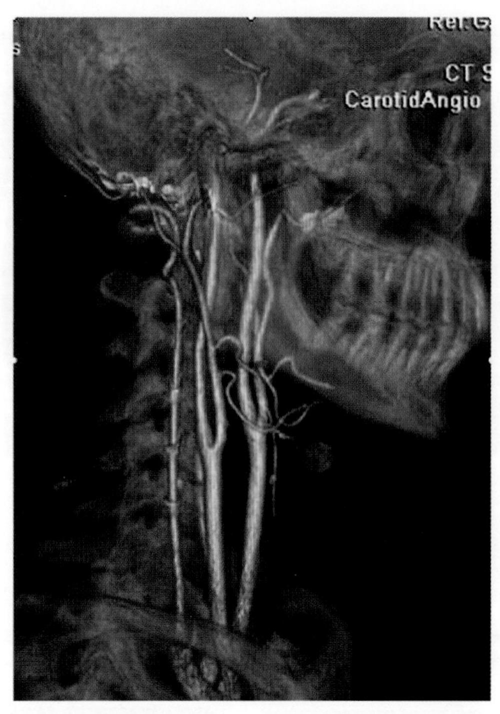

▲**插图 2**　颈部的正常 3D- 容积再现 CT 血管造影（经 Emilio Vega, RT 同意使用）

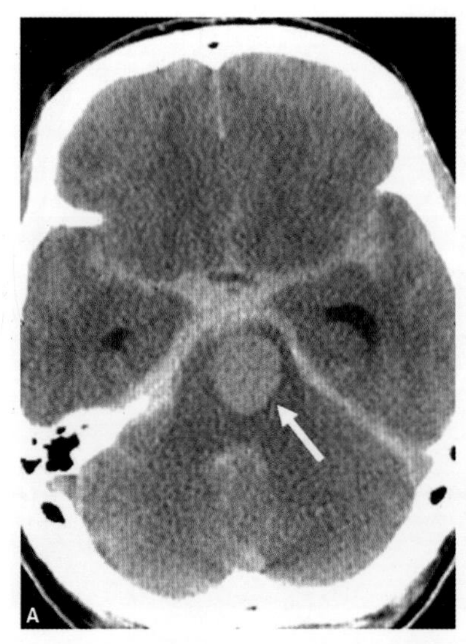

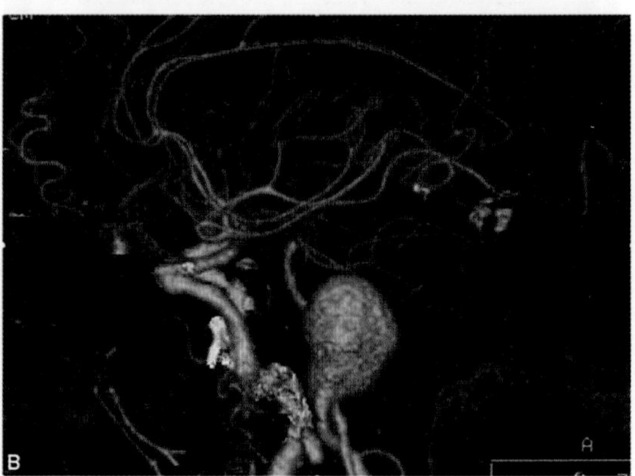

▲**插图 3**　A. 头颅非增强轴位 CT 扫描显示蛛网膜下腔出血和脑桥内一个高密度影，后者可能会误判为血肿；B. 患者头颅 3D- 容积再现 CT 血管造影左侧位观，显示基底动脉近端一个巨大动脉瘤，从下方侵入脑桥

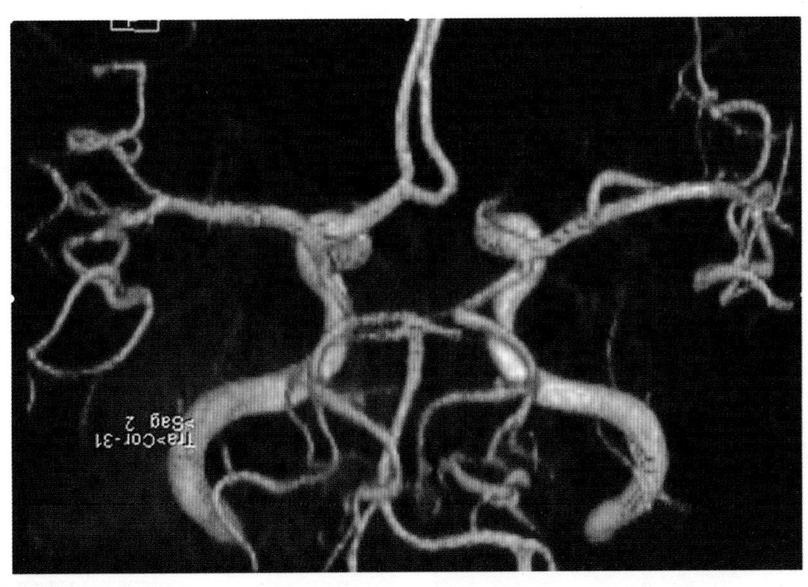

▲插图 4 Willis 环的正常 MIP 3D- 容积再现磁共振血管造影，右侧大脑前动脉 A1 段发育不良（经 Kelly Anne Mcgorty 同意使用）

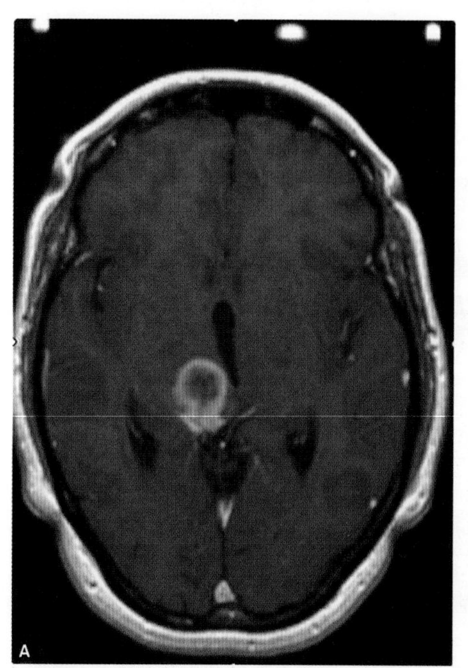

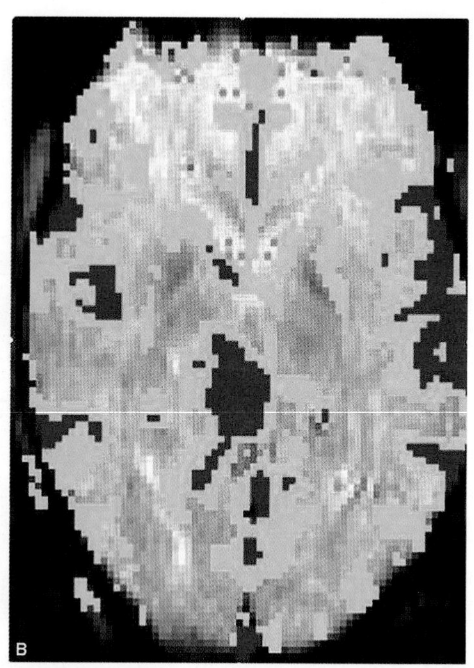

▲**插图 5** A. 头颅 T1 增强轴位磁共振显示右侧丘脑一个环形强化病灶；B. 磁共振相对血容量灌注图显示该病灶显著高灌注。术后证实为胶质母细胞瘤。

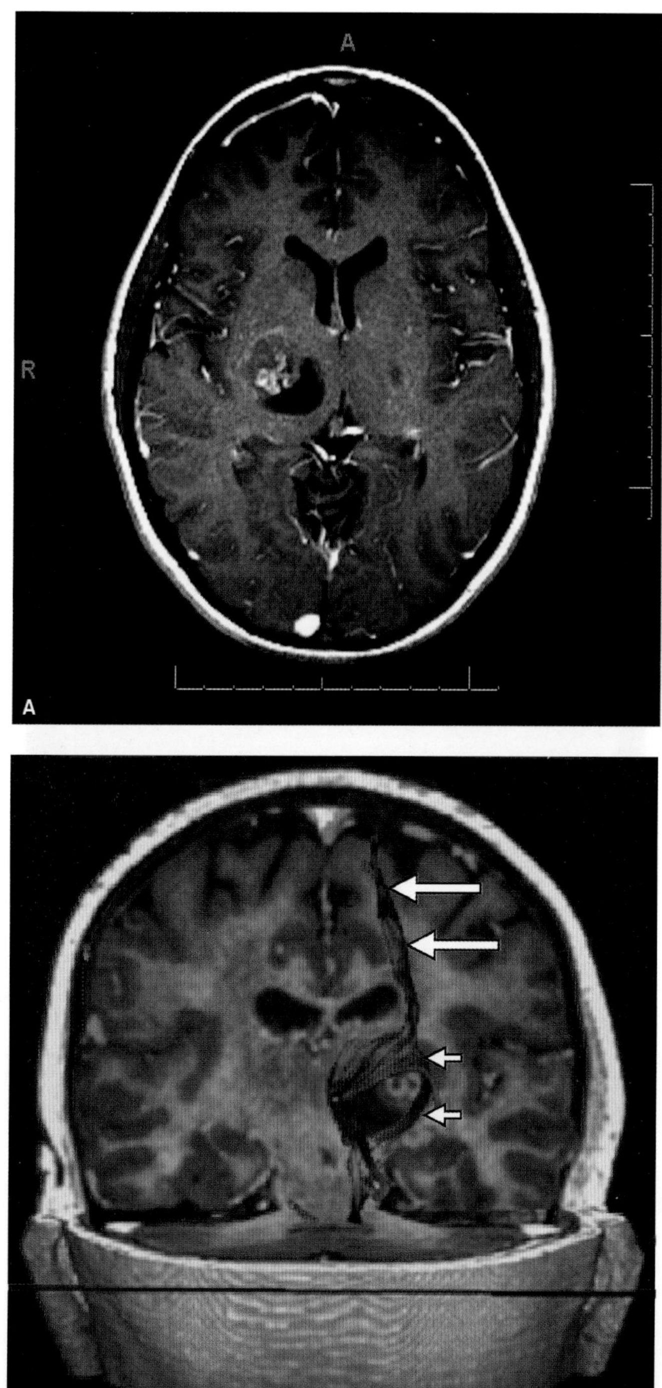

▲**插图 6** A. T1 增强轴位图像显示右侧丘脑一个毛细胞型星形细胞瘤；B. 磁共振纤维束成像后面观，显示髓鞘纤维的位置（长箭头所示）和肿瘤对其的压迫及移位（短箭头所示）

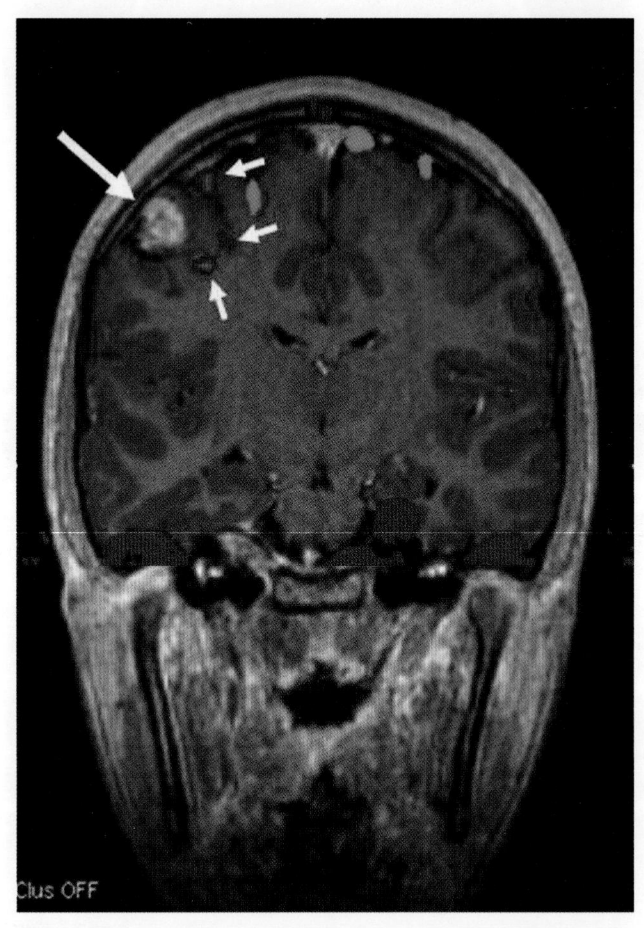

▲**插图 7** 通过手指敲击的形式，功能磁共振显示了该患者增强的海绵状血管瘤（长箭头所示）与运动皮层（短箭头所示）的关系

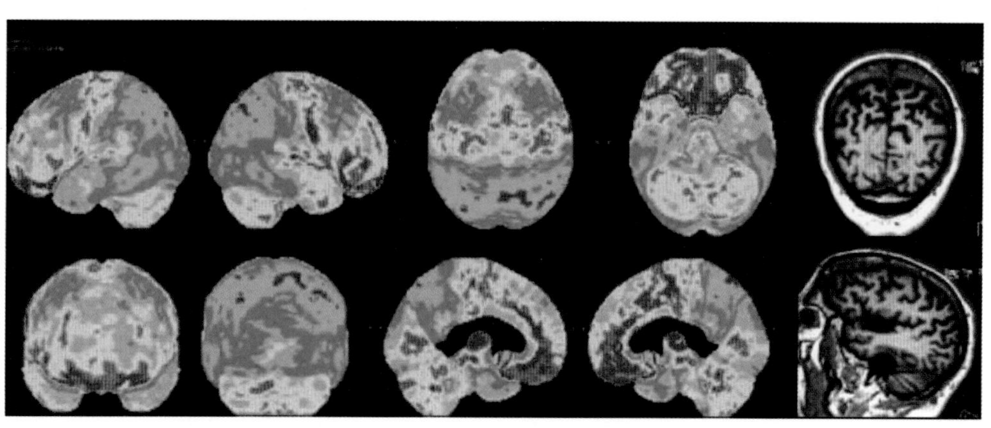

▲插图 8　PET/MRI 显示双侧楔前叶和顶叶严重的低代谢区域（蓝色），颞叶的程度较轻；在结构性 MRI 上，顶叶和颞叶相应部位容积下降；研究结果提示阿尔茨海默氏病

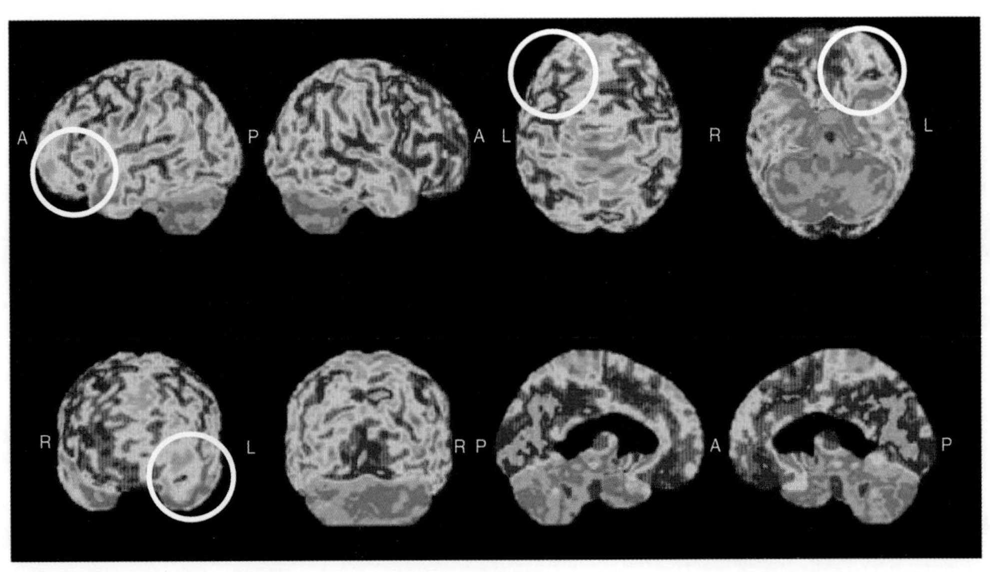

▲插图 9　PET/MRI 显示左侧额叶非对称性低代谢（白色圆圈所示），与 EEG 上发现的致痫灶有关